ARZNEIBUCH

FÜR MEDIZINER

HANDBUCH

ZUR BEURTEILUNG UND ZUR SELBSTÄNDIGEN AUFSTELLUNG VON REZEPTEN

IM ANSCHLUSS AN DAS

ARZNEIBUCH FÜR DAS DEUTSCHE REICH (IV. AUSGABE)

BEARBEITET

VON

DR. MED. OTTO VON LENGERKEN

LEIPZIG
VERLAG VON VEIT & COMP.
1904

Druck von Metzger & Wittig in Leipzig.

Vorwort.

Die Berechtigung für das Erscheinen dieses Buches liegt darin, daß es ein solches bisher nicht gibt. Nicht daß dasselbe einen an sich neuen Inhalt hätte, vielmehr findet sich derselbe zerstreut im Arzneibuch für das Deutsche Reich, in den Lehrbüchern der Pharmakologie, Pharmakotherapie, Arzneiverordnungslehre, Toxikologie, in Rezepttaschenbüchern, Medizinalkalendern usw. Aber neu ist die Zusammenstellung aus allen solchen Büchern, von denen am Schluß dieses Vorwortes eine Literatur angegeben ist, zu dem Zwecke, dem Mediziner, dem Studenten sowohl als dem praktischen Arzte, zur schnellen Beurteilung und selbständigen Aufstellung von Rezepten zu dienen. Die dabei angewandte stillschweigende Kritik richtete sich auf das Aufgenommene und das Weggelassene.

Dieses Buch enthält in alphabetischer Reihenfolge, um es zunächst kurzgefaßt zu sagen, folgende Dinge:

1. Einen Auszug aus dem Arzneibuch für das Deutsche Reich.
2. Synonyma der Arzneimittel.
3. Preise der Arzneitaxe.
4. Preise der Handverkaufstaxe.
5. Drogistenbefugnis.
6. Genaues Tropfengewicht.
7. Bemerkungen über Aufbewahrung und Wirksamkeit.
8. Chemische Formeln.
9. Angaben über hauptsächliche und nebensächliche Bestandteile.
10. Angaben über unzuträgliche Verbindungen mit anderen Arzneistoffen bei den einzelnen Präparaten.
11. Verwendung und Dosierung zu äußerlichem und innerlichem Gebrauche.
12. Maximaldosen für alle Präparate zu innerlichem Gebrauche.
13. Rezepte.
14. Ein Register zu den Rezepten unter Krankheitsregister.
15. Vergiftungssymptome und Antidota bei den einzelnen Präparaten.
16. Arzneiverordnungsformen und -formeln.
17. Alphabetische Einordnung der Verzeichnisse der deutschen und sonst noch üblichen Arzneimittelnamen aus dem Arzneibuche für das Deutsche Reich.
18. Eine kurze Zusammenstellung aller einzelnen Präparate unter ihrem gemeinsamen Hauptnamen in alphabetischer Reihenfolge.

19. Ein Verzeichnis der Arzneimittel nach ihrer Abkunft in alphabetischer Reihenfolge.
20. Eine Gruppierung der Arzneimittel nach Krankheitsformen.
21. Eine Auswahl von mehr oder minder bewährten nicht offizinellen Arzneimitteln.
22. Angaben über Bäder, Mineralwässer, Brunnensalze, Badesalze, Pastillen, Seifen,
23. Gläser, Kruken, Schachteln,
24. Verbandstoffe, wasserdichte Stoffe, Nähmaterial,
25. Handverkaufsspezialitäten.

Im Einzelnen ist darüber Folgendes zu sagen:

1. Als Grundstock enthält das Buch einen Auszug dessen, was in der deutschen Pharmakopoe für den Mediziner von Interesse ist. Selbstverständlich kann und soll das Arzneibuch für das Deutsche Reich für den Mediziner nicht überhaupt entbehrlich scheinen, aber es ist möglich, sowohl dem Medizinstudierenden als auch dem praktischen Arzte das Studium des Deutschen Arzneibuches zu vereinfachen und zu erleichtern. Auszug bedeutet hier nicht Abkürzung. Abkürzungen sind nur gewählt, wo sie durchaus unmißverständlich waren. Hingegen sind hier und da erklärende Zusätze in Klammern gemacht. Aber alles dasjenige ist ausgeschieden, was sich auf die chemische Prüfung der richtigen Beschaffenheit der Arzneistoffe bezieht, und was Sache des Apothekers ist. Das übrige Material ist nach folgenden Gesichtspunkten bearbeitet. Erstens. Der Apotheker hat alle Medikamente immer zur Hand in seiner Apotheke, der Mediziner aber nicht. Vielleicht hat der Mediziner Verschiedenes sogar nur flüchtig im Kolleg gesehen, und nachher nicht wieder. Demnach muß die Beschreibung eine solche sein, daß er, auch ohne die Stoffe vor sich zu haben, sich eine möglichst klare Vorstellung machen bzw. zurückrufen kann. Es ist demgemäß nach einem gewissen Schema verfahren. So interessiert den Mediziner vor Allem, wie ein Stoff aussieht, ob er fest oder flüssig oder gasförmig ist, wie er riecht und wie er schmeckt, ob er und wie er löslich ist. Das wird demnach vorangestellt bzw. hervorgehoben. Der zweite Gesichtspunkt ist der, daß jeder Satz kurz und bündig, unmittelbar verständlich ist, ohne daß man nötig hat, ihn zweimal zu lesen.

Die einzelnen Arzneimittel des Deutschen Arzneibuches, welche alphabetisch aufeinanderfolgen, sind außerdem mit Nummern versehen. Es sind 606. Die allgemeinen Artikel wie Decocta, Extracta, Infusa, Tincturae usw. sind natürlich nicht numeriert, sondern ohne Zahlen eingefügt. Es war Kobert, der bedeutende Pharmakologe mit dem staunenswerten Fleiße, dessen Bücher jedem Mediziner besonders zu empfehlen sind, welcher zuerst vorgeschlagen hat, man möge die Mittel der Pharmakopöe mit fortlaufenden Nummern versehen, und in Rußland ist dieser Vorschlag durchgeführt worden. Kobert wünschte Zahlen, um dem Arzte zu ermöglichen, unter Umständen statt des Namens eines Mittels nur dessen Nummer auf dem Rezepte aufzuführen. Abgesehen aber von einer solchen Rücksicht ist es doch für die Übersichtlichkeit eines jeden Ganzen sehr wesentlich, wenn man die einzelnen Posten mit Ziffern versieht. Einen Nachteil hat solche Numerierung nur darin, daß sie bei jeder neuen Ausgabe der Pharmakopöe geändert werden muß wegen Hinzukommens neuer Mittel und Ausscheidens alter Mittel. Diese Arbeit ist ja aber nicht groß. Um aber auch demgegenüber ein Mittel durch Zahlen ein für allemal genau und ohne Mißverständnis zu bezeichnen, kann man ja z. B. nur schreiben Nr. 324 Pharmakopöe IV = das Mittel Nr. 324 des Deutschen Arzneibuches Ausgabe IV oder ähnlich, falls einmal der Wunsch sich aufdrängte, aus Rücksicht auf den Patienten die Ordination geheim zu halten.

2. Unter den numerierten lateinischen und deutschen Namen des Arzneibuches steht zunächst eine Angabe gebräuchlicher Synonyma. Darauf

3. folgen die Preise der Königlich Preußischen Arzneitaxe. Es existieren ja noch eine ganze Reihe von anderen Arzneitaxen. Wer aber z. B. die Übersicht bei Landau (Arzneiverordnungen) durchsieht, wird die Differenzen im Ganzen unbedeutend finden, nur die österreichischen Preise sind meist bedeutend billiger. Dagegen ist die Kenntnis der

4. Handverkaufspreise entschieden viel wesentlicher. Sie sind nach der Handverkaufstaxe für Berlin (von Max Froelich) gegeben. Interessant für den Mediziner ist, was der Verfasser mir darüber schrieb. Die Preise werden jährlich durchgesehen und notwendige Veränderungen eingetragen. Die Preisfestsetzungen erfolgen auf Grund handelsüblicher Berechnungen, und beziehen sich durchweg auf Waren, welche den Anforderungen des Deutschen Arzneibuches bzw. der gleichwertigen Fachliteratur entsprechen, die allein als Heilmittel in Frage kommen sollten. Konkurrenzrücksichten etwa auf Notierungen der Detaildrogisten fallen dadurch von selbst fort. Gesetzliche Vorschriften für die Handverkaufspreise bestehen nicht, nur ist es selbstverständlich, daß auch im Handverkauf die Preise der amtlichen Arzneitaxe nicht überschritten werden dürfen. Die Handverkaufspreise selbst sind, auch für die Apotheken, unverbindlich, doch werden dieselben erfahrungsgemäß im allgemeinen innegehalten. In besonderen Einzelheiten aber bestimmen die Apotheken ihre Preise selbst. Ähnliche Taxen wie für Berlin werden in den meisten Großstädten wie Magdeburg, Königsberg, Leipzig von einzelnen Apothekern oder Apothekervereinigungen bearbeitet, doch besteht zwischen den Preisen der einzelnen, den örtlichen Bedürfnissen angepaßten Taxen eine große Ähnlichkeit. Einzelne Artikel wie Argentum foliatum, Kautschuk, Flores Rosae, Fructus Aurantii immaturi sind nicht in die Handverkaufstaxe aufgenommen, weil diese Stoffe für sich als Arzneimittel niemals verlangt werden. Geschieht dies dennoch einmal, so ist der Preis nach den der Arzneitaxe vorgedruckten Grundsätzen zu berechnen. Die auf jedesmalige

Verordnung frisch zu bereitenden Arzneimittel wie Liquor Ferri jodati, Potio Riveri sind nach den Ansätzen der Taxe wie jedes andere Rezept zu berechnen, je nach den angewendeten Mengen.

Ich lasse ein Verzeichnis folgen über Positionen des Arzneibuches, für welche in der Königlich Preußischen Arzneitaxe keine Preise angesetzt sind. Die mit † versehenen haben auch in der Berliner Handverkaufstaxe keine Angaben.

Aqua carbolisata.
Aqua cresolica.
† Argentum foliatum.
Benzinum Petrolei.
† Cautschuk.
Dammar.
Flores Rosae.
Fructus Aurantii immaturi.
Fructus Rhamni catharticae.
Fructus Vanillae.
† Gossypium depuratum.
† Gutta percha.
Herba Cochleariae.
Herba Meliloti.
† Liquor Ferri jodati.
Minium.
† Mucilago Salep.
Pastilli Santonini.
Pilulae Ferri carbonici Blaudii.
Pilulae Jalapae.
† Pilulae Kreosoti.
† Potio Riveri.
Pulpa Tamarindorum cruda.
Pulvis aërophorus anglicus.
Pulvis aërophorus laxans.
Rotulae Menthae piperitae.
† Rotulae Sacchari.
† Semen Colchici.
Semen Erucae.
† Tela depurata.
† Tubera Aconiti.
† Tuberculinum Kochi.
† Unguentum Plumbi tannici.

5. Sodann folgt eine kurze Bemerkung darüber, falls der betreffende Artikel den Drogisten zu führen verboten ist.

6. Bei Flüssigkeiten ist angegeben, wieviel 1 Gramm Tropfen enthält, und wieviel 1 Tropfen in Milligrammen wiegt, nach der genauen Tropfentabelle von F. Eschbaum, berechnet für eine Abtropffläche von 5 mm Durchmesser.

7. Bei den Vorschriften des Deutschen Arzneibuches über die Aufbewahrung sind nähere Anweisungen hinzugefügt, ebenso bei anderen Stoffen, wo dies von Bedeutung ist, und zwar hauptsächlich nach dem neuesten Handkommentar zum Arzneibuch für das Deutsche Reich von Schneider und Süss, der auch Medizinern zu empfehlen ist. Ebenfalls sind andere Bemerkungen beigesetzt, welche einen Schluß gestatten hinsichtlich der Güte und Wirksamkeit oder Untauglichkeit einer Arznei.

Der jedesmalige Auszug aus dem Deutschen Arzneibuch ist dann durch einen Strich darunter getrennt von den übrigen folgenden Zusätzen.

8. Bei den einzelnen bezüglichen Präparaten sind die chemischen Formeln vermerkt (nach Kobert u. A.); z. B. Acidum hydrochloricum ist nicht = HCl, sondern HCl + 6 Aqua, Acidum hydrochloricum dilutum = HCl + 14 Aqua.

9. Ferner ist bei den botanischen Präparaten angegeben, was für chemische, wirksame bzw. nebensächliche Stoffe sie enthalten.

10. Weiterhin finden sich bei den betreffenden Medikamenten Notizen darüber, welche Verbindungen mit anderen Arzneistoffen beim Rezeptschreiben zu vermeiden sind, entweder weil dadurch die Wirkung aufgehoben wird, oder weil eine Veränderung oder schädliche Wirkung hervorgerufen werden kann. Solche Notizen finden sich gewöhnlich allesamt vereint in einem besonderen Abschnitt von Kalendern, Rezeptbüchern usw. Sollen diese Notizen aber wirklich ihren vollen Nutzen entfalten, so ist es vorzuziehen, sie wie hier bei den einzelnen Arzneipräparaten aufzuführen, wo sie irgend in Betracht kommen können.

11. Verwendungsweisen und Dosierung der Mittel zu äußerlichem und innerlichem Gebrauch. Wer verschiedene Pharmakologien und Rezeptbücher miteinander vergleicht, wird ja im Allgemeinen eine große Übereinstimmung finden, andererseits aber auch vielfältig eine Verschiedenheit konstatieren, die auffallen muß. Es ist von ganz entschiedenem Werte für die Beurteilung dessen, wie man selbst verschreiben will, nicht bloß eine Pharmakologie und ein Rezeptbuch oder ein paar zu kennen, sondern mehr, und ich empfehle, alle Jahre oder alle paar Jahre ein neues Buch darüber zu den alten hinzuzunehmen und durchzustudieren. Ich habe nun bei jedem Arzneipräparate eine entsprechende Anzahl von verschiedenen Modifikationen der Verordnungsweise zusammengetragen, welche weiteres Nachdenken über diesen Punkt anregen. Und außerdem habe ich geradezu den Versuch gemacht,

12. Maximaldosen für alle Präparate zu innerlicher Verwendung aufzustellen, welche am Schluß jeder der 606 Nummern der Artikel des Deutschen Arzneibuches wie die vorschriftsmäßigen größten Einzelgaben und Tagesgaben stehen. Diese Maximaldosen sind natürlich cum grano salis aufzunehmen. Es ist an sich durchaus untunlich und unempfehlenswert, Maximaldosen für alle Arzneistoffe festsetzen zu wollen, aus mannigfaltigen, auf der Hand liegenden Gründen; aber es ist nicht bloß für den Anfänger höchst nötig zu wissen, ob sich eine Höchstgabe in Grammen, Dezigrammen, Zentigrammen bewegt, sondern auch zur schnellen Beurteilung von vorliegenden Rezepten ist eine solche Feststellung von Nutzen. Die von mir gewählten größten Einzelgaben und Tagesgaben sind nicht immer einfach so ausgesucht, daß die höchsten Dosen genommen sind, die sich in den verschiedenen Vorschriften finden, sondern mit Berücksichtigung aller in Betracht kommenden Momente, und sie sind sofort als inoffizielle kenntlich dadurch, daß sie in demselben Drucke wie der übrige Text auftreten, und nicht in dem verstärkten Druck der offiziellen Maximaldosen.

13. Danach kommen die Rezepte. Es sind im ganzen 1068. Die Berliner Magistralformeln, welche sich in so vielen Rezeptbüchern eingebürgert haben, fehlen nicht. Ferner sind die Rezepte sonstwie bewährte und bekannte. Wo ein Autorname für einzelne als sicher anzunehmen war, ist derselbe genannt. Die übrigen von mir auf-

gestellten Rezepte sind möglichst einfach, und häufig nach den Handverkaufspreisen. Bei solchen Rezepten nach den Handverkaufspreisen müssen aber natürlich die Gläser, Kruken usw. besonders hinzuberechnet werden. Wem die deutschen Bezeichnungen dabei nicht zusagen, kann ohne Umstände dafür die lateinischen setzen, die Hinzufügung des Preises und der Bemerkung „im Handverkauf" sichern zur Genüge die billigere Ausführung. Einigen Fächern, welche bisweilen etwas stiefmütterlich wegzukommen pflegen, wie Hautkrankheiten, Kinderkrankheiten, ist besondere Aufmerksamkeit gewidmet.

14. Ein Register zu den Rezepten findet sich am Schluß des Buches unter der Überschrift Krankheitsregister mit Rezeptverzeichnis. Man wird dasselbe ausführlich finden.

15. Vergiftungssymptome und Antidota. Obgleich bei Innehaltung der Maximaldosen eine Intoxikation als ausgeschlossen erscheinen muß, ist eine solche doch immer zu berücksichtigen, schon allein wegen eines möglichen Mißbrauches der Arznei, oder einer Idiosynkrasie. Auch hier hat es ja seine Vorzüge, alle derartigen Dinge in einem besonderen Abschnitte beisammen zu haben, wie es in Lehrbüchern und Rezeptbüchern der Fall ist, aber soll dabei für den Einzelfall etwas herauskommen, so ist es wohlgetan, die betreffenden Notizen, selbst wo sie nur entfernt vielleicht in Frage kommen, zu den einzelnen Arzneipräparaten zu stellen, des Gedächtnisses und der Schnelligkeit wegen.

Alle diese bisher angeführten Gegenstände betreffen die 606 Arzneimittel des Deutschen Arzneibuches. Dazu und zwischen das gegebene Alphabet des Arzneibuches sind sodann folgende Dinge lexikalisch eingeordnet.

16. Bei den allgemeinen Artikeln des Arzneibuches z. B. Pilulae sind die lateinischen Formeln verzeichnet, wie man verschreibt, die verschiedenen Arten, die Korrigentien, die man anwendet, die Anfertigungspreise der Apotheken, kurz was aus der Arzneiverordnungslehre in Betracht kommt.

17. Eingeordnet sind weiterhin die beiden Verzeichnisse, welche am Ende des Arzneibuches für das Deutsche Reich einzeln aufgestellt sind, nämlich „die in dem Arzneibuch aufgenommenen deutschen Arzneimittelnamen", d. h. also die in den 606 Nummern an zweiter Stelle als Verdeutschung der lateinischen Namen stehen, und „die neben den amtlichen sonst noch gebräuchlichen Namen der Arzneimittel", deutsche sowie fremdsprachliche. Es entsteht so ein Gesamtverzeichnis aller der gebräuchlichen aufgeführten Arzneimittelnamen, so daß man nicht nötig hat, einen Ausdruck in zwei Verzeichnissen zu suchen. Das ist ungleich bequemer. Will man zugleich wissen, ob eine deutsche Bezeichnung, welche man aufschlägt, die offizielle des Deutschen Arzneibuches ist oder nicht, so behebt sich eine solche etwaige Ungewißheit ohne weiteres durch Nachschlagen des daneben stehenden offiziellen lateinischen Ausdrucks.

18. Kommen von einer Namensbezeichnung, z. B. Tartarus, mehrere verschiedene Arzneipräparate im Deutschen Arzneibuch vor, so sind sie auch unter dem allgemeinen Titel übersichtlich zusammengestellt, demnach beispielsweise unter Tartarus: Tartarus boraxatus Nr. 517, Tartarus depuratus Nr. 518, Tartarus natronatus Nr. 519, Tartarus stibiatus Nr. 520. Diese Zusammenstellung steht vor der ersten bezüglichen Nummer, Nr. 517. Man übersieht demnach mit einem Blick, was vorkommt und was nicht.

19. Desgleichen finden sich sämtliche Präparate einer und derselben Abstammung bei den betreffenden Stichworten, z. B. sämtliche Mohnpräparate unter Papaver bzw. Opium: Fructus Papaveris immaturi (Mohnköpfe) Nr. 229, Semen Papaveris (weißer Mohnsamen) Nr. 460, Sirupus Papaveris Nr. 476, Oleum Papaveris Nr. 369, Opium Nr. 378, Extractum Opii Nr. 176, Tinctura Opii benzoica Nr. 552, Tinctura Opii crocata Nr. 553, Tinctura Opii simplex Nr. 554, Pulvis Ipecacuanhae opiatus Nr. 408, Morphinum hydrochloricum Nr. 324, Codeïnum phosphoricum Nr. 119. Auf diese Weise wird ein Verzeichnis der Arzneimittel nach ihrer Abkunft in alphabetischer Reihenfolge gewonnen, wie ein solches Schmaltz und Schweissinger (die Arzneimittel in alphabetischer Reihenfolge) aufgestellt haben, und wie solches in vielen Rezepttaschenbüchern der Anordnung zurunde gelegt ist. Ein Verzeichnis der Art ist verschiedentlich von Nutzen. Erinnert man sich z. B. augenblicklich nur des Namens Hydrastis, und schlägt dieses auf, so findet man darunter das Zugehörige: Rhizoma Hydrastis Nr. 435, Extractum Hydrastis fluidum Nr. 174, Hydrastininum hydrochloricum Nr. 264.

20. Ferner enthält das Buch ein Verzeichnis und kurze Erklärung aller gebräuchlichen fremdsprachlichen Namen von Mitteln gegen bestimmte Krankheitsformen, z. B. Anthidrotika, Diaphoretika, Diuretika; bei den wichtigeren, wie den angegebenen, mit einer Aufführung solcher Mittel, gewöhnlichen und Arzneibuchmitteln, also eine „Gruppierung der Arzneimittel", wie sich in Rabows Arzneiverordnungen am Anfang, und in anderen Werken findet. Diese Zusammenstellung dient neben dem Krankheitsregister am Schluß zum Auffinden geeigneter Rezepte.

21. Von nicht offizinellen Arzneimitteln ist eine Auswahl aufgenommen, welche als mehr oder minder bewährte in Betracht gezogen sind.

22. Fernerhin Angaben über Bäder, natürliche Mineralwässer, künstliche Mineralwassersalze und Brausesalze, Badesalze, Pastillen, Seifen an den betreffenden Orten. Vgl. z. B. Stomachika über alkalische Mineralwässer, alkalisch-salinische oder alkalische Säuerlinge, alkalisch-muriatische Säuerlinge, erdige Mineralquellen. Ferner vgl. Antarthritika, Antileukaemika, Antichloritika usw. Ebenso betreffend Badeorte. Vgl. Mineralwassersalze über künstliche Mineralwassersalze und Brausesalze. Vgl. Mutterlauge und Balnea medicata, Soolbäder

über Mutterlaugensalze und Badesalze. Vgl. Pastilli über Mineralpastillen. Vgl. Balnea medicata, Seifenbäder über Seifen.

23. Angaben über Gläser, Kruken, Schachteln.

24. Desgleichen Verbandstoffe, wasserdichte Stoffe, Nähmaterial. Siehe unter Gossypium depuratum, Tela depurata, Watten, wasserdichte Stoffe und Nähmaterial.

25. Desgleichen sogenannte Handverkaufsspezialitäten der Apotheken. Die Namen sind an der gehörigen Stelle in das Alphabet eingereiht.

Dazu noch allerhand nötige kleinere und größere Einzelheiten. Wir wollen hiermit des Aufzählens genug sein lassen.

Das Ganze ist sozusagen ein Lexikon zum Rezeptschreiben.

Endlich ist noch ein kleiner Anhang gemacht betreffend die offiziellen Maximaldosen. Die Tatsache, daß immer wieder neue Versuche auftauchen, den schweren Memorierstoff in Verse zu bringen, ist ein Beweis dafür, einmal, daß es viele Mediziner gibt, welche solche Verse als Erleichterung suchen, ferner aber, daß die bisherigen Versuche zu wünschen übrig lassen. Es ist desbalb gewissermaßen jeder neue Versuch an sich schon etwas wert, bis endlich ein hinlänglich befriedigender gelungen ist. Eine große Anzahl von Medizinern wird keine Verse brauchen, sondern am einfachsten die Maximaldosen mechanisch auswendig lernen wie das Einmaleins, und zwar so lange, bis es durch Gewohnheit festsitzt. Es sind aber nicht die Schlechtesten, die sich bei jedem Dinge etwas denken müssen, um gern und gut zu lernen. Für diese sind auch in diesem Buche Verse über die größten offiziellen Einzelgaben gemacht, und Bemerkungen über die Einprägung der größten offiziellen Tagesgaben hinzugesellt. Um sich die Daten fest einzuprägen, muß bei den einfachen Maximaldosen in den Versen Dosis und Arzneimittel durch irgend eine faßliche Ideenverbindung oder durch eine besondere Art der Verwendung verknüpft werden. Die Verse müssen einfach, ungezwungen und unanstößig sein. Vor allem müssen sie das Gedächtnis nicht durch Memorierkünsteleien extra behelligen. Wo es angeht, unterstützt Alliteration das Übrige. Nach diesen Ideen ist verfahren.

Göttingen.

Dr. med. **Otto von Lengerken**

Literatur.

Arzneibuch für das Deutsche Reich. 4. Ausgabe (Pharmakopoea germanica, Editio IV). Berlin. 1900.

Arzneitaxe, Königlich Preußische, für 1904. Berlin.

Bernatzik, W., und A. E. Vogl, Lehrbuch der Arzneimittellehre. Dritte Auflage. Wien. 1900.

Binz, C., Grundzüge der Arzneimittellehre. Dreizehnte Auflage. Berlin. 1900.

Böhm, R., Lehrbuch der allgemeinen und speziellen Arzneiverordnungslehre. Dritte Auflage. Jena. 1902.

Cloetta, A., Lehrbuch der Arzneimittellehre und Arzneiverordnungslehre. Zehnte Auflage, herausgegeben von W. Filehne. Tübingen. 1901.

Ewald, C. A., Handbuch der allgemeinen und speziellen Arzneiverordnungslehre. Dreizehnte Auflage. Berlin. 1898. Dazu 1901 Ergänzungsheft.

Handkommentar zum Arzneibuch für das Deutsche Reich, 4. Ausgabe. 3. Auflage des Hirsch-Schneider'schen Kommentars, von A. Schneider und O. Süss. Göttingen. 1902.

Handverkaufstaxe für Apotheker, festgestellt im Auftrage des Vereins der Apotheker Berlins von Max Froelich. Berlin. 1904.

Holfert, Dr. J., Prof. Dr. H. Thoms, Dr. E. Mylius, Dr. K. F. Jordan, Schule der Pharmazie. Berlin. 1903.

Hüetlin, C. Th., Rezepttaschenbuch. Wiesbaden. 1895.

Jahrbuch, Ärztliches, herausgegeben von von Grolmann. Frankfurt a. Main. 1903.

Kalender, Pharmazeutischer, herausgegeben von B. Fischer und G. Arends. Jährlich 2 Teile.

Karsten, H., Illustriertes Repetitorium der pharmazeutisch-medizinischen Botanik und Pharmacognosie. Berlin. 1886.

Kionka, H., Grundriß der Toxikologie mit besonderer Berücksichtigung der Therapie. Leipzig. 1901.

Kobert, R., Compendium der Arzneiverordnungslehre. Stuttgart. 1900.

— Compendium der praktischen Toxikologie. Stuttgart. 1894.

— Lehrbuch der Intoxikationen. Stuttgart. 1893.

— Lehrbuch der Pharmakotherapie. Stuttgart. 1897.

Köhler's Medizinalpflanzen in naturgetreuen Abbildungen mit erläuterndem Text. 3 Bände. Gera.

Kunkel, A. J., Handbuch der Toxikologie. Jena. 1901.

Landau, R., Arzneiverordnungen für Krankenkassenärzte. Leipzig. 1895.

Lewin, L., Lehrbuch der Toxikologie. Zweite Auflage. Berlin. 1897.

— Die Nebenwirkungen der Arzneimittel. Dritte Auflage. Berlin. 1898.

Liebreich, O., und A. Langgaardt, Kompendium der Arzneiverordnung. Fünfte Auflage. Berlin. 1902.

Medizinal-Kalender, herausgegeben von R. Wehmer. Jährlich 2 Teile Berlin.

Nothnagel, H., und M. J. Rossbach, Handbuch der Arzneimittellehre. Siebente Auflage. Wien 1894.

Peters, Adressen und Bezugsquellen für Ärzte. Leipzig.

— Die neuesten Arzneimittel und ihre Dosierung. Vierte Auflage. Wien. 1904.

Rabow, S., Arzneiverordnungen zum Gebrauche für Klinicisten u. pr. Ärzte. Vierunddreißigste Auflage. Straßburg. 1903.

Rabow, S., und L. Bourget, Handbuch der Arzneimittellehre. Berlin. 1897.

Reichs-Medizinalkalender, begründet von Paul Börner, herausgegeben von J. Schwalbe. Jährlich 2 Teile. Leipzig.

Rezept-Taschenbuch (Wiener), Klinisches, für praktische Ärzte. Wien und Berlin. 1902.

Roth, O., und G. Schmitt, Die Arzneimittel der heutigen Medizin. Neunte Aufl., bearb. von O. Dornblüth. Würzburg. 1903.

Schmaltz, R., und O. Schweissinger, Die Arzneimittel in alphabetischer Reihenfolge. Leipzig. 1893.

Schmiedeberg, O., Grundriß der Pharmakologie in Bezug auf Arzneimittellehre und Toxikologie. Leipzig. 1902.

Schreiber, E. Cl., Arzneiverordnungen für den Gebrauch des praktischen Arztes. Frankfurt a. Main. 1902.

Seiffert, Otto, Rezepttaschenbuch für Kinderkrankheiten. Wiesbaden.

Strauss, Arthur, Grundriß der Pathologie und Therapie der Hautkrankheiten. Leipzig.

Tappeiner, H., Lehrbuch der Arzneimittellehre. Vierte Auflage. Leipzig. 1901.

Vademecum, diagnostisch-therapeutisches, von H. Schmidt, L. Friedheim, A. Lamhofer und J. Donat. Leipzig. 1900.

Ziemssen, H. v., Klinisches Rezepttaschenbuch, Siebente Auflage, neu bearbeitet von H. Rieder. Leipzig. 1900.

Abdampfen kostet für 100,0 = 10 Pf.
Abführender Tee — Species laxantes.
Abführendes Brausepulver — Pulvis aërophorus laxans.
Abführlatwerge, auch Abführmus — Electuarium e Senna.
Abführmittel. Man unterscheidet

1. Drastica = starke Abführmittel. Ihr wirksames Prinzip wirkt in reiner Form schon in Dosen unter 0,1 (z. B. Koloquinten, Krotonöl).

2. Laxantia oder Purgantia = mittelstarke Abführmittel. Sie werden in Dosen bis zu 10,0 gegeben.

3. Lenitiva oder Apertiva (Aperitiva, Aperientia) oder Ekkoprotika = milde Abführmittel. Sie können in noch größeren Dosen gegeben werden (z. B. Manna, Rizinusöl, salinische Mittel).

Jedoch kommt es bei der Abführwirkung im allgemeinen auf die Größe der Gaben an. — Die Darmfäulnis kann man durch Abführmittel mehr einschränken als durch Antiseptika.

Kontraindikationen (Kobert): 1. Peritonitis. — 2. Prostration, Neigung zu Kollaps. — 3. Gravidität und Menstruation bei manchen Frauen (starke Blutung, Uteruskolik, Abort). Für solche warme Wasserklysmen. — 4. Drohende Blutung des Darmes infolge von Geschwüren, arrodierten Hämorrhoidalknoten. — 5. Entzündungen, Suturen des Darmes.

Mittel: Elektrizität, Massage, Bäder (Wellenbäder, Schwimmbäder, kalte Fußbäder, kalte Sitzbäder), Bewegung (Spazierengehen, Radfahren, Reiten, Tanzen, Turnen, Gymnastik). Essen und Stuhlgang nach der Uhr. — Diätetik: Grobes Brot, Honig, Honigkuchen, Zucker, Zuckergebäck, gezuckerte Früchte, Gemüse, Salat, Obst (Pflaumen, Weintrauben), Gelee. 1 Glas kühles Brunnenwasser früh morgens, kohlensäurehaltiges Wasser, Limonade. Saure Milch, Molken, Kefir, Kwas, Weißbier, Gose, Broyhan, bayrisches Bier. Kaffee (Kaffeon). Tabak rauchen oder kauen (nicht Infus bei Menschen).

Süßstoffe usw.

Glycerinum, Nr. 236.
Manna, Nr. 315.
Mel, Nr. 316.
Pulpa Tamarindorum cruda, Nr. 402.
Pulpa Tamarindorum depurata, Nr. 403.
Saccharum Lactis, Nr. 443.
Sirupus Cerasorum, Nr. 468.
Sirupus Mannae, Nr. 474.
Sirupus Rubi Idaei, Nr. 479.
Sirupus simplex, Nr. 482.

Öle, Seifen.

Oleum Amygdalarum, Nr. 344.
Oleum Olidarum, Nr. 367.
Oleum Papaveris, Nr. 369.
Oleum Ricini, Nr. 370.
Sapo jalapinus, Nr. 446.
Sapo medicatus, Nr. 449.

Aromatika.

Aqua Foeniculi, Nr. 66.
Fructus Anisi, Nr. 220.
Fructus Foeniculi, Nr. 226.

Schwefel, Mittelsalze, Quecksilber.

Pulvis Liquisitiae compositus, Nr. 409.
Sulfur depuratum, Nr. 513.
Sulfur praecipitatum, Nr. 514.
Magnesium sulfuricum, Nr. 313.
Magnesium sulfuricum siccum, Nr. 314.

Bittersalzwässer.

Franz Josef Bitterquelle. 1 Flasche = 60 Pf.
Friedrichshaller Bitterwasser. 1 Flasche = 60 Pf.
Hunyadi János Bitterwasser. 1 Flasche = 60 Pf.
Kissinger Bitterwasser. 1 Fl. = 90 Pf.
Mergentheimer. 1 Fl. = 60 Pf.
Püllnaer Bitterwasser. 1 Fl. = 65 Pf.
Saydlitzer Bitterwasser. 1 Flasche = 60 Pf.

Friedrichshaller, Kissinger, Mergentheimer nimmt man mehrmals.

Natrium sulfuricum, Nr. 341.
Natrium sulfuricum siccum, Nr. 342.

Glaubersalzwässer oder alkalisch-salinische.

Kalte Quellen.

Elster Salzquelle. 1 Fl. = 70 Pf.
Marienbader Kreuzquelle. 1 Fl. = 80 Pf.
Rohitscher Sauerbrunnen. 1 kleine Fl. = 55 Pf., 1 mittlere Fl. = 80 Pf.
Tarasper Luciusquelle. 1 Fl. = 85 Pf.

Heiße Quellen.

Karlsbader Mühlbrunnen, Schloßbrunnen, Sprudelbrunnen. 1 Flasche = 85 Pf.
Sal Carolinum factitium, Nr. 444.
Magnesia usta, Nr. 310.
Magnesium carbonicum, Nr. 311.
Magnesium citricum effervescens, Nr. 312.
Natrium phosphoricum, Nr. 339.
Pulvis aerophorus laxans, Nr. 406.
Tartarus depuratus, Nr. 518.
Tartarus natronatus, Nr. 519.
Hydrargyrum chloratum, Nr. 257.

Pflanzenmittel.

I. Anthracen-Derivate. (Anthracen $C_{14}H_{10}$). Wirken direkt auf alle Darmteile.
Aloë, Nr. 44.
Cortex Frangulae, Nr. 132.
Electuarium e Senna, Nr. 144.
Extractum Aloës, Nr. 160.
Extractum Frangulae fluidum, Nr. 172.
Extractum Rheï, Nr. 177.
Extractum Rheï compositum, Nr. 178.
Folia Sennae, Nr. 215.
Fructus Rhamni catharticae, Nr. 230.
Infusum Sennae compositum, Nr. 265.
Pilulae aloëticae ferratae, Nr. 392.
Pulvis Magnesiae cum Rheo, Nr. 410.
Radix Rheï, Nr. 425.
Sirupus Rheï, Nr. 478.
Sirupus Sennae, Nr. 481.
Species laxantes, Nr. 486.
Tinctura Aloës, Nr. 528.
Tinctura Aloës composita, Nr. 529.
Tinctura Rheï aquosa, Nr. 557.
Tinctura Rheï vinosa, Nr. 558.

II. Stark wirkende Pflanzenmittel. Mit entzündlicher Nebenwirkung, nur unter ärztlicher Kontrolle.
Extractum Colocynthidis, Nr. 167.
Fructus Colocynthidis, Nr. 225.
Gutti, Nr. 240.
Oleum Crotonis, Nr. 356.
Pilulae Jalapae, Nr. 394.
Podophyllinum, Nr. 400.
Resinae Jalapae, Nr. 430.
Sapo jalapinus, Nr. 446.
Tinctura Colocynthidis, Nr. 543.
Tubera Jalapae, Nr. 568.

Abführpillen — Pilulae Jalapae.
Abkochungen — Decocta.
Sarsaparill-Abkochung — Decoctum Sarsaparillae compositum.
Eine Abkochung oder ein Aufguß kostet 25 Pf., einschließlich des Wassers, der Wägung desselben und der Kolatur.
Abortiva = Pellentia = Mittel zur Einleitung vorzeitiger Geburt. Dasselbe Ekbolika. Weiteres siehe Uterina.
Absinth. Herba Absinthii, Nr. 241.
Extractum Absinthii, Nr. 159.
Tinctura Absinthii, Nr. 526.
Absoluter Alkohol — Alcohol absolutus.
Absorbentia = Antacida = Säuretilgende Mittel.
Absynth = Absinth = Herba Absinthii.

1. *Acetanilidum* — *Antifebrin.*

Antifebrinum.

Arzneitaxe: 10,0 = 10 Pf.; 100,0 = 60 Pf.

Handverkauf — Drogisten verboten.

Farblose glänzende Kristallblättchen ohne Geruch, Geschmack schwach brennend.

Schmelzpunkt 113—114°, Siedepunkt 295°.

Löslich in 230 Teilen kalten Wassers, in etwa 22 Teilen siedenden Wassers, in 3,5 Teilen Weingeist; leicht löslich in Äther und noch mehr in Chloroform. Die Lösungen reagieren neutral.

Vorsichtig aufzubewahren.

$C_6H_5.NH.CH_3CO$. — 100 Teile enthalten 100 $C_6H_5.NH.C_2H_3O$. Antipyretikum, Antineuraligikum, Antirheumatikum. Wirkt 4 mal so stark als Antipyrin. Magenstörungen, Ausschläge seltener als nach Antipyrin, aber leicht

Intoxikationen. Etwas kumulierende Wirkung auf Blut und Nerven. Vorsicht hinsichtlich Kollaps, Cyanose, Herzschwäche. Bei Anämie und kleinen Kindern zu meiden.

Acetanilidum (Antifebrin) 10,0 = 10 Pf., 100,0 = 60 Pf.
Pyrazolonum phenyldimethylicum (Antipyrin) 1,0 = 5 Pf., 10,0 = 50 Pf., 100,0 = 5 Mk.

Acetanilidum 0,25 = Antipyrin 1,0.

Innerlich. Als Antipyretikum, Antineuralgikum, Antirheumatikum, 0,1—0,5, im Mittel 0,25, täglich mehrmals. Pulver in Oblate, aufzulösen in Wein, Alkohol, Kognak. Pillen. Spezifisch bisweilen gegen akuten Gelenkrheumatismus.

Bei Kopfschmerz, Migräne, tabischen Schmerzen, Trigeminus-Neuralgie, Ischias, Lumbago. 0,3—05. Pulver, Kapseln, Lösungen.

1. ℞ Acetanilidi 0,3
Sacchari 0,3
M. f. Pulvis. D. t. doses 9.
S. 1 Pulver täglich bis 3 mal.

2. ℞ Acetanilidi 0,5
F. Pulvis. D. t. doses 10.
S. 1/2 Pulver täglich bis 3 mal.
Gegen Fieber, Neuralgie.

3. ℞ Acetanilidi 3,0
Sacchari
Gummi arabici āā qu. s.
ut. f. ope Aquae Pilulae 50
D.S. 2 Pillen abends bis 3 Mal.
Bei hektischem Fieber.
1 Pille = 0,06 Acetanilid; 2 Pillen = 0,12; 3 × 2 Pillen = 0,36.

Radlauers „Antinervin":
Ammonium bromatum 1
Acidum salicylicum 1
Acetanilidum 2
Pro dosi 0,5.

Exodyne:
Acetanilidum 0,9
Natrium salicylicum 0,05
Natrium bicarbonicum 0,05
Schmerzstillend.

Methylacetanilid siehe Exalgin.

Vergiftungssymptome. Erbrechen. Schwindel. Bewußtlosigkeit. Somnolenz. Cyanose. Dyspnoe.

Antidota. Magenpumpe, Brechmittel. Salinische Abführmittel: Kein Rizinusöl! Transfusion. Kalte Abreibungen, Bettwärme, frische Luft, Hautreize. Exzitantien, Kaffee.

Größte Einzelgabe 0,5. Größte Tagesgabe 1,5.

Acetphenetidin — Phenacetinum.

2. *Acetum — Essig.*

Acetum crudum. Acetum Vini.
Arzneitaxe: 100,0 = 10 Pf.; 200,0 = 15 Pf.
Handverkauf: 250,0 = 10 Pf.; 1000,0 = 25 Pf.
1,0 = 16 Tropfen. 1 Tropfen = 0,062 (Eschbaum).

Klare Flüssigkeit, fast farblos oder schwach gelblich. Geschmack und Geruch sauer. 100 Teile enthalten 6 Teile Essigsäure.

$C_2H_4O_2$ + 52 Aqua. — 100 Teile enthalten 6 $C_2H_4O_2$.

Acetum — Essig enthält 6 % Acidum aceticum — Essigsäure.
Acidum aceticum dilutum enthält 30 % Essigsäure.
Acidum aceticum enthält 96 % Essigsäure.

Essig zum Neutralisieren bei Laugenvergiftungen.

Essig nicht mit Seife zum Klistier.

Äußerlich. Zur Stillung von Blutungen als Stypticum. Bei Nasenbluten auf Wattebausch.

Zu Mundwässern und Gurgelwässern bei Skorbut, chronischer Mandelentzündung, zu Umschlägen, Waschungen. 1 zu 1—2 Wasser bei Fieber, Nachtschweiß der Phthisiker abends, Juckreiz bei Ikterus. Bei Kindern 1 zu 2 Wasser.

Zu Klysmen: 2—5 Eßlöffel auf 200,0 Wasser oder Kamillentee gegen Würmer, Darmblutung, Blutandrang nach dem Kopf. Bei Kindern 1 Eßlöffel auf 50,0 Wasser. Klistiere mit Essig und Knoblauch gegen Oxyuris vermicularis. Infus von Knoblauch 100,0—150,0 + Essig 1—2 Teelöffel zum Klistier. Nicht mit Seife.

Essigwasser zum Waschen der Haut bei Urticaria, danach einpudern mit Streupulver.

Innerlich. Als kühlendes Getränk 10,0—20,0 auf 100,0 Wasser, bei Vergiftungen mit Alkalien, Lauge. 15,0—30,0 in 150,0 Mixtur oder Saturation. Bei Diphtherie 5,0 zu 20,0 Wasser, kinderlöffelweise.

℞ (Berliner F. M.) Saturatio simplex siehe unter Nr. 302, Liquor Kalii carbonici.

743. ℞ Für 10 Pf. Essig im Handverkauf (=250,0). Vorschrift: 1 Eßlöffel mit $^1/_2$ Tasse (=50,0) warmem Wasser. Zum Klistier gegen Oxyuris vermicularis bei Kindern.

744. ℞ Für 10 Pf. Essig im Handverkauf (=250,0). Vorschrift: $^1/_2$ Tasse Essig mit 1 Tasse lauwarmem Wasser zu Mundwasser oder Gurgelwasser für Kinder.

745. ℞ Für 10 Pf. Essig im Handverkauf (=250,0). Vorschrift: 1 kleinen Eßlöffel auf 1 Tasse Wasser zum kühlenden Getränk für Kinder.

Größte Einzelgabe — Größte Tagesgabe 30,0 in Mixtur.

Acetum anglicum oder berolinense — Acetum aromaticum.

3. *Acetum aromaticum* — *Aromatischer Essig.*

Berliner Gewürz-Essig.

Arzneitaxe: 100,0 = 35 Pf.; 200,0 = 50 Pf.

Handverkauf: 30,0 = 10 Pf.; 100,0 = 25 Pf.; 500,0 = 1 Mk.

1,0 = 25 Tropfen. 1 Tropfen = 0,040 (Eschbaum).

Klare, farblose Flüssigkeit. Geruch aromatisch und sauer.

1 Teil Zimtöl, 1 Teil Wachholderöl, 1 Teil Lavendelöl, 1 Teil Pfefferminzöl, 1 Teil Rosmarinöl, 2 Teile Zitronenöl, 2 Teile Eugenol (Nelkenöl), 441 Teile Weingeist, 650 Teile verdünnte Essigsäure, 1900 Teile Wasser. Die Öle werden gelöst in dem Weingeist. Säure und Wasser werden hinzugefügt; trübe Mischung. 8 Tage stehen lassen, häufig geschüttelt. Dann filtriert. — Mischbar mit Wasser in allen Verhältnissen, klar.

Äußerlich. Zu desinfizierenden und erfrischenden Waschungen, Räucherungen, wie gewöhnlicher Essig.

Innerlich. Als Temperans wie Acetum, Nr. 2.

971. ℞ Für 1 Mk. aromatischen Essig im Handverkauf (= 500,0). Vorschrift: Äußerlich zu Waschungen. Bei hektischen Schweißen.

Größte Einzelgabe — Größte Tagesgabe —

Acetum concentratissimum — Acidum aceticum.
Acetum concentratum — Acidum aceticum dilutum.
Acetum crudum — Acetum.
Acetum crystallisabile — Acidum aceticum.
Acetum glaciale — Acidum aceticum.
Acetum Lignorum — Acetum pyrolignosum.
Acetum Lithargyri — Liquor Plumbi subacetici.
Acetum pestilenziale — Acetum aromaticum.
Acetum Plumbi oder plumbicum — Liquor Plumbi subacetici.
Acetum pyrolignosum. Acetum pyrolignosum crudum, Nr. 4.
Acetum pyrolignosum rectificatum, Nr. 5.

4. *Acetum pyrolignosum crudum* — *Roher Holzessig.*

Arzneitaxe: 100,0 = 5 Pf.; 200,0 = 10 Pf.; 500,0 = 25 Pf.

Handverkauf: 200,0 = 10 Pf.; 500,0 = 20 Pf.

Braune Flüssigkeit. Geruch nach Teer und Essigsäure. Geschmack sauer und bitterlich.

100 Teile enthalten mindestens 6 Teile Essigsäure. Beim Aufbewahren scheiden sich teerartige Stoffe ab.

Aufzubewahren an einem kühlen und dunklen Ort, z. B. im Keller.

Desinficiens, etwa entsprechend Phenollösung von 5—6 %.

Äußerlich. Verdünnt zu desinfizierenden Waschungen 1,0—5,0 auf 100,0. Zum Wundverband.

Zu Ausspülungen und Tamponade der Vagina bei Vaginitis, Endometritis 2 Eßlöffel auf 1 Liter Wasser.

Zu Pinselungen des Pharynx bei Pharyngitis chronica. Unverdünnt oder mit Glyzerin.

Als Liniment 20,0—50,0 auf 100,0.

Besonders angewandt in der Veterinärmedizin.

Innerlich wirkt Holzessig schon in mäßigen Gaben giftig.

746. ℞ Für 5 Pf. rohen Holzessig im Handverkauf: (= 100,0). Vorschrift: Zum Pinseln des Pharynx bei Pharyngitis chronica.

911. ℞ Für 10 Pf. rohen Holzessig im Handverkauf (= 200,0). Vorschrift: Zu Eingießungen (mittels Speculum). 1 Eßlöffel auf 1 Liter Wasser, täglich mehrere Wochen lang.

Bei Erosionen am Muttermund.

Antidotum: Magnesiamilch d. i. Magnesia usta 1 + Aqua 20.

Größte Einzelgabe — Größte Tagesgabe —

5. *Acetum pyrolignosum rectificatum* — *Gereinigter Holzessig.*

Arzneitaxe: 100,0 = 15 Pf.; 200,0 = 25 Pf.; 500,0 = 50 Pf.

Handverkauf. 100,0 = 10 Pf.; 500,0 = 40 Pf.

Gelbliche Flüssigkeit. Geruch und Geschmack brenzlich und sauer.

100 Teile enthalten mindestens 5 Teile Essigsäure.

Aufzubewahren kühl und dunkel, z. B. im Keller.

Holzessig enthält neben Essigsäure teerartige Stoffe.

Äußerlich. Desinficiens, etwa so stark wie eine Phenollösung von 5—6 %.

Als Gurgelwasser 5,0 zu 50,0—100,0.

Als Pinselsaft 2,5—5,0 zu 30,0 Mel rosatum. Anders: 10 % mit Honig.

Innerlich. Selten gebraucht, bei Phthisis pulmonum, Ascites, Magenerweiterung. 5,0 täglich. Pillen, Mixtur.

972. ℞ Für 40 Pf. gereinigten Holzessig im Handverkauf (= 500,0). Vorschrift: Äußerlich zur Ausspülung 1 Eßlöffel auf 1 Liter Wasser (mit etwas Karbolwasser).

Zur Ausspülung der Vagina bei Leukorrhöe.

Größte Einzelgabe — Größte Tagesgabe —

Acetum pyroxylicum — Acetum pyrolignosum.

Acetum quatuorlatronum — Acetum aromaticum.

Acetum radicale — Acidum aceticum.

Acetum Saturni oder saturninum — Liquor Plumbi subacetici.

6. *Acetum Scillae* — *Meerzwiebelessig.*

Arzneitaxe: 10,0 = 10 Pf.

Handverkauf: —

1,0 = 22 Tropfen. 1 Tropfen = 0,045 (Eschbaum).

Klare, gelbl. Flüssigkeit. Geruch säuerlich. Geschmack sauer, nachher bitter.

5 Teile Meerzwiebel, mittelfein zerschnitten, getrocknet, 5 Teile Weingeist, 9 Teile verdünnte Essigsäure, 36 Teile Wasser. Die Flüssigkeiten werden gemischt, die Meerzwiebel hinzugetan. 3 Tage stehen lassen bei 15—20° in einer verschlossenen Flasche, häufig geschüttelt. Durchgeseiht. 24 Stunden stehen lassen. Filtriert.

Innerlich. Als Diureticum. 10—30 Tropfen, täglich 3—4 mal. 1,0—3,0 als Tropfen in Mixtur.

Als Zusatz zu diuretischen Mixturen und Saturationen.

Als Zusatz zu brechenerregenden, expektorierenden, „herzstärkenden“ Arzneien.

747. ℞ Aceti Scillae 10,0.
D. S. 5 Tropfen täglich 3 mal.
Bei Herzkrankheiten mit Hydrops für Kinder.

Zu Oxymel Scillae, Nr. 379.

Größte Einzelgabe 2,5. Größte Tagesgabe 10,0.

Acetum scilliticum oder Squillae — Acetum Scillae.
Acetylsäure — Acidum aceticum.
Acida = Säuren.

Anorganische Säuren:	Organische Säuren:
Acidum chronicum, Nr. 15.	Acidum aceticum, Nr. 7.
Acidum hydrochloricum, Nr. 19.	Acidum citricum, Nr. 9.
Acidum nitricum, Nr. 22.	Acidum lacticum, Nr. 21.
Acidum phosphoricum, Nr. 25.	Acidum tartaricum, Nr. 31.
Acidum sulfuricum, Nr. 27.	

Acidum aceticum. Acidum aceticum, Nr. 7.
Acidum aceticum dilutum, Nr. 8.

7. *Acidum aceticum* — *Essigsäure.*

Acidum aceticum concentratum oder glaciale. Acetum glaciale. Eisessig.
Arzneitaxe: 10,0 = 5 Pf.; 100,0 = 30 Pf.
Handverkauf: 30,0 = 10 Pf.; 100,0 = 20 Pf.; 500,0 = 70 Pf.
1,0 = 37 Tropfen. 1 Tropfen = 0,027 (Eschbaum).

Klare, farblose Flüssigkeit. Geruch stechend sauer. Geschmack stark sauer. Flüchtig, in der Kälte kristallisierend. 100 Teile enthalten wenigstens 96 Teile reine Essigsäure. Spez. Gewicht höchstens 1,064. Siedepunkt 117—118°.
Mischbar in jedem Verhältnis mit Wasser, Weingeist, Äther, (Glyzerin).

Aufzubewahren in gut verschlossenen Flaschen mit Glasstöpsel, kühl.
$8\ CH_3 \cdot COOH + Aqua = 8\ (C_2H_4O_2) + Aqua$. — 100 Teile enthalten 96 $C_2H_4O_2$.
Äußerlich. Als Ätzmittel zur Erweichung von Warzen, harten Hautstellen, Hühneraugen. Als Riechmittel.

4. ℞ Für 10 Pf. unverdünnte Essigsäure — im Handverkauf (= 30,0).
Vorschrift: 4,0 auf 100,0 Wasser, zum Abwaschen schwitzender Hautstellen. (Oder Küchenessig.)

Größte Einzelgabe — Größte Tagesgabe —

Acidum aceticum concentratum oder glaciale — Acidum aceticum.

8. *Acidum aceticum dilutum* — *Verdünnte Essigsäure.*

Arzneitaxe: 10,0 = 5 Pf.
Handverkauf: 100,0 = 10 Pf.; 500,0 = 30 Pf.
1,0 = 23 Tropfen. 1 Tropfen = 0,043 (Eschbaum).

Klare, farblose Flüssigkeit. Geruch und Geschmack sauer. Flüchtig. Spez. Gewicht 1,041. — 100 Teile enthalten 30 Teile reine Essigsäure.

Aufzubewahren in gut verschlossenen Flaschen mit Glasstöpsel; kühl.
$C_2H_4O_2$ + Aqua. — 100 Teile enthalten 30 $C_2H_4O_2$.
Äußerlich. Als Hämostatikum.
Zu kühlenden Umschlägen.
Innerlich. Als Temperans. 0,5—2,0, täglich mehrmals. 3,0—15,0 auf 100,0 Mixtur.

748. ℞ Für 10 Pf. verdünnte Essigsäure — im Handverkauf (= 100,0).
Vorschrift: Zum Betupfen bei Urticaria von Kindern.

Größte Einzelgabe 2,0. Größte Tagesgabe 15,0.

Acidum aceticum trichloratum — Acidum trichloraceticum.
Acidum arseniciosum — Acidum arsenicosum.
Acidum arsenicosum. Acidum arsenicosum, Nr. 9.
Liquor Kalii arsenicosi, Nr. 301.

9. *Acidum arsenicosum* — *Arsenige Säure.*

Arsenigsäure-Anhydrid. Weißer Arsenik, Arsenicum album. „Hidri" in Steiermark.
Arzneitaxe: 1,0 = 5 Pf.
Handverkauf: 100,0 = 50 Pf.; 500,0 = 1 Mk. 50 Pf. Drogisten verboten.

Weiße, porzellanartige oder glasartige Stücke, oder ein weißes Pulver, aus den Stücken bereitet. Soll sich ohne Rückstand verflüchtigen beim Erhitzen. (Geschmack süßlich, metallisch. Auf Kohle erhitzt von knoblauchartigem Geruch.)

Löst sich in 15 Teilen siedenden Wassers, wenn auch langsam; in 80 Teilen kalten Wassers. (Leicht löslich in Wasser bei Zusatz von Säure, sowie von Alkali oder alkalischen Salzen als arsenigsaure Salze, Arsenite.)

Sehr vorsichtig aufzubewahren. (Fern von Nahrungsmitteln und Genußmitteln unter Verschluß. Hüten vor Einatmen. Nach Gebrauch Händewaschen. Reste verbrennen.)

As_2O_3. — 100 Teile enthalten 75,75 As.

Acidum arsenicosum nicht mit Ferrum pulveratum zu Pillen, weil sich unter dem Einflusse der Magensäure leicht der höchst giftige Arsenwasserstoff bilden kann.

Äußerlich. Als Ätzmittel zur Zerstörung der Zahnpulpa, mit Morphium, Kokain, Kreosot. Auch bei Lupus.

Als Waschwasser bei Pilzbildung auf der Haut 0,05 auf 50,0.
Zu Pinselungen 0,05—0,1 auf 50,0.
Zu Streupulver 0,05—0,1 auf 50,0.
Zu Salben 0,5—1,0 auf 10,0.
Zu Hautseifen 1—3 %.

Innerlich. Arsenpräparate gegen chronische Hautausschläge, vornehmlich Psoriasis, Lichen ruber, Ekzem; gegen Anämie und Chlorose (die arsen- und eisenhaltigen Quellen von Roncegno und Levico, vgl. unter Antichlorotika Eisenwässer und unter Antileukämika arsenhaltige Wässer), gegen Leukämie, Pseudoleukämie; bei allgemeiner Lymphombildung, bisweilen überraschend wirksam; gegen Motilitätsneurosen und Sensibilitätsneurosen wie Neuralgie, Kardialgie, Chorea; gegen Malariasiechtum, Geschwülste, Knochenerweichung, alte Syphilis, Karzinom, Diabetes mellitus.

Pillen oder Liquor Kalii arsenicosi, No. 301. Pulver, Mixtur, als Tropfen in Lösung. 0,001, Dosis langsam steigern. Anders: 0,001—0,003, täglich mehrmals, Pillen, Lösung.

Arsenpräparate stets bei gefülltem Magen nach dem Essen. Vorsicht hinsichtlich Magendarmkatarrh, Conjunctivitis.

234. ℞ Berliner F. M. Pilulae Ferri arsenicosi siehe unter Nr. 189, Ferrum reductum.

5. ℞ Acidi arsenicosi 0,01.
Magnesii carbonici 10,0
Glycerini qu. s. ut fiat Pasta.
Für Lupus; ätzt fast nur das kranke Gewebe.

Pilulae asiaticae.

6. ℞ (Berliner F. M.)
Acidi arsenicosi 0,05
Piperis nigri pulverati 1,5
Radicis Liquiritiae pulveratae 3,0
Mucilaginis Gummi arabici qu. s.
M. f. Pilulae Nr. 50.
1 Dosis = 70 Pf. — Jede Pille enthält 0,001 Acid. arsenic.
Bei Lichen ruber, Psoriasis.

Pilulae asiaticae.

7. ℞ (Kobert)
Acidi arsenicosi 0,3 (0,25)
Piperis nigri 4,0 (3,3)
Unguenti Glycerini qu. s. M. f. Pilulae 60 (50). Consperge Pulvere Cinnamomi. D. ad vitrum album amplum.
S. 1—2 Pillen täglich 4mal nach Bericht.
1 Pille = 0,005 Acidi arsenicosi = dosis maxima singula!
3 Pillen = 0,015 Acidi arsenicosi = dosis maxima pro die!
Diese Modifikation mit Ung. Glycerini zieht Kobert derjenigen mit Gummi arabicum vor, weil sie sich besser löst, und daher besser vertragen wird. — Der schwarze Pfeffer soll zur Absonderung von Salzsäure Anlaß geben, und dadurch zur Lösung des Arseniks.

8. ℞ Acidi arsenicosi 0,5
Olei Caryophyllorum 0,5
Acidi tannici 0,5
Kreosoti qu. s. ut f. Pasta. D.S. Äußerlich für den Arzt.
Arsenikpaste der Zahnärzte zur Abtötung eines freiliegenden Zahnnerven.

Arsenhämolpillen. 9. ℞ Acidum arsenicosum 0,001 + Haemolum 0,1. Gegen schwere Hautkrankheiten, Psoriasis, Lichen ruber.

Chronische Vergiftungsanzeichen: Hautausschläge, dunkle Hautverfärbung = Arsenmelanose.

Akute Vergiftungssymptome. Druckempfindlichkeit und brennender Schmerz in der Magengegend, Übelkeit, Erbrechen. Schmerz im Unterleibe, Durchfall, Tenesmus. Durst. Subjektives Hitzegefühl bei Kälte der Haut. Puls klein und schnell. Respiration mühsam und beschleunigt. Ischurie. Zuweilen Konvulsionen. (Ähnlichkeit mit Cholera asiatica!)

Bei Einatmung von Arsenwasserstoff blutiger Urin. Krämpfe, Kollaps, Herzparalyse.

Antidota. Brechmittel (Cuprum sulfuricum, Nr. 140, oder Zincum sulfuricum, Nr. 606) 0,5—1,0 (größte Einzelgabe) auf einmal. Magenausspülung. Klistiere. Antidotum arsenici siehe hierunter. Ferrum oxydatum saccharatum in großen Gaben. Magnesia usta. Milch. Kalkwasser mit Milch und Eiweiß. Keine Alkalien!

Antidotum arsenici: Liquor Ferri sulfurici oxydati 100 werden gemischt mit Aqua 250. Andererseits werden angerührt Magnesia usta 25 mit Aqua 250. Beide Mischungen werden dann unter beständigem Umrühren gemischt mit möglichster Vermeidung einer Erwärmung. Vgl. weiteres unter Nr. 301. Liquor Kalii arsenicosi.

Größte Einzelgabe 0,005. Größte Tagesgabe 0,015.

Acidum azoticum. — Acidum nitricum.

10. *Acidum benzoicum* — *Benzoesäure.*

Flores Benzoës.

Arzneitaxe: 1,0 = 10 Pf.

Handverkauf — Drogisten verboten.

Weißliche Blättchen, später gelblich bis bräunlichgelb, oder nadelförmige Kristalle von seidenartigem Glanze. Geruch benzoeartig und brenzlich, jedoch nicht brandig und nicht harnartig.

Gewonnen aus Benzoe durch Sublimation. (Erregt Hustenreiz beim Einatmen.)

Löslich in etwa 370 Teilen kalten Wassers; reichlich löslich in siedendem Wasser. Löslich auch in Weingeist, Äther, Chloroform. Mit Wasserdämpfen flüchtig. Wird es zu siedendem Wasser im Überschuß hinzugefügt, so schmilzt der ungelöst bleibende Teil zu einer gelblichen bis bräunlichen Flüssigkeit, welche sich am Boden des Gefäßes ansammelt.

Vor Licht geschützt aufzubewahren. (Fernhalten ammoniakalischer Luft.)

$C_6H_5.COOH = C_7H_6O_2$. — 100 Teile enthalten $100 C_6H_7O_2$. Benzoesäure paart sich im Organismus teilweise mit Glykokoll (Amidoessigsäure) zu Hippursäure (Benzoyl-glykokoll), in der Niere.

Äußerlich. Als Antisepticum bei Kindern mit Soor, 1% Lösung.

Zum Einblasen in die Nase, bei Keuchhusten, in Pulverform. Allein oder mit anderen Antisepticis.

Zur Injection bei Leiden der Vagina, des Uterus, der Urethra ½% Lösung.

Zu Pinselungen, Mundwasser 5‰—1%. Mundwasser nicht für längere Zeit, Benzoesäure löst den Kalk der Zähne.

Zu Salben: 1 zu 10. Anders: 1 mit 5 Balsamum peruvianum auf 20 Teile Fett.

Zu Watte, Gaze 5—10%.

Innerlich. Als exzitierendes Expektorans, bei stockender Expektoration, besonders bei Kollaps 0,05—0,5, täglich mehrmals in Pulvern oder Pillen. Bei Bronchitis, Pneumonie, Lungenödem, Lungenphthise, urämischen Zuständen, Gelenkreißen. Anders: 0,03—0,3 in Pulver, Pillen, Lösung, Schüttelmixtur. — Bei Kindern 0,03—0,06.

10. ℞ Acidi benzoici 0,1
Sacchari 0,5
M. f. Pulvis. D. t. doses 10.
S. 1 Pulver zur Zeit trocken auf die Zunge zu bringen.

Bleibt stundenlang am Gaumen und Rachen hängen und erregt mechanisch Räuspern u. Husten. (Nach Kobert. Vgl. Stibium sulfuratum aurantiacum Nr. 505.)

Pulvis expectorans.

11. ℞ (Berliner F. M.)
Acidi benzoici 0,15
Camphorae tritae 0,03
Sacchari albi 0,5
M.f. Pulvis. D.t. doses Nr. 10
ad chartam ceratam.
D.S. Nach Vorschrift.
1 Dosis = 1 Mk. 5 Pf. ½ Dosis = 73 Pf.

749. ℞ Solutionem Acidi benzoici 1,0 ad 100,0.
D.S. Äußerlich.
Als Antiseptikum gegen Soor bei Kindern.

750. ℞ Acidi benzoici 0,03
Pulveris gummosi 0,5
M.f. Pulvis. D.t. doses 10.
S. 1 Pulver täglich 3mal.
Bei Bronchitis, Pneumonie von Kindern.

Zu Tinctura Opii benzoica, Nr. 552.
Zu Adeps benzoatus, Nr. 33 (1%).
Größte Einzelgabe 0,5. Größte Tagesgabe 1,5.

Acidum benzoicum sublimatum oder benzoylicum sublimatum — Acidum benzoicum.

Acidum boracicum — Acidum boricum.

Acidum boricum. Acidum boricum, Nr. 11.
Unguentum Acidi borici, Nr. 571.
Borax (Natrium biboracicum), Nr. 88.

11. *Acidum boricum* — *Borsäure.*

Sal sedativum Hombergii. Acidum boracicum.

Arzneitaxe: 10,0 = 5 Pf.; 100,0 = 20 Pf.; 200,0 = 30 Pf.; 500,0 = 65 Pf.; pulv. 10,0 = 5 Pf.; 100,0 = 25 Pf.; 200,0 = 40 Pf.

Handverkauf: 40,0 = 10 Pf.; 100,0 = 20 Pf.; 500,0 = 60 Pf.; pulv. 30,0 = 10 Pf.; 100,0 = 25 Pf.; 500,0 = 80 Pf.

Farblose Kristalle, glänzend, schuppenförmig (lamellenartig), (sehr glatt und) fettig anzufühlen, (zähe); Blättchen. Borsäure ist geruchlos und schmeckt schwach bitter.

Borsäure kommt natürlich vor in den sogenannten Suffioni Italiens.

Erhitzt bläht sich Borsäure stark auf, und schmilzt zu einer Masse, die nach dem Erkalten glasartig ist.

Langsam löslich in 25 Teilen kalten Wassers, schneller in 3 Teilen siedenden Wassers, in 15 Teilen Weingeist. Löslich auch in Glyzerin.

H_3BO_3. — 100 Teile enthalten 56,46 B_2O_3 (Borsäureanhydrid).

Die Kristalle sind schwer zu pulvern, im Großen auf Mühlen, im Kleinen verrieben mit reichlich viel Äther.

Antifermentativum, ein nicht ganz zuverlässiges Gift für Bakterien. Größere Mengen wirken toxisch. — Gemische von Borsäure und Salizylsäure schmecken intensiv bitter und machen Nahrungsmittel ungenießbar. Dasselbe gilt für Mundwässer. Mit Salizylsäure und mit Benzoesäure bildet Borsäure wasserlösliche Verbindungen.

Äußerlich. Als Verbandmittel in 1—4% wäßriger Lösung. — Imprägnierungsmittel für Lint, Watte: Borsäurewatte, Borlint, vgl. Gossypium depuratum, Nr. 237 und Tela depurata, Nr. 521.

Feingepulvert zum Einblasen ins Ohr bei Otorrhoe, in den Kehlkopf, in die Nase bei Pertussis.

Zu Ausspülungen von Ohr, Nase, Harnblase, 4% Lösung.

Zur desinfizierenden Einspritzung bei männlichem Tripper 1 zu 100, täglich 3mal.

Als Schnupfpulver 1 zu ⅓ Rhizoma Iridis. Bei Ozäna.

Zu Umschlägen bei Conjunctivitis } 3% Lösung. Anders: 1 Teelöffel auf
Als Gurgelwasser bei Angina } ¼ Liter Wasser.

Zu Pinselungen 1 zu 20 Glyzerin bei Soor, Aphthen. Boroglycerinum oder Boroglyceridum.

Zu Salben 5,0 zu 20,0, 1 zu 5—10. Bei Ekzem, Erfrieren, Verbrennen.

Innerlich. 0,5, tägl. 1—2mal in Zuckerwasser bei Cystitis, Pyelonephritis.
Gegen Magengärung 0,25—1,0 in Pulvern, Lösung, Pillen.

Borvaselin.
12. ℞ Für 10 Pf. Borsäure im Handverkauf (= 40,0).
Vorschrift: 1 Teelöffel auf 1 Tasse warmes Wasser zur Ausspülung der Nase.
Bei Ozäna.
13. ℞ Für 25 Pf. gepulverte Borsäure im Handverkauf (= 100,0).
Vorschrift: 30,0—40,0 auf 1 Liter Wasser (3—4 %) zum Waschen der (gereinigten) Füße.
Gegen Hyperhidrosis pedum.
14. ℞ Acidi borici 1,0 bis 4,0.
Aquae Rosae ad 100,0.
Solut. D. S. Äußerlich zum Wundverband.
716. ℞ Berliner F. M. Pasta aseptica siehe unter Nr. 605.
751. ℞ Acidi borici pulverati 100,0.
D. S. Äußerlich nach Bericht.
Zum Einblasen in die Nase, oder in das Ohr, oder in den Kehlkopf.
752. ℞ Acidi borici 2,0—4,0.
Aquae destillatae ad 100,0.
M. D. S. Äußerlich.
Als Mundwasser und Gurgelwasser. Bei Angina follicularis, Stomatitis catarrhalis.
Zum Inhalieren bei Laryngitis acuta.
894. ℞ Acidi borici 3,0.
Aquae destillatae ad 100,0.
M. D. S. Äußerlich.
Zum Auswischen der Mundhöhle bei Frakturen des Jochbeins, Oberkiefers.
1002. ℞ Acidi borici 5,0
Vaselini americani 100,0
M. f. Unguentum.
1003. ℞ Solut. Acidi borici 1—4% 200,0.
D. S. Äußerlich.
Zum Wundverband, auch am Auge, bei Conjunctivitis, bei Angina

Zu Unguentum Acidi borici, Nr. 571 (10 %).
Größte Einzelgabe 0,5. Größte Tagesgabe 1,0.

Acidum bromhydricum — Acidum hydrobromicum.

12. *Acidum camphoricum* — *Kampfersäure.*

Arzneitaxe: 1,0 = 10 Pf.; 10,0 = 70 Pf.
Handverkauf —

Farblose Kristallblättchen oder ein weißes Pulver. Geruchlos. Geschmack säuerlich und hinterher etwas bitter.

Schmelzpunkt 186°. Bei starkem Erhitzen soll sich Kampfersäure vollständig verflüchtigen unter Entwicklung weißer, stechend riechender Dämpfe.

Löslich in ungefähr 150 Teilen kalten Wassers, in 8 Teilen siedenden Wassers, leicht in (1,3) Weingeist, Äther; schwerer in Chloroform (in etwa 1000 Teilen). Die Lösungen röten blaues Lackmuspapier.

Kampfer, $C_{10}H_{16}O$, wird in Kampfersäure, $C_{10}H_{16}O_4$, übergeführt durch Oxydation mittels Salpetersäure.

Die Kampfersäure geht in den Harn und wirkt antibakteriell.

Äußerlich. Als Adstringens zur Inhalation und Irrigation in Nase und Rachen bei Katarrh der oberen Luftwege 0,5—3 % Lösung.

Zu Gurgelwasser 3 %.

Zur Ausspülung der Harnblase ½ %.

Als Antihydrotikum, Antiseptikum und Adstringens gegen Fußschweiß.

Innerlich. Gegen Schweiße. Nachtschweiß der Phthisiker 0,5—1,0—2,0 am besten in Oblate oder Wein, alkoholisch-wäßriger Lösung. Wirkung beginnt nach ½ Stunde, und dauert 6—8 Stunden.

15. ℞ Acidi camphorici 1,0.
D. t. doses 5. S. 1—2 Pulver in Oblate im Laufe des Abends.
Gegen Schweiße der Phthisiker.
Wirkung hält oft an für 2 Nächte.
16. ℞ Acidi camphorici 0,7.
Aquae destillatae ad 150,0.
M. D. S. Äußerl. nach Vorschrift.
Zur Ausspülung der Harnblase bei bakterieller Cystitis mit ammoniakalischer Zersetzung.
17. ℞ Acidi camphorici 2,0.
Spiritus ad 10,0.
M. D. S. Äußerlich. 1 Teelöffel verdünnt mit 1 Liter warmem Wasser.
Zur Blasenspülung gegen Cystitis bei Urethritis chronica.

Größte Einzelgabe 1,0. Größte Tagesgabe 2,0.

Acidum carbolicum. Acidum carbolicum, Nr. 13.
Acidum carbolicum liquefactum, Nr. 14.
Aqua carbolisata, Nr. 61.

13. *Acidum carbolicum — Karbolsäure.*

Phenol. Phenylsäure, Acidum phenylicum. Acidum carbolicum crystallisatum albissimum.

Arzneitaxe: 10,0 = 5 Pf.; 100,0 = 45 Pf.; 200,0 = 75 Pf.; 500,0 = 1 Mk. 40 Pf.

Handverkauf: 20,0 = 10 Pf.; 100,0 = 40 Pf.; 500,0 = 1 Mk. 20 Pf. — Trochisci Acidi carbolici 1 Stück 10 Pf.; 10 Stück = 40 Pf.

Farblose Kristalle, dünn, lang, zugespitzt, flüchtig im Wasserbade ohne Rückstand, oder eine weiße, kristallinische Masse. Geruch eigentümlich, aber nicht unangenehm. (Die Kristalle zerfließen leicht und färben sich an der Luft rötlich.)

Karbolsäure schmilzt bei 40—42° zu einer stark lichtbrechenden Flüssigkeit. Siedepunkt 178—182°. Karbolsäure verbrennt mit weißer Flamme.

Löslich in 15 Teilen kalten Wassers, klar, neutral. Reichlich löslich in Weingeist, Äther, Chloroform, Glyzerin, Natronlauge, Schwefelkohlenstoff, (fetten Ölen).

Vorsichtig aufzubewahren.

(Benzol C_6H_6.) Phenol = $C_6H_5 \cdot OH$ = Mono-hydroxyl-benzol. Phenol ist der wissenschaftliche Name für die populäre Bezeichnung Karbolsäure.

Karbolsäure nicht mit Alkalien, Brom, Eisensalzen, Jod, Kalium permanganicum.

Nach chronischer Einwirkung von Karbolsäure z. B. bei Chirurgen ist Schrumpfniere beobachtet. Bei Kindern größte Vorsicht, Kontrolle des Urins. Verfärbung des Urins dunkel, dunkelgrün.

Äußerlich. Als Ätzmittel unverdünnt oder mit Spiritus āā.

Zur lokalen Anästhesie.

Zur Inhalation bei Laryngitis acuta, Lungengangrän, Keuchhusten 1 ‰ bis 1 % Lösung.

Zur Injektion in Harnblase, Uterus 1 ‰—5 ‰.

Zu desinfizierenden Waschungen 1—2 % Lösung. Gefährlich auf größeren leicht resorbierenden Flächen, z. B. Uterus oder zu Klysmen.

Als Streupulver für Spucknäpfe und Klosetts. 2 zu 100 Gips, Kohle, Kreide, Sägemehl, Torf.

Als Streupulver für Wunden mit Calcium carbonicum, Colophonium, Stearin.

Zu Hautseifen 3—5 %, besonders für den Arzt.

Zur Reinigung von Instrumenten 2—5 % Lösung.

Zur Einspritzung in weichen Gaumen und Tonsillen bei Scharlachdiphtherie. 3 % Lösung ½—1 Spritze täglich 2 mal.

Bereitung wäßriger Lösungen. In warmes Wasser wird unter Umrühren die Karbolsäure eingetragen. Anders leicht Bodensatz von ungelöstem Karbol. — Karbolwasser muß bereitet werden durch kräftiges Schütteln in einer Flasche, nicht durch Umrühren im Waschbecken. Ungelöste Tropfen ätzen.

An Hebammen wird ausschließlich abgegeben Acidum carbolicum liquefactum Nr. 14, Flaschen mit Giftetikette und Namen.

Verbrennungen auf der Haut durch Karbolsäure werden baldigst mit Spiritus behandelt.

Innerlich. Selten. Bei Diabetes mellitus 0,001—0,01—0,05, täglich mehrmals, in Pillen, spirituöser Lösung, Emulsion. Pillenconstituens Unguentum cereum und Pflanzenpulver.

18. ℞ Acidi carbolici 1,0
Glycerini 1,0
M.D. in vitro collo amplo.
S. Äußerlich zu Händen des Arztes.
Ein paar Tropfen zur Injektion in Hämorrhoidalknoten behufs Koagulierung.

322. ℞ (Unna.)
Acidi carbolici 20,0
Hydrargyri bichlorati 0,5—1,0
Unguenti Zinci benz. 25,0
Adipis Lanae cum Aqua 100,0
Aquae destillatae ad 500,0.
Zu einer Schmierkur bei Lichen ruber.

Vergiftungssymptome. Schleimhaut des Mundes und Schlundes weiß geätzt. Große Schmerzen im Epigastrium. Erbrechen von Massen mit Phenolgeruch. Schwindel, Ohnmacht, Coma. Stertoröses Atmen, Urin olivengrün.

Antidota. Brechmittel, Magenausspülung mit lauwarmem Wasser, oder mit 2—3 % Lösung von Natrium sulfuricum. Kalkmilch, Aqua Calcariae, Calcaria saccharata. Eis, Eiweiß, Milch. Exzitantien.

Zu Acidum carbolicum liquefactum, Nr. 14.

Größte Einzelgabe 0,1. Größte Tagesgabe 0,3.

Acidum carbolicum crystallisatum — Acidum carbolicum.

14. *Acidum carbolicum liquefactum* — *Verflüssigte Karbolsäure.*

Arzneitaxe: 10,0 = 5 Pf.; 100,0 = 45 Pf.; 200,0 = 75 Pf.; 500,0 = 1 Mk. 40 Pf.

Handverkauf: 20,0 = 10 Pf.; 100,0 = 40 Pf.; 500 = 1 M. 20 Pf.

1,0 = 24 Tropfen. 1 Tropfen = 0,041 (ESCHBAUM).

Klare, farblose Flüssigkeit. Geruch nach Karbolsäure.

100 Teile Karbolsäure, geschmolzen bei gelinder Wärme (der Siedepunkt der Karbolsäure ist 178—182°), und dann vermischt mit 10 Teilen Wasser.

Spez. Gewicht 1,068—1,069.

Vorsichtig aufzubewahren.

Mit 30 mal so viel Wasser gemischt, ergibt sich eine Lösung ähnlich der Aqua carbolisata zu 3 % des Arzneibuches für das Deutsche Reich III. Ausgabe. Die IV. Ausgabe hat nur 2 %, siehe Nr. 61.

2 ($C_6H_5 \cdot OH$) + Aqua. — 100 Teile enthalten 90,9 $C_6H_5 \cdot OH$.

Karbolsäure nicht mit Alkalien, Brom, Eisensalzen, Jod, Kalium permanganicum.

Die verflüssigte Karbolsäure dient der Erleichterung der Rezeptur. Sie ist daher an Stelle der Karbolsäure, Acidum carbolicum (crystallisatum) Nr. 13 eventuell zu verschreiben. Nicht geeignet aber zur Mischung mit Öl.

Äußerlich. Zum Ätzen von Bißwunden, unreinen Wunden, Leichentuberkel, Ulcus molle.

Zum Ätzen der Pulpa bei Zahnkaries, anästhesierend.

Überhaupt wie Acidum carbolicum Nr. 13, nur statt 10 Teilen Acidum carbolicum je 11 Teile Acidum carbolicum liquefactum, und, wie angegeben, nicht mit Öl.

889. ℞ Acidi carbolici liquefacti 10,0
Aquae destillatae ad 300,0
M.D.S. Äußerlich zum Waschen und Ausspülen.
Bei Kolpitis mykotica.

Vergiftungssymptome. Schleimhaut des Mundes und Schlundes weiß geätzt. Große Schmerzen im Epigastrium. Erbrechen von Massen mit Phenolgeruch. Schwindel, Ohnmacht, Coma. Stertoröses Atmen. Urin olivengrün.

Antidota. Brechmittel, Magenausspülung mit lauwarmem Wasser, oder mit 2—3 % Lösung von Natrium sulfuricum. Kalkmilch, Aqua Calcariae, Calcaria saccharata. Eis, Eiweiß, Milch. Exzitantien.

Zu Aqua carbolisata Nr. 61.

Größte Einzelgabe — Größte Tagesgabe —

Acidum chlorhydricum — Acidum hydrochloricum.

15. *Acidum chromicum* — *Chromsäure.*

Chromtrioxyd oder Chromsäureanhydrid.

Arzneitaxe: 1,0 = 5 Pf.; 10,0 = 35 Pf.

Handverkauf: pro usu technico 10,0 = 10 Pf.; 100,0 = 50 Pf.; purum 5,0 = 10 Pf.; 10,0 = 20 Pf.

Dunkelbraunrote, stahlglänzende Kristalle.

Leicht löslich in Wasser.

Vorsichtig aufzubewahren.

CrO_3. — 100 Teile enthalten 52 Cr; 48 O.

Nicht mit doppelter Menge Glyzerin wegen Explosion. Nicht mit: Baryumsalzen, Bleisalzen, Silbersalzen, leicht oxydierbaren unorganischen Stoffen, wie Ferrum sulfuricum, leicht oxydierbaren organischen Stoffen, wie Äther. Alkohol, Glyzerin, Zucker (wegen Reduktion, Explosion).

Chromsäurelösungen dürfen nicht filtriert werden durch Papier.

Nur äußerlich. Zum Ätzen wohl etliche Mal, aber nicht beliebig oft. Zum Ätzen besonders da, wo die Ätzung streng lokalisiert bleiben soll.

Zum Ätzen von Warzen, Kondylomen, syphilitischen Ulzerationen, nässenden Papeln, unreinen Geschwüren, Wunden, Polypen, hypertrophischer Schleimhaut der Nase. In Substanz, an Draht geschmolzen, oder mit Wasser āā, oder alkoholische Lösung.

Gegen Hyperhidrosis pedum. Die Füße werden abends gewaschen und ordentlich getrocknet. Dann bepinselt mit 5 % wäßriger Lösung. Die 10 % Lösung hat öfters schwerheilende Geschwüre veranlaßt. Besser überhaupt vermeiden.

Zur Einträuflung bei chronischer Mittelohreiterung 3 % Lösung.

Zum Einpinseln bei Diphtherie 3 % Lösung (bis 5 %).

Gegen Ozäna und Harnröhrentripper 1 ‰ Lösung.

Zum Blutstillen in der Zahnheilkunde unverdünnt.

19. ℞ Acidi chromici 5,0.
D. ad vitrum. S. Äußerlich zu Händen des Arztes.
Zum Ätzen von Condylomen, Warzen.

20. ℞ Acidi chromici 5,0
Aquae destillatae ad 100,0.
D.S. Äußerlich nach Vorschrift.

Alle 8 Tage die gereinigten Fußsohlen bepinseln, oder mit Verbandwatte, die um einen Glasstab gewickelt ist, bestreichen, und trocknen lassen. Eventuell Wiederholung erst nach 14 Tagen, wenn nötig. Vorsicht bei Wunden.

Vergiftungssymptome. Mundschleimhaut geschwollen, gelbrot, später blaugrün, ulzeriert. Leibschmerzen, Erbrechen blaugrau bis gelb, dünne blutige Stühle. Puls fadenförmig. Harn spärlich, Albuminurie, Cylindrurie.

Antidota. Magenspülung mit Natrium bicarbonicum, Brechmittel. Magnesia, Magnesium carbonicum. Eispillen, Milch, Haferschleim.

Größte Einzelgabe — Größte Tagesgabe —

Acidum chrysophanicum crudum — Chrysarobinum.

Acidum cinnamylicum = Zimtsäure nicht offizinell. Weiße bis gelbliche, Kristallblättchen, wenig löslich in Wasser, löslich in Weingeist. Gegen Tuberkulose.
Arzneitaxe 1,0 = 10 Pf. Handverkauf —

16. *Acidum citricum* — *Zitronensäure.*

Arzneitaxe: 15,0 = 10 Pf.; 100,0 = 80 Pf.; pulveratum 10,0 = 15 Pf.

Handverkauf: 15,0 = 10 Pf.; 100,0 = 50 Pf.; 500,0 = 2 Mk.; pulv. 10,0 = 10 Pf.; 100,0 = 60 Pf.

Farblose, durchscheinende Kristalle, luftbeständig.

Verwittern bei gelinder Wärme, schmelzen bei höherer Temperatur und verkohlen. 0,5 Zitronensäure soll nach dem Verbrennen keinen wägbaren Rückstand hinterlassen.

Löslich in 0,54 Teilen Wasser, 1 Teil Weingeist, etwa 50 Teilen Äther.

Aufzubewahren an kühlem Ort.

$C_3H_4(OH) \cdot (COOH)_3 + H_2O = C_6H_8O_7 + H_2O$. — 100 Teile enthalten 91 $C_6H_8O_7$.

1,0 entspricht 5,0 Zitronensaft. Anders: Der Saft der Zitrone, Succus Citri, enthält 6—7 % Acidum citricum. — Zitronensäure kommt reichlich vor in der Milch.

Äußerlich. Zur Pinselung bei Aphthen, Diphtherie, Soor. 10 % Lösung.

Zum Einblasen in die Nase bei Ozäna.

Als Streupulver bei Fußschweiß.

Zur desinfizierenden Einspritzung in die Urethra bei männlichem Tripper 1 zu 100, täglich 3 mal.

Innerlich. Bei Fieber zum Löschen des Durstes als Limonade, Brausepulver, Lösungen bis zu ½ %. Limonade: 1 Messerspitze auf ½ Liter Zuckerwasser. 5,0 auf 1000,0. — Als Brausepulver: Acidum citricum und Kalium carbonicum āā, oder Acidum citricum 1 und Natrium carbonicum 2.

Gegen Laugenverätzung in Lösung.

Als Getränk mit Rum oder Kognak auf Schiffen zur Verhütung von Skorbut.

21. ℞ Für 50 Pf. Zitronensäure im Handverkauf (= 100,0). Vorschrift: Gegen Hyperhidrosis pedum. Ein haselnußgroßes Stück in ein Fußbad, täglich mehrmals.

Zu Magnesium citricum effervescens, Nr. 312.
Zu Potio Riveri, Nr. 401.
Größte Einzelgabe 1,0. Größte Tagesgabe 5,0.

Acidum cressylicum (crudum) — Cresolum crudum.
Acidum Formicarum oder formylicum — Acidum formicicum.
Acidum formicicum. Acidum formicicum, Nr. 17.
Spiritus Formicarum, Nr. 497.

17. *Acidum formicicum* — *Ameisensäure.*

Arzneitaxe: 10,0 = 5 Pf.
Handverkauf —
1,0 = 17 Tropfen. 1 Tropfen = 0,059 (Eschbaum).

Klare, farblose Flüssigkeit, flüchtig. Geruch stechend, nicht brenzlich. Geschmach stark sauer.

Spez. Gewicht 1,060—1,063. — 100 T. enthalten 24—25 T. reine Ameisensäure.
Löslich in 4 Teilen Wasser.

Aufzubewahren in gut verschlossenen Flaschen mit Glasstöpsel, an kühlem Ort.

2 (H·COOH) + 15 Aqua = $2(CH_2O_2)$ + 15 Aqua. — 100 T. enthalten 25 (CH_2O_2).

Äußerlich. Als Ätzmittel unverdünnt.
Als Rubefaciens zu Einreibungen 1,0—10,0 auf 100,0 Wasser.
Als Zusatz zu Dampfbädern.
Als Antihidrotikum.

22. ℞ Acidi formicici 5,0.
Balsami peruviani 1,0
(Chlorali hydrati 5,0)
Spiritus ad 100,0.
M.D.S. Äußerlich. Vermittelst Wattebausch aufzutragen, täglich 1—2 mal.
Antihydrotikum.

Zu Spiritus Formicarum, Nr. 497 (4 %).
Größte Einzelgabe — Größte Tagesgabe —

Acidum gallo-tannicum — Acidum tannicum.
Acidum hydrobromatum — Acidum hydrobromicum.

18. *Acidum hydrobromicum* — *Bromwasserstoffsäure.*

Arzneitaxe: 10,0 = 15 Pf.
Handverkauf —
1,0 = 14 Tropfen. 1 Tropfen = 0,070 (Eschbaum).
Klare, farblose Flüssigkeit. In der Wärme flüchtig.
Spez. Gewicht 1,208. — 100 Teile enthalten 25 Teile Bromwasserstoff.
Vorsichtig und vor Licht geschützt aufzubewahren.

HBr + Aqua. — 100 Teile enthalten 25 HBr.
Sehr leicht zersetzlich. Gelb gefärbt zu verwerfen.
Äußerlich. Als Ätzmittel statt Acidum hydrochloricum, Nr. 19.
Zu Ätzungen bei Diphtherie unverdünnt oder 1 zu 4 Wasser.
Zu Ätzungen bei Stomatitis mercurialis unverdünnt.

Innerlich. Selten. Statt Kalium bromatum, Nr. 270, 20—40 Tropfen in 100,0 Wasser. Gegen Hyperemesis gravidarum, Indigestion, Ohrensausen, 0,1—0,3 stündlich, oder täglich 3 mal in 8 ‰ Lösung.

Bei Chorea 30—40 Tropfen, täglich 3 mal. 10—20 % Lösung.

754. ℞ Acidi hydrobromici 20,0.
D.S. 20 Tropfen in 1 Glas Zuckerwasser, täglich 3 mal.
Gegen Chorea bei Kindern.

Größte Einzelgabe — Größte Tagesgabe —

Acidum hydrochloratum — Acidum hydrochloricum.
Acidum hydrochloricum. Acidum hydrochloricum, Nr. 19.
Acidum hydrochloricum dilutum, Nr. 20.

19. *Acidum hydrochloricum* — *Salzsäure.*

Acidum muriaticum. Reine Salzsäure. Chlorwasserstoffsäure.
Arzneitaxe: 10,0 = 5 Pf.; 100,0 = 15 Pf.
Handverkauf: 25,0 = 10 Pf.; 100,0 = 15 Pf.; 500,0 = 40 Pf.
(Acidum hydrochloricum crudum. Arzneitaxe: 100,0 = 10 Pf.; 200,0 = 15 Pf.; 500,0 = 25 Pf. Handverkauf: 100,0 = 10 Pf.; 500,0 = 25 Pf.)
1,0 = 14 Tropfen. 1 Tropfen = 0,071 (Eschbaum).
Klare, farblose Flüssigkeit. In der Wärme flüchtig.
Spez. Gewicht 1,124. — 100 Teile enthalten 25 Chlorwasserstoff.
Vorsichtig aufzubewahren.

HCl + 6 Aqua. — 100 Teile enthalten 25 HCl.
Nicht mit Salpetersäure + Tinctura Strychni wegen Explosion.
Äußerlich. Zur Reinigung der Zähne von Zahnstein 10—20 % Lösung. Veraltet als Ätzmittel unverdünnt und verdünnt. Gegen Diphtherie, Soor. Veraltet als Linctus bei Kehlkopfleiden, Scharlach, Speichelfluß 1—10%. Veraltet zum Verband verdünnt bei alten Verbrennungsschäden, brandigen Geschwüren.
Zu Waschungen und Umschlägen 2 % Lösungen.
Zum Fußbad 50,0. — Zum Vollbad 100,0.
Innerlich. Bei Dyspepsie, chronischem Magenkatarrh, besonders wenn nicht genügend freie Salzsäure im Magen ist. 0,1—1,0 zu 100,0—150,0 verdünnt pro die in Mixturen, auch mit Zusatz von Mucilago. Anders: 1,0—2,0 zu 200,0 Aqua (0,75—1,5 ad 150,0) in Mixturen. Oder 5—10 Tropfen täglich 2—3 mal in Wasser oder Zuckerwasser. Anders: 1,0—2,0 auf 100,0 Mixtur. — Bei Gärungszuständen, Verdauungsbeschwerden, Carcinoma ventriculi, Gastrektasie. Bei Magendarmkatarrh meist mit Opium.
Bei Phosphaturie (reichlichem Gehalt des Harns an phosphorsaurem Kalk, Ammoniakmagnesia).
Bei fieberhaften Krankheiten zu durstlöschenden Getränken, 20 Tropfen auf $^1/_4$ Liter, besonders bei Typhus abdominalis.

Mixtura Acidi hydrochlorici.
23. ℞ (Berliner F. M.).
Acidi hydrochlorici 1,0
Tincturae Aurantii 3,0
Sirupi simplicis 20,0
Aquae destillatae ad 200,0
D.S. 1 Eßlöffel 2 stündlich.
1 Dosis = 49 Pf.; $^1/_2$ Dosis = 40 Pf.

Vergiftungssymptome. Auf der Haut außen gewöhnlich keine Verschorfung. Im Mund und Rachen Pseudodiphtherie. Erbrechen braun, grün, riechend nach Salzsäure, rauchend, weiße Nebel aus dem Munde. Kollaps.
Antidota. Magensonde nur mit großer Vorsicht! Schleim, Eiweiß, süße Milch, Wasser, Seifenwasser. Magnesia usta. Exzitantien.
Bei Einatmung von Salzsäuredämpfen frische Luft. Dämpfe von Alkohol, Ammoniak, Wasser einatmen.
Zu Acidum hydrochloricum dilutum, Nr. 20.
Größte Einzelgabe 0,3. Größte Tagesgabe 1,0.

20. *Acidum hydrochloricum dilutum* — *Verdünnte Salzsäure.*

Arzneitaxe: 10,0 = 5 Pf.; 100,0 = 15 Pf.
Handverkauf —
1,0 = 14 Tropfen. 1 Tropfen = 0,072 (Eschbaum).
Klare, farblose Flüssigkeit.
Spez. Gewicht 1,061.
1 Teil Salzsäure + 1 Teil Wasser. 100 Teile enthalten 12,5 Chlorwasserstoff.

HCl + 14 Aqua. — 100 Teile enthalten 12,5 HCl.
Nicht mit Salpetersäure + Tinctura Strychni wegen Explosion.
Innerlich. Bei Dyspepsie, chronischem Magenkatarrh, besonders wenn nicht genug freie Salzsäure im Magen ist. 0,2—2,0 auf 150,0 verdünnt pro die

in Mixturen, auch mit Zusatz von Mucilago. Anders: 2,0—4,0 zu 200,0 Aqua in Mixturen. Oder 10—20 Tropfen, täglich 2—3 mal in Wasser oder Zuckerwasser. Anwendung wie bei Nr. 19, Acidum hydrochloricum.

24. ℞ Acidi hydrochlorici diluti 100,0.
D.S. 5—15 Tropfen in 1 Glas Wasser während und nach der Mahlzeit.

25. ℞ Acidi hydrochlorici diluti 100,0.
D.S. Äußerlich nach Bericht, je 5,0—10,0.

Gegen Hyperhidrosis pedum. 5,0 bis 10,0 in Wasser im Waschbecken zum Bedecken der Füße, 5 Minuten, wöchentlich 2 mal. Später bis 10 Minuten. Dann Übergießen mit Wasser, darauf stellen in warmes Seifenwasser. — Unterbrechen bei Entstehen von Schmerzen. — Statt des Bades nur Bepinselung intakter Hautstellen, wenn Wunden und Schrunden vorhanden sind (Kobert).

755. ℞ Acidi hydrochlorici 10,0.
Sirupi Aurantii Corticis 20,0.
M.D.S. 10 Tropfen nach dem Essen in Zuckerwasser.

Gegen Dyspepsie bei Kindern. 10 Tropfen = 5 Tropfen Acid. hydrochl. dilut. (0,25).

Vergiftungssymptome und Antidota siehe unter Nr. 19.
Größte Einzelgabe 0,6. Größte Tagesgabe 2,0,

21. *Acidum lacticum* — *Milchsäure.*

Arzneitaxe: 1,0 = 5 Pf.; 10,0 = 15 Pf.; 100,0 = 1 Mk. 30 Pf.
Handverkauf: 5,0 = 10 Pf.; 10,0 = 15 Pf. — Drogisten verboten.
1,0 = 23 Tropfen. 1 Tropfen = 0,043 (Eschbaum).

Klare, farblose Flüssigkeit, oder schwach gelblich, sirupdick. Geruchlos. Geschmack rein sauer.

Spez. Gewicht 1,210—1,220. Milchsäure verkohlt bei starker Hitze, und verbrennt mit leuchtender Flamme. 0,5 Milchsäure soll nach dem Verbrennen keinen wägbaren Rückstand hinterlassen. — 100 Teile enthalten annähernd 75 Teile reine Milchsäure.

Mischbar in jedem Verhältnis mit Wasser, Weingeist, Äther.

$C_3H_6O_3$ + Aqua. — 100 Teile enthalten etwa 75 $C_3H_6O_3$.

Äußerlich. Zu Inhalationen bei Krupp und Diphtherie. 15—20 Tropfen auf 15,0—30,0 Wasser (= 1—2 Eßlöffel), ½ stündlich, 1 stündlich, 2 stündlich.

Zur Ätzung tuberkulöser Geschwüre in der Nase, im Rachen und Kehlkopf, Lupus. Mit Glyzerin āā. Anders: 15 oder 20—80 % Lösung. Auf der äußeren Haut unverdünnt. Rein auf Watte getropft, oder mit Acidum silicicum (nicht offizinell) āā als Paste auf lupöses Gewebe.

Als Ätzmittel unverdünnt bei Diphtherie, Epitheliomen, Knocheneiterung.

Zu Zahnpulver 1 zu 10. — Gemischt mit Calcium phosphoricum, Nr. 95, oder Talcum, Nr. 516. Gegen sogenannten Weinstein an den Zähnen.

Innerlich. 2,0—5,0 zu 100,0 Wasser und Sirup, teelöffelweise bei Diarrhöen der Kinder. Anders: 2 % Lösung, 8—10 Teelöffel pro die. Anders: Erwachsenen 10,0—15,0 pro die; Kindern 2,0—4,0 pro die. Bei Brechdurchfall. Cholera asiatica. Anders: 5 % Lösung, 1 Eßlöffel halbstündlich bis 2 stündlich.

26. ℞ Acidi lactici 10,0—15,0
Aquae destillatae 800,0
Sirupi simplicis ad 1000,0
M.D.S. Innerhalb 24 Stunden zu trinken.

Bei Diarrhöen für Erwachsene.

27. ℞ Acidi lactici 10,0
Calcii phosphorici 30,0
Talci 60,0
M.f. Pulvis D. ad vitrum. S. Zahnpulver.

Gegen Zahnweinstein.

756. ℞ Acidi lactici 1,0—2,0
Aquae destillatae 80,0
Sirupi simplicis ad 100,0
M.D.S. 5—6 Teelöffel täglich.

Bei Brechdurchfall für Kinder.

Größte Einzelgabe 5,0. Größte Tagesgabe 15,0.

Acidum muriaticum — Acidum hydrochloricum.

Acidum muriaticum oxygenatum — Aqua chlorata.
Acidum nitricum. Acidum nitricum (purum), Nr. 22.
Acidum nitricum crudum, Nr. 23.
Acidum nitricum fumans, Nr. 24.
Spiritus Aetheris nitrosi, Nr. 491.

22. *Acidum nitricum* — *Salpetersäure.*

Reine Salpetersäure.
Arzneitaxe: 10,0 = 5 Pf.
Handverkauf: 30,0 = 10 Pf.; 100,0 = 20 Pf.; 500,0 = 50 Pf.
1,0 = 14 Tropfen. 1 Tropfen = 0,071 (ESCHBAUM).
Klare, farblose Flüssigkeit. In der Wärme flüchtig.
Spez. Gewicht 1,153. — 100 Teile enthalten 25 Teile reine Salpetersäure (wasserfreie Säure).
Vorsichtig aufzubewahren.

HNO_3 + 10,5 Aqua. — 100 Teile enthalten 25 HNO_3.
Nicht mit Acidum hydrochloricum + Tinctura Strychni $\bar{aa}$ oder Tinctura Cardamomi 1 zu 2 wegen Explosion. Nicht mit ätherischen Ölen, Glyzerin, Harzen, Kohlehydraten, Substanzen der Benzolgruppe, z. B. Phenolen.
Konzentrierte Salpetersäure kann Zellulose durch direkte Berührung sofort entflammen, also Holz, Stroh, Sägespäne. — Verschüttete Salpetersäure ist zu überschütten mit Kieselgur, oder unschädlich zu machen durch Verdünnen mit vielem Wasser. Nicht dürfen, wie gesagt, angewendet werden organische Stoffe wie Sägespäne, Erde, unreiner Sand.
Äußerlich. Als Ätzmittel gegen Karzinom, Kondylome, Hämorrhoidalknoten, Warzen. Allein oder mit Watte als Brei.
Zu Umschlägen bei Frostbeulen 10 auf 100.
Zu Salben 3,0 auf 50,0. Gegen Hautausschläge; veraltet.
Innerlich. Ungebräuchlich. Höchstens 10—15 Tropfen pro die verdünnt. Anders: 0,2—1,0 in Pillen, Boli, Tropfen, Mixturen. Gegen Erkrankungen der Leber, Ikterus, Nephritis. Vermeide Metallöffel usw.
Vergiftungssymptome. Mundwinkel gelb, Zunge gelb, ebenso Schleimhaut des Mundes und Rachens angeätzt (weiß bei verdünnter Säure). Erbrechen gelber, schwarzer Massen, Geruch nach Salpetersäure. Leibschmerzen, Tenesmus, blutige Stühle. Anurie.
Antidota. Alkalische und schleimige Getränke, Seifenwasser in Mengen. Magnesia usta oder kohlensaures Kalkwasser. Eis, Eiswasser, Milch. Laue Bäder mit kalten Übergießungen. Kampfer. Exzitantien.
Größte Einzelgabe — Größte Tagesgabe —

23. *Acidum nitricum crudum* — *Rohe Salpetersäure.*

Scheidewasser. Aqua fortis.
Arzneitaxe: 100,0 = 15 Pf.; 200,0 = 25 Pf.; 500,0 = 45 Pf.
Handverkauf: 50,0 = 10 Pf.; 100,0 = 15 Pf.; 500,0 = 45 Pf.
Klare, farblose Flüssigkeit, oder gelblich gefärbt. An der Luft rauchend. Beim Erwärmen ohne Rückstand flüchtig.
Spez. Gewicht 1,380—1,400. — 100 Teile enthalten mindestens 61 Teile reine Salpetersäure.
Vorsichtig aufzubewahren.

Die Dämpfe sind schädlich, nicht einatmen!
Salpetersäure nicht mit (Salzsäure und Tinctura Strychni oder Tinctura Cardamomi vgl. Nr. 22), ätherischen Ölen, Glyzerin, Harzen, Kohlehydraten, Substanzen der Benzolgruppe, z. B. Phenolen. Konzentrierte Salpetersäure kann Zellulose sofort entflammen durch direkte Berührung, also Stroh, Sägespäne, Holz.
Verschüttete Salpetersäure ist zu überschütten mit Kieselgur, oder unschädlich zu machen durch Verdünnen mit viel Wasser. Nicht angewendet werden dürfen organische Stoffe wie Sägespäne, Erde, unreiner Sand.

Äußerlich. Als Ätzmittel wie Acidum nitricum, Nr. 22.

Innerlich nie!

Vergiftungssymptome. Mundwinkel gelb, Zunge gelb, ebenso Schleimhaut des Mundes und Rachens angeätzt (weiß bei verdünnter Säure). Erbrechen von gelben, schwarzen Massen, Geruch nach Salpetersäure. Leibschmerzen, Tenesmus, blutige Stühle. Anurie.

Antidota. Alkalische und schleimige Getränke, Seifenwasser in Mengen. Magnesia usta oder kohlensaures Kalkwasser. Eis, Eiswasser, Milch. Laue Bäder mit kalten Übergießungen. Kampfer. Exzitantien.

Größte Einzelgabe — Größte Tagesgabe —

Acidum nitricum dulcificatum oder nitricum vinosum — Spiritus Aetheris nitrosi.

24. *Acidum nitricum fumans* — *Rauchende Salpetersäure.*

Arzneitaxe: 10,0 = 5 Pf.

Handverkauf: 20,0 = 10 Pf.; 100,0 = 40 Pf.; 500,0 = 1 Mk. 50 Pf.

1,0 = 21 Tropfen. 1 Tropfen = 0,048 (Eschbaum).

Klare, rotbraune Flüssigkeit. Stößt erstickende gelbrote Dämpfe aus. Beim Erwärmen flüchtig ohne Rückstand.

Spez. Gewicht 1,486—1,500. — 100 Teile enthalten mindestens 86 Teile reine Salpetersäure.

Vorsichtig aufzubewahren. (Im Kühlen und im Dunkeln. Am besten in einer Flasche mit Glasstöpsel, überdeckt mit einer Glaskapsel.)

Rauchende Salpetersäure ist ein Gemisch von 86—90 % HNO_3 mit Wasser und NO_2.

Die Dämpfe sind schädlich, nicht einatmen! Sie greifen sogar die Haut an. Das Öffnen der Standgefäße in den Apotheken und das Ausgießen darf nicht in geschlossenen Räumen geschehen, sondern womöglich in freier Luft. — Salpetersäure nicht mit ätherischen Ölen, Glyzerin, Harzen, Kohlehydraten, Substanzen der Benzolgruppe, z. B. Phenolen. (Nicht mit Salzsäure und Tinctura Strychni oder Tinctura Cardamomi, vgl. Nr. 22.)

Konzentrierte Salpetersäure kann durch direkte Berührung Zellulose sofort entflammen, also Holz, Stroh, Sägespäne. Betreffs Verschütten derselben vgl. die vorigen Nummern, 22 oder 23.

Äußerlich. Zur Zerstörung von Warzen, kleinen Geschwülsten, Teleangiektasien. Macht starke Ätzung, aber nur oberflächlich. Vorsichtiges Auftragen mit Glasstab tropfenweise.

Innerlich nie!

Vergiftungssymptome. Mundwinkel gelb, Zunge gelb, ebenso Schleimhaut des Mundes und Rachens angeätzt (weiß bei verdünnter Säure). Erbrechen von gelben, schwarzen Massen, Geruch nach Salpetersäure. Leibschmerzen, Tenesmus, blutige Stühle. Anurie.

Antidota. Alkalische und schleimige Getränke, Seifenwasser in Mengen. Magnesia usta oder kohlensaures Kalkwasser. Eis, Eiswasser, Milch. Laue Bäder mit kalten Übergießungen. Kampfer. Exzitantien.

Größte Einzelgabe — Größte Tagesgabe —

Acidum nitroso-nitricum — Acidum nitricum fumans.

Acidum phenicum oder phenylicum — Acidum carbolicum.

25. *Acidum phosphoricum* — *Phosphorsäure.*

Arzneitaxe: 10,0 = 5 Pf.

Handverkauf: 25,0 = 10 Pf.; 100,0 = 25 Pf.

1,0 = 12 Tropfen; 1 Tropfen = 0,082 (Eschbaum).

Klare, farblose Flüssigkeit. Geruchlos.

Spez. Gewicht 1,154. — 100 Teile enthalten 25 Teile reine Phosphorsäure.

H_3PO_4 + 16,7 Aqua. — 100 Teile enthalten 25 H_3PO_4.

Zuweilen als Zusatz zu Dekokten und Mazerationen, um die Extraktion von Alkaloiden zu begünstigen.

Innerlich. Als Temperans für länger, mildes Antipyretikum. 1,0—5,0 auf 150,0 oder 200,0 zu Mixturen. Billiger als Tropfen, 10—20 Tropfen,

2 stündlich bis 3 stündlich, mit Zuckerwasser oder Fruchtsaft als kühlendes, durstlöschendes Getränk bei fieberhaften Zuständen. 1,0 = 16 Tropfen; 1 Tropfen = 0,06; 20 Tropfen = 1,2. Anders: 5,0—10,0 auf 1000,0 Wasser zum Getränk. Anders: 0,5—2,0 täglich mehrmals in Pillen, Boli, Tropfen, 5 % Mixturen. — Für Kinder 1,0 bis 2,0 auf 100,0.

Als Getränk zur Förderung der Knochenbildung 5 ‰ oder 1 %.

Wird Phosphorsäure in Pillenform verschrieben, so wird Phosphorsäure in einem Porzellangefäß eingedampft. Der Verdampfungsrückstand wird schwach geglüht. So entsteht eine glasartige Masse, die trockene Phosphorsäure, im Handel Acidum phosphoricum glaciale. Sie enthält neben Ortho-Phosphorsäure auch Meta-Phosphorsäure und Pyro-Phosphorsäure. Die Pillenmassen müssen bereitet werden in einem Porzellanmörser.

28. ℞ Acidi phosphorici 5,0
Aquae destillatae ad 150,0
Sirupi Rubi Idaei 50,0.
M. D. S. 1 Eßlöffel 2 stündlich.
Bei Fieber, alkalischer Harngärung.
1 Eßlöffel = 0,3 Acid. phosphoric.

757. ℞ Acidi phosphorici 1,0
Aquae destillatae ad 100,0
Sirupi Rubi Idaei 20,0.
M.D.S. 1 Kinderlöffel stündlich.
Mildes Antipyretikum bei akuten Fieberkrankheiten für Kinder.

Größte Einzelgabe 2,0. Größte Tagesgabe 6,0.

Acidum picronitricum = Pikrinsäure (nicht offizinell). Zu Umschlägen. Arzneitaxe: 10,0 = 15 Pf.; Handverkauf dasselbe. Nicht mit den indifferentesten Pflanzenpulvern wegen Explosion; explodiert schon beim Verreiben ohne Zusatz.

Acidum pyrogallicum — Pyrogallolum.

Acidum pyrolignosum oder pyroxylicum — Acetum pyrolignosum.

Acidum salicylicum. Acidum salicylicum, Nr. 26.
Natrium salicylicum, Nr. 340.

26. *Acidum salicylicum* — *Salizylsäure.*

Ortho-oxy-benzoesäure, Acidum orthooxybenzoicum.

Arzneitaxe: 10,0 = 10 Pf.; 100,0 = 80 Pf.

Handverkauf: 10,0 = 10 Pf.

Leichte, weiße (silberglänzende), nadelförmige Kristalle, oder ein lockeres, weißes, kristallinisches Pulver. Geruchlos. Geschmack süßlich sauer, kratzend. Schmelzpunkt etwa 157°. Bei weiterem, vorsichtigem Erhitzen verflüchtigt sich Salizylsäure unzersetzt. Bei schnellem Erhitzen verflüchtigt sie sich unter Entwicklung von Karbolsäuregeruch. 0,5 Salizylsäure sollen nach dem Verbrennen keinen wägbaren Rückstand hinterlassen.

Löslich in etwa 500 Teilen kalten Wassers, in 15 Teilen siedenden Wassers. Leicht löslich in heißem Chloroform; sehr leicht in Weingeist, in Äther.

Aufzubewahren in Flaschen mit Glasstöpsel.

$C_6H_4<^{COOH}_{OH} = C_7H_6O_3$. — 100 Teile enthalten 100 $C_7H_6O_3$. Salizylsäure nicht mit Alkalien, Eisensalzen.

Lösungen von Salizylsäure und Borax āā sind nachhaltig bitter. Salizylsäure und Borax in einem Überschuß sind anhaltend süß. — Die Löslichkeit der Salizylsäure in Wasser wird bedeutend erhöht durch Borax oder Borsäure. Salizylsäure ist flüchtig mit Wasserdämpfen. Nicht eisenfreies Filtrierpapier färbt eine Lösung violett.

Salizylsäure wird resorbiert sowohl vom Magendarmkanal als von der Haut aus.

Antipyretikum, fast spezifisch gegen akuten Gelenkrheumatismus, innerlich und äußerlich, ferner gegen Muskelrheumatismus, Arthritis chronica und subacuta, Gicht, rheumatische Neuralgien, Gallensteinkolik. — Äußerlich Desinficiens, keratolytisch auf der Haut.

Die freie Säure reizt die Schleimhäute, daher Niesen, Husten; verursacht in größeren Gaben im Magen Empfindlichkeit, Druck usw. Salizylsäure und Natrium salicylicum vermehren die Abscheidung der Galle, und scheinen erregend zu wirken auf den Uterus, deshalb Vorsicht bei Gravidae wegen Abortus.

Die antipyretische Wirkung beginnt nach 2—3 Stunden, ist auf der Höhe nach 6 Stunden, hört auf nach 9—10 Stunden nach der Einnahme. Nebenwirkung starker Schweiß. Häufig Nausea, Erbrechen.

Äußerlich. In der Wundbehandlung wie Karbolsäure, seltener. Bei parasitären Hautkrankheiten, Akne, Ekzem, Clavus, unschöne Hautstellen, einige Formen von Lepra, Lupus, Pityriasis, Psoriasis, Tylosis. Als Salbe 10%; alkoholische Lösung 5%.

Paste: Salizyl-Zink-Amylum. Pflaster: Salizylkreosot; bei Lupus täglich aufgelegt.

Zu Mundwässern, Gurgelwässern } 1,0 auf 500,0 (= 1/2 Liter) Wasser.
Zum Ausspülen der Blase } Auch mit Borsäure āā.

Stärkere Lösung unter Zusatz von Spiritus.

Zu Salben bei Rheumatismus.

Zu Streupulvern 1 zu 100 Amylum.

Zu Hautseifen 5—10%. Salizylsäure entfernt die obersten Hautschichten, verflüssigt das Keratohyalin (Teintverbesserung) und tötet Hautparasiten.

Als Sebum 2%.

Als Ätzmittel gegen Warzen und Hühneraugen mit Kollodium 1 zu 5.

Als Watte zum Wundverbande 3%.

Zum Klysma 2,0—5,0.

Zur Inhalation 1‰ Lösung.

Zu Zahntinkturen 1—4% spirituöser Lösung. Nicht für längere Zeit, Salizylsäure löst den Kalk der Zähne.

Innerlich. 0,05—0,5—1,0 täglich mehrmals, in Oblaten.

Bei Gelenkrheumatismus 1,0 stündlich, in Kapseln.

Nicht gern als Pulver innerlich. Schwer löslich. Statt dessen Natrium salicylicum, Nr. 340.

Corrigentia: Succus Liquiritiae, Sirupus Aurantii Corticis.

29. ℞ Acidi salicylici 10,0—30,0
Solve in Spiritus 100,0
Olei Ricini 200,0.
M.D.S. Äußerlich zum Einreiben.
Zum Einreiben namentlich der erkrankten Gelenke.

30. ℞ Acidi salycilici 10,0
Adipis Lanae cum aqua 10,0
Olei Terebinthinae 10,0
Adipis suilli 70,0.
M. f. Unguentum. D.S. Äußerlich.
Zum Einreiben, besonders der Gelenke.

31. ℞ Acidi salicylici 10,0
Unguenti Adipis Lanae ad 100,0.
M. f. Unguentum. D.S. Äußerlich nach Bericht.
Gegen Akne, Ekzem usw.

32. ℞ Acidi salicylici 5,0
Spiritus ad 100,0.
M. D. S. Äußerlich nach Bericht.
Gegen Akne, Ekzem usw.

Pasta salicylica.

33. ℞ (Berliner F. M.)
Acidi salicylici 1,0
Amyli Tritici 12,0
Zinci oxydati pro usu externo 12,0
Vaselini americani ad 50,0.
D. S. Äußerlich.
1 Dosis = 74 Pf.; 1/2 Dosis = 67 Pf.

34. ℞ Acidi salicylici 0,3—0,5
in Capsula amylacea.
D. t. doses 10. S. 1 Kapsel 2stündlich, bei Eintritt von Ohrensausen aussetzen.

Salicylpaste.

268. ℞ (Lassar).
Acidi salicylici 2,0
Zinci oxydati 24,0
Amyli 24,0
Vaselini flavi (s. Lanolini) 50,0.
Zur Bedeckung nässender Flächen. Bei akutem Ekzem mit nicht zu heftiger Entzündung. Bei Seborrhoe des Gesichts.

318. ℞ Acidi salicylici 1,0
Spiritus ad 100,0.
M.D.S. Äußerlich.
Bei akutem Ekzem. Zum Betupfen. — Bei Hyperhidrosis der Achselhöhle, der Genitalien (Suspensorium).

716. ℞ Berliner F. M. Pasta aseptica siehe unter Nr. 605.

758. ℞ Acidi salicylici 1,0
Aquae destillatae ad 1000,0.
M. D. S. Äußerlich.
Zur Irrigation in die Nase bei

Diphtherie, Keuchhusten von Kindern.

Zur Irrigation per anum bei Dysenterie bei Kindern.

759. ℞ Acidi salicylici 1,0
Collodii 20,0.
M.D.S. Äußerlich.

760. ℞ Acidi salicylici 1,0
Unguenti Adipis Lanae 20,0—30.
M.f. Unguentum. D.S. Äußerlich.
Gegen Ekzem bei Kindern.

761. ℞ Acidi salicylici 3,0
Talci ad 100,0.
M.D.S. Äußerlich. Streupulver.

1031. ℞ LASSARS Haarkuröl siehe unter Nr. 255, Hydrargyrum bichloratum.

Zu Pulvis salicylicus cum Talco, Nr. 411 (3 %).
Zu Sebum salicylatum, Nr. 452 (2 %).
Größte Einzelgabe 1,0. Größte Tagesgabe 8,0.

Acidum santonicum — Santoninum.

Acidum spiricum oder spiroylicum — Acidum salicylicum.

Acidum sulfuricum. Acidum sulfuricum, Nr. 27.
Acidum sulfuricum, Nr. 28.
Acidum sulfuricum dilutum, Nr. 29.
Mixtura sulfurica acida, Nr. 323.

27. *Acidum sulfuricum* — *Schwefelsäure.*

Vitriolöl.

Arzneitaxe: 10,0 = 5 Pf.

Handverkauf: 40,0 = 10 Pf.; 100,0 = 20 Pf.; 500,0 = 50 Pf.

1,0 = 18 Tropfen. 1 Tropfen = 0,056 (ESCHBAUM).

Farblose, ölige Flüssigkeit. In der Wärme flüchtig, geruchlos.

Spez. Gewicht 1,836—1,840. — 100 Teile enthalten 94—98 Teile reine Schwefelsäure.

Vorsichtig aufzubewahren.

$4(H_2SO_4)$ + Aqua. — 100 Teile enthalten 94—98 Teile H_2SO_4. Konzentrierte Schwefelsäure kann bedeutende Temperaturerhöhung verursachen beim Vermischen mit anderen Flüssigkeiten. Diese Erhöhung der Temperatur kann sich steigern bis zur Explosion. Solche Stoffe sind Alkohol, ätherische Öle (Terpentinöl), Benzol, Wasser. Besonders gefährlich mit Kalium chloricum. Man mische deshalb konzentrierte Schwefelsäure nicht mit Terpentinöl, Salmiakgeist usw., und nur langsam und allmählich mit Wasser oder Spiritus.

Äußerlich. Zur Desinfektion von Auswurfstoffen.

Als Kaustikum, Ätzmittel, das in die Tiefe geht. Aufzutragen mit Glaspinsel. Auch als Paste mit 7 Teilen Pflanzenpulver.

Innerlich nie!

Vergiftungssymptome. Anätzung, Schwarzfärbung von Mundwinkel und Zunge (weiß bei verdünnter Säure), Verschorfung, Ablösung der Schleimhaut im Munde. Große Schmerzen. Hustenreiz, Laryngitis. Erbrechen von schwarzen, sauren Massen, ähnlich Kaffeesatz. Krämpfe.

Antidota. Fette Öle, Eiweiß, süße Milch, dann schleimige, alkalische Getränke, Seifenwasser, Magnesia usta, Soda, Kreide. Eisstückchen. Narkotika. Exzitantien. Eventuell Tracheotomie.

Nicht sofort Wasser bei Vergiftung mit konzentrierter Säure.

Zu Mixtura sulfurica acida, Nr. 323.

Größte Einzelgabe — Größte Tagesgabe —

Acidum sulfuricum anglicum — Acidum sulfuricum crudum.

28. *Acidum sulfuricum crudum* — *Rohe Schwefelsäure.*

Englische Schwefelsäure, Acidum sulfuricum anglicum.

Arzneitaxe: 100,0 = 10 Pf.; 200,0 = 15 Pf.; 500,0 = 25 Pf.

Handverkauf: 100,0 = 10 Pf.; 500,0 = 25 Pf. (Acidum sulfuricum crudum dilutum 150,0 = 10 Pf.; 500,0 = 20 Pf.)

Klare, farblose bis bräunliche, ölige Flüssigkeit.

Spez. Gewicht nicht unter 1,830. — 100 Teile enthalten mindestens 91 Teile reine Schwefelsäure.

Vorsichtig aufzubewahren.

Äußerlich. Nur stark verdünnt.

Zur Desinfektion von Auswurfstoffen.

Als Reinigungsmittel gläserner Gefäße oder irdener Gefäße bei der Krankenpflege.

Innerlich nie!

Vergiftungssymptome. Anätzung, Schwarzfärbung von Mundwinkel und Zunge (weiß bei verdünnter Säure), Verschorfung, Ablösung der Schleimhaut im Munde. Große Schmerzen, Hustenreiz, Laryngitis. Erbrechen von schwarzen, sauren Massen, ähnlich Kaffeesatz. Krämpfe.

Antidota. Fette Öle, Eiweiß, süße Milch, dann schleimige, alkalische Getränke, Seifenwasser, Magnesia usta, Soda, Kreide. Eisstückchen. Narkotika. Exzitantien. Eventuell Tracheotomie.

Nicht sofort Wasser bei Vergiftung mit konzentrierter Säure.

Größte Einzelgabe — — Größte Tagesgabe —

29. *Acidum sulfuricum dilutum* — *Verdünnte Schwefelsäure.*

Arzneitaxe: 10,0 = 5 Pf.; 100,0 = 20 Pf.

Handverkauf —

1,0 = 13 Tropfen. 1 Tropfen = 0,078 (Eschbaum).

Klare, farblose Flüssigkeit.

Spez. Gewicht 1,110—1,114.

5 Teile Wasser + 1 Teil Schwefelsäure. — 100 Teile enthalten 15,6—16,3 reine Schwefelsäure.

H_2SO_4 + 29 Aqua. — 100 Teile enthalten 15,6—16,3 H_2SO_4.

Innerlich. Verdünnte Schwefelsäure stets noch weiter verdünnen.

Als Temperans, Antipyretikum. Erwachsenen: 1,0—4,0 pro die in Mixtur. Anders: 1,0—3,0 zu 200,0. Anders: 5—30 Tropfen in schleimigem Vehikel.

Als Limonade 5,0 auf 1000,0. Bei Bleivergiftung.

In Molken 2,0 auf 1000,0.

Als kühlendes Getränk 3,0 auf 1000,0.

Betreffs Vergiftungen siehe vorige Nummern, Nr. 27 oder 28.

Größte Einzelgabe 1,5. — Größte Tagesgabe 5,0.

Acidum sulfuricum purum oder sulfuricum rectificatum — Acidum sulfuricum.

30. *Acidum tannicum* — *Gerbsäure.*

Acidum gallotannicum. Galläpfelgerbsäure. Tanninum, Tannin = Anhydrid der Digallussäure.

Arzneitaxe: 10,0 = 15 Pf.; 100,0 = 1 Mk. 10 Pf.

Handverkauf: 10,0 = 10 Pf.; 100,0 = 75 Pf.; 500,0 = 3 Mk.

Weißes oder gelbliches Pulver, oder eine glänzende, kaum gefärbte, lockere Masse. (Geruch eigentümlich. Geschmack süßlich bitter, zusammenziehend. Reaktion schwach sauer.)

0,5 Gerbsäure sollen nach dem Verbrennen keinen wägbaren Rückstand hinterlassen.

Löslich in 5 Teilen Wasser, (die wäßrige Lösung wird bald schimmelig), in 2 Teilen Weingeist, zu einer klaren Flüssigkeit. Dieselbe riecht schwach, eigentümlich, aber nicht ätherartig, und schmeckt zusammenziehend. Sie reagiert sauer. Leicht löslich in (8) Glyzerin. Fast unlöslich in Äther.

Aufzubewahren ausgetrocknet in trockenen, luftdicht verschlossenen Glasgefäßen, Stöpsel bestrichen mit Vaselin.

$C_{14}H_{10}O_9$. — 100 Teile enthalten etwa 96 $C_{14}H_{10}O_9$. Die wäßrige Lösung gibt mit Eisenchlorid Tinte. — Gerbsäure macht Flecken in der Wäsche, welche schwer zu beseitigen sind.

Tannin geht im Darmkanal langsam über in Digallussäure, Trioxybenzoesäure, und erscheint im Harn. Wäßrige Lösungen, wie gesagt, halten sich schlecht.

Nicht zu Zinkleimen. Nicht mit Kalium chloricum (wegen Explosion), Alkaloiden, Glykosiden, Alkalien, Eiweiß, Leim, Tartarus stibiatus, Bleisalzen (Plumbum aceticum), Eisensalzen, Zincum sulfuricum und anderen Metallsalzen.

Berücksichtigung der Zähne!

Äußerlich. Als Adstringens bei Blutungen, atonischen Geschwüren, leichtem Decubitus, Frostschäden, rein als Pulver auf Watte.

Bei Nasenbluten als Schnupfpulver.

Zum Gurgeln und Inhalieren. Lösung 1—2%. Inhalation bei chronischer Pharyngitis und Laryngitis.

Zum Einblasen in die Nase bei Keuchhusten 1 zu 10 Amylum.

Zum Einblasen in den Kehlkopf bei Laryngitis chronica.

Zu Streupulvern.

Zu Hautseifen 3%; färbt die Haut dunkel.

Zu Einspritzungen in die Urethra bei chronischer Gonorrhoe 0,5—1,0 auf 100,0.

Zu Einspritzungen in die Harnblase bei Blutungen 0,5—1,0 auf 100,0.

Zu Enteroklyse (aus 1 Meter Höhe mit elastischem Darmrohr bei erhöhtem Becken) 5,0—20,0 auf 1½—2 Liter heißem Wasser (38—40°) oder Kamillentee, eventuell mit Zusatz von 20—30 Tropfen Tinctura Opii, bei Cholera, Enteritis, Dysenterie.

Zu Scheidenspülungen 1 Kaffeelöffel auf 1 Liter Wasser.

Zur Pinselung des Rachens und Kehlkopfes 1 zu 10 Glyzerin.

Zur Tamponade der Vagina 1 zu 10 Glyzerin. Als Pulver auf Tampon.

Zu Salben 1 zu 10—20 Vaselin, bei Frostbeulen.

Zu Suppositorien 1 zu 5 Oleum Cacao, bei Dickdarmleiden.

Innerlich. Als Adstringens und Styptikum. Am besten in Pillen oder als Pulver. 0,03—0,5—1,0 pro dosi, täglich mehrmals. Für Kinder: 0,005—0,02 dreistündlich, Tropfen, Mixtur. Bei chronischer Diarrhöe, Cholera asiatica, Alkaloidvergiftungen, Metallvergiftungen.

Geschmacklos (für Kinder) Tannalbin, Tannigen. Siehe diese.

35. ℞ Acidi tannici 0,03
Sacchari ad 1,0
M. f. Pulvis. D. t. doses 10.
S. 1 Pulver 2stündlich.
Bei Magenblutung, Nierenblutung, Nephritis, Pyelonephritis.

Tannin-Alkohol:

36. ℞ Acidi tannici 5,0
Spiritus 95,0.
M. D. S. Äußerlich.
Bei Seborrhoe. Vorher die Krusten entfernen.

37. ℞ Für 20 Pf. Gerbsäure im Handverkauf (= 20,0).
Vorschrift: 1 Teelöffel bis 1 Eßlöffel aufzulösen in 1½ Liter warmem Wasser. Zum Enteroklysma nach Bericht.
Als Antidiarrhoicum.

38. ℞ Acidi tannici 10,0
Glycerini ad 100,0.
M. D. S. Äußerlich nach Bericht.
Zur Pinselung des Rachens.

39. ℞ Acidi tannici 1,0
Olei Cacao 2,0.
F. l. a. Suppositorium.
D. t. doses 10. S. Äußerlich.
1 Zäpfchen täglich 2mal.
Bei Leukorrhoe. Ein Zäpfchen in die Vagina, hinterher ein Wattebausch.

40. ℞ Acidi tannici 20,0
Glycerini 200,0.
M. D. S. Äußerlich zu Händen des Arztes.
Zur Tränkung von Wattebäuschen an die geschwellte Portio vaginalis uteri.

762. ℞ Acidi tannici 0,5—1,0
Aquae destillatae ad 100,0.
M. D. S. Äußerlich. Mund- und Gurgelwasser.
Bei Angina tonsillaris, Stomatitis aphthosa für Kinder.

763. ℞ Acidi tannici 0,5—2,0
Aquae destillatae ad 100,0.
M. D. S. Äußerlich. Zum Inhalieren.
Bei Laryngitis chronica für Kinder.
Oder zur Irrigation per anum, erwärmt, bei Cholera asiatica, Dysenterie, Enteritis follicularis für Kinder.

764. ℞ Acidi tannici 1,0
Glycerini ad 10,0.
M. D. S. Äußerlich.
Zur Pinselung von Pharynx und Larynx bei Laryngitis chronica von Kindern.

765. ℞ Acidi tannici 1,0
Unguenti Adipsis Lanae 5,0 bis 10,0.
M. f. Unguentum. D.S. Äußerlich.
Gegen Frostbeulen bei Kindern.

Solutio Tannini.

767. ℞ (Berliner F. M.).
Acidi tannici 5,0
Glycerini 45,0.
D. S. Äußerlich. Zum Pinseln.
1 Dosis = 61 Pf.; $^1/_2$ Dosis = 47 Pf.

858. ℞ Acidi tannici 0,1—0,3
Sacchari 0,5.
M. f. Pulvis. D. t. doses 10.
S. 1 Pulver stündlich bis 2stündlich nach Bericht.
Bei Vergiftung durch Physostignum, Kalabarbohnen.

869. ℞ Acidi tannici 0,1
Pulveris gummosi 0,4.
M. f. Pulvis. D. t. doses 10.
S. 1 Pulver nach Bericht.
Bei Vergiftung mit Secale cornutum.

910. ℞ Acidi tannici 1,0
Amyli oder Sacchari ad 10,0.
M. D. S. Äußerlich. Schnupfpulver.
Bei Nasenbluten.

Zu Unguentum Plumbi tannici, Nr. 588.
Größte Einzelgabe 1,0. Größte Tagesgabe 2,0.

Acidum tannicum crystallisatum — Acidum tannicum.
Acidum Tartari — Acidum tartaricum.

31. *Acidum tartaricum* — *Weinsäure.*

Sal essentiale Tartari.
Arzneitaxe: 10,0 = 10 Pf.; pulveratum 10,0 = 15 Pf.; 100,0 = 1 Mk.
Handverkauf: 15,0 = 10 Pf.; 100,0 = 50 Pf.; 500,0 = 2 Mk.; pulveratum 15,0 = 10 Pf.; 100,0 = 50 Pf.; 500,0 = 2 Mk.

Farblose, durchscheinende (große) Kristalle, säulenförmig, oft in Krusten zusammenhängend. Luftbeständig.

Beim Erhitzen verkohlen sie unter Verbreitung von Karamelgeruch. 0,5 Weinsäure sollen nach dem Verbrennen keinen wägbaren Rückstand hinterlassen.

Löslich in 0,8 Teilen Wasser; in 2,5 Teilen Weingeist; in 50 Teilen Äther.

$C_2H_2.(OH)_2.(COOH)_2 = C_4H_6O_6$ = Dioxybernsteinsäure. — 100 Teile enthalten 100 $C_4H_6O_6$.

Äußerlich. Zum Aufpinseln bei Diphtherie, 30 % mit Glyzerin.
Gegen Hyperhidrosis pedum.
Innerlich. Als Temperans. Zu Brausemischungen.
Zu Limonaden. 0,5—1,0 gepulvert, in Wasser. Besser zu ersetzen durch frischen Zitronensaft.
Zu sauren Molken 1 ‰.
Als Geschmackskorrigens bei Eisenmitteln.

41. ℞ Für 50 Pf. Weinsäure im Handverkauf (= 100,0).
Vorschrift: Eine haselnußgroße Masse in 1 Fußbad, täglich mehrmals.
Bei Hyperhidrosis pedum.

Zu Pulvis aërophorus, Nr. 404.
Zu Pulvis aërophorus anglicus, Nr. 405.
Zu Pulvis aërophorus laxans, Nr. 406.
Größte Einzelgabe 1,0. Größte Tagesgabe 3,0.

32. *Acidum trichloraceticum* — *Trichloressigsäure.*

Arzneitaxe: 1,0 = 10 Pf.
Handverkauf: 1,0 = 10 Pf.; 10,0 = 50 Pf. — Drogisten verboten.

Farblose Kristalle, rhomboëdrisch, leicht zerfließlich. Geruch schwach stechend. Reaktion stark sauer.

Schmelzpunkt gegen 55°; Siedepunkt 195°. Trichloressigsäure verflüchtigt sich ohne Rückstand.

Löslich in Wasser, Weingeist, Äther.

Vorsichtig aufzubewahren. (Völlig trocken in dem Trockenglas zur Aufbewahrung von Arzneimitteln nach Schweissinger, d. i. ein Schraubenglas wie üblich für die künstlichen Mineralsalze. Der hohle Stöpsel wird gefüllt mit trockenem Chlorcalcium, darauf etwas Watte, dann überbunden mit Gaze oder dünner Leinwand. Gummiring untergelegt. Darauf Metallschraubendeckel. — Allmählich gebildete Schicht von zusammengeballtem Chlorcalcium wird entfernt.)

$CCl_3.COOH$ — 100 Teile enthalten 100 $C_2Cl_3O_2H$.

Äußerlich. Als Kauterium: Zur Ätzung von kleinen Neubildungen der Haut, Warzen, Epitheliomen, Kondylomen, Muttermälern. Einige Male bestreichen macht das Gewebe weiß, es quillt auf, wird braun, bildet eine Kruste. Diese fällt ab nach einigen Tagen, gewöhnlich ohne Eiterung. Zuweilen Wiederholung nötig.

Als Kaustikum und Adstringens zu einmaliger oder mehrmaliger Ätzung bei Hypertrophie der Tonsillen und Nasenmuscheln, bei Pharyngitis granulosa. In konzentrierter wäßriger Lösung auf Watte.

Zum Pinseln bei Pharyngitis chronica.

Als Antihydrotikum.

Als Adstringens 1 % Lösung.

Innerlich. Als schwaches Hypnotikum.

Zum Hervorrufen eines sauren Urins. 1,0—2,0 auf 150 Mixtur. Anders: 1 % Lösung, Mixtur.

Eine Maximaldose ist gesetzlich nicht festgestellt, weil Trichloressigsäure meist nur äußerlich als Ätzmittel angewandt wird. Sie wird gebraucht zur Anschmelzung an Sonden, fest und flüssig.

Größte Einzelgabe — Größte Tagesgabe —

Acidum Vitrioli dulcificatum — Spiritus aethereus.
Acidum Vitrioli purum — Acidum sulfuricum.
Acidum Vitrioli vinosum — Spiritus aethereus.
Ackerlattich-Blätter — Folia Farfarae.
Ackerveilchen — Herba Violae tricoloris.
Aconitum. Tubera Aconiti, Nr. 567.
Tinctura Aconiti, Nr. 527.
Vergiftung durch Akonit (Sturmhut) siehe unter diesen Nummern Nr. 527 oder 567.

Acria. Acria bedeutet ursprünglich Mittel von lokal reizender Wirkung, eventuell Entzündung erregend.

Acria stomachica oder aromatica nennt man Mittel, welche stark reizen im Magen. Einige finden sogar Anwendung als Hautreizmittel. Die alte Beziehung geht auf alle beißend und scharf schmeckenden Stoffe.

Acria diuretica nennt man Mittel, welche die Niere spezifisch reizen, dabei aber leicht entzünden. — Außerdem:

Acria anthelmintica nannte man Reizmittel gegen Würmer.
Acria aphrodisiaca nannte man Reizmittel für die Urogenitalorgane.
Acria cathartica nannte man abführende Reizmittel.
Acria ekbolika nannte man Reizmittel zur Uteruskontraktion.
Acria emetica nannte man brechenerregende Reizmittel.
Acria expectorantia nannte man Reizmittel zur Beförderung des Auswurfs.
Acria sternutatoria nannte man Reizmittel für die Nase.

Adeps = Schmalz.
Adeps anserinus = Gänseschmalz, nicht offizinell; zu Linimenten, Salben.
Adeps anserinus benzoatus = Benzoe-Gänseschmalz, soll sich jahrelang halten.

Adeps auch einfach für Adeps suillus, Nr. 36.

Adeps balsamicus oder benzoinatus — Adeps benzoatus. Vgl. aber Nr. 33.

33. *Adeps benzoatus* — *Benzoeschmalz.*

Arzneitaxe: 10,0 = 10 Pf.
Handverkauf: 15,0 = 10 Pf.; 100,0 = 50 Pf.

99 Teile Schweineschmalz, im Wasserbade geschmolzen; darin gelöst 1 Teil Benzoesäure.

Äußerlich. Als indifferente Salbengrundlage, angenehm riechend und haltbar. — Häufig wird gebraucht das angenehmer riechende Adeps benzoinatus (Benzoe mit Adeps ca. 3 zu 100, auf dem Wasserbade digeriert und koliert).

Benzoeschmalz muß nach einigen Wochen frisch bereitet werden; nicht in kupfernen Gefäßen.

Unguentum Zinci benzoatum Wilsonii:

1068. ℞ Zinci oxydati 10,0
Adipis benzoati 90,0.
M. f. Unguentum. — Decksalbe.

Größte Einzelgabe — Größte Tagesgabe —

Adeps Lanae. Adeps Lanae anhydricus, Nr. 34.
Adeps Lanae cum Aqua, Nr. 35.

34. *Adeps Lanae anhydricus* — *Wollfett.*

Lanolinum anhydricum. „Lanolin" gemeinhin gebräuchlich entspricht dem Unguentum Adipis Lanae, Nr. 572.

Arzneitaxe: 10,0 = 10 Pf.; 100,0 = 60 Pf.

Handverkauf —

Hellgelbe, salbenartige Masse. Geruch sehr schwach.

Das Fett der Schafwolle, gereinigt und wasserfrei. Schmilzt bei etwa 40°. Verbrennt mit leuchtender und stark rußender Flamme. 100 Teile dürfen nach dem Verbrennen höchstens $^1/_{20}$ Teil Asche hinterlassen. Diese Asche soll befeuchtetes rotes Lackmuspapier nicht bläuen.

Löslich in Äther, in Chloroform. Unlöslich in Wasser. Aber mischbar mit Wasser, und zwar mit mehr als dem doppelten Gewicht des Wassers, ohne die salbenartige Konsistenz zu verlieren.

Aufzubewahren im Keller.

Wollfett mischt sich mit dem Hauttalg, ohne selbst resorbiert zu werden. Auch innerlich genommen wird es nicht resorbiert.

Äußerlich. Als Salbenkonstituens. Zweckmäßig, wo bei Anwendung auf die Haut Feuchtigkeit vermieden werden soll.

Zu den sogenannten Kühlsalben, welche 100—150 % Wasser enthalten, ist dies wasserfreie Wollfett, Adeps Lanae anhydricus, zu nehmen.

Ebenso zu Lanolinemulsionen, Lanolinmilch.

Zu Unguentum Adipis Lanae, Nr. 572.

Größte Einzelgabe — Größte Tagesgabe —

35. *Adeps Lanae cum Aqua* — *Wasserhaltiges Wollfett.*

Lanolin. („Lanolin", gemeinhin gebräuchlich entspricht dem Unguentum Adipis Lanae, Nr. 572).

Arzneitaxe: 10,0 = 10 Pf.; 100,0 = 60 Pf.

Handverkauf — (Lanolinum 15,0 = 10 Pf.; 100,0 = 50 Pf.)

Gelblichweiße, salbenartige Masse. Fast geruchlos. (Reaktion neutral.) 75 Teile Wollfett gemischt mit 25 Teilen Wasser. Schmilzt beim Erwärmen im Wasserbade (bei ungefähr 40°), und trennt sich in eine wässerige Schicht unten und in eine ölige Schicht oben. — 100 Teile sollen nach dem Trocknen bei 100° nicht mehr als 26 Teile an Gewicht verlieren.

Das wasserhaltige Wollfett vermag außer seinen 25 Teilen Wasser noch mehr Wasser aufzunehmen über sein eigenes Gewicht hinaus.

Es ist löslich in Äther, Aceton, Benzin; schwer löslich in Alkohol.

Aufzubewahren im Keller. An der Oberfläche bildet sich meist eine dunkelgefärbte Schicht durch Verdunsten des Wassers. Der Inhalt muß deshalb mit dem Spatel gut umgerührt werden vor einer Entnahme.

Im Gegensatz zu den gewöhnlichen Fetten wird es nicht verseift durch Alkalien. Wird nicht ranzig. Dringt in die Epidermis ein. Mischt sich mit dem Hauttalg, ohne selbst resorbiert zu werden. Wird auch innerlich nicht resorbiert. Energischere Wirkung als Adeps suillus, Unguentum Paraffini, Vaselin.

Äußerlich. Als Salbengrundlage, zusammen mit Fetten und Wasser, gegen Sprödigkeit der Haut, zur Beförderung des Eindringens in die Haut. Es haftet auch auf Schleimhäuten. Zusatz von Vaselin oder Adeps 20—25 % ist vielfach erforderlich zur Erreichung der gewünschten Konsistenz. Anders: Mit 5—20 % Fett, Glyzerin, Vaselin.

Bei Asteatorrhoe (Mangel an Sekretion der Talgdrüsen).
Bei Hämorrhoiden reizmildernd.
Zum Bestreichen des Perineum bei Geburt.
Zum Bestreichen der Haut bei Massage.
Zu Hautseifen 5—10 % bei trockener Haut.

42. ℞ Adipis benzoati 20,0—30,0
Adipis Lanae cum Aqua ad 100,0.
M. f. Unguentum. D.S. äußerlich nach Vorschrift.
Konservierungsmittel für die Haut.

Liebreichs Haarmilch.

43. ℞ Boracis 1,0.
Adipis Lanae cum Aqua 10,0
Aquae Rosae ad 100,0.
M. terendo. D.S. äußerl. n. Bericht.
Gegen Kopfschuppen. — Haltbarer mit Tinctura Quillajae.

Größte Einzelgabe — Größte Tagesgabe —

36. *Adeps suillus* — *Schweineschmalz.*

Axungia porci — Schweinefett.
Arzneitaxe: 10,0 = 10 Pf.; 100,0 = 60 Pf.; 200,0 = 90 Pf.
Handverkauf: 20,0 = 10 Pf.; 100,0 = 30 Pf.; 500,0 = 1 Mk. 20 Pf.

Weißes, weiches, gleichmäßiges Schmalz. Geruch schwach, eigenartig, nicht ranzig.

Das Fett von gesunden Schweinen, ausgeschmolzen aus dem frischen, ungesalzenen und gewaschenen Zellgewebe des Netzes und der Nierenumhüllung, und befreit von Wasser.

Schmilzt bei 36—42° zu einer klaren Flüssigkeit. Diese ist farblos bei einer Schichte bis zu 1 cm Dicke. (Reaktion neutral.) — 100 Teile Schweineschmalz sollen nicht weniger als 46 Teile Jod aufnehmen können, und nicht mehr als 66 Teile Jod.

Aufzubewahren in reinen, dichten, gut verschlossenen Gefäßen aus Glas, Porzellan, Steinmasse, kühl, vor Licht geschützt. Nicht geeignet Steingut, Ton, Metall.

Äußerlich. Billiges Konstituens für Salben. Wird aber leicht ranzig (spaltet sich in freie Fettsäuren und Glyzerin), und bewirkt dadurch Reizerscheinungen der Haut. Deshalb wird es verdrängt durch Adeps Lanae cum Aqua, Adeps Lanae anhydricus, Unguentum Paraffini.

Zu Sapo medicatus, Nr. 449.

Größte Einzelgabe — Größte Tagesgabe —

Adjuvantia = Mittel, welche man anderen Arzneimitteln zusetzt, zur Erhöhung ihrer Wirksamkeit.

Adstringentia (von adstringĕre = straff machen, straff anziehen, zusammenziehen) = zusammenziehende Mittel (Gegensatz Relaxantia), weil sie im Munde eine zusammenziehende Empfindung hervorrufen, und Schleimhäute runzeln, kontrahierend wirken auf Gewebe und Gefäße (Kobert: Häutchenbildner). Sie berühren sich mit Styptika = Mitteln zur lokalen Blutstillung. Die Einwirkung der Adstringentia auf bindegewebige Gebilde nennt man Gerbung. Davon gibt es 2 Typen: Metallgerbung und Gerbsäuregerbung. Produkt in der Technik: Leder.

Mittel. Tee, Kaffee, Eichelkaffee, Rotwein.

Man kann vom Munde aus den Magen behandeln, vom Anus aus das Kolon; den Dünndarm aber nur in Form von Hornkapseln, Dünndarmkapseln.

Metallische Adstringentien.
Alumen, Nr. 45.
Alumen ustum, Nr. 46.
Aqua Calcariae, Nr. 60.
Aqua Plumbi, Nr. 69.
Argentum nitricum, Nr. 73.
Bismutum subgallicum, Nr. 84.
Bismutun subnitricum, Nr. 85.
Cuprum sulfuricum, Nr. 140.
Emplastrum Cerussae, Nr. 152.
Liquor Aluminii acetici, Nr. 290.
Liquor Plumbi subacetici, Nr. 305.
Plumbum aceticum, Nr. 398.
Unguentum Cerussae, Nr. 577.
Unguentum Cerussae camphoratum, Nr. 578.
Unguentum Plumbi, Nr. 587.
Unguentum Plumbi tannici, Nr. 588.
Unguentum Zinci, Nr. 592.
Zincum oxydatum, Nr. 604.
Zincum sulfuricum, Nr. 606.

Vegetabilische Adstringentien.
Acidum tannicum, Nr. 30.
Catechu, Nr. 102.
Cortex Cascarillae, Nr. 127.
Cortex Quercus, Nr. 134.
Extractum Cascarillae, Nr. 164.
Folia Juglandis, Nr. 209.
Folia Salviae, Nr. 214.
Formaldehydum solutum, Nr. 219.
Gallae, Nr. 234.
Radix Colombo, Nr. 417.
Radix Ratanhiae, Nr. 424.
Tinctura Catechu, Nr. 538.
Tinctura Gallarum, Nr. 547.
Tinctura Ratanhiae, Nr. 556.

Aether. Aether (sulfuricus), Nr. 37.
Spiritus aethereus, Nr. 490.
Aether aceticus, Nr. 38.
Aether bromatus, Nr. 39.
Aether pro narcosi, Nr. 40.

37. *Aether — Äther.*

Aether sulfuricus, Schwefeläther. Naphtha Vitrioli. Äthyläther.
Arzneitaxe: 10,0 = 10 Pf.; 100,0 = 80 Pf.; 200,0 = 1 Mk. 15 Pf.
Handverkauf: 10,0 = 10 Pf.; 100,0 = 60 Pf.; 500,0 = 2 Mk.
1,0 = 57 Tropfen. 1 Tropfen = 0,017 (Eschbaum).

Klare, farblose Flüssigkeit. Leicht beweglich und leicht flüchtig. Geruch und Geschmack eigentümlich.

Siedepunkt 35° (also schon unter der Temp. des Blutes siedend). Spez. Gew. 0,720. (Sehr leicht entzündbar. Die Dämpfe sind schwerer als die Luft.)

Mischbar in jedem Verhältnis mit Weingeist und fetten Ölen. (Nur sehr wenig mit Wasser.)

Vor Licht geschützt aufzubewahren. (Sorgfältigst einzufassen, nie bei flammendem Licht [wegen Feuer, Explosion], nie ohne Trichter; nur $^4/_5$ gefüllte Gläser. Wenn Nachts zu verabreichen, dann bei geschlossener Laterne, die hoch gestellt und mehrere Schritte entfernt ist.)

$(C_2H_5)_2O = C_4H_{10}O$. — 100 Tle. enthalten etwa 96 $C_4H_{10}O$. Die Bezeichnung Schwefeläther ist mißverständlich. Sie rührt her von der Verwendung von Schwefelsäure bei der Herstellung des Äthers, Äthyläthers. Äther löst Fette, ätherische Öle, Harze, verschiedene Alkaloide zur Überschüttelung derselben.

Äußerlich. Als lokales Anästhetikum. Äther verursacht Kältegefühl auf der gesunden Haut durch Verdunstung. Die Haut wird blaß. Durch die Kälte wird die Sensibilität vermindert. Ätherspray oder mittels Aufgießen. Vor der Anästhesie tritt lebhaftes Gefühl von Brennen in der Haut ein.

Zur allgemeinen Narkose ist stets zu verwenden Aether pro narcosi, Nr. 40. Als Riechmittel bei Ohnmacht.

Subkutan als Exzitans, Belebungsmittel. $^1/_2$—2 Spritzen. Allein oder mit Oleum camphoratum āā als Stimulans bei Asphyxie, Herzschwäche, Kollaps. — Geschlossene Injektionsröhren statt Spritze. Bei Kollaps darf man mit der Spitze der Spritze nicht in ein Blutgefäß geraten oder in einen Nervenstamm; sonst durch den Ätherdampf Störungen der Zirkulation, ausgedehnte Thrombosen bzw. Abtötung des Nervengewebes und Degeneration. Außerdem kann der Äther (meist alkoholhaltig) starke Schmerzen und Eiterung ohne Bakterien unter der Haut machen. — Zu Klysmen bei Asphyktischen. 1 Kaffeelöffel auf $^1/_2$ Tasse lauwarmes Wasser oder Gerstenschleim. Anders: 2,0—4,0 auf 100,0.

Zum Aufträufeln oder Spray auf die Bruchpforte bei eingeklemmten Hernien. Die Umgebung dabei zu schützen durch Paraffinsalbe.

Als Zusatz zu spirituösen Einreibungen bei rheumatischen Schmerzen.

Als Salbe bei Frostschäden. 1 zu 2 Sebum ovile und 1/4 Emplastrum Lithargyri molle.

Zu Pinselungen bei Aphthen, Diphtherie, Soor, Hautgeschwüren.

Zu Zahntropfen. Rein oder mit Kreosot.

Innerlich. Als belebendes Mittel und gegen Erbrechen in kleinen Dosen. 5—20 Tropfen auf Zucker, besonders auch mit Spiritus, ferner in Tee. Stillt bisweilen auch Schmerz und Krampf, Magenkrampf, Hysterie. — Für Kinder 3—5—10 Tropfen. 1,0 = 50 Tropfen; 1 Tropfen = 0,02; 5 Tropfen = 0,1; 20 Tropfen = 0,4. — Perles d'Ether, in Gelatinekapseln.

766. ℞ Aetheris 10,0.
D. S. Äußerlich. — Als Analaptikum zur subkutanen Injektion. Für Kinder 1/2 Spritze.

Vergiftungssymptome. Somnolenz. Totale Anästhesie. Herzparalyse und Respirationsparalyse. Exhalationsluft riecht nach Äther. Auftreibung des Abdomen durch Gasbildung.

Antidota. Frische Luft, künstliche Respiration. Magenspülung bei Einnahme per os. Bei Herzparalyse Injektion von Strychnin 0,001. Senfteige auf Herzgegend. — Liquor Ammonii anisatus.

Zu Spiritus aethereus, Nr. 490.

Größte Einzelgabe 0,4. Größte Tagesgabe 1,2.

38. *Aether aceticus* — *Essigäther.*

Naphtha.

Arzneitaxe: 10,0 = 10 Pf.

Handverkauf: 15,0 = 10 Pf.; 100,0 = 50 Pf.; 500,0 = 1 Mk. 50 Pf.

1,0 = 42 Tropfen. 1 Tropfen = 0,024 (Eschbaum).

Klare, farblose Flüssigk., flüchtig. Geruch eigentüml., angenehm erfrischend.

Siedepunkt 74—76°. Spez. Gewicht 0,900—0,904. — Durch Essigäther soll blaues Lackmuspapier nicht sofort gerötet werden.

(Mischbar mit 8 Teilen Wasser.) Mischbar in jedem Verhältnis mit Weingeist und Äther.

Aufzubewahren gegen direktes Sonnenlicht geschützt. Gegen Sauerwerden aufbewahren über einigen Kristallen von neutralem Kaliumtartrat. Handhaben mit Vorsicht.

$CH_3CO.O.C_2H_5 = C_4H_8O_2$. — 100 Teile enthalten etwa 98,5 $C_4H_8O_2$.

Äußerlich. Als Einreibung bei rheumatischen Schmerzen, Einreibung von Stirn und Schläfe bei Kopfweh.

Als Riechmittel bei Ohnmacht, hysterischen Anfällen, Singultus.

Zu Klistieren.

Zu Zahntropfen.

Innerlich. Besser als der gewöhnliche Äther, Nr. 37, als belebendes oder krampfstillendes Mittel. 5—20—30 Tropfen pro dosi. — Gelatinekapseln.

44. ℞ Für 50 Pf. Essigäther im Handverkauf (= 100,0).
Vorschrift: Tropfenweise einzuatmen.
Als Exzitans.

45. ℞ Aetheris acetici 50,0.
D.S. 10—20 Tropfen unter Zuckerwasser einzunehmen.
Als Exzitans.

768. ℞ Für 10 Pf. Essigäther im Handverkauf (= 15,0).
Vorschrift: 5—10 Tropfen einzunehmen. Für Kinder.
Oder 1—3 Tropfen bei kleinen Kindern, z. B. bei Melaena neonatorum.

Größte Einzelgabe 1,2. Größte Tagesgabe 3,6.

Aether aethylo-aceticus — Aether aceticus.

Aether amylo-nitrosus — Amylium nitrosum.

39. *Aether bromatus* — *Äthylbromid.*

Bromäthyl, Aethylum bromatum.

Arzneitaxe: 1,0 = 5 Pf.; 10,0 = 35 Pf.
Handverkauf —
1,0 = 43 Tropfen. 1 Tropfen = 0,023 (ESCHBAUM).
Klare, farblose Flüssigkeit, stark lichtbrechend, flüchtig, neutral. Geruch angenehm ätherisch (Geschmack brennend.)
(Nicht entzündlich, leicht zersetzlich, deshalb Abschluß vor Licht und Luft, — in vitro nigro).
Siedepunkt 38—40° (also noch Bluttemperatur). Spez. Gew. 1,453—1,457.
12 Teile Schwefelsäure, 7 Teile Weingeist [von 0,816 spez. Gewicht] gemischt. Nach dem Erkalten allmählich versetzt mit 12 Teilen gepulvertem Kaliumbromid. Destilliert im Sandbade. Geschüttelt mit einem gleichen Raumteil Schwefelsäure. Dann geschüttelt mit einer Lösung Kalium carbonat [1 = 20]. Entwässert mit Calcium chlorid. Destilliert im Wasserbade.
Löslich in Weingeist und Äther. Unlöslich in Wasser.
Vor Licht geschützt aufzubewahren. (In gelben, durchaus trockenen Glasstöpselgläsern, die ganz gefüllt sind, kühl.)

C_2H_5Br. — 100 Teile enthalten 100 C_2H_5Br.
Äußerlich. Als Anästhetikum zur Inhalation (durch Maske) für kurzdauernde Narkosen, unter allen Umständen nur wenige Minuten. Bei Zahnextraktionen, Atemnot, Epilepsie, Geburt, hysterischen Anfällen. Meist schon Analgesie vor dem Eintritt von Bewußtlosigkeit. Dosis 3,0 (5,0) bis 20,0 auf einmal auf die gewöhnliche Maske zu gießen. Zu vermeiden bei Herzkranken, Lungenkranken und Potatoren wegen giftiger Wirkung auf das Herz. Die Dosis ist schwankend wie bei Chloroform. Vorsicht. Statistik nicht günstig. Ängstliche Personen eignen sich nicht. Atemgeruch nach Knoblauch 1—2 Tage. Soll die Narkose nach einigen Minuten noch fortgesetzt werden, dann Äther oder Chloroform. — Äthylbromid darf nicht verwechselt werden mit dem gefährlichen, giftigen Äthylenbromid!
Innerlich. Als Antineuralgikum. Bei Gastralgie, Riechen aus dem Munde, Epilepsie, Asthma, Hysterie. 5—10 Tropfen auf Zucker oder in Gelatinekapseln. Manchmal kupiert Äthylbromid hysterische Anfälle.
Bei Angina pectoris, Beklemmung. Von einer $^1/_2$% wäßrigen Lösung 1 Eßlöffel.
Größte Einzelgabe 10 Tropfen. Größte Tagesgabe —

Aether chloratus siehe Aethylum chloratum.
Aether ferratus — Tinctura Ferri chlorati aetherea.
Aether hydrobromicus — Aether bromatus.

40. *Aether pro narcosi* — *Narkoseäther.*

Arzneitaxe: 10,0 = 20 Pf.; 100,0 = 1 Mk. 45 Pf.
Handverkauf —
Klare, farblose Flüssigkeit, leicht beweglich und leicht flüchtig: Geruch und Geschmack eigentümlich.
(Unterscheidet sich durch Reinheit von dem gewöhnlichen Äther, Nr. 37.)
Siedepunkt 35°. Spez. Gewicht 0,720.
Mischbar in jedem Verhältnis mit Weingeist und fetten Ölen.
Narkoseäther ist in braunen Flaschen von 150 ccm Inhalt, welche ganz gefüllt und gut verschlossen sind, an einem kühlen Ort (Keller), **vor Licht geschützt aufzubewahren.** (Zusatz von Alkohol schützt nicht vor dem Verderben.)

Zur allgemeinen Narkose ist immer zu verschreiben Aether pro narcosi.
Äthernarkose nicht bei Lungenkrankheiten, Katarrh der Luftwege.
Die Inhalationsnarkose erfordert mehr Äther, als das Chloroformieren Chloroform erfordert. Chloroform erfordert 5,0—50,0; Äther erfordert 50,0—100,0 und mehr. Die Anästhesie tritt langsamer ein, und hört schneller auf. Das Einatmen des Chloroforms ist angenehmer, und das Aufregungsstadium kürzer. Eine Lähmung der Atmung und Zirkulation tritt bei Äther weniger leicht ein; Äther schädigt auch das Blut weniger als das Chloroform, ebenso den Blutdruck, die Nieren, die Leber weniger als das Chloroform. Die Äthernarkose kann auch ein ungeübter Assistent übernehmen. Nausea ist nach Äther schwächer.

Todesfälle 10 mal häufiger nach Chloroform als wie nach Ätherisieren. Dagegen nach Äther massenhafte Sekretionen in den Luftwegen, und damit Gefahr der Bronchopneumonie. Gefahr auch hinsichtlich Zerreißung von Gefäßen, Apoplexie. Fernerer Nachteil leichte Entzündlichkeit des Äthers durch freie Flammen, Glüheisen, Thermokauter.

Im übrigen ist die Anwendung innerlich und äußerlich wiebei Äther, Nr. 37.

Aether pro narcosi ist nur kurze Zeit haltbar. Angebrochene Gläser sind überhaupt nicht haltbar. Im Handel sind Originalfüllungen schon in 50 g-Gläsern und 100 g-Gläsern.

Chronische Äthersucht hat man zuweilen beobachtet bei Leuten, welche öfters ätherisiert waren.

Billroths Gemisch. Chloroform 3, Äther 1, Alkohol 1.

Kochers Verfahren. Einleitung der Narkose mit Chloroform, Fortführung mit Äther.

Vergiftungssymptome. Somnolenz. Totale Anästhesie. Herzparalyse und Respirationsparalyse. Exhalationsluft riecht nach Äther. Auftreibung des Abdomen durch Gasbildung.

Antidota. Frische Luft, künstliche Respiration. Magenspülung bei Einnahme per os. Bei Herzparalyse Injektion von Strychnin 0,001. Senfteige auf Herzgegend.

Größte Einzelgabe — Größte Tagesgabe —

Aether sulfuricus oder vitriolatus — Aether.

Ätherische Baldriantinktur — Tinctura Valerianae aetherea.

Ätherische Chloreisentinktur — Tinctura Ferri chlorati aetherea.

Ätherisches Muskatnußöl — Oleum Macidis.

Ätherweingeist — Spiritus aethereus.

Äthylacetat — Aether aceticus.

Äthyläther — Aether.

Äthylalkohol — Spiritus.

Äthylbromid — Aether bromatus.

Äthyliden-Milchsäure — Acidum lacticum.

Äthyloxyd — Aether.

Ähyloxyd, essigsaures — Aether aceticus.

Aethylum bromatum — Aether bromatus.

Aethylum chloratum oder Aethylium chloratum oder Aether chloratus = Ätherchlorid oder Chloräthyl, C_2H_5Cl. Nicht offizinell.

In Glasröhren mit zugeschmolzener Spitze oder mit Schraubenverschluß. Siedepunkt 10—12°. In der warmen Hand gehalten, schießt nach Öffnung der Strahl hervor. Leicht entzündlich. Zur lokalen Anästhesie.

Ätzammoniak oder Ätzammoniakflüssigkeit — Liquor Ammonii caustici.

Ätzkali (geschmolzenes) — Kali causticum fusum.

Ätzkalilauge — Liquor Kali caustici.

Ätzkalk — Calcaria usta.

Ätzlauge — Liquor Kali caustici.

Ätznatronlauge — Liquor Natri caustici.

Ätzstein, alkalischer — Kali causticum fusum.

Ätzstein, blauer — Cuprum sulfuricum.

Ätzstifte — Styli caustici.

Ätzsublimat — Hydrargyrum bichloratum.

Agalaktika (von γάλα = Milch) = Mittel zur Herabsetzung oder Beseitigung der Milchabsonderung. Dasselbe Antigalaktagoga.

Agar Agar, nicht offizinell. Chinesische Gelatine. Schleimiges Vehikel. Im Handverkauf 10,0 = 10 Pf.; 100,0 = 70 Pf.

Agaricin — Agaricinum.

Agaricinsäure oder Agaricussäure — Agaricinum.

41. *Agaricinum — Agaricin.*

Rohe Agaricinsäure, Acidum agaricinum (aus dem Lärchenschwamm). Arzneitaxe: 0,1 = 5 Pf.

Handverkauf — Drogisten verboten.

Weißes, kristallinisches Pulver. Geruchlos und geschmacklos.

Schmilzt bei 140° zu einer gelblichen Flüssigkeit. Verkohlt bei stärkerem Erhitzen unter Ausstoßung weißer Dämpfe, und riecht nach brennenden Fettsäuren. 0,1 Agaricin soll nach dem Verbrennen keinen wägbaren Rückstand hinterlassen.

Löslich in 130 Teilen kaltem Weingeist, in 10 Teilen heißem Weingeist. Leichter löslich in heißer Essigsäure, und in heißem Terpentinöl. Nur wenig löslich in Äther. Kaum löslich in Chloroform. Wenig löslich in kaltem Wasser, quillt auf in heißem Wasser, und löst sich in siedendem Wasser zu einer klaren, stark schäumenden Flüssigkeit. Dieselbe rötet blaues Lackmuspapier. Sie trübt sich stark beim Erkalten.

Vorsichtig aufzubewahren.

Agaricinsäure $C_{14}H_{27}OH<{COOH \atop COOH} = C_{16}H_{30}O_5 + H_2O$. — 100 Teile enthalten 94 $C_{16}H_{30}O_5$.

Äußerlich. Subkutane Injektion schmerzt und reizt stark.

Innerlich. Als Antihydroficum, zur Lähmung der Schweißsekretion. 0,005 bis 0,03; in steigenden Mengen bis 0,05. Gegen Nachtschweiß der Phthisiker, 5—6 Stunden vor dem Eintritt der Schweiße, weil nach 5—6 Stunden die Wirkung eintritt. Die Wirkung hält an bis 24 Stunden. Keine Nebenwirkungen. Pulver oder Pillen.

46. ℞ Agaricini 0,01—0,03
Pulveris gummosi 0,5
M. f. Pulvis D. t. doses 10.
S. 1 Pulver abends 7 Uhr.
Gegen Nachtschweiß der Phthisiker.

47. ℞ Agaricini 0,5—1,5
Radicis Liquiritiae pulveratae et
Succi Liquiritae depurati qu. s.
ut f. Pilulae 50.
D. S. 1 Pille abends 7 Uhr.
Gegen Nachtschweiß der Phthisiker.
1 Pille = 0,01—0,03 Agaricin.

769. ℞ Agaricini 0,001 (bis 0,005)
Sacchari 0,5
M. f. Pulvis. D. t. doses 10.
S. 1 Pulver täglich bis 3 mal.
Gegen Kopfschweiß rachitischer Kinder.

Größte Einzelgabe 0,1 (Schweiz: 0,03). Keine größte Tagesgabe (Schweiz: 0,1).

Agaricus Chirurgorum — Fungus Chirurgorum.

Airolum = Airol, nicht offizinell. Ersatz für Jodoform (von F. Hoffmann-La Roche & Co., chemische Fabrik in Basel [Schweiz] — Grenzach [Baden]). Basisches gallussaures Wismutoxyjodid.

(Wismutoxyd 44,5 %, Jod 24,8 %.) Graugrünes Pulver, locker, fein verteilbar, geruchlos. Spaltet auf Wunden Jod in statu nascendi ab, und färbt sich mit dem Sekret rötlichgelb. Bei Schnittwunden, Rißwunden, Quetschwunden, Brandwunden, zur Nachbehandlung nach Inzision von Phlegmonen, Abszessen, vereiterten Lymphdrüsen, bei Unterschenkelgeschwüren, Panaritien, Ulcus molle, Ulcus durum. Arzneitaxe: 1,0 = 15 Pf.; 10,0 = 1 Mk. 20 Pf. — Handverkauf — Zum Aufblasen mittels Pulverbläser.

Als Salbe 10—20 %.

Airolpaste (von Bruns).

932. ℞ Airoli (Roche) 5,0
Mucilaginis Gummi arabici 10,0
Glycerini 10,0
Boli albae qu. s. ut f. Pasta mollis.
Zum Okklusivverband genähter Wunden bei Laparotomien, auf genähte Dammrisse.

933. ℞ Airoli (Roche) 5,0
Unguenti Adipis Lanae ad 50,0.
M. f. Unguentum. D. S. Auf Leinen gestrichen aufzulegen.
Bei Unterschenkelgeschwüren.

934. ℞ Airoli 5,0.
D. S. Äußerlich zum Aufpudern.
Bei Wunden, Brandwunden, Balanitis, Herpes genitalis, Geschwüren zwischen den Fingern und Zehen.

Akonitknollen — Tubera Aconiti.

Akonittinktur — Tinctura Aconiti.

Akonitwurzel — Tubera Aconiti.
Alaun — Alumen.
Alaun, gebrannter — Alumen ustum.
Alaun, konzentrierter — Aluminium sulfuricum.
Alaunessig — Liquor Aluminii acetici.
Albert-Cachou im Handverkauf 1 Dose = 50 Pf.
Album hispanicum — Bismutum subnitricum.

42. *Albumen Ovi siccum* — *Trockenes Hühnereiweiß.*

Arzneitaxe: 10,0 = 20 Pf.
Handverkauf —.

Durchscheinende, hornartige Massen. (Geruchlos, insbesondere nicht faulig. Nicht ganz geschmacklos. Hygroskopisch.)

Gibt mit Wasser eine trübe, neutrale Lösung. Nicht löslich in Weingeist und Äther.

Aufzubewahren in gut verschlossenen Gefäßen. Bei längerem Liegen geht es über in eine unlösliche Modifikation; zeigt sich äußerlich, indem es matt und undurchsichtig wird.

Zur Herstellung von Metallalbuminaten: Cuprum albuminatum, Ferrum albuminatum.

Innerlich. Als Antidot bei Ätzvergiftung, Vergiftung mit Metallsalzen. Verrührt mit Wasser, Lösung 1 zu 10 Wasser.

Zu Liquor Ferri albuminati, Nr. 295.

Größte Einzelgabe 30,0. Größte Tagesgabe 100,0.

Albumosenmilch. Albumosengemisch aus Eiereiweiß, Kuhmilch, Sahne, Milchzucker. Zusammengesetzt der Muttermilch entsprechend. Gut verdaulich.

Alcohol. Vergiftung durch Alkohol siehe unter Nr. 489, Spiritus oder Nr. 495, Spiritus dilutus.

43. *Alcohol absolutus* — *Absoluter Alkohol.*

Arzneitaxe: 100,0 = 60 Pf.; 200,0 = 90 Pf.; 500,0 = 1 Mk. 85 Pf.
Handverkauf: 20,0 = 10 Pf.; 100,0 = 40 Pf.; 500,0 = 1 Mk. 50 Pf.
1,0 = 45 Tropfen. 1 Tropfen = 0,022 (Eschbaum).

Klare, farblose Flüssigkeit. Flüchtig, leicht entzündlich, verbrennt mit schwach leuchtender Flamme.

5 ccm absoluter Alkohol sollen nach dem Verdunsten im Wasserbade keinen wägbaren Rückstand hinterlassen. Siedepunkt 78,5°. Spez. Gewicht 0,796—0,800 (vgl. Spiritus 0,830—0,834).

100 T. Alcohol absol.	enthalten	99,7—99,4	Raumteile Alkohol (Volumprozent).
100 „ Spiritus	„	91,2—90,0	„ „
100 „ Spiritus dilutus	„	69,0—68,0	„ „
100 „ Alcohol absol.	„	99,6—99,0	Gewichtsteile Alkohol
100 „ Spiritus	„	87,2—85,6	„ „
100 „ Spiritus dilutus	„	61,0—60,0	„ „

Alcohol absolutus soll mischbar sein mit Wasser ohne Trübung.

Nicht mit Brom wegen Explosion.

Äußerlich. Zu Desinfektionen.

Zu Spiritusverbänden bei Furunkeln, Phlegmonen.

Alcohol absolutus ist sonst in der Therapie nicht gebräuchlich. Er ist in das Arzneibuch für das Deutsche Reich aufgenommen für die vorgeschriebenen Alkaloidbestimmungen.

Größte Einzelgabe — Größte Tagesgabe —

Alcoholaturae = Tincturen aus frischen Pflanzenteilen.

Alcoholisare = fein verreiben.

Aleuronat. Waizenaleuronatmehl (Hundhausen), Reisaleuronat (Hanemann), Reisaleuronatzwiebäcke. Zum Brotersatz für Diabetiker. Zusatz zu Diabetesbrot bildet Inulin, erhöht seine Backfähigkeit und Verdaulichkeit.

Alkali causticum oder vegetabile causticum — Kali causticum fusum.

Alkalien. Die zirkulierenden Säfte des Körpers führen zumeist Natriumsalze und geben alkalische Reaktion. In den Geweben, Blutkörperchen, Muskeln usw. herrschen Kaliumsalze vor.

Ätzende Alkalien und kohlensaure Alkalien, einschließlich alkalische Zubereitungen, wie Sirupus Rheï, Tinctura Rheï aquosa,

1. neutralisieren Säuren und saure Salze (vgl. Tartarus depuratus),
2. fällen Metallsalze und Salze der Erden, und
3. fällen die meisten Alkaloide aus ihren Salzlösungen,
4. setzen Ammoniak in Freiheit aus Ammoniaksalzen,
5. verändern die Farbe der meisten Pflanzenfarbstoffe.

Vergiftung mit Alkalien, ätzenden u. kohlensauren, Erden. Kali, Kalk, Natron.

Vergiftungssymptome. Anätzung des Mundes, der Zunge, des Rachens, brennender Schmerz im Munde, im Halse. Erbrechen von Massen von stark alkalischer Reaktion mit zersetztem Blut. Kolik, blutiger Durchfall. Konvulsionen.

Antidota. Verdünnte Pflanzensäuren, Weinsäurelimonade, Zitronensaft, Essig, Salzwasser. Fettemulsionen, Ölemulsionen, Mandelöl, Milch. Eispillen, schleimige Getränke. Bei blutigen Durchfällen Klistiere von Eiswasser. — Keine Magensonde! Kein Brechmittel!

Alkaloide sind alkaliähnliche organische Basen, Pflanzenbasen, welche mit Säuren meist gut charakterisierte Salze bilden. (Einige hat man später als Amid-derivate erkannt.) Die meisten hat man erkannt als Abkömmlinge des Pyridins oder Chinolins.

Aconitin	Colchicin	Muscarin
Antipyrin	Coniin	Nicotin
Apomorphin	Curarin	Physostigmin
Atropin	Emetin	Pilocarpin
Chelidonin	Hydrastin	Strychnin
Chinin	Lobelin	Veratrin.
Cocain	Morphin	

Alkaloidsalze nicht mit Gerbstoffen, Alkalien, Zubereitungen mit Alkalien, Borax, freiem Jod, Jodiden, Metallsalzen, salpetriger Säure (Amylium nitrosum, Spiritus aetheris nitrosi). Alkaloidhaltige Lösungen nicht mit alkalisch reagierenden Stoffen zu versetzen, weil dabei die Alkaloide meist ausfallen.

Alkohol, absoluter — Alcohol absolutus.

Allantiasis (ὁ ἀλλᾶς, ἄντος = die Wurst), siehe Wurstvergiftung.

Allcocks poröses Pflaster im Handverkauf 1 Stück = 1 Mk.

Allylsenföl — Oleum Sinapsis.

Aloe. (ăloē, ēs, f. [ἀλόη] = die Aloe.) Aloë, Nr. 44.
Extractum Aloës, Nr. 160.
Pilulae aloëticae ferratae, Nr. 392.
Tinctura Aloës, Nr. 528.
Tinctura Aloës composita, Nr. 529.

44. *Aloë — Aloe.*

Arzneitaxe: grosso modo pulverata 100,0 = 50 Pf.; pulverata 10,0 = 10 Pf.

Handverkauf: 20,0 = 10 Pf.; 100,0 = 30 Pf.; 500,0 = 1 Mk. 20 Pf.; gr. m. pulv. 20,0 = 10 Pf.; 100,0 = 35 Pf.; 500,0 = 1 Mk. 40 Pf.; subtiliter pulv. 15,0 = 10 Pf.; 100,0 = 50 Pf.

Dunkelbraune Masse. Geruch eigentümlich. Geschmack (sehr) bitter (unangenehm).

Zerbricht leicht in großmuschelige, glasglänzende Stücke und in kleine scharfkantige, durchsichtige Splitter, welche rötlich bis hellbraun aussehen. Die Splitter erweisen sich nicht als kristallinisch bei mikroskopischer Untersuchung.

Aloe ist der eingekochte Saft der Blätter von afrikanischen Arten der Gattung Aloe (insbesondere aus dem Kapland und vorzüglich von Aloë ferox und Aloë africana; ferner Aloë spicata, — vulgaris, — Lingua).

Zur Bereitung von Aloepulver soll völlig ausgetrocknete Aloe verwendet werden. Das Pulver soll bei 100° nicht zusammenkleben u. seine Farbe nicht ändern. (Das Pulver ist grünlich gelb).

5 Teile Aloe sollen eine fast klare Lösung geben mit 60 Teilen siedenden Wassers. Aus dieser Lösung scheiden sich beim Erkalten ungefähr 3 Teile Aloe wieder ab. — 1 Teil Aloe in 5 Teilen Weingeist unter Erwärmen gelöst soll auch nach dem Erkalten eine klare Lösung darstellen.

Aloë capensis vel lucida: 35 % Harz, 55 % bitterer Extraktivstoff mit Aloïn, bis 2,5 % Asche. Aloebitter ist lösl. in kaltem Wasser. Aloeharz ist lösl. in einer heißen Lösung des Aloebitters, scheidet sich aber z. Teil wieder aus beim Erkalten.

Aloe paßt besonders bei chronischer Obstipation in der zweiten Lebenshälfte. Aloe treibt nur Fäces aus, nicht summarisch allen Darminhalt. Daher geeignet für lange anhaltenden chronischen Gebrauch, in kleineren Gaben. Wirkung nur auf den Dickdarm nach 6—12 Stunden; daher vor dem Schlafengehen genommen. Meist keine Kolikschmerzen. Zusatz von Alkalien vermehrt die Wirksamkeit.

Äußerlich. Zu Klistieren 0,5—1,0.

Zu Suppositorien.

Nicht subkutan!

Innerlich. Als Abführmittel 0,025—01 in Pillen wegen des schlechten Geschmacks. Pillen mit Hilfe von etwas Spiritus; Zusatz von Pflanzenpulver oder mineralischem Pulver bis zur Hälfte.

Als stärkeres Purgans 0,1—0,5—1,0. Pillen, alkoholische Lösung. Anders: 0,1—0,25; nach unvorsichtigem Gebrauch Tenesmus, Hämorrhoidalblutungen, Uteruskongestionen.

Zur Beförderung der Menstruation, aber zu vermeiden bei Gravidität; vgl. Pilulae aloëticae ferratae, Nr. 392.

Als Stomachikum 0,01—0,04, täglich 2 mal. Veraltet.

446. ℞ Berliner F. M. Pilulae aloeticae siehe unter Nr. 392.

523. ℞ Aloe mit Gutti und Sapo jalapinus siehe unter Nr. 446.

Pilulae laxantes.

48. ℞ (Berliner F. M.).
Aloës 5,0
Tuberum Jalapae pulveratorum 2,5
Spiritus saponati qu. s.
M. f. Pilulae Nr. 50.
D. S. Nach Vorschrift. 1 Dosis = 65 Pf.

737. ℞ Aloës 5,0
Fructus Colocynthidis praep. 1,5.
M. f. ope Spiritus saponati Pilulae 50.
D. S. 1—2 Pillen morgens.
Bei chronischer Obstipation.
1 Pille = 0,1 Aloe + 0,03 Fructus Colocynthidis.
2 Pillen = 0,2 Aloe + 0,06 Fructus Colocynthidis.

Zu Extractum Aloës, Nr. 160.
Zu Pilulae aloëticae ferratae, Nr. 392.
Zu Tinctura Aloës, Nr. 528.
Zu Tinctura Aloës composita, Nr. 529.

Größte Einzelgabe 1,0. Größte Tagesgabe 1,0.

Aloe capensis oder lucida oder socotrina — Aloe.

Aloe-Extrakt — Extractum Aloës.

Aloe-Pillen, eisenhaltige — Pilulae aloëticae ferratae.

Aloe-Tinktur — Tinctura Aloës.

Aloe-Tinktur, zusammengesetzte — Tinctura Aloës composita.

Alpenkräutertee (Weber) im Handverkauf 1/2 Paket = 50 Pf.; 1/1 Paket = 1 Mk.

Alter siehe Lebensalter.

Alterantia (von alterare = ändern) = Mittel, die Konstitution zu ändern, umzustimmen. Sie sollten d. Mischung d. Säfte beeinflussen, den Stoffwechsel ändern.

Althaea. Folia Althaeae, Nr. 204.
Radix Althaeae, Nr. 415.
Sirupus Althaeae, Nr. 465.

Altheeblätter oder Altheekraut — Folia Althaeae.

Altheesirup — Sirupus Althaeae.

Altheewurzel — Radix Althaeae.

Alumen. Alumen, Nr. 45.
Alumen ustum, Nr. 46.

45. *Alumen* — *Kali-Alaun.*

Schwefels. Kali-tonerde. Aluminium-Kalium-sulfat. Alaun. Alumen crudum.

Arzneitaxe: pulveratum 10,0 = 5 Pf.; 100,0 = 15 Pf.; 200,0 = 25 Pf.

Handverkauf: 100,0 = 10 Pf.; 500,0 = 30 Pf.; pulv. 50,0 = 10 Pf.; 100 = 15 Pf.; 500,0 = 40 Pf.; Alumenstifte 1 Stück = 25 Pf.; 1 Stück mit Holzfassung = 1 Mk.

Farblose, durchscheinende (große) Kristalle, oktaedrisch, hart, oder kristallinische Bruchstücke. Häufig oberflächlich bestäubt. (Geschmack stark zusammenziehend.)

Löslich in 10,5 Teilen Wasser. Die wäßrige Lösung reagiert sauer, und schmeckt stark zusammenziehend. — Unlöslich in Weingeist.

$Al_2(SO_4)_3 + K_2SO_4 + 24 H_2O$. — 100 Teile enthalten 54,5 $K_2A_2(SO_4)_4$ + 45,5 H_2O.

Toxische Wirkung sehr selten.

Nicht mit Plumbum aceticum.

Äußerlich. Zum Einblasen in den Kehlkopf bei Geschwüren, Laryngitis chronica u. a. Pulver 1 zu 1—2 Zucker.

Als Streupulver bei Blutungen und Geschwüren 20 %.

Als Schnupfpulver.

Bei Schweißfüßen 1 zu 5 Talcum. Oder mit Amylum āā.

Zu Mundwasser und Gurgelwasser 1 Teelöffel auf 1 Glas Wasser. Bei Angina, Skorbut, Zahnfleischgeschwüren. 2—4 %. Anders: 1—5 %.

Zu Augenwässern 0,15—1,0 auf 200,0.

Als gelindes Ätzmittel in Form von Stängelchen, Alaunstift (mit einer Feile zugespitzte und angefeuchtet abgeriebene Kristalle).

Zu Inhalationen 0,5—1 % oder 1 Messerspitze auf 1 Tasse Wasser, bei Kehlkopfgeschwüren.

Zu Ausspülungen der Vagina. 1 Eßlöffel auf 1 Liter Wasser. 5 ‰.

Zu Einspritzungen in die Urethra bei chronischer Gonorrhöe 5,0—10,0 auf 200,0. Anders: 1 zu 100. Bei Blutungen in Urethra und Blase.

Zu Umschlägen und Waschungen 3—7 %.

Zu Klistieren ½—1 %.

Zu Salben 0,5—1,0 auf 10,0.

Zu Zahnpulver.

Zur Desinfektion.

Innerlich. Als Adstringens bei katarrhalischen Diarrhöen 1,5—2,0 pro die. In Lösung mit Gummi und Sirup, eventuell mit Opium, Pillen, Boli. In Pulvern 0,1—1,0, täglich mehrmals, allein oder mit Acidum tannicum. Auch gegen Blutungen des Magendarmkanals. Bei Kindern von ½ Jahr = 0,01; 1 Jahr = 0,05; 3 Jahre = 0,1, bei chronischem Darmkatarrh. Als Zusatz zu Molken 1,0 auf 100,0 heiße Milch, Alaunmolken.

49. ℞ Für 10 Pf. pulverisierten Alaun im Handverkauf (= 50,0).
Vorschrift: 1 Gramm gelöst in 100 g Wasser (= 1 Tasse) zum Klistier bei ruhrartigen Durchfällen.

50. ℞ Für 10 Pf. Kali-Alaun im Handverkauf (= 100,0).
Vorschrift: 1 Teelöffel auf 1 Glas Wasser.
Gurgelwasser. — Nicht auf die Dauer; Alaun entzieht den Zähnen Kalk.

51. ℞ Aluminis 1,0—2,0.
Aquae destillatae ad 200,0.
M. D. S. Äußerlich.
Zum Klistier bei Dysenterie (cf. ℞ 49).

52. ℞ Aluminis 0,5—1,0.
Aquae destillatae ad 100,0.
M. D. S. Äußerlich.
Bei Cystitis, Gonorrhöe.

780. ℞ Für 10 Pf. gepulverten Kali-Alaun im Handverkauf (= 50,0).
Vorschrift: 1 Prise bis 1 Messerspitze (1,0 bis 2,0) auf 2 Tassen (200,0) lauwarmes Wasser als Gurgelwasser. — Bei Angina tonsillaris.

781. ℞ Aluminis 1,0—2,0.
Aquae destillatae ad 100,0.
M. D. S. Äußerlich. — Zum Inhalieren bei Laryngitis chronica. Oder zur Irrigation per annum bei Enteritis follicularis.

965. ℞ Aluminis 1,0
Aquae destillatae ad 100,0.
M. D. S. Zu Inhalationen.
Bei Ulcus laryngitis tuberculosum.

Größte Einzelgabe 1,0. Größte Tagesgabe 2,0.

Alumen concentratum — Aluminium sulfuricum.

Alumen crudum — Alumen.

Alumen exsiccatum — Alumen ustum.

46. *Alumen ustum* — *Gebrannter Kali-Alaun.*

Arzneitaxe: pulveratum 10,0 = 5 Pf.; 100,0 = 30 Pf.

Handverkauf: 40,0 = 10 Pf.; 100,0 = 20 Pf.; 500,0 = 60 Pf.; pulv. 20,0 = 10 Pf.; 100,0 = 25 Pf.

Weißes Pulver (leicht, locker, schwammig).

Löst sich langsam in 30 Teilen Wasser fast vollständig auf.

Aufzubewahren geschützt vor Zutritt der Luft.

$3[K_2Al_2.(SO_4)_4] + H_2O$. — 100 Teile enthalten bis 10 % Wasser.

Nicht mit Plumbum aceticum.

Nur Äußerlich. Als Streupulver zum Bestreuen von wunden, schlecht heilenden Stellen als mildes Kaustikum. Wirkt wasserentziehend. Als Streupulver bei Blutungen und Geschwüren, wunden Brustwarzen, Wunden mit schwammigen Wucherungen, geeigneter als Alumen, Nr. 45. Als Adstringens von etwas stärkerer Wirkung als gewöhnlicher Alaun.

Zum Einblasen in Rachen und Kehlkopf. Bei Diphtherie.

Pulvis haemostaticus oder stypticus.

53. ℞ Aluminis usti pulverati 20,0
Gummi arabici subtiliter pulverati 20,0
Colophonii subtiliter pulverati 20,0.
M. f. Pulvis. D. ad scatulam.
S. Äußerlich. Auf blutende Stellen.

975. ℞ Aluminis usti pulverati 10,0
Talci ad 100,0.
M. f. Pulvis. D. ad scatulam.
S. Äußerlich.
Als mildätzendes Streupulver.

Größte Einzelgabe — Größte Tagesgabe —

Alumina-Kali sulfuricum — Alumen.

Alumina sulfurica — Aluminium sulfuricum.

Aluminium-Acetat-Lösung — Liquor Aluminii acetici.

Aluminium aceto-tartaricum, nicht offizinell. Arzneitaxe: 10,0 = 20 Pf.; 100,0 = 1 Mk. 55 Pf. — Handverkauf — Statt Liquor Aluminii acetici.

Aluminium-Essig — Liquor Aluminii acetici.

Aluminium-Oxyd, schwefelsaures — Aluminium sulfuricum.

Aluminium-Sulfat — Aluminium sulfuricum.

47. *Aluminium sulfuricum* — *Aluminiumsulfat.*

Arzneitaxe: 10,0 = 5 Pf.; 100,0 = 25 Pf.

Handverkauf —.

Weiße, kristallinische Stücke. (Etwas hygroskopisch.)

Löslich in 1,2 Teilen kalten Wassers, viel leichter noch in heißem Wasser. Die wäßrige Lösung reagiert sauer, und schmeckt sauer und zusammenziehend. — Unlöslich in Weingeist.

Es enthält stets ein wenig freie Schwefelsäure.

Aufzubewahren nicht in Papierpackung.

$Al_2(SO_4)_3 + 18H_2O$. — 100 Teile enthalten 54,3 $Al_2(SO_4)_3$ + 45,7 H_2O.

Sulfate nicht mit Baryumsalzen, Bleisalzen, Calciumsalzen.

Äußerlich. Wie Alumen, aber milder.

Als Streupulver.

Als Einspritzung 2 % Lösung gegen Ozäna. Leukorrhöe.

Ohrtropfen. 5 % Lösung mit 3 % Chloralum hydratum.

Zum Bade.

Zur Herstellung von Liquor Aluminii acetici, Nr. 290. — Gewisse Sorten des Handels eignen sich nicht dazu, weil die Lösung sehr leicht gallertartig erstarrt. Deshalb empfiehlt sich Probe.

Größte Einzelgabe — Größte Tagesgabe —

Alumnolum, β-Naphthol-disulfosaures Aluminium. nicht offizinell. Weißes Pulver, nicht hygroskopisch. Adstringens und Antiseptikum. Arzneitaxe: 1,0 = 10 Pf.; 10,0 = 80 Pf. Handverkauf —.

733. ℞ Alumnoli 10,0 Amyli 40,0 Talci Veneti pulverati 50,0. M. f. Pulvis. D. S. Äußerlich.	Streupulver nach Bericht. Täglich nach einem Bade auf die getrocknete Haut. Gegen Prurigo.

Amara = bitterstoffhaltige Mittel, Bittermittel. Es sind stark und nachhaltig bitter schmeckende Mittel, die nicht flüchtig sind, und in kleinen Dosen nicht giftig wirken beim Einnehmen. Sie regen die Speicheldrüsen an, die Magendrüsen und die Darmdrüsen, ferner d. Peristaltik, vielleicht auch d. Resorption.

Amara pura = einfach bittere Stoffe.

Amara aromatica = Bitterstoffe mit einer flüchtigen aromatischen Substanz.

Amara mucilaginosa = Bitterstoffe mit einem schleimigen Bestandteil (nur 2: Lichen islandicus und Radix Colombo.

Weiteres unter Stomachika.

Amblotika (von ἀμβλίσκω; ἀ privativum und βλώσκω = nicht kommen, eine Fehlgeburt tun) = Abortiva = Mittel, um Abortus hervorzurufen.

Ambra liquida — Styrax.

Ameisensäure — Acidum formicicum.

Ameisenspiritus — Spiritus Formicarum.

48. *Ammoniacum* — *Ammoniakgummi.*

Gummi-resina Ammoniacum. Hat nichts zu schaffen mit Ammoniak NH_3.

Arzneitaxe: depuratum 10,0 = 10 Pf.

Handverkauf: depuratum 10,0 = 10 Pf.; 100,0 = 50 Pf.

Lose Körner, oder mehr oder weniger zusammenhängende Körner, oder größere Klumpen, von bräunlicher Farbe. Auf dem frischen Bruch trüb weißlich. Geruch eigenartig. Geschmack bitter und scharf, unangenehm aromatisch.

Ammoniakgummi ist das Gummiharz von Dorema Ammoniacum (Ammoniakdolde, Peucedanum Ammoniacum). Ammoniakgummi ist spröde in der Kälte. In der Wärme erweicht es, ohne klar zu schmelzen. Es wird gepulvert durch Trocknen über gebranntem Kalk und folgendes Zerreiben bei möglichst niedriger Temperatur.

Aufzubewahren, roh u. gepulvert, am besten in Blechgefäßen, trocken u. kühl.

Ammoniacum, Gummi-Resina Ammoniacum in granis et in massis: 70 % Harz, 19 % Gummi (Bassorin), ätherisches Öl.

Äußerlich. Zu erweichenden, reizenden Pflastern. Bei Drüsenschwellung.

Innerlich. Als Expektorans und Emmenagogum 0,3—1,0, täglich mehrmals. Pillen, Emulsion. Pillen mit Hilfe von etwas Spiritus. Zusatz von Pflanzenpulver oder mineralischem Pulver bis zur Hälfte.

Zu Emplastrum Lithargyri compositum, Nr. 156.

Größte Einzelgabe 1,0. Größte Tagesgabe 3,0.

Ammoniacum (in chemischen Verbindungen) siehe Ammonium.

Ammoniacum causticum solutum — Liquor Ammonii caustici.

Ammoniak (in chemischen Verbindungen) siehe Ammonium.

Ammoniak. Vergiftungen durch Ammoniak.

Vergiftungssymptome. Spasmus glottidis. Entzündung der Schleimhäute des Respirationstraktus.

Antidota. Frische Luft. Exzitantien. Einatmen von Dämpfen von Wasser, Essig. Zitronenlimonade, Weinsäurelimonade, Essig. Eispillen, Milch, schleimige Getränke.

Ammoniak-Flüssigkeit — Liquor Ammonii caustici.

Ammoniak-Flüssigkeit, anetholhaltige — Liquor Ammonii anisatus.

Ammoniak-Flüssigkeit, anisölhaltige — Liquor Ammonii anisatus.

Ammoniak-Flüssigkeit, essigsaure — Liquor Ammonii acetici.

Ammoniak-Flüssigkeit, kaustische — Liquor Ammonii caustici.

Ammoniak-Gummi — Ammoniacum.

Ammoniak-Liniment — Linimentum ammoniatum.

Ammoniak-Liniment, kampferhaltiges — Linimentum ammoniato-camphoratum.

Ammoniak-Liquor — Liquor Ammonii caustici.
Ammoniak-Liquor, anisölhaltiger — Liquor Ammonii anisatus.
Ammonium-Acetatlösung — Liquor Ammonii acetici.
Ammonium aceticum solutum — Liquor Ammonii acetici.
Ammonium anisatum solutum — Liquor Ammonii anisatus.

49. *Ammonium bromatum* — *Ammoniumbromid.*

Bromammonium.
Arzneitaxe: 10,0 = 20 Pf.; 100,0 = 1 Mk. 40 Pf.
Handverkauf: 7,5 = 10 Pf.; 100,0 = 1 Mk.
Weißes, kristallinisches Pulver. Beim Erhitzen flüchtig. (Hygroskopisch.)
Leicht löslich in (3 Teilen) Wasser. Schwer löslich in Weingeist.

NH_4Br. — 100 Teile enthalten 81,6 NH_4Br.

Bromammonium hat den stärksten Bromgehalt unter den gebräuchlichen Bromsalzen, 81,6 %. Bromnatrium 77,6 %, Bromkalium 67,1 %.

Langdauerndes Einnehmen von Brom schädigt die Zähne (Ausscheidung von Bromwasserstoffsäure). Dagegen häufiges Gurgeln mit dünnen Lösungen von Natrium bicarbonicum.

Äußerlich. Zu Inhalationen ½—2 % Lösung.

Innerlich. Als Antispasmodikum und Sedativum, zur Herabsetzung der Erregbarkeit des Zentralnervensystems. Meist mit Kalium bromatum, Nr. 270, und Natrium bromatum, No. 382, ½ zu 1 + 1. Bei Epilepsie, Eklampsie, Delirium tremens, Pertussis, Laryngismus stridulus. In Pulvern 0,1—1,0—2,0, täglich mehrmals in Wasser; oder in Lösung, 1 zu 15. — Für Kinder 0,05—0,3. Bei Keuchhusten: Säuglingen 0,15, täglich mehrmals, älteren Kindern 0,25—04, täglich mehrmals. Anders: Verschreiben der Tagesdosis in Päckchen der Ersparnis wegen, aber Einnehmen niemals in Substanz, sondern in mindestens 100fach. Verdünnung.

Auch bei Cholera asiatica, Seekrankheit.

54. ℞ Kalii bromati 10,0	S. 1 Teelöffel auf 1 Glas Wasser.
Natrii bromati 10,0	Bei Aufregungszuständen, nervösem
Ammonii bromati 5,0.	Kopfschmerz.
M. f. Pulvis. D. ad scatulam.	

Größte Einzelgabe 2,0 (Rußland 1,87). Größte Tagesgabe 7,5.

Ammoniumbromid — Ammonium bromatum.
Ammoniumkarbonat — Ammonium carbonicum.

50. *Ammonium carbonicum* — *Ammoniumcarbonat.*

Reines Hirschhornsalz. Sal volatile siccum. Flüchtiges Laugensalz. Ammonium carbonicum purum (nicht anglicum).
Arzneitaxe: 10,0 = 5 Pf.
Handverkauf: 30,0 = 10 Pf.; 100,0 = 20 Pf.; 500,0 = 80 Pf.; pulveratum 15,0 = 10 Pf.; 100,0 = 30 Pf.

Farblose, durchscheinende Massen, dicht, hart, faserig kristallinisch. An der Oberfläche häufig bedeckt mit einem weißen Pulver. Geruch stark ammoniakalisch. In der Wärme flüchtig. An der Luft verwitternd. Mit Säuren aufbrausend (säuretilgend).

Langsam löslich in etwa 5 Teilen Wasser, aber vollständig löslich.

Aufzubewahren in möglichst luftdicht verschlossenen Gefäßen, am besten von Glas oder Eisenblech.

$NH_4.HCO_3 + NH_4.NH_2CO_2$. — 100 Teile enthalten 32,48 NH_3. — 1,0 Ammonium carbonicum sättigt 16,9 Acetum oder 1,084 Acidum citricum oder 1,254 Acidum tartaricum oder 13,52 Succus Citri oder 20,12 Acetum Scillae. 1,0 Acetum wird gesättigt durch 0,059 Ammon. carb.; 1,0 Acidum citricum wird gesättigt durch 0,92 Ammon. carb.; 1,0 Acidum tartaricum durch 0,787 Ammon. carb.; 1,0 Succus Citri durch 0,074 Ammon. carb.; 1,0 Acetum Scillae durch 0,049 Ammon. carb.

Äußerlich. Als Riechmittel bei Ohnmacht, narkotischer Vergiftung, bei Schnupfen.

Als Rubefaciens. Zu Waschwasser 16 % und mehr.

Zu Inhalationen 0,5 % Lösung, bei Bronchitis acuta, Laryngitis.

Als Salbe 1 zu 3—10 Fett. Veraltet.

Innerlich. Als Expectorans, wenig gebraucht; wie Salmiak, Ammonium chloratum, Nr. 51. 1,0—5,0 pro die in Lösung mit Succus Liquiritiae. Anders: 0,25—0,5, täglich mehrmals in Solution.

Als Exzitans, Diaphoretikum. 0,25—0,5, täglich mehrmals in Lösung. Saturation mit 20 Teilen Essig. Als Pulver in Oblaten; Pulver ad chartam ceratam. — Für Kinder 0,015—0,06—0,5.

55. ℞ Für 10 Pf. reines Hirschhornsalz (Ammoniumcarbonat) im Handverkauf (= 30,0).
Vorschrift: Riechmittel.

Shampooing-Water.

56. ℞ Ammonicii carbonici 2,0
Boracis 3,0
Solve in Aquae Rosae 80,0
Filtra. Adde Glycerini 5,0.
Olei Bergamottae guttas II.
Spiritus ad 100,0. (Statt Spiritus häufig sog. Bay-Rum).
M. D. ad vitrum siphoneum (Siphonflasche).
(Shampoo = massieren, kneten). Zum Bearbeiten des Kopfes bei Kopfschuppen. Zuerst Waschen des Kopfes, dann Spray mit Shampooing-water.

Größte Einzelgabe 0,5. Größte Tagesgabe 5,0.

Ammonium causticum als Liquor Ammonii caustici, Nr. 293.
Linimentum ammoniatum, Nr. 288.
Linimentum ammoniato-camphoratum, Nr. 287.
Linimentum saponato-camphoratum, Nr. 289.
Liquor Ammonii anisatus, Nr. 292.

Ammonium causticum solutum — Liquor Ammonii caustici.

Ammonium chloratum. Ammonium chloratum Nr. 51.
Ammonium chloratum ferratum, Nr. 52.

51. *Ammonium chloratum* — *Ammoniumchlorid.*

Chlorammonium. Salmiak.

Arzneitaxe: 10,0 = 5 Pf.; grosso modo pulv. 100,0 = 30 Pf.; 200,0 = 45 Pf.; pulveratum 10,0 = 5 Pf.

Handverkauf: 50,0 = 10 Pf.; 500,0 = 60 Pf.; gr. modo pulv. 40,0 = 10 Pf.; 100,0 = 20 Pf.; 500,0 = 60 Pf.; subtiliter pulv. 20,0 = 10 Pf.; 100,0 = 30 Pf.; sublimatum 20,0 = 10 Pf.; 100,0 = 25 Pf.; 500,0 = 80 Pf.

Weiße Kuchen, hart, faserig kristallinisch, oder ein weißes Kristallpulver. Luftbeständig, beim Erhitzen flüchtig. Geruchlos. (Geschmack scharf salzig. Hygroskopisch.)

Löslich in 3 Teilen kalten Wassers, in 1 Teile siedenden Wassers, fast unlöslich in Weingeist.

Aufzubewahren vor Feuchtigkeit geschützt.

NH_4Cl. — 100 Teile enthalten 31,81 NH_3.

Salmiak, konzentriert, entzündet Schleimhäute und tötet unter Krämpfen.

Äußerlich. Zur Inhalation behufs Verflüssigung des Sekrets und Erleichterung der Ausscheidung bei Katarrhen der Luftwege, Laryngitis acuta, Bronchitis, katarrhalischer Pneumonie. Rein oder in Lösung 2%. Anders: 0,2—3%. — Für Kinder ½% Lösung. Lösungen zur Inhalation mittels Zerstäubungsapparat.

Als Zusatz zu einer Kältemischung.

Zu Riechpulver, mit Calcaria usta.

Als Mund- und Gurgelwasser 1—3% Lösung.

Innerlich. Als Expektorans. Bei frischen Katarrhen der Luftwege, Bronchialkatarrh 0,3—1,0, täglich mehrmals. Anders: 1,0—5,0 pro die in Lösung, mit Succus Liquiritiae. Auch bei Magenkatarrhen. In Mixturen, Pastillen, Pillen, Latwerge, Lösung. — Für Kinder 0,05—0,5.

Salmiakpastillen im Handel. Die Lösung darf nicht in Berührung gebracht werden mit eisernen Gerätschaften. Wässerige Lösungen werden allmählich sauer beim Stehen und beim Erhitzen.

Korrigens: Succus Liquiritiae depuratus (dickes Extrakt). Nur in verdünnter Lösung; in konzentrierten Lösungen bilden sich schwer lösliche Niederschläge.

KRUKENBERG'sches Pulver.
57. ℞ Ammonii chlorati pulverati 10,0
Succi Liquiritiae pulverati 10,0.
M.D. ad scatulam. S. 1 Messerspitze täglich mehrmals unter Zuckerwasser (oder Selterswasser, Milch, Brusttee).
58. ℞ Ammonii chlorati 5,0
Succi Liquiritiae depurati 5,0
Solve in Aquae destillatae 190,0
M.D.S. 1 Eßlöffel 2stündlich.
Mixtura solvens in vielen Kliniken üblich. Vgl. 61. ℞ unten.
59. ℞ Ammonii chlorati 5,0
Succi Liquiritiae depurati 5,0
Solve in Aquae destillatae 190,0
Tartari stibiati 0,05.
M.D.S. 1 Eßlöffel 2stündlich.
Mixtura solvens stibiata.
60. ℞ Ammonii chlorati 1,0
Aquae destillatae ad 100,0.
M.D.S. Äußerlich zur Inhalation mittels Zerstäubungsapparat.
Mixtura solvens.
61. ℞ (Berliner F. M.)
Ammonii chlorati 5,0
Succi Liquiritiae depurati 2,0
Aquae destillatae ad 200,0.
M.D.S. 1 Eßlöffel 2stündlich.
1 Dosis = 75 Pf.; $^1/_2$ Dosis = 65 Pf.

600. ℞ Mixtura solvens stibiata, Berliner, F. M., s. unter Tartarus stibiatus, Nr. 520.

735. ℞ Ammonii chlorati 2,5
Radicis Liquiritiae pulveratae
Succi Liquiritiae depurati qu. s.
ut f. Pilulae 50
Consp. Elaeosaccharo Foeniculi.
D. ad vitrum.
S. 2 Pillen, täglich 3mal.
Gegen Husten.
1 Pille = 0,05 Ammon. chlorat.

Zu Ammonium chloratum ferratum, Nr. 52.
Größte Einzelgabe 1,0. Größte Tagesgabe 5,0.

52. *Ammonium chloratum ferratum* — *Eisensalmiak.*

Ammonium muriaticum martiatum.
Arzneitaxe: 10,0 = 5 Pf.
Handverkauf —. Drogisten verboten.

Rotgelbes (oder pomeranzengelbes, kristallinisches) Pulver. Wird an der Luft feucht. (Geschmack schlecht, deshalb nicht gebräuchlich.)

32 Teile Ammoniumchlorid, mittelfein gepulvert + 9 Teile Eisenchloridlösung, gemischt in einer Porzellanschale, und zur Trockenheit verdampft im Wasserbade unter fortwährendem Umrühren. (Es ist keine chemische Verbindung, sondern nur ein Gemenge.) — 100 Teile enthalten gegen 2,5 Teile Eisen.

Leicht löslich in (3 Teilen) Wasser.

Vor Licht geschützt aufzubewahren. (Ebenso geschützt vor Feuchtigkeit.)

Nicht mit Alkalien, Gerbsäuren, Gummischleim, Jodiden, Pflanzeninfusen, Salizylsäure und Salizylaten.

Innerlich. Als Expektorans 0,25—1,0, täglich mehrmals. Pillen, Lösung, Mixtur 2,0—5,0 auf 100,0. Bei Skrophulose, Chlorose mit Bronchialkatarrh. Selten als Pulver. In Pillen leicht zerfließlich. — Für Kinder bei Kachexie mit Bronchialkatarrh 0,03—0,12, täglich 3—4 mal.

62. ℞ Ammonii chlorati ferrati 5,0
Aquae destillatae ad 100,0.
M.D.S. 1 Teelöffel vor d. Mahlzeit.
Als Antichloratikum.
1 Teelöffel = 0,25 Ammon. chlorat. ferrat.

Größte Einzelgabe 1,0. Größte Tagesgabe 5,0.

Ammoniumchlorid — Ammonium chloratum.
Ammonium-Eisenchlorid — Ammonium chloratum ferratum.
Ammonium hydrobromicum — Ammonium bromatum.
Ammonium hydrochlorato-(hydrochloratum-)ferratum — Ammonium chloratum ferratum.
Ammonium hydrochloricum — Ammonium chloratum.
Ammonium hydrochloricum ferratum — Ammonium chloratum ferratum.
Ammonium muriaticum — Ammonium chloratum.
Ammonium muriaticum ferroginosum oder muriaticum martiale — Ammonium chloratum ferratum.
Ammonium-Sesquikarbonat — Ammonium carbonicum.
Ammonium sesquicarbonicum — Ammonium carbonicum.

Ammonium sulfo-ichthyolicum = Ichthyol, nicht offizinell. Braunschwarze, teerartige Masse, enthält Schwefel, löslich in Wasser. Bei wunden Brustwarzen und Füßen, Akne, Ekzem, Erysipel, Furunkeln, Panaritien, Pernionen, Psoriasis, Verbrennungen, Gelenkrheumatismus, Muskelrheumatismus. Arzneitaxe: 1,0 = 10 Pf.; 10,0 = 85 Pf.; 100,0 = 6 Mk. 75 Pf. — Handverkauf: 1,0 = 10 Pf.; 10,0 = 60 Pf.

Äußerlich. 5—10% Lösungen. Anders: 40% Lösung in Alkohol. Bei Kindern 10—20% Lösungen.

Salben mit Adeps Lanae cum Aqua.

Ichthyolvasogen, 10% Salbe. Zur Tamponade der Vagina, zur Einreibung bei Ischias. 10,0 = 30—35 Pf.

Ichthyol allein oder mit Glyzern oder Leinöl āā gegen Erysipelas. Dick aufgepinselt, täglich 1—2 mal. Darüber Kompresse mit Bleiwasser, Eisbeutel.

Unguentum Ichthyoli.

63. ℞ (Berliner F. M.)
Ammonii sulfo-ichthyolici 5,0
Vaselini americani 45,0.
M.f. Unguentum. D.S. Äußerlich.
1 Dosis = 1 Mk. 13 Pf.; $^1/_2$ Dos. = 77 Pf.

Amygdalae. Amygdalae amarae, Nr. 53.
Aqua Amygdalarum amararum, Nr. 59.
Amygdalae dulces, Nr. 54.
Oleum Amygdalarum, Nr. 344.
Sirupus Amygdalarum, Nr. 466.

53. *Amygdalae amarae* — *Bittere Mandeln.*

Arzneitaxe: 10,0 = 10 Pf.

Handverkauf: 20,0 = 10 Pf.; 100,0 = 40 Pf.; 500,0 = 1 Mk. 50 Pf.

Eiförmige, platte, braune Samen. Geschmack stark bitter, nicht ranzig. Die Samen von Prunus Amygdalus. Unsymmetrisch eiförmig, abgeplattet, durchschnittlich 2 cm lang, bis 1,2 cm breit. An dem einen Ende zugespitzt (genabelt), am anderen Ende abgerundet, und hier 0,8 cm dick. Ihre Samenschale ist braun, außen schülferig (durch Epidermiszellen, welche dickwandig sind, und leicht abfallen). Die Samenschale wird durchzogen von zahlreichen Leitbündeln, welche ausgehen von der Chalaza.

Nach Einweichen in heißem Wasser läßt sich die Samenschale nebst dem dünnen Endosperm als Haut abziehen von dem Keimling (den Kotyledonen). Nach dieser Behandlung soll der Keimling rein weiß sich zeigen. Geschmack der bitteren Mandeln soll stark bitter, nicht ranzig sein.

Amygdalae amarae, 36—50% fettes Öl (die bitteren Mandeln weniger als die süßen), Oleum Amygdalarum, 25—30% eigentümliche Albuminsubstanz (Emulsin, Synaptase) neben 5% Zucker, Asparagin, 2—3% Gummi, 3,2% Asche, 5,5% Wasser. Die bitteren Mandeln enthalten außerdem im Unterschiede von den süßen 1,75—3,3% Amygdalin (Bittermandelöl, Blausäure und Zucker). Das Emulsin spaltet aus dem Amygdalin bei Anwesenheit von Wasser, schon im feuchten Samen, ab das Bittermandelöl = Benzaldehyd, C_6H_5CHO, Blausäre CNH, und Traubenzucker. Angebrochene Mandeln oder innen nicht rein weiße Mandeln sind stets ranzig und zu verwerfen; ebenso wurmstichige.

Äußerlich. Als Zusatz zu kosmetischen Pasten und Pulvern, gepulvert.

Innerlich. Als Zusatz und Geschmackskorrigens zur Emulsion aus süßen Mandeln, 2%; siehe folgende Nr. 54, Amygdalae dulces.

Zu Sirupus Amygdalarum, Nr. 466.

Größte Einzelgabe 0,3. Größte Tagesgabe 1,0.

54. *Amygdalae dulces* — *Süße Mandeln.*

Arzneitaxe: 10,0 = 10 Pf.

Handverkauf: 20,0 = 10 Pf.; 100,0 = 40 Pf.; 500,0 = 1 Mk. 50 Pf. — Emulsio Amygdalarum siehe unten.

Eiförmige, platte, braune Samen. Geschmack süß, ölig und schleimig. Die Samen von Prunus Amygdalus. Unsymmetrisch eiförmig, abgeplattet, durchschnittlich 2,25 cm lang und 1,5 cm breit. An dem einen Ende zugespitzt (genabelt), an dem anderen Ende abgerundet, und hier bis über 1 cm dick. Die

Samenschale ist braun, außen schülferig (durch Epidermiszellen, welche dickwandig sind und leicht abfallen). Die Samenschale wird durchzogen von zahlreichen Leitbündeln, welche ausgehen von der Chalaza.

Nach Einweichen in heißem Wasser läßt sich die Samenschale nebst dem dünnen Endosperm als Haut abziehen von dem Keimling (den Kotyledonen). Nach dieser Behandlung soll sich der Keimling rein weiß zeigen. — (Die bitteren Mandeln und die süßen Mandeln sind also im ganzen ihrer Erscheinung nach übereinstimmend, nur sind die süßen etwas länger [0,25] und breiter [0,3]). Der Geschmack der süßen Mandeln soll etwas süß, mildölig, schleimig, nicht ranzig sein.

Die Bäume, welche die bitteren Mandeln liefern, werden betrachtet als die ursprünglich wilden, und Aussaaten von süßen Mandeln liefern meist Pflanzen mit bitteren Mandeln.

Amygdalae dulces: 50—56 % fettes Öl, Oleum Amygdalarum, 20—25 % eigentümliche Albuminsubstanz (Emulsin, Synaptase) neben 6—10 % Zucker, Asparagin, 3 % Gummi, 3—5 % Asche, 6 % Wasser, kein Amygdalin. Vgl. Amygdalae amarae, Nr. 53.

Angebrochene und innen nicht rein weiße Mandeln sind stets ranzig und zu verwerfen; ebenso wurmstichige. Die besten süßen Mandeln sind die spanischen, Valencer, und italienischen, Puglieser. Die geringsten die nordamerikanischen, Barbarica.

Innerlich. In Emulsion als wohlschmeckendes und durststillendes Getränk bei Reizzuständen des Darms. 10,0—20,0 auf 100,0 Wasser. Das Emulsin bewirkt, daß das fette Öl feinst verteilt bleibt, und so das milchähnliche Aussehen.

Bereitung von Mandelmilch (von Ziemssen und Rieder). 20 süße Mandeln und 1 bittere Mandel, gebrüht mit heißem Wasser, Häute abgezogen. Zerstoßen im Mörser mit wenig Wasser 10—15 Minuten, zu Brei. Unter Umrühren allmählich zusetzen $^1/_4$ Liter kalten Wassers. Durchseihen von Leinwand. Zusatz von Zucker.

Die Emulsion auch mit anderen Mitteln. Diese dürfen aber nur neutral sein.

Emulsio Amygdalarum.

64. ℞ (Berliner F. M.).
Emulsionis Amygdalarum dulcium 18,0 ad 180,0.
Sirupi simplicis ad 200,0.
F. l. a. Emulsio. D. S. 1 Eßlöffel 2stündlich.
1 Dosis = 77 Pf.; $^1/_2$ Dosis = 59 Pf.

65. ℞ Amygdalarum dulcium 20,0
F. Emulsio ad 130,0
Aquae Amygdalarum amararum 2,0
Glycerini ad 150,0.
M.D.S. 1 Eßlöffel stündlich.
Bei Fieber.

Emulsio Amygdalarum im Handverkauf = 1 Teil Sirupus Amygdalarum + 5 Teile Aqua. 150,0 cum vitro = 50 Pf.; 500,0 = 1 Mk.

Zu Sirupus Amygdalarum, Nr. 466.

Größte Einzelgabe 10,0. Größte Tagesgabe 20,0.

Amylaether nitrosus — Amylium nitrosum.
Amyläther, salpetrigsaurer — Amylium nitrosum.
Amyle nitrosa oder Amyloxydum nitrosum — Amylium nitrosum.
Amylenhydrat — Amylenum hydratum.

55. *Amylenum hydratum* — *Amylenhydrat.*

Tertiärer Amylalkohol. Name, weil er früher irrtümlich gehalten wurde für ein Hydrat des Amylens, C_5H_{10}.

Arzneitaxe: 1,0 = 10 Pf.

Handverkauf —. Drogisten verboten.

1,0 = 43 Tropfen. 1 Tropfen = 0,023 (Eschbaum).

Klare, farblose Flüssigkeit (leicht beweglich), flüchtig, neutral. Geruch (scharf) eigentümlich, ätherisch gewürzhaft, (nicht unangenehm, kampferartig). Geschmack brennend.

Spez. Gewicht 0,815—0,820. Siedepunkt 99—103°.

Löslich in 8 Teilen Wasser. Klar mischbar mit Weingeist, Äther, Chloroform, Petroleumbenzin, Glyzerin, fetten Ölen.

Vorsichtig und vor Licht geschützt aufzubewahren. (In kleinen dunkelgelben Gläsern gut verschlossen.)

$(CH_3)_2.C(OH).C_2H_5$ = Dimethyl-äthyl-carbinol. — 100 Teile enthalten 100 $C_5H_{12}O$.

Hypnotikum ohne eigentlich betäubende Nebenwirkung. Lähmt gleich dem Alkohol nachgerade alle Teile des Zentralnervensystems.

Äußerlich. Als Klysma mit Mucilago Gummi arabici + Aqua āā. Anders: Amylenum hydratum 5 zu Mucilago Gummi arabici 20 in Aqua 50.

Innerlich. 2,0—3,0, am besten mit Wein, Bier, Gerstenschleim. Anders: 1,0—3,0 mit 3—4 Eßlöffel Rotwein und Zucker; Gelatinekapseln (1,0). Bei status epilepticus (am besten als Klistier), Nervosität, geistiger Überanstrengung, seniler Agrypnie, Pertussis. Fast spezifisch bei Ikterus mit Hautjucken. Auch mit Zucker allein, aber nicht zu viel Zucker. Anders: 2,0 genügt meist; nur bei Maniakalischen sind 4,0 pro dosi erforderlich. — Bei Kindern: 0,2—0,6. — Einnehmen in Kapseln macht Brennen im Magen und Übelkeit; in wässeriger Lösung unangehm.

Wirkung nicht sicher; steht zwischen Chloralhydrat und Paraldehyd. Als Nachwirkung möglich Eingenommenheit des Kopfes.

Korrigens: Succus Liquiritiae.

66. ℞ Amyleni hydrati 4,0
Glycerini 4,0
Aquae Menthae piperitae ad 30,0.
M.D.S. Die Hälfte (1 Eßlöffel) vor Schlafenszeit. Wenn nötig, später noch 1 Teelöffel bis 1 Eßlöffel.

67. ℞ Amyleni hydrati 5,0
Mucilaginis Gummi arabici 20,0
Aquae destillatae 50,0.
M.D.S. Äußerlich. Die Hälfte auf 1 mal.
Zum Klistier bei Status epilepticus.

68. ℞ Amyleni hydrati 2,0
Aquae destillatae 20,0
Sirupi Liquiritiae ad 50,0.
M.D.S. 1 Teelöffel vor Schlafenszeit. Wenn nötig nach 1 Stunde noch 1(—2) Teelöffel.
Schlafmittel für Kinder.
1 Teelöffel = 0,2 Amylenhydrat.

69. ℞ Amyleni hydrati 2,0—3,0
Mucilaginis Salep ad 50,0.
M.D.S. Erwärmt zum Klysma.

Größte Einzelgabe 4,0. Größte Tagesgabe 8,0.

56. *Amylium nitrosum* — *Amylnitrit.*

Salpetrigsäure Amylester.
Arzneitaxe: 1,0 = 5 Pf.; 10,0 = 35 Pf.
Handverkauf —. Drogisten verboten.
1,0 = 45 Tropfen. 1 Tropfen = 0,022 (Eschbaum).

Klare, (blaßgelbe oder) gelbliche Flüssigkeit. Flüchtig. Geruch nicht unangenehm, fruchtartig (oder obstartig. Schmiedeberg: eigenartig erstickend riechend). Geschmack brennend gewürzhaft. (Reaktion neutral.) — Spez. Gewicht 0,870—0,880. Siedepunkt 97—99°. — Amylnitrit verbrennt angezündet mit gelber, leuchtender und rußender Flamme. Auf 0° abgekühlt soll es sich nicht trüben.

Kaum löslich in Wasser. Mischbar i. jedem Verhältnis m. Weingeist, Äther.

Vorsichtig und vor Licht geschützt aufzubewahren. (In kleinen dunkelgelben Gläsern gut verschlossen. Kobert: Aufzubewahren in dunklem Glase über zerriebenen Kristallen von Kaliumtartrat, kühl, wegen leichter Zersetzung am Licht und Bildung von salpetriger Säure.

Amylnitrit ist meist ein Gemisch des α- und β-Amylesters der salpetrigen Säure, $C_5H_{11}ONO$ mit dem Isobutylester $C_4H_9NO_2$. — 100 Teile enthalten?

Salpetrige Säure nicht mit Alkaloiden, Antipyrin, Bromiden, Jodiden.

Amylnitrit wird angewandt zur Aufhebung von Spasmus und Erweiterung der Gefäße, namentlich am Kopf, Gesicht, Hals, im Gehirn, in der Brust, also bei kardialem Asthma, Angina pectoris, Hemikranie infolge spastischer Gehirnanämie, zum Kupieren von epileptischen Anfällen. Ferner bei Scheintod, Vergiftung mit Chloroform und frischer Kokainvergiftung, Vergiftung mit Opium, Strychnin. Zur vorübergehenden Aufhebung der Schmerzen in Anfällen von Bleikolik. Bei Menstrualkolik, Neuralgien, Tetanus.

Äußerlich. Als Riechmittel. Tropfenweise, täglich mehrmals. 1—2 bis 5 Tropfen auf Löschpapier, Watte oder ein Tuch. Der Patient liegt oder sitzt; er fühlt oft solchen Schwindel, daß er umfallen würde, wenn er stände. — Auch im Handel in Lymphröhrchen. Diese werden zerbrochen in Löschpapier und einem Tuch, und der Inhalt eingeatmet.

Innerlich. 1—2 Tropfen, täglich mehrmals. Bei Malaria-Sumpffieber.

70. ℞ Amylii nitrosi 10
D. ad vitrum fuscum. S. Äußerlich zu Händen des Arztes.
Zum Einatmen. Einige Tropfen auf Watte gegossen im Taschentuch vor die Nase des bequem sitzenden oder liegenden Patienten gehalten.

862. ℞ Amylii nitrosi 5,0.
D. S. 1—3 Tropfen auf ein Taschentuch zum Einatmen.
Bei Vergiftung mit Kokain.

863. ℞ Amylii nitrosi 0,5
Aquae destillatae ad 10,0.
M.D.S. Zur subkutanen Injektion 1 Spritze.
Bei Vergiftung mit Kokain.

Größte Einzelgabe 0,25 (5 Tropfen) ad inhalationem.
Größte Tagesgabe 1,0 (20 Tropfen) ad inhalationem.

Amylnitrit = Amylium nitrosum.

Amylum = Stärke.
Amylum Avenae = Hafermehl.
Amylum Cerealiorum grossiusculum = Gries.
Amylum Maïdis = Maisstärke (Maizena).
Amylum Marantae = Marantastärke, Arrow root. Arzneitaxe: 100,0 = 30 Pf. Handverkauf: 40,0 = 10 Pf.; 100,0 = 20 Pf.; 500,0 = 80 Pf.
Amylum Oryzae = Reismehlstärke, Poudre de Riz. Arzneitaxe: 100,0 = 20 Pf.
Amylum Solani = Kartoffelstärke, fälschlich „Kartoffelmehl".

Amylum auch kurz für Amylum Tritici.

57. *Amylum Tritici* — *Weizenstärke.*

Arzneitaxe: 100,0 = 20 Pf.; 200,0 = 30 Pf.
Handverkauf: 50,0 = 10 Pf.; 100,0 = 15 Pf.; 500,0 = 50 Pf.

Weißes, sehr feines Pulver. „Geruchlos und geschmacklos."

Weizenstärke ist das Stärkemehl der Früchte von Triticum vulgare. Es besteht hauptsächlich aus 1.) größeren, unregelmäßig linsenförmigen Körnern, 2.) kleineren, meist rundlichen Körnchen.

Die größeren Körner sind undeutlich konzentrisch geschichtet 0,015 bis 0,045 mm breit.

Die kleineren Körner sind selten eckig oder spindelförmig, und haben 0,002—0,008 mm im Durchmesser.

Übergänge zwischen beiden Arten Körnern nach Form und Größe sind viel seltener zu beobachten. — 100 Teile Waizenstärke sollen nach dem Verbrennen nicht mehr als 1 Teil Rückstand hinterlassen.

1 Teil Weizenstärke gekocht mit 50 Teilen Wasser soll nach dem Erkalten einen trüben dünnflüssigen Schleim geben. Dieser Schleim soll Lackmuspapier nicht verändern.

Amylum Tritici: 65 % Amylum, 14 % Proteïn, 3,5 % Fett.

Äußerlich. Als Streupulver bei Intertrigo, Pruritus, Prurigo. Allein oder mit anderen Mitteln. Zusatz zu Fußstreupulvern.

Als Kleister zu Pappverbänden bei Frakturen und zu anderen Verbänden.

Zum Klistier bei Dickdarmkatarrh. 1—2 Eßlöffel, anrühren mit kaltem Wasser, übergießen und aufquellen mit einer Tasse kochenden Wassers, aufkochen lassen. So dünn wie Milch lauwarm zu geben. Auch mit Opium.

Innerlich. Gegen Jodvergiftung. 1 Teelöffel zu 150,0 Wasser.

Als Nahrungsmittel bei Magen- und Darmkatarrh.

Als Zusatz zu Pulvern, Oblaten, Pastillen, vegetabilischen Gallerten.
Zum Bestreuen von Pillen.

71. ℞ Decocti Amyli Tritici 5,0 ad 100,0
Tincturae Opii simplicis 1,5.
M. D. S. Äußerlich nach Vorschr.
Zu 1—2 Klysmen für Erwachsene.
(Tinct. Opii ℞. 1,5 = Dos. max. sing.)

960. ℞ Für 10 Pf. Weizenstärke im Handverkauf (= 50,0).
Vorschrift: Zum Bestreuen.
Bei Sudamina (Hitzblätterchen).

Zu Pulvis salicylicus cum Talco, Nr. 411.
Größte Einzelgabe — Größte Tagesgabe —

Anaesthetika (von ἄνευ = ohne und αἰσθάνομαι = ich empfinde) sind Mittel, welche die (Schmerz-)Empfindung aufheben, Gefühllosigkeit erzeugende Mittel teils von allgemeiner Wirkung, teils von örtlicher Wirkung.
Allgemeine (Chloroform, Äther) siehe unter Narkotika.
Lokale Anästhetika.
Protrahierte warme Bäder (gegen diffuses Hautjucken). Kühlsalben.

Aether, Nr. 37.
Aethylum chloratum, (nicht offizinell.)
Cocaïnum hydrochloricum, Nr. 118.
Extractum Belladonnae, Nr. 161.
Mentholum, Nr. 319.
Oleum Menthae piperitae, Nr. 365.

Analeptika (von ἀναλαμβάνειν = aufnehmen, ἀναληπτικός = stärkend) sind Mittel zur Anregung der Gehirntätigkeit, der psychomotorischen Centra und anderer Centra, wiederbelebende Mittel, besonders für Atmung und Herztätigkeit, bei Asphyxie und Kollaps. Ebenso Stimulantia, Excitantia, siehe letztere.
Analgesin — Pyrazolonum phenyldimethylicum.
Anethol — Oleum Anisi.
Anetholhaltige Ammoniakflüssigkeit = Liquor Ammonii anisatus.
Angelica. Radix Angelicae, Nr. 416.
Spiritus Angelicae compositus, Nr. 492.
Angelikaspiritus, zusammengesetzter = Spiritus Angelicae compositus.
Angelikawurzel — Radix Angelicae.
Angiotonika = Gefäßtonika, Mittel, um die Leistungsfähigkeit der Gefäße anzuregen. Weiteres siehe unter Herz- und Gefäßmittel.
Anilin. Vergiftung durch Anilin.
Vergiftungssymptome. Erbrechen. Schwindel, Bewußtlosigkeit, Somnolenz. Cyanose. Dyspnoe.
Antidota. Magenpumpe. Salinische Abführmittel. Kein Rizinus! — Transfusion.
Anima Rheï — Tinctura Rheï aquosa.
Anis. Fructus Anisi, Nr. 220.
Oleum Anisi, Nr. 345.
Anis — Fructus Anisi.
Anis, gemeiner — Fructus Anisi.
Anisliquor — Liquor Ammonii anisatus.
Anisöl — Oleum Anisi.
Anodyna (von ἄνευ = ohne und ἡ ὀδύνη = der Schmerz) sind schmerzstillende Mittel. Weiteres siehe Hypnotika.
Antacida = (von ἀντί = gegen und acidus = sauer) sind säuretilgende Mittel. Dasselbe Absorbentia.
Antalgetika (von ἄλγος = Schmerz) sind Mittel gegen Schmerzen, insbesondere bei nervösen Reizerscheinungen. Weiteres siehe Nervenberuhigungsmittel.
Antaphrodisiaka = Mittel, den Geschlechtsreiz herabzusetzen.
Frühes Aufstehen, Vermeidung erregenden Verkehrs, erregender Lektüre, harter Sitz, hartes Bett, kräftige Körperarbeit, kaltes Baden und Waschen. — Kausal gegen Leukämie selten; gegen Geisteskrankheiten vielfach.
Antarthritika = Mittel gegen die Gicht. Sie sollen den Überschuß an Xanthinsubstanzen, Harnsäure und deren Salzen beseitigen.
Vermeiden von Alkohol, zuviel Eiweiß, starker Bouillon, Fleischextrakt, Thymus, ferner zuviel Kochsalz, Pökelfleisch, salzigen Fischen. Günstig

Früchte. — Vermeiden von Sport. — Achten auf hinreichende Harnmenge, die neutral ist (nicht sauer). — Einpacken der schmerzenden Glieder in Gichtwatte.

Mineralwässer. Bilin. 1 gr. Fl. = 75 Pf.; 1 mittl. Fl. = 50 Pf.; 1 kl. Fl. = 40 Pf.
Fachingen. 1 mittl. Fl. = 50 Pf.
Karlsbad. 1 gr. Fl. = 85 Pf.
Vichy. 1 gr. Fl. = 1 Mk.; 1 kl. Fl. = 80 Pf.
Wiesbaden. 1 Fl. = 75 Pf. Wiesbadener Gichtwasser 1 Flasche = 85 Pf.
Wildungen. Georg Victorquelle, Helenenquelle. 1 mittl. Fl. = 70 Pf. Königsquelle. 1 mittl. Fl. = 75 Pf.

Calcium carbonic. praecipitat., Nr. 94.
Lithium carbonicum, Nr. 307.
Magnesium carbonicum, Nr. 311.
Natrium bicarbonicum, Nr. 331.
Natrium carbonicum, Nr. 333.
Natrium salicylicum, Nr. 340.
Semen Colchici, Nr. 455.
Tinctura Colchici, Nr. 542.
Vinum Colchici, Nr. 597.
Vgl. Diuretika, Antineuralgika.

Antemetika = Brechwidrige Mittel.

Halbtägiges Hungern, Magenausspülung, Eispillen (alle 10—15 Minuten), horizontale Lagerung, Eisblase auf den Bauch (Peritonitis), Kühlen des Kopfes (hohes Fieber bei Kindern), warme Bäder, Ernährung per anum, Senfteig auf den Magen, gut gekühlt. Sekt, starke Alkoholika, Abführmittel, schwarzer Kaffee.

Argentum nitricum, Nr. 73.
Bismutum subnitricum, Nr. 85.
Cocaïnum hydrochloricum, Nr. 118.
Kalium bromatum, Nr. 270.
Kreosotum, Nr. 282.
Mentholum, Nr. 319.
Morphium hydrochloricum, Nr. 324.
Pulvis aërophorus, Nr. 404.
Tinctura Jodi, Nr. 549.

Antepileptika = Mittel gegen die Epilepsie.

Antepizoa (von ἐπιζῷα = tierische Schmarotzer) sind Mittel gegen tierische Hautschmarotzer. Dasselbe Antiparasitika externa. Siehe diese.

Anthelmintika = Wurmmittel. Dasselbe Vermifuga.

Anticestodea = Mittel gegen Bandwürmer.

Knoblauch, Meerrettig, Senf, Zwiebeln. Marinierte Heringe, Pökelfleisch, saure Salate, Sauerkraut. Brombeeren, Himbeeren, Johannisbeeren, Stachelbeeren, Kürbiskerne (30,0—60,0 frische zum Kauen und Essen), Wassermelonenkerne. Saft der Kokosnuß. Kalmus.

Cortex Granati, Nr. 133.
Extractum Filicis, Nr. 171.
Flores Koso, Nr. 197.
Kamala, Nr. 281.
Oleum Terebinthinae, Nr. 375.
Rhizoma Filicis, Nr. 433.
Semen Arecae (bei Tieren), Nr. 454.

Mittel gegen Rundwürmer.

Klysmen mit Essig, Knoblauch.

Flores Cinae, Nr. 196.
Naphthalinum, Nr. 328.
Pastilli Santonini, Nr. 384.
Santoninum, Nr. 445.
Thymolum, Nr. 525.

Anthidrotika = schweißwidrige Mittel. Dasselbe Antihidrotika.

Kühles Zimmer, kühles Lager, nicht zu dicke Kleidung, kühle Bäder und Waschungen. — Keine Überanstrengung. — Nicht zuviel Trinken. — Kalter Salbeitee, Kognak unter kalte Milch.

Acidum camphoricum, Nr. 12.
Agaricinum, Nr. 41.
Atropinum sulfuricum, Nr. 76 (nur wenige Tage).
Mentholum, Nr. 319.

Lokale Mittel.

Acidum aceticum, Nr. 7.
Acidum formicicum, Nr. 17.
Acidum tannicum, Nr. 30.
Acidum trichloraceticum, Nr. 32.
Alumen, Nr. 45.
Amylum Tritici, Nr. 57.
Liquor Aluminii acetici, Nr. 290.
Liquor Ferri sesquichlorati, Nr. 298.
Talcum, Nr. 517.
Zincum sulfuricum, Nr. 606.

Insbesondere gegen Hyperhidrosis pedum: Fußbäder und Wechseln der Fußbekleidung täglich mehrmals. Strümpfe nicht zu dick, Schuhe von Tuch, Zeugschuh. Im Sommer Versuche mit Barfußgehen, im Zimmer, wenn nicht draußen. Kleie als Streupulver.

Acidum boricum, Nr. 11.
Acidum chronicum, Nr. 15.
Acidum citricum, Nr. 16.
Acidum hydrochloricum dilut., Nr. 20.
Acidum tartaricum, Nr. 31.
Argentum nitricum, Nr. 73.
Kalium permanganicum, Nr. 277.
Pulvis salicylicus cum Talco, Nr. 411.
Unguentum diachylon, Nr. 579.

Anthodia Cinae — Flores Cinae.
Antiabortiva = Mittel zur Verhütung der Fehlgeburt. Weiteres siehe Uterina.
Antianginosa = Mittel gegen Angina.
Antiasthmatika = Mittel gegen Asthma. Siehe auch Antidyspnoika.

Eispillen, Fruchteis. Heiße Handbäder und Fußbäder. Trockene Schröpfköpfe. Kaffee.

Acetanilidum, Nr. 1.
Amylium nitrosum, Nr. 56.
Atropinum sulfuricum, Nr. 76.
Charta nitrata, Nr. 108.
Charta sinapisata, Nr. 109.
Chloralum hydratum, Nr. 115.
Chloroformium, Nr. 116.
Folia Stramonii, Nr. 216.
Herba Lobeliae, Nr. 247.
Hirudines (ad jugulum), Nr. 252.
Kalium jodatum, Nr. 275.
Liquor Kalii arsenicosi, Nr. 301.
Morphinum hydrochloricum, Nr. 324.
Opium, Nr. 378.
Paraldehydum, Nr. 382.
Pyrazolonum phenyldimethylic., Nr. 412.

Antibechika (von ἡ βήξ, βηχός = der Husten) sind Mittel gegen Husten.
Antiblennorrhagika = Mittel zur Bekämpfung der Eiterung.
Antiblennorrhoika = Mittel gegen Schleimfluß, insbesondere Mittel gegen Tripper. Siehe unter Antigonorrhoika.
Anticestodea = Bandwurmmittel, siehe unter Anthelmintika.
Antichlorotika = Mittel gegen Bleichsucht.

Hauptsache: Lebensweise. Luft, Licht, richtiges Maß von Bewegung und Ruhe. Leicht verdauliche Nahrung. Regelmäßiger Stuhlgang. Bei Mageren zeitweise extraktreiches Bier.

Eisenwässer: Bocklet. Stahlquelle (0,12 Eisenoxydul pro kg). 1 große Fl. = 90 Pf.
Brückenau. 1 mittlere Flasche = 65 Pf.
Cudowa, Trinkquelle. 1 mittlere Flasche = 85 Pf.
Driburg. 1 mittlere Flasche = 85 Pf.; 1 kleine Flasche = 65 Pf.
Elster, Salzquelle, Moritzquelle, Marienquelle. 1 kl. Flasche = 70 Pf.
Flinsberg. 1 kleine Flasche = 85 Pf.
Guberquelle (Eisen und Arsen). 1 kleine Flasche = 1 Mk.
Levico, Schwach- und Starkwasser. (Eisen u. Arsen). 1 kl. Fl. = 1 Mk.
Liebenstein, alte Quelle.
Marienbad, Ferdinandquelle, Kreuzquelle. 1 mittlere Fl. = 80 Pf.
Pyrmont, Stahlquelle. 1 kleine Flasche = 85 Pf.
Reinerz, laue Quelle. 1 mittlere Flasche = 80 Pf.
Rippoldsau, Wenzelquelle. (0,12 Eisenoxydul pro kg.) 1 kl. Fl. = 75 Pf.
Roncegno. (Eisen und Arsen.) 1 kleine Flasche = 1 Mk.
Schwalbach, Stahlbrunnen. 1 große Fl. = 95 Pf., 1 kleine Fl. = 65 Pf.

Beliebte Eisenpräparate: Eisen-Malzextrakt-Gesundheitsbier.
Extractum Malti ferratum = Eisenmalzextrakt.
Liquor Ferro-Mangani peptonati = Eisen-Mangan-Peptonlösung.
Liquor Ferro-Mangani saccharati = Eisen-Mangan-Zuckerlösung.
Oleum Jecoris Aselli ferratum = Eisenlebertran.
Oleum Jecoris Aselli ferro-jodatum = Jodeisenlebertran.
Sirupus Ferri calcatus = Kalkeisensirup.

Ammonium chloratum ferrat., Nr. 52.
Extractum Ferri pomati, Nr. 170.
Ferrum carbonic. saccharat., Nr. 184.
Ferrum lacticum, Nr. 186.
Ferrum oxydatum saccharat., Nr. 187.
Ferrum pulveratum, Nr. 188.

Ferrum reductum, Nr. 189.
Ferrum sulfuricum siccum, Nr. 193.
Liquor Ferri albuminati, Nr. 295.
Liquor Ferri oxychlorati, Nr. 297.
Pilulae aloëticae ferratae, Nr. 392.
Pilulae Ferri carbonici Blaudii, Nr. 393.
Pilulae Ferri carbonici Valleti, nicht offizinell, unter Nr. 393.

Antichoreatika = Mittel gegen Veitstanz.

Anticonvulsiva = Mittel gegen Krampfzustände. Dasselbe Antispasmodika. Weiteres siehe Nervenberuhigungsmittel.

Anticystitika = Mittel gegen Cystitis (Harnblasenkatarrh und -entzündung).

Kausal gegen Cholera, Gicht, Influenza, Neubildung, Pocken, Pyämie, Scharlach, Septikämie, Steine, Trauma, Typhus, Verlagerung.

Gegen akute Entzündung: Kälte, Blutegel. Nach Schwinden der akuten Symptome feuchte, warme Umschläge, warme Bäder, Einreibungen.

Gegen chronische Entzündung. Alkalische Wässer, Säuerlinge.

Acidum benzoïcum, Nr. 10.
Acidum boricum, Nr. 11.
Acidum camphoricum, Nr. 12.
Acidum salicylicum, Nr. 26.
Acidum tannicum, Nr. 30.
Alumen, Nr. 45.
Arbutinum, nicht offizinell.
Balsamum Copaïvae, Nr. 77.
Extractum Stigmatis Maïdis, nicht offizinell.
Oleum Terebinthinae rectificat., Nr. 376.
Plumbum aceticum, Nr. 398.
Stigmata Maïdis, nicht offizinell.
Thymolum, Nr. 525.
Zincum chloratum, Nr. 603.
Zincum sulfuricum, Nr. 606.

Antidiabetika = Mittel gegen Harnruhr, Zuckerkrankheit, ein Symptom verschiedener Ursachen (Gehirn, Leber, Pankreas).

Hauptsache: Diätetik. Für fette Patienten fettarme Kost, für magere Patienten fettreiche Kost. Rechtes Maß, individuelle Anpassung, genaues Ausprobieren. Statt des gewöhnlichen Brotes Aleuronatbrot, Kleinbrot u. ä. Statt Milch, wenn nicht vertragen, Kefir. Keine Obstipation! — Rechtes Maß von Bewegung, geistiger Arbeit. Nach Kobert: Karlsbader Kur, Sal Carolinum factitium, Nr. 444, zur Verbesserung von chronischem Magendarmkatarrh, Beseitigung von Obstipation, Hebung verminderter Blutalkaleszenz; aber kontraindiziert bei Schwund des Pankreas, großer Magerkeit, Hautgangrän, Lungengangrän, Phthise, alter Syphilis.

Codeïnum phosphoricum, Nr. 119.
Morphinum hydrochloricum, Nr. 324.
Opium, Nr. 378.
Phenylum salicylicum, Nr. 387 (bei vermehrter Darmfäulnis).

Antidiarrhoïka = Mittel gegen Durchfall. Dasselbe Ostipantia = Obstruentia = Stopfmittel.

Fasten, körperliche und geistige Ruhe. Warmhalten des Leibes. Bei Säuglingen Trockenfütterungsmilch. Dicke Hafergrütze, Roggenmehlsuppe, Hammelfleischsuppe mit Sago oder Graupen, Reismehlsuppe. Rotwein, Kakao mit Rotwein gekocht. Getrocknete Heidelbeeren als Dekokt tassenweise. Starker chinesischer Tee, Eichelkaffee.

Acidum lacticum, Nr. 21.
Acidum tannicum, Nr. 30.
Alumen, Nr. 45.
Amylum Tritici, Nr. 57.
Aqua Amygdalarum amararum, Nr. 59.
Argentum nitricum, Nr. 73.
Atropinum sulfuricum, Nr. 76.
Bismutum subgallicum, Nr. 84.
Bismutum subnitricum, Nr. 85.
Calcium carbonic. praecipitatum, Nr. 94.
Carbo Ligni pulveratus, Nr. 99.
Catechu, Nr. 102.
Cortex Cinnamomi, Nr. 129.
Cortex Quercus, Nr. 134.
Extractum Belladonnae, Nr. 161.
Extractum Opii, Nr. 176.
Folia Juglandis, Nr. 209.
Folia Menthae piperitae, Nr. 212.
Fructus Cardamomi, Nr. 223.
Gummi arabicum, Nr. 238.
Hydrargyrum chloratum, Nr. 257.
Liquor Aluminii acetici, Nr. 290.
Naphthalinum, Nr. 328.
Oleum Cinnamomi, Nr. 354.
Oleum Menthae piperitae, Nr. 365.
Opium, Nr. 378.
Plumbum aceticum, Nr. 398.
Radix Ratanhiae, Nr. 424.
Tinctura Opii crocata, Nr. 553.
Tinctura Opii simplex, Nr. 554.
Tubera Salep, Nr. 569.
Zincum oxydatum, Nr. 604.

Antidota sive Alexipharmaka = Gegenmittel, Gegengifte.
Antidota vera = echte Gegenmittel. Gegensatz: unechte, nur symptomatische. Brechmittel, Abführmittel, Diuretika, Diaphoretika, Sialogoga.

Milde Alkalien gegen Säuren, sehr saure Salze, welche per os eingeführt sind, gegen akute Vergiftung durch Arsenwasserstoff, Chlor, chlorsaures Kalium, Jod, Phosphor.

Lithium carbonicum, Nr. 307.
Magnesia usta, Nr. 310.
Magnesium carbonicum, Nr. 311.
Natrium bicarbonicum, Nr. 331.
Natrium carbonicum, Nr. 333.

Liquor Ammonii caustici — gegen eingeatmete Säuren.

Zuckerkalk, nicht offizinell, siehe unter Zuckerkalk — gegen Oxalsäure, saures oxalsaures Kalium (Kleesalz).

Natrium-sesquicarbonat, nicht offizinell, siehe dieses — gegen eingetretenes Coma diabeticum.

Verdünnte Säuren — gegen Vergiftung mit Ammoniak, kohlensaures Ammoniak, Kalilauge, Kalium carbonicum (Pottasche), Natronlauge, Natrium carbonicum (Soda).

Acidum hydrochloricum dilutum, Nr. 20.
Acidum phosphoricum, Nr. 25.
Acidum sulfuricum dilutum, Nr. 29.

Gerbsäuren — gegen Alkaloïde, Glykoside, Salze des Antimons und der Schwermetalle im Magen, darauf Brechmittel, Magenpumpe.

Kaffee, Tee.
Acidum tannicum, Nr. 30.
Carbo Ligni pulveratus, Nr. 99.

Antidotum Arsenici, nicht offizinell, siehe dieses — gegen Arsenik.

Kalium permanganicum, Nr. 277, — gegen Blausäure, Morphin, Natrium nitrosum, Phosphor, Strychnin im Magen; gegen Bisse und Stiche giftiger Tiere.

Behringsches Tetanusheilserum.

Pasteursche Behandlung gegen Lyssa. Das getrocknete Zentralnervensystem von tollwütigen Kaninchen wird in Form einer Emulsion injiziert. Pasteursche Präventivimpfung im Institut für Infektionskrankheiten in Berlin.

Pasteursches Streptokokkenheilserum.

Serum antidiphthericum, Nr. 464, gegen Diphtherie.

Im übrigen vgl. Antidota bei den einzelnen Präparaten des Arzneibuches.

Antidotum Arsenici. Schüttelmixtur aus 100 Liquor Ferri sulfurici oxydati + 250 Wasser, und dazu unter Umschütteln in kleinen Portionen (ohne Erwärmen) 15 Magnesia usta + 250 Wasser. Es muß frisch gefälltes Eisenoxyd enthalten, nur solches verbindet sich mit arseniger Säure. Eßlöffelweise mehrmals in den ersten Stunden nach der Vergiftung. Es bildet sich Magnesiumsulfat, und dieses führt gebildetes unlösliches arsenigsaures Eisenoxyd ab.

Antidyskrasiaka oder Antidyskratika = Mittel gegen Dyskrasie, Veränderung des Blutes und der Säfte, schlechte Säftemischung. Die drei hauptsächlichsten Stoffwechselkrankheiten: Diabetes, Fettsucht, Gicht. Vgl. Antidiabetika, Antilipomatosa, Antarthritika.

Antidyspnoëtika oder Antidyspnoïka = Mittel gegen Dyspnoe, Atemnot. Weiteres unter Antiasthmatika.

Antieklamptika = Mittel gegen Eklampsie.
Antiekzematosa = Mittel gegen Ekzem.
Antiepileptika = Mittel gegen Epilepsie.
Antierysipelatosa = Mittel gegen Erysipelas, Rose, Rotlauf.
Antifebrilia = Fiebermittel. Dasselbe Antipyretika, Febrifuga. Siehe diese.
Antifebrin — Acetanilidum.
Antifermentativa = fermentwidrige Mittel, fäulniswidrige, bakterienfeindliche Mittel.
Antigalaktagoga sind Mittel, welche die Milchabsonderung herabsetzen oder beseitigen. Dasselbe Agalaktika.

Antigalaktika = Mittel, welche die Milchabsonderung herabsetzen. Dasselbe Agalaktika.

Absetzen des Kindes von der Brust, Weiteres fraglich.

Antigonorrhoïka = Mittel gegen Tripper.

Mittel gegen Tripper, ferner gegen Condylomata acuminata, Ulcus molle:

I. Condylomata acuminata.

Alumen ustum, Nr. 46.
Bismutum subgallicum, Nr. 84.
Ferrum sulfuricum siccum, Nr. 193.
Formaldehydum solutum, Nr. 219.
Hydrargyrum chloratum, Nr. 257.
Resorcinum, Nr. 431.
Unguentum Sabinae, nicht offizinell.

II. Ulcus molle.

Acidum salicylicum, Nr. 26.
Bismutum subgallicum, Nr. 84.
Jodoformium, Nr. 266.
Pyrogallolum, Nr. 414.

III. Antigonorrhoïka, auch genannt Antiblennorrhoïka (Mittel gegen Schleimfluß) bei Männern.

Prophylaktisch: Condome, Waschung, Ausspülung.

Janets Kupierungskur siehe unter Kalium permanganicum, Nr. 277.

Im Eiterungsstadium: Vermeiden von Erregung und Anstrengungen, am besten Bettruhe, unelastisches Suspensorium. Diät reizlos, keine Alkoholika (und kohlensaure Wässer?). Limonaden mit Mineralsäure erst bei ammoniakalischer Zersetzung. Alkalische Wässer bei saurer Diathese.

Einspritzung. Spritze mit elliptischer Spitze, Inhalt kleiner als derjenige der Urethra. Vorher Urinieren. Langsam spritzen, ausfließen lassen nach 2 Minuten. Danach nicht sogleich urinieren.

Physiologische Kochsalzlösung; auch mit Kalium carbonicum 0,1 %.

Acidum boricum, Nr. 11.
Acidum citricum, Nr. 16.
Alumen, Nr. 45.
Cuprum aluminatum, Nr. 139.
Cuprum sulfuricum, Nr. 140.
Kalium permanganicum, Nr. 277.
Liquor Aluminii acetici, Nr. 290.
Resorcinum, Nr. 431.
Thymolum, Nr. 525.
Zincum sulfuricum, Nr. 606.

Innerliche Mittel.

Folia Uvae Ursi, Nr. 218.
Arbutinum, nicht offizinell.
Folia Vaccinii Myrtilli (Heidelbeere), nicht offizinell.
Folia Vaccinii oxycocci (Kranzbeere), nicht offizinell.
Folia Vaccinii uliginosi (Blaubeere), nicht offizinell.
Folia Vaccinii Vitis Idaei (Preißelbeere), nicht offizinell — enthalten Vacciniin, besteht aus Arbutin und Methylarbutin.
Phenylum salicylicum, Nr. 387.

Nach Abklingen der Entzündung, Eiterung, Schmerzen bei Patienten ohne Nierenentzündung und mit gutem Magen (weniger geeignet im Sommer):

Balsamum Copaïvae, Nr. 77.
Cubebae, Nr. 138.
Extractum Cubebarum, Nr. 169.
Oleum Santali, Nr. 373.

Gegen Urethritis chronica, Nachtripper:

Antrophore, Cereoli, Salbenspritzungen (Constituens Lanolin), Spritzungen von Schüttelmixturen (siehe Zincum sulfuricum, Nr. 606).

Gegen Cystitis.

Acidum boricum, Nr. 11.
Acidum camphoricum, Nr. 12.
Acidum salicylicum, Nr. 26.
Thymolum, Nr. 525.

IV. Antigonorrhoika für Frauen.

Sitzbäder, Ausspülungen, Abkochung von Leinsamen, Malven, Kleie.
Acidum boricum, Nr. 11.
Acidum carbolicum liquefactum, Nr. 14.
Acidum salicylicum, Nr. 26.
Argentum nitricum, Nr. 73.
Hydrargyrum bichloratum, Nr. 255.
Kalium permanganicum, Nr. 277.
Liquor Plumbi subacetici, Nr. 305.
Zincum chloratum, Nr. 603.

Antihaemorrhoïdalia = Mittel gegen Hämorrhoiden.

Antihemikranika = Mittel gegen Migräne, halbseitigen Kopfschmerz.

Antihidrotika = Schweißwidrige Mittel. Dasselbe Anthidrotika. Siehe letzteres.

Antihyphomykotika = Mittel gegen Hyphomykosen. Hyphomyceten = Schimmelpilze oder Fadenpilze. Achorion Schoenleinii ruft hervor den Favus. — Trichophyton tonsurans ruft hervor 1. den Herpes tonsurans, 2. die Sykosis parasitaria, 3. Ekzema marginatum. — Mikrosporon furfur ruft hervor die Pityriasis versicolor. — Mikrosporon minutissimum ruft hervor das Erythrasma. — Der Aktinomyces ruft hervor die Aktinomykosis.

Antihysterika = Mittel gegen Hysterie. Weiteres siehe Nervenberuhigungsmittel.

Antikolika = Mittel gegen Kolik. Der Bedeutung nach kommen zunächst nur in Betracht Dickdarmkoliken. Aber man verallgemeinert den Begriff, und spricht von Magenkolik, Gallensteinkolik, Nierensteinkolik, Uteruskolik.

Antileukaemika = Mittel gegen Leukämie. Man unterscheidet eine echte Weißblütigkeit (lienale, lymphatische, myelogene) und eine unechte oder Pseudoleukämie = Hodginkrankheit = Bildung von malignen Lymphomen.

Arsenhaltige Wässer:

Guberquelle (Arsen und Eisen). 1 kleine Flasche = 1 Mk.
Levico, Schwachwasser und Starkwasser. 1 kleine Flasche = 1 Mk.
Neuenahrer Sprudel (Arsen und Eisen). 1 mittlere Flasche = 75 Pf.
Roncegno. 1 kleine Flasche = 1 Mk.

Acidum arsenicosum, Nr. 9.
Chininum hydrochloricum, Nr. 111.
Liquor Kalii arsenicosi, Nr. 301.

Antileukorrhoïka = Mittel gegen weißen Fluß.

Antilipomatosa = Mittel gegen Fettsucht.

Nicht zu viel Fette, Kohlenhydrate, überhaupt Essen und Trinken. — Kein Alkohol. — Methodische Bewegung, Schwitzmittel. — Brunnenkuren. Kalte Glaubersalzwässer (Marienbad, Tarasp-Schuls) regen die Diurese mehr an als die warmen (wegen Mehrgehalt an Kohlensäure). — Bäder. Dampf-, Jod-, Moor-, Säuerlings-, Sol-, Stahlbäder. Nachkur vielfach Hochgebirge.

Antiluetika = Mittel gegen Syphilis. Siehe Antisyphilitika.

Antiluposa = Mittel gegen Lupus.

Antimikrobika = Mittel gegen Mikroben, nämlich Spaltpilze, aber auch echte Pilze, Plasmodien, kurzum alle mikroskopisch kleinen Parasiten, welche auf und in dem Menschen vorkommen.

Alle Antimikrobika verlieren an Wirksamkeit bei Alkoholismus, Karzinom, Kokainismus, Diabetes mellitus, Hydrämie, Inanition, Marasmus, Morphinismus, Syphilis, Tuberkulose. Dagegen nimmt die Wirkung der Mikroben bei diesen Zuständen zu.

Antiseptika und Desinficientia.

Kochen der Instrumente in 1% Lösung von Natrium carbonicum $\frac{1}{2}$—$\frac{3}{4}$ Stunden. Aufbewahren der gekochten Nadeln, Silberdrähte usw. eventuell in 5% Karbolglyzerin.

Sterilisieren von Verbandstoffen in Sterilisierungsapparaten mit strömendem Wasserdampf von 105—110°, oder durch trockene Hitze bei 120°.

Desinfektion bei Operationen.

1. Waschen mit Kaliseife (besser als Natronseife) in warmem Wasser mittels Bürste. Dann abtrocknen.

Die Bürste liegt vorher in $\frac{1}{2}$‰ Lösung von Sublimat oder in 5% Karbolglyzerin.

Sehr schmutzige Haut waschen mit Bimsteinseife, Marmorseife. Fingernägel beschneiden, Nagelräume gründlich reinigen.

2. Waschen mit einem fettlösenden Mittel: Alkohol, Äther, Benzin, Terpentinöl.

3. Waschen mit 0,1% Lös. von Sublimat, oder 3% Lös. von Karbolsäure.

Desinfektion von Seide, Silkwormgut. Auskochen in Wasser 1—2 Stunden, oder 3% Karbolsäure.

Desinfektion von Catgut. Erhitzen auf 106° in Oleum Lavandulae, oder auf 140° in Oleum Olivarum.

Wund-Antiseptika.

Acidum boricum, Nr. 11.
Acidum carbolicum, Nr. 13.
Acidum carbolicum liquefactum, Nr. 14.
Acidum salicylicum, Nr. 26.
Aqua carbolisata, Nr. 61.
Aqua cresolica, Nr. 64.
Bismutum subgallicum, Nr. 84.
Bismutum subsalicylicum, Nr. 86.
Borax, Nr. 88.
Hydrargyrum bichloratum, Nr. 255.
Jodoformium, Nr. 266.
Liquor Cresoli saponatus, Nr. 294.
Naphtholum, Nr. 329.
Phenylum salicylicum, Nr. 387.
Thymolum, Nr. 525.
Unguentum Acidi borici, Nr. 571.

Mund-Antiseptika.

Acidum boricum, Nr. 11.
Aqua carbolisata, Nr. 61.
Borax, Nr. 88.
Kalium chloricum, Nr. 273.
Kalium permanganicum, Nr. 277.
Kreosotum, Nr. 282.
Liquor Aluminii acetici, Nr. 290.
Mentholum, Nr. 319.
Oleum Carysphyllorum, Nr. 352.
Oleum Menthae piperitae, Nr. 365.
Sulfur depuratum, Nr. 513.
Thymolum, Nr. 525.

Magen-Antiseptika.

Acidum boricum, Nr. 11.
Acidum hydrochloricum dilutum, Nr. 20.
Acidum salicylicum, Nr. 26.
Kreosotum, Nr. 282.
Resorcinum, Nr. 431.
Thymolum, Nr. 525.

Dünndarm-Antiseptika.

Bismutum subsalicylicum, Nr. 86.
Calcium carbonicum praecipitatum, Nr. 94.
Camphora, Nr. 97.
Hydrargyrum chloratum, Nr. 257.
Kreosotum, Nr. 282.
Magnesia usta, Nr. 310.
Mentholum, Nr. 319.
Phenylum salicylicum, Nr. 387.
Thymolum, Nr. 525.

Dickdarm-Antiseptika.

Vgl. Magen- und Dünndarm-Antiseptika.
Pulvis Liquiritiae compositus, Nr. 409.

Antiseptika der Harnwege.

Acidum salicylicum, Nr. 26.
Balsamum Copaïvae, Nr. 77.
Cubebae, Nr. 138.
Folia Uvae Ursi, Nr. 218.
Oleum Santali, Nr. 373.
Phenylum salicylicum, Nr. 387.
Vgl. auch Antigonorrhoïka; Wundantiseptika (oben).

Antiseptika bei Tuberkulose vgl. Antituberculosa.
Antiseptika bei Fieber vgl. Antipyretika.
Antiseptika bei Syphilis vgl. Antisyphilitika.

Antimon siehe Stibium. — Vergiftungen durch Antimon.

Vergiftungssymptome. Sehr starkes Erbrechen. Brennender Schmerz im Leibe, in Magen und Därmen, wässerige Durchfälle. Kalter Schweiß. Heftiger Durst. Schwindel, Kollaps, klonische und tonische Krämpfe.

Antidota. Eisstückchen, viel Wasser. Milch, schleimige Getränke, Eiweißwasser, Seifenwasser. Tannin, gerbsäurehaltige Abkochungen. Opium. Äther. Digitalis. Strophantus. Kampfer. Kaffee, Wein. Event. vorsichtig Magenpumpe.

Antimonium crudum oder sulfuratum nigrum — Stibium sulfuratum nigrum.
Antimonium tartarisatum — Tartarus stibiatus.
Antimonoxydkali, weinsaures — Tartarus stibiatus.
Antimonpentasulfid — Stibium sulfuratum aurantiacum.
Antimontrisulfid, rohes — Stibium sulfuratum nigrum.
Antimonylkaliumtartrat — Tartarus stibiatus.
Antimykotika = Mittel gegen Pilze (ἡ μύκης, ητος = der Pilz; dagegen ὁ μῦκος = der Schleim). Vgl. Antimikrobika.
Antinervina soll bedeuten Mittel zur Herabsetzung der Erregbarkeit gereizter Nerven. Weiteres siehe Nervenberuhigungsmittel.
Antineuralgika = Mittel gegen Neuralgien. Weiteres s. Nervenberuhigungsmittel.
Antineurasthenika = Mittel gegen Neurasthenie.
Antineurodika = Mittel gegen Neurosen. Weiteres s. Nervenberuhigungsmittel.
Antiparasitika = Mittel gegen Parasiten = Schmarotzer. Man unterscheidet Antiparasitika externa und interna.

Interna siehe Anthelmintika = Mittel gegen Würmer.
Externa: Antiscabiosa = Mittel gegen Krätze, Mittel gegen Insekten usw.

Ausziehen eines Insektenstachels u. dgl., kalte Umschläge, Kartoffelscheiben, Waschen mit Essig. Reinigung, Rasieren. Rauch. Kühlsalben.

Balsamum peruvianum, Nr. 79.	Candelae fumales, nicht offizin. S. diese.
Camphora, Nr. 97.	Formaldehydum solutum, Nr. 219.

Insektenpulver, Flores Chrysanthemi oder Flores Pyrethri, nicht offizinell. Siehe diese.

Linimentum ammoniatum, Nr. 288.	Oleum Caryophyllorum, Nr. 352.
Liquor Ammonii caustici, Nr. 293.	Oleum Menthae piperitae, Nr. 365.
Mentholum, Nr. 319.	Styrax, Nr. 509.
Naphthalinum, Nr. 328.	Sulfur depuratum, Nr. 513.
Naphtholum, Nr. 329.	Sulfur sublimatum, Nr. 515.
Oleum Anisi, Nr. 345.	

Unguentum Hydrargyri cinereum, Nr. 582.
Unguentum Naphtholi compositum Kaposi, siehe unter Nr. 329.
Unguentum (sulfuratum) Wilkinsonii, siehe unter Nr. 515.
Vgl. Antimikrobika und Antiscabiosa.

Antipertussica = Mittel gegen Stickhusten.

Antiphlogistika = entzündungswidrige Mittel (φλόγωσις = Entzündung). Es gibt physikalische, chemische, pharmakologische, mikrobische Entzündungsreize.

Ruhe, Hochlagerung der betreffenden Extremität, Blutegel, Schröpfköpfe, Aderlaß, Kältewirkung. Resorbentia, Antipyretika, Analeptika, Tonika. S. diese.

Antiphthisika = Mittel gegen die Phthisis. Vgl. Antituberculosa.

Antipsoriadika = Mittel gegen Psoriasis. Weiteres unter Hautheilmittel.

Antipyretikum Riedel — Pyrazolonum phenyldimethylicum.

Antipyretika (von πῦρ = Feuer, Fieber) sind Mittel gegen Fieber. Sie erniedrigen die Temperatur, welche durch das Fieber erhöht ist; auch die normale Temperatur des Körpers, aber erst durch große, giftig wirkende Gaben. Die normale Temperatur ist 36,8—37,5° C., also ihre Grenzen zwischen 0,7° C. Hyperpyrexien, das sind Temperaturen über 41°, sind auf die Dauer lebensgefährlich und werden deshalb bekämpft. Fiebermittel auch bei längeren fieberhaften Krankheiten zur Hebung des Appetits, der Euphorie, täglich auf einige Stunden. Ferner für Schlaf. Zuerst immer Prüfung mit kleinen Dosen wegen Idiosynkrasien.

Bäder, feuchte Einwickelungen. Organische Säuren (nicht Mineralsäuren), aber mit Rücksicht auf die Zähne, die davon leiden.

Acetanilidum, Nr. 1.	Phenacetinum, Nr. 386.
Acidum salicylicum, Nr. 26.	Phenylum salicylicum, Nr. 387.
Chininum hydrochloricum, Nr. 111.	Pyrazolonum phenyldimethylic., Nr. 412.
Cortex Chinae, Nr. 128.	Pyrazolonum phenyldimethylicum salicylicum, Nr. 413.
Natrium salicylicum, Nr. 340.	

Antipyrin — Pyrazolonum phenyldimethylicum.

Antipyrin „Löwenmarke" oder Dr. Knorrs Antipyrin — Pyrazolonum phenyldimethylicum.

Antipyrin „Sternmarke" — Pyrazolonum phenyldimethylicum.

Antirachitika = Mittel gegen Rachitis, englische Krankheit. Luft, Sonne, Bäder, gute Nahrung. Milch, Eidotter, Fleisch, Linsen, Bohnen, Kleienbrot. Darmantiseptika. Jodlebertran. — Orthopädie.

Aqua Calcariae, Nr. 60.	Calcium phosphoricum, Nr. 95.
Calcium carbonicum praecipitatum, Nr. 94.	Phosphorus, Nr. 388.

Antirheumatika = Mittel gegen rheumatische Affektionen.

Bäder, Massage.

Acetanilidum, Nr. 1.	Phenylum salicylicum, Nr. 387.
Acidum salicylicum, Nr. 26.	Pyrazolonum phenyldimethyl., Nr. 412.
Chininum hydrochloricum, Nr. 111.	Pyrazolonum phenyldimethylicum salicylicum, Nr. 413.
Kalium jodatum, Nr. 275.	Semen Colchici, Nr. 455.
Lithium salicylicum, Nr. 308.	Tinctura Colchici, Nr. 542.
Natrium salicylicum, Nr. 340.	Vinum Colchici, Nr. 597.
Phenacetinum, Nr. 386.	

Antiscabiosa = Mittel gegen Krätze.

Balsamum peruvianum, Nr. 79.
Sapo Kalinus venalis, Nr. 448.
Styrax, Nr. 508.
Sulfur depuratum, Nr 513.
Sulfur sublimatum, Nr. 515.
Unguentum Wilkinsonii unter Nr. 515.

Nach Abtötung der Krätzmilben Behandlung der sekundären Affektionen: Exkoriationen, Ekzemen usw.

Antiscrophulosa = Mittel gegen Skrophulose. Vgl. Antituberkulosa.

Seebäder und Solbäder bei Kindern, Schwitzmittel. Schmierseifen-Einreibung gegen Drüsenpakete im ersten Stadium, Jodoforminjektion im Stadium der Erweichung.

Liquor Ferri jodati, Nr. 296.
Oleum Jecoris Aselli, Nr. 359.
Jodlebertran.
Sirupus Ferri jodati, Nr. 470.

Antiseptika (von sepio = faulen, σῆψις = Fäulnis) sind infektionswidrige Mittel gegen Fäulnis und Ansteckungsstoffe, gegen Mikroben, d. i. mikroskopische kleine Parasiten. Sie sollen das Auftreten von Sepsis verhindern. Beim Zirkulieren im Kreislauf sind nur wenige Antiseptika ungefährlich. — Dasselbe Antizymotika, Antifermentativa, Antifermentia, Desinficientia. Vgl. Antimikrobika.

Acetum pyrolignosum, Nr. 4 u. 5.
Acidum boricum, Nr. 11.
Acidum carbolicum, Nr. 13 u. 14.
Acidum salicylicum, Nr. 26.
Bismutum subgallicum, Nr. 84.
Bolus alba, Nr. 87.
Borax, Nr. 88.
Bromum, Nr. 90.
Formaldehydum solutum, Nr. 219.
Hydrargyrum bichloratum, Nr. 255.
Jodoformium, Nr. 266.
Jodum, Nr. 267.
Kalium chloricum, Nr. 273.
Kalium permanganicum, Nr. 277.
Liquor Aluminii acetici, Nr. 290.
Liquor Cresoli saponatus, Nr. 294.
Naphthalinum, Nr. 328.
Naphtholum, Nr. 329.
Phenylum salicylicum, Nr. 387.
Resorcinum, Nr. 431.
Thymolum, Nr. 525.
Zincum chloratum, Nr. 603.

Antisialagoga = Mittel gegen Speichelfluß, Ptyalismus.

Kausale Behandlung der einzelnen Ursachen des Ptyalismus.

Atropinum sulfuricum, Nr. 76 lähmt zwar die Enden der Speichelnerven, ist aber ungeeignet, da es auch die Nerven der Schleimdrüsen lähmt und die Schleimhäute trocken macht.

Antispasmodika = krampfstillende Mittel. Dasselbe Anticonvulsiva. Weiteres siehe Nervenberuhigungsmittel.

Antisyphilitika = Mittel zur Heilung der Syphilis.

Schwefelthermen (Aachen, Baden in der Schweiz, Abano in Italien). — Vgl. Hydrargyrumpräparate.

Cortex Quillajae, Nr. 135.
Decoctum Sarsaparillae compositum (fortius), Nr. 143.
Kalium jodatum, Nr. 275.
Lignum Guajaci, Nr. 284.
Lignum Sassafras, Nr. 286.
Natrium jodatum, Nr. 337.
Radix Sarsaparillae, Nr. 426.
Species Lignorum, Nr. 487.

Antitachykardiaka = Mittel zur Verlangsamung der zu schnellen Herzarbeit. Weiteres unter Herz- und Gefäßmittel.

Antitetanica = Mittel gegen Tetanus.

Antituberculosa = Mittel gegen Tuberkulose.

Atemgymnastik, bazillenfreie Milch. Vernichtung der Sputa (Wundantiseptika, wenigstens 10 mal so konzentriert als zum Verband, Sublimatlösung 2 %, angesäuert).

Balsamum peruvianum, Nr. 79.
Guajacolum, nicht offizinell.
Guajacolum carbonic., nicht offizinell.
Jodoformium, Nr. 266.
Kreosotum, Nr. 282.

Antitypika = Mittel gegen typisch auftretende Affektionen, besonders Fieber.

Antiuraemika = Mittel gegen Urämie.

Antiuterina = Mittel gegen störende Symptome, welche vom Uterus ausgehen.

Gegen unstillbares Erbrechen siehe Antemetika. Gegen große Schmerzhaftigkeit der Wehen siehe Anaesthetika.

Gegen drohenden Abort: Asa foetida, Nr. 75.
Morphium hydrochloricum, Nr. 324
Extractum Viburni prunifolii fluidum, nicht offizinell. Arzneitaxe: 10,0 = 25 Pf.; 100,0 = 1 Mk. 85 Pf.

1004. ℞ Extracti Viburni prunifolii fluidi 20,0.
D. S. 20 Tropfen täglich 3—4 mal.
Gegen drohenden Abort.
Anders: 1,0—4,0 täglich mehrmals.

Antizymotika = Mittel gegen giftige Enzyme, insbesondere der Mikroben. Vgl. Antimikrobika.

Antodontalgika = Mittel gegen Zahnschmerz.

Antrophore siehe unter Cereoli.

Antrophore (von antrum oder τὸ ἄντρον = Höhle und φέρω oder fero = tragen) sind Arzneistäbchen, um Arznei in Körperhöhlungen zu tragen. Sie bestehen aus einer biegsamen Metallspirale, die mit Medikamenten überzogen ist.

1. Urethralantrophore für den vorderen Harnröhrenteil.
2. Prostataantrophore für den hinteren Harnröhrenteil.
3. Nasalantrophore.
4. Uterinantrophore.

Aperientia oder Apertiva = Mittel zur Leibesöffnung, Abführmittel. Dasselbe Lenitiva. Weiteres siehe Abführmittel.

Apfelsaure Eisentinktur — Tinctura Ferri pomati.

Apfelsaures Eisenextrakt — Extractum Ferri pomati.

Apfeltinktur, eisenhaltige — Tinctura Ferri pomati.

Aphrodisiaka = Mittel, den Geschlechtstrieb zu vermehren.

Kausale Behandlung von Diabetes, Exzessen, Herzfehlern, Mißbildungen, Morphinismus, Psychosen, Tabes dorsalis.

Gute Ernährung, Elektrizität, Exzitantien, Kaltwasserkuren.

Apomorphin-hydrochlorid — Apomorphinum hydrochloricum.

58. *Apomorphinum hydrochloricum* — *Apomorphin-hydrochlorid.*

Salzsaures Apomorphin.

Arzneitaxe: 0,01 = 5 Pf.; 0,1 = 20 Pf.; 1,0 = 1 Mk. 50 Pf.

Handverkauf —.

Drogisten verboten.

Farblose oder grauweiße Kristallblättchen.

Nach dem Verbrennen sollen sie keinen Rückstand hinterlassen. An feuchter Luft, besonders unter Mitwirkung von Licht, färben sie sich bald grün. (Pulver trocken, neutral.)

Löslich in etwa 40 Teilen Wasser oder Weingeist, neutral. Die wässerige Lösung soll farblos sein, oder doch nur wenig gefärbt. — Fast unlöslich in Äther oder Chloroform.

Vorsichtig und vor Licht geschützt aufzubewahren. (In möglichst kleinen gelbbraunen und trockenen Glasstöpselflaschen. Lösungen nicht vorrätig halten. Die wässerige 1 %ige Lösung, in weichem Glas länger aufgehoben, wird grün bis grünschwarz, und die Wirkung vermindert sich dabei langsam. Spuren von freien Säuren verlangsamen die Verfärbung.)

$$\underset{\text{Morphinum}}{C_{17}H_{19}NO_3} + \underset{\text{Salzsäure}}{HCl} = \underset{\text{Apomorphinum hydrochloricum}}{C_{17}H_{17}NO_2 \cdot HCl} + \underset{\text{Wasser}}{H_2O}.$$

100 Teile enthalten 87,97 $C_{17}H_{17}NO_2$.

Apomorphin nicht mit Alkalien, reduzierenden, oxydierenden Agentien (z. B. Eisensalzen, Jod, Kalium permanganicum, Salpetersäure usw.). Nicht mit Gerbsäure.

In wenigen Stunden verlieren die wässerigen Lösungen, obwohl grün werdend, nicht an Wirksamkeit.

Vorsicht bei Kindern, alten Leuten und Schwächlichen wegen leicht eintretender Muskelerschlaffung und Kollaps.

Äußerlich. Als Emetikum zur subkutanen Injektion. Es tritt Erbrechen ein in 15 Minuten. Wirkung direkt auf die Brechzentren. Das Erbrechen erfolgt ohne lange Nausea, ohne weitere Belästigung und ohne besondere Nachwirkung. Tritt aber das Erbrechen nicht ein nach einer oder zwei Gaben, dann aufhören. Ein möglichst reines Präparat ist nötig; 1 %ige Lösung. — Für Kinder bis zu 1/4 Spritze. Oder schwächere Lösung 0,02 auf 10,0. Besonders bei Einklemmung eines Fremdkörpers im Ösophagus, bei Vergiftung mit Somnolenz.

Innerlich. Als Emetikum in Pulver oder in Lösung. 0,005—0,01 pro dosi. Es dauert länger bis zur Wirkung. Bei akuten Vergiftungen, Krupp, Pseudokrupp, Laryngospasmus, Bronchitis fibrinosa. (Kobert: Innerlich paßt es als Brechmittel nicht, wohl aber als Expectorans.)

Als Expectorans in Lösung. 0,001—0,003. Allein oder mit Morphium. Lösungen und Mixturen zu verschreiben in gelbbraunen Gläsern.

72. ℞ Apomorphini hydrochlorici 0,1
Aquae destillatae 10,0.
M. D. ad vitrum nigrum oder fuscum collo amplo. S. Zur subkutanen Injektion. 1/2 (bis 1) Spritze.

73. ℞ Apomorphini hydrochlorici 0,05
Radicis Liquiritiae pulveratae et
Succi Liquiritiae depurati qu. s. ut f. Pilulae 50. D. S. 1 Pille, täglich bis 3 mal.
Expectorans. (Reichliche dünnflüssige Absonderung.)
1 Pille = 0,001 Apomorph. hydrochlor.

784. ℞ Apomorphini hydrochlorici 0,02
Aquae destillatae ad 10,0.
M. D. S. Äußerlich zur subkutanen Injektion.
Als Emetikum für Kinder von 1—5 Jahren.
1 Spritze = 0,002; 1/2 Spritze = 0,001 Apomorph. hydrochlor.

Vergiftungssymptome. Dosen von 0,02 hinterlassen nach zerebraler Erregung oft schweren Kollaps und lähmungsartige Schwäche der ganzen Skelettmuskulatur.

Antidota. Chloralhydrat, Chloroform, Strychnin.

Größte Einzelgabe subkutan 0,005 (so in Rußland).

Größte Tagesgabe subkutan 0,015.

Größte Einzelgabe 0,02 (in Österreich mit Recht 0,01). **Größte Tagesgabe 0,06.**

Apozemata (von ἀποζέω = abkochen) = Dekokte. In Frankreich unrichtig = Infuse.

Aquae destillatae siehe hinter Aqua destillata. Es steht im Arzneibuch für das Deutsche Reich unalphabetisch aus anderen Gründen vor allen Aquae.

Aqua.

Aqua Amygdalarum amarar., Nr. 59.	Aqua destillata, Nr. 65.
Aqua Calcariae, Nr. 60.	Aqua Foeniculi, Nr. 66.
Aqua carbolisata, Nr. 61.	Aqua Menthae piperitae, Nr. 67.
Aqua chlorata, Nr. 62.	Aqua Picis, Nr. 68.
Aqua Cinnamomi, Nr. 63.	Aqua Plumbi, Nr. 69.
Aqua cresolica, Nr. 64.	Aqua Rosae, Nr. 70.

59. *Aqua Amygdalarum amararum* — *Bittermandelwasser.*

Arzneitaxe: 10,0 = 15 Pf.

Handverkauf: diluta. 100,0 = 10 Pf.; 500,0 = 40. — Drogisten verboten.

1,0 = 27 Tropfen. 1 Tropfen = 0,037 (Eschbaum).

Klare oder fast klare Flüssigkeit. Geruch eigenartig stark.

Sie soll blaues Lackmuspapier nicht röten. 5 ccm sollen nach dem Abdampfen keinen wägbaren Rückstand hinterlassen. Spez. Gew. 0,970—0,980.

12 Teile bittere Mandeln, grob gepulvert, möglichst befreit von fettem Öl, dann mittelfein gepulvert, gemischt mit 20 Teilen gewöhnlichem Wasser. 9 Teile abdestilliert in eine Vorlage, welche 3 Teile Weingeist enthält. Geprüft auf

Gehalt an Cyanwasserstoff. Nötigenfalls verdünnt mit einer Mischung von 1 Teil Weingeist und 3 Tln. Wasser. In 1000 Teilen soll schließlich enthalten sein 1 Tl. Cyanwasserstoff; (also 0,1 % Blausäure in Form von Benzaldehyd-Blausäure).

Vorsichtig und vor Licht geschützt aufzubewahren. (Ebenso vor Luft. In gelbbraunen Gläsern, vollgefüllt.)

Für Aqua Lauro-Cerasi (nicht offizinell) darf Bittermandelwasser abgegeben werden. (Der Geruch weicht aber ab. Aqua Laurocerasi war früher im Gebrauch, ist aber verlassen wegen ungleicher Zusammensetzung des Präparates.)

Lösungen von Morphinsalzen in Aqua Amygdalarum amararum oder in Aqua Laurocerasi geben mitunter Ausscheidungen von freiem Morphin. 1 Tropfen Acidum hydrochloricum auf 10,0 Flüssigkeit verhindert die Ausscheidungen.

Äußerlich. Als Waschwasser mit āā Glyzerin und Aqua Calcariae gegen Decubitus, Urticaria.

Innerlich. Als Sedativum, zur Beruhigung der sensiblen Nerven des Magens, des Darms, der Bronchien, gegen Hustenreiz, Keuchhusten, Kardialgie, Darmleiden, Flatulenz. 0,5—1,0 oder 10—20 Tropfen. Anders: 10—40 Tropfen in Solution täglich mehrmals. Mixtur. 1,0 = 25 Tropfen; 1 Tropfen = 0,04; 10 Tropfen = 0,4; 20 Tropfen = 0,8. Kindern: Soviel Jahre, soviel Tropfen. Kindern unter 1 Jahre 5 Tropfen auf 50,0 Wasser, teelöffelweise.

Zur Verminderung der Dyspnoe, Nachtschweiße, Fieber, Husten der Phthisiker mit Morphium, zu verschreiben in geringer Menge und dunklem Glase wegen leichter Zersetzung.

Als Zusatz zu reizmildernden Mixturen als gutes Geschmackscorrigens. Als Zusatz zu Leinölemulsion oder Mohnölemulsion gegen Durchfall 2,0—5,0.

74. ℞ Aquae Amygdalarum amararum 10,0
Tinctura Strychni 1,0.
M. D. S. 10 Tropfen, täglich 3 mal (oder 10 Tropfen morgens und abends auf Zucker.)

Bei Erbrechen der Schwangeren, Kardialgie, Krämpfen.

75. ℞ Aquae Amygdalarum amararum 10,0
Morphini hydrochlorici 0,1
Acidi hydrochlorici guttam I.
M. D. ad vitrum fuscum. S. 15 Tropfen (in Brusttee), täglich 3 mal.

Gegen Husten, Schlaflosigkeit, Dyspnoe nebst Nachtschweiß und Fieber der Phthisiker.

Vergiftungssymptome der Blausäure. Konvulsionen, krampfartiges Atmen. Anästhesie. Paralyse des Herzens und der Respiration. Geruch nach Blausäure.

Antidota. Blutentziehung. Brechmittel (Seifenwasser), Wasserstoffsuperoxyd in kleinen Gaben in rascher Folge, Liquor Ammonii caustici verdünnt, oder Aqua chlorata innerlich, Chlorkalklösung. Vorsichtiges Einatmen von Chlor, künstliche Respiration. Atropin. Kalte Übergießungen. Exzitantien, Alkoholika. Kalium permanganicum $^1/_2$ %ige Lösung, weinglasweise. Natrium thiosulfuricum.

Größte Einzelgabe 2,0. Größte Tagesgabe 6,0.

Aqua Amygdalarum amararum concentrata — Aqua Amygdalarum amararum.

Aqua aromatica. Aromatische Wässer sind Destillationsprodukte von angenehm riechenden Pflanzenteilen mit Wasser.

Aqua benedicta (Rulandi) — Vinum stibiatum.

60. *Aqua Calcariae* — *Kalkwasser.*

Aqua Calcis. Calcium hydricum solutum. Solutio Hydratis calcici. Liquor Calcis. Calcaria soluta.

Arzneitaxe: 100,0 = 10 Pf.; 500,0 = 25 Pf.

Handverkauf: 200,0 = 10 Pf.; 500,0 = 20 Pf.; 1000,0 = 30 Pf.

1,0 = 14 Tropfen. 1 Tropfen = 0,073 (Eschbaum).

Klare, farblose Flüssigkeit, von stark alkalischer Reaktion.

1 Teil gebrannter Kalk, gelöscht mit 4 Teilen Wasser. In gut zu verschließendem Gefäße unter Umschütteln gemischt mit 50 Teilen Wasser. Ge-

klärt, das Geklärte fortgegossen. Der Bodensatz geschüttelt mit 50 Teilen Wasser. Absetzen lassen. Zum Gebrauche wird das Kalkwasser filtriert.

Aufzubewahren in gutverschlossenen Gefäßen. Korkstopfen, nicht Glasstöpsel.

CaO + 2390 Aqua. — 100 Teile enthalten 0,131 CaO.

Äußerlich. Zum Gurgeln und Mundwasser bei Angina, Diphtherie. Rein oder mit Wasser verdünnt.

Zum Inhalieren bei Diphtherie, Pharyngitis sicca, Krupp, zur Lösung der Pseudomembranen.

Zu adstringierenden Umschlägen. Bei Excoriationen, Verbrennungen.

Als Klysma gegen Askariden, Oxyuren, Dysenterie. Rein oder mit Haferschleim.

Als Verbandmittel bei Verbrennungen mit Öl āā.

Zu Linimenten bei Urticaria, Prurigo.

Innerlich. Als Antacidum, säuretilgendes Adstringens, bei chronischen Diarrhöen, besonders bei saurer Reaktion der Stühle, bei leichteren Blasenkatarrhen, Pyelitis. 20,0—40,0 pro die gemischt mit Aqua destillata. Anders: 25,0—150,0, täglich mehrmals in 1 Liter aromatischen Wassers, Fleischbrühe oder Milch.

Bei chronischem Ulcus ventriculi in Verbindung mit Milch āā. 50,0—100,0, täglich mehrmals.

Bei Diphtherie kinderlöffelweise bis eßlöffelweise.

Bei Rachitis und Osteomalacie. 50,0—100,0, täglich mehrmals, als Zusatz zu (1 Liter) Milch. Oder 1 Eßlöffel auf 1 Tasse Milch.

76. ℞ Für 10 Pf. Kalkwasser im Handverkauf (=200,0).
Vorschrift: Zum Inhalieren.
Bei Bronchitis fibrinosa.

Linimentum Calcariae = Brandliniment oder Brandsalbe:

77. ℞ Aquae Calcariae 50
Olei Lini 50,0
(Thymoli 0,1.) (Cocaïni hydrochlorici 1,0).
M. f. Linimentum. D. S. Äußerlich.

Getränkte Leinwandstücke bleiben die ersten Tage liegen, um die Blasendecke zu schonen, und werden täglich mehrmals mit Leinöl wieder getränkt.

Linimentum contra Combustiones:

78. ℞ (Berliner F. M.)
Aquae Calcariae 100,0
Olei Lini 100,0
D. S. Äußerlich.
1 Dosis = 50 Pf.; 1/2 Dosis = 45 Pf.

785. ℞ Für 10 Pf. Kalkwasser im Handverkauf (=200,0).
Vorschrift: 1 Eßlöffel mit 10 Eßlöffel Milch nach Bericht.
Bei Rachitis.

Größte Einzelgabe 100,0. Größte Tagesgabe 200,0.

Aquae Calcariae ustae oder Aqua Calcis — Aqua Calcariae.

61. *Aqua carbolisata* — *Karbolwasser*.

Richtiger Aqua phenolata.

Arzneitaxe —.

Handverkauf: bis 3 % 200,0 = 10 Pf.; 500,0 = 20 Pf.; 1000,0 = 40 Pf. — 4—5 % 100,0 = 10 Pf.; 500,0 = 30 Pf.; 1000,0 = 50 Pf.; 6—10 % 50,0 = 10 Pf. 100 = 15 Pf.; 500,0 = 50 Pf.; 1000,0 = 80 Pf.

(2 %) 1,0 = 18 Tropfen. 1 Tropfen = 0,055 (Eschbaum).

Klare, farblose Flüssigkeit.

100 Teile enthalten 2 Teile Karbolsäure (früher 3 Teile).

22 Teile verflüssigte Karbolsäure, gemischt mit 978 Teilen Wasser.

Unverträgliche Mischungen siehe unter Acidum carbolicum.

Die Lösung ist besonders für den Handverkauf, für Hebammen, Heilgehilfen und sonstiges Publikum. Im Handverkauf mit Etikette mit Namen und Bezeichnung „Äußerlich".

79. ℞ Für 40 Pf. dreiprozentiges Karbolwasser im Handverkauf (= 1000,0).
Seckseckiges Glas dazu 40 Pf. — Zur Wundbehandlung.

753. ℞ Für 10 Pf. zweiprozentiges Karbolwasser im Handverkauf (= 200,0).
Vorschr.: Die kranken Stellen einzupinseln. — Bei Vaccine-Erysipel.

Vergiftung durch Karbolsäure siehe unter Acidum carbolicum, Nr. 13.
Größte Einzelgabe — Größte Tagesgabe —

Aqua carmelitorum — Spiritus Melissae compositus.

62. *Aqua chlorata* — *Chlorwasser.*

Aqua Chlori. Liquor Chlori. Solutis Chlori. Chlorina liquida. Chlorum solutum. Aqua oxymuriatica.

Arzneitaxe: 10,0 = 5 Pf.; 100,0 = 25 Pf.; 200,0 = 40 Pf.; 500,0 = 75 Pf.
Handverkauf: 40,0 = 10 Pf.; 100,0 = 20 Pf.; 500,0 = 50 Pf.
1,0 = 14 Tropfen. 1 Tropfen = 0,073 (Eschbaum).

Klare, gelbgrüne Flüssigkeit, von erstickendem Geruche. In der Wärme flüchtig. Rötet blaues Lackmuspapier nicht, sondern bleicht dasselbe.

(Chlorwasser ist destilliertes Wasser, gesättigt mit Chlorgas.) 1000 Teile enthalten mindestens 4 Teile Chlor, höchstens 5 Teile Chlor.

In gut verschlossenen Flaschen vor Licht geschützt aufzubewahren. (In kleinen dunkelgelben Glasstöpselflaschen, ganz gefüllt, kühl. Stöpsel verbunden mit Bindfaden oder Pergamentpapier.

Cl + 490 Aqua. — 100 Teile enthalten mindestens 0,4 Cl.

Chlorwasser nicht mit Alkalien, allen leicht oxydierbaren organischen Stoffen, Zucker, Auszügen von Pflanzen und Pflanzenschleimen, Bleisalzen, Quecksilberoxydulsalzen, Silbersalzen.

Im Handverkauf mit Etikette mit Namen und Bezeichnung „Äußerlich".

Äußerlich. Als Desinficiens frisch bereitet.
Als Waschwasser bei Bißwunden giftiger Tiere, wutkranker Tiere.
Zum Verband bei jauchigen Geschwüren.
Zur Pinselung bei Diphtherie. Mit Sirupus simplex āā.
Zum Gurgeln mit Wasser āā. Anders: 1 zu 5 bei chron. Quecksilbervergiftung.
Zur Inhalation 1—10 %.
Zum Klysma gegen Oxyuris. 1 Eßlöffel voll.
Als Augenwasser 5 %.
Zum Bade 1 Liter.
Zur Injektion verdünnt mit 3—4mal soviel Wasser. Zur Injektion bei langwierigen Harnröhrentripper 20 %.

Innerlich. Bei Typhus und anderen fieberhaften Infektionskrankheiten, Verdauungsstörung 1,0—4,0, täglich mehrmals in Mixturen, oder verdünnt mit 4 Teilen Wasser. Veraltet. Anders: 2,0—4,0 pro dosi. 15,0—50 pro die in Mixtur.

Gegen Käsevergiftung, Wurstvergiftung, merkuriale Rachenentzündung.
Zu verschreiben in schwarzen Gläsern, besser in dunkelgelben Gläsern.
Einatmen von Chlor reizt die Atmungsorgane und die Augenschleimhaut.
Gegenmittel: Riechen an Spiritus oder vorsichtig an sehr verdünntem Ammoniak.

976. ℞ Für 10 Pf. Chlorwasser (Aqua chlorata) im Handverkauf (= 40,0) in dunkelgelbem Glas (= 10 Pf.).

Vorschrift: 1 Eßlöffel auf 1/2 Liter Wasser zu kalten Umschlägen. Gegen Hautreizung auf die Lidhaut ein Leinenläppchen mit Mandelöl. — Bei Conjunctivitis.
Größte Einzelgabe —. Größte Tagesgabe —.

Aqua chlori — Aqua chlorata.

63. *Aqua Cinnamomi* — *Zimtwasser.*

Arzneitaxe: 100,0 = 30 Pf.
Handverkauf: 50,0 = 10 Pf.; 500,0 = 80 Pf.
1,0 = 20 Tropfen. 1 Tropfen = 0,050 (Eschbaum).
Anfangs trübe, später klare Flüssigkeit.

1 Teil chinesischer Zimt, grob gepulvert, übergossen mit 1 Teile Weingeist und der nötigen Menge gewöhnlichen Wassers. 12 Stunden stehen lassen. Dann 10 Teile abdestilliert.

Innerlich. Als Corrigens für schlecht schmeckende Mixturen, besonders für Chininlösungen.

Bei Diarrhoe, Leibschmerzen. Teelöffelweise täglich mehrmals.

977. ℞ Für 20 Pf. Zimtwasser im Handverkauf (= 100,0).
Vorschrift: Teelöffelweise täglich öfters nach Bedarf.
Bei Diarrhoe, Leibschmerzen.

Zu Sirupus Cinnamomi, Nr. 469.
Zu Tinctura Ferri pomati, Nr. 546.
Zu Tinctura Rheï aquosa, Nr. 557.
Größte Einzelgabe 100,0. Größte Tagesgabe 200,0.

Aqua Cinnamomi spirituosa oder vinosa — Aqua Cinnamomi.

Aqua Coloniensis im Handverkauf 10,0 = 10 Pf.; 100,0 = 80 Pf.; 1/1 Flasche = 1 Mk. 50 Pf.; 1/2 Flasche = 75 Pf.

Aqua cosmetica Kummerfeld siehe unter Sulfur sublimatum Nr. 515. Im Handverkauf: 150,0 inkl. Flasche = 75 Pf.

64. *Aqua cresolica* — *Kresolwasser.*

Arzneitaxe —.
Handverkauf: cum Aq. dest. parata 100,0 = 10 Pf.; 500,0 = 30 Pf.; 1000,0 = 50 Pf.
Klare, hellgelbe Flüssigkeit, bezw. etwas trübe.

1 Teil Kresolseifenlösung gemischt mit 9 Teilen Wasser. 100 Teile enthalten 5 Teile rohes Kresol. — Für Heilzwecke soll destilliertes Wasser genommen werden; dann ist die Flüssigkeit klar hellgelb. — Für Desinfektionszwecke ist gewöhnliches Wasser zu nehmen; dann darf die Flüssigkeit etwas trübe sein, jedoch ohne Öltropfen.

Äußerlich. Als Desinficiens unverdünnt.

Als Antiseptikum in der Wundenbehandlung. Zum Wundverband 1 zu 2 bis 4 Teilen Wasser. Anders: 10—20fach verdünnt.

Die Lösungen reagieren alkalisch und schäumen beim Schütteln.

80. ℞ Für 10 Pf. Kresolwasser im Handverkauf (100,0).
Vorschrift: Zum Gebrauch zu verdünnen mit 1—2 Liter Wasser.

Größte Einzelgabe — Größte Tagesgabe —

65. *Aqua destillata* — *Destilliertes Wasser.*

I. Aqua destillata = Wasser allein destilliert.
Arzneitaxe: 100,0 = 5 Pf.; 1000,0 = 25 Pf.; fervida 100,0 = 5 Pf.
Handverkauf: 1000,0 = 10 Pf.
1,0 = 13,8 Tropfen. 1 Tropfen = 0,0725 (Eschbaum).
Klare, farblose Flüssigkeit ohne Geruch und Geschmack (Neutral).
Nach Verdampfen von 10 ccm soll kein wägbarer Rückstand bleiben.

Aufzubewahren an einem kühlen Orte. Um bei längerem Aufbewahren das Dumpfigwerden zu verhüten, Verschluß mit Kork, in welchem ein kurzes weites Trichterrohr mit Verbandwatte lose verstopft.

Aqua destillata zur Erweichung von Pillenmassen, welche Pulver und Bindemittel in richtigem Verhältnisse enthalten. Man tröpfelt es dazu aus Tropfgläsern.

978. ℞ Für 10 Pf. destilliertes Wasser im Handverkauf (= 1000,0).
Vorschrift: Zu Waschungen.

II. Aqua destillata im Allgemeinen, d. h. destilliert aus Wasser und anderen Stoffen.

Aquae destillatae = destillierte Wässer werden hergestellt durch Destillation der bezüglichen Stoffe, welche vorher zerkleinert und mit Wasser angefeuchtet sind. Die Destillation geschieht mittels durchströmenden Wasserdampfes. Dann 24 Stunden stehen lassen des Destillates in lose zugedeckten Gefäßen bei mittlerer Temperatur, wiederholt geschüttelt. Filtriert.

Die Wässer sollen Geruch und Geschmack von den flüchtigen Bestandteilen der Herstellungsstoffe haben. — Zu verwerfen sind Wässer, die durch Flocken getrübt, gefärbt, schleimig sind.

Destillierte Wässer sind aufzubewahren vor Licht geschützt, nicht zu kühl,

66. ***Aqua Foeniculi*** — *Fenchelwasser.*

Arzneitaxe: 100,0 = 15 Pf.
Handverkauf: 100,0 = 10 Pf.; 500,0 = 50 Pf.
1,0 = 14 Tropfen. 1 Tropfen = 0,071 (Eschbaum).
Anfangs trübe, später klare Flüssigkeit.
1 Teil Fenchel, gequetscht, angefeuchtet, 30 Teile abdestilliert.

Aufzubewahren an mäßig warmem Orte. Der kräftige Geruch vermindert sich bald.

Äußerlich. Als Augenwasser mit Aqua Rosae āā.

Innerlich. Allein oder als Zusatz zu carminativen Mixturen, besonders für Kinder.

Zu expektorierenden Mixturen.

979. ℞ Für 10 Pf. Fenchelwasser im Handverkauf (= 100,0) und für 10 Pf. Rosenwasser im Handverkauf (= 100,0).
Vorschrift: Vermischt als Augenwasser.

Zu Elixir e Succo Liquiritiae, Nr. 147.

Größte Einzelgabe 100,0. Größte Tagesgabe 200,0.

Aqua foetida antihysterica. Arzneitaxe: 100,0 = 1 Mk. 20 Pf.
Aqua fontana = Quellwasser, Trinkwasser.
Aqua fortis — Acidum nitricum.
Aqua Goulardi siehe unter Aqua Plumbi, Nr. 69.
Aqua Laurocerasi = Kirschlorbeerwasser. Vgl. Nr. 59.
Aqua laxativa Viennensis — Infusum Sennae compositum.

67. ***Aqua Menthae piperitae*** — *Pfefferminzwasser.*

Arzneitaxe: 100,0 = 20 Pf.
Handverkauf: 50,0 = 10 Pf.; 500,0 = 80 Pf.
Klare oder etwas trübe Flüssigkeit.
1,0 = 17 Tropfen. 1 Tropfen = 0,06. (Eschbaum).
1 Teil Pfefferminzblätter, grob zerschnitten, angefeuchtet, 10 Teile abdestilliert.

Innerlich. Als Geschmackscorrigens; besonders für Kalium jodatum.
Als Carminativum.

906. ℞ (v. Ziemssen und Rieder).
Aqua Menthae piperitae 50,0
Tinctura Rhei aquosae 50,0.
Sirupi simplicis 20,0.
M. D. S. 1 Eßlöffel stündlich bis zur Wirkung.
Carminativum und mildes, gutes Abführmittel.

980. ℞ Für 20 Pf. Pfefferminzwasser im Handverkauf (= 100,0) und für 50 Pf. wäßrige Rhabarbertinktur im Handverkauf (= 100,0).
Vorschrift: Vermischt, 1 Eßlöffel mit etwas Zucker stündlich bis zur Wirkung.

Größte Einzelgabe 100,0. Größte Tagesgabe 200,0.

Aqua ophthalmica im Handverkauf: 15,0 = 10 Pf.; 100,0 = 50 Pf.
Aqua ophthalmica Romershausen (1 + 5) im Handverkauf: 30,0 = 10 Pf.; 100,0 = 30 Pf.
Aqua oralis = Mundwasser.
Aqua oxymuriatica — Aqua chlorata.
Aqua phagedaenica lutea = Altschadenwasser, zum Wundverband. 1 Sublimat + 300 Kalkwasser. Es bildet sich Quecksilberoxyd. Vor dem Gebrauch umschütteln.
Aqua phagedaenica nigra = schwarzes Wasser, zum Wundverband. 1 Kalomel + 60 Kalkwasser. Schwarzer Niederschlag von Quecksilberoxydul. Vor dem Gebrauch umschütteln.
Aqua picea — Aqua Picis.

68. ***Aqua Picis*** — *Teerwasser.*

Arzneitaxe: 100,0 = 25 Pf.; 200.0 = 40 Pf.
Handverkauf: 50,0 = 10 Pf.; 100,0 = 20 Pf.; 500,0 = 60 Pf.
Klare, gelbliche bis bräunlich gelbe Flüssigkeit. Geruch und Geschmack nach Holzteer. (Reaktion schwach sauer.)

1 Teil Holzteer, gemischt mit 3 Teilen grobgepulvertem Bimstein, der vorher mit Wasser ausgewaschen und dann wieder getrocknet wurde. Diese Mischung wird zum Gebrauch aufbewahrt. Zum Gebrauch werden 2 Teile der Mischung mit 5 Teilen Wasser geschüttelt 5 Minuten lang. Dann filtriert.

Das Teerwasser soll jedesmal frisch bereitet werden, oder doch nur für kurze Zeit vorrätig gehalten werden.

---

10 Teile Teerwasser enthalten das Lösliche aus 1 Teile Teer.

Äußerlich. Zu Waschungen.

Als Verbandwasser zu Umschlägen bei chronischen, langwierigen Hautkrankheiten. Allein oder mit Wasser āā. Insbesondere bei Psoriasis vulgaris. Auch gegen Hautjucken.

Zu Inhalationen bei chronischem Bronchialkatarrh mit reichlicher Sekretion, Bronchoblennorrhoe, Bronchiektasien, Pertussis. 1 zu 5—10 Aqua. Anders: 10—100 zu 100 Aqua. Anders: 20,0—500,0 zu 500 Wasser bis zu Aqua Picis unverdünnt.

Innerlich. Gegen chronische Bronchitis, besonders Bronchitis putrida; gegen chronische Exantheme. Eßlöffelweise. (Tassenvoll.) — Anders: Bei langwierigen Katarrhen aller Organe, tassenweise.

786. ℞ Für 60 Pf. Teerwasser im Handverkauf (= 500,0).
Vorschrift: Mit $^1/_2$—1 Liter (und mehr) gekochtem Wasser zu verdünnen.
Zum Inhalieren bei chronischer Bronchitis usw.

Größte Einzelgabe 15,0. Größte Tagesgabe 50,0.

69. *Aqua Plumbi* — *Bleiwasser.*

Arzneitaxe: 100,0 = 5 Pf.; 1000,0 = 30 Pf.

Handverkauf: 200,0 = 10 Pf.; 500,0 = 20 Pf.; 1000,0 = 30 Pf.

Farblose Flüssigkeit oder etwas trübe. 1 Teil Bleiessig + 49 Teile Wasser gemischt (also 50fache wässerige Verdünnung von Liquor Plubi subacetici, Bleiessig).

Bleiwasser ist umzuschütteln vor der Abgabe.

Im Handverkauf mit Etikette mit Namen und Bezeichnung „Äußerlich".

Äußerlich. Zu adstringierenden, antiphlogistischen Umschlägen, reizmildernd und kühlend. Bei Kontusionen, Decubitus, Erfrierung, Erysipelas, Orchitis, Verbrennung, nässenden Ekzemen.

Zu Waschungen, Verbänden. Watte mit Bleiwasser getränkt und ausgedrückt.

Zu Injektionen in die Urethra bei Gonorrhöe; veraltet.

Als Augenwasser mit Tinctura Opii.

Zum Klysma 100,0—200,0.

Aqua Plumbi Goulardi oder spirituosa: Liquor Plumbi subacetici 1 + Spiritus 4 + Aqua destillata 45. Vor der Abgabe umzuschütteln. Anders: Aqua Plumbi mit 8 % Spiritus; kühlt mehr.

1005. ℞ Für 30 Pf. Bleiwasser im Handverkauf (= 1000,0).
Vorschrift: Zum Befeuchten des Umschlages bei nässendem Ekzem, Verbrennung.

Alle Bleipräparate nur kurze Zeit; Saturnismus chronicus!

Bleivergiftungen siehe unter Bleivergiftungen.

Größte Einzelgabe — Größte Tagesgabe —

Aqua plumbica — Aqua Plumbi.

Aqua Rabelli — Mixtura sulfurica acida.

70. *Aqua Rosae* — *Rosenwasser.*

Arzneitaxe: 100,0 = 10 Pf.

Handverkauf: 100,0 = 10,0 Pf.; 500,0 = 40 Pf.

Fast klare Flüssigkeit.

4 Tropfen Rosenöl mit 1 Liter lauwarmen Wassers einige Zeit geschüttelt und filtriert.

Rosenwasser besteht im wesentlichen aus einer Lösung von Geraniol und Citronellol.

Äußerlich. Als Konstituens für Augenwasser.

Als Geruchskorrigens.

Preisvergleichung nach Arzneitaxe: 100,0 kosten von

Aqua destillata = 5 Pf.	Aqua Menthae piperitae = 20 Pf.
Aqua Rosae = 10 Pf.	Aqua Cinnamomi = 30 Pf.
Aqua Foeniculi = 15 Pf.	

929. ℞ Für 40 Pf. Rosenwasser im Handverkauf (= 500,0), und für 10 Pf. Benzoetinktur (= 10,0).
Vorschrift: Vermischt als Zusatz zu kosmetischem Waschwasser. Etwa 1 Eßlöffel (anders: 1 Teelöffel) auf 1 Wasserglas.

Lac virgineum.

Statt Benzoetinktur auch Tolubalsamtinktur, Tinctura Balsami tolutani 10,0, nicht offizinell.

Vgl. Lac virginis unter Tinctura Benzoës, Nr. 534.

Größte Einzelgabe 100,0. Größte Tagesgabe 200,0.

Aqua Rosarum — Aqua Rosae.

Aqua Rubi Idaei. Arzneitaxe: 100,0 = 20 Pf. Handverkauf: 50,0 = 10 Pf.; 500,0 = 80 Pf.

Aqua Saturni oder saturnina — Aqua Plumbi.

Aquae aromaticae = Destillationsprodukte von riechenden Pflanzenteilen mit Wasser.

Aquila alba — Hydrargyrum chloratum.

Aquila Regis — Hydrargyrum bichloratum.

Arabisches Gummi — Gummi arabicum.

Araroba oder Arraroba — Chrysarobinum.

Arbutinum, nicht offizinell. Antigonorrhoikum. Arzneitaxe: 0,1 = 5 Pf. Weiteres Nr. 218, Folia Uvae Ursi.

Arcanum duplicatum depuratum — Kalium sulfuricum.

71. *Arecolinum hydrobromicum* — *Arekolin-hydrobromid.*

Arzneitaxe: 0,01 = 5 Pf.; 0,1 = 40 Pf.

Handverkauf —.

Feine weiße Nadeln. Luftbeständig.

(Alkaloid aus den Arekanüssen, Nr. 454.) — Schmelzpunkt 167°. Nach dem Verbrennen soll kein Rückstand bleiben.

Leicht löslich in Wasser. Die wässerige Lösung (1 = 10) rötet blaues Lackmuspapier kaum. — Leicht löslich in Weingeist. Schwer löslich in Äther, Chloroform.

Arecolinum hydrobromicum ist ein starkwirkendes Arzneimittel. Wurde bisher fast ausschließlich in der Tierheilkunde gebraucht. Deshalb sind wohl keine offiziellen Maximaldosen festgesetzt.

Äußerlich. Als Miotikum in ½—1 %ige Lösung. 0,1 ad 10,0 Aqua destillata, davon 1 Tropfen ins Auge. Dauer der Wirkung ½—1 Stunde. — Weniger zersetzlich und giftig als Physostigmin und weniger langdauernd; Akkomodationskrampf schon nach ¼ Stunde vorbei.

Innerlich. Als Anthelmintikum gegen Tänien gebraucht. 0,003—0,005 in Pulvern. 1—2 Dosen. Vorsicht!

Lösungen müssen kurz vor dem Gebrauch hergestellt werden, und dürfen nicht erwärmt werden.

In der Tierheilkunde zur subkutanen Injektion als Sialogogum und Laxans. Für Pferde mittlere Dosis 0,03—0,06.

81. ℞ Arecolini hydrobromici 0,1 Aquae destillatae ad 10,0. M. D. S. Für den Arzt.	Als Miotikum. — 1 Tropfen = 0,0005 Arecolin. hydrobrom.

Antidotum: Atropin.

Größte Einzelgabe 0,005. Größte Tagesgabe 0,01.

Arekanuss — Semen Arecae.
Arekolinhydrobromid — Arecolinum hydrobromicum.

72. *Argentum foliatum* — *Blattsilber.*

Arzneitaxe — Handverkauf —

Zarte Blättchen von reinem Silberglanze. (Ungefähr $\frac{1}{4500}$ mm dick.)

Äußerlich. Zum Belegen von Brandwunden.

Innerlich. Zum Versilbern von Pillen und Pastillen in geeigneten Fällen. Preis für 50 Pillen oder Teile davon 50 Pf. Die Pillen und Pastillen dürfen aber nicht enthalten Schwefel, Sulfide, schwefelhaltige Stoffe wie Asant.

Pilulae obducantur Argento foliato = Pillen zu überziehen mit Blattsilber. — Pilulae obducantur Argento foliato et Collodio; conspergantur Amylo = übersilbern, überziehen mit Collodium, und dann bestreuen mit Stärke. Perlmutteraussehen.

Größte Einzelgabe — Größte Tagesgabe —

Argentum nitricum. Argentum nitricum, Nr. 73.
Argentum nitricum cum Kalio nitrico, Nr. 74.

73. *Argentum nitricum* — *Silbernitrat.*

Argentum nitricum fusum und crystallisatum in bacillis = Argentum nitricum in bacillis. Lapis infernalis = Höllenstein. Silbersalpeter. Salpetersaures Silber.

Arzneitaxe: 0,1 = 5 Pf.; 1,0 = 20 Pf.; 10,0 = 1 Mk. 30 Pf.

Handverkauf: 1,0 = 15 Pf.; 10,0 = 1 Mk. — Im Handverkauf mit Etikette mit Namen und Bezeichnung „Äußerlich".

Weiße, glänzende oder grauweiße Stäbchen mit kristallinisch strahligem Bruch. (Geschmack unangenehm metallisch, zusammenziehend. Erregt. Erbrechen.)

Die Stäbchen sind schmelzbar und brechen leicht ab.

Löslich in 0,6 Teilen Wasser, neutral. Die wässerige Lösung gibt mit Salzsäure einen weißen käsigen Niederschlag. — Löslich in etwa 10 Teilen Weingeist. Löslich in einer genügenden Menge Ammoniakflüssigkeit. Die Lösung ist klar, farblos.

Vorsichtig aufzubewahren. (Vor Licht geschützt, sorgfältig verschlossen.)

$AgNO_3$. — 100 Teile enthalten 63,53 Ag.

Höllenstein wird reduziert zu Metall durch organische Substanzen bei Sonnenlicht, und gibt schwarze Flecke.

Silbersalze nicht mit Acetaten, Alkalien, Bromiden, Chloriden, Cyaniden, Jodiden, Schwefel, Sulfiden, Gerbsäure und anderen organischen Substanzen wie Eiweiß, Leim, Zucker, Honig, Sirup, überhaupt nicht mit reduzierenden Stoffen, Eisenoxydulsalzen. Glyzerin erlaubt. Silbernitrat nicht trocken zusammenreiben wegen Explosionsgefahr mit Alkaloiden, Glykosiden, Kohlehydraten, Phenolen und anderen organischen Stoffen.

Metallisches Adstringens. Lösungen zu verschreiben in dunkler Flasche (in vitro fusco, nigro oder denigrato). — Höllensteinflecke auf Haut und Wäsche werden entfernt durch konzentrierte Jodkaliumlösung.

Äußerlich. Zur Bepinselung bei katarrhalischen und ulzerösen Affektionen nach Ablauf der akutesten Erscheinungen. Zur Pinselung des Pharynx und Larynx 1—5 (bis 20)%.

In Stäbchenform als Ätzmittel für oberflächliche Ätzung, um schlaffe Granulationen in Wunden zu verbessern, um Überhornung anzuregen bei Wunden, die nicht per primam intentionem heilen, um zu üppige Wucherungen, wildes Fleisch, zu zerstören. Zum Ätzen wohl einige Male, aber nicht beliebig oft.

Gegen Hyperhidrosis pedum 10% Lösung, bestreichen der schwitzenden Stellen der Füße, bis die alte Haut sich löst in Fetzen; die neue Haut schwitzt weniger. Energisches Mittel.

Zu Augenwasser bei Blennorrhoe ½—2%. — Zur Prophylaxe gegen Augenentzündung der Neugebornen 1 Tropfen einer 1% Lösung ins Auge zu träufeln. — Überschuß kann neutralisiert werden mit verdünnter Kochsalzlösung.

Zu Injektionen in Urethra und Vagina als Adstringens bei Gonorrhoe 0,1 (bis 0,5) auf 100,0.

Zu Klistieren bei chronischen Darmgeschwüren, besonders bei Ruhr und Typhus 0,1 (bis 0,2) auf 100,0.

Innerlich. Bei subakuten und chronischen Katarrhen des Darms mit Diarrhoe 0,005—0,02 in Pillen mit Bolus alba (auf Hornpillenmaschine oder Buxbaumpillenmaschine. Bestreuen mit Bolus alba oder Talcum), oder Lösung, täglich mehrmals. Lösung nicht mit Sirup usw., siehe oben. Bei Kindern in kleineren Gaben in 1/2 % Lösung. Als Tropfen in Lösung. Bei ulzerösen Magen- und Darmkrankheiten, Kardialgie.

Gegen Erbrechen bei katarrhalischen und anderen Schleimhautdefekten des Magens. 0,01, täglich 3 mal, in Wasser gelöst, in den leeren Magen.

Gegen Tabes dorsalis. „Silbernitrat bewirkt öfters Besserung oder Stillstand bei Tabes dorsalis durch konsequenten Gebrauch." Doch nicht zu lange zu nehmen. (Argyrie: Katarrh von Magen und Darm, Anämie, graue Farbe der Haut, Conjunctiva usw. für immer.)

Crede'sche Einträuflung.

82. ℞ Argenti nitrici 0,1 (früher 0,2)
Aquae destillatae 10,0.
M.D.S. Äußerlich für den Arzt.

Gegen Blennorrhoea neonatorum. 1 Tropfen in jedes Auge. Prophylaktisch vorher, nach Geburt des Gesichtes, Abwischen der geschlossenen Augen mit Wattebausch und Wasser (oder Jodum trichloratum 0,1 zu 400,0).

83. ℞ Argenti nitrici 0,2
Aquae destillatae 10,0.
M.D.S. Äußerlich für den Arzt.

Gegen Conjunctivitis zum Pinseln, Touchieren. Nachspülen mit physiologischer Kochsalzlösung. Nicht gleich verbinden. Nicht monatelang wegen Argyrie.

84. ℞ Argenti nitrici 0,1—2,0
Glycerini 10,0
Aquae destillatae ad 100,0.
M.D.S. Äußerlich.

Als Adstringens bei Katarrhen aller Schleimhäute.

85. ℞ Argenti nitrici 0,25
Boli albae 5,0
Aquae glycerinatae qu. s.
ut f. Pilulae 50.
D. ad vitrum fuscum.
S. 1 Pille täglich 3 mal.

Bei Ulcus ventriculi. — 1 Pille = 0,005 Argent. nitric.

324. ℞ Argenti nitrici 1,0
Aquae destillatae ad 10,0.
M.D.S. Äußerlich zur Pinselung, täglich 3 mal.

Bei Schleimhautsyphilis des Mundes und Rachens.

327. ℞ Argenti nitrici 0,1—0,2
Aquae destillatae ad 10,0.
M.D.S. Äußerlich zur Pinselung.

Zur Pinselung von Rhagaden und Geschwüren bei kleinen Kindern mit kongenitaler Syphilis.

787. ℞ (Seifert)
Argenti nitrici 0,05
Aquae destillatae ad 120,0.
M.D. ad vitrum fuscum.
S. 1 Teelöffel 2 stündlich.

Bei Enteritis follicularis für ein 1/2 jähriges Kind. 24 × 1 Teelöffel = 0,002 Arg. nitr. — Für 1 jährige 0,1 ad 120,0. Für 2 jährige 0,2 ad 120,0.

Vergiftungssymptome. Schleimhaut des Mundes und Rachens weiß oder grau. Schmerzen in Magen u. Darm, Erbrechen weißer Massen, die sich schwarz färben am Licht. Diarrhoe. Im späteren Verlauf Schwindel, Delirien, Krämpfe, Paralyse.

Antidota. Milch. Eiweiß, Eiweißwasser. Kochsalzlösung.

Größte Einzelgabe 0,03. Größte Tagesgabe 0,1.

Argentum nitricum dilutum oder nitricum mitigatum — Argentum nitricum cum Kalio nitrico.

74. *Argentum nitricum cum Kalio nitrico* — *Salpeterhaltiges Silbernitrat.*

Lapis (infernalis) mitigatus.

Arzneitaxe: 1,0 = 10 Pf.

Handverkauf: 1,0 = 10 Pf.; 10,0 = 75 Pf.

Weiße oder grauweiße Stäbchen, hart, im Bruche porzellanartig, kaum kristallinisch. (Weniger brüchig als Höllenstein, und weniger intensiv wirkend.)

1 Teil Silbernitrat und 2 Teile Kaliumnitrat, gemischt, vorsichtig geschmolzen, in Stäbchen gegossen.

Vorsichtig aufzubewahren (vor Licht geschützt und sorgfältig verschlossen).

Nicht mit organischen Substanzen, besonders nicht mit Sirup, Honig, Zucker, Eiweiß, Leim, Gerbsäure. Nicht mit Alkalien, Acetaten, Bromiden, Chloriden, Cyaniden, Jodiden, Sulfiden.

Äußerlich. Als Adstringens metallicum in Substanz. Wirkt milder als Argentum nitricum, Nr. 73; und ist härter als Höllenstein und läßt sich schaben und fein spitzen, ohne zu brechen. Deshalb besser geeignet zum Ätzen im Rachen, in der Urethra, bei Ulcus Corneae.

86. ℞ Argenti nitrici cum Kalio nitrico bacillum 1,0.
D. S. Ätzstift für den Arzt. — Bei Ulcus Corneae.

Vergiftung mit Höllenstein siehe Nr. 73, Argentum nitricum.
Größte Einzelgabe — Größte Tagesgabe —

Argilla siehe Bolus alba.
Argilla alba oder praeparata — Bolus alba.
Aritsche Salbe siehe Unguentum Hydrargyri cinereum, Nr. 582, ℞ 685.
Arnica. Flores Arnicae, Nr. 194.
Tinctura Arnicae, Nr. 531.
Arnika — Flores Arnicae, auch Tinctura Arnicae.
Arnikablüten — Flores Arnicae.
Arnikatinktur — Tinctura Arnicae.
Aromatika = Mittel, welche flüchtige, angenehm riechende Stoffe enthalten.
Aromatischer Essig — Acetum aromaticum.
Aromatische Tinktur — Tinctura aromatica.
Arrow-root = Amylum Marantae. Arrowroot = Pfeilwurzelstärke, Bezeichnung einer großen Zahl von tropischen Stärkearten im Handel. Von den westindischen Sorten ist das Amylum Marantae.
Arsenicum album — Acidum arsenicosum.
Arsenige Säure — Acidum arsenicosum.
Arsenigsäureanhydrid oder weißer Arsenik oder Arsentrioxyd — Acidum arsenicosum.
Arsenik. Acidum arsenicosum, Nr. 9.
Liquor Kalii arsenicosi, Nr. 311.

Vergiftungssymptome. (Ähnlichkeit mit Cholera asiatica.) Druckempfindlichkeit und brennender Schmerz in der Magengegend, Übelkeit, Erbrechen. Schmerz im Unterleibe, Durchfall, Tenesmus. Durst. Subjektives Hitzegefühl bei Kälte der Haut. Puls klein und schnell. Respiration mühsam und beschleunigt. Ischurie. Zuweilen Konvulsionen. — Bei Einatmung von Arsenwasserstoff blutiger Urin. Krämpfe, Kollaps, Herzparalyse.

Antidota. Brechmittel (Cuprum sulfuricum, Nr. 140 oder Zincum sulfuricum, Nr. 606) 0,5—1,0 (größte Einzelgabe) auf einmal. Magenausspülung. Klistiere. Antidotum arsenici siehe unter Acidum arsenicosum, Nr. 9. Ferrum oxydatum saccharatum in großen Gaben. Magnesia usta. Milch. Kalkwasser mit Milch und Eiweiß. — Keine Alkalien!

Arzneiexantheme. Es kommen vor:

Einfache Erytheme nach Balsamum Copaivae, Opium, Pyrazolonum phenyldimethylicum, Strychnin.

Scharlachähnliche Erytheme und Purpura nach Chinin, Phenylum salicylicum, Sulfonal.

Purpura nach Phenacetin. Purpura, Blasen, Knoten nach Jod, außerdem Jodakne.

Urticaria und Herpes zoster nach Arsen.

Arzneistäbchen — Cereoli.

75. *Asa foetida* — *Asant.*

Gummi resina Asa foetida. Stinkasant. Teufelsdreck.

Arzneitaxe: depurata 10,0 = 10 Pf.

Handverkauf: 15,0 = 10 Pf.; 100,0 = 50 Pf.; 500,0 = 2 Mk.; grosso modo pulverata 10,0 = 10 Pf.; 100,0 = 60 Pf.; 500,0 = 2 Mk. 50 Pf.

Lose oder verklebte Körner, oder ansehnliche Klumpen, von gelblicher, violetter oder brauner Oberfläche. Die Bruchfläche ist weiß, läuft anfangs rot an, und wird bald braun. Geruch eigentümlich (intensiv knoblauchartig). Geschmack eigentümlich (scharf bitter).

Asant ist das Gummiharz asiatischer Ferulaarten (Peucedanumarten), namentlich von Ferula Asa foetida (Ferula Scorodosma) und Ferula Narthex.

1 Teil Asant mit 3 Teilen Wasser zerrieben gibt eine weißliche Emulsion. — Asant wird gepulvert, indem man ihn trocknet über gebranntem Kalk, und dann zerreibt bei möglichst niedriger Temperatur.

Aufzubewahren roh oder gepulvert trocken und kühl, am besten in Blechgefäßen.

Asa foetida: 6—9% schwefelhaltiges ätherisches Öl, Asantöl, Harz (Ferulasäure und Umbeliferon), Gummi, Bassorin. Die schwefelhaltigen Substanzen, welche den Geruch des Öles bedingen, sind von den Formeln $C_7H_{14}S_2$, $C_8H_{16}S_2$, $C_9H_{18}S_2$. Das Öl wirkt nicht hautreizend.

Äußerlich. Als Riechmittel in Stücken oder in Tinctur.

Zum Klistier 5,0—8,0, emulgiert mit Eigelb auf 100,0 Wasser. Anders: 4,0—8,0 mit 1 Eidotter auf 150,0 Emulsion.

Innerlich. Als Reizmittel und Antispasmodikum.

Als krampfstillendes Mittel bei Hysterie, Chorea 0,2—0,5 täglich mehrmals. Pillen, Boli oder Emulsion. Anders: 0,1—0,2 in überzogenen Pillen, täglich 2—4 mal. Zum Überziehen von Pillen geeignet Gelatine. Pillen mit Hilfe von etwas Spiritus; Zusatz von Pflanzenpulver oder mineralischem Pulver bis zur Hälfte. Pillen nicht versilbern, sonst schwarze Flecke von Schwefelsilber.

Als Tinctura Asae foetidae, nicht offizinell: Asa foetida 1 + Spiritus 5, gelblich braunrot, wird mit Wasser milchig trübe. Arzneitaxe: 10,0 = 15 Pf.; 100,0 = 1 Mk. Handverkauf: 15,0 = 10 Pf.; 100,0 = 60 Pf. 20—30 Tropfen, täglich mehrmals. 1,0 = 42 Tropfen. 1 Tropfen = 0,024 (Eschbaum). Anders: bis 40 Tropfen, täglich mehrmals.

Als Antiabortivum.

In Mixturen wird der unangenehme Geruch und Geschmach verdeckt durch einige Tropfen Chloroform.

87. ℞ Asae foetidae 3,0 | F. ope Spiritus qu. s. Pilulae 50.
Aloës 3,0. | D. S. 2 Pillen, täglich 2 mal.

Bei Hysterie mit Obstipation. 1 Pille = 0,06 Asa foet. + 0,06 Aloe. 2 Pillen = 0,12 Asa foet. + 0,12 Aloe.

88. ℞ Asae foetidae 5,0
F. l. a. Pilulae 50. Obducantur Gelatina.
D. S. 1—2 Pillen täglich 2—4 mal.

Antihysterikum. Zur Herabsetzung der Erregbarkeit der Uterusnerven. Bei Abortus imminens et habitualis. Bei Menstrualkolik, Uteruskolik. 1 Pille = 0,1 Asa foet.

89. ℞ Für 60 Pf. Asanttinktur (Tinctura Asae foetidae) im Handverkauf (= 100,0).
Vorschrift: 20—40 Tropfen, täglich bis 3 mal.

Antihysterikum. Zur Herabsetzung der Erregbarkeit der Uterusnerven. Bei Abortus imminens et habitualis. Bei Menstrualkolik.

90. ℞ Asae foetidae 5,0
F. ope Spiritus Pilulae 50.
D. S. 1—2 Pillen täglich 3 mal.

Als Antihysterikum. Gegen Uteruskolik. 1 Pille = 0,1 Asa foet., 2 Pillen = 0,2 Asa foet.

1006. ℞ Pillen mit Radix Valerianae und Opium siehe unter Nr. 429, Radix Valerianae.

Größte Einzelgabe 1,0. Größte Tagesgabe 3,0.

Asant — Asa foetida.

Asant, stinkender — Asa foetida.

Asche's Bronchialpastillen im Handverkauf 1 Dose = 1 Mk.

Asphyktika = asphyxierende Mittel (Asphyxie = eigentlich Pulslosigkeit, dann Mangel der Atmung, Scheintod). Man versteht darunter hauptsächlich die erstickenden Gifte und Gase.

Asthma-Zigaretten Kraepelin und Holm im Handverkauf 1 Dose = 1 Mk. 50 Pf.; Asthmakerzen 1 Dose = 90 Pf.

Athenstädts aromatische Eisentinktur im Handverkauf 1 Flasche = 2 Mk.

Äther — Aether.

Äther, Essig- — Aether aceticus.

Äther, Narkose- — Aether pro narcosi.

Ätzstifte. Preise siehe Styli caustici.

Atropin. Vergiftung durch Atropin siehe Nr. 76 Atropinum sulfuricum.

Atropina oder Atropium (in chemischen Verbindungen) — Atropinum.

Atropinsulfat — Atropinum sulfuricum.

76. *Atropinum sulfuricum* — *Atropinsulfat.*

Arzneitaxe: 0,01 = 5 Pf.; 0,1 = 15 Pf.

Handverkauf: —; Drogisten verboten.

Weiße, kristallinische Massen (oder Pulver).

Schmelzp. gegen 180°. Nach dem Verbrennen soll kein Rückstand bleiben.

Atropinsulfat wird bereitet aus Atropin mit einem Schmelzp. von 115,5°. (Atropin ist das wirksame Prinzip der Belladonna.)

Löslich in 1 Teil Wasser, in 3 Teilen Weingeist, farblos, neutral. Die Lösungen schmecken bitter und nachhaltig kratzend. — Fast unlöslich in Äther, in Chloroform.

Sehr vorsichtig aufzubewahren. (In kleinen, gut verschlossenen Gefäßen im Giftschrank.) (Lösungen nicht vorrätig halten.)

$(C_{17}H_{23}NO_3)_2 . H_2SO_4$. — 100 Teile enthalten 85,5 $C_{17}H_{23}NO_3$. —

Nicht mit Alkalien, Borax, Gerbstoffen, Jod, Jodiden, Quecksilbersalzen, Bleisalzen, Baryumsalzen!

Atropin wirkt lähmend ein auf den Hemmungsapparat des Herzens, lähmend auf die Enden gewisser peripherer Nerven, so auf den Ramus musculi sphincteris iridis des Nervus oculomotorius, den Nerv der Akkommodation, die Nerven der Tränendrüsen, Schweißdrüsen, Speicheldrüsen, Schleimdrüsen des Larynx und Pharynx u. a.

Äußerlich. Als Mydriatikum, wirkt lokal Erweiterung der Pupille und Aufhebung der Akkommodation nach 10—15 Minuten. Aufhören der Wirkung erst nach einer Woche. Zu Einträuflungen je nach Zweck in Lösungen von 1—5 ‰. Bei Ulcus Corneae, Irisprolaps, Iritis. Als Gelatineblättchen 1 qcm = 0,001.

Atropin nicht bei Neigung zu Glaukomanfällen wegen Steigerung des intraokulären Druckes!

Zur Herabsetzung der Sensibilität und der Reflexe bei Blepharospasmus, Ulcus corneae.

Gelegentliche Nebenwirkungen bei augenärztlicher Anwendung: Trockenheit im Hals, Rauheit der Stimme, bitterer Geschmack, Übelkeit, Herzklopfen, Pulsbeschleunigung, Atropinkatarrh der Conjunctiva. Dann aussetzen.

Bei Nachtschweiß der Phthisiker, Speichelfluß 0,00025—0,0005 subkutan statt intern. Event. mit Morphium. Anders: 2 ‰, $\frac{1}{4}$—$\frac{1}{2}$ Spritze; $\frac{1}{2}$ Spritze = 0,001 = einfacher Maximaldose.

Als Salbe 0,05 auf 10,0. Anders 1 auf 100 Fett als Augensalbe.

Innerlich. Bei profuser wässeriger Sekretion der feinsten Luftwege; Atropin vermindert die Absonderung des Sekrets. Morphium dagegen schwächt nur den Hustenreiz, den das Sekret auslöst. Bei drohendem Lungenödem wirkt Atropin lebenrettend, dagegen Morphin tödlich (Kobert).

Gegen schmerzhafte Krämpfe, Koliken, Neuralgie, Asthma, Hyperhidrosis, Pertussis, Paralysis agitans, Salivation, Epilepsie, Hämoptoe, Lyssa, Ileus, Vergiftung mit Arecolin, Morphin, Muscarin, Physostigmin, Pilocarpin. 0,0001—0,00025—0,0005, in Lösung, täglich 3mal (bezw. Injektion). In Pillen mit Bolus alba.

91. ℞ Atropini sulfurici 0,01—0,1
Aquae destillatae ad 10,0.
M. D. S. Zum Einträufeln ins Auge nach Vorschrift.
Druck auf den inneren Augenwinkel, um das Ausfließen in den Tränennasenkanal zu verhindern.
Bei Iritis und Keratitis.
1 Tropfen = 0,00005—0,0005 Atropin. sulfuric.

92. ℞ Atropini sulfurici 0,01
Aquae destillatae 10,0.
M. D. in vitro amplo. S. Äußerlich zu Händen des Arztes.
Zur subkutanen Injektion bei schwerer akuter Vergiftung mit Morphium usw. 1 Spritze mehrmals.
1 Spritze = 0,001 Atropin. sulfuric.

93. ℞ Atropini sulfurici 0,01
Aquae destillatae 10,0.
M. D. in vitro amplo. S. Äußerlich zu Händen des Arztes.
Als Expektorans zur subkutanen Injektion ½—1 Spritze, wo Erstickung befürchtet wird durch starke Sekrektion der feinsten Luftwege, bei drohendem Lungenödem.
1 Spritze = 0,001.
½ Spritze = 0,0005.
Oder bei den verschiedenen Koliken zur Aufhebung der störenden Reflexe, durch welche z. B. die Herztätigkeit bedeutend herabgesetzt sein kann.
Bei allen Formen von reflektorischem Kollaps infolge von Gallensteinkolik, Nierensteinkolik, bei reflektorischem Herzstillstand bei Operationen.
Als stärkstes Anthidrotikum nur wenige Tage.

94. ℞ Atropini sulfurici 0,015
F. lege artis cum Bolo alba Pilulae 30.
D. S. 1 Pille täglich bis 3 mal.
Als Expektorans bei profuser wässeriger Sekretion der feinsten Luftwege. Prompte Verminderung der Absonderung.
1 Pille = 0,0005.

Vergiftungssymptome. Erweiterung der Pupillen, Sehstörungen· Trockenheit des Mundes und Schlundes, großer Durst. Übelkeit, Erbrechen. Sehr trockene heiße rote Haut. Beschleunigter Puls, beschleunigte Atmung. Rausch, heitere Delirien, starke Jaktation, Sopor.

Antidota. Brechmittel, Magenausspülung. Tannin. Morphium (subkutan). Pilocarpin. Physostigmin. Chloralhydrat. Alkoholika, Kaffee.
Warmes Bad, kalte Übergießungen, kalte Umschläge um den Kopf.
Größte Einzelgabe 0,001. Größte Tagesgabe 0,003.

Ätzstifte. Preise siehe Styli caustici.

Aufguß. Ein Aufguß (oder eine Abkochung) kostet 25 Pfennige, einschließlich des Wassers, der Wägung desselben und der Kolatur.

Aufgüsse — Infusa:
Wiener Trank — Infusum Sennae compositum.

Auflösen (oder Anreiben) einer Substanz oder mehrerer Substanzen in einer Flüssigkeit kostet 15 Pf., einschließlich des etwaigen Filtrierens oder Kolierens.
Auflösen von Phosphor kostet 50 Pf.

Augenbalsam, weißer, oder weiße Augensalbe — Unguentum Zinci.

Augenessenz, Romershausens im Handverkauf ¼ Flasche = 1 Mk.; ½ Flasche = 2 Mk.; 1/1 Flasche = 3 Mk.

Augenmittel.
Acidum boricum, Nr. 11.
Acidum tannicum, Nr. 30.
Alumen, Nr. 45.
Arecolinum hydrobromicum, Nr. 71.
Argentum nitricum, Nr. 73.
Atropinum sulfuricum, Nr. 76.
Cocaïnum hydrochloricum, Nr. 118.
Formaldehydum solutum, Nr. 219.
Homatropinum hydrobromic., Nr. 253.
Hydrargyrum chloratum vapore paratum, Nr. 259.
Mydrolum, nicht offizinell.
Physostigminum salicylicum, Nr. 389.
Pilocarpinum hydrochloricum, Nr. 391.
Scopolaminum hydrobromicum, Nr. 450.
Tropacocaïnum hydrochloricum, nicht offizinell.
Unguentum Hydrargyri album, Nr. 581.
Unguent. Hydrargyri cinereum, Nr. 582.
Unguentum Hydrargyri oxydati flavi.
Zincum sulfuricum, Nr. 606.

721. ℞ Collyrium adstringens luteum Horst'sches Augenwasser siehe unter Nr. 606.

Augennichts — Zincum oxydatum.
Augennichtssalbe — Unguentum Zinci.
Augenstein, grüner — Cuprum aluminatum.
Augenstein, weißer — Zincum sulfuricum.
Aurantia immatura — Fructus Aurantii immaturi.
Aurin, roter — Herba Centaurii.
Avena excorticata = Hafergrütze.
Axungia oder Adeps = Fett.
Axungia oder Axungia Porci oder porcina — Adeps suillus.
Baccae Cubebarum — Cubebae.
Baccae domesticae — Fructus Rhamni catharticae.
Baccae Juniperi — Fructus Juniperi.
Baccae Lauri — Fructus Lauri.
Baccae Rhamni catharticae oder Spinae cervinae — Fructus Rhamni catharticae.
Bacilli siehe Cereoli.
Badeingredienzen. Drogisten erlaubt.
Badesalze siehe Balnea medicata, Solbäder.
Badeschwefelleber — Kalium sulfuratum.
Bahiapulver — Chrysarobinum.
Baldrian — Radix Valerianae.
Baldriantinktur — Tinctura Valerianae.
Baldriantinktur, ätherische — Tinctura Valerianae aetherea.
Baldrianwurzel — Radix Valerianae.
Balnea = Bäder.
Balnea medicata = warme Bäder mit Arzneistoffen, von 5 Min. bis $^1/_2$ Stunde, aber auch Dauerbäder von Stunden bis Wochen. Täglich oder in Zwischenräumen von mehreren Tagen.

Lauwarm = 22 bis 27° R.
Warm = 27 bis 32° R.
Vollbäder = ca. 12 Eimer Wasser = 200—300 Liter.
Lokalbäder. 1. Enkathisma oder Insessus = Sitzbad = 25 Liter. 2. Pediluvium = Fußbad. 3. Brachiluvium = Armbad. 4. Maniluvium = Handbad. — Zeitdauer 5—30 Minuten.

1. Ameisenbäder als Hautreizmittel. Früher mit Infus von Waldameisen, Formicae rufae contusae. Jetzt mit Acidum formicicum 5,0—10,0.

2. Aromatische Bäder mit
Eau de Cologne $^1/_2$—1 Flasche.
Mixtura oleoso-balsamica 25,0—100,0.
Oleum Terebinthinae 30,0—50.
Species aromaticae. Infus 100,0—500,0 ad 500,0 dem Bade zugesetzt.
Tinctura Arnicae 100,0.

3. Dampfbäder = Balnea vaporis in Holzkasten, in welchem der Patient bis an den Hals sich befindet. — Russische, römisch-irische Bäder.

4. Fichtennadelbäder. Wirkend durch Terpentinöl. Zusatz von Nadeln von Abies excelsa, Pinus silvestris u. a. zum warmen Badewasser. Oder Extractum Abietis oder Extractum Foliorum Pini, Extractum Pini silvestris, nicht offizinell. Extractum Pini silvestris im Handverkauf 100,0 = 25 Pf.; 500,0 = 1 Mk.

5. Kleienbäder und Kamillenbäder bei universellen Ekzemen und Erythemen. 1—3 Pfd. Kleie in einem Beutel wird in kochendes Wasser gehängt, dann wird der Beutel in das Badewasser ausgepreßt. Dann wieder ausgekocht und ausgepreßt. Anders: 2—3 kg in leinenem Sacke abgekocht mit mehreren Litern Wasser. 27°, 5—10 Minuten.

6. Kohlensäurebäder. Angenehmer und heilsamer Reiz auf atrophische, blutarme Haut. Komprimierte Kohlensäure ins Bad geleitet, oder ein Bad aus natürlichem kohlensäurehaltigen Wasser.

7. Laugenbäder. Auf 1 Vollbad 200,0—500,0 Pottasche oder Soda bei Ichthyosis u. ä. Natronlauge oder Kalilauge bei Onychogryphosis u. ä. (stark ätzend und epidermiserweichend). 3—5 zu 1000.

8. Leimbäder. 1—2 Pfd. Leim oder Gelatine zum Bade bei ausgedehntem Wundsein, starker Kratzneigung.

9. Moorbäder. Moor, Produkt abgestorbener Landpflanzen, Hautreizmittel. Moorsalz oder Moorextrakt ersetzen nur teilweise den wirklichen Moor. Schlammbäder ohne chemische Stoffe ersetzen die Moorbäder sehr wenig. Moorbäder werden warm genommen, 30° C. und mehr, Dauer $^1/_2$ Stunde. Nach dem Moorbad Übergießung, dann warmes Wannenbad. Gegen chronische Exsudate im Abdomen, Gelenkrheumatismus, Muskelrheumatismus, Ischias, Schwarten nach Oophoritis und Perityphlitis.

Moorbäder: Elster, Franzensbad, Karlsbad.

Moorbäder zu Hause (Kobert): Warmes Wasser angerührt mit feinpulvriger käuflicher Zellulose oder Kleie. Dazu 3% folgender Mischung:

Ferrum sulfuricum siccum 300	Magnesium sulfuricum siccum 87
Natrium sulfuricum siccum 130	Natrium chloratum 70,

oder statt der genannten Säuren Ameisensäure bis zu 1%, falls freie Säure gewünscht wird.

10. Schlammbäder, nicht zu verwechseln mit Moorbädern. Schlammlager in Meeresbuchten mit tonigem Boden und Seepflanzen. (Seeschlammbäder der Ostseeprovinzen und Skandinaviens, Limanenbäder bei Odessa.) Der Körper wird mit erwärmtem Schlamm (bis 40° R.) begossen, und bleibt darin eine Zeitlang liegen, eventuell zugleich Massage. Darauf Reinigung durch Übergießen mit warmem Wasser, endlich warmes Vollbad.

11. Schwefelbäder in hölzernen Badewannen (nicht in Metallwannen). Kalium sulfuratum pro balneo = Schwefelkalium, Schwefelleber, Nr. 278. Zum Vollbade 50,0—150,0. Auch Calcium sowie Natrium sulfuratum pro balneo, beide nicht offizinell. (Bei Zusatz von Salzsäure bildet sich freier Schwefelwasserstoff, also nicht zusetzen.) Starker Hautreiz, Erweichen der Fpidermis. Bei chronischen Hautkrankheiten. Dagegen ist der Nutzen gegen chronische Vergiftung mit Arsenik, Blei, Quecksilber u. a. nicht erwiesen. — Anders: Natrium thiosulfuricum 50,0—150,0; mit späterem Zusatz von 30,0—60,0 Essig.

12. Seifenbäder. Zu 1 Vollbad 100,0—200,0 Sapo kalinus venalis, Nr. 448, oder Sapo domesticus geschabt. Wirkung wie dünne Laugenbäder. Zur Erweichung von Borken bei Hautkrankheiten, zur Einleitung der Schmierkur bei Scabies und Syphilis. Auch Quellsalzseifen zu Seifenbädern.

Karlsbader Sprudelseife. 1 Stück = 1 Mk.
Krankenheiler Jodsodaschwefelseife
Nr. I und II 1 Stück = 40 Pf.; Paket à 6 Stück = 2 Mk.
verstärkt 1 Stück = 75 Pf.; Paket à 6 Stück = 4 Mk.
Krankenheiler Seifengeist Nr. 1 und 2 1 Flasche = 2 Mk. 25 Pf.
Nr. 3 1 Flasche = 3 Mk. 50 Pf.
Krankenheiler Jodsodalauge 1 Flasche = 1 Mk. 75 Pf.
Kreuznacher Jodbromseife 1 Stück = 50 Pf.
Wiesbadener Kochbrunnenseife 1 St. = 60 Pf.; 1 Kart. mit 3 St. = 1 Mk. 60 Pf.

13. Senfbäder. Warme Vollbäder 250,0 Senfmehl, Semen Sinapis pulveratum bei Cholera, Meningitis u. a. — Wärme Fußbäder 50,0—200,0 Semen Sinapis pulveratum, gegen kalte Füße, gegen verloren gegangene Fußschweiße, bei Menstruationsstockung. Vgl. Semen Sinapis, Nr. 461. Statt Senfmehl auch Spiritus Sinapis, Nr. 504.

14. Solbäder oder Soolbäder und Salzbäder zur Anregung der Hauttätigkeit. Viehsalz, Solen, Mineralsalze, Mutterlauge von Königsborn, Kreuznach, Rehme, Staßfurt, Wittekind. Salzgehalt des Bades 2,5—6%. Auf 200 Liter 10 Pfd. Salz.

Warme Solbäder oder Thermalsolen: Kissingen, Nauheim, Rehme, Soden am Taunus, Cannstatt.

Kühle Solbäder: Arnstadt, Aussee, Elmen, Frankenhauen, Gmunden, Hall, Jagstfeld, Inowraclaw (Posen), Ischl, Kösen, Köstritz, Oldesloe, Rehme, Reichenhall, Rheinfelden, Salzungen, Wittekind.

Mutterlaugensalze und Badesalze.

Colberger $^1/_2$ kg = 25 Pf.	Seesalz $^1/_2$ kg = 15 Pf.
Franzensbad Mattoni Badesalz 1 kg = 1 Mk. 50 Pf.	Staßfurter netto 1 kg = 10 Pf.; 50,0 kg = 4 Mk.
Kösener $^1/_2$ kg = 25 Pf.	Sulzaër $^1/_2$ kg = 20 Pf.
Kreuznacher $^1/_2$ kg = 40 Pf.	Vichyer Badesalz 1 Rolle = 1 Mk. 25 Pf.
Oeynhauser $^1/_2$ kg = 15 Pf.	Wiesbadener Badesalz 1 kg = 2 Mk.
Rehmer $^1/_2$ kg = 20 Pf.	Wittekinder $^1/_2$ kg = 20 Pf.

15. Stahlbäder oder Eisenbäder. Nicht empfehlenswert. Eisensalze wirken nicht spezifisch auf die Haut.

16. Sublimatbäder in Holzwannen. Bei Kindern als Ersatz der Schmierkur, auf 1 Vollbad 0,5—2,5 Hydrargyrum bichloratum. Für Erwachsene bei ausgebreiteter Hautsyphilis 2,0—5,0—10,0 Hydrargyrum bichloratum auf 1 Vollbad. Nicht ohne ärztliche Aufsicht! Kein Badewasser schlucken! ℞ sub signo veneni ad vitrum einzeln pro Bad. — Zum Handbade oder Fußbade 0,05—0,25.

17. Teerbäder. Einreibung mit Teerpräparat, darauf Bad, dann Abseifung und Puder, Salbe oder Paste. Bei verschiedenen Ekzemen, Pruritus, Prurigo, Ichthyosis, Lichen planus, Pityriasis versicolor, Psoriasis (hierbei Bad bis 5 Stunden).

Balsam, indischer oder schwarzer oder peruanischer — Balsamum peruvianum.
Balsame — Balsama. (Balsam = Lösung von Harz in ätherischem Öl.):

Kopaivabalsam — Balsamum Copaïvae.	Perubalsam — Balsamum peruvianum.
Muskatbalsam — Balsamum Nucistae.	Tolubalsam — Balsamum tolutanum.

Gemischte Balsame sind Drogisten zu verkaufen verboten.

Balsamica = Balsammittel.
Balsamum Copaïbae — Balsamum Copaïvae.

77. *Balsamum Copaïvae* — *Kopaivabalsam.*

Kopa und Kopaiva heißt Balsam (Südamerika).

Arzneitaxe: 10,0 = 15 Pf.; 100,0 = 1 Mk. 10 Pf.

Handverkauf: 7,5 = 10 Pf.; 100,0 = 80 Pf. Capsulae gelatinosae Balsamo Copaïvae repletae, ad scatulam 12 Stück = 30 Pf.; 100 Stück = 1 Mk. 30 Pf. Capsulae gelatinosae Balsamo Copaïvae et Extracto Cubebarum repletae, ad scatulam 12 Stück = 50 Pf.; 100 Stück = 2 Mk.

1,0 = 26 Tropfen. 1 Tropfen = 0,038 (Eschbaum).

Klare, gelbbräunliche Flüssigkeit, mehr oder weniger dicklich, gar nicht oder nur schwach fluoreszierend. Geruch eigentümlich aromatisch. Geschmack anhaltend scharf und bitterlich.

Spez. Gew. 0,980—0,990.

Kopaivabalsam ist der ausfließende Balsam aus den verwundeten Stämmen verschiedener (südamerikanischer) Copaïfera-Arten, besonders der Copaïfera officinalis, Copaïfera guyanensis, Copaïfera coriacea.

Löslich in Chloroform, Petroleumbenzin, Amylalkohol, absolutem Alkohol, klar, allenfalls leicht opalisierend.

Aufzubewahren an einem kühlen, schattigen Orte.

Balsamum Copaïvae: Ätherisches Öl und Harz (Kopaivasäure und Oxykopaivasäure), und ein unbekannter Bitterstoff. Die Harze 15—60%.

Äußerlich. Gegen Scabies als Einreibung, rein.

Innerlich. Bei Tripper nach Ablauf des akuten Stadiums. Die resorbierten Bestandteile gehen aus dem Blute über in den Harn, und wirken günstig beim Durchfließen durch die Urethra. Verursacht aber leicht Verdauungsstörungen, Nierenreizung, Hautausschläge. 10—40 Tropfen ($^1/_2$ Teelöffel) pro dosi, täglich mehrmals nach der Mahlzeit, allein oder in Gallertkapseln. 0,5—2,0, tägl. 3 mal, in Pillen, Emulsion, Mixtur, Electuarium, Gallerte, Kaffeeaufguß. — Pillen mit Cera flava pulverata + Saccharum āā, oder mit Hilfe von etwas Spiritus. Zusatz von Pflanzenpulver oder mineralischem Pulver bis zur Hälfte.

Pillenherstellung. Man schmilzt Kopaivabalsam zusammen mit 0,5 Teile Cera flava. Stößt das salbenartige Gemisch an mit Pflanzenpulver. — Oder man mischt Kopaivabalsam mit 0,1 Magnesia usta oder Cera flava und Saccharum āā. — Viel Konstituens nötig, daher viel Pillen pro Tag zu nehmen. Deshalb besser Boli.

Tinctura Copaïvae.

94. ℞ (Berliner F. M.)
Balsami Copaïvae 7,5
Tincturae aromaticae 7,5.
M. D. S. 15 Tropfen, täglich 3 mal.
— 1 Dosis = 39 Pf.

95. ℞ Balsami Copaïvae 10,0
Gummi arabici 5,0
Aquae destillatae ad 250,0.
M. f. Emulsio. D. S. 1 Eßlöffel 2 stündlich — Gegen Hydrops.

96. ℞ Balsami Copaïvae 0,5
in Capsula keratinosa (Pohl). D. t. doses 20.
S. täglich 10 (bis 20) Hornkapseln. — Nur 14 Tage lang zu nehmen; nicht länger.

Gegen Gonorrhoe. — 10 Capsulae keratinosae Balsami Copaïvae (Pohl) 0,5 kosten ca. 1 Mk. 50 Pf. bis 2 Mk.

97. ℞ Balsami Copaïvae 5,0
Cerae flavae pulveratae et Sacchari āā
qu. s. ut f. Pilulae 100. D. ad. vitrum epistomate vitreo.
S. 3 Pillen tgl. 3 mal. — 1 Pille = 0,05 Bals. Cop.; 3 Pillen = 0,15 Bals. Cop.

Capaïva-Seifenpillen.

98. ℞ Balsami Copaïvae 5,0
Magnesiae ustae 2,5
Cubebarum pulveratarum 7,5.
M. f. Pilulae 100. Obducantur Collodio. — Bei Gonorrhoe.

99. ℞ Balsami Copaïvae 20,0
Gummi arabici 10,0
Aquae destillatae qu. s. ut f. Emulsio ad 150,0
Sirupi Amygdalarum 20,0.
M. D. S. 1 Kinderlöffel tägl. 3 mal. — Bei Gonorrhoe. — 1 Kinderlöffel (7,5) = 0,88 Bals. Cop.

1007. ℞ Balsami Copaïvae 20,0
Cubebarum pulveratarum 40,0.
M. f. Electuarium. D. ad. ollam.
S. 1 Teelöffel in Oblate täglich 4—5 mal. — Gegen Gonorrhoe.

Mixtura Choparti ist eine Schüttelmixtur mit Kopaivabalsam, und schmeckt sehr schlecht.

Größte Einzelgabe 1,5. Größte Tagesgabe 5,0.

Balsamum de Peru oder indicum — Balsamum peruvianum.
Balsamum de Tolu — Balsamum tolutanum.
Balsamum Myristicae — Balsamum Nucistae.
Balsamum Myristicae expressum — Oleum Nucistae.

78. *Balsamum Nucistae* — *Muskatbalsam.*

Nicht zu verwechseln mit Oleum Nucistae, Muskatnußöl, Nr. 366.

Arzneitaxe: 10,0 = 30 Pf.

Handverkauf: 5,0 = 10 Pf.; 10,0 = 20 Pf.

Bräunlich gelber Balsam. Geruch aromatisch.

2 Teile gelbes Wachs, 1 Teil Olivenöl, 6 Teile Muskatnußöl zusammengeschmolzen im Wasserbade, durchgeseiht, ausgegossen in Kapseln.

Äußerlich. Zu Einreibungen des Abdomen bei Durchfall, Flutulenz der Kinder. Krampfstillend.

100. ℞ Für 20 Pf. Muskatbalsam im Handverkauf (= 10,0).
Vorschrift: Zur Einreibung.

Größte Einzelgabe — Größte Tagesgabe —

Balsamum Nucistae expressum — Oleum Nucistae.
Balsamum Opodeldoc — Linimentum saponato-camphoratum.

79. *Balsamum peruvianum* — *Perubalsam.*

Balsamum indicum nigrum.

Arzneitaxe: 1,0 = 5 Pf.; 10,0 = 40 Pf.; 100,0 = 3 Mk. 5 Pf.; 200,0 = 4 Mk. 60 Pf.; 500,0 = 9 Mk. 15 Pf.

Handverkauf: 2,0 = 10 Pf.; 10,0 = 35 Pf.; 100,0 = 2 Mk. 50 Pf.

1,0 = 22 Tropfen. 1 Tropfen = 0,046 (Eschbaum).

Dunkelbraune Flüssigkeit (dick sirupartige Masse), in dünner Schicht klar, nicht fadenziehend. Geruch angenehm. Geschmack scharf kratzend, bitterlich. (Haltbar). An der Luft trocknet Perubalsam nicht ein. Spez. Gew. 1,140—1,150.

Der Balsam wird gewonnen durch Anschwelen der Rinde von Myroxylon Pereirae (Toluifera Pereirae).

Klar mischbar mit Weingeist. (Löslich in Chloroform.)

Aufzubewahren kühl, geschützt vor Sonnenlicht.

Balsamum peruvianum: 60 % Perubalsamöl (Cinnameïn, Spuren von Styracin), Zimtsäure, Benzoesäure, Harze (Myroxylin), Resinotannol $C_{18}H_{20}O_5$, gerbstoffartiger Harzalkohol. — Cinnameïn bestehend aus Benzoesäure-benzylester und Zimtsäure-benzylester, bedingen die Wirkung gegen Scabies. Anders: fast alle aromatischen Stoffe des Balsams. — Zimtsäure, Acidum cinnamylicum $C_9H_8O_2 = C_6H_5(CH)_2 \cdot COOH$ = Phenylacrylsäure. Benzoesäure = Acidum benzoïcum $C_6H_5 \cdot COOH = C_7H_6O_2$.

Äußerlich. Als Geruchskorrigens.

Als Mittel gegen die Krätze. Tötet die Milbe, Acarus scabiei. — Zuerst Seifenbad, dann sorgfältig einreiben 5,0—15,0 Perubalsam. — Für Kinder durchschnittlich 10,0. — Nur am Kopfe sitzen keine Krätzmilben. Nach einigen Stunden ein lauwarmes Bad. Wiederholung am 2. Tage bzw. am 3. Tage, je täglich 1 mal. Dann am 3. Tage Reinigungsbad mit Seifenwasser. Hautrötung selten. 2 Einreibungen genügen meist, also 30,0.

Perubalsam rein oder mit āā Alkohol oder 5 Teilen Öl oder als Salbe. Styrax ist billiger. Bei Kindern besser mit Schwefel.

Zur Heilung unter dem Schorf bei kleinen Wunden, gegen aufgesprungene Haut, zum Verbinden von oberflächlichen Geschwüren, besonders von wunden Brustwarzen, 1 Perubalsam auf 10 Mucilago und 5 Öl.

Gegen Finnen, Frostbeulen, Hautjucken, Lupus, schuppige Ausschläge. Als Zusatz zu Salben 1 zu 3. Beim Mischen mit Zinksalbe löst man zuvor Perubalsam in etwas Spiritus aethereus.

Zu Hautseifen 3 %. Zu Krätzeseife.

Zum Bepinseln von atonischen Fußgeschwüren.

Zum Bepinseln der Nasenschleimhaut bei Ozaena und zum Einlegen von Wattetampons. Mit Glyzerin āā bei Rhinitis atrophicans foetida (= Ozaena simplex).

Zu Haarpomaden. Zu Waschungen des Kopfes bei Haarausfall 5,0 zu 200,0 Spiritus dilutus.

Zur Inhalation bei Laryngitis tuberculosa. Oder zur Einpinselung mit Kollodium.

Für Linimente aus Balsamum peruvianum und Styrax mit Öl darf nötigenfalls nur schwach erwärmt werden, sonst scheidet unlösliches Harz aus.

Innerlich. Als Expectorans gegen chronische Bronchitis, Phthisis pulmonum 5—20 Tropfen täglich mehrmals. In Pillen, Electuarium, Emulsion (8 zu 200), oder in Form von Perukognak. — Anders: 0,2—1,3, täglich mehrmals auf Zucker, in Tinktur, Kapseln.

Spiritus peruvianus.

101. ℞ (Berliner F. M.)
Balsami peruviani 10,0
Spiritus 40,0.
D. S. Äußerl. — 1 Dos. = 73 Pf.; ½ Dosis = 49 Pf.

102. ℞ Balsami peruviani 1,0
Mucilaginis Gummi arabici 10,0
Oleï Papaveris 5,0.
M. D. S. Äußerlich nach Bericht.
Zum Verbinden oberflächlicher Geschwüre, wunder Brustwarzen.

103. ℞ Balsami peruviani 30,0
Oleï Ricini 20,0
Spiritus 40,0.
M. D. S. Äußerl. nach Bericht.
Zum Einreiben (mit der Hand) bei Scabies.

Unguentum labiale.

104. ℞ Balsami peruviani 1,0
Vaselini americani 5,0
Adipis Lanae anhydrici 4,0.
M. f. Unguentum. D. S. Äußerl. nach Bericht.

Lippensalbe gegen aufgesprungene Lippen, insbesondere bei Schwerkranken.

105. ℞ Balsami peruviani 2,5
Cerae flavae pulveratae et
Sacchari āā qu. s. ut f. Pilulae 50.
D. ad vitrum epistomate vitreo. S. 4 Pillen, täglich 3 mal.

Expectorans bei Bronchitis chronica, Phthisis pulmonum. — 1 Pille = 0,05 Bals. peruv.; 4 Pillen = 0,2 Bals. peruv.

106. ℞ Balsami peruviani 3,0
Sulfuris depurati 5,0
Unguenti Adipis Lanae 50,0
M. f. Unguentum. D. S. Äußerlich nach Bericht.

Gegen Scabies kleiner Kinder zur Einreibung.

107. ℞ Balsami Peruviani 5,0
Oleï Papaveris 25,0
M. D. S. Äußerlich. — Gegen wunde Brustwarzen.

Perubalsam-Pillen.

1008. ℞ Balsami peruviani 2,5
Magnesiae ustae 3,5.
M. f. Pilulae 50. D. S. 2—4 Pillen, täglich 3 mal.

Bei Katarrh der Harnorgane und Respirationsorgane.
Zu Mixtura oleoso-balsamica, Nr. 322.
Größte Einzelgabe 1,0. Größte Tagesgabe 3,0.

Balsamum peruvianum nigrum — Balsamum peruvianum.
Balsamum Storacis oder styracinum — Styrax.
Balsamum therebinthinatum — Unguentum Terebinthinae.

80. *Balsamum tolutanum* — *Tolubalsam.*

Arzneitaxe: 10,0 = 15 Pf.
Handverkauf: 10,0 = 15 Pf.

Braunrote, kristallinische Masse, von feinem Wohlgeruch. Geschmack aromatisch, säuerlich, nur wenig kratzend.

Tolubalsam ist das Harz von Myroxylon Toluifera (Toluifera Balsamum). — Nach dem Austrocknen ist Tolubalsam zerreiblich zu einem gelblichen Pulver.

Klar löslich in Weingeist. Die weingeistige Lösung rötet blaues Lackmuspapier. — Klar löslich in Chloroform, in Kalilauge.

Aufzubewahren am besten in Blechgefäßen.

Balsamum tolutanum: 1 % ätherisches Öl (Tolen, Benzoesäure und Zimtsäure). Der zu Opobalsam eingetrocknete Balsam enthält auch Harze.

Äußerlich. Zum Lackieren von Pillen. — Obducantur lege artis Balsamo tolutano, — wohlriechender Überzug. Für 50 Stück oder Teile davon 50 Pf.

Zur Geruchsverbesserung.

Innerlich. Als Expectorans 0,2—1,0, täglich mehrmals. In Pillen, Pastillen, Emulsion, Pulver, Gelatinekapseln. Wirkung nicht sicher. — Pillen mit Cera flava + Saccharum āā.

Sirupus Balsami tolutani, nicht offizinell, wird benutzt als wohlriechender Zusatz zu expektorierenden Flüssigkeiten, bei chron. Bronchialkatarrh.

108. ℞ Balsami tolutani 2,5
Cerae flavae pulveratae et
Sacchari āā qu. s. ut f. Pilulae 50. D. ad vitrum epistomate vitreo. S. 4 Pillen, täglich 3 mal.

Als Expectorans. — 1 Pille = 0,05 Bals. tolut.; 4 Pillen = 0,2 Bals. tolut.

928. ℞ Balsami tolutani 10,0
Spiritus 10,0
Petroleï venalis 100,0
Oleï Olivarum 80,0.
M. D. S. Äußerlich zum Einreiben morgens und abends 2 Tage.

Gegen Pediculi capitis. — Kopf bedecken. Danach täglich abseifen, Kämmen mit Essig (Essig löst das Chitin der Nisse).
Größte Einzelgabe 1,0. Größte Tagesgabe 3,0.

Balsamum Vitae Hoffmanni — Mixtura oleoso-balsamica.
Bärendreck oder Bärenzucker — Succus Liquiritiae.
Bärentraubenblätter — Folia Uvae Ursi.
Bärlapp-Pulver — Lycopodium.
Bärlapp-Samen — Lycopodium.
Baryt. Vergiftung durch Baryt siehe hierunter Nr. 81 Baryum chloratum.

81. *Baryum chloratum* — *Baryumchlorid.*

Baryum chloratum purissimum crystallisatum. Chlorbaryum.
Arzneitaxe: 10,0 = 5 Pf.
Handverkauf: 30,0 = 10 Pf.; 100,0 = 20 Pf.; crudum 100,0 = 10 Pf.; 500,0 = 25 Pf.
Farblose, tafelförmige Kristalle. An der Luft beständig.
Löslich in 2,5 Teilen kalten Wassers, in 1,5 Teilen siedenden Wassers. Unlöslich in Weingeist.
Vorsichtig aufzubewahren.

$BaCl_2$. — Wird nur noch benutzt als chemisches Reagens. Dient zum Nachweis der Schwefelsäure. Giftig.
Nicht mit schwefelsauren Salzen.
In der Veterinärmedizin gegen Kolik der Pferde zu intravenöser Injektion 0,5—1,3 in 10 ccm Wasser.
Nach Kobert kann man eine Salbe aus 5—10 % Chlorbaryum und Fett, Lanolin oder Vaselin, mit Vorteil verwenden zum Massieren ödematöser Glieder bei Wassersucht.
Chlorbaryum besitzt digitalinartige Wirkung auf Herz und Gefäße.

109. ℞ Baryi chlorati 5,0	M. f. Unguentum.
Aquae destillatae 15,0	D. S. Äußerlich zum Massieren.
Adipis Lanae cum Aqua ad 100,0.	Bei Ödem.

Vergiftungssymptome. Erbrechen. Durchfall. Kopfschmerzen, Schwindel, Doppelsehen. Ischurie, Konvulsionen.
Antidota. Lösungen von schwefelsauren Alkalien in starker Verdünnung, Natrium sulfuricum, Magnesium sulfuricum.
Größte Einzelgabe — Größte Tagesgabe —
Baryumchlorid — Baryum chloratum.
Basilikumsalbe — Unguentum basilicum.
Basisches Wismutgallat — Bismutum subgallicum.
Basisches Wismutnitrat — Bismutum subnitricum.
Basisches Wismutsalicylat — Bismutum subsalicylicum.
Baumöl — Oleum Olivarum commune.
Baumöl, gemeines oder grünes — Oleum Olivarum commune.
Baumöl, gereinigtes oder Provenceröl — Oleum Olivarum.
Baumwolle, gereinigte — Gossypium depuratum.
Bechika = Mittel gegen Husten (ἡ βήξ, βηχός = der Husten).
Beeftea = Extrakt aus zermahlenem Rindfleisch mit 6 mal soviel Wasser, gewonnen durch langsames Erwärmen, Kochen 5 Minuten, Auspressen.
Belladonna. Folia Belladonnae, Nr. 205.
Extractum Belladonnae, Nr. 161.
Atropinum sulfuricum, Nr. 76.
Vergiftung durch Belladonna siehe bei Atropinum sulfuricum.
Belladonnablätter — Folia Belladonnae.
Belladonna-Extrakt — Extractum Belladonnae.
Bensons Capcine Pflaster im Handverkauf 1 Stück 1 Mk. Capsicinlochpflaster ähnlich wirkend wie Emplastrum Cantharidum perpetuum.
Benzin. Vergiftung durch Benzin siehe hierunter Nr. 82.
Benzinum — Benzinum Petrolei.

82. *Benzinum Petrolei* — *Petroleumbenzin.*

Benzin. Aether Petroleï.
Arzneitaxe —.
Handverkauf: 50,0 = 10 Pf.; 100,0 = 15 Pf.; 500,0 = 50 Pf.

1,0 = 50 Tropfen. 1 Tropfen = 0,020 (Eschbaum).

Farblose Flüssigkeit, nicht fluoreszierend, flüchtig und leicht entzündlich. Geruch stark, nicht unangenehm.

Siedepunkt zwischen 50 und 75°. Erstarrt nicht bei 0°. Spez. Gewicht 0,640—0,670.

Petroleumbenzin sind Anteile des Petroleums, welche niedrig sieden. (Destillationsprodukt aus dem Petroleum.)

Aufzubewahren in gut verschlossenen Blechflaschen, Glasflaschen mit Korbgeflecht u. dgl. (gegen Zerbrechen), nur ³/₄ gefüllt, kühl, an einem tagsüber hellem Orte, fern von Feuer und Licht. Mit feuerroter Aufschrift: Feuergefährlich. Umfüllen mit Trichter bei Tageslicht.

Petroleumbenzin ist ein Gemenge von Kohlenwasserstoffen, vorwiegend Pentan C_5H_{12}, Hexan C_6H_{14}, Heptan C_7H_{16}.

Äußerlich. Zu Einreibungen, allein oder in Salben 1 zu 2—5 Fett. Gegen Gliederreißen.

Als Antiparasitikum, besonders gegen Pediculi capitis. Kopf einreiben, und bedecken mit Watte und Guttaperchapapier. Reizt aber die Haut und ist feuergefährlich.

Als Klysma gegen Oxyuris, Trichinen 5—15 %.

Innerlich. Bei Gährungsvorgängen im Magen. 0,2—0,5 in Gelatinekapseln, täglich mehrmals. Auch gegen Darmparasiten.

Vergiftungssymptome. Nach Einatmen von Benzindampf: Aufgeregtheit, Rausch, Bewußtlosigkeit, allgemeine Anästhesie. Zuckungen. Cyanose. Mydriasis. Nach Schlucken auch Magenaffektionen.

Antidota. Frische Luft, künstliche Respiration. Schwarzer Kaffee, Coffeïn, Kognak. Bettwärme. — Eventuell Magenausspülung, Brechmittel.

Größte Einzelgabe 0,5. Größte Tagesgabe 1,5.

Benzoe — Benzoë.

Benzoë.

Benzoë, Nr. 83.
Tinctura Benzoës, Nr. 534.
Acidum benzoïcum, Nr. 10.
Adeps benzoatus, Nr. 33.
Tinctura Opii benzoïca Nr. 552.

83. *Benzoë — Benzoe.*

Resina Benzoë.

Arzneitaxe: pulverata 1,0 = 5 Pf.; 10,0 = 30 Pf.

Handverkauf: 5,0 = 10 Pf.; 10,0 = 20 Pf.; subtiliter pulverata 4,0 = 10 Pf.; 10,0 = 25 Pf.

Braune (oder graubräunliche), flache oder gerundete Stücke, innen weiß. Sie geben im Wasserbade erwärmt einen sehr angenehmen Geruch, beim stärkeren Erhitzen stechende Dämpfe.

Benzoe ist das Harz von einer nicht festgestellten Pflanze. Es kommt aus Siam.

Von 5 Teilen Weingeist wird Benzoe in gelinder Wärme aufgelöst. Erwärmt man Benzoe mit Weingeist, filtriert, und vermischt das Filtrat mit Wasser, so erhält man eine milchige, wohlriechende Flüssigkeit. Sie rötet blaues Lackmuspapier.

Benzoe: Benzoesäure, ätherisches Öl.

Äußerlich. Als Kosmetikum. Zu Waschmitteln.

Zu Zahnpulvern 10 %.

Als Einblasung in die Nase gegen Pertussis. Bei älteren Kindern täglich 1 mal.

Zur Einreibung bei spröder Haut, Sommersprossen, Erysipel. 1 zu 100 Oleum Amygdalarum. — Ebenso zur Einträuflung in das Ohr.

Als Salbe gegen Hautjucken 8 zu 100.

Zu Räucherpulver, Rächerspezies = Species ad suffiendum.

Zu Räucherkerzen (Candelae fumales).

Innerlich. Als Expectorans 0,25—1,0, täglich mehrmals. Pillen, Pulver. Selten verwendet.

787. ℞ Für 25 Pf. fein gepulverte Benzoe im Handverkauf (= 10,0).
Vorschrift: Zum Einblasen in die Nase, täglich 1 mal. — Bei Pertussis.
Zu Acidum benzoïcum, Nr. 10.
Zu Tinctura Benzoës, Nr. 534.
Größte Einzelgabe 1,0. Größte Tagesgabe 3,0.

Benzoeblumen — Acidum benzoïcum.
Benzoefett — Adeps benzoatus.
Benzoeharz — Benzoë.
Benzoesäure — Acidum benzoïcum.
Benzoesäure oder Benzoylsäure, **sublimierte** — Acidum benzoïcum.
Benzoesäurehaltige Opiumtinktur — Tinctura Opii benzoïca.
Benzoeschmalz — Adeps benzoatus.
Benzoetinktur — Tinctura Benzoës.
Bergmanns Zahnpasta im Handverkauf, in Stanniol $^1/_1$ Dose = 75 Pf.: $^1/_2$ Dose = 40 Pf.; in Blechdose $^1/_1$ Dose = 1 Mk.; $^1/_2$ Dose = 60 Pf.
Betanaphthol — Naphtholum.
Betelnuss — Semen Arecae.
Biberklee — Folia Trifolii fibrini.
Biberklee-Extrakt — Extractum Trifolii fibrini.
Bibernell — Radix Pimpinellae.
Bibernell-Essenz — Tinctura Pimpinellae.
Bibernelltinktur — Tinctura Pimpinellae.
Bibernellwurzel — Radix Pimpinellae.
Biedertsches Rahmgemenge enthält Eiweiß 1, Milchfett 2, Milchzucker 4, Milchsalze 0,2. Für die ersten Lebensmonate verdünnt 1 zu 12, später 1 zu 7.
Bienenwachs — Cera flava.
Bilsenkraut — Herba Hyoscyami. Vergiftung durch Bilsenkraut siehe unter Atropinum sulfuricum, Nr. 76.
Bilsenkraut-Blätter — Herba Hyoscyami.
Bilsenkraut-Extrakt — Extractum Hyoscyami.
Bilsenkraut-Öl — Oleum Hyoscyami.
Bilsenöl — Oleum Hyoscyami.
Binden vgl. 522, Tela depurata.

Antiseptische Binden.
Calico-Binden.
Cambric-Binden, gebleicht.
Flanell-Binden.
Flanell-Ersatz-Binden, Baumwollengewebe.
Gaze-Binden.
Gips-Binden.
Hydrophile Binden, Mullbinden.
Leinenbinden.
Prießnitzsche Halsbinden.
Seidenabfallbinden, Ersatz für Gummibinden, Gummistrümpfe.
Trikot-Binden, schlauchförmig.

Siehe Alle unter Tela depurata, Nr. 521.

Bismutum. Bismutum subgallicum, Nr. 84.
Bismutum subnitricum, Nr. 85.
Bismutum subsalicylicum, Nr. 86.

Bismutum hydrico-nitricum oder hydrico-nitricum praecipitatum — Bismutum subnitricum.
Bismutum nitricum praecipitatum — Bismutum subnitricum.
Bismutum salicylicum basicum — Bismutum subsalicylicum.

84. *Bismutum subgallicum* — *Basisches Wismutgallat.*

Dermatol. Bismutum gallicum basicum, basisch gallussaures Wismut.

Arzneitaxe: 1,0 = 10 Pf.; 10,0 = 60 Pf. — Dermatolum 1,0 = 10 Pf.; 10,0 = 90 Pf.
Handverkauf —. Dermatolum 1,5 = 10 Pf.; 10,0 = 60 Pf. Dermatolstreupulver $^1/_4$ Dose = 45 Pf.; $^1/_2$ Dose = 70 Pf.; $^1/_1$ Dose = 1 Mk. 15 Pf.

Zitronengelbes, (feines,) amorphes Pulver. (Nicht hygroskopisch, luftbeständig und lichtbeständig.) Geruchlos und geschmacklos.

Beim Erhitzen verkohlt es, ohne zu schmelzen, und hinterläßt einen gelben Rückstand.

Unlöslich in Wasser, Weingeist, Äther.

$C_6H_2 \cdot (OH)_3 \cdot COO \cdot Bi(OH)_2$.
Kann sterilisiert werden, ohne daß Zersetzung eintritt.
Äußerlich. Ungiftiges Trockenantiseptikum. (Anders: nicht völlig ungiftig.) Wundstreupulver. Zu Trockenverbänden als Wundheilmittel bewährt. Wird nicht resorbiert, daher nicht giftig wirkend. Auf reinen granulierenden Wunden in feinster Verteilung aufzutragen. Austrocknend, die Sekretion vermindernd; befördernd für den Ersatz der Epidermis. Als Streupulver unvermischt oder mit Amylum Tritici āā. Anders: Zu Puder 10—50 %.
Bei Verbrennungen als Paste schmerzstillend. Bis 20,0—30,0 % mit Vorsicht. Meist 10 % Salbe.
Bei Vaginalkatarrh, Dammrissen, Conjunctivitis phlyctaenulosa, Otitis.
Dermatol-Kollodium-Emulsion 10 %.
Fußstreupulver. Bismutum subgallicum 20, Talcum 70, Amylum Tritici 10.
Dermatolgaze 10—20 %, gewöhnlich bereitet durch Aufstreuen, sterilisierbar.
Salbe 10—20 %.
Innerlich. Als Adstringens statt Bismutum subnitricum, Nr. 85, bei ulzerösen Magen- und Darmkatarrhen. In Pulvern 1,0, täglich 3 mal. Anders: 0,2—0,5 pro dosi, bis zu 2,0 pro die. Anders: 0,1—0,5 als Pulver 2stündlich. Gegen Diarrhoe bei Tuberkulose, Malaria, Darmgeschwüren. Anders: 0,1—0,2, täglich mehrmals. — Für Kinder 0,05—0,3.
Wismut lange gebraucht kann die Schleimhaut des Mundes und Dickdarms schwärzen, zu Geschwüren und Zerfall führen, und Nephritis verursachen.

110. ℞ Bismuti subgallici 0,1(—0,2)
Pulveris gummosi 0,5.
M. f. Pulvis. D. t. doses 10. S. 1 Pulver täglich 3 mal.

Gegen Diarrhoe, ulzeröse Darm- und Magenkatarrhe. (Stuhl schwarzgrün bei längerem Gebrauch.)

111. ℞ Für 70 Pf. Dermatolstreupulver
im Handverkauf (= 1/2 Dose).
Vorschrift: Als Streupulver.

920. ℞ Bismuti subgallici 10,0
Zinci oxydati 40,0
Amyli Tritici 200,0.
M. D. S. Streupulver. — Bei Herpes zoster.

964. ℞ Bismuti subgallici 10,0
Talci 30,0
Amyli 10,0.
M. D. S. Streupulver. — Auf Geschwüre.

Vergiftung durch Wismutsalze siehe unter Bismutum subnitricum, Nr. 85.
Größte Einzelgabe 1,0. Größte Tagesgabe 2,0.

85. *Bismutum subnitricum* — *Basisches Wismutnitrat.*

Basisch salpetersaures Wismut. Magisterium Bismuti.
Arzneitaxe: 1,0 = 10 Pf.; 10,0 = 60 Pf.; 100,0 = 4 Mk. 80 Pf.
Handverkauf: 1,5 = 10 Pf.; 10,0 = 50 Pf.; 100,0 = 3 Mk. 50 Pf.
Weißes, mikrokristallinisches Pulver. Reagiert sauer.
5 Teile Salpetersäure von 1,200 spez. Gewicht werden erhitzt auf 75—90°. In diese Salpetersäure wird 1 Teil grobgepulvertes Wismut in kleinen Mengen ohne Unterbrechung eingetragen. Die Einwirkung ist heftig, schwächt sich aber gegen das Ende ab. Deshalb wird die Einwirkung dann unterstützt durch verstärktes Erhitzen der Wismutlösung. Darauf mehrere Tage stehen lassen. Klar abgegossen und eingedampft zum Kristallisieren. Die erhaltenen Kristalle werden einige Male abgespült mit wenig salpetersäurehaltendem Wasser. Dann wird 1 Teil Kristalle mit 4 Teilen Wasser gleichmäßig zerrieben. Darauf wird das Gemisch unter Umrühren eingetragen in 21 Teile siedenden Wassers. Der Niederschlag wird gesammelt, die Flüssigkeit darüber entfernt. Nach völligem Ablaufen des Filtrates wird der Niederschlag nachgewaschen mit einem gleichen Raumteil kalten Wassers. Nach Ablaufen der Flüssigkeit wird er ausgetrocknet bei 30°.

Gemenge von $Bi(NO_3)_2 \cdot OH$ mit $Bi(NO_3)(OH)_2$. — 100 Teile enthalten etwa 80 BiO_3.
Unlöslich in Wasser. Auch von verdünnten Säuren wird es nicht verändert.

Magen und Darm resorbieren es fast gar nicht. Es kommen nur Wirkungen zustande, wahrscheinlich adstringierende, welche noch nicht genügend erkannt sind. Färbt die Fäces fast schwarz; Ausscheidung von Schwefelwismut.

Äußerlich. Als adstringierendes und desinfizierendes Streupulver. Als Paste, Schüttelmixtur.

Als Pulver mit Tannin gegen Hämorrhoiden.

Als Salbe bei Verbrennungen zweiten Grades. 1 zu 10 Adeps Lanae, Oleum Olivarum. Dr. von Bardeleben's Wismutbrandbinden im Handverkauf.

Bei Hautkrankheiten, Kupfernase 1 zu 8—30 Fett.

Bei Ekzem 5—10 zu 30.

Zur Injektion bei Gonorrhoe im chronischen schleimigen Stadium als Schüttelmixtur 2,5—5,0 zu 100,0.

Zum Einblasen bei Kehlkopftuberkulose.

Zum Einblasen in die Nase bei Rhinitis acuta, Pertussis.

Innerlich. Als Adstringens bei Diarrhöen, akuten und chronischen, und Cardialgien aller Art. 0,1—1,0 in Pulvern, täglich 3—4mal, oder 2stündlich bis 3stündlich. Anders: 0,1—0,2 täglich mehrmals. Oder als Schachtelpulver zu 10,0—15,0, 1 Messerspitze täglich mehrmals, verrührt mit Milch zu längerem Gebrauch. Oder mit Morphium oder Chloroform gegen Ulcus ventriculi und Cardialgie. Bei Ulcus ventriculi bis zu 10,0 täglich in Wasser; wochenlang.

Bei Brechdurchfall der Kinder in abgeteilten Pulvern. 0,1 täglich 4mal. Anders: 0,05—0,5 täglich 3—4mal. — Pastillen, Pulver, Pillen, Schüttelmixtur.

Als Antemetikum bei katarrhalischen und anderen Schleimhautdefekten des Magens 0,1—0,2 als Schüttelmixtur oder als Pulver mit wenig Morphium täglich mehrmals.

Wismut lange gebraucht kann die Mundschleimhaut und Dickdarmschleimhaut schwärzen, zu Geschwüren und Zerfall führen, und Nephritis verursachen.

376. ℞ (Berliner F. M.) Pulvis stomachicus siehe unter Nr. 331, Natrium bicarbonicum.

Injectio Bismuti.

112. ℞ (Berliner F. M.)
Bismuti subnitrici 5,0
Aquae destillatae ad 200,0.
M. D. S. Äußerlich. — 1 Dosis = 65 Pf.; 1/2 Dosis = 48 Pf.

113. ℞ Bismuti subnitrici 0,1(—0,2)
Pulveris gummosi 0,5.
M. f. Pulvis.
D. t. doses 10.
S. 1 Pulver, täglich 3mal.
Gegen Diarrhoe, ulzeröse Magenkatarrhe und Darmkatarrhe.

114. ℞ Bismuti subnitrici 0,1
Morphini hydrochlorici 0,005
Sacchari 0,5.
M. f. Pulvis.
D. t. doses 10.
S. 1 Pulver, täglich 3mal.

Bei Cardialgie. Als Antemetikum bei Schleimhautdefekten des Magens.

Vergiftungssymptome. Stomatitis, Glossitis, Zahnfleisch schwarz. Dickdarmentzündung mit Ulzeration. Nephritis. Albuminurie. Nach Einführung in die Bauchhöhle Peritonitis, in die Pleura Pleuritis.

Antidota. Acidum tannicum. Abführmittel. Diuretica aquosa. Ferrum oxydatum saccharatum gegen Schwefelwasserstoff im Darm.

Größte Einzelgabe 1,0. Größte Tagesgabe 10,0.

86. *Bismutum subsalicylicum* — *Basisches Wismutsalicylat.*

Basisches salizylsaures Wismut.

Arzneitaxe: 1,0 = 10 Pf.; 10,0 = 60 Pf.

Handverkauf — Drogisten verboten.

Weißes amorphes Pulver. Geruchlos und geschmacklos.

Beim Erhitzen verkohlt es, ohne zu schmelzen, und hinterläßt einen gelben Rückstand.

Fast unlöslich in Wasser, in Weingeist.

Vor Licht geschützt aufzubewahren. (Auch geschützt vor Luft, schwefelwasserstoffhaltiger Luft, Feuchtigkeit.)

$Bi(C_7H_5O_3)_3 \cdot Bi_2O_3$.

Äußerlich. Zum Trockenverband bei Frostschäden. Als Streupulver rein oder 1 zu 9 Amylum Tritici. Anders: Gemischt mit 50—90 % indifferenten pulverförmigen Substanzen. — Zum Aufstreuen wie Jodoform, zu Pulververbänden. Vereinzelt lokale Reizerscheinungen beobachtet. — Als Salbe 10 %. — Als Paste. Zum Einblasen in die Nase bei Pertussis, Rhinitis acuta der Kinder.

Innerlich. Als Adstringens statt Bismutum subnitricum, Nr. 85. — Als Darmdesinfiziens. 0,25—0,5—2,0, täglich mehrmals, in Pulvern. Bei Darmgeschwüren, Diarrhoe der Phthisiker, Typhus, chronischen Diarrhöen, Cholera. — Für Kinder 0,1—0,5, täglich mehrmals. Bei Brechdurchfall der Kinder, am besten als Schüttelmixtur.

Bei Typhus 1,0—2,0, täglich mehrmals, bis 10,0 pro die.

Wismut lange gebraucht kann die Mundschleimhaut und Darmschleimhaut schwärzen, zu Geschwüren und Zerfall führen, und Nephritis verursachen, Albuminurie, Cylindrurie.

115. ℞ Bismuti subsalicylici 0,1—0,5
Pulveris gummosi 0,5.
M. D. S. 1 Pulver, tägl. 3 mal. —
Bei Cholera, Darmgeschwüren.

116. ℞ Bismuti subsalicylici 5,0
Aquae destillatae 100,0
Sirupi Cinnamomi 15,0.
M. D. S. Umschütteln! 1 Teelöffel 2 stündlich.
Gegen Diarrhoe, Brechdurchfall der Kinder. — 25 × 0,5 Bismut. salic.

788. ℞ Bismuti subsalicylici 10,0.
D. S. Äußerlich zum Einblasen in die Nase. — Bei Rhinitis acuta, Pertussis.

Vergiftung mit Wismutsalzen siehe unter Nr. 85, Bismutum subnitricum.
Größte Einzelgabe 2,0. Größte Tagesgabe 10,0.

Bitterdistel — Herba Cardui benedicti.
Bittere Mandeln — Amygdalae amarae.
Bittererde — Magnesia usta.
Bittererde (in chemischen Verbindungen) siehe Magnesium.
Bittererde, basisch-kohlensaure — Magnesium carbonicum.
Bitteres Elixier — Elixir amarum.
Bittere Tinktur — Tinctura amara.
Bitterholz — Lignum Quassiae.
Bitterklee — Folia Trifolii fibrini.
Bitterklee-Extrakt — Extractum Trifolii fibrini.
Bittermandelwasser — Aqua Amygdalarum amararum.
Bittermandelwasser, konzentriertes — Aqua Amygdalarum amararum.
Bittersalz — Magnesium sulfuricum.
Bittersalzwässer oder Bitterwässer siehe unter Abführmittel.
Bitterwurzel — Radix Gentianae.
Blasenpflaster — Emplastrum Cantharidum ordinarium.
Blasenzug — Emplastrum Cantharidum ordinarium.
Blätter — Folia:

Bärentraubenblätter — Fol. Uvae Ursi.
Belladonnablätter — Fol. Belladonna.
Bilsenkrautblätter — Herba Hyoscyami.
Bitterklee — Fol. Trifolii fibrini.
Eibischblätter — Folia Althaeae.
Fingerhutblätter — Folia Digitalis.
Huflattigblätter — Folia Farfarae.
Jaborandiblätter — Folia Jaborandi.
Malvenblätter — Folia Malvae.
Melissenblätter — Folia Melissae.
Pfefferminzblätter — Folia Menthae piperitae.
Rosenblätter — Folia Rosae.
Salbeiblätter — Folia Salviae.
Sennesblätter — Folia Sennae.
Stechapfelblätter — Folia Stramonii.
Tabakblätter — Folia Nicotianae.
Walnußblätter — Folia Juglandis.

Blatternsalbe — Unguentum Tartari stibiati.
Blattsilber — Argentum foliatum.
Blaudsche Pillen — Pilulae Ferri carbonici Blaudii.
Blausäure. Vergiftung durch Blausäure.

Vergiftungssymptome. Konvulsionen, krampfartiges Atmen. Anästhesie. Paralyse des Herzens und der Respiration. Geruch nach Blausäure.

Antidota. Blutentziehung. Brechmittel (Seifenwasser), Wasserstoffsuperoxyd in kleinen Gaben in rascher Folge, Liquor Ammonii caustici verdünnt, oder Aqua chlorata innerlich, Chlorkalklösung. Vorsichtiges Einatmen von Chlor, künstliche Respiration. Atropin. Kalte Übergießungen. Exzitantien, Alkoholika. Kalium permanganicum $^1/_2$ % Lösung, weinglasweise. Natrium thiosulfuricum.

Blaustein — Cuprum sulfuricum.
Bleiacetat — Plumbum aceticum.
Bleiacetat, rohes — Plumbum aceticum crudum.
Bleiasche — Lithargyrum.
Bleikarbonat, basisches — Cerussa.
Bleicerat — Unguentum Plumbi.
Bleichkalk oder Bleichpulver — Calcaria chlorata.
Bleiessig — Liquor Plumbi subacetici.
Bleiextrakt — Liquor Plumbi subacetici.
Bleiglätte — Lithargyrum.
Bleioxyd — Lithargyrum.
Bleioxyd, basisch kohlensaures — Cerussa.
Bleioxyd, essigsaures — Plumbum aceticum.
Bleioxyd, rotes — Minium.
Bleipflaster — Emplastrum Lithargyri.
Bleipflaster, einfaches — Emplastrum Lithargyri.
Bleipflaster, zusammengesetztes — Emplastrum Lithargyri compositum.
Bleipflastersalbe — Unguentum diachylon.
Bleirot — Minium.
Bleisalbe — Unguentum Plumbi.
Bleisalbe, Gerbsäure — Unguentum Plumbi tannici.
Bleisalbe, Hebrasche — Unguentum diachylon.
Bleisubacetlösung — Liquor Plumbi subacetici.
Bleisubcarbonat — Cerussa.
Bleitannatsalbe — Unguentum Plumbi tannici.
Bleiwasser — Aqua Plumbi.
Bleiweiß — Cerussa.
Bleiweißpflaster — Emplastrum Cerussae.
Bleiweißsalbe — Unguentum Cerussae.
Bleiweißsalbe, kampferhaltige — Unguentum Cerussae camphoratum.
Bleizucker, reiner — Plumbum aceticum.
Blitzpulver — Lycopodium.
Blume's Rhabarberpillen Nr. 1, 2, 3, 4; im Handverkauf 1 Dose = 1 Mk. 50 Pf.
Blumenstaub — Lycopodium.
Blutegel — Hirudines.
Blüten — Flores:

Arnikablüten — Flores Arnicae.
Holunderblüten — Flores Sambuci.
Kamillen — Flores Chamomillae.
Kosoblüten — Flores Koso.
Lavendelblüten — Flores Lavandulae.
Lindenblüten — Flores Tiliae.
Malvenblüten — Flores Malvae.
Rosenblätter — Flores Rosae.
Wollblumen — Flores Verbasci.
Zitwersamen — Flores Cinae.

Blutreinigungstee — Species Lignorum.
Blutschwamm — Fungus Chirurgorum.
Blutwurzel, kanadische — Rhizoma Hydrastis.
Blutwurzelextrakt oder -Fluidextrakt — Extractum Hydrastis fluidum.
Bock's Pectoral, im Handverkauf 1 Dose = 1 Mk.
Bockshornsamen — Semen Foenugraeci.
Bockstalg — Sebum ovile.
Boletus Chirurgorum oder ignarius — Fungus Chirurgorum.
Bolus — Bissen, eine große Pille. Eine Arzneiform für größere Quantitäten unangenehm schmeckender Stoffe, meistens für flüssige Balsame oder äthe-

rische Extrakte. Gewicht 0,3—2,0. Konstituierung wie bei Pillen. [Boli diuretici = harntreibende große Pillen für Pferde. Boli purgantes abführende große Pillen für Pferde.]

87. *Bolus alba* — *Weißer Ton.*

Argilla bessere Bezeichnung als Bolus alba. — Bolus gibt mit Wasser keine plastische Masse und ist im Feuer schmelzbar. Ton gibt mit Wasser eine plastische Masse und ist nicht schmelzbar.

Arzneitaxe: pulverata 100,0 = 30 Pf.; cruda grosso modo pulverata 100,0 = 10 Pf.; 200,0 = 15 Pf.

Handverkauf: Bolus alba et rubra pulverata 150,0 = 10 Pf.; 500,0 = 20 Pf.

Weiße, erdige Masse. Sie färbt ab und ist zerreiblich. Sie ist etwas zähe, wenn durchfeuchtet. Im Wasser zerfällt sie, ist aber nicht darin löslich.

Der weiße Ton besteht hauptsächlich aus wasserhaltigem Aluminiumsilikat. (Er wird gewonnen durch Verwitterung von Feldspat).

Äußerlich. Als austrocknendes Streupulver auf wunde Stellen, Fußgeschwüre. — Zur aseptischen Behandlung frischer Wunden soll der weiße Ton vorher getrocknet werden bei 150°.

Als Salbe 1 zu 60 Fett mit Zincum oxydatum.

Als Zusatz zu Zahnpulvern.

Als Zusatz zu Bädern 100,0—200,0. Anders: 300,0 zu herabstimmenden Bädern.

Zu Augensalbe 10—20 %.

Als Brandwundensalbe mit āā Oleum Olivarum, Liquor Plumbi subacetici.

Wässeriger Tonbrei entfernt Fettflecken aus Holz und Papier.

Innerlich. Als Konstituens für Pillen. Der Ton bildet mit Wasser eine knetbare Masse, 7 Wasser zu 20 Bolus alba. Für Pillen mit leicht reduzierbaren Arzneimitteln, mit Metallsalzen, welche zersetzt werden durch Pflanzenextrakte, besonders für Argentum nitricum, Atropinum sulfuricum, Cocaïnum hydrochloricum, Hydrargyrum bichloratum, Kalium dichromicum, Kalium permanganicum, Physostigminum salicylicum, Scopolaminum hydrobromicum. — Anders: Es gibt eine schlechte Masse mit Wasser allein; man stoße an mit Glyzerin, das verdünnt ist mit 10—50 % Wasser.

Bolus alba nicht mit Mucilago Gummi arabici (statt Wasser), wegen leichter Zersetzung. Ferner werden Pillen mit Gummi beim Aufbewahren oft steinhart. — Um das Hartwerden sicher zu vermeiden, mit Aqua glycerinata (2 Wasser + 1 Glyzerin). Wenig zu bestreuen. Pillen mit Bolus alba: ad vitrum epistomate vitreo.

981. ℞ Für 10 Pf. weißen Ton im Handverkauf (= 150,0).
Vorschrift: Als Streupulver.

Oder: Mit Wasser zu Brei angerührt zur Entfernung von Fettflecken aus Holz und Papier.

Größte Einzelgabe — Größte Tagesgabe —

Bolus, weißer — Bolus alba.

88. *Borax* — *Natriumborat.*

Natrium biboracicum. Natrium tetraborat (ist aber auch falscher Name für ein Handelspräparat aus Borax und Borsäure āā). Borsaures Natrium.

Arzneitaxe: pulveratus 10,0 = 5 Pf.; 100,0 = 45 Pf.

Handverkauf: 100,0 = 10 Pf.; 500 = 40 Pf.; pulveratus 50,0 = 10 Pf.; 100,0 = 15 Pf.; 500,0 = 60 Pf.

Harte, weiße Kristalle, oder kristallinische Stücke. Beim Erhitzen schmelzen sie unter Aufblähen.

Löslich in 17 Teilen kalten Wassers, in 0,5 Teilen siedenden Wassers, alkalisch reagierend. Reichlich löslich in Glyzerin. (Borax + Glyzerin āā schmeckt bitter. Glyzerin + Borax im Überschuß schmeckt anhaltend süß.) Unlöslich in Weingeist.

$Na_2B_4O_7 + 10\,H_2O$. — 100 Teile enthalten 36,64 B_2O_3.

Borax verdickt Pflanzenschleim, Gummischleim, Salepschleim. Borax wird reichlich gelöst von Honig, Zuckersäften.

Antiseptikum, viel schwächer als Acidum boricum, Borsäure, Nr. 11.

Äußerlich. Zum Wundverband, selbst am Auge. 1—4 % wässerige Lösung. Zum Ausspülen des Konjunktivalsackes bei Conjunctivitis follicularis in 4 % Lösung, täglich 3 mal.

Als Adstringens und Desinfiziens zu Mundwässern und Gurgelwässern 10—20 % wässerige Lösung. Bei Ptyalismus, Stomatis. Nicht mit Salbeitee. Anders: 1—2 % Lösung bei Pharyngitis sicca, Soor.

Zu Pinselungen bei Soor, Stomatitis aphthosa, fibrinosa 2 zu 10—20 Honig oder Glyzerin; 10—20 %. — Für Kinder: 5—10 %.

Zu Waschungen bei Seborrhoe. 6,0 auf 270,0 Aqua destillata + 24 Aqua coloniensis.

Zur Inhalation 2 ‰—2 % Lösung. Anders: 1 % Lösung bei Laryngitis acuta.

Als Augensalbe 1 zu 5 Fett.

Zu Augentropfwasser 1 %. — Zu Augenwasser 4 %.

Zu Hautseifen als Antisepticum 5 %.

Mit benzoesaurem Natrium und mit salizylsaurem Natrium bildet Borax wasserlösliche Doppelsalze.

Innerlich. Bei Soor 3 % Lösung. 1 Eßlöffel zweistündlich. In Pulvern 1,0—2,0.

Als Diureticum bei Ascites, Nierensteinen, Blasensteinen, Epilepsie, Menstruationsstockungen 1,0—2,0 in Lösung, täglich mehrmals. Als Pastillen, Linctus. — Zu meiden bei Gravidität. Auch als harnsäurelösendes Mittel mit Vorsicht.

117. ℞ Boracis 10,0
Mellis rosati 100,0.
M. D. S. Zur Pinselung. — Bei Stomatitis aphthosa, Soor.

118. ℞ Boracis 10,0
Acidi borici 0,5
Aquae destillatae ad 100,0.
M. D. S. Äußerlich zum Auswischen der Mundhöhle — Bei Aphthen.

Jannaschs Konservesalz.

119. ℞ Boracis 80,0
Acidi borici 20,0
Kalii nitrici 30,0
Natrii chlorati 10,0.
M. f. Pulvis. D. ad vitrum operculatum. S. äußerlich. Zu Händen des Arztes. Vorschrift: Aufzulösen in 1 Liter Wasser. — Zur Konservierung von Leichenteilen behufs gerichtl. Untersuchung.

789. ℞ Boracis 1,0
Aquae destillatae ad 100,0.
M. D. S. Zur Inhalation. — Bei Laryngitis acuta für Kinder.

935. ℞ Für 10 Pf. gepulverten Borax im Handverkauf (= 50,0).
Vorschrift: 1 Teelöffel auf 1 Weinglas voll Wasser. Als Mundwasser, Gurgelwasser bei Leukoplakia buccalis.

936. ℞ Boracis 10,0
Aquae Rosae ad 170,0.
M. D. S. Äußerlich. Zum Einreiben des Gesichtes. — Gegen Sommersprossen. — Zu Hautwaschungen, Kopfwaschungen.

945. ℞ Für 10 Pf. gepulverten Borax im Handverkauf (= 50,0).
Vorschrift. 1 Messerspitze auf 1 Tasse Wasser als Mundwasser. — Bei Stomatitis ulcerosa.

955. ℞ Boracis 10,0—20,0
Aquae destillatae ad 100,0.
M. D. S. Äußerlich zu Mundwasser nach Bericht. — Zum Einschnaufen in die Nase und Gurgeln bei Scharlach.

Zu Tartarus boraxatus, Nr. 517.

Zu Tinctura Rheï aquosa, Nr. 557.

Größte Einzelgabe 2,0. Größte Tagesgabe 6,0.

Borax, prismatischer oder raffinierter — Borax.

Boraxsäure — Acidum boricum.

Boraxweinstein — Tartarus boraxatus.

Borlint = Lint mit Borsäure zum aseptischen Verband; siehe Lint.

Boro-Glyzerin im Handverkauf ½ Tube = 50 Pf.; 1/1 Tube = 1 Mk.

Boro-Glyzerin-Lanolin im Handverkauf ¼ Tube = 40 Pf.; ½ Tube = 75 Pf.; 1/1 Tube = 1 Mk. 25 Pf.

Borsalbe — Unguentum Acidi borici.

Borsäure — Acidum boricum.

Borsäuresalbe — Unguentum Acidi borici.

Borvaselin siehe unter Nr. 11, Acidum boricum.
Botulismus (von bŏtŭlus, i, m. = der Darm, die Wurst), siehe Wurstvergiftung.
Brand's Essence of Beef im Handverkauf 1 Dose = 2 Mk. 50 Pf.
Brandsalbe — Unguentum Plumbi.
Brandt's Schweizerpillen im Handverkauf 1 Dose = 1 Mk.
Pilulae helveticae Brandtii = RICHARD BRANDTS Schweizerpillen sollen bestehen aus Extr. Selini palustr. 1,5. Extr. Achilleae moschat. 1,0, Extr. Aloës 1,0, Extr. Absinthii 1,0, Extr. Trifolii fibrini 0,5, Extr. Gentianae 0,5, Rad. Gentianae pulv. 50,0, Trifol. pulv. 50,0. — 2 Pillen morgens nüchtern.
A. BRANDT's verbesserte Schweizerpillen, Konkurrenzfabrikat, enthält Cascara sagrada.
Bratensauce, gute, wirkt stärker als gute Fleischbrühe. Siehe diese (Exzitans für Herz, Muskulatur, Nerven).
Brausemagnesia — Magnesium citricum effervescens.
Brausepulver Drogisten erlaubt mit und ohne Zucker und ätherischen Ölen.
Brausepulver — Pulvis aërophorus.
Brausepulver, abführendes — Pulvis aërophorus laxans.
Brausepulver, englisches — Pulvis aërophorus anglicus.
Brausepulver, Karlsbader, Lippmann im Handverkauf 1 kleine Dose = 1 Mk.; 1 Dose = 3 Mk. 50 Pf.
Brechnuß — Semen Strychni.

Vergiftungssymptome. Cyanose, Muskelzuckungen, Trismus, Tetanus (schon auf geringe äußere Reize). Dyspnoe, Stillstand der Atmung durch Krampf des Diaphragma.

Antidota. Magenausspülung mit Lösung von Acidum tannicum. Chloralum hydratum (Injektion oder Klistier 2,0). Inhalation von Chloroform, Äther, Amylium nitrosum. Morphium subcutan. Künstliche Respiration. Bromkalium. Kaffee. Kein Kampfer!

Brechnuß-Extrakt — Extractum Strychni.
Brechnußsamen-Extrakt, weingeistiges — Extractum Strychni.
Brechnuß-Tinktur — Tinctura Strychni.
Brechwein — Vinum stibiatum.
Brechweinstein — Tartarus stibiatus.

Vergiftungssymptome. Sehr starkes Erbrechen. Brennender Schmerz im Leibe, in Magen und Därmen, wässerige Durchfälle. Kalter Schweiß. Heftiger Durst. Schwindel, Kollaps, klonische und tonische Krämpfe.

Antidota. Eisstückchen, viel Wasser. Milch, schleimige Getränke, Eiweißwasser, Seifenwasser. Tannin, gerbsäurehaltige Abkochungen. Opium, Äther, Digitalis, Strophanthus. Kampfer. Kaffee, Wein. — Eventuell vorsichtig Magenpumpe.

Brechweinsteinsalbe — Unguentum Tartari stibiati.
Brechwurzel — Radix Ipecacuanhae.
Brechwurzelsirup — Sirupus Ipecacuanhae.
Brechwurzelwein — Vinum Ipecacuanhae.
Brenner's Pflaster im Handverkauf 1 Dose = 25 Pf.
Brom — Bromum.
Bromate wegen Explosionsgefahr nicht mit allen leicht oxydierbaren Substanzen (Jod, Phosphor, Phosphiten, Hypophosphiten, Schwefel, Sulfiden, z. B. Schwefelarsen, Schwefelantimon, Hypochloriten, Kohle), ferner ebendeshalb nicht mit den meisten organischen Stoffen (Alkoholen, Zellulose, Harzen, Lycopodium, Phenolen, Stärke, Zucker). Insbesondere ist Gefahr bei Gegenwart von konzentierter Schwefelsäure. — Dasselbe gilt von Chloraten, Jodaten, Chlorsäure (Kalium chloricum), Bromsäure. Ähnlich wie alle obigen verhalten sich Chromsäure, Kaliumpermanganat, Natriumsuperoxyd, Pikrate, Pikrinsäure.
Bromäther oder Bromäthyl, Bromaethylum — Aether bromatus.
Bromammonium — Ammonium bromatum.
Bromkalium oder Bromkali — Kalium bromatum.
Bromnatrium — Natrium bromatum.
Bromoform — Bromoformium.

89. *Bromoformium* — *Bromoform.*

Arzneitaxe: 10,0 = 45 Pf.
Handverkauf —
1,0 = 25 Tropfen. 1 Tropfen = 0,040 (ESCHBAUM).
Farblose Flüssigkeit. Riecht chloroformartig, soll nicht erstickend riechen. Geschmack süßlich.

Siedepunkt 148—150°. Spez. Gewicht 2,829—2,833. Bromoform erstarrt kristallinisch beim Abkühlen mit Eis, und ist bei +7° wieder ganz geschmolzen. Wird Bromoform und Wasser zu gleichen Raumteilen geschüttelt, so soll blaues Lackmuspapier nicht sofort gerötet werden.

Sehr wenig löslich in Wasser. Leicht löslich in Weingeist, in Äther.

Vorsichtig und vor Licht geschützt aufzubewahren. (In kleinen Flaschen.)

$CHBr_3$. — Bromoform ist leicht zersetzlich. Bei roter Farbe unbrauchbar.

Innerlich. Bei Keuchhusten. 0,05—0,2 pro dosi. Anders: 20 Tropfen = 0,8 pro die scheint die äußerste zulässige Gabe zu sein. 1 Tropfen bis 5 Tropfen, täglich mehrmals nach den Mahlzeiten. Stets verdünnt. In Wein gelöst. Oder man läßt die Tropfen fallen in einen Teelöffel mit Wasser. Am Grunde des Teelöffels bilden die Tropfen eine Perle, und es ist darauf zu achten, daß diese Perle hinuntergeschluckt wird. Oder besser in Öl-Emulsion, Emulsio oleosa: Oleum Amygdalarum 20, Gummi arabicum 10, Aqua destillata 170. — Anders: Kindern bis 1 Jahr: 2—3 Tropfen, täglich 3 mal; 2—4 Jahr: 3—4 Tropfen, täglich 3—4 mal; bis 8 Jahr 4—6 Tropfen, täglich 3—4 mal (6 × 4 Tropfen = 24 Tropfen würde wohl zu viel sein. Nach ESCHBAUM wären 24 Tropfen × 0,04 = 0,96, vgl. größte Tagesgabe = 1,5). — Bromoform ist von guter Wirkung bei Pertussis, aber es ist vorsichtig zu dosieren.

Als Narkotikum in Tropfenform auch bei Aufregungszuständen von Geisteskranken in größeren Dosen.

Auch bei Emphysem, langwieriger Tracheïtis. 0,3 in Gelatinekapseln täglich mehrmals.

120. ℞ (von ZIEMSSEN und RIEDER).
Bromoformii 1,2
Oleï Amygdalarum 15,0
Gummi arabici 10,0
Sirupi Cinnamomi 30,0
Aquae destillatae ad 120,0.
M. D. S. Teelöffelweise zu nehmen nach Vorschrift. — 1 Teelöffel (5 ccm) = 0,05 Bromoform. — Vorschrift: Kindern bis zu 2 Jahren 1 Teelöffel (bis 2 Teelöffel) pro die; von 2—4 Jahren 2 Teelöffel (bis 3 Teelöffel) pro die; von 4—8 Jahren 3 Teelöffel (bis 6 Teelöffel) pro die.

121. ℞ (LIEBREICH).
Bromoformii guttas (decem) X
Spiritus 3,0 (bis 5,0)
Aquae destillatae 100,0
Sirupi 10,0
M. D. S. 1 (bis 2) Eßlöffel stündlich. — 1 Eßlöffel (15 ccm) = 0,05 Bromoform. Die Arznei ist verbraucht in $7^1/_2$ bzw. 4 Malen.

122. ℞ Bromoformii 1,5
Spiritus 7,0
Glycerini 2,0.
M. D. in vitro fusco. S. 7 Tropfen täglich 3 mal. — 7 Tropfen = 0,05 Bromoform (10 Tage). — Gegen Pertussis.

123. ℞ Bromoformii 1,5
Oleï Papaveris 15,0
Tragacanthae pulveratae 3,0
Aquae distillae ad 130,0.
M. f. Emulsio. D. S. Teelöffelweise nach Bericht. — 1 Teelöffel = 0,057 (26 mal). — Gegen Pertussis.

790. ℞ Bromoformii 10,0.
D. ad vitrum fuscum. S. 1 bis 2 Tropfen in 1 Teelöffel Wasser nach der Mahlzeit, täglich 3 mal. — Bei Pertussis für einjähriges Kind.

Vergiftungssymptome. Blasse Farbe mit Cyanose. Bewußtlosigkeit. Oberflächliches Atmen, kleiner frequenter Puls. Oedema pulmonum imminens.

Antidota. Exzitantien. Künstliche Atmung.

Größte Einzelgabe 0,5. Größte Tagesgabe 1,5.

Bromsäure wegen Explosionsgefahr nicht mit allen leicht oxydierbaren Substanzen (Jod, Phosphor, Phospiten, Hypophosphiten, Schwefel, Sulfiden z. B. Schwefelarsen, Schwefelantimon, Hypochloriten, Kohle). Ferner ebendeshalb nicht mit den meisten organischen Stoffen (Alkoholen, Zellulose, Harzen, Lykopodium, Phenolen, Stärke, Zucker). Insbesondere ist Gefahr bei Gegenwart von konzentrierter Schwefelsäure. — Dasselbe gilt von Chloraten, Bromaten, Jodaten, Chlorsäure. Ähnlich wie alle obigen verhalten sich Chromsäure, Kaliumpermanganat, Natriumsuperoxyd, Pikrate, Pikrinsäure.

Bromum. Bromum, Nr. 90.
Ammonium bromatum, Nr. 49.
Kalium bromatum, Nr. 270.
Natrium bromatum, Nr. 332.

90. *Bromum* — *Brom.*

Arzneitaxe: 1,0 = 5 Pf.
Handverkauf —
1,0 = 26 Tropfen. 1 Tropfen = 0,038 (Eschbaum).
Dunkelrotbraune Flüssigkeit. Flüchtig, bildet bei gewöhnlicher Temperatur gelbrote Dämpfe. Geruch erstickend.
Spez. Gewicht 2,900—3,000.
Löslich in 30 Teilen Wasser. Leicht löslich in Weingeist (siehe unten), in Äther, Chloroform. Rotbraun.
Vorsichtig aufzubewahren. (In sorgfältig verschlossenen kleinen Flaschen mit Glasstöpsel, kühl, eingesetzt in größere, gut verschlossene Gefäße. Am besten in sogenannte Bromflaschen d. s. Flaschen mit 2 Hülsen, in den Hülsen eingeschliffen dickwandige Glasröhren; die eine Glasröhre außen durch Glasstöpsel verschlossen, die andere durch Hahn verschlossen. Aus dem Hahn kann man das Brom austreten lassen in Tropfen oder in sehr dünnem Strahl.)

Brom, wie Chlor und Jod, wegen Entzündlichkeit bzw. Explosion nicht mit Ammoniak und Präparaten mit Ammoniak (auch Hydrargyrum praecipitatum album). Nicht mit Alkohol wegen Explosion durch Bromäther.
Als Kaustikum und Desinfiziens.
Äußerlich. Zum Inhalieren mit Kalium bromatum āā 0,2 auf 100,0 Aqua.
Zur Pinselung bei Diphtherie mit Kalium bromatum āā 0,5 auf 10,0 Glyzerin. Anders: auf 100,0 Glyzerin.
Zu Waschungen 0,5—1,0 auf 50,0—100,0 Wasser. Anders: 5‰—1% wässerige Lösung.
Innerlich. Gegen Diphtherie, Pertussis. 0,005—0,05 täglich mehrmals in wässeriger Lösung oder in viel Wasser.
Als Bromwasser 5‰, 15 Tropfen in 1 Eßlöffel Zuckerwasser.
Größte Einzelgabe — Größte Tagesgabe —

Bromwasserstoffäther — Aether bromatus.
Bromwasserstoffsäure — Acidum hydrobromicum.
Brunsiliensalbe — Unguentum basilicum.
Brustelixier — Elixir e Succo Liquiritiae.
Brustelixier, dänisches — Elixir e Succo Liquiritiae.
Brustpulver — Pulvis Liquiritiae compositus.
Brustpulver, grünes oder Kurellasches oder preußisches — Pulvis Liquiritiae compositus.
Brustsaft, brauner — Sirupus Liquiritiae.
Brustsaft, weißer — Sirupus Althaeae.
Brusttee — Species pectorales.
Buchenholzteer-Kreosot — Kreosotum.

91. *Bulbus Scillae* — *Meerzwiebel.*

Arzneitaxe: concisus 10,0 = 5 Pf.; pulveratus 10,0 = 5 Pf.
Handverkauf — Drogisten verboten.
Gelblich weiße, durchscheinende Streifen. Geschmack widerlich bitter. (Geruch unbedeutend.) Die Stücke sollen fast glasig brechen. (Sehr hygroskopisch.)
Die Streifen (von durchschnittlich 3 mm Dicke) sind in frischem Zustande geschnitten aus den mittleren, fleischigen Schalen von Urginea maritima (Scilla maritima), und getrocknet. Die Epidermis beider Seiten der Zwiebelschale besitzt Spaltöffnungen. Das Mesophyll besteht hauptsächlich aus fast kugeligen

Zellen, die stärkefrei sind. Es enthält zahlreiche Raphidenzellen, und umschließt parallel verlaufende kollaterale Leitbündel.

Das Pulver der Meerzwiebel ist reich an nadelförmigen Oxalatkristallen, und darf nur wenige Stärkekörner enthalten und keine Sklerenchym-Elemente.

Aufzubewahren, zuvor getrocknet bis 50°, in sorgfältig verschlossenen Gefäßen, besonders das Pulver.

Bulbus Scillae: Scillitin, Scillin, Scillitoxin, Scillipikrin, Scillain, ätherisches Öl, viel Schleim (Sinistrin), Zucker. Scillain wirkt ähnlich dem Digitoxin.

Meerzwiebel erregt häufig Erbrechen. Hat keine kumulative Wirkung.

Innerlich. Als Diureticum. Bei Hydrops ohne Nephritis. Pulver 0,02—0,05—0,3 täglich mehrmals. Pillen. — Für Kinder 0,01—0,06 in Pulvern, täglich mehrmals; selten angewendet. — Als Infus 3,0—10,0 zu 200,0; 1 Eßlöffel zweistündlich. Decoct 2%. Bei kardialem Hydrops, besonders mit Digitalis oder Tartarus boraxatus. Auch Expectorans, Antispasmodikum. Ziemlich veraltet.

265. ℞ (Berliner F. M.) Pilulae hydragogae Heimii siehe unter Nr. 240, Gutti.

Zu Acetum Scillae, Nr. 6. (Zu Oxymel Scillae, Nr. 379, Acetum Scillae.)

Zu Tinctura Scillae, Nr. 559.

Größte Einzelgabe 0,5. Größte Tagesgabe 3,0.

Bulbus Squillae oder Urgineae — Bulbus Scillae.

Bullrichsches Salz = Natrium bicarbonicum.

Burk's Chinawein im Handverkauf 1/6 Flasche = 1 Mk.; 1/3 Fl. = 2 Mk.; 1/1 Fl. = 4 Mk. Mit Kakao 1/6 Fl. = 1 Mk.; 1/3 Fl. = 2 Mk.; 1/1 Fl. = 4 Mk. 50 Pf. Mit Eisen 1/6 Fl. = 1 Mk.; 1/3 Fl. = 2 Mk.; 1/1 Fl = 4 Mk. 50 Pf.

Burk's Pepsinwein im Handverkauf 1/6 Fl. = 1 Mk.; 1/3 Fl. = 2 Mk.; 1/1 Fl. = 4 Mk. 50 Pf.

Butyrum Cacao — Oleum Cacao.

Butyrum insulsum = Butyrum vaccinum insulsum, ungesalzene Butter (von in und salsus), salzfreie, ausgewaschene Kuhbutter, nicht offizinell. Arzneitaxe 10,0 = 10 Pf. Zu Salben, besonders Augensalben.

Butyrum Zinci — Zincum chloratum.

Cacao siehe unter Pasta. Cacao sine Oleo, Arzneitaxe 10,0 = 10 Pf. — Cacao ab Oleo liberatus im Handverkauf 10,0 = 10 Pf.; 100,0 = 75 Pf.; 500,0 = 3 Mk.

Cachou siehe Succus Liquiritae depuratus, Nr. 511. Als Expectorans. Im Handverkauf 10,0 = 10 Pf.; 100,0 = 75 Pf.; 500,0 = 3 Mk.

Cachou aromatique oder aromatisé im Handverkauf 1 Dose = 50 Pf. Enthält Moschus. Mittel gegen Foetor ex ore.

Calabarbohnen. Vergiftung durch Calabarbohnen.

Vergiftungssymptome. Erbrechen und Durchfall. Salivation. Dyspnoe. Verengerte Pupillen. Herztätigkeit anfangs erhöht, hernach vermindert. Muskelschwäche. Elendwerden des Pulses, Kollaps.

Antidota. Brechmittel, Magenpumpe. Abführmittel. Acidum tannicum bis 0,3 als Pulver. Exzitantien. Künstliche Respiration. Atropinum sulfuricum subkutan bis 0,001. Chloralum hydratum.

Calamus. Rhizoma Calami, Nr. 432.
Extractum Calami, Nr. 162.
Tinctura Calami, Nr. 535.

Calcarea, Calcareum oder Calcaria — Calcaria usta.

Calcaria (Kalk, Calciumhydrat).
Aqua Calcariae, Nr. 60.
Calcaria chlorata, Nr. 92.
Calcaria usta, Nr. 93. — Vgl. Calcium.

Calcaria carbonica praecipitata oder carbonica pura — Calcium carbonicum praecipitatum.

92. *Calcaria chlorata* — *Chlorkalk.*

Calcaria hypochlorosa oder Calcium hypochlorosum.

Arzneitaxe: 100,0 = 10 Pf.; 200,0 = 15 Pf.; 500,0 = 30 Pf.

Handverkauf: 100,0 = 10 Pf.; 500,0 = 30 Pf.

Weißes oder weißliches Pulver. (Hygroskopisch.) Geruch chlorähnlich. 100 Teile enthalten mindestens 25 Teile wirksames Chlor.

Nur teilweise **löslich** in Wasser. Wässerige Lösungen von Chlorkalk sollen filtriert abgegeben werden.

Aufzubewahren in sorgfältig verschlossenen Gefäßen, geschützt vor Feuchtigkeit, Licht und Wärme.

Chlorkalk ist ein Gemenge von $CaOCl_2$ mit $Ca_4O_3Cl_2$, freiem Kalk, Wasser usw. — 100 Teile enthalten mindestens 25 disponibles Cl.

Chlorkalk entwickelt reichlich Chlor nach Zusatz von Mineralsäuren. Es entsteht an der Luft unter Einfluß der Kohlensäure freie unterchlorige Säure und daraus freies Chlor neben freiem aktivem Sauerstoff. Dies wird benutzt zur Desinfektion von Krankenzimmern.

Chlorkalk, wie Natriumhypochlorit und Natriumsuperoxyd wegen Explosion bzw. Entzündlichkeit **nicht mit** Ammoniak, Ammoniaksalzen, Salmiak, Fetten, Glyzerin, Hypophosphiten, ätherischen Ölen, Terpentinöl, Schwefel.

Äußerlich. Als Desinfiziens zu Mund- und Gurgelwässern 2,0—3,0 auf 100,0, bei Diphtherie, Aphthen, Geschwüren. Anders 5,0—10,0 auf 200,0. Anders: 4—8 ‰—1 %.

Zu Verbandwässern 5 %. Bei übelriechenden Eiterungen.

Gegen Schlangenbiß zum Waschen, oder als Injektion filtrierte 1 ‰ wässerige Lösung.

Zu Räucherungen, nach Übergießen mit Essig oder Salzsäure, 1 zu $1^1/_2$.

Zum Bestreuen der Dejektionen, Desinfektion von Latrinen.

Zum Reinigen der Hände nach Sektionen, angerührt mit Wasser.

Gegen Frostbeulen. Calcariae chloratae 1,0, Unguentum Paraffini 9,0. Abends einzureiben, erbsengroß bis bohnengroß.

Innerlich. 0,1—0,3 in Solution, Emulsion, Pastillen bei Cholera, Typhus, Ruhr; veraltet.

Abgabe am besten in irdenen Gefäßen.

Antidotum. Calcium carbonicum praecipitatum.

Größte Einzelgabe — Größte Tagesgabe —

Calcaria chlorinica oder hypochlorosa oder oxymuriatica — Calcaria chlorata.
Calcaria phosphorica — Calcium phosphoricum.
Calcaria soluta — Aqua Calcariae.
Calcaria saccharata=Zuckerkalk. Calcaria usta+Saccharum. Nicht offizinell.
Gegen Vergiftung durch Oxalsäure, Kleesalz, Karbolsäure siehe unter Nr. 93, Calcaria usta.
Calcaria subchlorosa — Calcaria chlorata.
Calcaria sulfurica usta — Calcium sulfuricum ustum.

93. *Calcaria usta* — *Gebrannter Kalk.*

Ätzkalk = Calcium hydroxyd = Kalkhydrat heißt das lockere weiße Pulver, welches entsteht durch Besprengen des gebrannten Kalkes mit $^1/_2$ Gewichtsteil Wasser. $CaO + H_2O = Ca(OH)_2$.

Arzneitaxe: 100,0 = 20 Pf.

Handverkauf —

Dichte, weißliche Massen.

Wenn man gebrannten Kalk mit der Hälfte seines Gewichtes Wasser besprengt, so erhitzt er sich stark und zerfällt zu Pulver. Mit 3—4 Teilen Wasser bildet gebrannter Kalk einen dicken, gleichmäßigen Brei.

Aufzubewahren möglichst luftdicht verschlossen.

Äußerlich. Als Ätzmittel.

Calcaria saccharata=Zuckerkalk. Calciumhydroxyd 10, Saccharum 30, Aqua 120. — Wird auch in wohlverschlossener Flasche vorrätig gehalten.

Wiener Ätzpaste = Cauterium potentiale mitius:

125. ℞ Calcariae ustae 6,0
Kali caustici sicci 5,0.
M. f. Pulvis. D. ad vitrum epistomate vitreo clausum.
S. Äußerlich. Wiener Ätzpaste, trocken aufzustreuen.

Das Pulver verflüssigt sich durch Feuchtigkeit der Luft und Gewebe, und macht tiefgehende Ätzung. — Zum Ätzen von malignen Tumoren, Milzbrandpusteln.

870. ℞ Calcariae saccharatae 100,0.
D. S. 2—3 Eßlöffel auf 1 Liter Wasser zur Magenausspülung. — Bei Vergiftung mit Oxalsäure, Kleesalz.

Zu Aqua Calcariae, Nr. 60.

Größte Einzelgabe — Größte Tagesgabe —

Calcium. Calcium carbonicum praecipitatum, Nr. 94.
Calcium phosphoricum, Nr. 95.
Calcium sulfuricum ustum, Nr. 96.

Calciumcarbonat — Calcium carbonicum praecipitatum.

Calciumcarbonat, gefälltes — Calcium carbonicum praecipitatum.

94. *Calcium carbonicum praecipitatum* — *Calciumcarbonat.*

Calcaria carbonica praecipitata. Creta alba, Kreide.

Arzneitaxe: 10,0 = 5 Pf.; pro usu externo 100,0 = 15 Pf.

Handverkauf: pro usu externo 50,0 = 10 Pf.; 100,0 = 15 Pf.; 500,0 = 50 Pf.

Weißes, mikrokristallinisches Pulver. (Geruchlos.)

Wird 1 Teil Calciumcarbonat geschüttelt mit 50 Teilen ausgekochten Wassers, und die Mischung filtriert, so soll das Filtrat nicht alkalisch reagieren. Nach dem Verdunsten soll es keinen wägbaren Rückstand hinterlassen.

Fast unlöslich in Wasser. In Essigsäure löst es sich unter Aufbrausen.

$CaCO_3$. — 100 Teile enthalten 56 CaO; 44 CO_2.

Äußerlich. Zu Zahnpulvern, oft mit 8 % Kampfer.

Zu Streupulvern bei nässenden Ekzemen und oberflächlichen Geschwüren. Auch mit Alaun, China, Kampfer.

Zu Hautseifen 5—20 %. Wirkung mechanisch reinigend.

Innerlich. Als Antacidum 0,5—2,5 (= 1 Messerspitze), täglich mehrmals. — Für Kinder 0,1—0,5, täglich mehrmals — Pulver, Pillen, Pastillen, Schüttelmixtur. Bei Pyrosis, Diarrhöen.

Bei Rachitis, Osteomalacie.

Als Gegengift gegen Säurevergiftung und Chlorkalkvergiftung; im Notfall geschabte Kreide.

126. ℞ Calcii carbonici praecipitati pro usu externo 100,0
Camphorae tritae 8,0.
M. f. Pulvis. D. S. Englisches Zahnpulver.

Listers Pockenpaste.

127. ℞ Calcii carbonici praecipitati 10,0
Oleï Olivarum 10,0
Acidi carbolici 1,2.
M. f. Pasta. — Um den Juckreiz zu vermindern und die Pockennarben sehr unbedeutend ausfallen zu lassen.

Pulvis antirhachiticus.

128. ℞ (Berliner F. M.)
Calcii carbonici praecipitati 16,0
Calcii phosphorici 7,5
Ferri lactici 1,5
Sacchari Lactis 25,0.
M. f. Pulvis. D. S. 1 Messerspitze auf $^1/_2$ Liter Milch. — 1 Dosis 64 Pf.

Pulvis Cretae aromaticus (England).

129. ℞ Calcii carbonici praecipitati 8,0
Fructus Cardamomi pulverati 1,0
Corticis Cinnamomi pulverati 1,0.
M. f. Pulvis. D. S. 1 Messerspitze, täglich mehrmals. — Bei chronischen Durchfällen Erwachsener.

Hollaender's Zahnpulver.

130. ℞ Calcii carbonici praecipitati pro usu externo 100,0
Saponis medicati pulverati 15,0
Oleï Menthae piperitae 1,0.
M. f. Pulvis. D. ad vitrum amplum.
S. Zahnpulver für normale Zähne.

131. ℞ Calcii carbonici praecipitati 50,0.
D. S. 1 Messerspitze zur Zeit unter warme Milch gerührt.
Bei Kinderdiarrhoe mit saurer Gärung.

Pulvis dentifricius anglicus.

731. ℞ Calcii carbonici praecipitati pro usu externo 100,0
Camphorae tritae 10,0
Corticis Quillajae pulverati 3,0.
M. f. Pulvis. D. ad vitrum amplum.
S. Zahnpulver.

Größte Einzelgabe 2,5. Größte Tagesgabe 7,5.

Calcium hypochlorit — Calcaria chlorata.
Calcium hypochlorosum — Calcaria chlorata.
Calciumoxyd, kohlensaures, gefälltes — Calcium carbonicum praecipitatum.
Calciumoxyd, phosphorsaures — Calcium phosphoricum.
Calciumoxyd, schwefelsaures, gebranntes — Calcium sulfuricum ustum.
Calciumoxyd, unterchlorigsaures — Calcaria chlorata.
Calcium oxydatum — Calcaria usta.
Calciumphosphat — Calcium phosphoricum.
Calciumphosphat, gefälltes — Calcium phosphoricum.

95. *Calcium phosphoricum* — *Calciumphosphat.*

Phosphorsaurer Kalk. Calcaria phosphorica.
Arzneitaxe: 10,0 = 10 Pf.
Handverkauf: 10,0 = 10 Pf.; 100,0 = 60 Pf.
Leichtes, weißes kristallinisches Pulver.

100 Teile Calciumphosphat sollen beim Glühen 25—26 Teile an Gewicht verlieren. — 20 Teile Calciumcarbonat werden übergossen mit 50 Teilen Salzsäure und 50 Teilen Wasser. Nach Aufhören der Entwicklung von Kohlensäure, erwärmt. Klar abgegossen, vermischt mit Chlorwasser im Überschuß. Erwärmt, bis zum Verschwinden des Chlorgeruchs. $^1/_2$ Stunde stehen lassen mit 1 Teil Kalkhydrat bei 35—40°. Filtriert, erkaltet. Dann wird die Calciumchloridlösung angesäuert mit 1 Teil Phosphorsäure. Dieser Lösung wird nach und nach unter Umrühren zugesetzt eine filtrierte Lösung von 61 Teilen Natriumphosphat in 300 Teilen warmen Wassers, die abgekühlt ist auf 25—20°. Jetzt wird das Ganze so lange umgerührt, bis der entstandene Niederschlag kristallinisch geworden ist. Ist dies geschehen, so wird der kristallinische Niederschlag gesammelt auf einem leinenen, angefeuchteten Tuche. Nun wird er so lange ausgewaschen mit Wasser, bis eine Probe der Waschflüssigkeit, angesäuert mit Salpetersäure, nur noch eine schwache Opaleszenz mit Silbernitratlösung zeigt. Abtropfen lassen, stark auspressen, trocknen bei gelinder Wärme, fein pulvern.

Kaum löslich in Wasser. Schwer löslich in kalter Essigsäure. Leicht löslich in Salzsäure und in Salpetersäure ohne Aufbrausen.

$CaHPO_4 + 2 H_2O$. 100 Teile enthalten 36,6 CaO; 41,3 P_2O_5.

Phosphorsaurer Kalk ist ein Nährsalz für die Arbeit des Herzens, ein wichtiger Bestandteil der tierischen Zellen, besonders des Skeletts. In der gewöhnlichen Nahrung ist genug. Trotzdem empfiehlt sich, wenn man Arsenik und Phosphor gegen Rachitis anwendet, zugleich eine reichliche Zufuhr von Material zur Knochenbildung, sei es Calciumphosphat, sei es getrennt ein Calciumsalz (Kreide) und einige Stunden später ein Natriumphosphat, mit dem Essen zusammen, in den Speisen, Milch; oder kurz vor dem Essen oder kurz nach dem Essen.

Innerlich. 0,25—2,0 (= 1 Messerspitze), täglich mehrmals in Pulver, Pillen mit der Nahrung, besonders mit Milch. Für Kinder 0,1—0,5. Anders: 0,2—1,0. Bei Skrophulose, Rachitis, Osteomalacie.

128. ℞ (Berliner F. M.) Pulvis antirhachiticus siehe unter Nr. 94, Calcium carbonicum praecipitatum.

791. ℞ Calcii phosphorici 10,0
Sacchari Lactis 70,0.
M. D. S. 1 Messerspitze, täglich 3mal. — Bei Rachitis. —
1 Messerspitze (2,0) = 0,25 Calc. phosphor.

Größte Einzelgabe 2,0. Größte Tagesgabe 6,0.

Calcium subchlorosum — Calcaria chlorata.
Calciumsulfat, gebranntes — Calcium sulfuricum ustum.

96. *Calcium sulfuricum ustum* — *Gebrannter Gips.*

Gypsum ustum. Calcaria sulfurica usta.
Arzneitaxe: pulveratum 100,0 = 10 Pf.; 200,0 = 15 Pf.; 500,0 = 25 Pf.
Handverkauf: 200,0 = 10 Pf.; 500,0 = 20 Pf.

Weißes Pulver.

1 Teil gebrannter Gips gemischt mit 0,5 Teilen Wasser soll innerhalb 5 Minuten erhärten.

Aufzubewahren in gut verschlossenen Glasflaschen oder Blechflaschen.

Nicht mit Baryumsalzen, Bleisalzen.

Äußerlich. Zu Gipsverbänden. Zum Gebrauche wird Gips gemischt mit Wasser, an Gewicht halbsoviel als der Gips. Er erhärtet nach 5 Minuten. Während des Erhärtens erwärmt sich der Gipsbrei bis gegen 50°. Zu schneller Erhärtung Zusatz von Alaun. — Die Abnahme des Verbandes wird erleichtert durch Salzwasserkompressen.

Gips allein hindert die Transpiration der Haut nicht, wohl aber Zusatz von Caementum = Zement, und noch mehr Zusatz von Leim.

Gossypium gypsatum = Breigersche Gipswatteschienen. Lange Binden mit Gips. In Wasser getaucht sofort verwendbar.

Gipsbinden im Handverkauf:

6/5 1 Stück in Blechdose = 45 Pf.,
6/5 3 Stück in Blechdose = 1 Mk. 20 Pf.,
6/5 10 Stück in Karton = 3 Mk. 50 Pf.,

mit überschüssigem Gips:

8/5 1 Stück in Blechdose = 55 Pf.,
10/5 1 Stück in Blechdose = 65 Pf.

Größte Einzelgabe —. Größte Tagesgabe —.

Calico = Baumwollenzeug, leinwandartig gewebt. — Calciobinden siehe unter Nr. 521, Tela depurata.

Calomelas — Hydrargyrum chloratum.

Calomelas vapore paratum — Hydrargyrum chloratum vapore paratum.

Calx chlorata — Calcaria chlorata.

Calx viva — Calcaria usta.

Cambogium — Gutti.

Cambric = Imitation der Cambray-Battistleinwand, aus Baumwolle mit glanzreicher Appretur. — Cambricbinden siehe unter Tela depurata, Nr. 521.

Camphora. Camphora, Nr. 97.
Oleum camphoratum, Nr. 348.
Spiritus camphoratus, Nr. 493.
Acidum camphoricum, Nr. 12.

97. *Camphora — Kampfer.*

Arzneitaxe: Camphora trita 10,0 = 20 Pf.; 100,0 = 1 Mk. 50 Pf.

Handverkauf: Camphora 8,0 = 10 Pf.; 100,0 = 1 Mk.; 500,0 = 4 Mk.; trita 5,0 = 10 Pf.; 10,0 = 20 Pf.

Weiße, kristallinische, mürbe Massen (schwer zerbrechlich, aber leicht schneidbar), oder ein weißes, kristallinisches Pulver. Geruch eigenartig durchdringend. Geschmack brennend scharf, bitterlich, hinterher kühlend.

Kampfer verdampft beim Erwärmen in offener Schale bald vollständig. Schmelzpunkt 175°. (Kampfer verflüchtigt sich schon bei gewöhnlicher Temperatur. Er destilliert bei 204°.)

Sehr wenig löslich in Wasser. Reichlich löslich in Weingeist, Äther, Chloroform. (Leicht löslich auch in Fetten, in ätherischen Ölen.)

Um Kampfer zu pulvern, besprengt man ihn vorher mit Weingeist oder Äther. (Besser mit Äther, weil Äther schneller verdunstet als Spiritus. Camphora trita. Man reibt nur so lange, bis der Kampfer zu Pulver geworden ist, nicht länger; sonst ballt er sich wieder.)

Aufzubewahren in gut verschlossenen Glasgefäßen oder Blechgefäßen, kühl.

$C_{10}H_{16}O$. — 100 Teile enthalten 100 $C_{10}H_{16}O$.

Kampfer verflüssigt sich mit dem Acidum carbolicum, Acidum salicylicum, Phenylum salicylicum, trockenem Chloralhydrat, α-Naphthol und β-Naphthol, Menthol, Thymol, Pyrogallol, Resorcin.

Kampfer ist löslich im Cholesterinfett der Haut, und durchdringt die Epidermis. Innerlich genommen wird er zum kleinsten Teile unverändert ausgeschieden mit der Expiration, zum größten Teile verändert zu Camphorol, $C_{10}H_{16}O_2$, und ausgeschieden (reduzierend) mit dem Harn als Campho-Glykuronsäure, $C_{16}H_{24}O_8$. Er wird ausgeschieden in wenigen Stunden.

Kampfer erregt den Herzmuskel und das vasomotorische Zentrum, wirkt auch reizend (rythmisch, nicht kontinuierlich) auf Zentren in der Medulla oblongata u. auf das Großhirn: Steigerung der Intensität der Atmung, Schweiß, Aufgeregtheit, Halluzinationen, Konvulsionen. — Exzitans und Stimulans bei Kollaps und Herzschwäche, besonders bei Infektionskrankheiten bei Vergiftung mit narkot. Stoffen.

Subkutane Injektion 1,0 zu 10,0 Öl, Äther. Siehe Oleum camphoratum forte, Nr. 349 und Oleum camphoratum, Nr. 348.

Äußerlich. Zu ableitenden, antiseptischen, exzitierenden Einreibungen und Verbänden, Pflastern, Linimenten, Salben. 1,0 zu 5,0—10,0 Fett.

Zu Hautseifen 5 %.

Zu Zahnseifen.

Gegen Insekten.

Zu Klistieren und Suppositorien.

Innerlich. 0,05—0,5, täglich mehrmals; vorsichtig steigern bis 2,0. Anders: 0,1—0,2 pro dosi ungefährlich. In Pulvern, Pillen, Emulsionen. Abgeteilte Pulver ad chartam ceratam.

Als Sedativum bei Chorea, Delirium tremens, Epilepsie, Erektionen 0,2—0,8.

Als Expectorans bei zähem, stockendem Auswurf bei Pneumonie alter Leute, besonders in Tropfen.

Als Darmantiseptikum 0,3 drei Mal. Schränkt Darmfäulnis ein, wirkt aber langsamer als Hydrargyrum chloratum, welches indessen mitunter bloß abführt. Bei Typhus abdominalis, Trichinose.

466. ℞ siehe Pulvis gummosus, Nr. 407. — Pulver bei drohendem Kollaps.

517. ℞ siehe Saccharum Lactis, Nr. 443. — Pulver bei Kollaps, Herzschwäche, Vergiftung mit Narkoticis.

1009. ℞ siehe bei Emulsiones. — Emulsion bei Kollaps, Herzschwäche, Vergiftung mit Narkoticis.

1010. ℞ siehe Emulsiones. — Klysma bei schmerzhaften Erektionen.

Unguentum contra Perniones seu camphoratum.

132. ℞ (Berliner F. M.)
Camphorae tritae 5,0
Vaselini americani ad 50,0.
M. f. Unguentum. D. S. Äußerlich. — 1 Dosis = 73 Pf.; $^1/_2$ Dosis = 57 Pf.

133. ℞ Magnesii carbonici oder Calcii carbonici praecipitati 30,0
Camphorae tritae 1,0.
M. f. Pulvis. D. S. Zahnpulver.

Zu Emplastrum fuscum camphoratum, Nr. 153.
Zu Emplastrum saponatum, Nr. 157.
Zu Linimentum saponato-camphoratum, Nr. 289.
Zu Oleum camphoratum, Nr. 348.
Zu Oleum camphoratum forte, Nr. 349.
Zu Spiritus Angelicae compositus, Nr. 492.
Zu Spiritus camphoratus, Nr. 493.
Zu Tinctura Opii benzoïca, Nr. 552.
Zu Unguentum Cerussae camphoratum, Nr. 578.
Zu Vinum camphoratum, Nr. 595.

Größte Einzelgabe 0,5. Größte Tagesgabe 2,0.

Candelae fumales = Räucherkerzchen. Arzneitaxe — Handverkauf: nigrae et rubrae 10,0 = 10 Pf.; 100,0 = 60 Pf.; 500,0 = 2 Mk. 50 Pf.

Zum Wohlgeruch und gegen Mücken und Stechfliegen.

726. ℞ Pulveris Florum Pyrethri 100,0
Kalii nitrici 30,0
Kalii chlorici 2,5
Tragacanthae 5,0.
M. f. ope Aquae qu. s. Candelae 30.
D. S. Räucherkerzen.

727. ℞ Carbonis Ligni 50,0
Florum Pyrethri 25,0
Benzoës 5,0
Kalii nitrici 5,0. M. f. Pulvis.
Admisce Acidi carbolici 4,0
Mucilaginis Tragacanthae qu. s. ut f. Candelae 30.
D. S. Räucherkerzen.

Cantharides. Cantharides, Nr. 98.
Tinctura Cantharidum, Nr. 536.
Oleum cantharidatum, Nr. 350.
Unguentum Cantharidum, Nr. 574.
Unguentum Cantharidum pro usu veterinario, Nr. 575.
Collodium cantharidatum, Nr. 123.
Emplastrum Cantharidum ordinarium, Nr. 149.
Emplastrum Cantharidum perpetuum, Nr. 150.
Emplastrum Cantharidum pro usu veterinario, Nr. 151.

98. *Cantharides* — *Spanische Fliegen.*

Canthariden.

Arzneitaxe: Cantharides grosso modo pulveratae 10,0 = 25 Pf.; pulveratae 1,0 = 5 Pf.; 10,0 = 25 Pf.

Handverkauf: gr. modo pulv. 100,0 = 1 Mk. 50 Pf.; 500,0 = 6 Mk.

Drogisten verboten.

Getrocknete, glänzend grüne Käfer. Möglichst wenig beschädigt. Besonders in der Wärme blau schillernd. Geruch stark, unangenehm.

Lytta vesicatoria, spanische Fliege (aus der Käfergattung Kantharide, Cantharis oder Lytta). Der Käfer ist 1,5 bis gegen 3 cm lang, 6—8 mm breit.

Vorsichtig aufzubewahren. (In Glasgefäßen oder Blechgefäßen gut verschlossen. Für die Bearbeitung besondere Vorsichtsmaßregeln wegen Reizung der Augen und der Luftwege.)

Die Canthariden enthalten als wirksamen Bestandteil Cantharidin, $C_{10}H_{12}O_4$, das Anhydrid der Cantharidinsäure, $C_5H_8O_3$, farblose Prismen, vierseitig; löslich in Alkohol, Äther, Chloroform, fetten Ölen. Die getrockneten europäischen Käfer enthalten, namentlich in den Geschlechtsteilen nebst Adnexen, 0,4—0,5 % Cantharidin. Viel mehr enthalten argentinische und japanische Käfer.

Äußerlich. Als Vesicans. Die Hautblasen enthalten Cantharidin. Dieses ist im Cholesterinfett der Haut gelöst worden, durch die Epidermis gedrungen, hat eine exsudative Entzündung des Corium verursacht. Ein Teil des Cantharidins in der Blasenflüssigkeit wird resorbiert. Deshalb Intoxikation möglich bei großen Pflastern.

Innerlich. Nicht gebräuchlich. Diureticum bei Hydrops 0,04 täglich 3 mal, Pulver, Mixtur

Vergiftungssymptome. Schmerz und Brennen im Munde und Rachen, Schlingbeschwerden; Blasenbildung im Mund, auf der Zunge. Salivation. Großer Durst. Schmerzen im Magen, Erbrechen, Durchfall. Nierenkolik, Blasenkrampf, Strangurie, Schmerzen in der Urethra, Priapismus; Urin wenig, blutig, eiweißhaltig. Kopfweh, Betäubung, Delirien. Klonische und tonische Krämpfe.

Antidota. Brechmittel, Magenpumpe. Schleimige Getränke mit Opium, Eis. Alkalien, alkalische Wässer (Fachingen, Vichy). Warme Sitzbäder und Ausspülung der Blase. Kein Fett, Öl, Milch! Kein Kampfer!

Zu Collodium cantharidatum, Nr. 123.
Zu Emplastrum Cantharidum ordinarium, Nr. 149.
Zu Emplastrum Cantharidum perpetuum, Nr. 150.
Zu Emplastrum Cantharidum pro usu veterinario, Nr. 151.
Zu Oleum cantharidatum, Nr. 350.
Zu Unguentum Cantharidum pro usu veterinario, Nr. 575.
Zu Tinctura Cantharidum. Nr. 536.

Größte Einzelgabe 0,05. Größte Tagesgabe 0,15.

Capita Papaveris immaturi — Fructus Papaveris immaturi.

Capsicum. Fructus Capsici, Nr. 222.
Tinctura Capsici, Nr. 537.

Capsulae — *Kapseln.*

1. Capsulae amylaceae = Stärkemehlkapseln oder Oblatenkapseln. (Cachets medicamenteux).

2. Capsulae gelatinosae = Weiße Leimkapseln oder Gelatinekapseln. — Beide geruchlos und ohne fremden Geschmack.

Stärkemehlkapseln aus feinstem Weizenmehl und Weizenstärke; in Gestalt rundlicher, in der Mitte vertiefter, dünner Blättchen (wie dünne, kleine, runde Schachteln, linsenförmig).

Leimkapseln aus weißem Leim mit oder ohne Glyzerin oder Zucker; in Gestalt rundlicher Hohlkörper (wie kleine Eier) oder Röhrchen, die paarweise an einer Seite geschlossen sind, und mit der anderen offenen Seite übereinander geschoben werden. (Deckelkapseln.)

Kapseln sind aufzubewahren kühl und trocken, vor Staub geschützt.

Arzneitaxe — Preis für das Füllen von Kapseln, einschließlich des Abwägens des Arzneimittels und einschließlich der erforderlichen Kapselteile, beträgt für jedes Stück 10 Pf. Handverkauf: Capsulae vacuae 10 Stück = 15 Pf. Die gefüllten Kapseln siehe bei Balsamum Copaïvae, Extractum Cubebarum, Extractum Filicis, Oleum Jecoris Aselli, Oleum Ricini, Oleum Santali, Oleum Terebinthinae.

Drogisten sind Capsulae amylaceae und gelatinosae repletae zu verkaufen verboten mit einigen Ausnahmen. Der Drogenhändler darf verkaufen solche mit 1) Brausepulver, 2) Copaivabalsam, 3) Lebertran, 4) doppeltkohlensaurem Natron, 5) Rizinusöl, 6) Weinsäure.

Capsulae gelatinosae I) durae:

a) leere = operculatae, Deckelkapseln,

b) fabrikmäßig gefüllte, eiförmig, an einem spitzen offenen Ende gefüllt und dann mit Gelatine die Öffnung geschlossen. 0,2 = Perlae gelatinosae bis 5,0.

II) elasticae:

fabrikmäßig gefüllt, bis 10,0 und 15,0 — sind leichter zu nehmen.

Capsulae keratinosae = Hornkapseln, Pohlsche Dünndarmkapseln.

Capsulae Papaveris immaturae — Fructus Papaveris immaturi.

Capsules de groudon Guyot im Handverkauf 1 Flasche = 2 Mk.

Capsules de matico Grimault im Handverkauf 1 Flasche = 4 Mk.

Capsules de santal de Midy im Handverkauf 1 Flasche = 4 Mk.

99. *Carbo Ligni pulveratus* — *Gepulverte Holzkohle.*

Carbo pulveratus. Carbo Tiliae (keine gepulverte Braunkohle!).

Arzneitaxe: 10,0 = 5 Pf.

Handverkauf: Carbo pulveratus 50,0 = 10 Pf.; 100,0 = 15 Pf.; 500,0 = 50 Pf.

Schwarzes Pulver. (Geruchlos und geschmacklos.)

Gibt an Weingeist nichts ab. Erhitzt auf Platinblech, soll die Kohle ohne Flamme verbrennen bis auf eine geringe Menge Asche.

Die käufliche Meilerkohle wird erhitzt in genügend geschlossenen Gefäßen, bis sie keine Dämpfe mehr gibt. Nach dem Erkalten wird sie sogleich fein gepulvert.

Aufzubewahren in luftdicht schließenden Gefäßen. Größere Mengen frisch gepulvert erhitzen sich durch den Sauerstoff der Luft mitunter bis zur Entzündung.

Nicht mit Kalium chloricum wegen Explosion. Nicht mit Salpeter, weder allein, noch Kohle + Schwefel wegen Explosion.

Äußerlich. Als Desodorans zu Zahnpulvern.

Als Desodorans zu Mundwässern. 1 Teelöffel auf 1 Weinglas voll Wasser. 3,0—5,0 auf 100 Wasser, umgeschüttelt. Bei Foetor ex ore.

Als Desodorans und Desinfiziens zu Streupulvern. Selten.

Innerlich. Als Absorbens bei abnormen Gärungsvorgängen im Magen. In Kapseln, Pulvern, Pastillen, Elektuarien. 0,5—2,0. Anders: 0,5 täglich 4—6 mal in Kapseln. Gegen Meteorismus, Ructus, schlechten Mundgeruch.

134. ℞ Carbonis Ligni pulverati 0,5 in Capsula gelatinosa D. t. doses 10. S. 4—6 Kapseln täglich.

Bei Diarrhöen mit Fäulnis im Darm.

Pulvis dentifricius niger.

135. ℞ Carbonis Ligni pulverati 10,0
Corticis Chinae pulverati 10,0
Foliorum Salviae pulveratorum 10,0.
M. f. Pulvis. D. ad scatulam. S. Zahnpulver. — Macht aber leicht schwarzen Saum.

Größte Einzelgabe 1,0. Größte Tagesgabe 3,0.

Carbo Ligni praeparatus oder purus oder vegetabilis — Carbo Ligni pulveratus.

Carbol. Acidum carbolicum, Nr. 13.
Acidum carbolicum liquefactum, Nr. 14.
Aqua carbolisata, Nr. 61.

Carbolsäure siehe Karbolsäure.

Carboneum jodatum — Jodoformium.

Carboneum sulfuratum = Schwefelkohlenstoff. Siehe diesen.

Cardamomen oder kleine Cardamomen — Fructus Cardamomi.

Cardamomum malabaricum oder minus — Fructus Cardamomi.

Cardiotonica = Herztonika, Mittel, die Leistungsfähigkeit des Herzens anzuregen. Weiteres siehe unter Herz- und Gefäßmittel.

Cardobenedicten-Extrakt — Extractum Cardui benedicti.

Cardobenedicten-Kraut — Herba Cardui benedicti.

Carduus benedictus (= gesegnete Distel; Cardobenedicte, Cnicus benedictus).
Herba Cardui benedicti, Nr. 242.
Extractum Cardui benedicti, Nr. 163.

Carica Papaja enthält pepsinähnliche Substanz. Der Milchsaft des Melonenbaumes (Carica) macht das zäheste Fleisch mürbe, bringt Milch zum Gerinnen. Wirkt auch ohne Zusatz von freier Säure und selbst bei 60—65°.

Caricae = Feigen. Arzneitaxe: Caricae concisae 100,0 = 30 Pf.
Handverkauf: 2 Stück Feigen = 10 Pf.; 500,0 = 60 Pf.

Carminativa (von carminare = krempeln, reinigen) nennt man Abführmittel zur Entleerung von Darmgasen.

Carminum = Karmin, roter Farbstoff aus den Weibchen der Cochenille-Schildlaus, pharmazeutisch Coccionella. Zu Schminke, Zahnpulver.
Arzneitaxe —
Handverkauf: 0,6 = 10 Pf.; 1,0 = 15 Pf.; mixtum (1 + 2) 1,0 = 10 Pf.

Carragaheen — Carrageen.

100. *Carrageen* — *Irländisches Moos.*

Arzneitaxe: Carrageen concisum 10,0 = 5 Pf. 100,0 = 35 Pf.
Handverkauf: concisum 30,0 = 10 Pf.; 100,0 = 25 Pf.; 500,0 = 1 Mk.

Getrocknete, laubartige Pflanzen, höchstens handgroß, in schmalere oder breitere Lappen geteilt. (Gelblichweiß, frisch dagegen dunkelrot. Knorpelig.)

Irländisches Moos sind (die Rottange) Chondrus crispus (Fucus crispus) und Girgantina mammillosa. (Beide an felsigen Küsten des nördlichen Atlantischen Ozeans.)

Andere Algen dürfen in der Droge nur sehr wenig vorhanden sein.

Carrageen: 80 % Schleim (Carragin).

I n n e r l i c h. Als reizmilderndes Mittel bei Darmkatarrh, chronischer Tuberkulose des Darmes und der Lungen, Vergiftungen. Als G a l l e r t e, mit viel Milch gekocht, 5 zu 100. Teelöffelweise bis Eßlöffelweise. Anders 4 % in Chokolade, Tee. Als S c h l e i m 2,0 zu 250,0 Dekokt. Anders 1 %.

Vor der Herstellung von Carrageenschleim für medizinische Zwecke ist das Carrageen mit kaltem Wasser einzuweichen $^1/_4$ Stunde, und abzuwaschen.

Gallerte: 10 Carrageen eingekocht mit 200 Wasser auf 150, durchgeseiht, 20 Zucker darin aufgelöst, wieder aufgekocht, abgeschäumt, rasch erkalten lassen.

982. ℞ Für 25 Pf. irländisches Moos im Handverkauf (= 100,0). Vorschrift: $^1/_2$ Eßlöffel voll mit Milch oder Wasser gekocht zur Gelatine. Bei Catarrhus intestini, Phthisis.

Größte Einzelgabe — Größte Tagesgabe 5,0 ad gelatinam.

Carvi. Fructus Carvi, Nr. 224.
Oleum Carvi, Nr. 351.

101. *Caryophylli* — *Gewürznelken.*

Arzneitaxe: pulverati 10,0 = 10 Pf.
Handverkauf: 15,0 = 10 Pf.; 100,0 = 40 Pf.; pulverati 10,0 = 10 Pf.

Braune, getrocknete, unaufgeblühte Blütenknospen (von der Form eines kleinen Nagels) 4—10 mm lang. Geruch und Geschmack nach Eugenol (Nelkenöl).

Gewürznelken sind die noch geschlossenen, nicht geöffneten, getrockneten Blüten von Eugenia aromatica (Eugenia caryophyllorum, Caryophyllus aromaticus). Der Fruchtknoten ist schlank, undeutlich vierkantig, braun. Er hat im oberen Teile zwei sehr kurze Fächer. Oberhalb derselben breitet er sich aus in vier Zähne, Kelchblätter. Diese umgeben die pfefferkornähnliche Blumenkrone. Dieselbe besteht aus vier fast kreisrunden, dachziegelförmig sich deckenden, heller braunen Blumenblättern, die sich zu einer kugeligen Kappe zusammenschließen über zahlreichen Staubblättern.

Besonders in dem Fruchtknoten und in dem Kelche sind rundliche Sekretbehälter mit ätherischem Öl. Dasselbe tritt schon aus, wenn man die Droge mit dem Fingernagel drückt.

Aufzubewahren in Glasgefäßen oder Porzellangefäßen. Gepulvert in gelbbraunen Glasgefäßen.

Caryophylli: 22 % Oleum Caryophyllorum in den besten Amboinanelken (Zanzibarnelken bis 17 %, Cayennenelken bis 12 %), 4—8 % Harz, bis 13 % Gerbstoff, Gummi. Das ätherische Öl enthält 90 % Eugenol.

Äußerlich. Als aromatischer Zusatz zu Pulvern oder Tinkturen für die Zähne, desinfizierenden Mundwässern. Als Kaumittel.
Zu Kräuterkissen.
Zu aromatischen Bädern.
Zum Bestreuen von Pillen.
Innerlich. Als Geschmackscorrigens, besonders für Elektuarien.
Als Zusatz zu Glühwein bei Diarrhoe.
Bei Anorexie, Dyspepsie 0,2—0,5—0,7 tägl. mehrmals in Pulvern. Infus 5 %.

Zu Species aromaticae, Nr. 483.
Zu Spiritus Melissae compositus, Nr. 500.
Zu Tinctura aromatica, Nr. 532.
Zu Tinctura Opii crocata, Nr. 553.

Größte Einzelgabe 0,7. Größte Tagesgabe 2,0.

Caryophylli aromatici — Caryophylli.
Caryophyllus. Caryophylli, Nr. 101.
Oleum Caryophyllorum, Nr. 352.
Cascara sagrada, nicht offizinell, Cortex Rhamni americanus oder Cortex Rhamni Purshianus. Davon Extractum Rhamni Purshianae fluidum, tropfenweise bis teelöffelweise bei chronischer Obstipation. Vgl. Extractum Cascarae Sagradae fluidum.
Cascarilla. Cortex Cascarillae, Nr. 127.
Extractum Cascarillae, Nr. 164.
Cascarillextrakt — Extractum Cascarillae.
Cascarillrinde — Cortex Cascarillae.
Caseïnum siccum pulveratum = Kaseïn der Kuhmilch, nicht offizinell. Als Vehikel für Streupulver und Salben.
Cassia cinnamomea — Cortex Cinnamomi.
Castoröl — Oleum Ricini.
Cataplasma (siehe Kataplasma) = Breiumschlag.
Im Handverkauf Cataplasma (deutsch) 1 Blatt = 25 Pf.; 6 Blatt = 1 Mk. 25 Pf. Cataplasma (französisch) 1 Blatt = 30 Pf.; 6 Blatt = 1 Mk. 50 Pf.

Cataplasmes instantanés = Blätter einer Fucusart, in dünne Platten gepreßt und überzogen mit einer dünnen Schicht von Zeug. Quellen in heißem Wasser.

Charta Lini ad cataplasma = wasserdichtes Papier mit einer Schicht von Placenta Seminis Lini.

Cataplasma Sinapis = Senfteig, steifes Gemisch von gepulvertem Senf und Wasser (nicht Essig). Hautrötend.

Cataplasma ad decubitum = Plumbum tannicum pultiforme ist eine obsolete Paste. Cortex Quercus 8,0 zu 40,0 + Liquor Plumbi subacetici 4,0. Ersatz dafür ist Unguentum Plumbi tannici, Nr. 588.

Catechu. Catechu, Nr. 102.
Tinctura Catechu, Nr. 538.

102. *Catechu — Katechu.*

Terra japonica. Gambir.

Arzneitaxe: Catechu pulveratum 10,0 = 5 Pf.

Handverkauf: 25,0 = 10 Pf.; 100,0 = 25 Pf.; subtilissime pulveratum 20,0 = 10 Pf.; 100,0 = 40 Pf.

Bräunliche, innen hellere, zerreibliche Massen, oder durch und durch dunkelbraune, bisweilen löcherige Blöcke, welche großmuschelig brechen. Geschmack zusammenziehend, bitterlich, zuletzt süßlich.

100 Teile dürfen nach dem Verbrennen höchstens 6 Teile Asche hinterlassen.

Katechu ist ein trockenes wässeriges Extrakt, in Indien bereitet, sowohl aus den Blättern und jungen Trieben von Ourouparia Gambir (Uncaria Gambir) als auch aus dem Kernholz von Acacia Catechu.

100 Teile Katechu mit 1000 Teilen siedenden Wassers versetzt geben eine trübe, braunrote Flüssigkeit. Sie rötet blaues Lackmuspapier.

Löslich in 10 Teilen heißem Weingeist.

Katechu: Katechin (Katechusäure), Katechugerbsäure, Quercetin.

Nicht mit Metallsalzen, Alkaloïden, Glykosiden. Nicht mit Kalium chloricum wegen Explosion.

Adstringens.

Äußerlich. Zu Mundwässern, gegen Skorbut 1 auf 10. Zu Gurgelwässern, Zahntinkturen, Zahnpulvern 1 auf 10. Zum Bepinseln wunder Brustwarzen.

Zu adstringierenden Klistieren. 10,0 zu 100,0 auf 2 mal zu verbrauchen. Bei Dickdarmkatarrh, Durchfall.

Innerlich. Gegen chronische Diarrhöen. 0,5—2,0, täglich mehrmals in Pulvern, Pillen, Pastillen, 4 % Solution, schleimigen Abkochungen. — Kindern 0,06—0,25, täglich 3—4 mal. — Pillen mit etwas Alkohol; Zusatz von Pflanzenpulver oder mineralischem Pulver bis zur Hälfte.

792. ℞ Für 40 Pf. feinstgepulv. Katechu im Handverkauf (=100,0.) Vorschrift: 1 Prise (bis 1 Messerspitze) täglich 2 mal.
Gegen chronische Diarrhoe.

793. ℞ Catechu 5,0
Radicis Althaeae pulveratae 1,0
F. ope Spiritus qu. s. Pilulae 50.
D. S. 5 Pillen, tägl. 3 mal. Gegen chron. Diarrhoe. – 1 Pille = 0,1 Catechu.

Zu Tinctura Catechu, Nr. 538.

Größte Einzelgabe 1,0. Größte Tagesgabe 5,0.

Catgut = Fäden aus Därmen von Pflanzenfressern. Serosa und Mucosa werden abgelöst. Lange Streifen geschnitten und gedrillt, poliert. Poliert wird mit Mandelöl oder Olivenöl. Dadurch wird Desinfizieren mit wässerigen Flüssigkeiten erschwert. Man legt daher Catgut zuerst in Äther oder Chloroform, und dann erst in 0,1 % Sublimatlösung. — Catgut heißt eigentlich Katzendarm. — Vorzüge: Reizlosigkeit und Resorbierbarkeit.

Arzneitaxe —

Handverkauf: Nr. 1—4, 1 Flasche = 1 Mk.

Cathartica = Kathartika = Reinigungsmittel, Abführmittel, siehe letzte.

Caustica = siehe Kaustika.

Cauteria = ätzende Mittel, Ätzmittel. Cauterium actuale durch Hitze; Cauterium potentiale durch chemische Mittel.

103. *Cautschuc — Kautschuk.*

Gummi elasticum. Resina elastica. Federharz. Caoutchouc.
Arzneitaxe —
Handverkauf —

Braune durchscheinende Tafeln, etwa 0,5 mm dick, sehr elastisch.

Sie schmelzen bei etwa 120°. In heißes Wasser gelegt, erweichen sie nicht, und werden nicht knetbar.

Kautschuk wird gewonnen von verschiedenen tropischen Bäumen aus den Familien der Moraceen, Urticaceen, Euphorbiaceen, Apocyanaceen, und zwar aus dem getrockneten Milchsaft derselben, welcher gereinigt wird.

Unlöslich in Wasser, in Weingeist. Löslich in Chloroform, Benzol, Petroleumbenzin, Schwefelkohlenstoff.

Kautschuk ist nur indifferent, wenn frei von Schwefel. Siehe unten. Aufzubewahren am besten in Blechgefäßen bei mittlerer Temperatur oder in Glasgefäßen, Porzellanbüchsen. Dies gilt für sämtliche Waren aus Kautschuk. Sonst werden sie bald außen hart und brüchig. — Messer und Scheren zum Schneiden werden vorher naß gemacht. Schläuche, die über Metall oder Glas gezogen werden sollen, müssen ebenfalls angefeuchtet werden.

Äußerlich. Zur Herstellung von Pflastern, Collemplastra = Kautschukpflaster, Perchemplastra, Senfpapier.

Cautschuc-Drains, mit Löchern für Wunden.

Kautschuk-Beutel für Eis oder kaltes Wasser zur Kühlung, bei Erysipel, Typhus usw.

Kautschuk-Binden, bei chronischen Fußgeschwüren.

Kautschuk-Finger, bei Verletzungen.

Kautschuk-Strümpfe, bei Varicen.

Kautschuk und Guttapercha werden „vulkanisiert" durch Imprägnieren mit Schwefel, und werden dadurch mehr starr.

Drainageschlauch, carb. rot, englisch im Handverkauf Nr. 1, 2, 3 in Flaschen 1 Meter = 1 Mk. 80 Pf.; Nr. 4, 5 in Flaschen 1 Meter = 2 Mk. 50 Pf.

Zu Emplastrum adhaesivum, Nr. 148.

Größte Einzelgabe — Größte Tagesgabe —

Cederatöl oder Cedroessenz oder Cedroöl — Oleum Citri.

Celluloid. Elastische Substanz aus Schießbaumwolle (Pyroxylin) und Kampfer (2 zu 1) mit anderen Substanzen, welche die Brennbarkeit herabsetzen.

Cera. Cera alba, Nr. 104.
Cera flava, Nr. 105.

Cera oder Cera citrina — Cera flava.

104. *Cera alba — Weißes Wachs.*

Arzneitaxe: 10,0 = 15 Pf.; 100,0 = 1 Mk.
Handverkauf: 10,0 = 10 Pf.; 100,0 = 70 Pf.; 500,0 = 2 Mk. 50 Pf.

Weiße oder weißliche feste Masse. Geruch eigentümlich, soll nicht ranzig sein.

Schmelzpunkt bei 64°, es entsteht eine farblose Flüssigkeit. Spez. Gewicht 0,966—0,970.

Weißes Wachs ist Bienenwachs, an der Sonne gebleicht.

Äußerlich. Zu Salben ist besser Cera flava, Nr. 105.

Zu Pflastern. — Zu Charta cerata. — Zu Cereoli, Bougies.

Innerlich. Consitutens für Pillen, besonders als Verdickungsmittel für Pillen mit Balsamen, ätherischen Extrakten, Ölen, Kreosot. Balsamum Capaïvae, Balsamum peruvianum, Extractum Cubebarum, Extractum Filicis mit $^1/_3$—$^1/_2$ Cera alba zusammengeschmolzen gibt mit Pulvern gute Pillen. Kreosot und ätherische Öle mit Cera alba āā und wenig Pulver. Die geschmolzenen Massen werden erkaltet verarbeitet, nicht direkt mit den Fingern.

Cera alba + Sebum benzoatum. Grundlage für keratinierte Pillen, die sich erst im Darm lösen sollen.

Zu Unguentum leniens, Nr. 585.

Größte Einzelgabe — Größte Tagesgabe —

Cera arborea im Handverkauf 15,0 = 10 Pf.; 100,0 = 50 Pf.; 500,0 = 2 Mk.
Cera Coperniciae = Carnaubawachs, nicht offizinell. Von den Blättern einer Palme, Corypha cerifera.

105. *Cera flava* — *Gelbes Wachs.*

Arzneitaxe: 10,0 = 10 Pf; 100,0 = 90 Pf.
Handverkauf: 12,0 = 10 Pf.; 100,0 = 55 Pf.; 500,0 = 2 Mk. 20 Pf.

Gelbe Masse, welche körnig bricht mit matter, nicht kristallinischer Oberfläche.

Schmilzt bei 63—64° zu einer klaren, rötlich gelben Flüssigkeit, welche nach Honig riecht. Spez. Gewicht 0,962—0,966.

Gelbes Wachs ist Bienenwachs, gewonnen durch sorgfältiges Ausschmelzen der entleerten Honigwaben.

Äußerlich. Zu Cereoli, Bougies. — Zu Charta cerata. — Zu Pflastermassen. — Zu Salben 1 zu 3 Öl.

Innerlich. Constituens für Pillen, besonders für Pillen mit ätherischen Extrakten, ätherischen Ölen, Balsamen, Kreosot.

Wachs durchwandert den Darmkanal unverändert.

Der Apotheker tut gut, eine Verreibung vorrätig zu halten. Gelbes Wachs geschabt, verrieben mit einigen Tropfen Alkohol mit Zucker āā. So sind Pillen leicht und schnell herzustellen, und sind nie unlöslich.

Zu Unguentum cereum, Nr. 576.

Größte Einzelgabe — Größte Tagesgabe —

Cera japonica = Japanisches Wachs, Pflanzenwachs. Ist aber kein Wachs, sondern ein Fett, und wird auch ranzig. Nicht offizinell. Statt Bienenwachs.
Cera Myricae = Myrtenwachs, nicht offizinell. Von der Wachsmyrte, Myrica cerifera, und zwar Überzug der Früchte.
Cera nigra = schwarzes Wachs, nicht offizinell. Bienenwachs aus Guadaloupe. Zu schwarzen Pomaden und Bartwichsen.
Cera Palmae = Palmenwachs, nicht offizinell. Von der Wachspalme durch Auskochen der Rinde.
Cera sinensis = Chinawachs, nicht offizinell. Von Insekten, die nicht zu den Bienen gehören.
Cerat, einfaches oder Ceratsalbe — Unguentum cereum.
Ceratum = Feste Wachssalbe, Ölwachs.
Ceratum cantharidatum — Unguentum Cantharidum.
Ceratum labiale album und rubrum = weiße und rote Lippenpomade. Grundlage: Ceratum Cetacei, ein Gemisch aus etwa gleichen Teilen von Wachs, Walrat, Mandelöl; parfümiert mit Oleum Rosae, Oleum Citri 1 Tropfen auf 20,0; rot gefärbt mit Extractum Alcannae in Spirituslösung. Ceratum Cetacei im Handverkauf 5,0 = 10 Pf.; 10,0 = 20 Pf.; rubrum 5,0 = 10 Pf.; 10,0 = 20 Pf. — Drogisten erlaubt.
Ceratum Myristicae — Balsamum Nucistae.
Ceratum Saturni — Unguentum Plumbi.

Cereoli — *Arzneistäbchen.*

Name von Cera = Wachs. Früher wurden die Bougies aus Leinwandstreifen, die in Wachs getränkt waren, zusammengerollt.

Arzneitaxe: Wundstäbchen herzustellen kostet 1—3 Stück = 30 Pf.; jedes weitere Stück 10 Pf., einschließlich des Einwickelns.

Handverkauf — Drogisten verboten.

Runde Stäbchen, selten starr, in der Regel biegsam oder elastisch. Nach dem einen Ende sind sie meist verjüngt. Sie sind mit Arzneimitteln überzogen, oder enthalten Arzneimittel, entweder in ihrer ganzen Masse, oder nur in der äußeren Schicht der Masse. Bestimmt sind sie zur Einführung in Kanäle des Körpers. Sie werden hergestellt auf verschiedene Weise. (Bougies aus Gelatine, Gummi arabicum, Kakaobutter, Kautschuk, Laminaria.)

Antrophore sind Arzneistäbchen, bei welchen eine Metallspirale als Träger der Arzneimittel dient. Die Metallspirale ist aus feinem Messing, und hat an dem einen Ende eine Öse aus stärkerem Draht; das andere Ende des Drahtes ist in den Hohlraum der Spirale gesteckt. Die Spirale ist zunächst ganz überzogen mit einer unlöslichen Masse aus weißem Leim und dann mit einer dünnen Gummischicht. Darüber kommt die Außenschicht, welche bei Körpertemperatur schmilzt. Diese Außenschicht besteht aus weißem Leim, Glyzerin und Wasser, und dieser werden die Arzneimittel einverleibt. Vgl. Antrophore.

Bacilli caustici = Ätzstifte = Lapides.
Alumen, Nr. 45.
Argentum nitricum, Nr. 73.
Argentum nitricum cum Kalio nitrico, Nr. 74.
Cuprum aluminatum, Nr. 139.
Cuprum sulfuricum, Nr. 141.
Ferrum sesquichloratum, Nr. 190.
Kali causticum fusum, Nr. 268.

Quellstifte.
Laminaria-Stifte: Vollstifte u. Hohlstifte.
Tupelostifte.

106. *Cerussa — Bleiweiß.*

Bleikarbonat, Plumbum carbonicum.

Arzneitaxe: Cerussa pulverata 10,0 = 5 Pf.

Handverkauf: 50,0 = 10 Pf.; 100,0 = 15 Pf.; 500,0 = 40 Pf. Im Handverkauf mit Etikette, mit Namen und Bezeichnung „Äußerlich".

Weißes Pulver, schwer und stark abfärbend, oder leicht zerreibliche Stücke.

100 Teile sollen nach dem Glühen wenigstens 85 Teile Bleioxyd hinterlassen.

Unlöslich in Wasser. Löslich in verdünnter Salpetersäure, und in Essigsäure, unter Aufbrausen.

Vorsichtig aufzubewahren. (Geschützt vor Ausdünstungen von Schwefelwasserstoff.)

$(PbCO_3)_2 + Pb(OH)_2$, ein Gemenge von kohlensaurem Bleioxyd und Bleioxydhydrat. — 100 Teile enthalten 86,32 PbO.

Bleiweiß nicht mit schwefelsauren Salzen. — Nicht bei Kindern anzuwenden. — Alle Bleipräparate nur kurze Zeit; Saturnismus chronicus.

Äußerlich. Als Streupulver. Allein oder mit Amylum oder Talcum āā. Bei Intertrigo.

Zu Pflastern.

Zu Salben.

Vergiftungssymptome durch Blei. Trockenheit im Munde. Schmerzen im Schlunde, im Epigastrium, Erbrechen, Kolik, Speichelfluß. Später Lähmung der Extensoren, Störungen in Zirkulation und Respiration, Kollaps.

Antidota. Magenpumpe, Brechmittel. Schwefelsaure und phosphorsaure Alkalien, Abführmittel, Rizinusöl. Später Opium. Eiweiß, Milch. Warme Bäder.

Zu Emplastrum Cerussae, Nr. 152.

Zu Unguentum Cerussae, Nr. 577.

Größte Einzelgabe — Größte Tagesgabe —

Cerussa pomadina = Fettschminke. Der Name Cerussa könnte auf den Gedanken bringen, daß sie Bleiweiß enthielte; dies ist aber nicht der Fall.

Cerussa pomadina (Österreich): Oleum Cacao 10, Cera alba 12, Oleum Amygdalarum 3, Oleum Rosae, ungiftige Farbe (weiß, rot u. a.).

107. *Cetaceum — Walrat.*

Fälschlich: Sperma Ceti.

Arzneitaxe: 10,0 = 10 Pf.; 100,0 = 75 Pf.; saccharatum 10,0 = 10 Pf.

Handverkauf: 10,0 = 10 Pf.; 100,0 = 60 Pf.; 500,0 = 2 Mk. 50 Pf.; saccharatum 10,0 = 10 Pf.; 100,0 = 75 Pf.

Glänzende (weiße) Kristallmassen, großblätterig, (fettig anzufühlen), leicht zerreiblich.

Schmelzen zwischen 45 und 50° zu einer farblosen, klaren Flüssigkeit von schwachem, nicht ranzigem Geruch. Spez. Gewicht durchschnittlich 0,943.

Walrat ist der feste Bestandteil des Inhalts von besonderen Höhlen im Körper der Potwale, hauptsächlich des Physeter macrocephalus und zwar vornehmlich im Kopfe (unterhalb der Kopfhaut oberhalb des Schädels und zerstreut im Fleisch und Speck). Der Inhalt wird gereinigt und umkristallisiert.

Löslich in siedendem Weingeist (1 in 50). Bei gewöhnlicher Temperatur kristallisiert aber der Walrat allmählich wieder aus. Auch löslich in Äther, Chloroform, Schwefelkohlenstoff.

Um Walrat zu zerreiben, wird er zuvor besprengt mit Spiritus.
Äußerlich. Als Zusatz zu Ceraten.
Als Zusatz zu Pflastern.
Als Zusatz zu Pomaden, Lippenpomade.
Als sehr haltbares Salbenconstituens und als Zusatz zu reizmildernden Salben. 1 zu 2 Öl.
Zu Schminken, Schönheitsmitteln.
Innerlich. An Stelle von Fett bei chronischen Zehrkrankheiten (nach SENATOR). Cetaceum und Elaeosaccharum Citri āā. Davon täglich 10,0—30,0 und mehr. — Bei Heiserkeit, Husten, Diarrhoe, Ruhr, Tuberkulose. — Anders: 1,0—2,0 täglich mehrmals. Auch als Emulsion. Veraltet.
Ceratum Cetacei: Cetaceum, Oleum Amygdalarum, Cera āā.

136. ℞ Cetacei 1,0
Cerae albae 1,0
Olei Amygdalarum 10,0
Aquae Rosae 10,0.
M. f. Unguentum. D. S. Kühlsalbe.

137. ℞ Cetacei 10,0
Cerae flavae 10,0
Olei Amygdalarum 10,0
Olei Citri guttas II.
M. f. Ceratum. D. S. Äußerlich nach Vorschrift. Lippenpomade.

Zu Unguentum leniens, Nr. 585.
Größte Einzelgabe — Größte Tagesgabe —
Chamaeleon minerale — Kalium permanganicum.
Chamomilla siehe Flores Chamomillae.
Charta, ae, f. = Papier.
Ad chartam } = im Papierbeutel — für trockene,
Ad sacculum chartaceum } nicht flüchtige Stoffe.
Ad chartam ceratam = in Wachspapier — für hygroskopische, flüchtige, fettige Stoffe. Arzneitaxe 400 □cm = 5 Pf. Handverkauf: 1 Bogen = 10 Pf.
Ad chartam paraffinatam = in Paraffinpapier } statt Wachspapier,
Ad chartam ceresinatam = in Ceresinpapier } nicht besser.
Charta adhaesiva = Heftpflasterpapier.
Charta antasthmatica = Asthmapapier.
Charta anthidrotica = Fußschweißpapier.
Charta antiseptica = antiseptisches Verbandpapier; zum Wundverband recht brauchbar.
Charta exploratoria = Reagenspapier. Arzneitaxe — Handverkauf: 1 Bogen = 25 Pf.
Charta filtratoria = Filtrierpapier. Arzneitaxe — Handverkauf: 1 Bogen = 10 Pf.; 25 Bogen = 1 Mk. 25 Pf.
Charta fumalis = Räucherpapier. Arzneitaxe — Handverkauf: 1 Dutzend = 50 Pf.
Charta Guttae perchae = Guttaperchapapier. Arzneitaxe — Handverkauf: 10,0 = 40 Pf.; 45 cm breit 1 Meter = 1 Mk. 20 Pf.; 5 Meter = 5 Mk.
Charta japonica = Usegopapier, zum Einwickeln von Arzneimitteln beim Einnehmen per os.
Charta muscarum = Fliegenpapier.
Charta naphthalinata = Mottenpapier.
Charta nitrata = Salpeterpapier siehe Nr. 108.
Charta pergamentica = Pergamentpapier. Arzneitaxe — Handverkauf: 1 Meter = 25 Pf.
Charta resinosa oder antarthritica oder antirheumatica = Gichtpapier. Arzneitaxe — Handverkauf: 1 Bogen = 25 Pf.
Charta sinapisata = Senfpapier siehe Nr. 109.
Charta vernicea = Verbandseidenpapier.

Charta. Charta nitrata, Nr. 108.
Charta sinapisata, Nr. 109.

Charta antiasthmatica — Charta nitrata.
Charta Guttae Perchae siehe Gutta Percha (Percha lamellata).
Arzneitaxe —
Handverkauf: 10,0 = 40 Pf.; 45 cm breit 1 Meter = 1 Mk. 20 Pf.; 5 Meter = 5 Mk.

108. *Charta nitrata* — *Salpeterpapier.*

Arzneitaxe: 1200 □cm = 25 Pf.
Handverkauf: 1 Bogen = 20 Pf.; 10 Bogen = 1 Mk. 25 Pf.
Weißes Filtrierpapier in folgender Weise behandelt: Das Filtrierpapier wird getränkt mit einer Auflösung von 1 Teil Kaliumnitrat in 5 Teilen Wasser, und dann getrocknet.

Angezündet glimmt es weiter, und entwickelt dicke Dämpfe.
Aufzubewahren, zuvor in warmem Raume nachgetrocknet, in Blechbüchsen oder Blechkasten, trocken.
Äußerlich. Bei Asthma bronchiale. Das Blatt wird spitzwinklig zusammengefaltet, und auf einen Teller gestellt. Die Spitze wird angezündet und der Rauch wird eingeatmet. Oder das Papier wird in kleine Streifen geschnitten oder in Größe einer halben Spielkarte, und angezündet.
Auch als Zigaretten.
In den Verbrennungsgasen befinden sich unter anderem Ammoniak-Verbindungen, welche expektorierend wirken, Stickoxyd, Cyan, Kaliumnitrat, Pyridin C_5H_5N.
983. ℞ Für 20 Pf. 1 Bogen Salpeterpapier im Handverkauf.
Vorschrift: In Streifen geschnitten auf einem Teller anzuzünden, den Rauch einzuatmen. — Bei Asthma bronchiale.
Größte Einzelgabe — Größte Tagesgabe —
Charta nitrosa — Charta nitrata.

109. *Charta sinapisata* — *Senfpapier.*

Rigollot'sches Senfpflaster.
Arzneitaxe. Einschließlich Abzählen 1 Stück = 10 Pf.
Handverkauf: 1 Blatt = 10 Pf.; 3 Blatt = 25 Pf.; 12 Blatt = 1 Mk.
Papier, auf der einen Seite überzogen mit Senfpulver. Geruchlos, nicht ranzig. Senfsamen wird befreit vom fetten Öl und gepulvert. Damit wird das Papier überzogen. (Papierpflaster.) Der Überzug soll dem Papier fest anhaften.
Senfpapier muß, mit Wasser befeuchtet, alsbald einen starken Geruch nach ätherischem Senföl entwickeln.

Aufzubewahren in gut verschlossenen Blechbüchsen, trocken.
Äußerlich. Als Rubefaciens, Derivans. Das Senfpapier wird in lauwarmes Wasser getaucht, auf die Haut gelegt mit der senfüberzogenen Seite. Wirkung nach kurzer Zeit. Man läßt das Papier liegen, bis starkes Brennen entsteht. Dann nimmt man es ab, und wäscht die Stelle ab mit Wasser. — Bei Angina pectoris, Stenokardie, Bronchitis, Pleuritis, Pleurodynie, Rheumatismus, Muskelreißen, Zahnweh, zur Ableitung bei inneren Entzündungen.
Bei längerem Lagern verliert das Papier an Wirksamkeit. Wirksamkeit vgl. Nr. 461, Semen Sinapis.
138. ℞ Für 25 Pf. Senfpapier im Handverkauf (= 3 Blatt).
Vorschrift: Man benetzt ein Blatt mit lauwarmem Wasser, und legt die Senfseite auf die Haut. — Bei Angina pectoris, Bronchitis, Pleuritis, Rheumatismus.
Größte Einzelgabe — Größte Tagesgabe —
Chilisalpeter, gereinigter — Natrium nitricum.
China. Cortex Chinae, Nr. 128.
Extractum Chinae aquosum, Nr. 165.
Extractum Chinae spirituosum, Nr. 166.
Tinctura Chinae, Nr. 539.
Tinctura Chinae composita, Nr. 540.
Vinum Chinae, Nr. 596.
Chininum ferro-citricum, Nr. 110.
Chininum hydrochloricum, Nr. 111.
Chininum sulfuricum, Nr. 112.
Chininum tannicum, Nr. 113.
Chinaextrakt, wässeriges — Extractum Chinae aquosum.
Chinaextrakt, weingeistiges — Extractum Chinae spirituosum.

Chinagras oder Tschuma, Nesselfaser oder Ramé, schmiegsamer als Baumwolle. — „Cotonisiertes" Chinagras liefert feine seidenglänzende Leinwand und Gaze.
Chinaöl — Balsamum peruvianum.
Chinarinde — Cortex Chinae.
Chinatinktur — Tinctura Chinae.
Chinatinktur, einfache — Tinctura Chinae.
Chinatinktur, zusammengesetzte — Tinctura Chinae composita.
Chinawein — Vinum Chinae.
Chinesischer Zimt — Cortex Cinnamomi.
Chinin-Eisencitrat oder zitronsaures Chinineisen — Chininum ferro-citricum.
Chininhydrochlorid — Chininum hydrochloricum.
Chininsulfat — Chininum sulfuricum.
Chininsulfat, basisches oder neutrales — Chininum sulfuricum.
Chinintannat — Chininum tannicum.
Chininum citricum ferratum oder citricum martiatum — Chininum ferro-citricum.
Chininum et Ferrum citricum — Chininum ferro-citricum.

110. *Chininum ferro-citricum* — *Eisenchinincitrat.*

Arzneitaxe: 1,0 = 10 Pf.
Handverkauf — Drogisten verboten.

Dunkelrotbraune, glänzende und durchscheinende Blättchen. Geschmack eisenartig und bitter.

100 Teile enthalten 9—10 Teile Chinin (und etwa 30 Teile Eisenoxyd).

Löslich in Wasser langsam, jedoch in jedem Verhältnis. Wenig löslich in Weingeist.

Vor Licht geschützt aufzubewahren. (In gelbbraunen Glasgefäßen.)

Chininsalze, wie alle Alkaloidsalze, nicht mit Alkalien, Zubereitungen mit Alkalien, Borax, Gerbstoffen, freiem Jod, Jodiden, Metallsalzen, salpetriger Säure (Amylium nitrosum, Spiritus Aetheris nitrosi). Chininsalze nicht mit Acetaten wegen Schwerlöslichkeit des Chininacetats.

Innerlich. Als Tonikum. In Lösung, Kapseln, Pulvern, Pillen 0,05—0,1—1,0 täglich mehrmals. Bei Blutkrankheiten, besonders Anämie. In der Rekonvaleszenz nach schwächenden Krankheiten. Bei Skrofulose. Anders: 0,1—0,2. — Für Kinder 0,05—0,2, täglich mehrmals.

Kobert: Das Präparat zersetzt sich im Darm und ist nicht rationell.

139. ℞ Chinini ferro-citrici 0,1
Sacchari 1,0.
M. f. Pulvis. D. t. doses 10. S. 1—2 Pulver, täglich mehrmals.
Bei Skrofulose, skrofulöser Anämie.

Größte Einzelgabe 1,0. Größte Tagesgabe 3,0.

Chininum hydrochloratum oder muriaticum — Chininum hydrochloricum.

111. *Chininum hydrochloricum* — *Chininhydrochlorid.*

Salzsaures Chinin.
Arzneitaxe: 0,1 = 5 Pf.; 1,0 = 20 Pf.; 10,0 = 1 Mk. 40 Pf.
Handverkauf — Drogisten verboten.

Weiße, nadelförmige Kristalle. Geschmack bitter.

1,0 Chininhydrochlorid soll bei 100° nicht mehr an Gewicht verlieren als 0,09. — Nach dem Verbrennen soll Chininhydrochlorid keinen Rückstand hinterlassen.

Löslich in 34 Teilen Wasser, in 3 Teilen Weingeist, farblos, neutral nicht fluoreszierend.

Aufzubewahren in gelbbraunen Glasgefäßen, wohlverschlossen, kühl.

$C_{20}H_{24}N_2O_2 . HCl + 2H_2O$. — 100 Teile enthalten 81,73 $C_{20}H_{24}N_2O_2$.

Chininsalze, wie alle Alkaloide, nicht mit Alkalien, Zubereitungen mit Alkalien, Borax, Gerbstoffen, freiem Jod, Jodiden, Metallsalzen, salpetriger Säure (Amylium nitrosum, Spiritus Aetheris nitrosi). Chininsalze nicht mit Acetaten wegen Schwerlöslichkeit des Chininacetates. — Süßholzsaft darf nur einer bereits fertigen Lösung zugesetzt werden, nicht dem ungelösten Chininsalz, sonst entsteht eine schwerlösliche Verbindung.

Salzsaures Chinin ist am meisten geschätzt unter allen Chininpräparaten, weil es mehr Chinin enthält, und besser vertragen wird.

Chininum hydrochloricum	81 %
Chininum sulfuricum	74 %
Chininum tannicum	30 %
Chininum ferro-citricum	10 %

Chininum hydrochloricum ist ein Protoplasmagift für Amöben, Infusorien, Malaria-Plasmodien, Turbellarien; für weiße Blutkörperchen und auch für rote Blutkörperchen.

Äußerlich. Zu Haarwasser. 1,0 zu 60,0 Wasser.

Zu Pomaden. 1,0 zu 60,0 Fett. Anders: 4 %.

Als Klysma gegen Oxyuris vermicularis. 0,5—1,0 auf 1 Klistier.

Als Suppositorien bei Kindern 0,25—2,0 auf Oleum Cacao 4,0 u. Cera flava 1,0.

Subkutan schlecht vertragen.

Zur Inhalation 0,5—1,0 auf 100,0 bei Pertussis. — Zur Einblasung in die Nase bei Pertussis.

Innerlich. Als Spezifikum gegen alle Formen von Intermittens, Malaria, Malariakachexie. 1,0—1,5, Pulver mit Oblaten oder Lösung (in Branntwein), 4—6 Stunden vor dem Fieberanfall. Die nächsten Tage weniger. — Für Kinder 0,3—1,0 auf einmal, 3—4 Stunden vor dem Fieberanfall.

Als Antineuralgikum 0,05—0,3—0,5, täglich 2—3 mal. Pulver, Kapseln, Pillen, Lösung.

Gegen manche Fälle von Migräne.

Als Antipyretikum gegen alle Fälle von hohem Fieber mit sehr gesteigertem Stoffwechsel. 1,0, täglich 1—3 mal. Besonders bei puerperaler Sepsis, Typhus abdominalis; ferner bei allen chronischen Krankheiten mit Milzvergrößerung. — Als Antipyretikum bei Kindern (Seifert): bis 1 Jahr: 0,1—0,7; 1—2 Jahre: 0,4—0,8; 2—6 Jahre: 0,5—1,0; 6—10 Jahre: 0,6—1,25; 10—14 Jahre: 0,75—1,5.

Als Tonikum und Stomachikum. 0,03—0,3 pro dosi. Zur Stärkung von Rekonvaleszenten 0,02—0,1, täglich mehrmals. Anders: Als Stomachikum wertlos.

Gegen Pertussis. So viel Zentigramme als Monate, so viel Dezigramme als Jahre! Täglich 3 mal mit Zuckerwasser. Anders: bis 1 Jahr: 0,04—0,07, täglich 3 mal; 1—2 Jahre: 0,07—0,1; 3—4 Jahre: 0,1—0,15; 4—6 Jahre: 0,15—0,2; 6—8 Jahre: 0,2—0,25, täglich 3 mal. Ältere Kinder u. Erwachsene: 0,5.

140. ℞ Chinini hydrochlorici 0,5—1,5
in Capsula amylacea.
D. t. doses 5. S. 1 Pulver 5—6 Stunden vor dem erwarteten Anfall.
Bei Febris intermittens.

794. ℞ Chinini hydrochlorici pulverati 0,04—0,07.
Pastae Cacao saccharatae pulveratae ad 1,0.
M. f. Pulvis. D. t. doses 10. S. 1—3 Pulver täglich nach Bericht. Gegen Keuchhusten für einen Säugling. 1. Tag 1 Pulver abends in $^1/_8$ Glas Wasser; 2. Tag 1 Pulver täglich 3 mal; 3. Tag 1 Pulver täglich 3 mal; 4. Tag 1 Pulver täglich 3 mal; 5., 6., 7. Tag Pause. Wiederholung 3 (bis 4) mal.

923. ℞ Chinini hydrochlorici 0,5—1,0
Aquae destillatae ad 500,0.
M. D. S. Äußerlich zu Nasenspülungen.
Bei Catarrhus aestivus = Heufieber.

952. ℞ Chinini hydrochlorici 0,5—1,0.
D. t. doses 5. S. 1 Pulver in Oblate, täglich bis 3 mal nach Bericht. — Bei Puerperalfieber mit Schüttelfrost, puerperaler Sepsis, Typhus abdominalis, chronischen Krankheiten mit Milzvergrößerung.

Intoxikationserscheinungen. Benommenheit, Chininrausch, roter juckender Hautausschlag, Ohrensausen, Taubheit, Gesichtsverdunkelung, Blindheit, Ideenverwirrung, Hämoglobinurie, Kollaps.

Größte Einzelgabe 1,0. Größte Tagesgabe 3,0.

112. *Chininum sulfuricum* — *Chininsulfat.*

Arzneitaxe: 0,1 = 5 Pf.; 1,0 = 15 Pf.; 10,0 = 1 Mk. 15 Pf.

Handverkauf — Drogisten verboten.

Feine, weiße Kristallnadeln. Geschmack bitter.

1,0 Chininsulfat soll bei 100° nicht mehr an Gewicht verlieren als 0,15. Nach dem Verbrennen soll Chininsulfat keinen Rückstand hinterlassen.

Löslich in 800 Teilen kalten Wassers, in 25 Teilen siedenden Wassers, neutral, ohne Fluoreszenz. Löslich auch in 6 T. siedendem Weingeist. (Leicht löslich in Wasser bei Zusatz von einigen Tropfen verdünnter Schwefelsäure.)

Vor Licht geschützt aufzubewahren. (In gut verschlossenen, gelbbraunen Glasgefäßen, kühl.)

$(C_{20}H_{24}N_2O_2)_2 . H_2SO_4 + 8 H_2O$. — 100 Teile enthalten 74,31—83,81 $C_{20}H_{24}N_2O_2$.

Chininsalze, wie alle Alkaloidsalze, nicht mit Alkalien, Zubereitungen mit Alkalien, Borax, Gerbstoffen, freiem Jod, Jodiden, Metallsalzen (Baryumsalzen, Bleisalzen), salpetriger Säure (Amylum nitrosum, Spiritus Aetheris nitrosi). Chininsalze nicht mit Acetaten wegen Schwerlöslichkeit des Chininacetates. — Süßholzsaft darf nur einer bereits fertigen Lösung zugesetzt werden, nicht dem ungelösten Chininsalz, sonst entsteht eine schwer lösliche Verbindung.

Chininum sulfuricum haftet leicht am Mörser fest beim Reiben. Daher lose zu reiben, nicht mit starkem Druck.

Äußerlich. Selten wegen Schwerlöslichkeit.

Innerlich. Anwendung und Gaben wie das vorige Präparat, aber weniger empfehlenswert; wird nicht gut vertragen. 0,5—1,0 vor dem Anfall, in Pulvern, Oblaten, Kapseln. Wässerige Lösungen werden gewöhnlich angefertigt mit Säurezusatz, 1 Teil verdünnte Schwefelsäure auf 1 Teil Chininsulfat. Pillen werden angefertigt, indem man das Chininsulfat verreibt mit einigen Tropfen verdünnter Schwefelsäure oder Glyzerin.

Pilulae Chinini cum Ferro.

141. ℞ (Berliner, F. M.)
Chinini sulfurici 1,5
Ferri reducti 5,0
Radicis Gentianae pulveratae 0,5
Extracti Gentianae 2,5.
M. f. Pilulae 50.
D. S. 2 Pillen, täglich 3mal.
1 Dosis = 1 Mk. 1 Pf.

Größte Einzelgabe 1,0. Größte Tagesgabe 3,0.

Chininum sulfuricum basicum — Chininum sulfuricum.
Chininum sulfuricum neutrale — Chininum sulfuricum.

113. *Chininum tannicum* — *Chinintannat.*

Arzneitaxe: 1,0 = 10 Pf.

Handverkauf — Drogisten verboten.

Gelblich weißes, amorphes Pulver. Geruchlos (Geruch schwach). Geschmack sehr schwach bitter und kaum zusammenziehend.

100 Teile enthalten 30—32 Teile Chinin. — 0,2 Chinintannat sollen nach dem Verbrennen keinen wägbaren Rückstand hinterlassen.

Wenig löslich in Wasser. Etwas mehr löslich in Weingeist.

Vor Licht geschützt aufzubewahren.

$C_{20}H_{24}N_2O_2 . 2 C_{14}H_{10}O_9$. — 100 Teile enthalten 25—32 Teile Alkaloide.

Chininsalze, wie alle Alkaloidsalze, nicht mit Alkalien, Zubereitung mit Alkalien, Borax, Gerbstoffen, freiem Jod, Jodiden, Metallsalzen, salpetriger Säure (Amylium nitrosum, Spiritus Aetheris nitrosi). Chininsalze nicht mit Acetaten, wegen Schwerlöslichkeit des Chininacetates.

Innerlich. Als Adstringens und Roborans. 0,1—1,0, täglich mehrmals.

Pulver, Trochisci. Bei Diarrhöen der Kinder. Anders: Für Kinder 0,02—0,05, täglich mehrmals. Anders: 0,05—0,25.

Bei Typhus abdominalis für Kinder 0,1—0,5.

Bei Pertussis für Kinder. So viel Jahre, so viel Dezigramme.

795. ℞ Chinini tannici 0,5
Pastae Cacao saccharatae pulveratae 0,5.
M. f. Pulvis. D. t. doses 10.
S. 1 Pulver täglich 2mal.
Gegen Pertussis.

796. ℞ Chinini tannici 1,0
Cacao et Sacchari ad 9,0.
M. f. lege artis Pastilli 10.
D. S. 1 Plätzchen, täglich 1mal bis mehrmals. — Bei Darmkatarrhen und Dysenterie für Kinder.

Größte Einzelgabe 1,0. Größte Tagesgabe 3,0.

Chinium siehe Chininum.

Chlor nicht mit Alkalien und allen leicht oxydierbaren organischen Stoffen, Zucker, Auszügen und Schleimen von Pflanzen, Bleisalzen, Quecksilberoxydulsalzen, Silbersalzen. Chlor, wie Brom und Jod, wegen Entzündlichkeit bzw. Explosion nicht mit Ammoniak und Präparaten mit Ammoniak, auch Hydrargyrum praecipitatum album.

Vergiftung durch Einatmung von Chlor. Die Schleimhäute der Augen und des Respirationstractus heftig gereizt, Schnupfen, Spasmus glottidis. Dyspnoe, Bronchitis mit blutigem Auswurf, Hämoptoe.

Antidota. Frische Luft. Einatmen von Wasserdämpfen, von Alkoholdämpfen, Ammoniakdämpfen.

Vergiftung durch Chlor per os. Catarrhus ventriculi, Diarrhoe. Pulsus frequens. Geruch nach Chlor.

Antidota. Natrium thiosulfuricum, messerspitzenw. in Wasser. Eiweiß, Milch.

Chloral — Chloralum hydratum.

Chloral perlé Limousin im Handverkauf 1 Flasche = 3 Mk.

Chloralamidum oder Chloralum amidatum — Chloralum formamidatum.

Chloralformamid — Chloralum formamidatum.

Chloralhydrat — Chloralum hydratum.

114. *Chloralum formamidatum* — *Chloralformamid.*

„Chloralamid" ist eine falsche Bezeichnung. Chloralformamid ist nicht zu verwechseln mit Chloralimid.

Arzneitaxe: 1,0 = 10 Pf.; 10,0 = 75 Pf.

Handverkauf —

Farblose, glänzende Kristalle. Geruchlos. Geschmack schwach bitter. Schmelzpunkt 114—115°. — 0,2 Chloralformamid soll bei vorsichtigem Erhitzen in offener Schale keine brennbaren Dämpfe entwickeln, und soll sich verflüchtigen ohne wägbaren Rückstand.

Langsam löslich in etwa 20 Teilen kalten Wassers (leichter löslich in heißem Wasser, aber zersetzt sich über 60°). Löslich in 1,5 Teilen Weingeist.

Vorsichtig aufzubewahren. (In gut verschlossenen Glasgefäßen.)

$$CCl_3.CH\left\{\begin{matrix}OH\\NH.HCO\end{matrix}\right. = CCl_3.CHO + CHO.NH_2 = CCl_3.CHOH.NH.CHO$$

$= CCl_3.CNH_3.OCHO$. — 100 Teile enthalten 100 $C_3Cl_3NH_4O_2$.

Äußerlich. Als Klysma. 3,0 in Lösung. Zur Beruhigung von Geisteskranken.

Als Klysma sonst 2,0—3,0 als Hypnotikum. 1 Stunde vor dem Schlafen.

Innerlich. Mildes Narkotikum, einschläfernd. Als Hypnotikum ähnlich und etwas schwächer als Chloralhydrat. Die Wirkung tritt langsam ein. Soll ohne nachteiligen Einfluß auf das Herz und die Atmung sein und ohne sonstige unangenehme Folgen. 3,0 Chloralum formamidatum entsprechen 2,0 Chloralum hydratum (einfache Maximaldose 4,0 gegenüber 3,0). 2,0—3,0, täglich mehrmals. Pulver oder gelöst in Wein oder Bier. 1 Stunde vor dem Schlafen zu nehmen.

142. ℞ Chlorali formamidati 1,0.
F. Pulvis.
D. t. doses 8.
S. 1—2 Pulver in Bier oder Wein nach Bericht. — Hypnotikum.

143. ℞ Chlorali formamidati 8,0
Acidi hydrochlorici diluti 0,5
Aquae destillatae ad 100,0.
M. D. S. 1—2 Eßlöffel nach Bericht. — 1 Eßlöffel = 1,2 Chloral. formamidat.

Größte Einzelgabe 4,0. Größte Tagesgabe 8,0.

115. *Chloralum hydratum* — *Choralhydrat.*

Trichloraldehydhydrat.

Arzneitaxe: 1,0 = 5 Pf.; 10,0 = 15 Pf.

Handverkauf — Drogisten verboten.

Farblose, durchsichtige Kristalle, trocken luftbeständig. (Reaktion neutral.) Geruch stechend. Geschmack schwach bitter (im Rachen kratzend) ätzend.

Schmelzpunkt 58°. (Siedepunkt 96—98°.) — 0,2 Chloralhydrat soll bei vorsichtigem Erhitzen keine brennbaren Dämpfe entwickeln, und soll sich verflüchtigen ohne wägbaren Rückstand.

Leicht löslich in Wasser, Weingeist, Äther. Weniger leicht löslich in fetten Ölen, in Schwefelkohlenstoff. Langsam löslich in 5 Teilen Chloroform.

Vorsichtig aufzubewahren. (In gut verschlossenen Gläsern mit Glasstöpel. Lichtabschluß empfehlenswert.)

$CCl_3CHO + H_2O$. — 100 Teile enthalten 89,12 CCl_3CHO.

Chloralhydrat lähmt Großhirn, dann Rückenmark, dann verlängertes Mark, vasomotorisches Zentrum, Atemzentrum. Chloralhydrat macht außer Schlaf gleichzeitig Anämie des Gehirns, indem es die Gefäße des übrigen Körpers erweitert. Das Herz wird geschwächt. Chloralhydrat ist das stärkste Mittel zur Erniedrigung des Blutdrucks.

Kontraindikation: Schwache Herztätigkeit, Delirium potatorum, hohes Fieber, Lungenödem, Hirnanämie, allgemein Störungen der Zirkulation und Respiration. — Nicht bei anämischen und kollabierten Kindern.

Kobert: Das Gefährliche des Mittels liegt darin, daß bei Menschen mit Fettherz, Herzerweiterung und atheromatösen Prozessen das Herz viel früher gelähmt wird als das Atemzentrum, und zwar oft plötzlich ohne irgend welche sichtbaren Symptome. Kane: Einmal schon tödliche Wirkung nach 0,9.

Chloralhydrat nicht mit Alkalien, Alkohol, Ammoniak, Ammoniaksalzen, Antipyrin, Permanganaten, Bromsalzen. — Lösungen nicht vorrätig halten.

Nicht als Pulver und Pastillen wegen Verflüchtigen, Reizen, Ätzen, Nekrotisieren.

Nicht unnötig subkutan wegen Abszessen.

Lösung in schleimigem Vehikel.

Chloralhydrat in Substanz ist abzugeben in kleinen Gläschen oder in Wachskapseln.

Chloralhydrat verflüssigt sich beim Zusammenreiben mit āā Kampfer, Karbolsäure oder Menthol.

Hypnotikum. Bei Fehlen abnormer Sensationen besser als Morphium.

Corrigens: Succus Liquiritiae, Sirupus Aurantii Corticis.

Äußerlich. Als Klysma 1 zu 50. 0,5—2,0 mit Schleim, Mucilago Salep 60,0.

Als Suppositorien 1,0 zu 3,0 Oleum Cacao.

Zur Waschung der Kopfhaut bei Pityriasis capitis 5,0 zu 200,0.

Gegen Schmerz kariöser Zähne. Auch mit Kokain oder Kampfer (vgl. oben).

Innerlich. Als Chloralperlen (0,25 Chloral), in Lösung. Auch mit Morphium. In Gallerte. Als Hypnotikum und Sedativum 0,5—3,0 auf einmal. Bei Kindern bis 1,0; Vorsicht! — Bei einfacher Schlaflosigkeit, Asthma bronchiale, Chorea, Delirium bei Pneumonie, Eklampsie, heftigen Schmerzen, Krämpfen, Glottiskrampf, Lyssa, Manie, Morphinismus, nervöser Dyspepsie, Epilepsie, Psychosen, Singultus, Strychninvergiftung, Tetanus traumaticus. — Bei längerem Gebrauche tritt leicht Ekel ein, deshalb Klysmen oder Suppositorien.

Bei Trismus und Tetanus neonatorum 0,1—0,3, bis zu 10mal pro die.

144. ℞ Chlorali hydrati 3,0
Aquae destillatae 10,0
Mucilaginis Gummi arabici 30,0
Sirupi Aurantii Corticis ad 50,0.
M. D. S. 1 Eßlöffel vor Schlafenszeit. — Bei Schlaflosigkeit Erwachsener. — 1 Eßlöffel = ca. 1,0 Chloral. hydrat.

145. ℞ Chlorali hydrati 9,0
Aquae destillatae 20,0
Mucilaginis Gummi arabici 40,0
Sirupi Aurantii Corticis ad 90,0.
M. D. S. 1 Eßlöffel. Wenn nötig 2 Eßlöffel nach Bericht. — Bei heftigen Schmerzen und Krampfzuständen. — 1 Eßlöffel = 1,5 Chloral. hydrat.

146. ℞ Chlorali hydrati 1,0
Aquae destillatae 6,0
Mucilaginis Gummi arabici 30,0
Sirupi Aurantii Corticis ad 50,0.
M. D. S. 1 Eßlöffel vor Schlafenszeit. — Bei Schlaflosigkeit von Kindern. — 1 Eßlöffel = ca. 0,3.

147. ℞ (Kobert).
Gelatinae albae 6,0
Tragacanthae 1,0
Solve leni calore in Aquae destillatae 20,0
Adde Chlorali hydrati 4,0.
M. Effunde; fiant Suppositoria 4. D. ad vitrum amplum operculatum, (weil hygroskopisch). S. 1 Stück abends. — Als Hypnotikum. — 1 Suppositorium = 1,0 Chloral. hydrat.

Solutio Vidal.

320. ℞ Chlorali hydrati 3,0
Aquae Amygdalarum amararum 30,0
Aquae destillatae ad 200,0.
Gegen Juckreiz bei Urticaria als Waschung.

857. ℞ Chlorali hydrati 2,0
Aquae destillatae 2,0.
M. D. S. Zur subkutanen Injektion. — Bis 3 Spritzen bei Vergiftung mit Strychnin. — 1 Spritze = 0,5 Chloral. hydrat.; 3 Spritzen = 1,5 Chloral. hydrat.

861. ℞ Chlorali hydrati 3,0.
D. ad vitrum. S. In schleimiger Lösung nach Bericht. — Bei Vergiftung mit Kokain.

903. ℞ Chlorali hydrati 0,25—0,5
Aquae destillatae 3,0
Mucilaginis Gummi arab. ad 10,0.
M. D. S. Äußerlich. Als Klistier. — Bei Eklampsie von Kindern unter 5 Jahren.

904. ℞ Chlorali hydrati 1,0.
Olei Cacao 2,0.
F. Suppositorium. D. t. doses 6. S. 1 Stück zur Zeit.

918. ℞ Chlorali hydrati 2,0—3,0
Aquae destillatae 2,0—3,0
Mucilaginis Gummi arabici circa 30,0.
Als Klysma bei Erschöpfung durch tagelanges Kreißen und krampfartige Wehen wegen sekundärer Wehenschwäche.

Vergiftungssymptome. Sopor. Verlangsamtes stertoröses Atmen. Cyanose. Mydriasis. Schlaffheit der Glieder. Paralyse des Herzens und der Respiration.

Antidota. Magenausspülung. Künstliche Respiration. Hautreize (kaltes Wasser, Sinapismus). Kaffee, Koffein, Äther, Kampfer. Alkalien. Subcutan Strychninum nitricum.

Größte Einzelgabe 3,0. Größte Tagesgabe 6,0.

Chloralum hydratum crystallisatum — Chloralum hydratum.

Chlorammonium — Ammonium chloratum.

Chlorammonium-Eisen — Ammonium chloratum ferratum.

Chlorate wegen Explosionsgefahr nicht mit allen leicht oxydierbaren Substanzen (Jod, Phosphor, Phosphiten, Hypophosphiten, Schwefel, Sulfiden z. B. Schwefelarsen, Schwefelantimon, Hypochloriten, Kohle). Ferner ebendeshalb nicht mit den meisten organischen Stoffen (Alkoholen, Zellulose, Harzen, Lykopodium, Phenolen, Stärke, Zucker). Insbesondere ist Gefahr bei Gegenwart von konzentrierter Schwefelsäure. — Dasselbe gilt von den Bromaten, Jodaten, Chlorsäure (Kalium chloricum), Bromsäure. — Ähnlich wie alle obigen verhalten sich Chromsäure, Kaliumpermanganat, Natriumsuperoxyd, Pikrate, Pikrinsäure.

Chloreisentinktur, ätherische — Tinctura Ferri chlorati aetherea.

Chlorkalk — Calcaria chlorata.

Chlornatrium — Natrium chloratum.

Chloroform — Chloroformium.

116. *Chloroformium* — *Chloroform.*

Trichlormethan.

Arzneitaxe: 10,0 = 15 Pf.; 100,0 = 1 Mk. 20 Pf.; 200 = 1 Mk. 85 Pf.; e Chloralo hydrato 10,0 = 30 Pf.; 100,0 = 2 Mk. 25 Pf.

Handverkauf: 10,0 = 10 Pf.; 100,0 = 50 Pf.; 500,0 = 2 Mk. — Drogisten verboten.

1,0 = 37 Tropfen; 1 Tropfen = 0,027 (ESCHBAUM).

Klare, farblose Flüssigkeit; flüchtig. Geruch (intensiv) eigentümlich, soll aber nicht erstickend sein (frei von Phosgengeruch). Geschmack süßlich.

Siedepunkt 60—62°. Spez. Gewicht 1,485—1,489. — Bestes Filtrierpapier, mit Chloroform getränkt, soll nach dem Verdunsten des Chloroforms keinen Geruch mehr abgeben. (Probe auf die Reinheit des Chloroforms.)

Sehr wenig löslich in Wasser (0,75 %). Mischbar mit Weingeist, Äther, fetten Ölen, ätherischen Ölen.

Vorsichtig und vor Licht geschützt aufzubewahren. (In kleinen, dunkeln wohlverschlossenen Flaschen im kühlen Keller.)

CCl_3H, Trichlormethan. — 100 Teile enthalten 100 CCl_3H. Um die Bildung von Chlorkohlenoxyd (Cl_2CO), freiem Chlor (Cl) und Salzsäure (HCl) zu verhindern, wird jetzt in allen Ländern $^1/_2$—1 % absoluter Alkohol zugesetzt, in Deutschland 1 %. In dieser Mischung hält sich Chloroform so lange, als kein Wasser zutritt (selbst wenige Tropfen).

Äußerlich. Als Anästhetikum. Zur Inhalationsnarkose nur reines Chloroform zu wählen. Bei Potatoren 20 Minuten vor dem Chloroformieren Morphinum hydrochloricum 0,01—0,015 subkutan, begünstigt Eintritt und Dauer der Narkose.

Chloroformieren nicht bei Gaslicht, für Operationsräume elektrische Beleuchtung. Chloroformieren ist gefährlich bei Affektionen des Herzens und der Lunge, bei Blutarmen, bei Senilen, bei Diabetes.

Man braucht zu einer Narkose 5,0—50,0. Aufzuträufeln nur 12 Tropfen pro Minute, bis der Patient schläft. Dann nur 6 Tropfen pro Minute. Unter keinen Umständen mehr als 1 Tropfen pro Sekunde. Von Zeit zu Zeit muß die Zufuhr ausgesetzt werden während der Chloroformnarkose. — Chloroformdampf kann Conjunctivitis machen, Tropfen ins Auge verursacht heftige Reizung der Conjunctiva. — Nach langen tiefen Narkosen oft Ikterus (Auflösung von roten Blutkörperchen).

Chloroform ANSCHÜTZ, Kristallisation des mit Salicylid gesättigten Chloroforms 10,0 = 30 Pf.; 50,0, = 1 Mk. In Flaschen zu 25,0 und 50,0.

Chloroform LIEBREICH, aus chemisch reinem, gut kristallisiertem Chloralhydrat 10,0 = 30 Pf.; 100,0 = 2 Mk. 10 Pf.

Chloroform PICTET, Kristallisation des stark abgekühlten Chloroforms 10,0 = 40 Pf.; 100,0 = 2 Mk. 35 Pf.

Als Derivans und Anästhetikum zu Einreibungen in Salben und Linimenten 1 zu 2, oder mit Oleum Olivarum āā. Siehe Oleum Chloroformii, Nr. 353. Ebenda Oleum Chloroformii der Berliner F. M.

In kariöse Zähne auf Watte allein, oder mit Acidum carbolicum 3 zu 1, oder mit Kampfer 8 zu 1. Anders: 10 Tropfen auf Watte als Tampon.

Linimentum Chloroformii.

148. ℞ (Berliner F. M.)
Chloroformii 20,0
Linimenti ammoniati 80,0.
D. S. Äußerlich. — 1 Dosis = 74 Pf.; $^1/_2$ Dosis = 47 Pf.

149. ℞ Chloroformii 100,0
Aetheris 150,0
Mentholi 10,0.
F. Spray. D. S. Äußerlich zu Händen des Arztes. — Zur Hautanästhesie statt Ätherspray.

Spiritus Chloroformii.

150. ℞ (Berliner F. M.)
Chloroformii 20,0
Spiritus camphorati 80,0.
D. S. Äußerlich. — 1 Dosis = 85 Pf.; $^1/_2$ Dosis = 50 Pf.

884. ℞ Chloroformii 1,0.
D. S. Äußerlich. Tropfenweise auf Watte in den kariösen Zahn.

Vergiftung durch **Einatmen.** Paralyse des Herzens und der Respiration. Geruch nach Chloroform.

Antidota. Frische Luft. Künstliche Atmung. Massage des Herzens. Tieflagern des Kopfes. Strychninum nitricum subcutan. Hautreize. Amylium nitrosum. Faradisation der Nervi phrenici.

Vergiftung per **os.** Magenschmerzen. Gastro-enteritis. Bewußtlosigkeit. Erbrechen.

Antidota. Magenausspülung. Hautreize. Exzitantien.

Zu Oleum Chloroformii, Nr. 353.

Größte Einzelgabe 0,5. Größte Tagesgabe 1,5.

Chloroformöl — Oleum Chloroformii.
Chlorquecksilber, ätzendes — Hydrargyrum bichloratum.
Chlorquecksilber, mildes oder **versüßtes** — Hydrargyrum chloratum.
Chlorsäure. Verbindungen siehe Kalium chloricum.
Chlorum solutum — Aqua chlorata.
Chlorwasser — Aqua chlorata.
Chlorwasserstoff-Ammoniak — Ammonium chloratum.
Chlorwasserstoff(=saures) Chinin — Chininum hydrochloricum.
Chlorwasserstoffsäure, auch reine — Acidum hydrochloricum.
Chlorzink — Zincum chloratum.
Chocolade = Pasta Cacao saccharata, siehe Pasta.
Cholagoga nannte man „Galle entleerende" Abführmittel.
Choleratropfen, LORENZsche siehe Tinctura Valerianae aetherea, Nr. 563, 667. R.
Christuspalmöl — Oleum Ricini.
Chromsäure — Acidum chromicum.
Chromsäure, kristallisierte oder Chromsäure-Anhydrid. — Acidum chromicum.
Chrysarobin — Chrysarobinum.
Chrysarobina — Chrysarobinum.

117. *Chrysarobinum* — *Chrysarobin.*

Chrysarobinum = goldgelbe Ararobasubstanz, nicht = Chrysophan s. Chrysophansäure, geht aber über darin an der Luft, im Organismus.

Arzneitaxe: 1,0 = 10 Pf.; 10,0 = 60 Pf.

Handverkauf — Drogisten verboten.

Gelbes, kristallinisches, leichtes Pulver.

(Schmelzpunkt 178°.) — 0,2 Chrysarobin, in offenem Schälchen erhitzt, schmelzen, stoßen gelbe Dämpfe aus, verkohlen wenig, und sollen nach dem Verbrennen keinen wägbaren Rückstand hinterlassen.

In Höhlungen der Stämme von Andira Araroba (einer baumartigen Leguminose) wird eine Masse ausgeschieden (Goa-Pulver). Dieselbe wird gereinigt, und das ist das Chrysarobin.

Mit 2000 Teilen Wasser gekocht, gibt Chrysarobin, ohne sich völlig zu lösen, ein schwach braunrötliches Filtrat, welches geschmacklos ist, und Lackmuspapier nicht verändert. Chrysarobin soll sich lösen in 150 Teilen heißem Weingeist, in warmem Chloroform, in Schwefelkohlenstoff, bis auf einen geringen Rückstand. (Also schwer löslich in Alkohol, fast unlöslich in Wasser.)

$C_{30}H_{26}O_7$. — 100 Teile enthalten 100 $C_{30}H_{26}O_7$.

Goapulver: 60—80 % Chrysarobin, 7 % Glykose, Bitterstoff, Arabin, Harz u. a.

Chrysarobin darf nie auf den Kopf, besonders nicht ins Gesicht gebracht werden und nicht auf große Flächen. Es ist sehr scharf und verursacht leicht Conjunctivitis und Schwellung der Haut des Gesichtes, Reizung der Schleimhäute der Atmungsorgane, Nierenreizung. Wenn resorbiert, Methämoglobinbildung. Viele vertragen es deshalb nicht. Die Augen schützen. — Es macht bleibende Flecke in der Wäsche. Chrysarobinflecke entfernt man, indem man sie bestreicht mit einer starken wässerigen Lösung von Kalium permanganicum. Dadurch entstehen dunkelbraune Flecke. Nach ½ Stunde feuchtet man die Flecke an mit käuflicher wässeriger Lösung von schwefliger Säure oder Lösung von Natriumbisulfat. So auf weißer Wäsche und auf der Haut.

Äußerlich. Gutes, aber verhältnismäßig kostspieliges Antiparasitikum. Gegen parasitäre und langwierige Hautkrankheiten, besonders gegen Psoriasis, aber auch Ekzema marginatum, Herpes tonsurans, Pityriasis versicolor. 4—10 % mit Adeps, Lanolin, Vaselin, Kollodium, Traumaticin 1 ad 10; in Gelatine erwärmt aufgestrichen. Chrysarobin-Resorbin. Danach pudern.

Zu Hautseifen 5 und 10 % bei Psoriasis, Herpes tonsurans, Herpes circinatus, Sykosis parasitica.

151. ℞ Chrysarobini 2,0
Vaselini americani ad 20,0.
M. f. Unguentum. D. S. Äußerlich.

Chrysarobin-Collodium.

152. ℞ Chrysarobini 1,0
Collodii 9,0.

Chrysarobin-Traumaticin.

153. ℞ Chrysarobini 1,0
Traumaticini 9,0.
M. D. S. Äußerl. Zum Bepinseln.

—. Gegen Herpes tonsurans, Herpes circinatus, Ekzema marginatum, Pityriasis versicolor, Psoriasis.

Psoriasiskur nach STRAUSS für ambulante Praxis:

1. Warmes Bad oder Seifenwaschung. Schuppen entfernt mit Bürste.
2. Mehrere Tage folgende Paste:

321. ℞ Acidi salicylici 2,0
Sulfuris praecipitati 10,0
Vaselini 50,0
Zinci oxydati 19,0
Amyli 19,0.

3. Darauf täglich 1 mal aufpinseln folgende Lösung. (Bei großer Ausbreitung und Schmerzhaftigkeit teilweise oder schrittweise vorgehen; vgl. Intoxikationen unten.)

1011. ℞ Chrysarobini 10,0
Traumaticini ad 100,0.

4. Nach 1 Woche Bad.

Wiederholung nach Notwendigkeit. — Die umgebende Haut rötet sich allmählich, Chrysarobin-Dermatitis. Die Flecke sind geheilt, wenn sie weiß sind in der bräunlich gefärbten Umgebung. Die Dermatitis bedarf keiner besonderen Behandlung.

Unguentum Chrysarobini compositum (UNNA).

913. ℞ Chrysarobini 5,0 (bis 10,0)
Acidi salicylici 2,0
Ichthyoli 5,0
Vaselini flavi ad 100,0.

Bei Favus. Nach Epilierung und Pause von 2 Tagen. Einreiben morgens und abends. Gummikappe mit Streifen Zinkleim über der Stirne zum Schutze der Augen.

Intoxikationen: Schwere Dermatitis, Furunkel. Fieber, Herzklopfen. Verdauungsstörungen. Albuminurie.

Größte Einzelgabe —. Größte Tagesgabe —.

Chrysophansäure, rohe — Chrysarobinum. Vgl. aber dieses.

Cibils Fleischextrakt. Bouillon eingeengt zu noch flüssiger Konsistenz. Suppenzusatz.

Cicutoxin siehe Wasserschierling.

Cigarettes Indiennes Grimault im Handverkauf 1 Dose = 1 Mk. 60 Pf.

Cina. Flores Cinae, Nr. 196.
Santoninum, Nr. 445.
Pastilli Santonini, Nr. 384.

Cinchona-Tabletten, PETZOLD, im Handverkauf 1 Dose = 1 Mk.; Nr. 2 verstärkt 1 Dose = 1 Mk. 50 Pf.

Cineres clavellati — Kalium carbonicum crudum.

Cininum — Santoninum.

Cinnamomum.

Cortex Cinnamomi, Nr. 129.
Oleum Cinnamomi, Nr. 354.
Sirupus Cinnamomi, Nr. 469.
Tinctura Cinnamomi, Nr. 541.
Aqua Cinnamomi, Nr. 63.

Cinnamomum, auch Cinnamomum chinense oder indicum — Cortex Cinnamomi.

Citronenmelissenblätter — Folia Melissae.

Citronenöl — Oleum Citri.
Citronensalz — Acidum citricum.
Citronensäure — Acidum citricum.
Citronenschale — Cortex Citri Fructus.
Citrus.

Von Citrus Limonum = Citrone:
Oleum Citri, Nr. 355.
Cortex Citri Fructus, Nr. 130.
Acidum citricum, Nr. 16.

Von Citrus vulgaris = Pomeranze:
Cortex Aurantii Fructus, Nr. 126.
Sirupus Aurantii Corticis, Nr. 467.
Elixier Aurantii compositum, Nr. 146.
Tinctura Aurantii, Nr. 533.

Clavi aromatici — Caryophylli.
Clavus secalinus — Secale cornutum.
Clysma oder Enema = Klistier. Meist lauwarm. Seitenlage mit angezogenen Knien. Für reichliche Mengen Knie-Ellenbogenlage.

I. Bei Erwachsenen 200—400 ccm;
II. bei Kindern 100—200 ccm;
III. bei Säuglingen 50—100 ccm.

Ferner für Erwachsene: Massenklistiere 2—5 Liter; Mikroklistiere aus Glyzerin 2,0—3,0—5,0; Öleinläufe 400—500 ccm.

Man unterscheidet auch:

1. Clysmata evacuantia = eigentlich sog. Klistiere zur Entleerung.
2. Clysmata antidiarrhoica = stopfende Klistiere.
3. Clysmata narcotica = narkotische Klistiere.
4. Clysmata nutrientia = Nährklistiere. (Vor diesen immer ein Clysma evacuans vorhergehend.)
5. Chinin-Klistiere — sind nicht zu empfehlen, reizen die Schleimhaut; besser Suppositoria.

Cocainhydrochlorid — Cocaïnum hydrochloricum.

118. *Cocaïnum hydrochloricum* — *Kokainhydrochlorid.*

Cocainum muriaticum, salzsaures Kokain.

Arzneitaxe: 0,01 = 5 Pf.; 0,1 = 15 Pf.; 1,0 = 1 Mk. 30 Pf.

Handverkauf: —. Drogisten verboten.

Ansehnliche, farblose, durchscheinende Kristalle (wasserfrei). Geruchlos. (Geschmack der Lösungen bitter. Reaktion neutral.)

Schmelzpunkt gegen 183°. Bei 100° soll kein Gewichtsverlust stattfinden. Nach dem Verbrennen soll kein wägbarer Rückstand bleiben.

Löslich in Wasser, in Weingeist, neutral. Die Lösungen schmecken bitter, und verursachen auf der Zunge vorübergehend eine Unempfindlichkeit.

Vorsichtig aufzubewahren. (Lösungen nicht vorrätig halten.)

$C_{17}H_{21}NO_4 \cdot HCl$. — 100 Teile enthalten 89,25 $C_{17}H_{21}NO_4$.

Lokales Anaestheticum und Analgeticum. Lösungen von 2 % bewirken auf Schleimhäuten, Cornea in 5 Minuten Anästhesie 10—15—25 Minuten lang. Dieselbe kann verlängert werden durch erneute Anwendung. Subkutane Injektion, 1—2 %, macht die Nervenfasern weniger empfindlich, und erzeugt Anästhesie in dem peripheren Ausstrahlungsgebiete der Nerven. Gelegentlich Intoxikationen schon nach 0,025. Dosis letalis etwa 0,2. Gegen gelegentliche Vergiftungserscheinungen Einatmen von Amylnitrit, vgl. unten.

Äußerlich. Zum Einträufeln ins Auge. 1—2 % Lösung.

Zur Anästhesierung der Schleimhaut des Mundes, der Nase, des Rachens, des Kehlkopfes, der Urethra, der Vagina, des Uterus, des Anus, der Blase, der Mammae, in der Paukenhöhle nach Perforation des Trommelfelles. 5—10 bis 20 % Lösung.

Außen auf die Haut nach Verbrennen, Erfrieren, Trauma, Vesikatoren.

Zum Einlegen in kariöse Zähne. 5—10 % Lösung. — Kokainwatte 5—10 % käuflich, brauchbar und haltbar.

Zu Schnupfenpulver mit Menthol. — Für Kinder 0,1—0,5 auf 10,0 Talcum zum Einblasen in die Nase bei Rhinitis acuta.

Als Salbe mit Unguentum Adipis Lanae 2 %. Anders: 1 zu 25 Adeps Lanae anhydricus bei Verbrennen.

Zu Suppositorien bei schmerzenden Hämorrhoidalknoten, Tenesmus, Fissura ani, Carcinoma recti, bis zu 0,05 auf 2,0 Oleum Cacao.

Zur Injektion subkutan und parenchymatös 1—10 %, 1/4—1/2 Spritze, zur lokalen Anästhesierung.

Lösungen in dunklen Gläsern. Sterilisieren durch Kochen verseift Kokain. Borax fällt Lösungen, Glyzerin verhindert diese Fällung. Lösungen frisch zu bereiten. Wässerige Lösungen schimmeln leicht. Um dies zu verhindern, versetzen mit einigen Tropfen Karbolwasser.

Innerlich. Zur Anästhesierung der empfindlichen Magenschleimhaut.

Als Excitans bei körperlichen und geistigen Strapazen.

Als Analgeticum, auch mit Morphium vgl. Morphinum hydrochloricum. Bei Gastralgie und Erbrechen der Schwangeren, Geschwüren des Rachens und der Speiseröhre. 0,01—0,05 pro dosi in Lösung. — Ohne Salzsäure und ohne Filtration! Pillen, Pastillen.

154. ℞ Cocaïni hydrochlorici 0,5
Aquae destillatae 10,0.
M. D. S. Äußerlich für den Arzt.

Zur Einpinselung der Nasenschleimhaut bei Asthma bronchiale.

Zur Anästhesierung des Auges vor Operationen. In Zwischenräumen von mehreren Minuten einzuträufeln in den Konjunktivalsack. Nach dem Einträufeln das Auge geschlossen halten. Anästhesie der Conjunctiva und Cornea (nicht der Iris) währt 10 Minuten.

155. ℞ Cocaïni hydrochlorici 0,2—1,0
Aquae destillatae ad 10,0.
M.D.S. Äußerlich zu Händen des Arztes. — Lokales Anaestheticum. Zur Auftragung auf Schleimhäute. — 1 Tropfen = 0,001—0,005 Cocaïn. hydr.

156. ℞ Cocaïni hydrochlorici 0,5
Boli albae 5,0
Aquae et Glycerini qu. s. ut fiant Pilulae 50.
D. S. 1 Pille, täglich bis 5 mal. — Bei Gastralgie. — 1 Pille = 0,01 Cocain. hydrochlor.

157. ℞ Cocaïni hydrochlorici 0,03—0,05
Olei Cacao 2,0.
M. f. Suppositorium. D. t. doses 10. S. 1 Stück, täglich 2 mal nach Bericht. — Bei schmerzhaften Darmgeschwüren nach dem Stuhlgang.

158. ℞ Cocaïni hydrochlorici 0,05
Aquae destillatae 75,0.
M.D.S. 1 Eßlöffel zur Zeit. — Als Antemeticum bei Kardialgie.

797. ℞ Cocaïni hydrochlorici 0,2
Aquae destillatae ad 10,0.
M. D. cum penicillio. S. äußerlich zu Händen des Arztes. — Zum Einpinseln in die Nase bei Rhinitis acuta neonatorum.

798. ℞ Cocaïni hydrochlorici 0,5
Aquae destillatae ad 10,0.
M. D. cum penicillio pro collo. S. Äußerlich zu Händen des Arztes. — Zum Einpinseln der Mandeln, des Zungenrückens, des Pharynx bei Pertussis. 1. Tag 3 mal pinseln; 2. Tag 2 mal pinseln; 3. Tag 2 mal pinseln; fernerhin 1 mal pinseln.

921. ℞ Cocaïni hydrochlorici 0,5—1,0
Unguenti Adipis Lanae ad 10,0.
M. f. Unguentum. D. S. Äußerlich aufzulegen nach Bericht. Bei Herpes zoster.

946. ℞ Cocaïni hydrochlorici 0,2
Aquae destillatae ad 10,0.
M. D. S. Lauwarm ins Ohr, nach 10 Minuten hinaus. — Bei Otorrhoe mit Schmerzen.

962. ℞ Cocaïni hydrochlorici pulv. 0,15
Sacchari ad 10,0.
M. D. S. Zu Einblasungen. — Bei tuberkulösen Larynxgeschwüren.

1012. ℞ Cocaïni hydrochlorici 0,5
Aquae destillatae 10,0
Acidi borici 0,3.
M. D. S. Äußerlich für den Arzt. — Kokainlösung zum Aufbewahren; zur Anästhesierung des Auges. Häufige und reichliche Anwendung kann Intoxikation, Nekrose der Cornea machen.

Vergiftungssymptome. Trockenheit und Brennen im Halse und in der Nase. Übelkeit, Erbrechen, Schmerzen in Magen und Darm. Herzklopfen. CHEYNE-

STOKES'sches Atmen. Heiterkeit und Niedergeschlagenheit. Pupillenerweiterung, vorgetriebene Augäpfel. Ohnmacht, Kollaps. Choreatische Unruhe, Konvulsionen. Lähmung des Atemzentrums.

Antidota. Bei Vergiftung per os Magenspülung. Amylium nitrosum zur Inhalation oder subkutan 1,0 einer 5 % Lösung. Chloralhydrat 3,0 (bis 4,0) pro dosi. Morphin, Paraldehyd, Sulfonal. Künstliche Respiration. Hautreize, warme Bäder. Excitantien. Koffein.

Größte Einzelgabe 0,05. Größte Tagesgabe 0,15.

Cocaïnum muriaticum — Cocaïnum hydrochloricum.

Cochlearia. Herba Cochleariae, Nr. 244.
Spiritus Cochleariae, Nr. 494.

119. *Codeïnum phosphoricum* — *Kodeinphosphat.*

κώδη = Mohnkopf.

Arzneitaxe: 0,01 = 5 Pf.; 0,1 = 10 Pf.; 1,0 = 90 Pf.

Handverkauf —. Drogisten verboten.

Feine, weiße Nadeln, oder derbe Kristalle. Geschmack bitter.

100 Teile verlieren bei 100° an Gewicht nahezu 8 Teile.

Löslich in etwa 3,2 Teilen Wasser. Die wässerige Lösung reagiert schwach sauer. — Schwerer löslich in Weingeist.

Vorsichtig aufzubewahren.

$C_{18}H_{21}NO_3 \cdot H_3PO_4 + 1{,}5\,H_2O$. — 100 Teile enthalten 70 $C_{18}H_{21}NO_3$. Kodein ist Monomethylester des Morphin.

Nicht mit Gerbsäuren und Alkalien.

Lösungen frisch bereiten.

Antalgeticum, Sedativum, Hypnoticum. Beruhigungsmittel ohne Darmwirkung. Statt Morphin, wo dasselbe nicht vertragen wird. Zur Vermeidung des chronischen Morphinismus. Bei Schmerzen in den Unterleibsorganen und Ovarialleiden. Bei Erregungszuständen Geisteskranker. Gewöhnung und Obstipation geringer als nach Morphium.

Äußerlich. Zur subkutanen Injektion. 0,3—0,4—0,5 zu 10,0. ½—1 Spritze.

Innerlich. Zur Linderung des Hustens bei Bronchitis, Emphysem und Phthisis, besonders bei quälendem nächtlichen Husten, bei Keuchhusten, Husten bei Masern.

Zur Beruhigung bei Herzkranken.

Bei schmerzhaften Affektionen der weiblichen Beckenorgane, Schmerzen der Ovarien, Oophoritis, Kolik des Uterus.

Bei Schlaflosigkeit, Beklemmungsgefühl, Depression der Geisteskranken.

Bei Diabetes mellitus und insipidus, zur Verminderung des Harns und des Durstes.

Bei Gastralgie, Gastrektasie, Gastritis, Hyperacidität des Magens, Kolik.

Bei Schmerzen im Abdomen, namentlich in den Harnwegen.

Bei Neuralgien, besonders des Sympathicus.

Zur Bekämpfung der Abstinenzerscheinungen bei chronischem Morphinismus.

0,01—0,02—0,05 täglich 2—3 mal. Lösung, Pulver, Pillen, Pastillen. Anders (KNOLL): 0,04—0,1 täglich 3 mal. Kindern pro die: von 4 Jahren an 0,01; von 6 Jahren an 0,02; von 8 Jahren an 0,04; von 12 Jahren an 0,08. Anders: 1. Jahr nicht; 2. Jahr 0,001; 3. Jahr 0,0015; 4. Jahr 0,002; 5. Jahr 0,003; größere Kinder 0,01. Anders: Kinder 1. Jahr 0,0002.

Geschmackscorrigens: Elixir e Succo Liquiritiae.

159. ℞ Codeïni phosphorici (KNOLL) 0,8—1,0
Aquae Foeniculi ad 200,0.
M. D. S. 1 Eßlöffel täglich 3 mal.
(Anders: 10 ccm im Meßgläschen täglich 3 mal.)

736. ℞ Codeïni phosphorici 2,5
Sacchari et
Gummi arabici āā qu. s. ut f. ope Aquae Pilulae 50.
D. S. 1 Pille täglich bis 3 mal. — Bei Neuralgien, quälendem Husten, Kolik. — 1 Pille = 0,05 Codeïn. phosph.

855. ℞ (Boas)
Codeïni phosphorici (Knoll) 0,05
Extracti Belladonnae 0,03
Olei Cacao ad 3,0.
M. f. Suppositorium. D. t. doses 10.
S. Äußerlich nach Bericht. — Bei Gastritis.

856. ℞ (Boas)
Magneriae ustae 15,0
Codeïni phosphorici (Knoll) 0,3.
M. f. Pulvis. D. ad scatulam.
S. 1 Messerspitze bis 1 Teelöffel täglich 3 mal. — Bei Hyperacidität des Mageninhalts. — Zirka 30 × 1 Teelöffel = 0,01 Codeïn. phosphor.

883. ℞ Codeïni phosphorici 0,03
Sacchari 05.
M. f. Pulvis. D. t. doses 10.
S. 1 Pulver zur Zeit, täglich bis 3 mal. — Gegen Asthma bronchiale beim Anfall.

900. ℞ Codeïni phosphorici 0,05
Sacchari 1,0.
M. f. Pulvis. D. t. doses 10.
S. ½ Pulver, täglich bis 4 mal. — Bei Dysmenorrhoe.

1013. ℞ Codeïni phosphorici (Knoll) 0,5
Aquae destillatae 10,0
Elixir e Succo Liquiritiae 10,0.
M. D. S. 10—20 Tropfen täglich 3 mal. — 41 × 10 Tropfen = 0,012 Codeïn. phosph.

1014. ℞ Codeïni phosphorici (Knoll) 0,5
Aquae destillatae 10,0
(Acidi carbolici liquefacti 0,01).
M. D. S. Äußerlich zu Händen des Arztes. — Zur subkutanen Injektion (statt Morphin). 1—2 Spritzen. — 1 Spritze = 0,05 Codeïn. phosphor. 2 Spritzen = 0,1 Codeïn. phosph. = einfache Maximaldose.

1015. ℞ Codeïni phosphorici (Knoll) 0,5—1,0
Aquae Amygdalarum amararum ad 15,0.
M. D. S. Hustentropfen. 10 Tropfen (auf Zucker) täglich 3 mal. — Auch gegen Unterleibsschmerzen. — 30 × 10 Tropfen = 0,016—0,033 Codeïn. phosph. + 0,48 bis 0,46 Aqu. Amygd. amar.

1016. ℞ Codeïni phosphorici (Knoll) 0,1
Natrii bromati 10,0
Aquae destillatae 100,0.
M. D. S. 1 Eßlöffel täglich 3 mal in 1 Glas Fachinger Wasser. — Bei Neurasthenie. — 7 × 0,014 Codeïn. phosph. + 1,4 Natr. brom.

1017. ℞ (Nevinny)
Codeïni phosphorici (Knoll) 1,0
Extract Gentianae et
Radicis Gentianae pulveratae
āā qu. s. ut fiant Pilulae 30.
D. S. 1 Pille am 1. Tage, 2 Pillen am 2. Tage usw. bis 10 Pillen pro Tag. — Bei Diabetes mellitus. — 1 Pille = 0,033 Cod. phosph. Sobald kein Zucker mehr im Harn ist, geht man zurück auf 1 Pille, und läßt das Codeïn weiter nehmen 2—3 Wochen lang. — Bei dieser Medikation ist am 3. Tage die größte Einzelgabe ungefähr erreicht (0,099), am 9. Tage annähernd die größte Tagesgabe (0,297), am 10. Tage bereits darüber (0,330).

Vergiftungssymptome. Übelkeit, Erbrechen. Kopfschmerz. Schlafsucht, Nárkose, Anästhesie. Kopf heiß, Haut blaß. Cheyne-Stokes'sches Atmen. Verlangsamter Puls. Miosis. Mitunter tetanische Krämpfe, besonders bei Kindern.

Antidota. Magenspülung auch bei subkutaner Vergiftung. Klistiere (Essig). Kühlblase auf den Kopf. Wärmflasche an die Füße und Hände oder in warmes Wasser. Hautreize, Senfteig, kalte Übergießung. Exzitantien, starker Kaffee, Koffein. Gerbsäure. Künstliche Respiration. Atropinum sulfuricum subcutan (maximale Dosen). Kalium permanganicum Lösung 1 ad 25, 1 Spritze halbstündlich bis einstündlich, bis zur Rückkehr des Bewußtseins. Anders: 1 ad 100.

Größte Einzelgabe 0,1. Größte Tagesgabe 0,3.

Codia Papaveris immatura — Fructus Papaveris immaturi.

Coffeïn. Coffeïnum, Nr. 121.
Coffeïno-Natrium salicylicum, Nr. 120.

120. *Coffeïno-Natrium salicylicum* — *Koffein-Natrium-salicylat.*

Natrio-coffeïnum salicylicum.

Arzneitaxe: 1,0 = 10 Pf.; 10,0 = 60 Pf.

Handverkauf —. Drogisten verboten.

Weißes, amorphes Pulver, oder weiße körnige Masse. Geruchlos. Geschmack süßlich bitter.

50 Teile Koffein + 60 Teile Natriumsalicylat, gelöst in 200 Teilen Wasser, eingedampft zu einem trockenen Pulver. (100 Teile enthalten etwa 50 Teile Koffein.)

Löslich in 2 Teilen Wasser. Die wässerige Lösung 1 = 5 soll farblos sein. Nach einigem Stehen darf sie sich höchstens schwach rötlich färben, und nur schwach sauer reagieren. — Löslich auch in etwa 50 Teilen Weingeist.

Vorsichtig aufzubewahren.

Lösungen nicht mit organischen Säuren, sauren Salzen; sonst Ausfällung.

Excitans und Diureticum, von erregender Wirkung auf Herz und Nieren.

Äußerlich. Als subkutane Injektion 2 zu 10, 1/2—1 Spritze.

Innerlich. Als Diureticum statt Digitalis bei Herzinsuffizienz, besonders bei kardialem Hydrops. Soll eine schnelle Wirkung erreicht werden, in steigender Gabe bis Maximaldose. 0,2 pro dosi, 0,6 pro die, steigend bis 1,0 und 1,5 pro die. Anders: 0,2—0,5—1,0 täglich 3mal. — Als Diureticum gebräuchlicher ist Theobrominum Natrio-salicylicum, Nr. 524.

Gegen Hemikranie in den verschiedensten Formen.

Für Kinder 0,1—0,5 pro die.

Aussetzen, falls Herzklopfen, Unruhe, Schwindel, Kopfschmerz, Zuckungen auftreten. Von den meisten Patienten wird die einfache Maximaldosis 1,0 nur 2mal täglich vertragen. — Antidotum: Morphinum hydrochloricum.

Vgl. Coffeïnum, folgendes Präparat, Nr. 121.

160. ℞ Coffeïno-Natrii salicylici 0,3
Elaeosacchari Anisi 1,0.
M. f. Pulvis. D. t. doses 10 ad Chartam ceratam. S. 1 Pulver täglich 3mal. — Gegen Migräne, Herzinsuffizienz, Hydrops.

799. ℞ Coffeïno-Natrii salicylici 3,0
Aquae destillatae 10,0.
M. D. S. Äußerlich zu Händen des Arztes. Zur subkutanen Injektion. — 1/2—1 Spritze. — Bei Migräne, Herzinsuffizienz, Hydrops. — 1/2 Spritze = 0,15 Coffeïno-Natr. salicyl.; 1 Spritze = 0,3 Coffeïno-Natr. salicyl.

800. ℞ Coffeïno-Natrii salicylici 0,3
Aquae destillatae ad 80,0
Sirupi simplicis 20,0.
M. D. S. 1 Kinderlöffel 2stündlich. — Bei Herzkrankheiten für Kinder. — 13 × 1 Kinderlöffel = 0,023 Coffeïno-Natr. salicyl.

Zeltchen mit Koffein, welche nicht mehr als je 0,1 Koffein enthalten, dürfen ohne Rezept abgegeben werden, nicht aber Zeltchen mit Coffëino-Natrium salicylicum.

Größte Einzelgabe 1,0. Größte Tagesgabe 3,0.

121. *Coffeïnum — Koffein.*

Coffeïn.

Arzneitaxe: 1,0 = 10 Pf.; 10,0 = 75 Pf.

Handverkauf: —. Drogisten verboten.

Weiße, glänzende, biegsame Nadeln. Geschmack schwach bitter.

Koffein verliert an der Luft einen Teil seines Kristallwassers. Bei 100° wird es wasserfrei. Bei wenig über 100° beginnt es, in geringer Menge sich zu verflüchtigen, bei 180° ohne Rückstand zu sublimieren; bei 230,5° schmilzt es.

Löslich in 80 Teilen Wasser, farblos, neutral, schwach bitter schmeckend. — 1 Teil Koffein wird von 2 Teilen siedenden Wassers gelöst zu einer Flüssigkeit, welche beim Erkalten erstarrt zu einem Kristallbrei. — Koffein löst sich auch in nahezu 50 Teilen Weingeist, in 9 Teilen Chloroform. Wenig löslich in Äther. — Gerbsäure bewirkt in der wässerigen Lösung einen starken Niederschlag. In einem Überschuß von Gerbsäure löst er sich wieder auf.

Vorsichtig aufzubewahren. (In gut verschlossenen Glasgefäßen.)

{ Koffein ist Trimethyl-Xanthin.
{ Theobromin ist Dimethyl-Xanthin.

Koffein, Trimethylxanthin = $C_5HO_2N_4.(CH_3)_3 + H_2O = C_8H_{10}N_4O_2 + H_2O$. — 100 Teile enthalten 91,5 $C_8H_{10}N_4O_2$.

In einer Tasse Kaffee von 15,0 Kaffeebohnen oder in einer Tasse Tee von 5,0 Teeblättern ist etwa 0,1 Koffein, also 1/5 größte Einzelgabe.

Bei Gaben über 0,5 wird der Puls elend.

Äußerlich. Zur subkutanen Injektion in Lösung.

Innerlich. Bei Kopfschmerz, bei Hemikranie, vornehmlich Hemicrania paralytica. 0,05—0,1 täglich mehrmals, Pulver, Pillen, Pastillen. Auch mit Phenacetin 1 zu 2. Anders: 0,03—0,05 stündlich. Anders: 0,4 täglich mehrmals. — Für Kinder: 0,02—0,06 pro dosi bei Hemikranie.

Als Diureticum, besonders bei Herzfehlern anstatt Digitalis, bei Hydrops, langwierigen Nierenleiden, Atemnot.

Bei Vergiftung mit Alkohol, Brom, Morphium, Tinctura Opii crocata und simplex.

161. ℞ Coffeïni 0,1
Elaeosacchari Calami 1,0.
M. f. Pulvis.
D. ad Chartam ceratam t. doses 10.
S. 1 Pulver täglich mehrmals. — Gegen Migräne.

801. ℞ Coffeïni 0,02—0,05
Pastae Cacao ad 1,0
M. f. Pastilli. D. t. doses 20.
S. 1 Pastille stündlich, pro Tag 3 mal nach Bericht (bezw. bis zum Nachlassen der Schmerzen). — Bei Hemikranie für Kinder.

Zeltchen, welche nicht mehr als je 0,1 Koffein enthalten, dürfen ohne Rezept abgegeben werden.

Antidota: Brechmittel, Hautreize, Bettwärme, Schwitzen. Einatmen von Amylnitrit, 5 Tropfen. Kleine Dosen Morphium.

Zu Coffeïno-Natrium salicylicum, Nr. 120. Dieses hat größte Einzelgabe 1,0, größte Tagesgabe 3,0; also doppelt so viel als Coffeïnum.

Größte Einzelgabe 0,5. Größte Tagesgabe 1,5.

Cognak — Spiritus e Vino.

Colare = Durchseihen.

Colchicum. Semen Colchici, Nr. 455.
Tinctura Colchici, Nr. 542.
Vinum Colchici, Nr. 597.

Vergiftungssymptome. Brennen im Munde, Durst. Große Schmerzen im Leibe, Erbrechen, Durchfälle mit Schleimhautfetzen und auch Blut. Puls unregelmäßig und klein. Delirien. Kollaps. Konvulsionen. Respirationslähmung.

Antidota. Magenspülung, Brechmittel. Tannin. Warme Umschläge, Senfteig auf den Magen. Schleim mit etwas Opium, Haferschleim, warme Milch. Exzitantien. Eventuell künstliche Respiration. Diuretika. Extractum Belladonnae.

Cold Cream — Unguentum leniens.

Colla Piscium = Hausenblase, nicht offizinell. Zu Gallerten.

Collodium. Collodium, Nr. 122.
Collodium cantharidatum, Nr. 123.
Collodium elasticum, Nr. 124.

122. *Collodium — Kollodium.*

κολλώδης = leimartig. Collodium duplex der Drogisten 4 % Zellulose-Dinitrat.

Arzneitaxe: 10,0 = 5 Pf.; 100,0 = 40 Pf.

Handverkauf: 20,0 = 10 Pf.; 100,0 = 30 Pf.; 500,0 = 1 Mk. — Hühneraugen-Collodium 1 Flasche = 50 Pf.

(Klare) farblose oder schwachgelbliche, sirupdicke Flüssigkeit, neutral. (Geruch ätherartig.) Bildet nach dem Aufpinseln und nach dem Verdunsten des Ätherweingeistes ein farbloses Häutchen, das fest zusammenhängt, sich etwas zusammenzieht, leicht jedoch einreißt. (Feuergefährlich.)

(Kollodium ist eine Auflösung von Schießbaumwolle in Ätheralkohol:) 400 Teile rohe Salpetersäure werden vorsichtig gemischt mit 1000 Teilen roher Schwefelsäure. Abkühlen lassen bis 20°. Dann drückt man in die Mischung 55 Teile gereinigte Baumwolle (mit Pistill oder Glasspatel). 24 Stunden stehen lassen bei 15—20°. Die Kollodiumwolle wird in einen Trichter gebracht, 24 Stunden Abtropfen des Säuregemisches. Die Wolle ausgewaschen mit

Wasser, bis die Säure vollständig entfernt ist. Ausdrücken, trocknen bei 25°. 2 Teile dieser Kollodiumwolle werden in einer Flasche mit 6 Teilen Weingeist durchfeuchtet und versetzt mit 42 Teilen Äther. Wiederholt geschüttelt. Die Lösung läßt man absetzen, und gießt dann klar ab.

Aufzubewahren in gut verschlossenen Flaschen mit Korkstöpsel, kühl. Vorsicht in der Handhabung wie bei Äther: Einfassen mit Trichter. Standgefäße nur $^4/_5$ voll, nie bei flammendem Licht; wenn nachts, dann geschlossene Laterne mehrere Schritte entfernt hoch aufstellen.

Äußerlich. Deckmittel für kleine Wunden zur Stillung geringer Blutung, Klebemittel und Verbandmittel, besonders zur Befestigung von Watte und Gazestücken. Bei Erysipel, Orchitis, Perniones.

Auch mit Jodoform, 1 zu 15 Kollodium. — Auch mit 20 % Äther und 15 % Tannin.

Zur Aufnahme mancherlei Arzneimittel, welche auf die Haut wirken sollen. Gegen Pruritus ani, Afterjucken.

Collodium corrosivum = Sublimatkollodium, 1 zu 10.
Collodium jodoformatum = Jodoformkollodium, 1 zu 10. Leicht zersetzlich.
Collodium salolatum = Salolkollodium, 1 zu 10.
Collodiumfirnis siehe unter Nr. 124, Collodium elasticum.

984. ℞ Für 30 Pf. Kollodium im Handverkauf (= 100,0).
Vorschrift: Als Deckmittel gegen kleine Wunden.

Größte Einzelgabe — Größte Tagesgabe —

Collodium cantharidale — Collodium cantharidatum.

123. *Collodium cantharidatum* — *Spanischfliegen-Kollodium.*

Arzneitaxe: 1,0 = 5 Pf.; 10,0 = 25 Pf.; 100,0 = 1 Mk. 85 Pf.
Handverkauf: 5,0 = 10 Pf.; 10,0 = 20 Pf.

Klare olivengrüne, sirupdicke Flüssigkeit. Reaktion schwach sauer. Hinterläßt in dünner Schicht nach dem Verdunsten des Ätherweingeistes ein grünes, festzusammenhängendes Häutchen. (Feuergefährlich.)

1 Teil spanische Fliegen, grob gepulvert, erschöpft mit hinreichend viel Äther. Der klare Auszug in gelinder Wärme eingedampft zur Sirupdicke. Vermischt mit so viel Kollodium, daß das Gesamtgewicht 1 Teil beträgt. (Also 10,0 Collodium cantharidatum enthalten die löslichen Bestandteile von 10,0 Cantharides.)

Vorsichtig aufzubewahren. (Geschützt vor Feuersgefahr.)

Äußerlich. Als Vesicans zweckmäßig an Stelle von Emplastrum Cantharidum ordinarium, Nr. 149. So weit die Haut bestrichen wird, so groß wird die Blase. Dieselbe entsteht erst in mehreren Stunden. Das grüne Häutchen bleibt sitzen an der abgehobenen Epidermis. — Bei Nervenleiden, hartnäckigen Ausschlägen.

162. ℞ Für 10 Pf. Spanischfliegen-Kollodium im Handverkauf (= 5,0).
Vorschrift: Dick aufpinseln.

Größte Einzelgabe — Größte Tagesgabe —

124. *Collodium elasticum* — *Elastisches Kollodium.*

Arzneitaxe: 10,0 = 10 Pf.; 100,0 = 60 Pf.
Handverkauf: 20,0 = 10 Pf.; 100,0 = 40 Pf.

Farblose oder schwach gelbliche, sirupdicke Flüssigkeit.

1 Teil Rizinusöl + 5 Teile Terpentin + 94 Teile Kollodium gemischt. (Das Rizinusöl verhindert das starke Zusammenziehen des gebildeten Häutchens.)

Ein schöneres elastisches Kollodium erhält man mit Lärchenterpentin, Terebinthina laricina, nicht offizinell; Arzneitaxe: 100,0 = 50 Pf. — Handverkauf: 20,0 = 10 Pf.; 100,0 = 40 Pf.; 500,0 = 1 Mk. 50 Pf.

Äußerlich. Zum Schutz wunder Hautstellen, als Deckmittel für kleine Verletzungen, besonders auch Verbrennungen ersten Grades. Es wirkt sofort schmerzstillend.

Als Enthaarungsmittel mit Jod 1 auf 150; aufzupinseln 1mal 3 Tage.
Zu Kollodiumverbänden, ähnlich Wasserglasverbänden.

163. ℞ Olei Ricini 1,0
Terebinthinae laricinae 5,0
Collodii ad 100,0
M. D. S. Äußerlich. — Lärchenkollodium.

164. ℞ Jodi 0,06
Collodii elastici 10,0.
M. D. S. Äußerlich. Aufzupinseln 1mal an den nächsten 3 Tagen. — Enthaarungsmittel.

Collodiumfirnis.

985. ℞ (Unna)
Olei Ricini 1
Collodii 8.
Indifferente Firnisgrundlage für alle möglichen Medikamente.

Größte Einzelgabe — Größte Tagesgabe —

Collodium flexile oder tenax — Collodium elasticum.
Collodium vesicans — Collodium cantharidatum.
Collutoria = Äußerliche Latwergen, halbflüssige Mittel für Zahnfleisch und Mundhöhle.
Colocynthides — Fructus Colocynthidis.
Colombowurzel — Radix Colombo.

125. *Colophonium* — *Kolophonium.*

Geigenharz.

Arzneitaxe: pulveratum 10,0 = 5 Pf.

Handverkauf: 100,0 = 10 Pf.; 500,0 = 40 Pf.; subtiliter pulverat. 40,0 = 10 Pf.; 100,0 = 20 Pf.

Glasartig durchsichtige, gelbliche oder hellbräunliche Massen, oberflächlich bestäubt, großmuschelig, in scharfkantige Stücke zerspringend. Schmilzt im Wasserbade zu einer klaren zähen Flüssigkeit. Bei stärkerem Erhitzen stößt es weiße, aromatische, schwere Dämpfe aus.

Kolophonium ist Harz von Pinusarten (Koniferen, vorzüglich der Pinus australis und Pinus taeda), befreit von Terpentinöl. (Es ist der Rückstand des Terpentins bei der Gewinnung von Terpentinöl.)

Langsam löslich in 1 Teil Weingeist, in 1 Teil Essigsäure, in Natronlauge.

Colophonium: Abietinsäure, Harzsäuren bzw. deren Anhydride. Es hat keine Reizwirkung für Haut und Schleimhäute.

Äußerlich. Als Stypticum in feinem Pulver bei Blutungen. Auch mit Alaun, Katechu. Nicht mehr gebräuchlich.

Zu Salben.

Zu indifferenten schützenden Pflastern z. B. Heftpflaster. Reizlos aber nur, wenn befreit vom Terpentinöl.

53. ℞ Colophonium, Alumen ustum, Gummi arabicum als Blutstillungsmittel siehe unter Nr. 46, Alumen ustum.

Zu Emplastrum adhaesivum, Nr. 148.
Zu Emplastrum Cantharidum perpetuum, Nr. 150.
Zu Emplastrum Cantharidum pro usu veterinario, Nr. 151.
Zu Unguentum basilicum, Nr. 573.
Größte Einzelgabe —. Größte Tagesgabe —.

Comprimieren einer Tablette (aus einer Substanz oder aus mehreren Substanzen) kostet, einschließlich aller nötigen Arbeiten, pro Stück 5 Pf. — Für käufliche Tabletten darf kein Arbeitspreis berechnet werden; wohl aber für fabrikmäßig hergestellte Arzneimittel im Anbruch (statt in Originalpackung) der doppelte Ankaufspreis außer dem Wägen oder Abzählen, Dispensation und etwa erforderlichem Gefäß.

Comprimierte Vegetabilien von Adolph Weber, pharmazeutische Fabrik in Radebeul-Dresden, Kräuterwürfel.

Flores Chamomillae vulgaris (Bestell-Nr. 101)
Flores Sambuci (Bestell-Nr. 102)
Flores Tiliae (Bestell-Nr. 115)
Folia Juglandis (Bestell-Nr. 106)
Folia Melissae (Bestell-Nr. 112)

Folia Menthae piperitae (Bestell-Nr. 103)
Folia Salviae (Bestell-Nr. 107)
Folia Sennae (Bestell-Nr. 108)
Folia Trifolii (Bestell-Nr. 109)
Folia Uvae Ursi (Bestell-Nr. 116)
Fructus Foeniculi (Bestell-Nr. 105)
Herba Violae tricoloris (Bestell-Nr. 113)
Herba Galeopsidis grandiflorae (Bestell-Nr. 114)
Lichen Islandicus (Bestell-Nr. 110)
Radix Valerianae (Bestell-Nr. 104)
Species pectorales (Bestell-Nr. 111)
Species St. Germain (Bestell-Nr. 117)

in Portionswürfeln à 5 Gramm für $^1/_2$ Liter Aufguß. — 100 Würfel kosten 5 Mk. ($33^1/_3$ % Rabatt. 800 Würfel = Postcollo 5 Kilo brutto portofrei).

Conchae praeparatae = Austerschalen, grob gepulvert, früher zur Reinigung in der Dermatotherapie. Arzneitaxe: 10,0 = 5 Pf. Handverkauf: 50,0 = 10 Pf.; 100,0 = 15 Pf.; 500,0 = 40 Pf.

Concīdo, ĭdi, īsum, ĕre = zerschneiden; zu Tee.

Condensierte Milch. Eingeengt ohne Zucker. Deutsches Fabrikat. Allgäuer Alpenmilch frisch durch Zentrifuge gereinigt, in luftverdünntem Raum eingedickt, in Blechbüchsen sterilisiert. 1 Dose 333,0 liefert 1 Liter. Im Handverkauf 1 Dose = 70 Pf.

Condurango. Cortex Condurango, Nr. 131.
Extractum Condurango fluidum, Nr. 168.
Vinum Condurango, Nr. 598.

Condurango de Loja — Cortex Candurango.

Condurango-Fluidextrakt — Extractum Condurango fluidum.

Condurango-Rinde — Cortex Condurango.

Condurango-Wein — Vinum Condurango.

Conium siehe Herba Conii.

Conservae = Konserven. Saftreiche Pflanzenteile, auch trockene Pflanzenteile werden im Mörser zerstoßen und mit Zucker vermischt.

Contundo, tŭdi, tūsum, ĕre = zerstoßen, zerquetschen z. B. zu Tee. Contundieren (zerquetschen oder zerreiben) jeder Menge einer Substanz kostet 10 Pf.

Copaivabalsam — Balsamum Copaïvae.

Corallia alba, rubra = weiße, rote Korallen, grob gepulvert. Früher in der Dermatotherapie. Im Handverkauf: 15,0 = 10 Pf.; 100,0 = 50 Pf.

Corchorus depuratus s. Corchorus Juta = Jute, araukanischer Hanf als Ersatz der Wundwatte. Fasern rauher als Baumwolle und weniger saugfähig.

Im Handverkauf:

Jute, ungebleicht, cardirt (auf Karden bearbeitet), in Strähnen 500,0 = 70 Pf.; 1000,0 = 1 Mk. 20 Pf.

Jutescharpie, ungebleicht, in Fellen 250,0 = 60 Pf.; 1000,0 = 2 Mk.

Karbolsäure-Jute 5 % 100,0 = 35 Pf.; 250,0 = 70 Pf.; 500,0 = 1 Mk 25 Pf.; 1000,0 = 2 Mk. 25 Pf.

Salizylsäure-Jute 5 % 100,0 = 50 Pf.; 250,0 = 1 Mk. 20 Pf.; 500,0 = 2 Mk. 10 Pf.; 1000,0 = 4 Mk. 10 Pf.

Sublimat-Jute 100,0 = 40 Pf.; 250,0 = 90 Pf.; 500,0 = 1 Mk. 50 Pf.; 1000,0 = 3 Mk.

Cornu Cervi = Hirschhorn, nicht offizinell. Arzneitaxe —. Handverkauf: raspatum 50,0 = 10 Pf.; 100,0 = 15 Pf.; 500,0 = 50 Pf. — Zu Gallerten.

Corrigentia (von corrigĕre = verbessern) sind Mittel zur Verbesserung der Farbe, des Geruchs, oder des Geschmacks der Arzneimittel, auch zur Verbesserung der Haltbarkeit einer Arznei.

Farbenverbesserung vgl. die einzelnen Sirupe Nr. 465—482, vornehmlich rot. Gelb — Crocus, Nr. 137.

Geschmacksverbesserung.

Kaffee, Bier, Wein, Schnäpse, Gewürze, Pfefferminzplätzchen, Schokolade.
Cocaïnum hydrochloricum, Nr. 118 (Abstumpfung).
Elaeosacchara.
Glycerinum, Nr. 236.
Manna, Nr. 315.
Mel, Nr. 316.
Mel depuratum, Nr. 317.
Mel rosatum, Nr. 318.
Pulvis aërophorus, Nr. 404.
Pulvis aërophorus anglicus, Nr. 405.
Radix Liquiritiae, Nr. 421.
Saccharinum, nicht offizinell (bei Diabetes).

Saccharum, Nr. 442.
Saccharum Lactis, Nr. 443.
Sirupi, Nr. 465 ff.
Succus Juniperi inspissatus, Nr. 509 (für diuretische Arzeneien).
Succus Liquiritiae, Nr. 510.
Succus Liquiritiae depuratus, Nr. 511.

Geruchsverbesserung.

Aqua Rosae, Nr. 70.
Balsamum Nucistae, Nr. 78.
Balsamum peruvianum, Nr. 79.
Balsamum tolutanum, Nr. 80.
Benzoë, Nr. 83.
Mel rosatum, Nr. 318.
Mixtura eleoso-balsamica, Nr. 322.
Oleum Anisi, Nr. 345.
Oleum Caryophyllorum, Nr. 352.
Oleum Citri, Nr. 355.
Oleum Foeniculi, Nr. 357.
Oleum Lavandulae, Nr. 362.
Oleum Macadis, Nr. 364.
Oleum Menthae piperitae, Nr. 365.
Oleum Nucistae, Nr. 366.
Oleum Rosae, Nr. 371.
Oleum Rosmarini, Nr. 372.
Oleum Thymi, Nr. 377.
Rhizoma Iridis, Nr. 436.
Spiritus Melissae compositus, Nr. 500.

Haltbarkeitsverbesserungen.

Acidum hydrochloricum, Nr. 19. Eine Spur zu Lösungen von
{Apomorphinum hydrochloricum, Nr. 58.
{Morphinum hydrochloricum, Nr. 324.
{Physostigminum salicylicum, Nr. 389.

Glycerinum, Nr. 236. Zu wässerigen Lösungen von
{Acidum tannicum, Nr. 30.
{Argentum nitricum, Nr. 73.
{Cuprum sulfuricum, Nr. 140.

Kalium nitricum, Nr. 276. — Ein Kristall zu Amylium nitrosum, Nr. 56.

Spiritus, Nr. 490. — Ein wenig zu Chloroformium, Nr. 116.

{Geruchs-Corrigentien für äußerliche Pulver siehe Pulver.
{Geschmacks-Corrigentien für innerliche Pulver siehe Pulver.

{Geruchs-Corrigentien für Pillen siehe Pilulae.
{Geschmacks-Corrigentien für Pillen siehe Pilulae.
{Farben-Corrigentien für Pillen siehe Pilulae.

Geruchs-Corrigentien für Seifen siehe Sapo.
Geruchs-Corrigentien für Salben siehe Unguenta.
Geschmacks-Corrigentien für Solutionen und Mixturen siehe Mixturen.

Cortex, ticis, m. = die Rinde. Aber auch Femininum bei Dichtern und auch sonst.

Cortex antifebrilis — Cortex Chinae.

126. *Cortex Aurantii Fructus* — *Pomeranzenschale.*

Arzneitaxe: expulpatus concisus 10,0 = 15 Pf.; expulpatus pulveratus 10,0 = 20 Pf.

Handverkauf: 40,0 = 10 Pf.; 100,0 = 20 Pf.; 500,0 = 80 Pf.; concisus 20,0 = 10 Pf.; 100,0 = 30 Pf.; 500,0 = 1 Mk. 20 Pf.; expulpatus concisus 10,0 = 10 Pf.; 100,0 = 75 Pf.; 500,0 = 3 Mk.

Getrocknete Fruchtschale, außen bräunlich, grob vertieft punktiert, innen weißlich. Geschmack aromatisch und stark bitter. (Apfelsine = Citrus Aurantium Risso; Innengewebe nicht bitter.)

Die Schale der ausgewachsenen, reifen, frischen, bitteren Früchte von Citrus vulgaris (Pomeranze, bittere Orange), und zwar die äußere Schicht der Fruchtwand wird in Längsvierteln geschnitten, abgezogen und getrocknet. Die rotgelben Schalen zeigen nach dem Trocknen eine bräunlich höckerige Oberfläche durch Einsinken der Sekretbehälter. Unter der Oberfläche nämlich liegen zahlreiche Ölräume, und ragen hinein in das weiße innere Gewebe.

Vor der Verwendung werden die trockenen Schalen eingeweicht, $^1/_4$ Stunde lang, in kaltem Wasser. Wasser abgegossen. Die Schalen in einem bedeckten Gefäße an einen kühlen Ort gestellt. Am anderen Tag wird das innere schwammige Gewebe aus den noch feuchten Schalen ausgeschnitten. Dann werden die Schalen wieder getrocknet.

Cortex Aurantii Fructus: Hesperidin, verschiedene ätherische Öle, Bigarade-Öl, Bitterstoff Aurantiamarin 2%.

Innerlich. Als Amarum aromaticum, Stomachicum. 1,0—3,0. Pulver, Spezies, Electuarien, Infus. Mazeration mit 6 Teilen Wein.

165. ℞ Corticis Aurantii Fructus concisi 100,0 = im Handverkauf für 30 Pf. geschnittene Pomeranzenschalen.

Vorschrift: In 1 Flasche Weißwein getan, 48 Stunden stehen lassen im warmen Zimmer. Abgießen. Weinglasweise. — Als Stomachicum.

Zu Tinctura Aurantii, Nr. 533.
Zu Sirupus Aurantii Corticis, Nr. 467.
Zu Elixir Aurantii compositum, Nr. 146.
Größte Einzelgabe 3,0. Größte Tagesgabe —.

Cortex Aurantii Pomorum — Cortex Aurantii Fructus.
Cortex Aurantiorum — Cortex Aurantii Fructus.

127. *Cortex Cascarillae* — *Cascarillrinde.*

Arzneitaxe: contusus et grosso modo pulveratus 10,0 = 10 Pf.; pulveratus 10,0 = 10 Pf.

Handverkauf: contusus 15,0 = 10 Pf.; 100,0 = 45 Pf.; 500,0 = 1 Mk. 80 Pf.

Dünne Rinde, außen teils weißlich, teils bräunlich, innen bräunlich. Geruch aromatisch. Geschmack aromatisch und bitter.

Die Rinde der oberirdischen Achsen (Stamm, Zweige) von Croton Eluteria. Es sind getrocknete harte Röhren (gewöhnlich weniger als 10 cm lang und 1 cm an Durchmesser), oder rinnenförmige, mehr oder weniger zusammengerollte Stücke, 1—2 mm dick. Die Außenseite der Rinde ist teilweise noch bedeckt von einer Korkschicht, weißlich oder hellgrau. Die von der Korkschicht entblößten Stellen bräunlich oder graugelblich. Die Korkschicht zeigt gerade, rißartige, querstehende Lenticellen (Korkwarzen, Rindenporen) und unregelmäßige Längsrisse. An den von der Korkschicht entblößten Stellen finden sich ebenfalls Spuren dieser queren und längslaufenden Risse. Die Innenfläche der Rinde ist bräunlich und gleichmäßig feinkörnig. Der kurze, unebene, ölglänzende Bruch ist an der inneren Hälfte sehr feinstrahlig. In dem Gewebe der Rinde sind schlanke Sklerenchymfasern enthalten, aber keine Steinzellen.

Die Droge soll frei sein von Holz.

Cortex Cascarillae: $1\frac{1}{2}$—3% ätherisches Öl, Harz, Cascarillin, Gerbsäure.

Äußerlich. Zu Räucherungen.
Zu Schnupfpulvern.

Innerlich. Als Amarum aromaticum, welches ohne Schaden bei Durchfall gegeben werden kann. Gegen chronische und subakute Diarrhöen, Magenkatarrh, wiederholte innere Blutungen. 0,5—2,0, täglich mehrmals. Pulver, Spezies, Electuarien. Als Infus oder Decoct 5,0—15,0 auf 100,0 Colatur. — Für Kinder 1,0—5,0 auf 100,0.

166. ℞ Corticis Cascarillae pulverati 0,5.
F. Pulvis. D. t. doses 20. S. 1 Pulver täglich mehrmals. — Bei chronischem Durchfall.

801. ℞ Corticis Cascarillae 1,0—5,0.
F. Infusum ad 100,0. D. S. 1 Kinderlöffel mit etwas Zucker, zweistündlich. — Bei Dyspepsie für Kinder.

Zu Extractum Cascarillae, Nr. 164.
Größte Einzelgabe 2,0. Größte Tagesgabe 6,0.

Cortex Cassiae Cinnamomeae — Cortex Cinnamomi.

128. *Cortex Chinae* — *Chinarinde.*

Cortex Cinchonae. Quina oder ghina = Rinde in der Sprache der Inkas. Fieberrinde.

Arzneitaxe: contusus et grosso modo pulveratus 10,0 = 10 Pf.; 100,0 = 65 Pf.; pulveratus 10,0 = 10 Pf.

Handverkauf: contusus 10,0 = 10 Pf.; 100,0 = 50 Pf.; 500,0 = 2 Mk.; pulveratus 10,0 = 10 Pf. — Drogisten verboten.

Rinde in Form von Röhren oder Halbröhren, außen graubräunlich, innen braunrot. Bricht mürbe und faserig.

Getrocknete Rinde kultivierter Pflanzen der Cinchona succirubra und zwar von Stamm und Zweigen, ungefähr 2—5 mm dick (etwa 6 cm lang, 1—4 cm im Durchmesser). Die graubräunliche Außenseite (Kork) zeigt grobe Längsrunzeln und feinere Querrisse. Die Innenfläche ist braunrot und faserig. Die Querschnittfläche ist braunrot. Bei mikroskopischer Betrachtung läßt der Querschnitt eine Korkschicht erkennen, welche aus dünnwandigen Zellen besteht. Die Zellen sind mehr oder weniger gefüllt mit braunen Massen. Die primäre Rinde enthält Milchsaftschläuche und nur an der Innengrenze Sklerenchymfasern, aber keine Sklerenchymzellen. Die sekundäre Rinde zeigt sekundäre Markstrahlen, 1—3 Zellen breit. Ihre Rindenstränge sind ausgezeichnet durch spindelförmige Sklerenchymfasern, angeordnet zu Radialreihen oder zu kleinen Gruppen. Die Sklerenchymfasern sind ungefähr 0,5—0,8 mm lang und ungefähr 0,05 mm dick.

Chinarinden p u l v e r darf nur enthalten: die braunen Bestandteile der Korkzellen, der Parenchymzellen, sowie der Siebröhren, Milchsaftschläuche und Sklerenchymzellen, die rundlichen Stärkekörner, den äußerst feinen Kristallsand der Oxalatzellen. (Chinarinde gibt ein rotbraunes Pulver und soll wenigstens 0,5 % Alkaloide enthalten).

Cortex Chinae: bis über 13 % Alkaloide, darunter ca. 2—5(—11) % Chinin, $C_{20}H_{24}N_2O_2$, 1 % Cinchonin und Dicinchonin, Cinchonidin, Chinasäure, $C_7H_{12}O_6$, Chinagerbsäure.

Lösungen n i c h t mit Metallsalzen, Alkalien, Glykosiden, Gerbsäure.

Ä u ß e r l i c h. Zu Streupulver, Zahnpulver.

Zu Waschungen als Decoct, zu Verbandwasser, Gurgelwasser.

Zu Klistieren.

Zu Salben.

I n n e r l i c h. Als Tonicum, Roborans, Antipyreticum. Bei Verdauungsschwäche nach erschöpfenden Krankheiten. — Als Pulver, Pillen, in Schokolade 0,1—0,5(—1,5), täglich mehrmals. Meist mit Eisen bei Anämie. Als (Infus oder) Decoct 3,0—6,0—15,0 auf 150,0 Colatur meist mit Säure. Anders: 10,0—25,0 auf 200,0. Anders: 10,0—15,0 auf 150,0 mit Säurezusatz. Auch bei chronischen Diarrhöen. — Als Stomachicum und Tonicum für Kinder 0,1—0,3, täglich mehrmals, Pulver. Als Tonicum in Decoct 5,0—10,0 auf 120,0—150,0.

Decoctum Chinae mit Zusatz von Salzsäure muß in Porzellangefäßen gekocht werden, nicht in zinnerner Infundierbüchse. Chinadecocte müssen heiß koliert werden, vor der Dispensation nur mäßig abgekühlt werden. Vor dem Einnehmen jedesmal umzuschütteln.

Decoctum Chinae.

167. ℞ (Berliner F. M.)
Decocti Corticis China 10,0 ad 170,0
Acidi hydrochlorici 1,0
Sirupi simplicis ad 200,0.
D. S. 1 Eßlöffel 2stündlich. — 1 Dosis = 75 Pf.; 1/2 Dosis = 63 Pf.

Hufelands Zahnpulver.

168. ℞ Corticis Chinae pulveratae 5,0
Ligni Santali rubri pulverati 20,0
Aluminis pulverati 2,5
Olei Bergamottae 0,4
Olei Caryophyllorum 0,4.
M. f. Pulvis. D. ad vitrum amplum. S. Zahnpulver.

MILLER'sches Zahnpulver: Cortex Chinae, Calcium carbonicum praecipitatum, Myrrha, Oleum Menthae.

169. ℞ Corticis Chinae 10,0
Acidi hydrochlorici 1,0
Aquae destillatae qu. s. ut fiat Decoctum 150,0
Post refrigerationem Tincturae Zingiberis 2,0
Sirupi Althaeae ad 180,0.
M. D. S. Umgeschüttelt 1 Eßlöffel täglich 3mal vor dem Essen. — Bei

Schwäche und Appetitlosigkeit nach Typhus.

802. ℞ Corticis Chinae pulverati 0,1 bis 0,3
Sacchari ad 1,0.
M. f. Pulvis. D. t. doses 10.
S. 1 Pulver täglich 3 mal. Als Stomachicum und Tonicum für Kinder.

803. ℞ Corticis Chinae pulverati 10,0
Ferri carbonici saccharati 10,0.
M. f. Pulvis. D. ad scatulam.
S. 1 kleine Messerspitze in Zuckerwasser oder Rotwein täglich 3 mal. — Bei Anämie von Kindern, Rekonvaleszenten.

804. ℞ Corticis Chinae 5,0
F. c. Acidi hydrochlorici diluti 1,0
Decoctum ad 120,0
Adde Sirupi Aurantii Corticis 10,0
Sirupi simplicis ad 150,0.
M. D. S. Umgeschüttelt 1 Kinderlöffel täglich 4 mal. — Als Tonicum für Kinder.

Zu Extractum Chinae aquosum, Nr. 165.
Zu Extractum Chinae spirituosum, Nr. 166.
Zu Tinctura Chinae, Nr. 539.
Zu Tinctura Chinae composita, Nr. 540.
Zu Vinum Chinae Nr. 596.
Größte Einzelgabe 1,5. Größte Tagesgabe 5,0.

129. *Cortex Cinnamomi* — *Chinesischer Zimt.*

Zimtkassie. Zimtrinde. Kaneel.

Arzneitaxe: contusus et grosso modo pulveratus 10,0 = 10 Pf.; 100,0 = 65 Pf.; pulveratus 10,0 = 10 Pf.

Handverkauf: 25,0 = 10 Pf.; 100,0 = 30 Pf.; 500,0 = 1 Mk. 20 Pf.; contusus 20,0 = 10 Pf.; 100,0 = 35 Pf.; subtiliter pulveratus 15,0 = 10 Pf.; 100,0 = 50 Pf. Zeilanici 10,0 = 10 Pf.; 100,0 = 60 Pf.

Rinde in Form von Röhren oder Halbröhren, hellbraun außen und innen. Geruch nach Zimtöl. Geschmack soll kaum herbe sein, nicht schleimig (süßlich).

Getrocknete Rinde von oberirdischen Achsen des Cinnamomum Cassia (Cinnamomum aromaticum), in Südchina kultiviert. Die Röhren oder Halbröhren sind (50 cm lang) 0,5—3 cm an Durchmesser, 1—3 mm dick. Die Stücke sind hellbraun und fast ganz befreit von dem rissigen Korke. Bei mikroskopischer Untersuchung findet man die sekundäre Rinde gekennzeichnet durch Sklerenchymfasern (meist 0,5 mm lang, in der Mitte meist 0,03—0,04 mm dick), die einzeln stehen, selten zu 2 oder 3, ferner durch Schleimzellen und Sekretzellen, die in den Rindensträngen liegen, und durch Markstrahlen, meist 2 Zellen breit.

Cortex Cinnamomi: 1—2 % Oleum Cinnamomi (hauptsächlich Zimtaldehyd), Zucker, Mannit, Stärke, Schleim, Gerbstoff.

Äußerlich. Als Zusatz zu Schnupfpulvern, Zahnmitteln, Klistieren.

Innerlich. Als Geschmackscorrigens.

Als Conspergens für Pillen.

Bei Dyspepsie, chronischem Darmkatarrh, Flatulenz. Als Zusatz zu Glühwein und zu Kakao bei Durchfall.

Bei Uterusblutung, Wehenschwäche.

0,5—2,0. Pulver, Boli, Morsellen, Spezies, Infus.

Zu Aqua Cinnamomi, Nr. 63.
Zu Elixir Aurantii compositum, Nr. 146.
Zu Sirupus Cinnamomi, Nr. 469.
Zu Spiritus Melissae compositus, Nr. 500.
Zu Tinctura Cinnamomi, Nr. 541.
Zu Tinctura aromatica, Nr. 532.
Zu Tinctura Chinae composita, Nr. 540.
Zu Tinctura Opii crocata, Nr. 553.

Größte Einzelgabe 2,0. Größte Tagesgabe —.

Cortex Cinnamomi Cassiae oder Cinnamomi chinensis — Cortex Cinnamomi.

130. *Cortex Citri Fructus* — *Zitronenschale.*

Arzneitaxe: concisus 10,0 = 5 Pf.

Handverkauf: 30,0 = 10 Pf.; 100,0 = 20 Pf.; 500,0 = 80 Pf.; concisus 25,0 = 10 Pf.; 100,0 = 30 Pf.

Getrocknete Fruchtschale, außen bräunlichgelb und grubig punktiert, innen weißlich. Geruch nach Zitronenöl. Geschmack aromatisch und bitterlich.

Die Schale, und zwar die äußere Schicht der Fruchtwand, der ausgewachsenen frischen Früchte von Citrus Limonum, abgeschält in Spiralbändern und getrocknet. Die bräunlichgelbe Außenseite ist höckerig grubig durch die zahlreichen eingesunkenen Sekretbehälter. Unter der Oberfläche nämlich liegen sehr viele Ölräume. Darunter ein weißes Gewebe von geringer Mächtigkeit.

Cortex Citri Fructus: Hesperidin, Bitterstoff, aromatisches Öl. Aus letztem können abgeschieden werden Limonën, $C_{10}H_{16}$, Citral s. Geranial, $C_{10}H_{16}O$, Limettin, $C_{11}H_{10}O_4$.

Innerlich. Als Geschmackscorrigens.

Zu Spiritus Melissae compositus, Nr. 500.

Größte Einzelgabe 3,0. Größte Tagesgabe —.

131. *Cortex Condurango* — *Kondurangorinde.*

Arzneitaxe: concisus 10,0 = 5 Pf.

Handverkauf: concisus 20,0 = 10 Pf.; 100,0 = 40 Pf.

Rinde, in verbogenen Röhren oder rinnenförmigen Stücken, außen braungrau, innen hellgrau. Geruch eigentümlich, schwach aromatisch. Geschmack bitterlich, schwach kratzend.

Getrocknete Rinde von oberirdischen Achsen, mutmaßlich von Marsdenia Cundurango Reichenbach fil. (Gonolobus Condurango.) Die Röhren sind (10 cm lang) 2—7 mm dick. Ihre bräunliche oder braungraue Oberfläche ist längsrunzelig und höckerig. Die Innenfläche hellgrau und derblängsstreifig. (Unter dem dünnen braunen Kork zeigt der Querschnitt ein gleichmäßiges, weißliches, schlängelig strahliges Gewebe mit großen braunen Steinzellen und mit reichlichen Mengen Stärkemehl.) Der Querschnitt ist hellgelblichgrau und im allgemeinen körnig, nur aus dem äußeren Teile jüngerer Rinde treten lange Fasern hervor. Bei mikroskopischer Betrachtung zeigt der Querschnitt in der sekundären Rinde sekundäre Markstrahlen, 1 Zelle breit, sehr selten 2, und 10—40 Zellen hoch (meist 15 Zellen). Die Zellen der Markstrahlen haben teilweise Oxalatdrusen. Die Rindenstränge enthalten Milchröhren und Nester von Sklerenchymzellen, gestreckt in der Richtung der Längsachse der Rinde, und angeordnet zu lockeren Tangentialreihen. Das Parenchym der sekundären Rinde ist reich an Stärkemehl. An der inneren Grenze der primären Rinde liegen Bündel von Sklerenchymfasern, größere oder kleinere, angeordnet zu 1 oder 2 Tangentialreihen. Die Korkschicht besteht aus dünnwandigen Zellen.

Die Rinde ist leicht schneidbar.

Der kalt bereitete, klare, wässerige Auszug der Kondurangorinde (1 = 5) trübt sich stark beim Erhitzen, beim Erkalten aber wird er wieder klar.

Cortex Condurango: Gerbsäure, ein Glykosid „Condurangin", ein Harzglykosid.

Kondurangorinde nicht mit Gerbsäure und verschiedenen Salzen, z. B. Natriumchlorid, Kaliumbromid, Kaliumjodid, Kaliumacetat.

Kondurangorinde nicht kochen, da das Wirksame sich dabei ausscheidet in Form einer Gallerte (Kobert).

Äußerlich. Als Streupulver.

Als Infus zur Einspritzung bei Karzinom des Uterus; bei Hautkrebs.

Innerlich. Als Stomachicum. Bei Geschwülsten und Geschwüren im Magen. Zur Verbesserung des Appetits. Kann und soll lange Zeit gebraucht werden. 15,0—30,0 auf 250,0 als kaltes Infus oder Mazeration, 1 Eßlöffel 3 stündlich. Anders: 1 Stunde vor dem Essen.

170. ℞ Corticis Condurango concisi 50,0
Rhizomatis Zingiberis conc. 10,0.
M. f. Species. D. S. Nach Bericht. — Die Hälfte bis das Ganze in 1 Fl. Weißwein getan. 24 Stunden im warmen Zimmer stehen lassen. Abgießen. Weinglasweise. — Bei Carcinoma ventriculi (Kobert).

171. ℞ Für 40 Pf. Kondurangorinde im Handverkauf (= 100,0). Vorschrift: 1 Eßlöffel voll auf 1 Flasche Weißwein. 24 Stunden im warmen Zimmer stehen lassen, dann durchseihen. Weinglasweise täglich 3 mal vor dem Essen.

Zu Extractum Condurango fluidum, Nr. 168.
Zu Vinum Condurango, Nr. 598.
Größte Einzelgabe —.
Größte Tagesgabe 15,0 ad infusum frigidum s. macerationem.
Cortex Eluteriae — Cortex Cascarillae.

132. *Cortex Frangulae* — *Faulbaumrinde.*

Arzneitaxe: concisus 10,0 = 5 Pf.; 100,0 = 25 Pf.
Handverkauf: concisus 40,0 = 10 Pf.; 100,0 = 20 Pf.; 500,0 = 80 Pf.

Rinde in der Form von Röhren, außen graubraun, innen rotgelb bis bräunlich. Geruch schwach. Geschmack schleimig, süßlich und bitterlich.

Die Rinde soll mindestens 1 Jahr vor dem Gebrauch gelagert haben.

Rinde der oberirdischen Achsen von Rhamnus Frangula, (meist gesammelt bei Einsammlung des Holzes zu schwarzem Schießpulver, daher billig), (bis 30 cm lang) 1,5 mm dick. Außenseite graubraun, nach dem Schaben mit dem Messer rot, hat zahlreiche weißliche Lenticellen. Innenseite heller oder dunkler braun oder rotgelb bis bräunlich. Auf dem Bruche gelb und faserig. Bei mikroskopischer Betrachtung zeigt die Korkschicht roten Zellinhalt. Die sekundäre Rinde wird durchzogen von Markstrahlen, 1—3 Zellen breit, 10—25 Zellen hoch. In den Rindensträngen liegen breite Bündel von Sklerenchymfasern. Die Sklerenchymfasern sind lang und farblos. Die Bündel sind begleitet von Längsreihen kleiner Zellen, welche je einen Einzelkristall einschließen, während Drusen von Oxalat auch im übrigen Parenchym vorkommen. Im inneren Teile der Rinde sind die Bündel von Sklerenchymfasern zu Tangentialreihen angeordnet. Steinzellen sind nicht in der Rinde.

Cortex Frangulae: Rhamnocathartin, ätherisches Öl, Frangulin (=Rhamnoxanthin oder Xanthorhamnin, Avornin) und sein Zersetzungsprodukt Frangulinsäure.

Äußerlich. Zum Klistier 25,0 auf 150,0.

Innerlich. Als Catharticum drasticum, sicher wirkend. Bei habitueller Obstipation. Decoct 10,0—30,0 zu 150,0. 1 Eßlöffel 2 stündlich. Auch mit Natrium sulfuricum, Magnesium sulfuricum, Glycerinum, Sirupi, Aromatica, Spiritus e Vino. Billiges und gutes Abführmittel, auch bei Gravidität. Anders: 1,0—3,0, täglich mehrmals als Decoct.

172. ℞ Corticis Frangulae concisi 10,0
Coque cum Aqua destillata ad
Colaturam 100,0
Decoctum.

173. ℞ Corticis Frangulae concisi 15,0
Coque cum Aqua destillata ad
Colaturam 100,0
Decoctum concentratum.

174. ℞ Für 20 Pf. geschnittene Faulbaumrinde im Handverkauf (=100,0).

Vorschrift: 1 Eßlöffel abends zu kochen mit 4 Tassen Wasser $^1/_2$ Stunde. Die Hälfte abends zu trinken, die Hälfte morgens. — Bei Obstipation.

Andere Vorschrift: 20,0 abends zu kochen mit 2 Tassen Wasser. Einkochen lassen auf 1 Tasse. Abends $^1/_2$ Tasse zu trinken, und wenn nötig, morgens noch $^1/_2$ Tasse.

175. ℞ Corticis Frangulae concisi 100,0
Foliorum Sennae consisorum 20,0.

M. f. Species. D. S. 2 Teelöffel mit 2 Tassen Wasser einzukochen auf 1 Tasse. Morgens zu trinken. — Abführmittel. Corrigens Fruchtsaft.

Species gynaecologicae Martin.

1018. ℞ (Berliner F. M.)
Corticis Frangulae concisi 25,0
Foliorum Sennae concisorum 25,0
Herbae Millefolii concisae 25,0
Rhizomatis Graminis concisi 25,0.

M. D. S. 1 Eßlöffel auf 1 Tasse Tee. — 1 Dosis 81 Pf.; $^1/_2$ Dosis = 57 Pf. — Abführender Tee; nicht bei Entzündungen und Schwangerschaft!

Zu Extractum Frangulae fluidum, Nr. 172.
Größte Einzelgabe —. Größte Tagesgabe 30,0 ad decoctum.
Cortex Fructuum Aurantii — Cortex Aurantii Fructus.

133. ***Cortex Granati*** — *Granatrinde.*

Arzneitaxe: contusus 10,0 = 10 Pf.; pulveratus 10,0 = 10 Pf.
Handverkauf: contusus 15,0 = 10 Pf.; 100,0 = 50 Pf.; 500,0 = 2 Mk.
Drogisten verboten.

Rinde in röhrenförmigen oder rinnenförmigen, oft verbogenen Stücken, außen mattgrau oder bräunlich, innen bräunlich. Geschmack herb, jedoch kaum bitter.

Getrocknete Rinde von Punica Granatum, und zwar von den Achsen oder von den Wurzeln. Die Rinde ist 1—3 mm dick.

(Von der Stammrinde. Die mattgraue Außenseite ist der Länge nach durchzogen von hellen Korkleistchen. Sie ist gewöhnlich besetzt mit schwarzen Flechten (Arthonia astroidea, Arthonia punctiformis, Arthopyrenia atomaria am häufigsten). Dieselben sind unter der Lupe deutlich sichtbar. Die Innenseite ist mehr bräunlich. Das innere Rindengewebe ist gelblich.

Von der Wurzelrinde. Dieselbe gleicht im übrigen der Stammrinde, ist aber verschieden dadurch, daß sie keine Flechten trägt, daß ihr regelmäßigere Längsleisten fehlen, und daß sie bedeckt ist von einem oft etwas mehr bräunlichen Korke, welcher an den stärksten Stücken muldenförmige Abschuppungen zeigt.) Die Wurzelrinde ist durch die früh entstehende Schuppenborke ausgezeichnet.

Die Bruchfläche der Rinde ist glatt und sieht gleichmäßig gelblich aus, nur in einer dünnen Außenschicht manchmal etwas braun oder grau. Die Korkschicht der Rinde besteht aus Korkzellen, deren Innenwände stark verdickt sind, deutlich geschichtet und getüpfelt. Die sekundäre Rinde besitzt Markstrahlen, welche 1 Zelle breit sind, sehr selten 2 Zellen breit. Im Querschnitte der Rinde zeigen die Rindenstränge regelmäßige Tangentialreihen von quadratischen Zellen, die je eine Oxalatdruse enthalten. Mit diesen quadratischen Zellen wechseln Querbinden von Siebröhren führendem Parenchym ab. Besonders im äußeren Teile des sekundären Rindengewebes liegen zerstreut 0,02—0,2 mm breite, dickwandige Sklerenchymzellen.

Granatrindenpulver soll nur enthalten: die rundlichen Stärkekörner der Rinde, selten zusammengesetzt, an Durchmesser 0,0025—0,008, die charakteristischen Korkzellen, die eigenartigen Sklerenchymzellen, die Oxalatdrusen und Einzelkristalle enthaltenden Zellen, die Parenchymzellen und die Siebröhren.

Cortex Granati: Punicotannin, Mannit (Granatin), Punicin oder Pelletierin, Isopunicin oder Isopelletierin oder Granatopin, $C_{16}H_{30}N_2O_2$, Methylpunicin, $C_{16}H_{28}\cdot(CH_3)_2\cdot N_2O_2$, Pseudopunicin, $C_{18}H_{30}N_2O_2$, 20—25% Gerbstoff. Pelletierin, ist löslich in Rizinusöl; deshalb Granatrinde nicht mit Rizinusöl! Die Gerbsäure hindert die Resorption des Pelletierin und damit Intoxikation. Pelletierin tötet die Tänien. Aber die Rinde muß frisch sein. Vgl. Pelletierinum.

Innerlich. Gegen Bandwürmer. Als Maceratiousdecoct 25,0—30,0—50,0 bis 60,0 in 400,0 Wasser eingekocht auf 200,0 Colatur. Binnen 1 Stunde oder in 2 oder 3 Portionen zu nehmen. Anders 300,0 durch Schlundsonde eingegossen. Häufig Brechreiz, dagegen Pfefferminzplätzchen, Zitronensaft, Rum, schwarzen Kaffee. — Besser als das Einkochenlassen auf der Rinde ist einmaliges bis mehrmaliges Auskochen der Granatrinde mit Wasser, dann heiß kolieren, und darauf die Auszüge eindampfen. — Kobert: von frischer Rinde 30,0; von alter Rinde selbst 200,0 oft unvollkommener Erfolg. — Für Kinder bis 1 Jahr nicht; bis 5 Jahre 10,0 ad decoctum macerationis; bis 10 Jahre 20,0; bis 15 Jahre 30,0.

176. ℞ Für 20 Pf. frische zerkleinerte Granatrinde im Handverkauf (= 30,0).

Vorschrift: Die Granatrinde wird in 1 Tasse Wasser getan. 12 Stunden stehen lassen. Dann das Wasser abgießen (I). Die Rinde wird darauf ausgepreßt in einem Stück Leinen, und dann gekocht mit mindestens ebensoviel Wasser $^1/_2$ Stunde. Darauf wird die Flüssigkeit wieder abgegossen (II). Beide Flüssigkeiten (I und II) werden filtriert und zusammengemischt. Morgens nüchtern nimmt der Patient die Mischung in 2 Portionen (mittels dünner kurzer Schlundsonde).

177. ℞ Corticis Granati recentis contusi 30,0.
D. S. Zu verwenden nach Vorschrift. — 30,0 Granatrinde werden ausgekocht mit 100,0 Wasser 1/2 Stunde, darauf wird die Flüssigkeit abgegossen und heiß durchgeseiht. Dann wird dieselbe Granatrinde zum zweiten Male ausgekocht mit 100,0 Wasser 1/2 Stunde, und darauf die Flüssigkeit wieder abgegossen und heiß durchgeseiht. Die beiden Flüssigkeiten werden gemischt und dann eingedampft.

805. ℞ Corticis Granati 20,0.
Macera Aquā 200,0
per horas duodecim. Coque per dimidiam horam. Decoctum calidum cola.
Colatum coque ad remantientia 100,0.
Adde Sirupi Menthae 20,0.
D. S. In 3 Teilen zu nehmen innerhalb 1—1 1/2 Stunden. — Gegen Tänien bei Kindern.

Größte Einzelgabe — Größte Tagesgabe 60 ad decoctum macerationis.

Cortex Granati Radicis — Cortex Granati.
Cortex Pomorum Aurantii — Cortex Aurantii Fructus.
Cortex Punicae Granati Radicis — Cortex Granati.

134. *Cortex Quercus — Eichenrinde.*

Arzneitaxe: concisus et grosso modo pulveratus 100,0 = 20 Pf.; 200,0 = 30 Pf.; pulveratus 10,0 = 5 Pf.

Handverkauf: concisus 50,0 = 10 Pf.; 100,0 = 15 Pf.; 500,0 = 50 Pf.; pulveratus 20,0 = 10 Pf.; 100,0 = 25 Pf.

Rinde in röhrenförmigen Stücken, außen grau oder braun, innen braun. Geschmack zusammenziehend.

Die getrocknete jüngere Rinde der Achsen von Quercus Robur (besonders die als Spiegelrinde bezeichnete Sorte). Die Röhren sind (von 1—3 cm im Durchmesser) 1—3 mm dick. (Die Außenseite ist grau oder braun, an jüngeren Rinden glatt und glänzend, an älteren etwas rissig und uneben.) Die Innenseite ist bräunlich mit Längsleistchen (grobfaserig). Querbruch faserig. Die sekundäre Rinde hat Markstrahlen, 1 Zelle breit, selten 2. In den Rindensträngen wechseln regelmäßig Querplatten von Sklerenchymfasern mit Parenchymmassen, in welchen die Siebröhren liegen. Die Querplatten der Fasern sind in Tangentialreihen gestellt, oft begleitet von Gruppen von Sklerenchymzellen. Die Sklerenchymfasern sind 0,5 mm lang, und von Oxalatzellen mit Einzelkristallen begleitet. In dem Parenchym liegen Oxalatzellen, welche Drusen führen.

Cortex Quercus: 7—10 % Eichenrinden-Gerbsäure, Quercin u. a.

Äußerlich. Zu Gurgelwasser 1 zu 10, bei Stomatitis, Skorbut.

Als Streupulver für Fußschweiß.

Als Cataplasma ad decubitum mit Bleiessig früher offizinell, in Pharmacopoea germanica I.

Eichenrinde wird abgekocht, und die Abkochung äußerlich verwendet zu Waschungen und Bädern. Man rechnet 250,0—500,0 auf 2 Liter Wasser, oder 1000,0 auf 5—10 Liter Wasser. Das Abgekochte wird dem Bade zugesetzt.

Als Adstringens zu Ausspülungen der Vagina bei Fluor albus. 4 Eßlöffel abzukochen mit 1 Liter Wasser und durchzuseihen.

Innerlich. Als Adstringens. 0,5—1,0 täglich mehrmals als Pulver. Als Decoct 8,0—10,0 zu 100,0, eßlöffelweise täglich 3 mal. Für ruhrartige Durchfälle. Auch gegen Malaria. Veraltet.

178. ℞ Für 15 Pf. zerschnittene Eichenrinde im Handverkauf (= 100,0).
Vorschrift: 1 Eßlöffel abzukochen mit 3 Tassen Wasser. — Als Zusatz zu einem stopfenden Klistier.

179. ℞ Corticis Quercus 10,0
F. Decoctum ad 100,0
Extracti Ligni campechiani 0,5—1,0.
M. D. S. Äußerlich nach Bericht. — Bei ruhrartigen Durchfällen zum Klistier.

780. ℞ Decocti Corticis Quercus 20,0 ad 200,0.
D. S. Äußerlich. Gurgelwasser. — Bei Stomatitis, Skorbut.

Größte Einzelgabe 1,0. Größte Tagesgabe 3,0.

135. ***Cortex Quillajae*** — *Seifenrinde.*

Arzneitaxe: concisus 10,0 = 5 Pf.

Handverkauf: concisus 40,0 = 10 Pf.; 100,0 = 15 Pf.; 500,0 = 60 Pf.

Weiße Rinde in flachen oder beinahe rinnenförmigen Stücken. Geschmack schleimig und kratzend.

Das Pulver reizt zum Niesen. Die Abkochung schäumt sehr stark beim Schütteln.

Getrocknete, von der braunen Borke befreite Achsenrinde (innere Rinde) von Quillaja saponaria. Die Stücke sind (gegen 1 Meter lang, oft 10 cm breit) bis 1 cm dick (von ziemlich rein weißer Farbe, abgesehen von Überresten des abgeschälten, äußeren roten Rindengewebes). Seifenrinde bricht zähe und splitterig, und gibt dabei Staub ab, der Niesen verursacht. Die Bruchflächen sind gelblichweiß. Sie zeigen unter der Lupe glänzende Prismen von Calciumoxalat. Diese liegen einzeln in den Zellen des Parenchyms der Rindenstränge, und sind 0,06—0,2 mm lang. In die Rindenstränge sind farblose Sklerenchymfasern eingelagert. Sie stehen einzeln oder bilden unregelmäßige Querbinden im Querschnitt der Rinde.

Cortex Quillajae: Saponin (Quillajin), die Glykoside: Sapotoxin und Quillajasäure.

Mehrfach wirksamer als Radix Senegae, Nr. 427, und besser schmeckend. — Der Staub der Rinde ist schädlich für die Schleimhäute der Augen.

Äußerlich. Zu Waschungen.

Als reizender Zusatz zu Zahnpulver.

Nicht subkutan oder intravenös!

Innerlich. Als Expectorans, als Ersatz für Radix Senegae. Decoct 5,0 zu 200,0, 1 Eßlöffel täglich mehrmals. Corrigens: Aromaticum oder Amarum. Anders: 3% Decoct, 1 Eßlöffel täglich 3 mal. Pulver 0,1—0,3, täglich mehrmals. — Für Kinder Decoct 1,0—1,5 ad 100,0. Bei geringem, zähem Sekret.

Nicht bei Wunden und Geschwüren im Rachen, Magen, Darm.

180. ℞ Corticis Quillajae pulverati 0,1
Pulveris Ipecacuanhae opiati 0,3.
M. f. Pulvis. D. t. doses 6.
S. 1 Pulver täglich 3 mal (unter warme Milch). — Bei Bronchitis.

181. ℞ Decocti Corticis Quillajae 5,0 ad 180,0.
(Tincturae Opii simplicis 1,5.)
Sirupi Aurantii Corticis ad 200,0.
M.D.S. 1 Eßlöffel dreistündlich (in warmem Zuckerwasser).

182. ℞ Corticis Quillajae pulverati 1,0
Calcii carbonici praecipitati ad usum externum 30,0
Olei Menthae piperitae Guttas III.
M. f. Pulvis. D. S. Zahnpulver.
— Für Syphilitische und für Gesunde mit blassem Zahnfleisch.

467. ℞ Cort. Quillajae und Pulv. gummosus siehe unter Nr. 407.

806. ℞ Corticis Quillajae 1,0—1,5
F. Decoctum ad 100,0
Sirupi Ipecacuanhae 5,0
Sirupi simplicis 15,0.
M. D. S. 1 Teelöffel zweistündlich. — Expectorans für Kinder bei wenigem, zähem Sekret.

Antidotum gegen Saponin: ätherische Lösung von Cholesterin.

Größte Einzelgabe 0,3. — Größte Tagesgabe 1,0.

Cortex Quillajae Chilensis — Cortex Quillajae.

Cortex Radicis Granati — Cortex Granati.

Cortex Rhamni Frangulae — Cortex Frangulae.

Cosmetica siehe Kosmetika = Mittel zum Schmuck und zur Verschönerung.

Crayons au nitrate d'argent = bleistiftartige Silbernitratstifte. Vgl. Argentum nitricum, Nr. 73.

Cremor (crême, Rahm) alte Bezeichnung für einen Niederschlag, der sich oben absetzt, später auch für andere Niederschläge.

Cremor Lactis = Rahm, Schmant.

Cremor Tartari — Tartarus depuratus.

Cremores refrigerantes = Kühlsalben, siehe Unguenta refrigerantia.

Cresolum. Cresolum crudum, Nr. 136.
Liquor Cresoli saponatus, Nr. 294.
Aqua cresolica, Nr. 64.

136. *Cresolum crudum* — *Rohes Kresol.*

Rohe Karbolsäure. Acidum carbolicum crudum besteht aus Kresol. Kresolum (richtiger mit K statt C).

Arzneitaxe: 100,0 = 15 Pf.; 200,0 = 25 Pf.; 500,0 = 50 Pf.

Handverkauf: 100,0 = 10 Pf.; 500,0 = 40 Pf.

Klare, gelbliche bis gelbbraune Flüssigkeit, neutral (gewonnen aus Steinkohlenteer). Geruch brenzlich.

Schwerer als Wasser.

Nicht völlig löslich in Wasser. Leicht löslich in Weingeist, Äther (Seifenlösung).

Desinficiens. Es wirkt weniger giftig als Karbolsäure und desinfiziert stärker; ist aber stark ätzend, und verbrennt die Haut. Schmerzhaft. Gegenmittel äußerlich Spiritus. Aber die zerstörte Oberhaut wird in den nächsten Tagen abgestoßen.

Aufzubewahren vorsichtig, trotzdem es nicht vorgeschrieben ist.

Äußerlich. Zur Desinfektion von Aborten und Geräten. Lösung $^1/_4$—$^1/_2$ %.

Zu Liquor Cresoli saponatus, Nr. 294.

Größte Einzelgabe — Größte Tagesgabe —

Creta alba praeparata = Schlämmkreide. Arzneitaxe: 100,0 = 10 Pf. Handverkauf: Creta alba pulverata 200,0 = 10 Pf.; 500,0 = 20 Pf.

Creta laevigata = Schlämmkreide.

Crinoleum = Haaröl.

137. *Crocus* — *Safran.*

Stigmata Croci.

Arzneitaxe: pulveratus 1,0 = 25 Pf.

Handverkauf: 0,5 = 10 Pf.; 1,0 = 20 Pf.; pulveratus 0,3 = 10 Pf.; 1,0 = 25 Pf.

Kleine rote röhrenförmige Gebilde. Geruch kräftig. Geschmack gewürzig und bitter. (Hygroskopisch. Verliert seine Farbe und seinen Geruch am Licht.)

Safran sind die getrockneten, roten (dunkelorangerote, durch Trocknen braunrote) Narben (Ende des Griffels, Blütenstauborgan) des Crocus sativus. Sie haben die Form einer Röhre, die sich nach unten verengt, und seitlich aufgeschlitzt ist. Der obere Rand ist gekerbt und besetzt mit Narbenpapillen. In den Grund jedes Narbenschenkels tritt ein einziges, zartes Leitbündel ein. Dasselbe verzweigt sich nach oben wiederholt gabelig, so daß im oberen, breiten Teile ungefähr 20 Gefäßbündel endigen.

100000 Teile Wasser werden rein und deutlich gelbgefärbt beim Schütteln mit 1 Teile Safran.

Aufzubewahren in gut verschlossenen Blechgefäßen oder in gelbbraunen Glasflaschen.

Crocus: Crocin (Polychroït), ätherisches Öl (Safranöl), Safranzucker (Gardeniazucker, Crocose), Picrocrocin (Safranbitter), Gummi, 4,4—7 % Asche.

Innerlich gebraucht wird der Farbstoff des Crocus resorbiert, und zeigt sich in den Flüssigkeiten und Geweben. — Zum Pulvern muß Safran zuvor ausgetrocknet werden, dann im erwärmten Mörser zerrieben. — Er läßt sich mit wenig Zucker in einem rauhen Mörser ganz fein reiben.

Äußerlich. Zu Pflastern.

Zu Kataplasmen. 4 % Infus. Veraltet.

Innerlich. Als Abortivum. 5,0—15,0 auf einmal. Gefährlich.

Als Antispasmodicum. 0,5—1,0 täglich mehrmals. Pulver.

Als Emmenagogum und Wehen befördernd. 0,1—1,0, täglich mehrmals.

Als Geschmackscorrigens und Färbemittel für Arzeneien.

Als Stomachicum. 0,5—1,0, täglich mehrmals.

183. ℞ Croci 0,5
Sacchari 0,5
M. f. Pulvis. D. t. doses 6. S. 1—2 Pulver täglich 3 mal.
Emmenagogum.

Zu Tinctura Aloës composita, Nr. 529.
Zu Tinctura Opii crocata, Nr. 553.
Größte Einzelgabe 1,0. Größte Tagesgabe 3,0.

Crocus orientalis — Crocus.
Crotonöl siehe Krotonöl — Oleum Crotonis.
Crystalli Tartari (pulverati) — Tartarus depuratus.
Cubebae. Cubebae, Nr. 138.
Extractum Cubebarum, Nr. 169.

138. *Cubebae — Kubeben.*

Baccae oder Fructus Cubebae.

Arzneitaxe: pulveratae 10,0 = 10 Pf.

Handverkauf: 20,0 = 10 Pf.; 100,0 = 30 Pf.; 500,0 = 1 Mk. 20 Pf.; subtilissime pulveratae 10,0 = 10 Pf.; 100,0 = 50 Pf.; 500,0 = 2 Mk.

Drogisten verboten.

Grauschwarzbraune, erbsengroße, netzrunzelig zusammengetrocknete Steinfrüchte. Geruch angenehm, stark aromatisch, (pfefferartig). Geschmack durchdringend gewürzhaft, pfefferartig, aber nicht scharf, und zugleich etwas bitterlich (etwas kampferartig).

Kubeben sind ausgewachsene, kugelige Früchtchen von Piper Cubeba (Cubeba officinalis), vor der Reife gesammelt (bis 5 mm im Durchmesser). Die runzelige, dunkelgraubraune Fruchtwand (0,25 mm dick) ist in ein Stielchen ausgezogen (4—10 mm lang, kaum 1 mm dick). Am Scheitel zeigt die Frucht 3—5 mehr oder weniger deutliche Narbenlappen. Die innere Fruchtschicht ist hell und zerbrechlich, und schließt einen einzigen Samen ein, der nur am Grunde der Fruchtwand befestigt ist, und mehr oder weniger entwickelt (und gewöhnlich eingeschrumpft) ist. Er schmeckt aromatisch und etwas bitter. Auf der Bruchfläche kann man die verhältnismäßig hellere innere Hartschicht der Fruchtwand erkennen. Die innere Hartschicht besteht aus 2—3 Lagen von Sklerenchymzellen, welche mehr oder weniger dickwandig und wenig radial gestreckt sind. In der mittleren Parenchymschicht der Fruchtwand sind Sekretzellen, aber keine Sklerenchymzellen. Sklerenchymzellen finden sich aber auch unmittelbar unter der Epidermis, eine einschichtige oder zweischichtige Zelllage. (Die Stiele des Fruchtstandes sollen beseitigt werden.)

Aufbewahrung des Pulvers in gut verschlossenen Glasgefäßen oder Blechgefäßen.

Cubebae: 14 % ätherisches Öl (Cubebēn) mit Kubebenkampfer, ferner ein Gemisch von Harzen, von denen ein Teil sauer ist und genannt Kubebensäure und 2,5 % Cubebin, $C_{10}H_{10}O_3$, ein Derivat des Brenzkatechins.

Äußerlich. Bei Gonorrhoe. Injektion Infus 1 zu 10. — Klistier 20,0 auf 300,0. Anders: 5 % Infus. Oder 10,0 in Emulsion mit Eigelb. Als Klistier.

Innerlich. Bei Gonorrhoe, besonders im chronischen Stadium. Im Ganzen sicherer als Kopaivabalsam, und leichter zu vertragen; aber auch in Verbindung mit diesem. Vorsicht wegen Magendarmkatarrh und Nierenreizung! 0,5—5,0 täglich mehrmals. Anders: 1,0—3,0 täglich mehrmals. Anders: 1,0 pro dosi täglich 2—10 mal. Anders: 1 Messerspitze bis 1 Teelöffel täglich mehrmals. Pulver in Oblate, Pillen, Boli, Kapseln, Pastillen, Electuarien.

184. ℞ Für 50 Pf. frisch und feingepulverte Kubeben im Handverkauf (= 100,0).
Vorschrift: 1 Messerspitze bis 1 Teelöffel in Oblate täglich 3—6 mal. — Bei Gonorrhoe.

185. ℞ Cubebarum pulveratarum 20,0
Pastae Cacao saccharatae pulveratae 80,0.
M. f. Pulvis. D. ad scatulam.
S. ½—1 Teelöffel täglich 3 mal. — Bei Gonorrhoe. — 1 Teelöff. = 1,0 Cubebae.

Zu Extractum Cubebarum, Nr. 169.
Zu Species aromaticae, Nr. 483.
Größte Einzelgabe 3,0. Größte Tagesgabe 10,0.

Cuprisulfat, reines — Cuprum sulfuricum.

Cuprisulfat, rohes — Cuprum sulfuricum crudum.

Cuprum. Cuprum aluminatum, Nr. 139.
Cuprum sulfuricum, Nr. 140.
Cuprum sulfuricum crudum, Nr. 141.

Vergiftungssymptome. Grüne Schorfe im Munde, Erbrechen grünlicher oder blaugrüner Massen. Leib aufgetrieben, Kolik, Tenesmus, blutige Stühle. Ikterus. Konvulsionen. Dyspnoe. Kleiner unregelmäßiger Puls. Parese der Glieder. Kollaps.

Bei chronischer Vergiftung fahles grünliches marastisches Aussehen, Zähne mit Kupfersaum. Magendarmkatarrh und Koliken.

Antidota. Magenspülung mit Ferrocyankalium (Grammdosen). Ferrum pulveratum oder reductum. Holzkohle. Magnesia usta. Opium. Eis. Eiweißlösung. — Nicht Fette und Essig.

139. *Cuprum aluminatum* — *Kupferalaun.*

Lapis divinus oder Lapis ophthalmicus St. Yvesii. Himmelsstein, Götterstein.

Arzneitaxe: grosso modo pulveratum 100,0 = 50 Pf.

Handverkauf: 15,0 = 10 Pf.; 100,0 = 40 Pf. — Stifte 1 Stück = 30 Pf.; Stifte mit Holzfassung 1 Stück 75 Pf. — Drogisten verboten.

Hellgrünlich blaue Stücke oder Stäbchen. Geruch nach Kampfer.

16 Teile Kalialaun + 16 Teile Kupfersulfat + 16 Teile Kaliumnitrat, feingepulvert, gemischt, geschmolzen in einer Porzellanschale durch mäßiges Erhitzen. Vom Feuer genommen, zugerührt eine Mischung aus 1 Teil feingepulvertem Kampfer + 1 Teil feingepulvertem Kalialaun. Das Ganze in Stäbchen gegossen oder auf eine kalte Platte gegossen, und dann erkaltet in Stücke gebrochen. In der Masse sollen ungleichartige Teile nicht zu erkennen sein.

Löslich in 16 Teilen Wasser, bis auf einen geringen Rückstand von Kampfer, welcher vor der Abgabe der Lösung zu entfernen ist durch Filtrieren.

Vorsichtig aufzubewahren. (In gut verschlossenen Gefäßen.)

Nicht mit Bleipräparaten.

Adstringens metallicum.

Nur Äußerlich. In Substanz als Stift. Mildes Ätzmittel in der Augenheilkunde zum Ätzen der Conjunctiva.

Als Augenwasser 0,2—0,5 auf 100,0. Filtrierte Lösung.

Injektion 0,5 auf 100,0. Anders: 1 ‰. Gegen Gonorrhoe der Urethra und Vagina. Als Bougies. Veraltet.

Vergiftung durch Kupfer siehe Cuprum oder folgende Nr. 140 oder 141.

Größte Einzelgabe — Größte Tagesgabe —

140. *Cuprum sulfuricum* — *Kupfersulfat.*

Cuprum sulfuricum crystallisatum oder purum, schwefelsaures Kupfer. Kupfervitriol.

Arzneitaxe: 10,0 = 5 Pf.; grosso modo pulveratum 10,0 = 5 Pf.

Handverkauf: 40,0 = 10 Pf.; 100,0 = 20 Pf.; 500,0 = 75 Pf.

Blaue durchsichtige Kristalle. Verwittern wenig in trockner Luft. (Geschmack etwas zusammenziehend.)

Löslich in 3,5 Teilen kalten Wassers, in 1 Teil siedenden Wassers. Die wässerige Lösung reagiert sauer. — Unlöslich in Weingeist.

Vorsichtig aufzubewahren.

Nicht mit Bleisalzen, Baryumsalzen.

$CuSO_4 + 5 H_2O$. — 100 Teile enthalten 63,91 $CuSO_4$.

Emeticum metallicum, Adstringens, Ätzmittel.

Äußerlich. Nicht intravenös oder subkutan wegen Lähmung der Skelettmuskeln und des Herzens!

Als Ätzmittel in der Augenheilkunde in Stiftform, besonders bei Blennorhoea conjunctivae. Baculus Cupri sulfurici, ein Kristall mit abgeschliffenen Kanten, zur Schleimhautätzung. Vgl. folg. Nr. 141.

Augentropfwasser bis höchstens $^1/_2\,^0/_0$. Anders: Augentropfen 1—2 $^0/_{00}$ Lösung.

Augensalbe 1 $^0/_0$.

Als Adstringens bei Stomatitis, bei chronischer Gonorrhoe. $^1/_2\,^0/_0$ Lösung. Anders: 1 $^0/_0$ Lösung bei Gonorrhoe, Condylomata acuminata, Ulcus molle. — Injektion bei Gonorrhoe 0,2—0,5 auf 100,0 Lösung.

Verbandwasser 0,2—0,5—1,0 auf 100,0 Lösung. Bei Schanker. Anders: 1—3 $^0/_0$.

Salben 0,5—1,0 zu 30,0. Anders: 1 zu 25 Fett.

Kehlkopfpulver 1 zu 1—10 Saccharum.

Innerlich. Als Emeticum, durch reflektorische Reizung. Es reizt spezifisch die Enden der sensiblen Magennerven, namentlich des Vagus, ehe noch eine anatomisch wahrnehmbare Veränderung der Epithelzellen der Magenschleimhaut zustande kommt. Nur wenig Nausea, nur wenig Kollaps. Lösung von 1,0 zu 30,0—50,0 Wasser, alle 5 Minuten 1 Teelöffel bis zur Wirkung. (1 Teelöffel = 0,1—0,16 Cupr. sulf.). Anders: 0,05—0,5, Pulver, Lösung. Anders: 0,1—0,2 pro dosi mit Zucker in abgeteilten Pulvern, bei Krupp oder Pseudokrupp von Kindern als Brechmittel. Anders: Für Kinder 0,05—0,1—0,15 viertelstündlich bis zum Erbrechen.

Bei Vergiftung mit Phosphor in Stücken, Streichhölzern. (Veraltet?)

186. ℞ Solutionem Cupri sulfurici 1,0
ad 100,0.
D. S. Zu Händen des Arztes.

Bei Phosphorvergiftung, wo noch Phosphor im Magen ist. Bildung von fast unlöslichem Phophorkupfer. — Oder als Adstringens bei Gonorrhoe, Ulcus molle, spitzen Kondylomen.

187. ℞ Cupri sulfurici pulverati 1,0
Summitatum Sabinae 10,0
Aluminis usti 10,0.
M. D. S. Äußerlich nach Bericht. — Streupulver bei Condylomata acuminata.

807. ℞ Solutionem Cupri sulfurici 0,5
ad 50,0.
D. S. 1 Teelöffel bis 1 Kinderlöffel alle 5(—10 Minuten) bis zur Wirkung. Als Emeticum für Kinder. 10 × 1 Teelöffel = 0,05 Cupr. sulf. bezw. 6,6 × 1 Kinderlöffel = 0,075 Cupr. sulf.

885. ℞ Cupri sulfurici 0,1—1,0
Aquae destillatae ad 100,0.
D. S. Äußerlich als Verbandwasser. — Bei weichem Schanker.

890. ℞ Cupri sulfurici baculum.
D. S. Zum Bestreichen der Augenbindehaut. — Bei Trachom. — Danach gegen die Schmerzen kalte Umschläge oder Cocaïnum hydrochloricum, Nr. 118.

901. ℞ Cupri sulfurici 10,0
Aquae destillatae ad 100,0.
M. D. S. Äußerl. zu Händen des Arztes. — Bei Dysmenorrhoea membranacea zur Ätzung der Innenwand des Uterus nach vorheriger Ausschabung.

Vergiftungssymptome. Grüne Schorfe im Munde. Erbrechen (grünliche oder blaugrüne Massen). Leib aufgetrieben, Kolik, Tenesmus, blutige Stühle. Ikterus. Konvulsionen. Dyspnoe. Kleiner unregelmäßiger Puls. Parese der Glieder. Kollaps

Bei chronischer Kupfervergiftung fahles grünliches marastisches Aussehen, Zähne mit Kupfersaum. Magendarmkatarrh und Koliken.

Antidota. Magenspülung mit Ferrocyankalium (Grammdosen). Ferrum pulveratum oder reductum. Holzkohle. Magnesia usta. Opium. Eis. Eiweißlösung. Nicht: Fette und Essig.

Größte Einzelgabe 0,05—0,1. Größte Tagesgabe 0,4.

Größte Einzelgabe 1,0 (offizielle Maximaldose, ad usum emeticum.)

Keine größte offizielle Tagesgabe.

141. *Cuprum sulfuricum crudum* — *Rohes Kupfersulfat.*

Kupfervitriol. Roher Vitriol.

Arzneitaxe: grosso modo pulveratum. 100,0 = 30 Pf.

Handverkauf: 50,0 = 10 Pf.; 100,0 = 15 Pf.; 500,0 = 50 Pf.; grosso modo pulveratum 40,0 = 10 Pf.; 100,0 = 20 Pf.; 500,0 = 75 Pf.; Stifte 1 Stück = 30 Pf.; 1 Stück mit Holzfassung = 75 Pf.

Blaue, durchsichtige, meist große Kristalle, oder kristallinische Krusten. Wenig verwitternd.

Die wässerige Lösung reagiert sauer.

Vorsichtig aufzubewahren.

Äußerlich. Als Desinfektionsmittel für Aborte und Geräte.

Zur Herstellung von Ätzstiften, mit Feile oder Schleifstein, geglättet mit einem feuchten Lappen. Als Stift zum Ätzen schlaffer Geschwüre. — Das rohe Kupfersulfat wird zur Herstellung von Ätzstiften verwendet, weil das reine Salz nicht genügend große Kristalle bildet.

986. ℞ Cuprum sulfuricum crudum 1 Stift für 30 Pf., oder 1 Stift mit Holzfassung für 75 Pf. — Zum Ätzen schlaffer Geschwüre.

Vergiftungssymptome. Grüne Schorfe im Munde, Erbrechen (grünliche oder blaugrüne Massen). Leib aufgetrieben, Kolik, Tenesmus, blutige Stühle. Ikterus. Konvulsionen. Dyspnoe. Kleiner unregelmäßiger Puls. Parese der Glieder, Kollaps.

Bei chronischer Kupfervergiftung fahles grünliches marastisches Aussehen. Zähne mit Kupfersaum. Magendarmkatarrh und Koliken.

Antidota. Magenspülung mit Ferrocyankalium (Grammdosen). Ferrum pulveratum oder reductum. Holzkohle. Magnesia usta. Opium. Eis. Eiweißlösung. Nicht Fette und Essig!

Größte Einzelgabe für äußerlichen Gebrauch 1,0. Größte Tagesgabe —

Cuprum sulfuricum purum — Cuprum sulfuricum.

Cuprum vitriolatum crudum — Cuprum sulfuricum crudum.

Cyanquecksilber — Hydrargyrum cyanatum.

Cytisin siehe Goldregen.

Dactyli = Datteln.

Dallmann's Kola-Pastillen im Handverkauf 1 Dose = 1 Mk.

Dallmann's Kola-Wein im Handverkauf 1 Flasche = 1 Mk. 50 Pf.

Dallmann's Tamarinden-Essenz im Handverkauf $^1/_2$ Flasche = 1 Mk., $^1/_1$ Flasche = 1 Mk. 75 Pf.

142. *Dammar — Dammar.*

Dammar, malaiisch = Harz, kommt aus dem malaiischen oder indischen Archipel. Früher im Arzneibuch bezeichnet: Resina Dammar — Dammarharz.

Arzneitaxe —

Handverkauf: Resina Dammarum 15,0 = 10 Pf.; 100,0 = 45 Pf.; 500,0 = 1 Mk. 80 Pf.

Gelblichweiße, durchsichtige Stücke, tropfsteinartig, birnenförmig oder keulenförmig, von verschiedener Größe, (Klumpen und Körner, fast geruchlos.)

Dammarharz ist Harz von Shorea Wiesneri, vielleicht auch noch von anderen Bäumen aus der Familie der Dipterocarpaceen.

Das Harz liefert beim Zerreiben ein weißes Pulver, welches geruchlos ist. und bei 100° nicht erweicht.

Dammar ist leicht löslich in Äther, Chloroform, Schwefelkohlenstoff. Weniger leicht löslich in Weingeist.

Dammar enthält Hydrat und Anhydrid der Damarylsäure, den Kohlenwasserstoff Dammaryl.

Äußerlich. Zu Pflastern.

Zu Verbandstoffen gelöst.

Emplastrum adhaesivum fluidum, Enz'sches flüssiges Heftpflaster, Ersatz des englischen Pflasters: Dammar, Oleum Amygdalarum, Oleum Ricini, Glycerinum, Spiritus aethereus. Auf Leinen oder Seide gestrichen, indifferent, sehr gut klebend.

Zu Emplastrum adhaesivum. Nr. 148.

Größte Einzelgabe — Größte Tagesgabe —

Dammarharz, auch ostindisches — Dammar.
Dampfkalomel — Hydrargyrum chloratum vapore paratum.
Daturinum siehe Atropinum.
Decanthare (richtiger als decantare) = abgießen über den Rand (κανθός = Rand) eines Gefäßes. (Decantare = absingen).
Deckel, feste zu Gefäßen. Preise siehe unter Gläser.
Decksalben gegen Jucken und Gefühl des Wundseins.
Unguentum Zinci benzoatum Wilsonii siehe unter Nr. 33.
Unguentum Vaselini plumbicum Kaposi siehe unter Nr. 155.
Unguentum diachylon Hebrae, Nr. 579.
Unguentum Glycerini, Nr. 580.
Unguentum Paraffini, Nr. 586.

Decocta — *Abkochungen.*

Arzneitaxe. Eine Abkochung (oder ein Aufguß) kostet 25 Pf. einschließlich des Wassers, der Wägung des Wassers und der Colatur. — Drogisten verboten.

Ein Teil Substanz, Arzneimittel, auf 10 Teile Abkochung, wenn nicht anders verschrieben wird. Ausgenommen sind Arzneikörper mit Maximaldosen. Von diesen wird eine Abkochung nur abgegeben, wenn der Arzt die Menge des Stoffes vorgeschrieben hat. (Ausgenommen sind auch stark schleimige Substanzen. Dabei wird die Menge dem Ermessen des Apothekers anheimgestellt.)

Bereitung. Das Arzneimittel wird, wenn nötig, zerkleinert. Dann wird es in einem geeigneten Gefäße mit kaltem Wasser übergossen, und eine halbe Stunde erhitzt durch die Dämpfe des siedenden Wasserbades, unter bisweiligem Umrühren. Darauf wird die Flüssigkeit noch warm abgepreßt. (Also erst nach dem Durchseihen kalt gestellt, im Gegensatz zu den Infusen, die vor dem Durchseihen kalt gestellt werden.)

Decoctum Althaeae und Decoctum Seminum Lini sind veraltete Bezeichnungen. Es wird statt Decocte je ein kalt bereiteter Auszug angefertigt. Eibischwurzel bzw. Leinsamen wird mit kaltem Wasser übergossen, und zwar Eibischwurzel zerschnitten, Leinsamen aber unverändert, und dann $^1/_2$ Stunde lang stehen lassen ohne Umrühren. Ohne Pressung wird auch der entstandene schleimige Auszug von dem Rückstande getrennt. (Anders Mylius: Auf diese Weise bekommt man nur Wasser statt Schleim. Es muß vielmehr oft umgerührt werden, und mit leisem Druck abgeseiht werden).

Betreffs Decoctum Salep siehe Mucilago Salep, Nr. 326.
Decocte nicht mit Alkalien, Metallsalzen.
Decoctum: 1 zu 10.
Decoctum concentratum: 1,5 zu 10.
Decoctum concentratissimum: 2 zu 10.

Decocto-Infusum. Zu Ende der Abkochung eines Decocts wird ein zweites Arzneimittel zugesetzt, welches nur zum Infus paßt.
Decoctum Salep — Mucilago Salep.

143. *Decoctum Sarsaparillae compositum* — *Sarsaparill-Abkochung.*

Nachbildung des Zittmann'schen Decocts. Entspricht dem Decoctum Sarsaparillae compositum fortius der Pharmacopoea germanica II.

Arzneitaxe: 500,0 = 1 Mk. 50 Pf.; 5000,0 = 9 Mk. 25 Pf.

Handverkauf — Drogisten verboten.

20 Teile Sarsaparille + 520 Teile Wasser werden 24 Stunden lang stehen gelassen bei 35—40°. Dann werden zugesetzt 1 Teil Zucker und 1 Teil Kali-Alaun. Erhitzen im Wasserbade in einem bedeckten Gefäße, 3 Stunden lang, unter wiederholtem Umrühren. Dann Zusatz von 1 Teile gequetschtem Anis + 1 Teil gequetschtem Fenchel + 5 Teilen mittelfein zerschnittenen Sennesblättern + 2 Teilen grob zerschnittenem Süßholz. Noch eine Viertelstunde im Wasserbad gelassen. Darauf wird die Flüssigkeit abgeschieden durch Pressen. Absetzen lassen. Abgießen. Schließlich wird das Gewicht der Abkochung auf 500 Teile gebracht durch Wasserzusatz.

Decocte nicht mit Alkalien, Metallsalzen.

Dies Decoct ist leicht zersetzlich.

Innerlich. Als antidyskrasisches Getränk bei Syphilis, Skrofulose, chronischen Hautkrankheiten. 200,0—500,0 pro die. Anders: Morgens warm, abends kalt 250,0. Anders: 200,0—500,0 pro die warm zu trinken. Anders: $^1/_4$—$^1/_2$ Liter täglich kalt getrunken. Anders: Täglich 300,0 verbunden mit Schwitzkuren.

323. ℞ Decocti Sarsaparillae compositi 500,0.
D. S. Die Hälfte tagsüber zu trinken nach Bericht.

Größte Einzelgabe — Größte Tagesgabe 500,0.

Decoctum Sarsae compositum, auch Zittmanni — Decoctum Sarsaparillae compositum.

Decŏquo, coxi, coctum, ĕre = Abkochen auf dem Dampfbad, 30 Minuten. Decoct = das Abgekochte. Siehe Decocta.

Denaeyer's Pepton im Handverkauf 1 Flasche = 2 Mk.

Derivantia = Ableitungsmittel.

Hydropathische Umschläge. Einreibungen, Linimente, Salben.

Charta sinapisata, Nr. 109.
Collodium cantharidatum, Nr. 123.
Emplastrum Cantharidum ordinarium, Nr. 149.
Emplastrum Cantharidum perpetuum, Nr. 150.
Oleum cantharidatum, Nr. 350.
Oleum Crotonis, Nr. 356.
Semen Sinapis, Nr. 461.
Tinctura Cantharidum, Nr. 536.
Tinctura Jodi, Nr. 549.

Derivation = Ableitung, z. B. der Entzündung von inneren Organen weg.

Dermatika = Hautmittel.

Siehe Anaesthetika, locale.
Anthidrotika.
Antiparasitika externa.
Diaphoretika (=Hidrotika, Sudorifica).
Hautheilmittel.
Hautreizmittel.

Dermatol — Bismutum subgallicum.

Desinficientia = Mittel zur Vernichtung von Infektionsstoffen und Bakterien; sie sollen vorhandene Sepsis beseitigen. Vgl. Antimikrobika.

Destillare = destillieren (destillare = herabträufeln). Destillation ist eine chemische oder chemisch-technische Operation, bei welcher flüchtige Flüssigkeiten getrennt werden von nicht flüchtigen oder schwerflüchtigen Flüssigkeiten. Dies geschieht durch Einwirkung von Wärme in Destillationsapparaten. Der einfachste Destillationsapparat besteht aus Retorte und Kolben.

Destillate zu bereiten kostet einschließlich aller Nebenarbeiten für spirituöse oder ätherische Destillate bis zu 1 **kg** = 1 Mk. 50 Pf., für wässerige Destillate bis zu 1 kg 1 Mk.

Destilliertes Wasser — Aqua destillata.

Destillierte Wässer — Aquae destillatae.

Deutojoduretum Hydrargyri — Hydrargyrum bijodatum.

Dextrinum = Stärkegummi, von Triticum vulgare, nicht offizinell. Arzneitaxe — Handverkauf: Dextrinum crudum 50,0 = 10 Pf.; 100,0 = 15 Pf.; 500,0 = 40 Pf.; Dextrinum purum 15,0 = 10 Pf.; 100,0 = 40 Pf.; 500,0 = 1 Mk. 50 Pf.

Diachylonpflaster, einfaches — Emplastrum Lithargyri.

Diachylonpflaster, gelbes oder zusammengesetztes — Emplastrum Lithargyri compositum.

Diachylonpflaster, weißes — Emplastrum Lithargyri.

Diachylonsalbe, einfache — Unguentum diachylon.

Diachylon-Wundpuder im Handverkauf 1 Dose = 70 Pf.

Dialysare = diffundieren lassen durch vegetabilisches Pergament.

Diaphoretika (von διαφόρησις = Hindurchtragen, Ausdünstung) sind schweißtreibende Mittel, Schweißmittel. Dasselbe Sudorifica und Hidrotika.

Indikationen. Vergiftung durch Ammoniak, Arsenik, Belladonna, Blei, Hyoscyamus, Nikotin, Quecksilber, Rautenöl, Sadebaumöl, Stramonium, Thujaöl; Fische, Käse, Wurst.

Toxine bei Ammoniaemie, Pneumonie, Tetanus, Typhus abdominalis. Verdacht auf Masern, Scharlach. — Wassersucht, Fettsucht; Gicht, Myxoedem, Diabetes; Nephritis acuta.

Entzündungen von Auge, Ohr, Myelitis, Pleuritis.

Erkältungen, kalte Füße, verlorene Fußschweiße, Schnupfen, Muskelrheumatismus, chronischer Gelenkrheumatismus.

Chronische Hautkrankheiten, Syphilis, Skrofulose.

Mittel. Heiße Getränke, Glühwein, Grog, Suppen, Tee; vor dem Trinken zu Bett. Aufguß von Fructus Rubi Idaei (Himbeeren).

Einwickelungen, warmes Baden mit folgender Einpackung, Dampfbäder, Schwitzkasten, trockene Heißluftbäder, Sandbäder. Lokal: Warme Fußbäder mit Senfmehl, heiße Sandfußbäder.

Camphora, Nr. 97.
Flores Sambuci, Nr. 201.
Flores Tiliae, Nr. 202.
Folia Salviae, Nr. 214.
Liquor Ammonii acetici, Nr. 291.
Natrium salicylicum, Nr. 340.
Pilocarpinum hydrochloricum, Nr. 391.
Radix Ipecacuanhae, Nr. 419.
Species Lignorum, Nr. 487.

Digerere = digerieren. (digĕro, gessi, gestum, ĕre = auseinander tragen, zerteilen). Digerieren ist Ausziehen einer Pflanzensubstanz bei höherer Temperatur, also macerieren (einwässern, mürbe machen, lösen) bei 35—40° C. Produkt: Digestion. Mit den Vorrichtungen der Apotheken ist es unmöglich, eine Wärme von 35—40° C. längere Zeit genau zu halten.

Digestionen kosten 25 Pf. bis zur Dauer von 24 Stunden. Für jeden folgenden Zeitraum von 24 Stunden werden hinzugerechnet 10 Pf.

Digestions-Decocte. Eine Abkochung wird kochend gegossen auf ein zweites Arzneimittel, und dann werden die beiden digeriert.

Digestiva = Mittel zur Verbesserung der Verdauung (digerere bedeutet hier die Verdauung befördern) vgl. Stomachika.

Digestivsalbe, einfache — Unguentum Terebinthinae.

Digitalis. Folia Digitalis, Nr. 206.
Tinctura Digitalis, Nr. 544.

Digitalinpräparate subkutan eingespritzt wirken meistens entzündungserregend.

Vergiftungssymptome. Erbrechen, Durchfall. Harter verlangsamter Puls, später unregelmäßig, darauf klein und frequent. Meistenteils erweiterte Pupillen. Schwäche. Coma. Konvulsionen.

Antidota. Magenspülung, Brechmittel, Darmentleerung. Hautreize, Sinapismus. Excitantia: Kognak, Wein. Liquor Ammonii anisatus.

Dilatations-Mittel.
Pulvis aërophorus anglicus, Nr. 405, zur Aufblähung des Magens.
Spongiae compressae = Preßschwämme.
Stipites Laminariae = Laminariaquellstifte.
Tupelostifte, Tupeloholzstifte; können dicker hergestellt werden, als Laminariastifte.

Dimethyloxychinizin, auch „Sternmarke" — Pyrazolonum phenyldimethylicum.

Diphtherie-Heilserum — Serum antidiphthericum.

Dispensare = abwägen, vgl. Wägungen. Dispensation = Arzneiabgabe kostet 10 Pf. einschließlich des Korkes, der Tektur und der Signatur oder des etwa erforderlichen Papierbeutels.

Distel, gesegnete oder Distelkraut — Herba Cardui benedicti.

Diuretika (*διουρητικά*), harntreibende Mittel sind Mittel, welche den Harn vermehren, namentlich bei Patienten mit zu geringer Harnmenge.

Aktive und passive Bewegung, Massage, lauwarme Bäder, Solbäder, Elektrisieren, Katheterisieren, Bier, Sekt, Alkohol, Molken, Traubenzucker, Brauselimonade, Kefir, Quaß, säuerliche Früchte, Äpfel, Kartoffeln.

Kardiotonika oder cardiale.
Folia Digitalis, Nr. 206.
Tinctura Digitalis, Nr. 544.
Acetum Scillae, Nr. 6.
Bulbus Scillae, Nr. 91.
Oxymel Scillae, Nr. 379.
Tinctura Scillae, Nr. 559.
Tinctura Strophanthi, Nr. 560.

Diuretica acida.

Wohlschmeckende, säuerliche Getränke. Täglich wechseln zwischen organischen Säuren und unorganischen Säuren. Konzentration nach Geschmack des Patienten.

Organische Säuren:

Acetum, Nr. 2.
Acidum citricum, Nr. 16.
Acidum tartaricum, Nr. 31.

Unorganische Säuren:

Acidum hydrochloricum dilutum, Nr. 20.
Acidum phosphoricum, Nr. 25.
Acidum sulfuricum dilutum, Nr. 29.

Diuretica salina.

Kalium nitricum, Nr. 276.
Liquor Kalii acetici, Nr. 300.
Natrium aceticum, Nr. 330.
Natrium chloratum, Nr. 336 (intravenös).
Natrium nitricum, Nr. 338.
Tartarus boraxatus, Nr. 517.

Diuretica specifica.

Coffeïno-Natrium salicylicum, Nr. 120.
Fructus Juniperi, Nr. 227.
Glycerinum, Nr. 236.
Radix Liquiritiae, Nr. 421.
Radix Ononidis, Nr. 422.
Saccharum Lactis, Nr. 443.
Theobrominum natrio-salicylicum, Nr. 524.
Urotropin (nicht offizinell).

Diuretica acria.

Balsamum Copaïvae, Nr. 77.
Oleum Caryophyllorum, Nr. 352.
Oleum Juniperi, Nr. 360.
Radix Angelicae, Nr. 416.
Radix Levistici, Nr. 420.
Species diureticae, Nr. 484.
Species Lignorum, Nr. 487.
Terpinum hydratum, Nr. 523.

Alle durch ätherische Öle wirkende Substanzen nur wöchentlich 1—2 Tage, und nur bei möglichster Integrität der Nieren. Sonst Nephritis u. Intoxikation.

Volksmittel: Cortex Sambuci, Holunderrinde, enthält in Wasser löslich eine diuretisch sehr wirksame Substanz. — Bohnenhülsentee, Decoct von den entleerten Hülsen von Phaseolus multiflorus, Stangenschminkbohne.

Diuretin — Theobrominum natrio-salicylicum.
Dorschlebertran — Oleum Jecoris aselli.
Dover'sches Pulver — Pulvis Ipecacuanhae opiatus.
Drainageschlauch, carb. rot, englisch im Handverkauf Nr. 1, 2, 3 in Flaschen 1 Meter = 1 Mk. 80 Pf.; Nr. 4, 5 in Flaschen 1 Meter = 2 Mk. 50 Pf.
Drastika sind durchschlagende starke Abführmittel. Weiteres siehe Abführmittel.
Dreiblatt — Folia Trifolii fibrini.
Dreiblatt-Extrakt — Extractum Trifolii fibrini.
Dreifachchloressigsäure — Acidum trichloraceticum.
Dreifaltigkeitskraut — Herba Violae tricoloris.
Drogen = Getrocknetes, Rohprodukte aus Pflanzenreich und Tierreich.
Drupae Cubebarum — Cubebae.
Drupae Juniperi — Fructus Juniperi.
Drupae Rhamni catharticae oder Spinae cervinae — Fructus Rhamni catharticae.
Drüsenöl — Linimentum ammoniato-camphoratum.
Dünndarm-Kapseln, Pohl'sche = Capsulae keratinosae.
Duplikatsatz — Kalium sulfuricum.
Durch Dampf bereitetes Quecksilberchlorür — Hydrargyrum chloratum vapore paratum.
Durchliegesalbe — Unguentum Plumbi tannici.
Eau de Cologne im Handverkauf 1/1 Flasche = 1 Mk. 50 Pf.; 1/2 Flasche = 75 Pf.
Eibischblätter — Folia Althaeae.
Eibischkraut — Folia Althaeae.
Eibischsirup — Sirupus Althaeae.
Eibischwurzel — Radix Althaeae.
Eichel-Cacao, Dr. Michaelis, im Handverkauf 1 Probedose = 50 Pf.; 1/4 kg = 1 Mk. 30 Pf.; 1/2 kg = 2 Mk. 50 Pf.
Eichelkaffee-Extrakt — Drogisten erlaubt.
Eichenrinde — Cortex Quercus.
Eieralbumin, trockenes — Albumen Ovi siccum.
Einfache Opiumtinktur — Tinctura Opii simplex.

Einreibungen.
Linimentum ammoniato camphoratum, Nr. 287.
Linimentum ammoniatum, Nr. 288.
Linimentum saponato-camphoratum, Nr. 289.
Mixtura oleoso-balsamica, Nr. 322.
Oleum Hyoscyami, Nr. 358.
Oleum Lini, Nr. 363.
Spiritus, Nr. 489.
Spiritus Angelicae compositus, Nr. 492.
Spiritus camphoratus, Nr. 493.
Spiritus Formicarum, Nr. 497.
Spiritus saponato-camphoratus, Nr. 502.
Spiritus saponatus, Nr. 503.

Einstreupulver — Lycopodium.
Eisenalbuminat, Lincke, im Handverkauf 1 Flasche = 2 Mk.
Eisenalbuminatlösung — Liquor Ferri albuminati.
Eisenammoniumchlorid — Ammonium chloratum ferratum.
Eisenblumen — Ferrum sesquichloratum.
Eisencarbonat, zuckerhaltiges — Ferrum carbonicum saccharatum.
Eisenchinincitrat — Chininum ferro-citricum.
Eisenchinin, citronensaures — Chininum ferro-citricum.
Eisenchlorid — Ferrum sesquichloratum.
Eisenchloridlösung — Liquor Ferri sesquichlorati.
Eisencitrat — Ferrum citricum oxydatum.
Eisen, citronensaures — Ferrum citricum oxydatum.
Eisen, dialysiertes — Liquor Ferri oxychlorati.
Eisen, durch Wasserstoff reduziertes — Ferrum reductum.
Eisenextrakt — Extractum Ferri pomati.
Eisenextrakt, apfelsaures — Extractum Ferri pomati.
Eisenfeile, reine — Ferrum pulveratum.
Eisenflüssigkeit, eiweißhaltige — Liquor Ferri albuminati.
Eisenflüssigkeiten, Berliner, im Handverkauf 1/1 Flasche = 1 Mk. 50 Pf.; 1/2 Flasche = 80 Pf.
Eisen, gepulvertes — Ferrum pulveratum.
Eisenhaltige Aloepillen — Pilulae aloëticae ferratae.
Eisenhutknollen — Tubera Aconiti; siehe auch Akonitknollen.
Eisenhuttinktur — Tinctura Aconiti.
Eisen, hydrogenisiertes — Ferrum reductum.
Eisenjodür siehe Eisenjodürlösung.
Eisenjodürlösung — Liquor Ferri jodati.
Eisenjodürsirup — Sirupus Ferri jodati.
Eisenlaktat oder milchsaures Eisen — Ferrum lacticum.
Eisen-Magnesia-Pillen, Kirchmann, im Handverkauf 1 Dose = 1 Mk. 50 Pf.
Eisen-Mangan-Peptonat, Gude, im Handverkauf 1/1 Flasche 2 Mk.; 1/2 Flasche = 1 Mk.
Eisen-Mangan-Peptonat, Keyser, im Handverkauf 1/1 Flasche = 2 Mk.; 1/2 Fl. = 1 Mk.
Eisen-Mangan-saccharat, Helfenberg, im Handverkauf 1 Flasche = 2 Mk.
Eisenoxychlorid, flüssiges — Liquor Ferri oxychlorati.
Eisenoxychlorid-Flüssigkeit — Liquor Ferri oxychlorati.
Eisenoxychlorid-Lösung — Liquor Ferri oxychlorati.
Eisenoxyd, citronensaures — Ferrum citricum oxydatum.
Eisenoxyd, dialysiertes — Liquor Ferri oxychlorati.
Eisenoxydlösung, eiweißhaltige — Liquor Ferri albuminati.
Eisenoxydsaccharat, lösliches oder zuckerhaltiges Eisenoxyd — Ferrum oxydatum saccharatum.
Eisenoxydul, kohlensaures, zuckerhaltiges — Ferrum carbonicum saccharatum.
Eisenoxydul, milchsaures — Ferrum lacticum.
Eisenoxydul, schwefelsaures oder reines schwefelsaures — Ferrum sulfuricum.
Eisenoxydul, schwefelsaures, trockenes — Ferrum sulfuricum siccum.
Eisenpeptonat-Essenz, Pizzala, im Handverkauf 1/1 Flasche = 2 Mk. 50 Pf.; 1/2 Flasche = 1 Mk. 60 Pf.; 1/4 Flasche = 90 Pf.
Eisenperchlorid — Ferrum sesquichloratum.
Eisenperchlorid-Lösung — Liquor Ferri sesquichlorati.

Eisenpulver — Ferrum pulveratum.
Eisen, reduziertes — Ferrum reductum.
Eisensaccharat, auch konzentriertes — Ferrum oxydatum saccharatum.
Eisensalmiak — Ammonium chloratum ferratum.
Eisensesquichlorid — Ferrum sesquichloratum.
Eisensesquichloridlösung — Liquor Ferri sesquichlorati.
Eisensulfat — Ferrum sulfuricum.
Eisensulfat, entwässertes — Ferrum sulfuricum siccum.
Eisentinktur, apfelsaure — Tinctura Ferri pomati.
Eisenvitriol — Ferrum sulfuricum crudum.
Eisenvitriol, entwässerter oder trockener — Ferrum sulfuricum siccum.
Eisenvitriol, reiner — Ferrum sulfuricum.
Eisenzucker — Ferrum oxydatum saccharatum.
Eisenzuckersirup — Sirupus Ferri oxydati.
Eisessig — Acidum aceticum.
Eispillen = erbsengroße Stückchen Eis.
Eissalbe — Unguentum Plumbi.
Eiweiß, trockenes — Albumen Ovi siccum.
Ekbolika (von ἐκβάλλειν = herauswerfen, austreiben) sind Abtreibungsmittel zu Fehlgeburt. Dasselbe Abortiva.
Ekkoprotika = Mittel, den Kot nach außen zu befördern, Abführmittel.

Elaeosacchara — *Ölzucker.*

1 Teil ätherisches Öl + 50 Teile mittelfein gepulverter Zucker gemischt. Ist nur zu bereiten auf Verordnung.

1,0 ätherisches Öl = 25 Tropfen (Allgemeine Bestimmung für die Praxis nach dem Arzneibuch für das Deutsche Reich III. Ausgabe). 1 Tropfen also = 0,04. Demnach 1 Tropfen ätherisches Öl verrieben mit 2,0 Rohrzucker entspricht 1,0=25 Tropfen ätherisches Öl verrieben mit 50,0 Rohrzucker.

Herstellung. Der Zucker wird in den Mörser getan, das ätherische Öl dazu getröpfelt, gemischt. Dann etwaige andere Bestandteile.

Abgeteilte Pulver mit Ölzucker sind zu verabfolgen in Charta cerata. Aber dadurch verteuert.

Die Ölzucker verdecken einen unangenehmen Geschmack bei innerlichen Pulvern besser als Saccharum allein.

Gebräuchliche Ölzucker:

Elaeosaccharum Anisi.	Elaeosaccharum Foeniculi.
„ Calami.	„ Macidis.
„ Cinnamomi.	„ Menthae piperitae.
„ Citri.	„ Vanillae.

Ölzucker sind als „trockene Gemenge“ dem freien Verkehr entzogen.

Elastisches Kollodium — Collodium elasticum.

Electuaria — *Latwergen.*

Arzneitaxe: Die Bereitung einer Latwerge bis 200 g kostet 20 Pf.; jede weiteren 200 g kosten 5 Pf.

Drogisten verboten.

Latwergen sind breiförmige oder teigförmige Arzneibereitungen, Mischungen aus festen Stoffen (meist Pflanzenpulver) und flüssigen oder halbflüssigen Stoffen (Mus, Honig, Sirup, Balsam; Harze, fette Öle), zu innerlichem Gebrauche bestimmt.

Latwergen müssen durchaus gleichmäßig gemischt sein. Die festen Stoffe werden als feine Pulver verwendet, und unter sich gut gemischt vor dem Zusatz der flüssigen oder halbflüssigen Bestandteile. Diese letzteren, die mehr oder weniger flüssigen Bestandteile, müssen auch vorher gemengt werden, in der Weise, daß der dickere Stoff allmählich verdünnt wird mit dem dünnflüssigeren; wenn nicht im Einzelfalle etwas anderes bestimmt ist. Zur Aufbewahrung bestimmte Latwergen sollen nach dem Mischen 1 Stunde im Wasserbade erwärmt werden, wenn sie nicht leichtflüchtige Bestandteile enthalten.

Die Konsistenz ist zwischen dünnen und dicken Extrakten.
Für Kinder unbedingt recht brauchbar, und für Erwachsene in Oblaten leicht einzunehmen.
Aufzubewahren kühl und trocken.
In Kruken — detur ad ollam albam, griseam.
Man verschreibt Electuaria 30,0—60,0, (jedenfalls nicht zuviel).
Mischungsverhältnisse:

1 Teil Pulver auf 2—3 Teile Sirup oder Honig.
1 „ „ „ 1 Teil Balsam oder fettes Öl.
1 „ „ „ 5 Teile Pulpa.

Electuarium aperiens oder eccoproticum oder lenitivum — Electuarium e Senna.

144. *Electuarium e Senna* — *Sennalatwerge.*

Electuarium lenitivum oder purgativum oder aperiens oder eccoproticum. Abführmus.
Arzneitaxe: 10,0 = 10 Pf.; 100,0 = 80 Pf.
Handverkauf: 15,0 = 10 Pf.; 100,0 = 50 Pf.; 500,0 = 2 Mk.
Drogisten verboten.
Grünlichbraunes Mus.
1 Teil Sennesblätter gepulvert + 4 Teile weißer Sirup + 5 Teile gereinigtes Tamarindenmus, innig gemischt. $^1/_2$ Stunde im Wasserbade erwärmt.
Innerlich. Als Abführmittel. Erwachsenen 1 Teelöffel täglich mehrmals. Am besten nüchtern zu nehmen. Kindern $^1/_2$ Teelöffel bis 1, bis 2 Teelöffel. — Es geht leicht in Gärung.
Auch als Schüttelmixtur.
Als Vehikel für Pulver.
Abzugeben nicht in Weißblechschachteln!

188. ℞ Für 20 Pf. Sennalatwerge im Handverkauf (= 30,0).
Vorschrift: Teelöffelweise, am besten nüchtern. — Sicheres Abführmittel, besonders gebräuchlich für Kinder.

189. ℞ Electuarii e Senna 60,0
Sulfuris depurati 5,0.
M. f. Electuarium. D. ad ollam. S. 1 Teelöffel in Oblate täglich 2 mal. — Gegen chronische Obstipation bei Hämorrhoiden.

Größte Einzelgabe 6,0. Größte Tagesgabe 20,0.

Elixir = el iksir (arabisch) = Stein der Weisen; Universalmittel. Elixir ist ein Gemisch von Flüssigkeiten. Begrifflich = Essentia, Essenz.
Arzneitaxe. Elixire (wie Tinkturen) kosten herzustellen 10 g = 15 Pf.; 100 g = 1 Mk., wenn der Preis der verwendeten Waren für 1 kg nicht mehr beträgt als 7 Mk. Sind die Waren aber teurer, so kosten 100 g = 1 Mk., 1 kg = 5 Mk.
Elixir amarum, Nr. 145.
Elixir Aurantii compositum, Nr. 146.
Elixir e Succo Liquiritiae, Nr. 147.

Elixir acidum Halleri oder Dipellii — Mixtura sulfurica acida.
Elixir ad longam vitam oder amarum Hjaerneri — Tinctura Aloës composita.

145. *Elixir amarum* — *Bitteres Elixir.*

Arzneitaxe: 10,0 = 35 Pf.; 100,0 = 2 Mk. 65 Pf.
Handverkauf: 3,0 = 10 Pf.; 10,0 = 30 Pf.
1,0 = 29 Tropfen. 1 Tropfen = 0,035 (Eschbaum).
Klare, dunkelbraune Flüssigkeit.
2 Teile Wermutextrakt + 1 Teil Pfefferminzölzucker werden verrieben mit 5 Teilen Wasser, und gemischt mit 1 Teil aromatischer Tinktur + 1 Teil bitterer Tinktur. Nach dem Absetzen filtriert.
Innerlich. Als Amarum 2,0—5,0.
Als Stomachicum gut, aber teuer. 20—50 Tropfen bis teelöffelweise.
Anders: 2,0—4,0, täglich 2—3 mal.
Brauchbarer Magenschnaps für Rekonvaleszenten.

190. ℞ Für 30 Pf. bitteres Elixir im Handverkauf (=10,0).
Vorschrift: 15—30 Tropfen als bitterer Magenschnaps.
Größte Einzelgabe 5,0. Größte Tagesgabe 15,0.

146. *Elixir Aurantii compositum* — *Pomeranzenelixir.*

Elixir balsamicum oder viscerale Hoffmanni, HOFFMANN'sches Magenelixir. Elixir simplex, stomachicum Viennense. Auch Elixir viscerale Kleinii.

Arzneitaxe: 10,0 = 35 Pf.; 100,0 = 2 Mk. 70 Pf.
Handverkauf: 5,0 = 10 Pf.; 100,0 = 1 Mk. 50 Pf.; 500,0 = 6 Mk.
1,0 = 24 Tropfen. 1 Tropfen = 0,042 (ESCHBAUM).
Klare, braune Flüssigkeit. Geschmack aromatisch und bitter.

20 Teile grobgeschnittene Pomeranzenschalen + 4 Teile gepulverter chinesischer Zimt + 1 Teil Kaliumcarbonat, übergossen mit 100 Teilen Xereswein. 8 Tage stehen lassen bei 15—20°. Flüssigkeit abgepreßt. Durch Zusatz von Xereswein auf 92 Teile gebracht. Darin werden gelöst 2 Teile Enzianextrakt, 2 Teile Wermutextrakt, 2 Teile Bitterkleeextrakt, 2 Teile Cascarillextrakt. Nach dem Absetzen filtriert.

Innerlich. Als Amarum 5,0—10,0.

Gutes Stomachicum. Antidiarrhoicum. 20—50 Tropfen bis teelöffelweise, täglich mehrmals. Auch als Mixtur. Auch gemischt mit Tinctura Chinae composita, Nr. 540, oder anderen bitteren, aromatischen Tinkturen z. B. Tinctura Rhei aquosa, Nr. 557, Tinctura Rhei vinosa, Nr. 558.

191. ℞ Für 1 Mk. 50 Pf. Pomeranzen-Elixir im Handverkauf (= 100,0).
Vorschrift: 20—30 Tropfen bis 1 Teelöffel unter Wein täglich 2 mal.
Als Stomachicum.

Größte Einzelgabe 5,0. Größte Tagesgabe 15,0.

Elixir balsamicum Hoffmannii — Elixir Aurantii compositum.
Elixir, bitteres — Elixir amarum.
Elixir e Succo oder e Succo Glycyrrhizae — Elixir e Succo Liquiritiae.

147. *Elixir e Succo Liquiritiae* — *Brustelixir.*

Elixir pectorale oder regis Daniae. RINGELMANN'sches Brustelixir.

Arzneitaxe: 10,0 = 15 Pf.; 100,0 = 1 Mk. 30 Pf.
Handverkauf: 10,0 = 10 Pf.; 100,0 = 75 Pf.; 500,0 = 3 Mk.
1,0 = 24 Tropfen. 1 Tropfen = 0,041 (ESCHBAUM).
Klare, braune Flüssigkeit.

1 Teil gereinigter Süßholzsaft, gelöst in 3 Teilen Fenchelwasser. Die Lösung wird versetzt mit 1 Teil anetholhaltiger Ammoniakflüssigkeit. Längere Zeit stehen lassen bei etwa 20°. Filtriert unter möglichster Vermeidung von Verlust an Ammoniak.

Innerlich. Als Expectorans. 20 Tropfen bis teelöffelweise. Allein oder als Zusatz zu Tee.

Das Brustelixier bekommt mit der Zeit einen Bodensatz; deshalb ist richtiger folgendes Rezept 192.

192. ℞ Succi Liquiritiae depurati 20,0
Solve in Aqua Foeniculi 60,0
Sepone per horam, filtra tum
demum; adde Liquoris Ammonii anisati 20,0.
D. S. 1 Teelöffel zur Zeit.

193. ℞ Für 75 Pf. Brustelixir im Handverkauf (= 100,0).
Vorschrift: 10—30 Tropfen bis 1 Teelöffel zur Zeit unter 1 Tasse heißes Zuckerwasser oder heiße Milch oder Tee. — Als Expectorans.

Größte Einzelgabe 5,0. Größte Tagesgabe —

Elixir paregoricum — Tinctura Opii benzoïca.
Elixir pectorale oder Regis Daniae oder Ringelmanni — Elixir e Succo Liquiritiae.
Elixir roborans Whyttii — Tinctura Chinae composita.
Elixir sacrum — Tinctura Aloës composita.
Elixir salutis — Tinctura Rheï vinosa.
Elixir, saures — Mixtura sulfurica acida.

Elixir, schwedisches — Tinctura Aloës composita.
Elixir simplex — Elixir Aurantii compositum.
Elixir stomachicum Viennense — Elixir Aurantii compositum.
Elixir stomachicum Whyttii — Tinctura Chinae composita.
Elixir suecicum — Tinctura Aloës composita.
Elixir viscerale Hoffmannii oder viscerale Kleinii — Elixir Aurantii compositum.
Elixire — Elixiria:

Bitteres Elixir — Elixir amarum.
Brust-Elixir — Elixir e Succo Liquiritiae.
Pomeranzen-Elixir — Elixir Aurantii compositum.

Elixire zu bereiten (ebenso Tinkturen), bei denen der Preis der verwendeten Waren für 1 kg nicht mehr beträgt als 7 Mk., kostet für 10 g = 15 Pf.; für 100 g = 1 Mk. Elixire zu bereiten (ebenso Tinkturen) aus teureren Waren kostet für 100 g = 1 Mk; 1 kg = 5 Mk.

Elutriare = schlämmen; zu Pulver.

Emetika (von ἐμέειν = erbrechen) sind Brechmittel. Dasselbe Vomitiva. Brechmittel sind zu meiden bei Aneurysmen und schweren Herzfehlern (wegen Platzen und Ruptur), bei Atherom der Gefäße (wegen Apoplexien), bei Phthisis pulmonum (wegen Blutungen), bei Senilen und durch Krankheit Geschwächten (wegen Kollaps), bei Hochschwangeren (wegen Wehen, Frühgeburt). Der Brechakt wird erleichtert, wenn der Magen gefüllt ist oder wird mit indifferenten Flüssigkeiten, lauwarmem Wasser, Tee u. dgl.

Unorganische Salze.	**Alkaloide.**
Cuprum sulfuricum, Nr. 140.	Apomorphinum hydrochloricum, Nr. 58.
Tartarus stibiatus, Nr. 520.	Radix Ipecacuanhae, Nr. 419.
Vinum stibiatum, Nr. 601.	

Emmenagoga (von μήν = Monat, Monatsfluß) sind Mittel zur Herbeiführung oder Verstärkung des Monatsflusses, der Menstruation. Weiteres siehe Uterina.

Emollientia = erweichende Mittel, die bei Reizung, Entzündung einhüllend und lindernd wirken sollen: Mucilaginosa = schleimige Mittel; Oleosa = ölhaltige Mittel; Saccharina = zuckerartige Stoffe und Dulcia = süße Stoffe.

Emplastra — Pflaster.

Arzneitaxe: Anfertigung eines Pflasters = 25 Pf.; Streichen eines Pflasters bis 100 □cm = 20 Pf., einschließlich des etwa notwendigen Erweichens oder Schmelzens; jede weiteren 100 □cm = 10 Pf.; — das erforderliche Leder oder Seidenzeug je 100 □cm = 15 Pf.; Shirting oder Leinen je 100 □cm = 10 Pf.

Drogisten verboten.

Tafeln, Stangen, Stücke verschiedenster Form, oder auf Stoff gestrichene Masse, zum äußerlichen Gebrauch, zum Auflegen auf die Haut. Sie sind bei gewöhnlicher Temperatur fest und in der Hand knetbar; beim Erwärmen werden sie flüssig.

Sie bestehen aus einer harten oder knetbaren Grundmasse mit oder ohne andere Zusätze. Die Grundmasse bilden Bleisalze von Ölsäure und Fettsäuren, Fett, Öl, Wachs, Harz, Terpentin oder Mischungen dieser Stoffe. Diese werden gekocht oder zusammengeschmolzen, bzw. mit anderen Arzneimitteln.

Wenn nicht andere Vorschriften gegeben werden, so werden die schwerer schmelzbaren Bestandteile zuerst für sich geschmolzen, und dann die leichter schmelzbaren zugesetzt. Ist die Masse halb erkaltet, so werden die übrigen Zusätze durch Rühren beigemischt, und zwar gut getrocknete, pulverförmige oder flüchtige oder andere Zusätze. Es wird so lange gerührt, bis die Masse so dick geworden ist, daß die einzelnen Bestandteile sich nicht wieder absondern. Dann wird die Masse in die zweckentsprechende Form gebracht. (Sollen Pflaster gemischt werden, so werden die nicht bei Luftwärme knetbaren Pflaster erweicht in heißem Wasser. Pflaster, die Pulver enthalten, müssen aber trocken geknetet werden).

Bei gestrichenen Pflastern beträgt die Pflasterschicht in der Regel 1 mm, nicht mehr.

Emplastra extensa = gestrichene Pflaster, nach Sparadraps (σπαίρω = ausbreiten + drap = Tuch).

Zweck. 1. Zu dermato-therapeutischer Wirkung.
2. Zum Extensionsverband, zur Fixierung, Wundränder zu vereinigen.
3. Empfindliche Stellen zu schützen und unschöne Stellen zu verdecken.

Arten. I. Emplastra resinosa = Harzpflaster (Harz, Fett und Wachs).
II. Collemplastra = Kautschukpflaster. (κόλλα = gummiartiger Leim). Reizlose und gutklebende Grundlage für Pflaster. Massa emplastica gummea = 10 Cautschuc + 25 Adeps Lanae anhydricus + 50 Colophonium + 10 Dammar. Massa emplastica perchata = 10 Gutta percha + 25 Adeps Lanae anhydricus + 50 Colophonium + 10 Dammar.
III. Emplastra plumbea = Bleipflaster. (Oleum Olivarum und Fett mit Lithargyrum oder Minium). Kleben allein schlecht, daher vermischt.
IV. Emplastra mixta = Kombinationen von Pflastern, besonders von Bleipflastern und Harzpflastern.

Vermischen von Medikamenten mit Pflastern.

Pflastermasse erweicht leni calore. Vermischung durch Kneten (= malaxando). Salze vorher angerieben mit Wasser, Metallsalze mit Oleum Olivarum, Harze mit Spiritus.

Metallsalze und schwere Pulver bis zu $^1/_4$.

{ Acidum salicylicum, Chrysarobinum, Jodoformium, Jodum, Naphtholum, Sulfur bis zu $^1/_4$.

Pflanzenpulver, Extrakte, Gummiharze, Harze bis zu $^1/_6$.

Balsame, Fette, Öle bis zu $^1/_8$.

Ätherische Öle, Camphor bis zu $^1/_{12}$.

Größe der Pflaster. Für die Schläfe 3 zu 2 cm.
„ den Nacken 6 zu 5 cm.
„ den Rumpf 19 zu 15 cm.
„ die Arme 5 zu 4 cm.
„ die Wade 10 zu 7 cm.

Magnitudine Chartae lusoriae = von der Größe einer Spielkarte.
Magnitudine volae manus = handflächegroß.
Magnitudine Marcae = eine Mark groß.
Magnitudine Thaleri = talergroß.
Forma et magnitudine Chartae allatae = von der Gestalt und Größe eines mitgegebenen Stückes Papier.

Pflasterstreichen.

Extende supra Chartam = streichen auf Papier.
„ „ „ ceratam = auf Wachspapier.
„ „ „ ceresinatam = auf Ceresinpapier.
„ „ „ paraffinatam = auf Paraffinpapier.
Extende supra Linteum = auf Leinwand.
„ „ „ ceratum = auf Wachsleinwand.
„ „ Taffetam sericeam = auf Seidentaffet.
„ „ Musselinum = auf Mousselin.
„ „ Alutam = auf weiches Leder.
„ „ Corium = auf steifes Leder.
„ „ Emplastrum adhaesivum extensum margine libero = auf gestrichenes Heftpflaster mit freiem Rande.

Circumda margine ex emplastro adhaesivo = ein Rand von Heftpflaster soll herumgestrichen werden um ein differentes Pflaster.

Fiat emplastrum tabulatum = es wird Tafelform des Pflasters gewünscht statt der gewöhnlichen Stangenform.

Extende tenuiter = Pflaster dünn gestrichen ca. 0,25 mm — für mechanische Wirkung.

Extende crasse = Pflaster dick gestrichen, mindestens 0,5 mm = für dermato-therapeutische Wirkung.

Für dünngestrichene Pflaster gebraucht man pro 10 □ cm wenigstens 1,0 Pflastermasse. In der Regel ist die Schichte, wie oben angegeben, 1 mm dick, und man rechnet auf 10 □ cm 1,5—2,0 Pflastermasse.

{ Emplastrum perforatum = Lochpflaster (Amerika).
{ Gitterpflaster-Mulle von UNNA.

Collemplastrum adhaesivum = Kautschuk-Heftpflaster.

Collemplastrum saponatum = Kautschuk-Seifenpflaster.

Vesicatoria volantia = Fliegende Vesicatore d. h. eine Reihe von Pflastern entlang der Wirbelsäule oder des Ischiadicus, einzeln nacheinander gelegt in 24 stündigen Pausen. Aufhören bei Nierenreizung.

Emplastrum cantharidinatum = Cantharidinpflaster.

Emplastrum Cantharidum ordinarium extensum = gestrichenes Spanischfliegen-Pflaster des Handels.

Collemplastrum Cantharidum ordinarium extensum = gestrichenes Kautschuk-Spanischfliegen-Pflaster des Handels (Blister-plaster in Amerika).

Emplastrum Cantharidum Luebeckii = „Lübecker" Pflaster. „ „ Parisiense = „Pariser" Pflaster. Emplastrum Mezereï cantharidatum = „DROUOT'sches Pflaster. Taffetas epispasticum americanum = „Blasentaffet".	Blasenpflaster ähnlich den Zugpflastern.

Emplastrum Cantharidum perpetuum = Spanischfliegen-Pflaster in Bandform in Büchsen, siehe unter Nr. 150.

Emplastrum Cantharidum d'Albespeyres = styraxhaltiges Spanischfliegen-Pflaster.

Emplastrum de Vigo (Österreich und Frankreich) ist ein Merkurialpflaster.

Emplastrum adhaesivum anglicum sive Taffetas ichthyocolletum anglicum = Englisch Pflaster auf Seidentaffet. (Ichthyocolla = Leim aus Hausenblase.)

Linteum ichthyocolletum = Englisch Pflaster auf Leinwand.

Emplastrum adhaesivum anglicum e tunica bracteria = Englisch Pflaster auf Tunica bracteria d. h. die Tunica serosa vom Peritoneum oder Colon transversum oder Amnios des Ochsen. Es ist fast unsichtbar auf der Haut, geeignet zur Beobachtung der Vorgänge unter dem Pflaster. — Diese Pflaster kann man aufgelegt überpinseln mit Collodium, und so undurchgängig machen für Wasser.

Charta adhaesiva = Heftpflaster auf ostindischem Pflanzenpapier.

Charta adhaesiva salicylata = Salizyl-Heftpflaster auf ostindischem Pflanzenpapier.

Pflaster mit Emplastrum Lithargyri und mit viel Harz werden aufbewahrt im Keller. Pflaster mit Pulvern, Extrakten, weiche Pflaster und gestrichene Pflaster (stehend in Hülsen) werden aufbewahrt an einem gleichmäßig warmen Orte.

Emplastra telae perchatae = Guttapercha-Plastermulle von UNNA. Siehe diese.

Emplastrum. Emplastrum adhaesivum, Nr. 148.
Emplastrum Cantharidum ordinarium, Nr. 149.
Emplastrum Cantharidum perpetuum, Nr. 150.
Emplastrum Cantharidum pro usu veterinario, Nr. 151.
Emplastrum Cerussae, Nr. 152.
Emplastrum fuscum camphoratum, Nr. 153.
Emplastrum Hydrargyri, Nr. 154.
Emplastrum Lithargyri, Nr. 155.
Emplastrum Lithargyri compositum, Nr. 156.
Emplastrum saponatum, Nr. 157.

148. *Emplastrum adhaesivum* — *Heftpflaster.*

Arzneitaxe: 10,0 = 20 Pf.; 100,0 = 1 Mk. 60 Pf.; extensum 100,0 □ cm = 15 Pf.; 1000,0 □ cm = 1 Mk.

Handverkauf: 15,0 = 10 Pf.; 100,0 = 50 Pf.; 500,0 = 2 Mk.; extensum **20 cm breit** 10 cm lang = 20 Pf; 1 Meter = 75 Pf.; 2 Meter = 1 Mk. 25 Pf.; **4 cm breit**, Bandform, 1 Meter lang = 20 Pf.; 5 Meter = 80 Pf.; **3 cm breit** 1 Meter lang = 20 Pf.; 5 Meter = 70 Pf.; **2 cm breit** 1 Meter lang = 15 Pf.; 5 Meter = 60 Pf.; **1 cm breit** 1 Meter lang = 10 Pf.; 5 Meter = 40 Pf. — americanum 1 Rolle =

80 cm = 2 Mk.; 10 cm = 40 Pf. — anglicum = 100 □cm = 30 Pf. — animale 1 Blatt = 15 Pf.

Drogisten ist Heftpflaster zu verkaufen erlaubt, auch Englisch Pflaster. Braunes Pflaster, weich, elastisch und stark klebend.

40 Teile Bleipflaster werden längere Zeit erwärmt im Wasserbade und dadurch befreit von Wasser. Zusammengeschmolzen mit 2,5 Teilen festem Paraffin und 2,5 Teilen flüssigem Paraffin. Hinzugefügt eine geschmolzene Mischung aus 35 Teilen Kolophonium und 10 Teilen Dammar. Die noch warme Masse wird versetzt mit einer Lösung von 10 Teilen Kautschuk in 75 Teilen Petroleumbenzin, unter Umrühren. Unter fortgesetztem Umrühren wird das Gemisch im Wasserbade erwärmt bis zur vollständigen Verdunstung des Petroleumbenzins.

Äußerlich. Als Deckmittel auf Leinwand gestrichen. Zum Wundverband. Zur Befestigung von Verbänden.

Zu Extensionsverbänden.

Zu komprimierenden, permanenten Verbänden bei Rippenfrakturen, Interkostalneuralgien.

Das Heftpflaster verliert nach kurzer Zeit seine starkklebende Eigenschaft mehr oder weniger. Nach mehreren Wochen ist es ein mittelmäßig klebendes Heftpflaster.

Emplastrum adhaesivum anglicum oder Taffetas ichthyocolletum anglicum = englisches Pflaster. Colla piscium (Ichthyocolla) = Hausenblase, aufgelöst in heißem Wasser, gestrichen auf Seide, Taffet, Leinen, Tunica bracteria (= Goldschlägerhäutchen). Auf die andere Seite wird Tinctura Benzoës gestrichen. Die Leimseite wird mit Wasser befeuchtet auf die Haut geklebt. Man kann es dann mit Kollodium überpinseln und so für Wasser undurchdringlich machen. — Statt Englisches Pflaster auch Enz'sches Pflaster, siehe Nr. 142, Dammar. — Taffetas ichthyocolletum salicylatum = englisches Taffetpflaster mit Salizylsäure.

Pockenpflaster.

194. ℞ Emplastri adhaesivi 9,0
Tartari stibiati 1,0.
M. malaxando leni calore. F. Emplastrum. D. S. Äußerlich. — Bei nervösen Zahnschmerzen auf Leinen gestrichen hinters Ohr zu legen.

Größte Einzelgabe — Größte Tagesgabe —

Emplastrum album coctum — Emplastrum Cerussae.

Emplastrum Cantharidum.

Emplastrum Cantharidum ordinarium, Nr. 149.
Emplastrum Cantharidum perpetuum, Nr. 150.
Emplastrum Cantharidum pro usu veterinario, Nr. 151.

149. *Emplastrum Cantharidum ordinarium* — *Spanischfliegenpflaster.*

Emplastrum vesicatorium.

Arzneitaxe: 10,0 = 25 Pf.; 100,0 = 2 Mk.

Handverkauf: 5,0 = 10 Pf.; 10,0 = 20 Pf.; 100,0 = 1 Mk. 50 Pf.; extensum 100 □cm = 80 Pf. — Drogisten verboten.

(Schwarzes) weiches Pflaster (schon bei Luftwärme knetbar).

2 Teile mittelfein gepulverte spanische Fliegen + 1 Teil Olivenöl im Wasserbade erwärmt, 2 Stunden. Versetzt mit 4 Teilen gelbem Wachs + 1 Teil Terpentin. Nach dem Schmelzen gerührt bis zum Erkalten.

Saubere Art, Spanischfliegenpflaster zu streichen: Man streicht das Pflaster auf Wachspapier, drückt auf Heftpflaster auf, und zieht das Wachspapier wieder ab.

Äußerlich. Als Vesicans in der Nähe der Wirbelsäule, des Ischiadicus, von Interkostalnerven usw. gelegt. Es klebt nicht, deshalb auf Heftpflaster gestrichen mit einem freien Rande von Heftpflaster. Rötung nach 2—3 Stunden.

Es zieht eine Blase in 5—10 Stunden, je nach Dicke der Haut; schneller nach vorherigem Bestreichen der Haut oder des Pflasters mit Öl. Entfernen nach 8—10 Stunden durch vorsichtiges Abheben, die Blasen mit einer geglühten Nadel an mehreren Stellen aufstechen, Inhalt ausfließen lassen. Dann legt man einen Lappen mit Benzoetalg oder Cerattalg oder indifferenter Salbe auf, Wundwatte. Heilung schnell. — Soll der Hautreiz länger anhalten, so wird die Epidermis entfernt, und man verbindet mit Unguentum Cantharidum oder Unguentum basilicum.

Eine Reihe von Spanischfliegenpflastern, 24 Stunden nacheinander gelegt (z. B. auf verschiedenen Stellen der Haut über dem Nervus ischiadicus bei Ischias), nennt man fliegende Vesicatore = Vesicatoria volantia. Bei Nierenreizung sofort aufhören.

Man verschreibe nie mehr als 10,0 im Ganzen, weil ein Teil Cantharidin resorbiert wird, und Entzündung veranlassen kann in Niere und Harnwegen. Form der Pflaster gewöhnlich rund, 2—3 cm im Durchmesser, oder streifenförmig (bei Interkostalneuralgie u. ä.).

Bei Neuralgie, akutem Gelenkrheumatismus.

Statt des Pflasters auch Collodium cantharidatum, Nr. 123.

195. ℞ Für 20 Pf. Spanischfliegenpflaster im Handverkauf (= 10,0).
Vorschrift: Messerrückendick auf Leinwand oder Leder gestrichen, mit Heftpflaster befestigt, darüber eine Binde. Die Haut vorher eingeölt.

196. ℞ Emplastrum Cantharidum ordinarium extensum supra rotundam alutam diametri 3 cm, circumdatum margine ex emplastro adhaesivo.

Größte Einzelgabe —. Größte Tagesgabe —.

150. *Emplastrum Cantharidum perpetuum — Immerwährendes Spanischfliegenpflaster.*

Früher im Arzneibuch für das Deutsche Reich genannt: Zugpflaster. — Emplastrum vesicatorium Janini. (Emplastrum Cantharidum d'Albespeyres enthält Styrax.)

Arzneitaxe: 10,0 = 20 Pf.

Handverkauf: 5,0 = 10 Pf.; 10,0 = 20 Pf.; extensum 100 □cm = 1 Mk.; 1 Stück = 10 Pf. — Drogisten verboten.

Grünlichschwarzes Pflaster.

14 Teile Kolophonium + 7 Teile Terpentin im Wasserbade zusammengeschmolzen. Gemischt mit 10 Teilen gelbem Wachs + 4 Teilen Hammeltalg. Die geschmolzene Masse gemischt mit 4 Teilen mittelfein gepulverten Spanischen Fliegen + 1 Teil mittelfein gepulvertem Euphorbium. Gerührt bis zum Erkalten.

Äußerlich. Schwächeres Vesicans, verursacht meist nur Rötung der Haut, Rubefaciens. Es kann länger liegen bleiben ohne Schaden, tagelang. Gutes Derivans. Bei rheumatischen Schmerzen hinter das Ohr; kann dort auch mehrere Tage getragen werden.

Auch in Bandform in Büchsen zu haben; für Krankenhäuser.

197. ℞ Emplastrum Cantharidum perpetum extensum
Forma auriculari. D. S. Äußerlich. (Hinter das Ohr zu legen.)

987. ℞ Für 10 Pf. 1 Stück gestrichenes immerwährendes Spanischfliegen pflaster im Handverkauf.
Vorschrift: Hinter das Ohr zu legen nach Bericht. — Bei rheumatischen Zahnschmerzen.

Größte Einzelgabe — Größte Tagesgabe —

151. *Emplastrum Cantharidum pro usu veterinario — Spanischfliegenpflaster für tierärztlichen Gebrauch.*

Arzneitaxe: 10,0 = 20 Pf.; 100,0 = 1 Mk. 45 Pf.

Handverkauf —. Drogisten verboten.

Hartes Pflaster.

6 Teile Kolophonium + 6 Teile Terpentin zusammengeschmolzen im Wasserbade. Halberkaltet, gleichmäßig beigemengt 3 Teile grobgepulverte Spanische Fliegen + 1 Teil mittelfein gepulvertes Euphorbium.

Äußerlich. Stark reizend. In der Veterinärmedizin.
Größte Einzelgabe —. Größte Tagesgabe —.

152. *Emplastrum Cerussae* — *Bleiweißpflaster*.

Froschlaichpflaster. Cerussa ist ein Gemenge von kohlensaurem Bleioxyd und Bleioxydhydrat.
Arzneitaxe: 10,0 = 10 Pf.; 100,0 = 80 Pf.; extensum 100 □cm = 15 Pf.; 1000 □cm = 1 Mk.
Handverkauf: 10,0 = 10 Pf.; extensum 100 □cm = 15 Pf.; 1000 □cm = 1 Mk.
Drogisten verboten.
Weißes (hartes) Pflaster.
7 Teile feingepulvertes Bleiweiß, sorgfältig angerieben mit 2 Teilen Olivenöl, und dann gemischt mit 12 Teilen geschmolzenem Bleipflaster. Gekocht unter Umrühren und unter bisweiligem Wasserzusatze, bis die Pflasterbildung vollendet ist.

Aufzubewahren vor Schwefelwasserstoffdämpfen geschützt, nicht zu trocken.
Äußerlich. Als mildes Deckmittel bei oberflächlichen Verletzungen der Haut, Excoriationen, Ekzem. Reizt nicht, wirkt trocknend, schmerzstillend, heilend.
198. ℞ Für 15 Pf. gestrichenes Bleiweißpflaster (= 100 □cm).
Vorschrift: Einfach auf die Haut zu legen. — Als adstringierendes Hautheilmittel.
Größte Einzelgabe —. Größte Tagesgabe —.

Emplastrum diachylon album — Emplastrum Lithargyri.
Emplastrum diachylon compositum — Emplastrum Lithargyri compositum.
Emplastrum diachylon simplex — Emplastrum Lithargyri.
Emplastrum domesticum — Emplastrum fuscum camphoratum.
Emplastrum Euphorbii — Emplastrum Cantharidum perpetuum.

153. *Emplastrum fuscum camphoratum* — *Mutterpflaster*.

Emplastrum Matris fuscum. Emplastrum nigrum. Emplastrum noricum. Emplastrum Minii adustum. Schwarzes Mutterpflaster. Hamburger oder Nürnberger Universalpflaster. Schinderpflaster.
Arzneitaxe: 10,0 = 10 Pf.
Handverkauf: 10,0 = 10 Pf.; 100,0 = 75 Pf.; 500,0 = 3 Mk. Emplastrum fuscum Hamburgense 1 Stück (15,0) = 25 Pf. — Drogisten verboten.
Schwarzbraunes, zähes Pflaster. Geruch nach Kampfer.
30 Teile feingepulverte Mennige + 60 Teile Baumöl, gekocht unter fortwährendem Umrühren, bis die Masse schwarzbraun ist. Hinzugefügt eine Verreibung von 15 Teilen gelbem Wachs + 1 Teil Kampfer mit 1 Teil Olivenöl. (Also Kampfer ca. 1 %.)

Aufzubewahren vor Licht und feuchter Luft geschützt.
Äußerlich. Als schwach hautreizendes Pflaster. Beliebtes Volksmittel auf Furunkel. Ärztlich veraltet.
199. ℞ Für 10 Pf. Mutterpflaster (= 10,0).
Vorschrift: Auf Leinen gestrichen aufzulegen.
Größte Einzelgabe —. Größte Tagesgabe —.

Emplastrum fuscum Pharmacopoeae Borussicae — Emplastrum fuscum camphoratum.
Emplastrum Galbani compositum — Emplastrum Lithargyri compositum.
Emplastrum gummosum — Emplastrum Lithargyri compositum.

154. *Emplastrum Hydrargyri* — *Quecksilberpflaster*.

Emplastrum mercuriale, Merkurialpflaster.
Arzneitaxe: 10,0 = 30 Pf.; 100,0 = 2 Mk. 25 Pf.
Handverkauf: 10,0 = 25 Pf.; extensum americanum 100 □cm = 60 Pf.
Drogisten verboten.

Graues Pflaster. Quecksilberkügelchen sollen mit bloßem Auge nicht erkennbar sein.

30 Teile Quecksilber, innig verrieben mit 15 Teilen Wollfett. Gleichmäßig verteilt in einer Mischung aus 15 Teilen gelbem Wachs und 90 Teilen Bleipflaster, die zuvor geschmolzen und dann halb erkaltet ist.

Äußerlich. Bedeutung des Unguentum Hydrargyri cinereum in Pflasterform. Pflaster auf chronisch entzündliche Schwellungen der Weichteile und Geschwüre, besonders syphilitisches Primärulcus, als zerteilendes Mittel. Längeres Liegen maceriert die Haut und läßt Quecksilberverbindungen eindringen. Auch durch die unversehrte Haut wird Quecksilber aufgenommen.

200. ℞ Für 25 Pf. Quecksilberpflaster im Handverkauf (= 10,0).
Vorschrift: Auf Leinen gestrichen aufzukleben. — Auf den harten Schanker. — Vorschrift desgleichen. Auf Acne indurata.

Betreffs Quecksilbervergiftungen siehe Hydrargyrum.

Größte Einzelgabe — Größte Tagesgabe —

Emplastrum Janini — Emplastrum Cantharidum perpetuum.

Emplastrum Lithargyri.
Emplastrum Lithargyri, Nr. 155.
Emplastrum Lithargyri compositum, Nr. 156.

155. *Emplastrum Lithargyri* — *Bleipflaster.*

Emplastrum Plumbi simplex. Emplastrum diachylon simplex. Emplastrum Lithargyri simplex.

Arzneitaxe: 10,0 = 10 Pf.; 100,0 = 70 Pf.; extensum 100 □cm = 15 Pf.; 1000 □cm = 1 Mk.

Handverkauf: 15,0 = 10 Pf.; 100,0 = 50 Pf.; extensum 100 □cm = 15 Pf.; 1000 □cm = 1 Mk. — Drogisten verboten.

Gelblichweißes (zähes, nicht fettiges) Pflaster. Es soll ungelöste Bleiglätte nicht enthalten.

5 Teile Baumöl + 5 Teile Schweineschmalz werden versetzt mit einem Brei aus 5 Teilen feingepulverter Bleiglätte und 1 Teil Wasser. Gekocht unter fortwährendem Umrühren und unter wiederholtem Zusatz von Wasser, so lange bis die Pflasterbildung vollendet ist, und das Pflaster die nötige Härte erlangt hat. Das noch warme Pflaster wird sofort ausgeknetet mit warmem Wasser, und so von Glyzerin befreit, und darauf längere Zeit erwärmt im Wasserbade, und so von Wasser befreit.

Aufzubewahren geschützt vor Schwefelwasserstoffdämpfen und nicht zu trocken.

Äußerlich. Als Deckmittel, zerteilend. Klebt nicht, aber Grundlage für andere Pflastermischungen.

Unguentum Vaselini plumbicum Kaposi.

319. ℞ Emplastri Lythargyri
Vaselini āā.
Liquefacta misce. F. Unguentum.
Decksalbe. Bei diffusum Ekzem.

Zu Emlastrum adhaesivum, Nr. 148.
Zu Emplastrum Lithargyri compositum, Nr. 156.
Zu Unguentum diachylon, Nr. 579.
Zu Emplastrum Cerussae, Nr. 152.
Zu Emplastrum Hydrargyri, Nr. 154.
Zu Emplastrum saponatum, Nr. 157.

Größte Einzelgabe —. Größte Tagesgabe —.

156. *Emplastrum Lithargyri compositum* — *Gummipflaster.*

Emplastrum gummosum. Emplastrum Plumbi compositum, zusammengesetztes Bleipflaster. Zugpflaster.

Arzneitaxe: 10,0 = 20 Pf.; 100,0 = 1 Mk. 40 Pf.

Handverkauf: 6,0 = 10 Pf.; 100,0 = 1 Mk.; extensum 100 □cm = 20 Pf.; 1000 □cm = 1 Mk. 50 Pf. — Drogisten verboten.

Gelbliches, zähes Pflaster. Es dunkelt mit der Zeit nach. Es soll von gleichmäßiger Beschaffenheit sein. (Schon bei Luftwärme knetbar.)

24 Teile Bleipflaster + 3 Teile gelbes Wachs, geschmolzen bei gelinder Wärme. Zu der halb erkalteten Masse wird zugesetzt eine Mischung aus 2 Teilen Ammoniakgummi + 2 Teilen Galbanum + 2 Teilen Terpentin. Diese Mischung ist vorher hergestellt im Wasserbade unter Zusatz von etwas Wasser, und darauf durchgeseiht.

Äußerlich. Als gut klebendes Pflaster, leicht reizend, „es zieht". Zum Zeitigen von Furunkeln und Abszessen. Früher viel gebraucht.

Geknetet werden muß das Pflaster trocken, nicht in Wasser gesteckt.

201. ℞ Für 10 Pf. Gummipflaster im Handverkauf (= 6,0).
Vorschrift: Auf Leinen gestrichen aufzulegen.

202. ℞ Für 20 Pf. gestrichenes Gummipflaster im Handverkauf (= 100 □ cm). — Vorschrift: Ein entsprechend großes Stück aufzulegen.

Größte Einzelgabe — Größte Tagesgabe —

Emplastrum Lithargyri simplex — Emplastrum Lithargyri.
Emplastrum Matris fuscum — Emplastrum fuscum camphoratum.
Emplastrum mercuriale — Emplastrum Hydrargyri.
Emplastrum Minii adustum oder Minii camphoratum — Emplastrum fuscum camphoratum.
Emplastrum nigrum oder Noricum — Emplastrum fuscum camphoratum.
Emplastrum Plumbi — Emplastrum Lithargyri.
Emplastrum Plumbi adustum — Emplastrum fuscum camphoratum.
Emplastrum Plumbi compositum — Emplastrum Lithargyri compositum.
Emplastrum Plumbi saponatum — Emplastrum saponatum.
Emplastrum Plumbi simplex — Emplastrum Lithargyri.
Emplastrum saponaceum oder saponatum camphoratum — Emplastrum saponatum.

157. *Emplastrum saponatum* — *Seifenpflaster.*

Arzneitaxe: 10,0 = 15 Pf.; 100,0 = 1 Mk. 30 Pf.; extensum 100 □ cm = 15 Pf.; 1000 □ cm = 1 Mk.

Handverkauf: 15,0 = 10 Pf.; 100,0 = 60 Pf.; extensum 100 □ cm = 15 Pf.; 1000 □ cm = 1 Mk. — Drogisten verboten.

Gelbliches Pflaster. Soll nicht schlüpfrig sein.

70 Teile Bleipflaster + 10 Teile gelbes Wachs, geschmolzen bei mäßiger Wärme. Zu der halb erkalteten Masse werden hinzugefügt unter Umrühren 5 Teile mittelfein gepulverte medizinische Seife + 1 Teil Kampfer, welche zuvor verrieben sind mit 1 Teil Olivenöl.

Äußerlich. Erweicht harte Hautstellen mit harter Hornschicht. Daher auf Hühneraugen. Eiterungen zum Durchbruch zu bringen. Zerteilend bei Drüsengeschwulst. — Häufig zusammen mit Emplastrum Hydrargyri.

203. ℞ Für 15 Pf. gestrichenes Seifenpflaster im Handverkauf (= 100 □ cm). Vorschrift: Ein entsprechend kleines Stück aufzulegen. — Bei Hühneraugen.

Emplastrum saponatum salicylicum = Salizyl-Seifenpflaster:

267. ℞ (Pick).
Acidi salicylici 10,0—20,0
Emplastri saponati ad 100,0.
M. f. Emplastrum. — Bei chronischen infiltrierten Ekzemen, bei Furunkeln. — Für Kinder 5—10 % Acidum salicylicum.

Größte Einzelgabe — Größte Tagesgabe —

Emplastrum simplex — Emplastrum Lithargyri.
Emplastrum universale — Emplastrum fuscum camphoratum.
Emplastrum vesicatorium Janini — Emplastrum Cantharidum perpetuum.
Emplastrum vesicatorium ordinarium — Emplastrum Cantharidum ordinarium.
Emplastrum vesicatorium perpetuum — Emplastrum Cantharidum perpetuum.
Emulsionen — Emulsiones.

Emulsiones — *Emulsionen.*

Emulgere = abmelken; hier aber feines Verreiben einer Flüssigkeit in Wasser, welche an sich in Wasser unlöslich ist, zu einer milchartigen Flüssigkeit, und zwar mit Hilfe eines klebrigen Mittels. Produkt: Emulsio = Arzneimilch.

Arzneitaxe: Eine Emulsion zu bereiten kostet 25 Pf., einschließlich der Wägung des angewendeten Wassers und der Colatur.

Handverkauf: Emulsio Amygdalarum (1 Teil Sirupus Amygdalarum + 5 Teile Aqua) kostet 150,0 c. vitro = 50 Pf.; 500,0 = 1 Mk.

Samen-Emulsionen werden bereitet aus 1 Teile (ölhaltiger) Samen und so viel Wasser, daß die Emulsion nach dem Durchseihen 10 Teile beträgt; wenn nicht anderes vorgeschrieben wird. (Sie enthalten außer dem Öl schon Emulgentia, nämlich Eiweiß u. a. Man rechnet, daß beim Durchseihen 1/2 mal soviel Flüssigkeit verloren geht, als der Same beträgt. Emulsion aus Mandeln oder Mohn muß aussehen wie gute Kuhmilch. — Über Emulsionen aus Lycopodium siehe dieses.)

Öl-Emulsionen werden bereitet aus 2 Teilen Öl, 1 Teil feingepulvertem Gummi arabicum, 17 Teilen Wasser; wenn nicht anderes vorgeschrieben ist. (Die Emulsion gelingt, wenn man auf das Öl oder den Balsam, halb soviel Gummi nimmt, und dann halb soviel Wasser als wie Öl + Gummi zusammen, und wenn man dann das übrige Wasser allmählich hinzufügt).

Wird Emulsio oleosa verschrieben, so ist dieselbe mit Mandelöl zu bereiten. (Oleum Amygdalarum 20, Gummi arabicum 10, Aqua destillata 170.)

I. Emulsiones verae = Samen-Emulsionen.
II. Emulsiones puriae = Alle anderen Emulsionen.

Emulsionen sehen elegant aus in ganz weißen Flaschen.

Zu Emulsionen gehört:

1) Ein Menstruum: meist Wasser, selten ein ätherisches Wasser oder ein Infus.
2) Ein Emulgens oder Bindemittel: Gummi arabicum, Traganth, Seife, Eiweiß.
3) Ein Emulgendum: Fettes Öl, ätherisches Öl, Balsam, Harz, Gummiharz, Kampfer, Moschus.

Seifen-Emulsion. Emulgendum ein Öl, das reich ist an freier Fettsäure, Emulgens eine dünne Sodalösung, ca. 0,2%.

Harzseifen-Emulsion. Emulgens die Natronseife des Kolophonium.

10,0 Gummi arabicum =
1,0 Tragacantha =
1 Vitellum Ovi unius (Eidotter)

Gummi arabicum pulveratum nach Arzneitaxe 1,0 = 5 Pf.; 10,0 = 15 Pf.
Tragacantha pulverata nach Arzneitaxe 1,0 = 5 Pf.; 10,0 = 50 Pf.

Man gebraucht bei

ätherischen Ölen	:	Gummi arabicum +	Öl āā.
fetten Ölen	: 1/2	„ „	+1 Öl.
Balsam	: 1/2	„ „	+1 Balsam.
Harzen	: 1/2	„ „	+1 Harz.

Wassermenge 8 mal größer als das Emulgendum (Öl, Balsam, Harz).

Salze und Säuren stören die Haltbarkeit der Emulsion. Die Säuren und größere Mengen von Salzen koagulieren die Emulsionen. — Zucker, Sirupe, Honig, Glyzerin erhöhen die Haltbarkeit der Emulsion.

Emulsionen dürfen nicht in Messingmörsern hergestellt werden, sondern in Porzellanmörsern mit einer Holzkeule. Die Milch wird durch das Seihtuch (am besten Müllertuch) „durchgedrückt".

Emulsionen aus Gummiharz, Harz, Kampfer, Wachs, Walrat. Man benutzt das Pulver des Gummiharzes, oder ist das Ammoniacum, Asa foetida, Galbanum zusammengebackt, so besprengt man es zerkleinert mit Wasser, und läßt es erweichen im Ausgußmörser bei 40—60°, Brei. Dazu das Bindemittel (vielfach

Eigelb) stark gerieben, darauf allmählich Wasser. — Bei Cera, Cetaceum, Oleum Cacao muß der Mörser erwärmt genug sein, das Wachs geschmolzen, das Wasser heiß sein, Erkalten unter Schmelzpunkt des Wachses, dann erst der Rest kaltes Wasser. — 10 Wachs, 10 Gummipulver, 15 heißes Wasser. — 1 Kampfer (zerrieben mit einigen Tropfen Äther), 10 Gummi arabicum pulveratum, dann allmählich das Wasser hinzu.

Auf der Signatur: „Umschütteln".

1009. ℞ (von Ziemssen u. Rieder)
Camphorae tritae 2,0
Olei Olivarum 20,0
Gummi arabici 10,0
F. c. Aquae destillatae qu. s.
Emulsio 150,0
Sirupi Cinnamomi 20,0
M. D. S. Umgeschüttelt. 1 Eßlöffel zweistündlich. — Excitans bei Collaps, Herzschwäche, Vergiftung mit Narcoticis.

1010. ℞ (Rabow)
Camphorae titrae 0,5
Vitellum Ovi unius
Extracti Opii 0,05
Aquae destillatae ad 100,0.
M. f. Emulsio. D. S. Umgeschüttelt. Äußerlich nach Vorschrift. — Zum Klysma bei schmerzhaften Erektionen.

Engelwurzel — Radix Angelicae.
Engelwurzelspiritus, zusammengesetzter — Spiritus Angelicae compositus.
Englisches Brausepulver — Pulvis aërophorus anglicus.
Englisches Gichtpapier — im Handverkauf 1 Blatt = 25 Pf.
Eno's Fruit-Salt im Handverkauf 1 Flasche = 3 Mk. 50 Pf.
Enzian — Radix Gentianae.
Enzianextrakt — Extractum Gentianae.
Enziantinktur — Tinctura Gentianae.
Enzianwurzel — Radix Gentianae.
Epidermin. Milchartige Masse, halbflüssig, linimentähnlich, aus Wachs, Glyzerin, Wasser.
Epispastika (von ἐπισπαστικός = an sich ziehend) sind Mittel zum Hautröten und Blasenziehen. Vgl. Rubefacientia und Vesicantia.
Epsomsalz — Magnesium sulfuricum.
Erde, japanische — Catechu.
Ergota — Secale cornutum.
Ergotin — Extractum Secalis cornuti.
Ergotin, Keller, ist das rationellste aller Mutterkornextrakte; die Alkaloide möglichst erhalten, alle übrigen Stoffe möglichst abgeschieden.
Ergotina oder Ergotinum — Extractum Secalis cornuti.
Erweichende Kräuter — Species emollientes.
Escharotika (von ἐσχάρη = Brandschorf) bezeichnet Ätzmittel. Dasselbe Kaustika.
Eselshufblätter — Folia Farfarae.
Eserin, auch in chemischen Verbindungen — Physostigminum.
Essentia amara — Tinctura amara.
Essentia Menthae piperitae — Spiritus Menthae piperitae.
Essentia Pepsini — Vinum Pepsini.
Essig — Acetum.
Essigäther — Aether aceticus.
Essig, konzentrierter — Acidum aceticum dilutum.
Essignaphtha — Aether aceticus.
Essig, radikaler — Acidum aceticum.
Essig, roher — Acetum.
Essige — Aceta:
Aromatischer Essig — Acetum aromaticum.
Holzessig, gereinigter — Acetum pyrolignosum rectificatum.
Holzessig, roher — Acetum pyrolignosum crudum.
Meerzwiebelessig — Acetum Scillae.
Essigsäure — Acidum aceticum.
Essigsäure, verdünnte — Acidum aceticum dilutum.

Essigsäure-Äther oder Essigsäure-Äthyläther — Aether aceticus.
Essigsäure, dreifach gechlorte — Acidum trichloraceticum.
Essigsäurehydrat, auch konzentrierte Essigsäure — Acidum aceticum.
Essigsäure, verdünnte — Acidum aceticum dilutum.
Eucalyptus-Wasser ist Drogisten erlaubt zu verkaufen.
Eugenol — Oleum Caryophyllorum.

158. *Euphorbium* — *Euphorbium.*

Arzneitaxe: pulveratum 10,0 = 10 Pf.
Handverkauf: grosso modo pulveratum 100,0 = 60 Pf.

Mattgelbes Gummiharz, leicht zerreiblich. Geschmack andauernd brennend scharf. (Nur mit allergrößter Vorsicht zu prüfen.)

Das Harz der Euphorbia resinifera. An der den Kakteen ähnlichen Pflanze umhüllt das Harz die zweistacheligen Blattpolster, die Blütengabeln, und die dreiköpfigen Früchtchen. Diesen Pflanzenteilen entspricht annähernd die Gestalt der Harzstücke.

Vorsichtig aufzubewahren. (In gut verschlossenen Gefäßen.)

Euphorbium: 22% Euphorbon, 38% Euphorbinsäure, 18% Bassorin, Apfelsäure, Wachs usw.

Äußerlich. Als Reizmittel zu Salbe. 1 zu 20 Fett.

Maximaldosen sind nicht festgesetzt, da Euphorbium heute nur äußerlich gebraucht wird.

Der Staub greift die Schleimhäute stark an, deshalb Pulvern im Freien mit dichter Schutzbrille und feuchtem Tuch vor Mund und Nase. Salbenbereitung auch im Freien oder im Laboratorium.

Mit Wasser bildet Euphorbium keine Emulsion, gibt aber fast 20% Gummi an Wasser ab.

Zu Emplastrum Cantharidum perpetuum, Nr. 150.
Zu Emplastrum Cantharidum pro usu veterinario, Nr. 151.
Größte Einzelgabe — Größte Tagesgabe —

Euphorbiumharz — Euphorbium.
Evacuantia = Entleerende Mittel. Vgl. Abführmittel.
Exalgin = Methyl-Acetanilidum, nicht offizinell. Arzneitaxe: 1,0 = 25 Pf. Handverkauf —. Antineuralgicum bei Kopfschmerz, Zahnschmerz, Magenschmerz. Staunenswerte Erfolge bei Neuralgien auf kongestiver Basis.

Nebenwirkungen: Vorübergehender Rausch, leichtes Ohrensausen. Nicht über 0,25 pro dosi in Pulvern oder in verdünntem Alkohol (Kognak, Rum).

1019. ℞. Exalgini 0,1—0,25
Sacchari ad 0,5.
M. f. Pulvis. D. t. doses 6. S. 1 Pulver in verdünntem Cognac (täglich bis 3 mal).

Excipientia nennt man Substanzen, welche einem Mittel die richtige Form geben. Dasselbe Vehikel.
Excitantia (von excitare = aufregen, reizen) sind Mittel zur Anregung der psychomotorischen Centra und anderer Centra, zur Anregung der Gehirntätigkeit. Oder: Mittel zur Anregung der Zirkulation, zur Belebung des Gesamtbefindens. Ebenso Stimulantia, Analeptika.

Genußmittel.
Alkohol.
Cocaïnum hydrochloricum, Nr. 118.
Coffeïnum in Form von Kaffee.

Antidota.
Atropinum sulfuricum, Nr. 76.
Strychninum nitricum, Nr. 507.

Übrige Mittel.
Aether aceticus, Nr. 38.
Ammonium carbonicum, Nr. 50.
Camphora, Nr. 97.
Liquor Ammonii acetici, Nr. 291.
Liquor Ammonii caustici, Nr. 293.
Spiritus aethereus, Nr. 490.

Excitantien als **Antemetika.**
Wo das Erbrechen Zeichen von Kollaps ist, z. B. Seekrankheit.

Excitantien als **Antihidrotika.**
Acidum camphoricum, Nr. 12, bei phthisischen Nachtschweißen.

Excitantien als **Schwitzmittel.**
Liquor Ammonii acetici, Nr. 291.

Exodyne siehe Acetanilidum, Nr. 1.

Expectorantia (von ex=aus+pectus, oris=Brust) sind Mittel zur Beförderung oder Beeinflussung des Auswurfes. — Wo Lungenödem droht, darf kein Expectorans gegeben werden, welches die Sekretion vermehrt und verdünnt, aber auch kein Narcoticum zu Beseitigung des Hustens. — Bei Trockenheit in den Luftwegen und Bellhusten sind nicht anzuwenden Mittel zur Verminderung der Sekretion. — Bei drohender Lungenblutung sind zu vermeiden Mittel zur Vermehrung oder Verstärkung des Hustens.

Mechanische und andere Mittel.

Acidum benzoïcum, Nr. 10.
Kreosotum, Nr. 282.
Oleum Jecoris Aselli, Nr. 359.
Oleum Terebinthinae, Nr. 375.
Pulvis Liquiritiae compositus, Nr. 409.
Stibium sulfuratum aurantiacum, Nr. 505.

Eigentliche Expectorantien.

Apomorphinum hydrochloricum, Nr. 58.
Bulbus Scillae, Nr. 91.
Cortex Quillajae, Nr. 135.
Oxymel Scillae, Nr. 379.
Radix Ipecacuanhae, Nr. 419.
Radix Liquiritiae, Nr. 421.
Radix Senegae, Nr. 427.
Species pectorales, Nr. 488.
Species pectorales cum fructibus siehe unter Nr. 488.
Succus Liquiritiae, Nr. 510.
Succus Liquiritiae depuratus, Nr. 511.
Tinctura Ipecacuanhae, nicht offizinell, siehe an alphabetischer Stelle.
Vinum stibiatum, Nr. 601.

Mucilaginosa und Saccharina.

Agar-Agar, nicht offizinell, siehe an alphabetischer Stelle.
Carrageen, Nr. 100.
Flores Malvae, Nr. 199.
Flores Verbasci, Nr. 203.
Folia Althaeae, Nr. 204.
Folia Malvae, Nr. 210.
Gummi arabicum, Nr. 238.
Lichen islandicus, Nr. 283.
Mel, Nr. 316.
Mixtura gummosa, siehe unter Nr. 238.
Mucilago Gummi arabici, Nr. 325.
Mucilago Salep, Nr. 326.
Pulvis gummosus, Nr. 407.
Radix Althaeae, Nr. 415.
Sirupus Althaeae, Nr. 465.
Sirupus Amygdalarum, Nr. 466.
Sirupus Liquiritiae, Nr. 473.
Sirupus Senegae, Nr. 480.
Sirupus simplex, Nr. 482.
Brustmorsellen, Gerstenzucker, Malzbonbons.

Alkalien und alkalische Erden.

Aqua Calcariae, Nr. 60.
Kalium bicarbonicum, Nr. 269.
Natrium bicarbonicum, Nr. 331.

Alkalische Wässer.

Bilin. Flasche 40, 50, 75 Pf.
Emser Kränchen (Trinken u. Inhalieren). Flasche 55, 80 Pf.
Gleichenberg. Flasche 85 Pf.
Lippspinge. Flasche 75 Pf.
Obersalzbrunn. Flasche 65 Pf.
Selterswasser (unter warme Milch). Flasche 32, 40, 50 Pf.
Vichy. Flasche 80 Pf., 1 Mk.

Neutrale oder Kochsalzwässer.

Baden-Baden.
Dürkheim.
Frankenhausen.
Homburg, Elisabethbrunnen. Flasche 1 Mk.
Nauheim. Flasche 75 Pf.
Salzschlirf, Bonifaciusquelle. Flasche 65 Pf.
Soden. Flasche 85 Pf.
Wiesbaden. Flasche 75 Pf.

Gradierwerke (weniger intensiv als wie Inhalationskur).

Elmen	Reichenhall
Kissingen	Rothenfelde
Kösen	Salzungen
Orb	

Ammonium chloratum, Nr. 51.
Elixir e Succo Liquiritiae, Nr. 147.
Liquor Ammonii anisatus, Nr. 292.

Ätherische Öle u. dgl.

Balsamum tolutanum, Nr. 80.
Oleum Anisi, Nr. 345.
Oleum Foeniculi, Nr. 357.
Oleum Terebinthinae rectificatum, Nr. 376.
Terebinthina, Nr. 522.
Terpinum hydratum, Nr. 523.
Tinctura Pimpinellae, Nr. 555.

Atropin und Pilocarpin.

Atropinum sulfuricum, Nr. 76, zur Verminderung der Sekretion.
Pilocarpinum hydrochloricum, Nr. 391, gegen trockenen Bellhusten.

Antiasthmatika, Antidyspnoëtika.

Aqua Amygdalarum amararum, Nr. 59.
Charta nitrata, Nr. 108.

Folia Belladonnae, Nr. 205.
Folia Stramonii, Nr. 216.
Herba Hyoscyami, Nr. 246.
Herba Lobeliae, Nr. 247.
Mentholum, Nr. 319.
Tinctura Lobeliae, Nr. 550.

Exprimĕre = ausdrücken.
Extendĕre = extendieren, streichen zu Pflaster.
Extinguĕre = auslöschen: Quecksilber fein verreiben mit Fett.

Extracta — *Extrakte.*

Arzneitaxe: Für Anfertigung von Extrakten wird berechnet auf je 1 kg der verwendeten Substanz: von dünnen Extrakten 3 Mk.; von dicken Extrakten 6 Mk.; von trockenen Extrakten 12 Mk.; von Fluid-Extrakten 6 Mk. — Für trockene narkotische Extrakte, aus dicken Extrakten bereitet 100 g = 2 Mk. 50 Pf.

Drogisten verboten.

Gemenge von dunkler Farbe und saurer Reaktion.

Extrakte sind eingedickte Auszüge aus Pflanzenstoffen. Sie werden hergestellt durch Verdampfung von Säften und Lösungen. Die Substanzen, welche zur Bereitung der Extrakte bestimmt sind, müssen zerkleinert, und in dem vorgeschriebenen Grade der Feinheit angewandt werden.

Man bereitet aus den Substanzen:

1) wässerige Auszüge oder
2) weingeistige Auszüge oder
3) ätherhaltige Auszüge.

1) **Wässerige Auszüge.** Sie werden sofort bis auf $^1/_3$ ihres Raummaßes verdampft, einige Tage beiseite gestellt an einem kalten Ort, und durchgeseiht. Dann werden die Auszüge unter Umrühren im Wasserbade eingedampft bis zur Extraktdicke. Die Verdampfungstemperatur soll 85° nicht übersteigen.

2) **Weingeistige Auszüge.** Dieselben werden abgegossen und filtriert. Dann werden sie unter Umrühren im Wasserbade eingedampft bis zur Extraktdicke. Gegen Ende des Eindampfens werden sie mit kleineren Mengen von Weingeist versetzt, und so unter Umrühren fertig gestellt. Die Verdampfungstemperatur soll 85° nicht übersteigen.

3) **Ätherhaltige Auszüge.** Dieselben werden abgegossen und filtriert, und dann unter Umrühren im Wasserbade eingedampft bis zur Extraktdicke. Die Verdampfungstemperatur soll 35° nicht übersteigen.

Hinsichtlich der Konsistenz gibt es 3 Abteilungen:

I. Dünne Extrakte = Extracta tenuia oder mollia.
II. Dicke Extrakte = Extracta spissa (oder firma).
III. Trockene Extrakte = Extracta sicca.

Die dünnen Extrakte gleichen frischem Honig.
Die dicken Extrakte lassen sich erkaltet nicht ausgießen.
Die trockenen Extrakte lassen sich zerreiben.

Die trockenen Extrakte. Sie werden folgendermaßen bereitet. Man dampft die Extrakte in Porzellangefäßen ab, bis sie eine zähe Masse darstellen, die nach dem Erkalten zerreiblich ist. Noch warm aber nimmt man die zähe Masse aus dem Gefäße mit einem Spatel heraus, zieht sie in dünne Streifen, und trocknet dieselben bei gelinder Wärme.

Die trockenen narkotischen Extrakte. Sie werden bereitet aus den dicken Extrakten. Man mengt 4 Teile Extrakt und 3 Teile feingepulvertes Süßholz in einem Porzellangefäße, und trocknet das Gemisch im Wasserbade aus, bis es nicht mehr an Gewicht verliert. Noch warm wird die trockene Masse zerrieben. Dabei wird ihr so viel feingepulvertes Süßholz zugemischt, daß das Gewicht der Gesamtmenge 8 Teile beträgt.

Lösungen narkotischer Extrakte dürfen vorrätig gehalten werden nach folgender Vorschrift: 10 Teile Extrakt, 6 Teile Wasser, 1 Teil Weingeist, 3 Teile Glyzerin.

Extrakte verschimmeln in feuchten Räumen. In geheizten Räumen werden sie fester. Müssen deshalb, wenn nötig, und im Frühjahr durch Wasser aufgefrischt werden (in Infundierbüchsen im Dampfapparat allmählich mit heißem Wasser).

Extracta fluida — *Fluidextrakte.*

Arzneitaxe: Fluidextrakte zu bereiten für je 1 kg der verwendeten Substanz 6 Mk.

Drogisten verboten.

Flüssige Auszüge aus Pflanzenstoffen. (Vgl. Extracta: eingedickte Auszüge aus Pflanzenstoffen).

Den vorher aufgeführten Extrakten von dünner (honigartiger), dicker und trockener Konsistenz stehen gegenüber als Extrakte ohne solche Konsistenz die flüssigen Extrakte, Fluidextrakte. Die Fluidextrakte werden so hergestellt, daß das Gewicht des fertigen Extraktes entspricht dem Gewicht der dazu verwendeten, lufttrockenen, gepulverten Droge. Man unterscheidet: Fluidextrakte ohne Glyzerin und Fluidextrakte mit Glyzerin. Die letzteren sind in der 4. Ausgabe des Arzneibuches für das Deutsche Reich nicht mehr namhaft gemacht. Siehe aber Nr. 168, Extractum Condurango fluidum.

Herstellung:

1) 100 Teile der gepulverten Droge werden übergossen mit einer hinreichenden Menge des Lösungsmittels, und mit diesem innig, gleichmäßig gemischt, bis die Droge keine Flüssigkeit mehr aufnimmt. Darauf wird die Mischung in einem gut verschlossenen Gefäße beiseite gestellt 2—3 Stunden.

2) Demnächst wird das Gemisch in einen geeigneten Perkolator fest eingedrückt.

(Der Perkolator besteht aus einem zylindrischen Gefäß aus Glas oder Metall, das unten sich verjüngt in eine dünne Röhre mit Hahn; oben hat das Gefäß eine weite Öffnung, und in diese wird eine Flasche mit dem Lösungsmittel eingestülpt, mit ihrer röhrenförmigen Öffnung nach unten. Es tropft also aus dieser oberen Flasche das Lösungsmittel in das untere Gefäß, den Perkolator, worin die Droge ist, und aus der Röhre des Perkolators unten tropft das Gelöste heraus in einen dritten untergestellten Behälter oder Glas. — Colare = durchseihen durch ein Tuch: Perkolator also = Durchseiher).

Das Gemisch wird in den Perkolator so fest eingedrückt, daß sich größere Lufträume nicht bilden können. Dann wird eine weitere Menge des Lösungsmittels auf das Gemisch gegossen, und zwar so lange, bis der Auszug aus der unteren Öffnung des Perkolators auszutropfen beginnt, während die Droge noch von dem Lösungsmittel bedeckt bleibt.

3) Nunmehr wird die untere Öffnung des Perkolators geschlossen, und derselbe auch oben zugedeckt, und das Ganze wird stehen gelassen bei 15—20°, 24 Stunden.

4) Nach dieser Zeit läßt man abtropfen, in der Weise, daß in 1 Minute nicht mehr als 40 Tropfen abfließen. Das wird fortgesetzt, bis man eine Menge von 85 Teilen, der trockenen Substanz entsprechend, erhält. Diesen zuerst erhaltenen Auszug stellt man bei seite.

5) Dann gießt man in den Perkolator weiter von dem Lösungsmittel nach, so lange, bis die Droge vollständig erschöpft ist. So erhält man einen zweiten Auszug.

6) Dieser zweite Auszug wird durch Abdampfen in ein dünnes Extrakt verwandelt, oder er wird, um den Weingeist wieder zu gewinnen, durch Destillation und nachheriges Abdampfen in ein dünnes Extrakt verwandelt. Die Wärme für das Abdampfen wird so gewählt, daß etwa flüchtige Bestandteile der Droge möglichst wenig verloren gehen.

7) Zuletzt wird dem zweiten Auszug, der in ein dünnes Extrakt verwandelt ist, so viel von dem vorgeschriebenen Lösungsmittel noch zugesetzt, daß 15 Teile herauskommen, und diese werden mit dem ersten Auszuge von 85 Teilen vermischt. Das ergibt dann 100 Teile Fluidextrakt.

Das fertige Fluidextrakt wird einige Tage stehen gelassen, und dann, wenn nötig, filtriert.

Die **Fluidextrakte mit Glyzerin** werden folgendermaßen dargestellt. Es wird das Lösungsmittel von vornherein in 2 Teilen angefertigt.

Der erste Teil besteht aus Weingeist und Wasser und Glyzerin, der zweite besteht aus Weingeist und Wasser.

1) 100 Teile der gepulverten Droge werden übergossen mit einer hinreichenden Menge des Lösungsmittels 1 (also Weingeist, Wasser, Glyzerin) und innig gemischt usw. wie oben ad 1) und beiseite gestellt.

2) Dann kommt das Gemisch in den Perkolator wie oben ad 2). Es wird hier aber übergossen mit dem Lösungsmittel 2 (also Weingeist und Wasser) bis zum Abtropfen.

3) Zudecken und 24 Stunden stehen lassen wie oben ad 3).

4) Erster Auszug von 85 Teilen wie oben ad 4).

5) Zweiter Auszug mit dem Lösungsmittel 2 (Weingeist und Wasser) bis zur Erschöpfung der Droge wie oben ad 5).

6) Abdampfen wie oben ad 6).

7) Dem dünnen Extrakte wird so viel von dem Lösungsmittel 2 (Weingeist und Wasser) zugesetzt, daß 15 Teile herauskommen, und diese werden mit dem ersten Auszuge von 85 Teilen, der mit Lösungsmittel 1 (Glyzerin, Weingeist, Wasser) bereitet war, vermischt. So ergeben sich 100 Teile Fluidextrakt.

Der fertige Fluidextrakt wird einige Tage in Ruhe gelassen, und dann, wenn nötig, filtriert.

Die Fluidextrakte haben also in gleicher Menge die gleiche Wirkung als wie die Droge. Die übrigen Extrakte haben eine stärkere Wirkung als die Droge. Bei den Fluidextrakten wird die Hauptmenge nicht eingedampft, und bleibt also unverändert. Die übrigen Extrakte enthalten eine Menge Bestandteile verändert.

Extractionen sind Macerationen, Digestionen, Infuse, Decocte. Siehe diese. Man verschreibt 100,0—200,0.

Extractum.

Extractum Absinthii, Nr. 159.
Extractum Aloës, Nr. 160.
Extractum Belladonnae, Nr. 161.
Extractum Calami, Nr. 162.
Extractum Cardui benedicti, Nr. 163.
Extractum Cascarillae, Nr. 164.
Extractum Chinae aquosum, Nr. 165.
Extractum Chinae spirituosum, Nr. 166.
Extractum Colocynthidis, Nr. 167.
Extractum Condurango fluidum, Nr. 168.
Extractum Cubebarum, Nr. 169.
Extractum Ferri pomati, Nr. 170.
Extractum Filicis, Nr. 171.
Extractum Frangulae fluidum, Nr. 172.
Extractum Gentianae, Nr. 173.
Extractum Hydrastis fluidum, Nr. 174.
Extractum Hyoscyami, Nr. 175.
Extractum Opii, Nr. 176.
Extractum Rhei, Nr. 177.
Extractum Rhei compositum, Nr. 178.
Extractum Secalis cornuti, Nr. 179.
Extractum Secalis cornuti fluidum, Nr. 180.
Extractum Strychni, Nr. 181.
Extractum Taraxaci, Nr. 182.
Extractum Trifolii fibrini, Nr. 183.

159. *Extractum Absinthii* — *Wermutextrakt.*

Arzneitaxe: 1,0 = 10 Pf.

Handverkauf —. Drogisten verboten.

Dickes Extrakt, braun. (Geschmack intensiv bitter. Geruch aromatisch nach Wermut.)

2 Teile mittelfein zerschnittener Wermut (Herba Absinthii) werden ausgezogen mit einem Gemisch von 2 Teilen Weingeist und 8 Teilen Wasser, 24 Stunden bei 15—20°, unter wiederholtem Umrühren. Dann ausgepreßt.

In gleicher Weise wird der Rückstand ausgezogen mit einem Gemisch von 1 Teil Weingeist und 4 Teilen Wasser (also die Hälfte von vorher), 24 Stunden. Dann ausgepreßt.

Die abgepreßten Flüssigkeiten werden vermischt. Dann im Wasserbade erhitzt. 2 Tage stehen lassen. Filtrieren. Eindampfen zu einem dicken Extrakte.

Trübe löslich in Wasser.

Wermutextrakt enthält: Absinthiin und ein flüchtiges Öl.

Innerlich. Als Amarum. Bei Dyspepsie. 0,5—2,0 in Pillen, täglich 3 mal. Lösung. — Zu Pillen mit Pulver āā oder bis 2 zu 1.

Zu Elixir amarum, Nr. 145.

Zu Elixir Aurantii compositum, Nr. 146.

Größte Einzelgabe 2,0. Größte Tagesgabe 6,0.

160. *Extractum Aloës* — *Aloeextrakt.*

Arzneitaxe: 1,0 = 5 Pf.; 10,0 = 45 Pf.; 100,0 = 3 Mk. 50 Pf. (Acido sulf. correct. 1,0 = 15 Pf.)

Handverkauf —. Drogisten verboten.

Trockenes Extrakt, gelbbraun.

Fast klar löslich in Wasser.

1 Teil Aloe wird gelöst in 5 Teilen siedenden Wassers. Die Flüssigkeit wird gemischt mit 5 Teilen Wasser. Nach 2 Tagen wird die Flüssigkeit von dem Harze abgegossen. Filtriert. Eingedampft zu einem trockenen Extrakte.

Aloeextrakt enthält Aloïn.

Innerlich. Als Abführmittel, auf das Colon wirkend. Zu vermeiden bei Gravidität.

Schwach wirkend 0,02—0,1, täglich mehrmals.
Stärkeres Purgans 0,1—0,5.
Drasticum 0,5—1,0. — Pulver, Mixtur, Pillen. — Pillen mit Wasser; Zusatz von Pulver āā. Extractum Aloës verschmilzt leicht mit Acidum tannicum, daher zu Pillen nur mit ganz wenig Wasser.

Als Stomachicum und Emmenagogum 0,02—0,05, täglich mehrmals.

Pilulae apertivae Stahlii = Stahl'sche abführende Pillen (nicht zu verwechseln mit Stahlpillen = Eisenpillen, oder mit Strahl'schen Abführpillen):

207. ℞ (Berliner F.M.) Pilulae laxantes fortes siehe unter Nr. 167, Extractum Colocynthidis.

987. ℞ Extracti Aloës 5,0
Extracti Rheï compositi 5,0
Saponis medicati et
Mucilaginis Gummi arabici qu. s. ut f. Pilulae 100.
D. S. 1—2 Pillen abends. — Bei habitueller Obstipation. — Oder als Emmenagogum 1 Pille täglich bis 3 mal. — 1 Pille = 0,05 Extr. Aloes bzw. Extr. Rheï comp.

1069. ℞ Extracti Aloës 6,0
Extracti Rheï 3,0
Extracti Colocynthidis compositi 1,5
Ferri pulverati 1,5.
M. f. ope Mucilaginis Gummi arabici Pilulae 100. D. S. 1—2 Pillen abends. — Bei chronischer Obstipation.

Größte Einzelgabe 1,0. Größte Tagesgabe 1,0.

161. *Extractum Belladonnae* — *Belladonnaextrakt.*

Tollkirschen-Extrakt.

Arzneitaxe: 0,1 = 5 Pf.; 1,0 = 15 Pf.; siccum 0,1 = 5 Pf.; 1,0 = 15 Pf.

Handverkauf —. Drogisten verboten.

Dickes Extrakt, dunkelbraun. (Geruch eigentümlich.)

Fast klar löslich in Wasser.

20 Teile Belladonnakraut, und zwar die frischen, oberirdischen Teile der blühenden Atropa Belladonna, werden besprengt mit 1 Teil Wasser. Dann werden sie zerstoßen und ausgepreßt.

In gleicher Weise wird der Rückstand mit 3 Teilen Wasser behandelt.

Die abgepreßten Flüssigkeiten werden gemischt. Erwärmt auf 80°. Durchgeseiht. Eingedampft auf 2 Teile. Hinzugefügt 1 Teil Weingeist. Bisweilen umgeschüttelt. Nach 24 Stunden durchgeseiht.

Der Rückstand wird mit 1 Teil verdünntem Weingeist etwas erwärmt, und wiederholt umgeschüttelt. Nach dem Absetzen wird die Flüssigkeit klar abgegossen. Sie wird der früher erhaltenen Flüssigkeit zugesetzt, die sich also aus drei verschiedenen Auszügen zusammensetzt. Diese Mischung wird filtriert und eingedampft zu einem dicken Extrakte.

Vorsichtig aufzubewahren.

Äußerlich. Zu Augensalbe 1—2 %.

Zu schmerzstillenden Salben, lokal anästhesierend 1 zu 5—10.

Zum Klysma 0,02—0,05 auf 100,0.

Zu krampfstillenden Suppositorien 0,02—0,05 zu 3,0. Meist mit Morphium. Anders: 2—5 %. — Für Kinder 0,01 (bis 0,03) ad 2 Oleum Cacao, bei Dysenterie, Enteritis follicularis, Tenesmus.

Zu Pflastern 1 zu 5. Anders: 5 %.

Innerlich. Bei Krampfzuständen, Neuralgie, Pertussis, Atemnot. 0,01 bis 0,03, täglich 3 mal. Pillen, Pulver, Lösung, Tropfen. Zu Pillen mit Pulver āā bis 2 zu 1. Wirkung unsicher. — Für Kinder 0,001—0,01; täglich bis 0,1, bei Enuresis nocturna, Pertussis. Anders: 0,005 in Solution, täglich 3—4 mal.

204. ℞ Extracti Belladonnae 0,03—0,05
(Extracti Opii 0,1)
Olei Cacao 3,0.
M. f. Suppositorium. D. t. doses 3. S. Äußerlich nach Vorschrift. — Bei ruhrartigen Durchfällen, bei Fissura ani, zur Schmerzstillung.

205. ℞ Extracti Belladonnae 0,02—0,05
Olei Cacao 2,0.
M. f. ope Cerae albae qu. s. Suppositorium. D. t. doses 10. S. 1 Stück, täglich bis 2 Stück nach Bericht. — Bei Fissura ani und Tenesmus.

808. ℞ Extracti Belladonnae 0,01
Olei Cacao 2,0.
M. f. Suppositorium. D. t. doses 5. S. 1 Stück nach Bericht. — Bei Dysenterie, Enteritis follicularis, Tenesmus für Kinder.

809. ℞ Extracti Belladonnae 0,05
Aquae destillatae ad 100,0.
M. D. S. 1 Teelöffel täglich 3 mal. — Bei Pertussis. — 20 × 1 Teelöffel = 0,0025 Extr. Bellad.

810. ℞ Extracti Belladonnae 0,001
Radicis Liquiritiae pulveratae et Sacchari qu. s. ad 1,0.
M. f. Pulvis. D. t. doses 10. S. 1 Pulver abends. — Gegen Enuresis nocturna. Steigern.

938. ℞ Extracti Belladonnae 1,0—2,0
Unguenti Adipis Lanae ad 10,0.
M. f. Unguentum. D. S. Schmerzstillende Salbe. — Lokales Anaestheticum.

939. ℞ Extracti Belladonnae 1,0
Emplastri saponati ad 20,0.
M. f. Emplastrum. D. S. Auf Leinwand gestrichen aufzulegen. Bei Mastodynie (Neuralgie der Brustdrüse).

Vergiftungssymptome. Erweiterung der Pupillen, Sehstörungen. Trockenheit des Mundes und Schlundes, großer Durst. Übelkeit, Erbrechen. Sehr trockene, rote, heiße Haut. Beschleunigter Puls, beschleunigte Atmung. Rausch, heitere Delirien, starke Jactation, Sopor.

Antidota. Brechmittel, Magenspülung. Tannin. Morphium (subkutan). Pilocarpin. Physostigmin. Chloralhydrat. Alcoholica. Kaffee. Warmes Bad, kalte Übergießung, kalte Umschläge um den Kopf.

Größte Einzelgabe 0,05. Größte Tagesgabe 0,15.

162. *Extractum Calami* — *Kalmusextrakt.*

Arzneitaxe: 1,0 = 10 Pf.

Handverkauf —. Drogisten verboten.

Dickes Extrakt, rotbraun.

Trübe löslich in Wasser.

2 Teile fein zerschnittener Kalmus werden ausgezogen mit einem Gemisch von 4 Teilen Weingeist und 6 Teilen Wasser, 4 Tage lang bei 15—20°, unter wiederholtem Umrühren. Dann ausgepreßt.

Der Rückstand wird in gleicher Weise behandelt mit einem Gemisch von 2 Teilen Weingeist und 3 Teilen Wasser (also der Hälfte von vorher), 24 Stunden lang.

Die abgepreßten Flüssigkeiten werden gemischt. Erhitzt im Wasserbade. 2 Tage stehen lassen. Filtriert. Eingedampft zu einem dicken Extrakte.

Kalmusextrakt enthält ätherisches Öl, Acorin.

Innerlich. Als Stomachicum. 0,2—1,0, täglich mehrmals. Pillen. Zu Pillen mit Pulver āā oder bis 2 zu 1.

988. ℞ Extracti Calami 6,0
Radicis Liquiritiae pulverat. 6,0.
M. f. Pilulae 100. D. S. 4—10 Pillen, täglich mehrmals. — Als Stomachicum. — 1 Pille = 0,06; 4 Pillen = 0,24; 10 Pillen = 0,6 Extr. Calami.

Größte Einzelgabe 1,0. Größte Tagesgabe 3,0.

Extractum Calami aromatici — Extractum Calami.

163. *Extractum Cardui benedicti* — *Cardobenedicten-Extrakt.*

Arzneitaxe 1,0 = 10 Pf.
Handverkauf —. Drogisten verboten.
Dickes Extrakt, braun.
Fast klar löslich in Wasser.

1 Teil mittelfein zerschnittenes Cardobenedictenkraut wird übergossen mit 5 Teilen siedenden Wassers, und ausgezogen, 6 Stunden bei 35—40°, unter wiederholtem Umrühren. Dann ausgepreßt.

In gleicher Weise wird der Rückstand behandelt mit 3 Teilen siedenden Wassers, 3 Stunden lang.

Die abgepreßten Flüssigkeiten werden gemischt und eingedampft bis auf 2 Teile. Nach dem Erkalten wird 1 Teil Weingeist zugesetzt. 2 Tage stehen lassen an einem kühlen Ort. Filtriert. Eingedampft zu einem dicken Extrakt.

Innerlich. Amarum purum, einfaches Bittermittel. Stomachicum. Diureticum. Als Zusatz zu Arzneien oder in Pillen 0,01—0,5—1,0, täglich mehrmals. Lösung. — Zu Pillen mit Pulver āā oder bis 2 zu 1.

989. ℞ Extracti Cardui benedicti 3,0
Radicis Liquiritiae pulveratae 3,0.
M. f. Pilulae 50. D. S. 1—5 Pillen, täglich mehrmals. — Als Stomachicum und Diureticum. — 1 Pille = 0,06; 5 Pillen = 0,3 Extr. Cardui bened.

Größte Einzelgabe 1,0. Größte Tagesgabe 3,0.

Extractum Cascarae Sagradae fluidum, nicht offizinell. Arzneitaxe: 10,0 = 20 Pf.; 100,0 = 1 Mk. 70 Pf. — Handverkauf: 10,0 = 10 Pf.; 100,0 = 75 Pf. Gegen habituelle Obstipation. $^1/_4$—1 Teelöffel, täglich 2—3 mal. Gegen Dysenterie 5—20 Tropfen täglich mehrmals.

164. *Extractum Cascarillae* — *Cascarillextrakt.*

Arzneitaxe: 1,0 = 15 Pf.
Handverkauf —. Drogisten verboten.
Dickes Extrakt, dunkelbraun.
Trübe löslich in Wasser.

1 Teil grobgepulverte Cascarillrinde wird übergossen mit 5 Teilen siedenden Wassers, und ausgezogen 24 Stunden bei 15—20°. Dann ausgepreßt.

In gleicher Weise wird der Rückstand behandelt mit 3 Teilen siedenden Wassers, 24 Stunden lang.

Die abgepreßten Flüssigkeiten werden eingedampft bis auf 2 Teile. Stehen lassen an einem kühlen Orte, einige Tage. Dann wird die Flüssigkeit klar abgegossen, und eingedampft zu einem dicken Extrakt.

Innerlich. Als Adstringens und Antidiarrhoicum. 0,2—1,0, täglich mehrmals. Pillen, Mixtur. Zu Pillen mit Pulver āā oder bis 2 zu 1.

206. ℞ Extracti Cascarillae 3,0
Aquae destillatae ad 100,0.
M. D. S. Wohlgeschüttelt 1 Eßlöffel, täglich 3 mal. — Bei chronischem Durchfall. — 6,6 × 1 Eßlöffel = 0,4 Extr. Cascarillae.

Zu Elixir Aurantii compositum, Nr. 146.
Größte Einzelgabe 1,0. Größte Tagesgabe 3,0.

Extractum catholicum — Extractum Rheï compositum.

Extractum Chinae. Extractum Chinae aquosum, Nr. 165 (dünn).
Extractum Chinae spirituosum, Nr. 166 (trocken).

165. *Extractum Chinae aquosum* — *Wässeriges Chinaextrakt.*

Extractum Chinae frigide paratum.
Arzneitaxe: 1,0 = 10 Pf.
Handverkauf: 1,0 = 10 Pf.; 10,0 = 60 Pf. — Drogisten verboten.

Dünnes Extrakt, rotbraun.

Trübe löslich in Wasser.

1 Teil grobgepulverte Chinarinde wird ausgezogen mit 10 Teilen Wasser, 48 Stunden bei 15—20°, unter wiederholtem Umrühren. Dann ausgepreßt.

In gleicher Weise wird der Rückstand behandelt mit 10 Teilen Wasser, 48 Stunden lang.

Die abgepreßten Flüssigkeiten werden eingedampft auf 2 Teile. Nach dem Erkalten filtriert, und ein dünnes Extrakt hergestellt.

Extractum Chinae aquosum nicht mit Metallsalzen, Alkaloiden, Glykosiden.

Äußerlich. In Pomade zur Förderung des Haarwuchses. 1 zu 10 Medulla bovis.

Innerlich. Als Tonicum 0,5—2,0, täglich mehrmals. Pillen, Mixtur. Zu Pillen mit doppelt soviel Pflanzenpulver, klebt aber trotzdem so an sich schlecht.

Als Zusatz zu tonisierenden Mixturen 4,0—8,0 pro die.

990. ℞ Für 60 Pf. wässeriges Chinaextrakt im Handverkauf (=10,0).
Vorschrift: Mit 100,0 Rindermark zu Pomade. — Zur Förderung des Haarwuchses.

Größte Einzelgabe 2,0. Größte Tagesgabe 8,0.

Extractum Chinae frigide paratum — Extractum Chinae aquosum.

166. *Extractum Chinae spirituosum* — *Weingeistiges Chinaextrakt.*

Auch Extractum Chinae schlichthin.

Arzneitaxe: 1,0=20 Pf.

Handverkauf: 0,5=10 Pf.; 10,0=1 Mk. 20 Pf. — Drogisten verboten.

Trockenes Extrakt, rotbraun.

Trübe löslich in Wasser.

1 Teil grob gepulverte Chinarinde wird ausgezogen mit 5 Teilen verdünntem Weingeist, 6 Tage bei 15—20°, unter wiederholtem Umrühren. Dann ausgepreßt.

In gleicher Weise wird der Rückstand behandelt mit 5 Teilen verdünntem Weingeist, 3 Tage.

Die abgepreßten Flüssigkeiten werden vermischt, und 2 Tage lang stehen gelassen. Filtriert. Eingedampft zu einem trockenen Extrakt.

Aufzubewahren scharf ausgetrocknet in Gläsern.

Extractum Chinae spirituosum nicht mit Metallsalzen, Alkaloiden, Glykosiden.

Innerlich. Als Tonicum 0,1—2,0, täglich mehrmals in Pulvern, Pillen, Mixtur. — Pillen mit Spiritus, Zusatz von Pulver āā.

991. ℞. Extracti Chinae spirituosi 5,0
Aquae destillatae ad 100,0.
M. D. S. Umgeschüttelt 1 Teelöffel bis 1 Eßlöffel, täglich 3 mal. — Al Tonicum. — 20 × 1 Teelöffel = 0,25 Extr. Chin. spir., 1 Eßlöffel = 0,75.

Größte Einzelgabe 2,0. Größte Tagesgabe 6,0.

167. *Extractum Colocynthidis* — *Koloquinthenextrakt.*

Arzneitaxe: 0,1=5 Pf.; 1,0=40 Pf. (compositum 1,0=20 Pf.).

Handverkauf —. Drogisten verboten.

Trockenes Extrakt, gelbbraun. (Bröckelige Masse.) Geschmack sehr bitter (und unangenehm).

Trübe löslich in Wasser.

2 Teile grobzerschnittene Koloquinthen werden ausgezogen mit 45 Teilen verdünntem Weingeist, 6 Tage bei 15—20°, unter wiederholtem Umrühren. Dann ausgepreßt.

In gleicher Weise wird der Rückstand behandelt mit einem Gemisch von 15 Teilen Weingeist und 15 Teilen Wasser, 3 Tage.

Die abgepreßten Flüssigkeiten werden vermischt. Filtriert. Eingedampft zu einem trockenen Extrakte.

Vorsichtig aufzubewahren.

Innerlich. Als Drasticum. 0,005—0,01—0,03, täglich mehrmals, meist in Pillen. Pillen mit Spiritus, Zusatz von Pulver āā. Auch in Verbindung mit anderen Laxantien. Als Zusatz zu Abführpillen. Bei Koprostase, cardialem Hydrops, langwierigen Hautleiden.

Pilulae laxantes fortes.
207. ℞ (Berliner F. M.)
Extracti Colocynthidis 0,4
Extracti Aloës 4,0
Saponis jalapini 4,0
Spiritus qu. s.
M. f. Pilulae Nr. 50. D.S. Nach Vorschrift. — 1 Dosis = 1 Mk. 35 Pf.; $^1/_2$ Dosis = 95 Pf. — 1 Pille enthält 0,008 Extract. Colocynth.

Extractum Colocynthidis compositum enthält Extractum Colocynthidis, Aloë, Extractum Rheï, Scammonium (Rußland).

Vergiftungssymptom. Blutiger Durchfall.

Antidota. Magen und Darm entleeren und ausspülen, dann schleimige oder ölige Getränke. Opiate.

Größte Einzelgabe 0,05. Größte Tagesgabe 0,15.

168. *Extractum Condurango fluidum* — *Condurango-Fluidextrakt.*

Arzneitaxe: 10,0 = 20 Pf.; 100,0 = 1 Mk. 60 Pf. (Extractum Condurango spirit. siccum 1,0 = 20 Pf.)
Handverkauf: 7,0 = 10 Pf.; 10,0 = 15 Pf.; 100,0 = 1 Mk.
Drogisten verboten.
1,0 = 27 Tropfen. 1 Tropfen = 0,037 (Eschbaum).
Flüssiges Extrakt, braun. (Geschmack aromatisch, bitter.)

100 Teile mittelfein gepulverter Condurango-Rinde werden befeuchtet mit einem Gemisch von 15 Teilen Weingeist, 25 Teilen Wasser, 10 Teilen Glyzerin. Dann wird nach dem Verfahren, welches bei Extracta fluida näher beschrieben ist, 100 Teile Fluidextrakt dargestellt mit der nötigen Menge eines Lösungsmittels aus 1 Teil Weingeist und 3 Teilen Wasser.

Innerlich. Als Stomachicum. 20 Tropfen, täglich 3—4 mal. Anders: 30—60 Tropfen. Anders: 25—50 Tropfen, täglich mehrmals.

208. ℞ Für 1 Mk. Condurango-Fluidextrakt im Handverkauf (= 100,0).
Vorschrift: 20—50 Tropfen, täglich 3 mal.

Größte Einzelgabe 2,0. Größte Tagesgabe 6,0.

169. *Extractum Cubebarum* — *Kubebenextrakt.*

Arzneitaxe: 1,0 = 15 Pf.
Handverkauf —. Drogisten verboten.
Dünnes (ätherisches) Extrakt, braun.
Nicht löslich in Wasser.

2 Teile grobgepulverte Kubeben werden ausgezogen mit einem Gemisch von 3 Teilen Äther und 3 Teilen Weingeist, 3 Tage bei 15—20°, unter wiederholtem Umschütteln. Dann ausgepreßt.

In gleicher Weise wird der Rückstand behandelt mit einem Gemisch von 2 Teilen Äther und 2 Teilen Weingeist.

Die abgepreßten Flüssigkeiten werden gemischt. Filtriert. Eingedampft zu einem dünnen Extrakt.

Kubebenextrakt muß umgeschüttelt werden vor der Abgabe (weil sich Kubebin ausscheidet beim Aufbewahren).

Innerlich. Bei chronischer Gonorrhoe in Pillen zu 0,05—0,1 pro dosi, täglich 5—8 mal. Anders: 0,5—2,0, täglich mehrmals, in Pillen oder Gelatinekapseln (0,6), Electuarien. Anders: 0,5—1,5, täglich mehrmals in Gallertkapseln, Pillen, Boli, Electuarien. In Mixturen muß das Extrakt emulgiert werden: 1 zu 2—3 Gummi arabicum + 3—4,5 Wasser. Zu Pillen mit doppelter Menge Pflanzenpulver, klebt aber trotzdem so an sich schlecht. Oder mit doppelt so viel Bolus alba. Oder mit Cera flava pulverata + Saccharum āā.

209. ℞ Extracti Cubebarum 0,5
in Capsula gelatinosa. D. t. doses 10. S. 1 Kapsel, täglich mehrmals. — Bei Gonorrhoe. — Auch in Kapseln zu 1,0—2,0, täglich mehrmals.

210. ℞ Extracti Cubebarum 1,5
Cubebarum pulveratarum 3,5.
F. ope Cerae flavae l. a. Pilulae 50.
D. S. 3 Pillen, täglich 3 mal. — 1 Pille = 0,03 Extr. Cubeb. + 0,07 Cubeb. pulv.; 3 Pillen = 0,09 Extr. Cubeb. + 0,21 Cubeb. pulv.

211. ℞ Extracti Cubebarum 2,5
Cerae flavae
Sacchari āā qu. s. ut f. Pilulae 50.
D. S. 1—2 Pillen, täglich mehrmals. — Bei Gonorrhoe. — 1 Pille = 0,05 Extr. Cubeb.; 2 Pillen = 0,1 Extr. Cubeb.

Größte Einzelgabe 2,0. Größte Tagesgabe 6,0.

Extractum Cubebarum aethereum — Extractum Cubebarum.
Extractum Ergotae — Extractum Secalis cornuti.
Extractum Ergotae fluidum — Extractum Secalis cornuti fluidum.
Extractum Ferri — Extractum Ferri pomati.

170. *Extractum Ferri pomati* — *Apfelsaures Eisenextrakt.*

Arzneitaxe: 1,0 = 5 Pf.
Handverkauf —. Drogisten verboten.

Dickes Extrakt, grünschwarz. Geschmack süß, eisenartig, aber keineswegs scharf.

Klar löslich in Wasser.

50 Teile reife, saure Äpfel werden in einen Brei verwandelt, ausgepreßt. Der Flüssigkeit wird sofort zugesetzt 1 Teil gepulvertes Eisen. Ohne Verzug wird die Mischung in das Wasserbad gebracht, und so lange erwärmt, bis die Gasentwicklung aufgehört hat. Die Flüssigkeit wird dann wieder auf 50 Teile gebracht durch Verdünnung mit Wasser. Stehen gelassen mehrere Tage. Filtriert. Eingedampft zu einem dicken Extrakt.

100 Teile enthalten mindestens 5 Teile metallisches Eisen (6—8 % Eisen als apfelsaures und essigsaures Oxydul).

Innerlich. Gegen Chlorose, Anämie. 0,025—0,1—0,5, täglich mehrmals. Pillen, Lösung. Anders: 0,3—0,5, täglich mehrmals. In Pillen mit Pulver āā oder bis 2 zu 1. — Das Extrakt wird gut vertragen in kleinen Dosen; beliebt bei anämischen Herzkrankheiten.

212. ℞ Extracti Ferri pomati 2,5.
Radicis Liquiritiae pulveratae et
Succi Liquiritiae depurati qu. s. ut f. Pilulae 50.
D. S. 2 Pillen, täglich mehrmals. — Antichloroticum bei Herzkrankheiten. — 1 Pille = 0,05 Extr. Ferri pom.; 2 Pillen = 0,1 Extr. Ferr. pom.

Zu Tinctura Ferri pomati, Nr. 546.
Größte Einzelgabe 0,5. Größte Tagesgabe 1,5.

171. *Extractum Filicis* — *Farnextrakt.*

Wurmfarn-Extrakt.
Arzneitaxe: 1,0 = 15 Pf.; 10,0 = 1 Mk. 15 Pf.
Handverkauf: Nur Capsulae gelatinosae Extracto Filicis aethereo repletae: 10 Stück mit 0,5 = 35 Pf.; 10 Stück mit 1,0 = 45 Pf.; 1 Stück mit 2,0 = 10 Pf.; 1 Stück mit 5,0 = 20 Pf.
Drogisten verboten.

Dünnes Extrakt, gelblichgrün (oder grünbraun).

Nicht löslich in Wasser.

1 Teil grobgepulverte Farnwurzel wird ausgezogen mit 3 Teilen Äther, 3 Tage bei 15—20°, unter wiederholtem Umschütteln. Die Flüssigkeit wird dann abgegossen.

In gleicher Weise wird der Rückstand behandelt mit 2 Teilen Äther. Dann ausgepreßt.

Die Flüssigkeiten werden vermischt, filtriert, und eingedampft zu einem dünnen, vom Äther vollständig befreiten Extrakte. (Äther feuergefährlich!)

Farnextrakt ist umzuschütteln vor der Abgabe.

Nach Kobert wird das Extrakt am wirksamsten, wenn die frisch gesammelten Rhizome extrahiert werden durch Äther (vor dem Trocknen). In diesem Falle bekommt man ein Extrakt mit 15 % Filixsäure.

Innerlich. Gegen Bandwürmer und Anchylostomen. 3,0—5,0 in Latwergen, Emulsionen, Gelatinekapseln, Pulver, Boli, Pillen. Zu Pillen mit doppelt soviel Pflanzenpulver; klebt trotzdem so an sich schlecht. Oder mit doppelt soviel Bolus alba. Oder mit Cera flavae pulverata + Saccharum āā. Anders: Kindern 3,0—5,0; Erwachsenen 8,0—10,0 (bis 12,0), morgens in 2 Portionen. Anders: Kindern von 1—10 Jahren 1,5—5,0 in 3 Portionen. — Vorher schwarzer Kaffee, nachher (1 Stunde) Abführmittel, aber nicht Rizinusöl oder Fett oder Öl überhaupt!

Extractum Filicis wird von Einigen für das zweckmäßigste Bandwurmmittel gehalten. Der Abgang des Kopfes wird gefördert, wenn der Patient sich auf ein Gefäß mit warmem Wasser setzt während des Abganges des Wurmes. Wenn das Präparat frisch und ätherfrei ist, ist das Mittel gegen Bandwurm jedenfalls gut.

Kobert: in Deutschland 8,0 (bis 10,0), in Frankreich 15,0 (bis 20,0), in Rußland von Extractum Filicis Wolmarense (sehr haltbar und wirksam) 1,0—2,0.

Als Schüttelmixtur muß das Farnextrakt emulgiert werden; Emulsion mit gleichen Teilen Gummi arabicum pulveratum.

213. ℞ Extracti Filicis 8,0—10,0.
Pulpae Tamarindorum depuratae 10,0.
M. f. Electuarium. D. S. Innerhalb 1 Stunde zu nehmen.

214. ℞ Extracti Filicis 8,0
Gummi arabici pulverati 8,0
Aquae destillatae ad 150,0.
M. f. Emulsio. D. S. Umgeschüttelt morgens nüchtern auf 2 mal. — Gegen Bandwurm.

811. ℞ Extracti Filicis 5,0
Mucilaginis Gummi arabici 10,0
Sirupi Mannae 5,0
Sirupi Liquiritiae 10,0.
M. D. S. Umgeschüttelt morgens in 1 oder 2 Portionen. — Gegen Bandwurm für ein zehnjähriges Kind.

Vergiftungssymptome. Brechdurchfall, Darmblutung, Ohnmacht, Somnolenz, Krämpfe, Amaurose.

Antidota. Magenspülung. Excitantien, schleimige Mittel. Keine öligen und fettigen Stoffe!

Größte Einzelgabe 10,0. Größte Tagesgabe 10,0.

Extractum Filicis aethereum — Extractum Filicis.

172. *Extractum Frangulae fluidum* — *Faulbaum-Fluidextrakt.*

Arzneitaxe: 10,0 = 20 Pf.; 100,0 = 1 Mk. 60 Pf.
Handverkauf —. Drogisten verboten.
1,0 = 27 Tropfen. 1 Tropfen = 0,037 (Eschbaum).
Flüssiges Extrakt, dunkelbraunrot. (Geschmack süßlich bitter.)

100 Teile mittelfein gepulverter Faulbaumrinde werden befeuchtet mit 35 Teilen eines Lösungsmittels aus 3 Teilen Weingeist + 7 Teilen Wasser, und daraus 100 Teile Fluidextrakt dargestellt nach dem Verfahren, welches näher beschrieben ist unter Extracta fluida mit Hilfe desselben genannten Lösungsmittels (aus 3 Teilen Weingeist und 7 Teilen Wasser) in hinreichender Menge.

Eine Entbitterung des Faulbaumextraktes wird bewirkt, wenn zu der gepulverten Faulbaumrinde 10 % Magnesiumoxyd = Magnesia usta, Nr. 310, zugesetzt werden.

Innerlich. Als Abführmittel. 15—20 Tropfen abends zu nehmen, bzw. auch morgens, d. h. also abends + morgens je 20 Tropfen. Anders: 20—40 Tropfen. Anders: Teelöffelweise. — Macht keine Kolikschmerzen.

215. ℞ Extracti Frangulae fluidi 100,0.
D. S. ½—1 Teelöffel vor Schlafenszeit. Danach ein Glas Bier. — Bei chronischer Obstipation.

Größte Einzelgabe 5,0. Größte Tagesgabe 5,0.

173. *Extractum Gentianae* — *Enzianextrakt*

Arzneitaxe: 1,0 = 5 Pf.; 10,0 = 45 Pf.
Handverkauf —. Drogisten verboten.
Dickes Extrakt, rotbraun.
Klar löslich in Wasser.

1 Teil Enzianwurzel, in Scheiben zerschnitten, wird ausgezogen mit 5 Teilen Wasser, 48 Stunden bei 15—20°, unter wiederholtem Umrühren. Dann ausgepreßt. Die Flüssigkeit eingedampft.

In gleicher Weise wird der Rückstand ausgezogen mit 3 Teilen Wasser, 12 Stunden. Dann ausgepreßt.

Die abgepreßte Flüssigkeit (2) und die eingedampfte ausgepreßte Flüssigkeit (1) werden vermischt. Die Mischung wird eingedampft auf 3 Teile.

Nach dem Erkalten wird die Mischung versetzt mit 1 Teil Weingeist. Stehen lassen 2 Tage an einem kühlen Orte. Filtriert. Eingedampft zu einem dicken Extrakt.

Innerlich. Als Amarum purum, einfacher Bitterstoff, als Stomachicum. Als Zusatz zu Mixturen oder in Pillen, Boli. 0,01—0,5—2,0, täglich mehrmals. Beliebtes Constituens für Pillen, meist mit anderen Bittermitteln. Zu Pillen mit Pulver āā oder bis 2 zu 1.

216. ℞ Extracti Gentianae 6,0
Radicis Gentianae pulveratae 6,0.
M. f. Pilulae 100. D. S. 2—4 Pillen, täglich 3 mal.
Als Stomachicum amarum.

Zu Elixir Aurantii compositum, Nr. 146.

Größte Einzelgabe 2,0. Größte Tagesgabe 6,0.

Extractum Glycyrrhizae crudum — Succus Liquiritiae.
Extractum Glycyrrhizae depuratum — Succus Liquiritiae depuratus.
Extractum haemostaticum — Extractum Secalis cornuti.
Extractum Helenii (nicht offizinell). Arzneitaxe: 1,0 = 10 Pf. Handverkauf —. Diaphoreticum, Diureticum, Expectorans. Siehe Nr. 419, Radix Ipecacuanhae, 490. ℞ Pilulae bechicae Heimii.

174. *Extractum Hydrastis fluidum* — *Hydrastis-Fluidextrakt.*

Arzneitaxe: 10,0 = 40 Pf.; 100,0 = 3 Mk. 50 Pf. (siccum 1,0 = 20 Pf.)
Handverkauf: 10,0 = 25 Pf.; 100,0 = 2 Mk. — Drogisten verboten.
1,0 = 36 Tropfen. 1 Tropfen = 0,028 (Eschbaum).
Flüssiges Extrakt, dunkelbraun. (Geschmack schlecht.)

100 Teile mittelfein gepulvertes Hydrastisrhizom werden befeuchtet mit 35 Teilen verdünntem Weingeist. Daraus werden 100 Teile Fluidextrakt dargestellt nach dem Verfahren, welches unter Extracta fluida näher beschrieben ist, mit der erforderlichen Menge von verdünntem Weingeist.

1 Tropfen Hydrastis-Fluidextrakt erteilt 200,0 Wasser eine deutlich gelbe Farbe.

Hydrastis-Fluidextrakt enthält: Phytosterin d. i. ein cholesterinartiger Körper, Alkaloide: 1) Berberin $C_{20}H_{17}NO_4$, ziemlich unwirksam, 2) Hydrastin $C_{21}H_{21}NO_6$.

Beim Aufbewahren scheiden sich leicht gelbliche Krusten aus an den Wandungen. Die Krusten sind Phytosterin.

Innerlich. Hydrastis-Fluidextrakt (scheint unbrauchbar als Wehenmittel) wird als Tonicum gebraucht bei mäßigen Hämorrhagien des Uterus, Endometritis chronica, 15—20—30 Tropfen täglich 4 mal. Auch mit Extractum Secalis cornuti fluidum āā ebenfalls 20—30 Tropfen täglich mehrmals. Bei Metrorrhagie 30—40 Tropfen täglich 3 mal. Bei Menorrhagie zweckmäßig schon vor der Menstruation. Bei Epistaxis, Haemoptoe. 15—30 Tropfen, täglich mehrmals.

Bei profusen Schweißen.

Corrigentien: Cognac, Tinctura aromatica. Im Handel Dragées; eine Schachtel mit 50 Stück zu je 0,1 = 1 Mk. 50 Pf.

217. ℞ Für 50 Pf. Hydrastis-Fluidextrakt im Handverkauf (= 20,0).
Vorschrift: 15—20 Tropfen, täglich 3 mal. — Bei Haemoptoe, Endometritis chronica, Menorrhagie.
Größte Einzelgabe 1,6. Größte Tagesgabe 4,8.

175. *Extractum Hyoscyami* — *Bilsenkrautextrakt.*

Arzneitaxe: 0,1 = 5 Pf.; 1,0 = 15 Pf.; 10,0 = 1 Mk. 30 Pf. (siccum 0,1 = 5 Pf.; 1,0 = 15 Pf.)

Handverkauf —. Drogisten verboten.

Dickes Extrakt, grünlichbraun.

Trübe löslich in Wasser.

20 Teile Bilsenkraut, und zwar von den frischen, oberirdischen Teilen blühender Pflanzen von Hyoscyamus niger werden besprengt mit 1 Teil Wasser. Zerstoßen und ausgepreßt.

In gleicher Weise wird der Rückstand behandelt mit 3 Teilen Wasser.

Die abgepreßten Flüssigkeiten werden gemischt, auf 80° erwärmt, durchgeseiht und eingedampft auf 2 Teile. Dann werden zugefügt 2 Teile Weingeist. 24 Stunden stehen gelassen, bisweilen umgeschüttelt. Dann durchgeseiht.

Der Rückstand wird mit 1 Teil verdünntem Weingeist etwas erwärmt und wiederholt umgeschüttelt. Nach dem Absetzen wird die Flüssigkeit klar abgegossen. Diese Flüssigkeit wird der früher erhaltenen, durchgeseihten Flüssigkeit zugefügt. Die Mischung wird filtriert und eingedampft zu einem dicken Extrakte.

Die etwa vorrätig gehaltene Lösung des Bilsenkrautextraktes ist sorgfältig durchzumischen vor der Abgabe.

Vorsichtig aufzubewahren.

Nicht mit Liquor Ammonii anisatus. Vgl. unten 219 ℞.

Zur Beseitigung von krampfhaften Kontraktionszuständen der glatten Muskulatur (ähnlich wie Atropin, Scopolamin), äußerlich und innerlich.

Äußerlich. Als Antispasmodicum, Antalgeticum, Sedativum.

Zu Augensalben 1 zu 5—10. Anders: 5—20 %.

Zu Suppositorien 0,01, 0,02—0,1.

Zu Inhalationen bei Pertussis.

Innerlich. Bei Asthma bronchiale, Atemnot, quälendem Hustenreiz. 0,01—0,1, täglich mehrmals. Pulver, Pillen, Mixturen, Emulsion, Linctus. Zu Pillen mit Pulver āā, bis 2 zu 1. — Für Kinder 0,001—0,01, pro die 0,1. Anders: 0,005 täglich 4 mal. 0,05 ad 50,0, 1 Teelöffel zweistündlich bis dreistündlich.

218. ℞ Extracti Opii 0,05
Extracti Hyoscyami 0,03
Olei Cacao 2,0.
M. f. Suppositorium. D. t. doses 6.
S. 1 Stück morgens und abends nach Bericht. — Bei schmerzhaftem Harndrang.

219. ℞ Extracti Hyoscyami 1,0
Glycerini 5,0
Liquoris Ammonii anisati ad 20,0.
D. ad vitrum fuscum. S. Umschütteln, dann 10 Tropfen (in Brusttee) täglich bis 4 mal. — Gegen Husten. — Die Alkaloide des Hyoscyamus werden ausgefällt durch Ammoniak; Glyzerin verhindert dies aber sehr. — 10 Tropfen = 0,025 Extr. Hyosc.

Vergiftungssymptome. Erweiterung der Pupillen, Sehstörungen. Trockenheit des Mundes und Schlundes, großer Durst. Übelkeit, Erbrechen. Sehr trockene, rote, heiße Haut. Beschleunigter Puls, beschleunigte Atmung. Rausch, heitere Delirien, starke Jactation, Sopor.

Antidota. Brechmittel, Magenausspülung. Tannin. Morphium (subkutan). Pilocarpin. Physostigmin. Chloralhydrat. Alcoholica. Kaffee.

Warmes Bad, kalte Übergießungen, kalte Umschläge um den Kopf.

Größte Einzelgabe 0,1. Größte Tagesgabe 0,3.

Extractum Juniperi — Succus Juniperi inspissatus.

Extractum Ligni campechiani, nicht offizinell. Arzneitaxe: 1,0 = 25 Pf. Handverkauf —.

Extractum Liquiritiae crudum — Succus Liquiritiae.
Extractum Liquiritiae depuratum — Succus Liquiritiae depuratus.
Extractum Malatis Ferri oder Martis pomatum — Extractum Ferri pomati.
Extractum Malti im Handverkauf 1 Flasche = 75 Pf.
Extractum Malti ferrati im Handverkauf 1 Flasche = 1 Mk.
Extractum Malti cum Calcaria im Handverkauf 1 Flasche = 1 Mk.
Extractum Malti cum Chinino im Handverkauf 1 Flasche = 1 Mk. 50 Pf.
Extractum Malti cum Diastase im Handverkauf 1 Flasche = 1 Mk.
Extractum Malti cum Oleo Jecoris im Handverkauf 1 Flasche = 1 Mk.
Extractum Meconii — Extractum Opii.
Extractum Menyanthis — Extractum Trifolii fibrini.
Extractum Nucum vomicarum spirituosum — Extractum Strychni.

176. *Extractum Opii* — *Opiumextrakt.*

Arzneitaxe: 0,1 = 5 Pf.; 1,0 = 35 Pf.
Handverkauf —. Drogisten verboten.
Trockenes Extrakt, rotbraun. (Braune trockene Masse, fein zerrieben rotbraun.)
Trübe löslich in Wasser.

2 Teile mittelfein gepulvertes Opium werden ausgezogen mit 10 Teilen Wasser, 24 Stunden bei 15—20°, unter wiederholtem Umschütteln. Dann ausgepreßt.
In gleicher Weise wird der Rückstand behandelt mit 5 Teilen Wasser.
Die abgepreßten Flüssigkeiten werden gemischt. Filtriert. Eingedampft zu einem trockenen Extrakt.
100 Teile enthalten mindestens 17 Teile Opium.
Vorsichtig aufzubewahren.

Opiumextrakt ist wesentlich anzusehen als gereinigtes Opium. — Lösung meist vorrätig. Eintröpfeln derselben in eine Mischung geschieht an letzter Stelle, nicht vorher.

Extractum Opii enthält mehr Morphin als Opium. Extractum Opii 17 bis 19% Morphin. Opium 10—14% Morphin. Größte Einzelgabe für Opium aber = 0,15, größte Tagesgabe für Opium = 0,5; also gerade soviel als Extractum Opii.

Nicht mit Liquor Ammonii anisatus.

Äußerlich. Zu schmerzstillenden Salben 10—15%. Augensalben 1—2%.
Zu Klistieren und Suppositorien 0,05—0,1.
Zu Injektionen bei Leukorrhoe, Nachtripper 0,2—1,0 auf 100,0.

Innerlich. Als Narcoticum, Sedativum, Hypnoticum, Antidiarrhoicum wie Opium. 0,005—0,01—0,1, täglich mehrmals. Pulver, Pillen, Pastillen, Mixturen. Pillen mit Wasser, Zusatz von Pulver āā. — Für Kinder bis zum dritten Jahre nicht! Für ältere Kinder nur mit Vorsicht. 0,005—0,03, pro die bis 0,1. Anders: 0,002—0,005 dreistündlich.

218. ℞ Suppositorien mit Extractum Hyoscyami siehe unter Nr. 175.

812. ℞ Extracti Opii 0,12
Emulsionis Amygdalarum dulcium ad 100,0.
M. D. S. 1 Teelöffel stündlich oder mehrstündlich. — Bei akuter Peritonitis oder Perityphlitis für ein älteres Kind. — 20 × 1 Teelöffel = 0,006 Extr. Opii.

925. ℞ Extracti Opii 0,03
Sacchari 0,5.
M. f. Pulvis. D. t. doses 10. S. 1 Pulver zweistündlich nach Bericht.
Bei Ileus.

Vergiftungssymptome. Übelkeit, Erbrechen, Kopfschmerz. Schlafsucht, Narkose, Anästhesie. Kopf heiß, Haut blaß. Cheyne-Stokes'sches Atmen. Verlangsamter Puls. Miosis. Mitunter tetanische Krämpfe, besonders bei Kindern.

Antidota. Magenspülung auch bei subkutaner Vergiftung. Klistiere (Essig). Kühlblase auf den Kopf, Wärmflasche an Hände und Füße oder in warmes Wasser. Hautreize, Senfteig, kalte Übergießung. Excitantien, starker Kaffee, Coffeïn. Gerbsäure. Künstliche Respiration. Atropinum sulfuricum subkutan maximale Dosen). Kalium permanganicum Lösung 1 ad 25, 1 Spritze halbstündlich bis einstündlich bis zur Rückkehr des Bewußtseins. Anders: 1 auf 100.

Größte Einzelgabe 0,15. Größte Tagesgabe 0,5.

Extractum Opii aquosum — Extractum Opii.
Extractum panchymagogum — Extractum Rheï compositum.
Extractum Pini silvestris im Handverkauf 100,0 = 25 Pf.; 500,0 = 1 Mk.
Extractum Plumbi — Liquor Plumbi subacetici.
Extractum Rhamni Frangulae fluidum — Extractum Frangulae fluidum.
Extractum Rheï. Extractum Rheï, Nr. 177.
Extractum Rheï compositum, Nr. 178.

177. *Extractum Rheï* — *Rhabarberextrakt.*

Extractum Rheï simplex.
Arzneitaxe: 1,0 = 15 Pf.; 10,0 = 1 Mk. 25 Pf.
Handverkauf —. Drogisten verboten.
Trockenes Extrakt, braun.
Trübe löslich in Wasser.

2 Teile grob zerschnittener Rhabarber (Radix Rheï) werden ausgezogen mit einem Gemisch von 4 Teilen Weingeist und 6 Teilen Wasser, 24 Stunden bei 15—20°, unter wiederholtem Umrühren. Dann ausgepreßt.

In gleicher Weise wird der Rückstand behandelt mit einem Gemisch von 2 Teilen Weingeist und 3 Teilen Wasser (also der Hälfte von vorher).

Die abgepreßten Flüssigkeiten werden gemischt. Stehen lassen 2 Tage. Filtriert. Eingedampft zu einem trockenen Extrakt.

Rhabarberextrakt wird schnell feucht.

Extractum Rhei nicht mit Plumbum aceticum, Zincum sulfuricum, Tartarus stibiatus, überhaupt Metallsalzen, Alkaloiden, Glykosiden.

Innerlich. Als Abführmittel. 0,5—1,0 abends. In Pillen, Pulver, Wein. Wirkt doppelt so stark als Radix Rheï. Pillen mit Spiritus; Zusatz von Pulver āā. Anders: 0,2—0,5.

Als Stomachicum 0,1—0,3, täglich mehrmals. Pulver, Pillen, Mixtur.

992. ℞ Extracti Rheï 4,0
Aquae destillatae ad 100,0.
M. D. S. Umgeschüttelt ½—1 Teelöffel täglich 3 mal. — Als Stomachicum. — 20×1 Teelöffel = 0,2 Extr. Rheï.

Größte Einzelgabe 1,0. Größte Tagesgabe 1,0.

178. *Extractum Rheï compositum* — *Zusammengesetztes Rhabarberextrakt.*

Extractum Rheï catholicum, „allumfassend", weil es vier Abführmittel enthält.
Arzneitaxe: 1,0 = 15 Pf; 10,0 = Mk. 20 Pf.
Handverkauf —. Drogisten verboten.
Trockenes Extrakt, grau. (Durch Feuchtigkeit dunkler, bis schwärzlichbraun.)
Trübe löslich in Wasser.

6 Teile Rhabarberextrakt, 2 Teile Aloëextrakt, 1 Teil Jalapenharz, 4 Teile medizinische Seife werden gesondert scharf getrocknet. Dann fein zerrieben und gemischt.

Aufzubewahren gegen Feuchtigkeit geschützt.

Extractum Rheï compositum nicht mit Plumbum aceticum, Zincum sulfuricum, Tartarus stibiatus, überhaupt Metallsalzen, Alkaloiden, Glykosiden.

Innerlich. Als Stomachicum 0,1—0,3 als Pulver, täglich mehrmals.

Als Laxans 0,5—1,0 in Pillen, Pulver, Wein. Wirksam bei fast allen Arten von Obstipation. Pillen mit Spiritus; Zusatz von Pulver āā. Die Pillen werden mit Spiritus möglichst hart angestoßen, sonst laufen die Pillen breit.

220. ℞ Extracti Rheï compositi pulverati 0,5.
D. t. doses 6. S. 1 Pulver zur Zeit. — Abführmittel.

221. ℞ Extracti Rheï compositi 6,0.
F. ope Spiritus pauci Pilulae 50. D. S. 2—4 Pillen abends. — Abführmittel; bei Hämorrhoiden. — 1 Pille = 0,12 Extr. Rheï comp.; 2 Pillen = 0,24; 4 Pillen = 0,48.

Größte Einzelgabe 1,0. Größte Tagesgabe 1,0.

Extractum Saturni — Liquor Plumbi subacetici.
Extractum Secalis cornuti. Extractum Secalis cornuti, Nr. 179.
Extractum Secalis cornuti fluidum, Nr. 180.

179. *Extractum Secalis cornuti* — *Mutterkornextrakt.*

Ergotinum. Extractum haemostaticum.
Arzneitaxe: 1,0 = 25 Pf.
Handverkauf —. Drogisten verboten.
Dickes Extrakt, rotbraun.
Klar löslich in Wasser.

2 Teile grobgepulvertes Mutterkorn werden ausgezogen mit 4 Teilen Wasser, 6 Stunden bei 15—20°, unter wiederholtem Umschütteln. Dann ausgepreßt.

In gleicher Weise wird der Rückstand behandelt

Die abgepreßten Flüssigkeiten werden vermischt. Durchgeseiht. Eingedampft bis auf 1 Teil. Dieser eingeengte Auszug wird gemischt mit 1 Teile Weingeist. 3 Tage stehen gelassen, unter wiederholtem Schütteln. Filtriert. Eingedampft zu einem dicken Extrakt.

Haemostaticum.

Äußerlich. Zum Klysma bei Magenblutung, Darmblutung, Fibromyoma uteri, Blasenlähmung. 1—2 zu 100. Anders: 2—3% Lösung.

Zu Suppositorien 0,25—0,5. — Für Kinder 0,1 bei Vorfall des Mastdarms.

Nicht zur subkutanen Injektion wegen Schmerzhaftigkeit und Entzündung an der Einstichstelle. Zur subkutanen Injektion eventuell Extractum Secalis cornuti dialysatum (nicht offizinell), 3,0 zu 6,0 Aqua destillata, 1/4—1/2 Spritze; oder 2,0 zu 8,0, 1/2—1 Spritze. Vgl. unten.

Innerlich. Als Haemostaticum 0,05—0,5, täglich mehrmals. Pillen, Pastillen, Lösung. — Zu Pillen mit Pulver āā oder bis 2 zu 1. — Für Kinder 0,03—0,1, täglich 3—4 mal, bei Scharlachnephritis mit akuter Dilatation des Herzens, Darmblutung, Purpura haemorrhagica.

Bei Kompensationsstörung von Herzfehlern als blutdrucksteigernd mit Digitalis 0,05—0,5.

813. ℞ Extracti Secalis cornuti 0,03—0,05
Radicis Liquiritiae pulveratae 0,5.
M. f. Pulvis. D. t. doses 10. S. 1 Pulver täglich 3—4 mal. — Bei Scharlachnephritis mit akuter Dilatation des Herzens für Kinder.

993. ℞ Extracti Secalis cornuti 1,5—2,0
Aquae oder Tincturae Cinnamomi ad 10,0.
M. D. S. 20 Tropfen zweistündlich. — Bei Blutung des Uterus. — 10 × 20 Tropfen = 0,15—0,2 Extr. Secal. cornut.

Extractum Secalis cornuti dialysatum (auch Ergotinum dialysatum), nicht offizinell. 1,0 = circa 30 Pf. 0,1—0,5. Pillen, Lösung.

222. ℞ Extracti Secalis cornuti dialysati 2,0 (bis 2,5)
Aquae destillatae 10,0.
M. D. S. Äußerlich zu Händen des Arztes. — 1/2—1 Spritze. — Zur Uterus-Contraction. — 1 Spritze = 0,16 (0,2); 1/2 Spritze = 0,08 (0,1).

Vergiftungssymptome. Salivation, Übelkeit, Erbrechen. Durchfall. Atmung langsam. Puls langsam, klein. Kribbeln in Fingern und Zehen. Kopfschmerz, Schwindel, Delirien, Sopor.

Antidota. Abführmittel, Brechmittel, Ipecacuanha. Opium, Morphium. Excitantien. Acidum tannicum.

Größte Einzelgabe 0,5. Größte Tagesgabe 1,5.

180. *Extractum Secalis cornuti fluidum* — *Mutterkorn-Fluidextrakt.*

Arzneitaxe: 10,0 = 35 Pf.
Handverkauf —. Drogisten verboten.

1,0 = 24 Tropfen. 1 Tropfen = 0,042 (ESCHBAUM).
Flüssiges Extrakt, rothbraun und klar.
100 Teile grob gepulvertes Mutterkorn werden befeuchtet mit 35 Teilen eines Lösungsmittels aus 2 Teilen Weingeist und 8 Teilen Wasser. Daraus werden 100 Teile Fluidextrakt dargestellt nach dem Verfahren, welches unter Extracta fluida näher beschrieben ist, mit der erforderlichen Menge desselben Lösungsmittels (aus 2 Teilen Weingeist und 8 Teilen Wasser), aber in der Weise, daß dem zweiten Auszuge vor dem Abdampfen hinzugefügt werden 2,4 Teile Salzsäure.

Das Fluidextrakt hält man für das zweckmäßigste Extrakt des Secale cornutum.
Innerlich. Bei Uterusblutungen, Menorrhagien. 10—20 Tropfen, täglich mehrmals. Anders: 0,5 täglich 3 mal.
Während der Nachgeburtsperiode 10—30 Tropfen in Wasser.
Nicht zur subkutanen Injektion geeignet wegen Säure und Alkohol.

223. ℞ Extracti Secalis cornuti fluidi 10,0.
D. S. 10—20 (bis 30) Tropfen. — Bei Uterusblutungen.

Vergiftungssymptome. Salivation, Übelkeit, Erbrechen. Durchfall. Atmung langsam, Puls langsam und klein. Kribbeln in Fingern und Zehen. Kopfschmerzen, Schwindel, Delirien, Sopor.
Antidota. Abführmittel. Brechmittel, Ipecacuanha. Opium, Morphium. Excitantien. Acidum tannicum.
Größte Einzelgabe 1,0. Größte Tagesgabe 5,0.

Extractum Stigmatis Maïdis = Maisgriffel-Extrakt, nicht offizinell. Arzneitaxe: 10,0 = circa 20 Pf. Handverkauf —. Gegen chronische Cystitis, Schmerzen der Harnwege, Nierenkolik. 0,5—5,0.

181. *Extractum Strychni* — *Brechnuß-Extrakt.*

Extractum Nucis vomicae.
Arzneitaxe: 0,1 = 5 Pf.; 1,0 = 35 Pf.
Handverkauf —. Drogisten verboten.
Trockenes Extrakt, braun. Geschmack außerordentlich bitter.
Trübe löslich in Wasser.
10 Teile grob gepulverte Brechnuß werden ausgezogen mit 20 Teilen verdünntem Weingeist, 24 Stunden bei einer Temperatur nicht über 40°, unter wiederholtem Umschütteln. Dann ausgepreßt.
In gleicher Weise wird der Rückstand behandelt mit 15 Teilen verdünntem Weingeist.
Die abgepreßten Flüssigkeiten werden vermischt. Stehen gelassen mehrere Tage. Filtriert. Eingedampft zu einem trockenen Extrakt.
Vorsichtig aufzubewahren.

Brechnuß-Extrakt nicht mit Gerbsäuren und Alkalien.
Äußerlich. Zur subkutanen Injektion 0,01—0,04.
Als Salbe 4—8 %.
Als spirituöse Einreibung 5—10 %.
Innerlich. Bei zentralen und peripherischen Lähmungen. 0,01—0,03, täglich 2—3 mal. Pulver, Pillen, Lösung. Pillen mit Spiritus, Zusatz von Pulver āā. Wirkung nicht sicher. Anders: 0,01—0,04, täglich mehrmals.
Als Antidiarrhoicum, gegen Vomitus gravidarum, Incontinentia urinae, Gliederreißen, Trunksucht, Neurasthenie. — Für Kinder 0,00075—0,005 (pro die bis 0,03) in Lösung, Pulvern. Anders: 0,005—0,01, täglich 1 mal. Bei Incontinentia urinae, Enuresis nocturna, prolapsus ani.
Bei Impotenz. 0,5 zu 50 Pillen (je = 0,01); abends 2 Pillen.
Vergiftungssymptome. Cyanose. Muskelzuckungen, Trismus, Tetanus (schon auf geringe äußere Reize). Dyspnoe, Stillstand der Atmung durch Krampf des Diaphragma.
Antidota. Magenausspülung mit Lösung von Acidum tannicum. Chloralum hydratum (Injektion oder Klistier 2,0). Inhalation von Chloroform, Aether,

Amylium nitrosum. Morphium subkutan. Künstliche Respiration. Bromkalium. Kaffee. Kein Kampfer!

Größte Einzelgabe 0,05. Größte Tagesgabe 0,1.

Extractum Strychni spirituosum — Extractum Strychni.

182. ***Extractum Taraxaci*** — *Löwenzahnextrakt.*

Arzneitaxe: 1,0 = 10 Pf.

Handverkauf —. Drogisten verboten.

Dickes Extrakt, braun.

Klar löslich in Wasser.

1 Teil mittelfein zerschnittener Löwenzahn (Radix Taraxaci cum herba, im Frühjahr gesammelt und getrocknet) wird ausgezogen mit 5 Teilen Wasser, 48 Stunden bei 15—20°, unter wiederholtem Umrühren. Dann ausgepreßt.

In gleicher Weise wird der Rückstand behandelt mit 3 Teilen Wasser, 12 Stunden.

Die abgepreßten Flüssigkeiten werden vermischt. Eingedampft bis auf 2 Teile. Dann wird zugesetzt 1 Teil Weingeist. Stehen lassen an einem kühlen Orte 2 Tage. Filtriert. Eingedampft zu einem dicken Extrakt.

Innerlich. Als Amarum. Früher Cholagogum, gegen Stockungen und Verschleimung im Abdomen. Führt etwas ab. 2,0—10,0, täglich mehrmals. Boli, Lösung. Anders: 0,5—1,5 in Pillen, Mixtur.

Als Pillenconstituens. Zu Pillen mit Pulver āā oder bis 2 zu 1.

Größte Einzelgabe 10,0. Größte Tagesgabe 30,0.

Extractum thebaïcum — Extractum Opii.

183. ***Extractum Trifolii fibrini*** — *Bitterklee-Extrakt.*

Extractum Menyanthis oder Menyanthae. Fieberklee-Extrakt.

Arzneitaxe: 1,0 = 5 Pf.

Handverkauf —. Drogisten verboten.

Dickes Extrakt, schwarzbraun.

Klar löslich in Wasser.

1 Teil mittelfein zerschnittener Bitterklee (Folia Trifolii fibrini) wird übergossen mit 5 Teilen siedenden Wassers, ausgezogen 6 Stunden bei 35—40°, unter wiederholtem Umrühren. Dann ausgepreßt.

In gleicher Weise wird der Rückstand behandelt mit 3 Teilen siedenden Wassers, 3 Stunden.

Die abgepreßten Flüssigkeiten werden vermischt. Eingedampft auf 2 Teile. Dann versetzt mit 1 Teil Weingeist. Stehen lassen an einem kühlen Orte 2 Tage. Filtriert. Eingedampft zu einem dicken Extrakte.

Innerlich. Als Amarum purum, einfaches Bittermittel. Stomachicum. Als Zusatz zu Mixturen oder als Pillen. 0,01—0,5, täglich mehrmals. Zu Pillen mit Pulver āā oder bis 2 zu 1. Anders: 1,0—2,0, täglich mehrmals in Pillen oder Lösung. Bei Verdauungsbeschwerden, Hydrops, Malaria. Veraltet.

Zu Elixir Aurantii compositum, Nr. 146.

Größte Einzelgabe 2,0. Größte Tagesgabe 6,0.

Extractum Viburni prunifolii fluidum, nicht offizinell. Arzneitaxe: 10,0 = 25 Pf.; 100,0 = 1 Mk. 85 Pf. Handverkauf —. Antiabortivum. Weiteres siehe Antiuterina.

Extrakte — Extracta:

Aloeextrakt — Extractum Aloës.
Belladonnaextrakt — Extractum Belladonnae.
Bilsenkrautextrakt — Extractum Hyoscyami.
Bitterkleeextrakt — Extractum Trifolii fibrini.
Brechnußextrakt — Extractum Strychni.
Cardobenediktenextrakt — Extractum Cardui benedicti.
Cascarillextrakt — Extractum Cascarillae.
Chinaextrakt, wässeriges — Extractum Chinae aquosum.
Chinaextrakt, weingeistiges — Extractum Chinae spirituosum.

Condurango-Fluidextrakt — Extractum Condurango fluidum.
Eisenextrakt, apfelsaures — Extractum Ferri pomati.
Enzianextrakt — Extractum Gentianae.
Farnextrakt — Extractum Filicis.
Faulbaum-Fluidextrakt — Extractum Frangulae fluidum.
Fluidextrakte — Extracta fluida.
Hydrastis-Fluidextrakt — Extractum Hydrastis fluidum.
Kalmusextrakt — Extractum Calami.
Koloquinthenextrakt — Extractum Colocynthidis.
Kubebenextrakt — Extractum Cubebarum.
Löwenzahnextrakt — Extractum Taraxaci.
Mutterkornextrakt — Extractum Secalis cornuti.
Mutterkorn-Fluidextrakt — Extractum Secalis cornuti fluidum.
Opiumextrakt — Extractum Opii.
Rhabarberextrakt — Extractum Rheï.
Rhabarberextrakt, zusammengesetztes — Extractum Rheï compositum.
Wermutextrakt — Extractum Absinthii.

Extrakte anzufertigen kostet auf je 1 kg der verwendeten Substanz für dünne Extrakte = 3 Mk.; für dicke Extrakte = 6 Mk.; für trockene Extrakte = 12 Mk.; für Fluidextrakte = 6 Mk.; für trockene narkotische Extrakte, aus dicken Extrakten bereitet, 100 g = 2 Mk. 50 Pf.

Evacuantia = Abführmittel. Siehe diese.

Fabae albae pulveratae im Handverkauf 50,0 = 10 Pf.; 100,0 = 15 Pf.; 500,0 = 60 Pf.

Faba de Tonco im Handverkauf 1 Stück = 10 Pf.

Faecula — Amylum Tritici.

Fallkrautblumen — Flores Arnicae.

Farfara siehe Folia Farfarae.

Farina Amygdalarum im Handverkauf 30,0 = 10 Pf.; 100,0 = 25 Pf.; 500,0 = 1 Mk. Siehe Furfur Amygdalarum = Mandelkleie.

Farina Hordei praeparata im Handverkauf 50,0 = 10 Pf.; 100,0 = 15 Pf.; 500,0 = 60 Pf.

Farina Lini — Placenta Seminis Lini, pulverata.

Farina Lycopodii — Lycopodium.

Farnextrakt — Extractum Filicis.

Farnkrautwurzel — Rhizoma Filicis.

Farnwurzel — Rhizoma Filicis.

Farnwurzelextrakt — Extractum Filicis.

Fasciae = Binden. Vgl. Tela depurata, Nr. 521.

Faulbaum-Fluidextrakt — Extractum Frangulae fluidum.

Faulbaumrinde — Cortex Frangulae.

Faulbaumrinden-Fluidextrakt — Extractum Frangulae fluidum.

Fehling'sche Lösung, Reagens zum Nachweis von Glykose:

1) 34,639 ($CuSO_4 + 5\,H_2O$ =) Cuprum sulfuricum werden gelöst mit Aqua destillata zu 500 ccm.
2) 173,0 Tartarus natronatus (Seignettesalz) + 100 ccm Liquor Natri caustici (Natronlauge) werden gelöst mit Aqua destillata zu 500 ccm.

Von diesen beiden Lösungen werden gemischt zum Gebrauche gleiche Volumina. 1 ccm dieser Fehling'schen Lösung wird reduziert genau durch 5 mg = 0,005 Traubenzucker; 10 ccm Fehling'sche Lösung durch 0,05 Traubenzucker. Die blaue Fehling'sche Lösung wird entfärbt, und es bildet sich ein roter Niederschlag beim Kochen oder schon vorher. — 1,0 Fehling'scher Lösung = 13 Tropfen. 1 Tropfen = 0,079 (Eschbaum).

Feldkümmel — Herba Serpylli.

Feldlattig — Folia Farfarae.

Feldpolei oder Feldthymian — Herba Serpylli.

Fellow's Sirup of the Hypophosphites im Handverkauf 1/1 Flasche = 6 Mk.; 1/2 Flasche = 3 Mk. 50 Pf.

Fenchel — Fructus Foeniculi.

Fenchel, deutscher oder sächsischer — Fructus Foeniculi.

Fenchelholz — Lignum Sassafras.
Fenchelhonig ist Drogisten zu verkaufen erlaubt. Vgl. Mel Foeniculi im Handverkauf 10,0 = 10 Pf.; 100,0 = 60 Pf.
Fenchelöl — Oleum Foeniculi.
Fenchelsamen — Fructus Foeniculi.
Fenchelwasser — Aqua Foeniculi.
Ferrialbuminat-Flüssigkeit — Liquor Ferri albuminati.
Ferrichlorid — Ferrum sesquichloratum.
Ferrichloridlösung — Liquor Ferri sesquichlorati.
Ferricitrat — Ferrum citricum oxydatum.
Ferricyankalium siehe Kalium ferricyanatum.
Ferrioxyd, dialysiertes — Liquor Ferri oxychlorati.
Ferrioxyd, zuckerhaltiges oder Ferrisaccharat — Ferrum oxydatum saccharatum.
Ferrisaccharatsirup — Sirupus Ferri oxydati.
Ferro-Ammonium chloratum — Ammonium chloratum ferratum.
Ferrocarbonat, zuckerhaltiges — Ferrum carbonicum saccharatum.
Ferro-Chininum citricum — Chininum ferro-citricum.
Ferrocyankalium siehe Kalium ferrocyanatum.
Ferrojodidlösung — Liquor Ferri jodati.
Ferrojodidsirup — Sirupus Ferri jodati.
Ferrolaktat — Ferrum lacticum.
Ferrosulfat — Ferrum sulfuricum.
Ferrosulfat, getrocknetes — Ferrum sulfuricum siccum.
Ferrosulfat, reines — Ferrum sulfuricum.
Ferrum. — Eisenpräparate in anorganischer Verbindung oder in lockerer organischer Verbindung sind kontraindiziert bei Lungenphthise, schweren Katarrhen des Magens und Darmes, Ulcus ventriculi. — Bildung von Schwefeleisen schwärzt die Zähne.

In dem gesamten Blute des Menschen sind vorhanden 2—3 Gramm Eisen als integrierender Bestandteil des Hämoglobins. Ausgeschieden werden täglich von einem Hungernden 0,008; von einem normal Ernährten 0,016 ungefähr. Dies sind die Verluste. In der täglichen Nahrung wird aufgenommen 0,05—0,1 in organischer Form, also brauchbar und übergenug. Nichtsdestoweniger bleibt die unerklärte Tatsache, daß Bleichsüchtige durch Eingabe von Eisenpräparaten geheilt werden. Eisen wird hauptsächlich resorbiert vom Duodenum, weniger vom Ileum. Die Leber speichert das Eisen auf. — Anfang mit kleinsten Gaben, höchstens 0,1. Fieber kontraindiziert Eisen wie die obigen Angaben. Zusatz von Bitterstoffen in kleinen Gaben scheint die Eisenwirkung zu unterstützen, selbst in Pillen.

Ferrum carbonicum saccharatum, Nr. 184.
Pilulae Ferri carbonici Blaudii, Nr. 193.
Ferrum citricum oxydatum, Nr. 185.
Ferrum lacticum, Nr. 186.
Ferrum oxydatum saccharatum (solubile), Nr. 187.
Sirupus Ferri oxydati, Nr. 471.
Ferrum pulveratum, Nr. 188.
Ferrum reductum, Nr. 189.
Ferrum sesquichloratum, Nr. 190.
Liquor Ferri sesquichlorati, Nr. 298.
Ferrum sulfuricum, Nr. 191.
Ferrum sulfuricum crudum, Nr. 192.
Ferrum sulfuricum siccum, Nr. 193.
Extractum Ferri pomati, Nr. 170.
Liquor Ferri albuminati, Nr. 295.
Liquor Ferri jodati, Nr. 296.
Liquor Ferri oxychlorati, Nr. 297.
Tinctura Ferri chlorati aetherea, Nr. 545.
Tinctura Ferri pomati, Nr. 546.

Ferrum alcoholisatum — Ferrum pulveratum.
Ferrum candens = Glüheisen.
Ferrum carbonicum mellitum — Ferrum carbonicum saccharatum.

184. *Ferrum carbonicum saccharatum* — *Zuckerhaltiges Ferrocarbonat.*

Ferrocarbonatzucker.
Arzneitaxe: 10,0 = 5 Pf.; 100,0 = 40 Pf.
Handverkauf —. Drogisten verboten.

Grünlichgraues, mittelfeines Pulver. Geschmack süß und schwach nach Eisen (tintenartig).

In 100 Teilen sind 9,5—10 Teile Eisen.

5 Teile Ferrosulfat werden gelöst in 20 Teilen siedenden Wassers. Filtriert in eine geräumige Flasche, welche enthält eine klare Lösung von 3,5 Teilen Natriumbicarbonat in 50 Teilen lauwarmen Wassers. Der Inhalt der Flasche wird vorsichtig gemischt. Dann mit heißem Wasser gefüllt, lose verschlossen und beiseite gestellt.

Es fällt ein Niederschlag, und darüber steht Flüssigkeit. Die Flüssigkeit wird abgezogen vermittelst eines Hebers. Die Flasche wird dann wieder angefüllt mit heißem Wasser. Nach abermaligem Absetzen wird die Flüssigkeit wieder abgezogen. Diese Behandlung wird wiederholt, so oft, bis die abgezogene Flüssigkeit durch Baryumnitratlösung kaum noch getrübt wird.

Der Niederschlag, möglichst befreit von der Flüssigkeit, wird in eine Porzellanschale gebracht, welche enthält 1 Teil fein gepulverten Milchzucker und 3 Teile mittelfein gepulverten Zucker. Die Mischung wird verdampft zur Trockene im Wasserbade, zu Pulver zerrieben. Diesem Pulver wird noch soviel gut ausgetrockneter, gepulverter Zucker zugemischt, daß das Gewicht 10 Teile beträgt.

Bei der Fällung des Ferrocarbonats ist die Arbeit möglichst zu beschleunigen.

Aufzubewahren in weißen, gut verschlossenen Flaschen im direkten Tageslichte. Braun gewordenes ist zu verwerfen. Zersetzt sich leicht an der Luft.

Unlöslich in Wasser.

Innerlich. Mildes Eisenpräparat; beliebt für Kinder. 0,1—0,4 pro dosi in Pulvern gegen Chlorose, Anämie.

Als Tonicum 0,5—1,5 täglich mehrmals. Pillen, Pastillen, Pulver. Auch mit Cortex Chinae. Lösungen zersetzen sich leicht. — Für Kinder als Tonicum 0,03—0,12 täglich mehrmals.

803. ℞ Ferr. carb. sacch. mit Cortex Chinae siehe unter Nr. 128, Cortex Chinae.

Pilulae Ferri carbonici sive ferratae Valleti = VALLET'sche Eisenpillen siehe unter Nr. 393, Pilulae Ferri carbonici Blaudii.

814. ℞ Ferri carbonici saccharati 0,03—0,12
Sacchari ad 0,5.
M. f. Pulvis. D. t. doses 10. S. 1 Pulver täglich 2 mal. — Als Tonicum für Kinder.

815. ℞ Ferri carbonici saccharati 5,0
Sacchari ad 200,0.
M. D. S. 1 Teelöffel täglich 2 mal. — Als Tonicum für Kinder. — 1 Teelöffel (2,0) = 0,05 Ferr. carb. sacch.

Siehe Pilulae Ferri carbonici Blaudii, Nr. 393.

Größte Einzelgabe 1,5. Größte Tagesgabe 5,0.

Ferrum chloridatum — Ferrum sesquichloratum.

185. *Ferrum citricum oxydatum* — *Ferricitrat.*

Citronensaures Eisenoxyd.

Arzneitaxe: 1,0 = 5 Pf.

Handverkauf —.

Rubinrote, dünne, durchscheinende Blättchen. Geschmack schwach nach Eisen.

100 Teile enthalten 19—20 Teile Eisen.

25 Teile Eisenchloridlösung werden gemischt mit 100 Teilen Wasser. Dann eingegossen in ein Gemisch von 25 Teilen Ammoniakflüssigkeit und 75 Teilen Wasser. Ein kleiner Überschuß von Ammoniakflüssigkeit soll dabei vorhanden sein.

Es entsteht ein Niederschlag. Derselbe wird ausgewaschen, zunächst durch wiederholte Zugabe von Wasser, nach dem Absetzen durch vorsichtiges Abgießen der klar überstehenden Flüssigkeit, dann auf einem Filter, so lange, bis einige Tropfen des Filtrates, angesäuert mit Salpetersäure, höchstens noch opalisierend getrübt werden durch Silbernitratlösung.

Der ausgewaschene Niederschlag tropft gut ab, und wird dann eingetragen in eine Lösung von 9 Teilen Citronensäure in 10 Teilen Wasser. Dann stehen gelassen bis zur nahezu vollständigen Lösung bei gewöhnlicher Temperatur, oder einer Temperatur nicht über 50°.

Die Lösung wird filtriert. Das Filtrat wird eingedampft bis zur Sirupdicke bei einer Temperatur nicht über 50°. Der Sirup wird bei derselben Temperatur ausgestrichen auf Glasplatten, und getrocknet.

Leicht löslich in siedendem Wasser, langsam löslich in kaltem Wasser, aber vollständig löslich. Die Lösungen röten blaues Lackmuspapier.

Vor Licht geschützt aufzubewahren.

$(C_6H_5O_7)_2 Fe_2 + 6 H_2O$. — 100 Teile enthalten 19—20 Fe.

Gegen Chlorose.

Subkutane Injektion von 0,2 verursacht schon Intoxikation. Anwendbar in 10 % Lösung, 0,05—0,1; also 1,0 zu 10,0, 1 Spritze oder ½ Spritze täglich einmal. Ist aber schmerzhaft.

Innerlich. Als Tonicum 0,1—0,5, täglich mehrmals. Pulver, Pillen, Pastillen, Sirup, Wein.

Pilulae Ferri citrici.

224. ℞ (Berliner F. M.)
Ferri citrici oxydati 5,0
Radicis Gentianae pulveratae 1,0
Extracti Gentianae 3,0.
M. f. Pilulae Nr. 50. D. S. 2 Pillen täglich 3 mal. — 1 Dosis = 95 Pf.

Größte Einzelgabe 0,5. Größte Tagesgabe 1,5.

Ferrum dialysatum siehe Liquor Ferri oxychlorati.

Ferrum Hydrogenio reductum — Ferrum reductum.

186. *Ferrum lacticum* — *Ferrolaktat.*

Milchsaures Eisenoxydul.

Arzneitaxe: 10,0 = 10 Pf.

Handverkauf: 10,0 = 10 Pf.

Grünlichweiße Krusten, bestehend aus kleinen, nadelförmigen Kristallen oder ein (gelblichweißes, trockenes) kristallinisches Pulver. Geruch eigentümlich, aber nicht scharf ausgeprägt.

Löst sich in etwa 40 Teilen kalten Wassers, in einer verschlossenen Flasche andauernd geschüttelt, langsam. Löslich in 12 Teilen siedenden Wassers. Lösung grünlichgelb, reagiert sauer. Kaum löslich in Weingeist.

Aufzubewahren in weißen, dicht verschlossenen Gläsern, dem Licht ausgesetzt.

$Fe(C_3H_5O_3)_2 + 3 H_2O$. — 100 Teile enthalten 19,5 Eisen.

Gutes, leicht verdauliches Eisenpräparat.

Innerlich. Gegen Chlorose in Pillen, Pulvern, gelöst in Molken. 0,1 bis 1,0, täglich mehrmals. — Mit Calcium phosphoricum bei Rachitis. — Für Kinder 0,01—0,1, täglich mehrmals als Pulver. Anders: 0,02—0,05.

Pilulae Ferri lactici.

225. ℞ (Berliner F. M.)
Ferri lactici 5,0
Radicis Gentianae pulveratae 1,0
Extracti Gentianae 3,0.
M. f. Pilulae Nr. 50. D. S. 2 Pillen täglich 3 mal. — 1 Dosis = 75 Pf.

226. ℞ Ferri lactici 2,5
Radicis Liquiritiae pulveratae et Succi Liquiritiae depurati qu. s. ut f. Pilulae 50. D. S. 2 Pillen täglich mehrmals. — Als Antichloroticum. — 1 Pille = 0,05 Ferr. lact.; 2 Pillen = 0,1.

227. ℞ Ferri lactici 10,0
Calcii phosphorici 10,0
Sacchari Lactis pulverati 20,0
M. f. Pulvis. D. ad scatulam. S. 1 Messerspitze täglich 2 mal. — Bei Rachitis.

326. ℞ Ferri lactici 0,02
Sacchari Lactis 0,5.
M. f. Pulvis. D. t. doses 10. S. 1 Pulver, täglich 3 mal. — Bei starker Anämie kleiner kongenital syphilitischer Kinder.

816. ℞ Ferri lactici 2,0
Sacchari Lactis ad 200,0.
M. D. S. 1 Teelöffel, täglich 2 bis 3 mal. — Bei Chlorose. —
1 Teelöffel (2,0) = 0,02 Ferr. lact.

Größte Einzelgabe 1,0. Größte Tagesgabe 3,0.

Ferrum malicum — Extractum Ferri pomati.
Ferrum muriaticum oxydatum — Ferrum sesquichloratum.
Ferrum oxydatum dialysatum siehe Liquor Ferri oxychlorati.
Ferrum oxydatum mellitum — Ferrum oxydatum saccharatum.

187. *Ferrum oxydatum saccharatum* — *Eisenzucker.*

Ferrum oxydatum saccharatum solubile.
Arzneitaxe: 10,0 = 5 Pf.; 100,0 = 40,0.
Handverkauf: (solubile) 20,0 = 10 Pf.; 100,0 = 40 Pf. — Drogisten verboten.
Rotbraunes Pulver. Geschmack süß, schwach nach Eisen.
100 Teile enthalten mindestens 2,8 Teile Eisen.

30 Eisenchloridlösung werden verdünnt mit 150 Teilen Wasser. Nach und nach wird unter Umrühren zugesetzt, mit einer besonderen Vorsicht, eine Lösung von 26 Teilen Natriumcarbonat in 150 Teilen Wasser. Die besondere Vorsicht besteht darin, daß bis gegen das Ende der Fällung vor jedem neuen Zusatz abgewartet wird, bis sich der entstandene Niederschlag wieder aufgelöst hat. Nach vollendeter Fällung wird der Niederschlag ausgewaschen, so lange, bis das zum Auswaschen benutzte Wasser, verdünnt mit 5 Raumteilen anderem Wasser, höchstens opalisierend getrübt wird durch Silbernitratlösung. Dann wird der Niederschlag gesammelt auf einem angefeuchteten Tuche. Abtropfen lassen. Gelinde ausgedrückt. In einer Porzellanschale vermischt mit 50 Teilen mittelfein gepulvertem Zucker und bis zu 5 Teilen Natronlauge.

Die Mischung wird erwärmt im Wasserbade bis zur völligen Klärung. Eingedampft zur Trockenheit unter Umrühren. Zerrieben zu mittelfeinem Pulver. Dann versetzt mit so viel gepulvertem Zucker, daß das Gewicht der Gesamtmenge 100 Teile beträgt.

Eisenzucker soll löslich sein in 20 Teilen heißen Wassers, völlig klar, rotbraun; kaum alkalisch reagierend.

Aufzubewahren geschützt vor Licht und Luft.

Innerlich. Gegen Chlorose. Wird gut vertragen, geeignet besonders für Kinder. Für Erwachsene 0,5—1,0—2,0 pro dosi, Pulver, Pillen, Pastillen, auch mit Malzextrakt. Anders: 0,5—3,0, täglich mehrmals als Pulver, in Pillen, Pastillen, Lösung, Sirup, Malzbonbons, Schnaps. — Für Kinder: 0,2. Anders: 0,02—0,05.

Als Antidotum Arsenici 1 gehäufter Teelöffel $^1/_4$ stündlich; später seltener.

229. ℞ Für 40 Pf. Eisenzucker (= 100,0)
Vorschrift: 1 Prise (= 1,25 = $^1/_4$ Teelöffel) täglich mehrmals.

230. ℞ Ferri oxydati saccharati 0,5
F. Pulvis. D. t. doses 20. S. 1 Pulver täglich mehrmals. — Als Antichloroticum.

231. ℞ Für 40 Pf. Eisenzucker im Handverkauf (= 100,0).
Vorschrift: Zu mischen mit 100,0 gepulvertem Zucker. 1 Messerspitze (= $^1/_2$ Teelöffel) nach dem Essen, täglich 3 mal. — Bei Chlorose.

1021. ℞ Ferri oxydati saccharati 10,0
Solve in Aquae destillatae fervidae ad 200,0.
D. S. 1 Teelöffel bzw. 1 Eßlöffel, täglich mehrmals. — 1 Eßlöffel = 0,7. Ferr. oxyd. sacch.; 1 Teelöffel = 0,24.

Zu Sirupus Ferri oxydati, Nr. 471.
Größte Einzelgabe 3,0. Größte Tagesgabe 10,0.

Ferrum Oxydatum saccharatum solubile — Ferrum oxydatum saccharatum.
Ferrum peptonatum dialysatum siccum, nicht offizinell. Arzneitaxe 10,0 = 50 Pf. Handverkauf —.

Pilulae Ferri peptonati:

233. ℞ (Berliner F. M.)
Ferri peptonati dialysati sicci 5,0
Radicis Gentianae pulveratae 1,0
Extracti Gentianae 3,0.
M. f. Pilulae Nr. 50. D. S. 2 Pillen täglich 3mal. — 1 Dosis = 95 Pf.

Ferrum peptonatum siccum, nicht offizinell. Arzneitaxe 1,0 = 5 Pf.; 10,0 = 40 Pf. Handverkauf —.

Ferrum perchloratum — Ferrum sesquichloratum.

188. *Ferrum pulveratum* — *Gepulvertes Eisen.*

Limatura Ferri alcoholisata. Eisenpulver.

Arzneitaxe: 10,0 = 5 Pf.

Handverkauf: 20,0 = 10 Pf.; 100,0 = 25 Pf.

Graues Pulver, fein, schwer, etwas metallisch glänzend. Es wird vom Magnet angezogen.

100 Teile enthalten mindestens 98 Teile metallisches Eisen.

(Unlöslich in Wasser, löslich durch verdünnte Mineralsäuren.) Es wird gelöst durch verdünnte Schwefelsäure oder Salzsäure unter Entwicklung von Wasserstoff.

Aufzubewahren trocken und gegen Luft geschützt.

Ferrum pulveratum nicht mit Acidum arsenicosum zu Pillen, weil sich unter Einfluß der Magensäure leicht der höchst giftige Arsenwasserstoff bilden kann.

Innerlich. Gegen Chlorose, Anämie. 0,02—0,2, täglich mehrmals für Erwachsene, am besten in Pillen. In Pulvern, Latwergen. — Für Körperschwäche, Hysterie, Krämpfe, Kopfschmerzen. Anders: 0,5—1,0 in Pulvern, Pillen, Pastillen, Electuarien. Anders: 0,1—0,2 in Pulvern, Pillen. — Pillenmassen mit Eisenpulver und sauren Extrakten müssen einige Zeit erwärmt werden, oder beiseite gestellt werden zur Vertreibung des sich bildenden Wasserstoffs.

232. ℞ Ferri pulverati 0,1—0,2
Pulveris aromatici 0,5.
M. f. Pulvis. D. t. doses 10. S. 1 Pulver täglich mehrmals. — Als Antichloroticum.

873. ℞ Für 25 Pf. gepulvertes Eisen im Handverkauf (= 100,0).
Vorschrift: Messerspitzenweise nach Bericht. — Bei Vergiftung durch Quecksilber, mit nachfolgender Magenspülung.

Zu Liquor Ferri jodati, Nr. 296.
Zu Sirupus Ferri jodati, Nr. 470.
Größte Einzelgabe 0,2. Größte Tagesgabe 0,6.

189. *Ferrum reductum* — *Reduziertes Eisen.*

Ferrum hydrogenio reductum.

Arzneitaxe: 10,0 = 15 Pf.

Handverkauf —. Drogisten verboten.

Graues, glanzloses Pulver (etwas oxydhaltig. Geruchlos. Geschmacklos.) Es wird vom Magnete angezogen. Beim Erhitzen geht es über in schwarzes Eisenoxyduloxyd, unter Verglimmen.

100 Teile enthalten mindestens 90 Teile metallisches Eisen.

(Unlöslich in Wasser, löslich in verdünnten Mineralsäuren.) Es soll sich fast vollständig auflösen in einer Mischung von gleichen Raumteilen Wasser und Salzsäure.

Aufzubewahren trocken, vor Zutritt der Luft geschützt.

Innerlich. Sehr gut wirkendes Eisenpräparat. Gegen Chlorose. Für Erwachsene 0,05—0,5, täglich mehrmals, am besten in Pillen. Auch in Pulvern mit passenden Zusätzen, aromatischen Pulvern, besonders Cortex Cinnamomi. (Auch mit Acidum arsenicosum in Pillen.) Als Pastillen mit Schokolade, als 5‰ Schokolade. Anders: 0,1—0,2 in Pulvern, Pillen unter Zusatz von Gewürz. — Für Kinder 0,005—0,05, täglich mehrmals, bei Anämie, Rachitis.

141. ℞ (Berliner F. M.) Pilulae Chinini cum Ferro siehe unter Nr. 112, Chininum sulfuricum.

Pilulae Ferri arsenicosi.

234. ℞ (Berliner F. M.)
Ferri reducti 3,0
Acidi arsenicosi 0,05
Piperis nigri pulverati 1,5
Radicis Liquiritiae pulveratae 1,5
Mucilaginis Gummi arabici qu. s.
M. f. Pilulae Nr. 50. D. S. 2 Pillen, täglich 3mal. — 1 Dosis = 81 Pf.

Pilulae Ferri reducti.

235. ℞ (Berliner F. M.)
Ferri reducti 5,0
Radicis Gentianae pulveratae 1,0
Extracti Gentianae 3,0.
M. f. Pilulae Nr. 50. D. S. 2 Pillen, täglich 3mal. — 1 Dosis = 80 Pf.

236. ℞ Ferri reducti 20,0
Pulveris aromatici 20,0.
M. f. Pulvis. D. ad scatulam. S. 1 Prise (1/4 Teelöffel) 1/2 Stunde vor der Mahlzeit, täglich 3mal. — Als Antichloroticum für Erwachsene. — 1 Prise (c. 1,0) = 0,5 Ferr. reduct.

237. ℞ Ferri reducti 8,0
Radicis Liquiritiae pulveratae et
Succi Liquiritiae depurati qu. s., ut f. Pilulae 100.
D. S. 2 Pillen nach dem Essen täglich 3mal. — Bei Chlorose. — 1 Pille = 0,08 Ferr. reduct.

Größte Einzelgabe 0,5. Größte Tagesgabe 1,5.

Ferrum saccharo-natricum — Ferrum oxydatum saccharatum.

190. *Ferrum sesquichloratum* — *Eisenchlorid.*

Ferrum muriaticum oxydatum.
Arzneitaxe: 10,0 = 5 Pf.
Handverkauf —.

Gelbe, kristallinische Masse, trocken, aber an feuchter Luft bald zerfließend. Schmilzt in gelinder Wärme. (Geschmack wie Tinte.)

1000 Teile Eisenchloridlösung (Nr. 298, Liquor Ferri sesquichlorati) werden eingedampft im Wasserbade auf 483 Teile. Diese werden in einer bedeckten Schale an einen trockenen, kühlen Ort gestellt, bis die Masse vollständig erstarrt ist.

Eisenchlorid ist löslich in Wasser, Weingeist, Ätherweingeist.

Aufzubewahren in dunklen Gläsern oder Töpfen, Verschluß überzogen mit wenig Vaselin.

$Fe_2Cl_6 + 12 H_2O$. — 100 Teile enthalten 20,7 Fe; 39,3 Cl.

Nicht als Pulver!

Äußerlich. Zu Collodium stypticum 1,0 zu 9,0 Collodium.

Als Gossypium haemostaticum = Eisenchloridwatte, siehe unten.

Innerlich. Als Adstringens bei inneren Blutungen, Haemoptoe 0,05—0,15, täglich mehrmals in Pillen.

Eisenchlorid-Charpie-Baumwolle im Handverkauf 250,0 = 2 Mk. 60 Pf.; 500,0 = 4 Mk. 50 Pf.; 1 Glas 50 Gramm = 80 Pf.; 15 Gramm = 40 Pf.

Siehe Liquor Ferri sesquichlorati, Nr. 298.

Größte Einzelgabe —. Größte Tagesgabe —.

Ferrum sesquichloratum solutum — Liquor Ferri sesquichlorati.

Ferrum sulfuricum. Ferrum sulfuricum, Nr. 191.
Ferrum sulfuricum crudum, Nr. 192.
Ferrum sulfuricum siccum, Nr. 193.

191. *Ferrum sulfuricum* — *Ferrosulfat.*

Ferrum sulfuricum purum, reines schwefelsaures Eisenoxydul.
Arzneitaxe: 10,0 = 5 Pf.; 100,0 = 25 Pf.
Handverkauf: 30,0 = 10 Pf.; 100,0 = 20 Pf.; 500,0 = 75 Pf.
(Grüne Kristalle oder) kristallinisches Pulver.

Verwittert an trockener Luft (und wird weiß. In feuchter Luft oxydiert es sich und wird braun).

2 Teile Eisen werden gelöst unter Erwärmen in einer Mischung aus 3 Teilen Schwefelsäure und 8 Teilen Wasser.

Sobald die Gasentwicklung nachgelassen hat, wird die noch warme Lösung filtriert in 4 Teile Weingeist, während derselbe in kreisender Bewegung erhalten wird durch Umrühren. Auf solche Weise wird Kristallmehl abgeschieden, sofort auf ein Filter gebracht, nachgewaschen mit Weingeist, und dann ausgepreßt. Darauf wird das Kristallmehl ausgebreitet auf Filtrierpapier zum raschen Trocknen.

Löslich in 1,8 Teilen Wasser, grünlichblau. Eine mit ausgekochtem und abgekühltem Wasser frisch bereitete Lösung (1 = 20) soll klar sein, und fast ohne Einwirkung auf blaues Lackmuspapier.

Aufzubewahren in weißen wohlverschlossenen Gläsern, dem Lichte ausgesetzt.

$FeSO_4 + 7\ H_2O$. — 100 Teile enthalten 54,68 $FeSO_4$.

Nicht mit Baryumsalzen, Bleisalzen.

Äußerlich. Zu Salben. 1 zu 5—30. Anders: 3—10 %.

Zu Umschlägen 5,0 auf 100,0.

Zu Bädern 30,0—50,0.

Zur Blutstillung 10—20 % Lösung.

Als Streupulver bei schlaffen Geschwüren mit Alaun, Myrrhe.

Als Injektion gegen Gonorrhoe der Urethra und Vagina ½—2 % Lösung.

Innerlich. Als Adstringens. Gegen Chlorose. 0,05—0,25, täglich mehrmals. Pulver, Pillen. Anders: 0,05—0,4, täglich mehrmals, in Pillen, Mixturen. — In Pillen mit Natrium bicarbonicum siccum (besser als mit Natrium bicarbonicum). — Für Kinder: 0,005—0,01, täglich mehrmals bei Magendarmkatarrh, akut oder chronisch.

Pilulae Ferri cum Magnesia.

238. ℞ (Berliner F. M.)
Ferri sulfurici 7,5
Magnesiae ustae 1,0.
Glycerini qu. s. M. f. Pilulae Nr. 50. D. S. 2 Pillen, täglich 3 mal. — 1 Dosis = 65 Pf.

Zu Ferrum carbonicum saccharatum, Nr. 184.

Größte Einzelgabe 0,25. Größte Tagesgabe 0,75.

Ferrum sulfuricum calcinatum oder exsiccatum — Ferrum sulfuricum siccum.

192. *Ferrum sulfuricum crudum* — *Eisenvitriol.*

Roher Eisenvitriol. Rohes Ferrosulfat.

Arzneitaxe: 100,0 = 5 Pf.; 200,0 = 10 Pf.; 500,0 = 20 Pf.; grosso modo pulveratum 100,0 = 15 Pf.; 200,0 = 25 Pf.; 500,0 = 45 Pf.

Handverkauf: 200,0 = 10 Pf.; 500,0 = 15 Pf.; 1000,0 = 30 Pf.

Grüne Kristalle oder kristallinische Bruchstücke. Meist etwas feucht, seltener weißlich bestäubt an der Oberfläche.

Eisenvitriol löst sich in 2 Teilen Wasser zu einer etwas trüben Flüssigkeit, die sauer reagiert. Geschmack zusammenziehend, tintenartig. Die wässerige Lösung (1 = 5) soll keinen erheblichen ockerartigen Bodensatz absetzen, und soll filtriert blaugrün sein.

Aufzubewahren zweckmäßig in Steintöpfen.

Nicht mit Baryumsalzen, Bleisalzen.

Nur äußerlich.

Als Desinfektionsmittel und Desodorans. In konzentrierten Lösungen ½ kg auf 2 kg Wasser. Für Latrinen. Anders: 30 % wässerige Lösung, davon 1 kg auf 2 cbm Grubeninhalt.

Auch in Verbindung mit anderen Desinfektionsmitteln, z. B. Kohle. Als desinfizierendes Streupulver mit Ätzkalk.

Zur Bereitung von künstlichen Stahlbädern 30,0—50,0 zu 1 Bade. Anders: 50,0 Ferrum sulfuricum crudum + 100,0 Kalium carbonicum crudum.

Größte Einzelgabe — Größte Tagesgabe —

Ferrum sulfuricum crystallisatum — Ferrum sulfuricum siccum.
Ferrum sulfuricum oxydulatum — Ferrum sulfuricum siccum.
Ferrum sulfuricum purum — Ferrum sulfuricum siccum.

193. ***Ferrum sulfuricum siccum*** — *Getrocknetes Ferrosulfat.*

Früher: entwässertes Ferrosulfat, (aber nicht völlig entwässert.)

Arzneitaxe: 10,0 = 5 Pf.

Handverkauf — Drogisten verboten.

Weißes Pulver (oder grünweiß. Geschmack schlecht).

100 Teile Ferrosulfat werden in einer Porzellanschale allmählich erwärmt im Wasserbade, bis sie 35—36 Teile an Gewicht verloren haben.

Getrocknetes Ferrosulfat ist löslich in Wasser ohne Rückstand, aber langsam, zu einer schwach opalisierenden Flüssigkeit.

Aufzubewahren in wohlverschlossenen Gläsern, trocken, dem direkten Tageslichte ausgesetzt.

$2\,FeSO_4 + 3\,H_2O$. — 100 Teile enthalten 84,92 $FeSO_4$.

Nicht mit Baryumsalzen, Bleisalzen.

Innerlich. Zu Pillen, namentlich zu den Blaud'schen Pillen, Nr. 393, und zu den italienischen Pillen, Nr. 392, siehe unten. Vitriol ätzt jedoch an sich leicht die Schleimhaut des Magens an. 0,03—0,2, täglich mehrmals in Pillen, Pulvern. — Pulver und Lösung wegen des schlechten Geschmackes nicht gebräuchlich.

Mixtura Griffithii.

239. ℞ Ferri sulfurici sicci 0,6
Kalii carbonici 0,75
Aquae Menthae piperitae 120,0
Myrrhae 2,0
Sirupi simplicis 20,0.
M. D. S. Umgeschüttelt 1—2 Teelöffel täglich 3 mal. — Bei Phthisis pulmonum mit hektischem Fieber. — 1 Teelöffel = 0,01 Ferr. sulf.

Zu Pilulae aloeticae ferratae, Nr. 392.

Zu Pilulae Ferri carbonici Blaudii, Nr. 393.

Größte Einzelgabe 0,1. Größte Tagesgabe 0,3.

Ferrum sulfuricum venale — Ferrum sulfuricum crudum.
Festes Paraffin — Paraffinum solidum.
Fette: Wollfett — Adeps Lanae anhydricus.
Wollfett, wasserhaltiges — Adeps Lanae cum Aqua.
Feuerschwamm, zubereiteter — Fungus Chirurgorum.
Fichtennadelextrakt im Handverkauf 1 kg = 2 Mk.; 1/1 Flasche = 60 Pf.; 1/2 Flasche = 50 Pf. — Drogisten erlaubt.
Fichtenteer — Pix liquida.
Fieberklee — Folia Trifolii fibrini.
Fieberkraut — Herba Centaurii.
Fieberrinde — Cortex Chinae.
Filix. Rhizoma Filicis, Nr. 433.
Extractum Filicis, Nr. 171.
Filtrare = durchlaufen lassen durch Filtrierpapier (= Charta bibula). Arzneitaxe: Filtrieren jeder Menge kostet = 10 Pf. — Das Filtrieren von Aqua Calcariae und aromatischen Wässern darf nicht besonders berechnet werden.
Fingerhut — Folia Digitalis.
Fingerhutblätter — Folia Digitalis.
Fingerhuttinktur — Tinctura Digitalis.
Fische. Vergiftung durch Fische mit Giftdrüsen, giftigem Fleisch, faule Fische, Fische mit Bakterien, frische Neunaugen ohne vorherige Salzbestreuung, eingekochtes Aalblut.

Vergiftungssymptome. Erbrechen, Durchfall. Lähmung. Krämpfe.

Antidota. Magenentleerung. Abführmittel. Excitantien. Opium.

Fischtran — Oleum Jecoris Aselli.
Flavedo Aurantii — Cortex Aurantii Fructus.
Flavedo Citri — Cortex Citri Fructus.
Flechte, isländische — Lichen islandicus.

Fleckenschierling — Herba Conii.
Fleisch. Vergiftung durch kranke Schlachttiere.
Vergiftungssymptome. Erbrechen. Durchfall. Schlafsucht. Fieber.
Antidota. Magenspülung, Abführmittel. Excitantien. Warme Bäder. Phenylum salicylicum.
Fleischbrühe, Bouillon, enthält Chlorkalium, phosphorsaures Kalium, Chlornatrium; Fetttröpfchen, Glykogen, Leim, Milchsäure, Riechstoffe; Carnin, Kreatin, Xanthin. Hypoxanthin (Stimulantien für Herz, Muskulatur, Nerven).
Fleisch-Extrakt. Drogisten erlaubt.
Fleisch-Pankreas-Klistiere. 300,0 fein zermahlenes Fleisch werden digeriert mit 100,0 fein zerhacktem frischen Pankreas und 150,0 warmem Wasser $^1/_2$ Stunde. Die anfangs saure Reaktion wird umgewandelt in schwach alkalische durch Soda.
Fleisch-Pepton, Kemmerich im Handverkauf 100,0 = 1 Mk. 80 Pf.; 200,0 = 3 Mk. 40 Pf.
Fleisch-Pepton, Koch im Handverkauf 90,0 = 1 Mk. 75 Pf.; 200,0 = 3 Mk. 50 Pf.
Fleisch-Solution, Leube-Rosenthal im Handverkauf 1 Dose = 1 Mk. 65 Pf.
Flieder oder Fliederblumen — Flores Sambuci.
Fliegenholz — Lignum Quassiae.
Fliege, spanische — Emplastrum Cantharidum ordinarium.
Fliege, spanische, immerwährende — Emplastrum Cantharidum perpetuum.
Fliegen, spanische — Cantharides.
Flōs, flōris, m. = die Blüte, Blume.

194. *Flores Arnicae* — *Arnikablüten.*

Wohlverlei.

Arzneitaxe: concisi et grosso modo pulverati 10,0 = 5 Pf.; 100,0 = 45 Pf.
Handverkauf: concisi 20,0, = 10 Pf.; 100,0 = 30 Pf.; 500,0 = 1 Mk. 20 Pf.
Orangegelbe Blüten. Geruch schwach aromatisch. Geschmack bitterlich.

Die getrockneten Blütenköpfchen der Arnica montana: die Zungenblüten (Randblüten) und die Röhrenblüten (Scheibenblüten); nur die Blüten, befreit vom Kelche und vom Blütenboden, sind zu gebrauchen.

Die zweireihige, behaarte Kelchhülle schließt einen hochgewölbten, grubigen, behaarten Blütenboden ein (von 6 mm Durchmesser). Aus dem Blütenboden erheben sich ungefähr 20 randständige Zungenblüten, mit 3 Zähnchen und 8—12 Nerven, und zahlreiche weit kürzere Röhrenblüten. Alle sind rotgelb, vom Bau der Kompositenblüten. Sie besitzen einen schwach fünfkantigen Fruchtknoten, besetzt mit aufwärts gerichteten Haaren, die aus zwei seitlich verbundenen Zellen bestehen. Der Pappus (Federkrone) ist blaßgelblich, und besteht aus einer Reihe steifer Borsten. Die Epidermiszellen dieser Borsten besitzen auf der flachen Innenfläche der Haare glatte Wände, auf der konvexen Außenseite wachsen sie aus in schräg aufwärts gerichtete einfache Spitzen. Die Staubbeutel-Hälften endigen unten stumpf. Das Connectiv der Staubblätter ist oben ausgezogen in ein dreieckiges Läppchen.

Aufzubewahren am besten in Blechkästen.

Flores Arnicae: Bitterstoff „Arnicin", ätherisches Öl, Harz, Säuren (Ameisensäure, Angelikasäure, Butyrylsäure, Capronsäure, Caprylsäure).

Äußerlich. Als Infus 5—20 % zu Umschlägen bei Quetschungen, Blutunterlaufung. Als Kataplasma und Klistier 5—20 % Infus.

Innerlich. Als mildes Analepticum, Diaphoreticum, Diureticum. Als Infus 5,0—15,0 auf 100,0—200,0 Colatur. Anders: 2—10 % Infus, 1 Eßlöffel zweistündlich. 0,5—1,0 in Pillen, Pulvern. Anders: 0,3—1,0. Bei Nervenleiden, Apoplexie, Lähmung, Epilepsie, Typhus. Auch bei Katarrhen und Diarrhöen.

240. ℞ Für 10 Pf. Arnikablüten im Handverkauf (= 20,0).
Vorschrift: 1 Eßlöffel für 1 Tasse als Tee. — Sedativum.

Zu Tinctura Arnicae, Nr. 531.

Größte Einzelgabe —. Größte Tagesgabe 15,0 ad infusum.

Flores Benzoës — Acidum benzoïcum.

Flores Brayerae anthelminticae — Flores Koso.
Flores Caryophylli — Caryophylli.

195. *Flores Chamomillae* — *Kamillen.*

Flores Chamomillae vulgaris. Gemeine Kamillen.

Arzneitaxe: 100,0 = 60 Pf.; 200,0 = 90 Pf.; 500,0 = 1 Mk. 85 Pf.; concisi et grosso modo pulverati 10,0 = 10 Pf.; 100,0 = 70 Pf.; pulverati 10,0 = 10 Pf.
Handverkauf: 20,0 = 10 Pf.; 100,0 = 50 Pf.; 500,0 = 1 Mk. 75 Pf.

Blütenköpfchen, außen weiß, innen gelb. Geruch kräftig aromatisch. Geschmack etwas bitterlich.

Die getrockneten Blütenköpfchen von Matricaria Chamomilla. Der Hüllkelch besteht aus grünen Hochblättern, am Rande trockenhäutig und weiß, welche in etwa drei Reihen angeordnet sind. Die Hüllblättchen schließen einen Fruchtboden ein (gegen 5 mm hoch, am Grunde 1,5 mm im Durchmesser), der bei älteren Blütenköpfchen kegelförmig ist, bei jüngeren Blütenköpfchen halbkugelig. Im übrigen ist dieser Blütenboden nackt, hohl, im Gegensatz zu allen anderen verwandten Pflanzen nicht markig angefüllt. Er ist besetzt mit 12—18 Zungenblüten (Randblüten) und zahlreichen Röhrenblüten (Scheibenblüten). Die Zungenblüten sind weiß, und haben drei Zähnchen und vier Nerven. Die Röhrenblüten sind gelb. Die Blütenköpfchen sind in allen ihren Teilen kahl.

Aufzubewahren in Blechkästen.

Flores Chamomillae: 0,4 % Oleum Chamomillae aethereum, Harz, Bitterstoff, Kamillensäure, Anthemidin.

Äußerlich. Zu Kräuterkissen, zu reizmildernden Kataplasmen. Zu Augenumschlägen. Zu Streupulver.

Zu reizmildernden Mundwässern, Gurgelwässern. Infus 1 Eßlöffel auf 250,0 Wasser.

Zu Bädern, 1000,0 zum Vollbad für Erwachsene, 500,0 zum Vollbad für Kinder. 100,0 zum Lokalbad. Zu Dampfbädern, allgemeinen und lokalen.

Zu Klysmen bei Kolik, Kopfkongestionen, Apoplexie. 5—15 %.

Innerlich. Als Excitans, Stomachicum, Carminativum, Diaphoreticum. Als krampfstillendes Mittel bei Leibschmerzen, Krämpfen, Kolik. Infus 10,0 bis 20,0 auf 100,0. 1 Teelöffel auf 1 Tasse Wasser. Anders: 5—15 % Infus. — Als Pulver 1,0—5,0 täglich mehrmals.

241. ℞ Für 10 Pf. Kamillen im Handverkauf (= 20,0).
Vorschrift: 1 Eßlöffel für 1 Tasse als Tee. — Als Sedativum.
Andere Vorschrift: 1 Eßlöffel mit 1/4 Liter Wasser gekocht. — Als adstringierendes Gurgelwasser.

242. ℞ Florum Chamomillae 100,0
Foliorum Althaeae 100,0.
M. f. Species. D. S. 1 Eßlöffel auf 1 Tasse nach Bericht. — Als Infus zum Klistier gegen Kolik.

Zu Species emollientes, Nr. 485.

Größte Einzelgabe —. Größte Tagesgabe 20,0 ad infusum.

Flores Chamomillae vulgaris — Flores Chamomillae.

Flores Chrysanthemi s. Pyrethri insecticidi, nicht offizinell. Arzneitaxe —. Handverkaufstaxe —. Zu Insektenpulver zur Vertreibung von Flöhen, Läusen, Wanzen. Früher besonders gebraucht das persische oder kaukasische von Pyrethrum carneum, caucasicum, roseum, jetzt das dalmatinische Insektenpulver von Chrysanthemum cinerariaefolium.

196. *Flores Cinae* — *Zitwersamen.*

Semen Cinae (entstanden aus Semenzina = kleiner Samen). Wurmsamen (so früher im Arzneibuch für das Deutsche Reich bezeichnet). Semen Santonici.

Arzneitaxe: 10,0 = 5 Pf.; pulverati 10,0 = 5 Pf.

Handverkauf: 20,0 = 10 Pf.; 100,0 = 30 Pf.; pulverati 15,0 = 10 Pf.; 100,0 = 50 Pf. — Drogisten verboten.

Kleine grünlichgelbe Blütenköpfchen. Geruch aromatisch, eigenartig (widrig). Geschmack widerlich bitter und kühlend.

Die Blütenköpfchen von Artemesia Cina (der turkestanischen Form der Artemisia maritima), noch geschlossen, getrocknet. Der Hüllkelch besteht aus 12—20 Blättchen, schwach glänzend grün, nach längerem Aufbewahren bräunlich. Diese Hüllblättchen sind breit-elliptisch bis lineallänglich, stumpf, mit farblosem, häutigem Rande. Über dem Mittelnerven ist eine kielartige Erhöhung. Ferner sind die Blättchen besetzt mit gelblichen Drüsen, und meist mit einer geringen Zahl einzelliger Haare. Dieser Hüllkelch umschließt 3—5 Knöspchen der zwitterigen Röhrenblüten. Die Anlage dieser Einzelblütchen läßt sich meistens nur undeutlich im Innern erkennen.

Blätter, Stiele, Stengel dürfen nicht beigemengt sein.

Aufzubewahren in gut verschlossenen Gefäßen vor Licht geschützt.

Flores Cinae: $1^1/_2$—3% Santonin (Santoninsäure-Anhydrid), 2—3% ätherisches Öl, Oleum Cinae aethereum, Harz usw. Santonin $C_{15}H_{18}O_3$. — Oleum Cinae aethereum besteht aus Cinën und Cineol, $C_{10}H_{18}O$.

Äußerlich. Als Klysma. 10—20% Infus. Gegen Darmwürmer.

Innerlich. Als Anthelminticum, besonders gegen Ascaris lumbricoides = Spulwurm. Santonin tötet die Ascariden nicht, treibt sie aber aus dem Dünndarm nach abwärts, wenn die Peristaltik nicht gehemmt ist. Abführmittel (meist Kalomel) gleichzeitig oder besser kurz nachher (Ol. Ricini). — Bei längerem Gebrauch entsteht leicht Farbensehen. — 0,5—5,0 am besten in Latwerge. Anders: 0,5—2,5—5,0 täglich mehrmals; Latwerge, Pulver, Zuckerwerk, Schokolade, Pfefferkuchen. Anders: 1 kleinen Teelöffel voll mit etwas Sirup, täglich 3 mal. — Infus 10,0 zu 100 0. Anders: 5—20%. — Für Kinder 0,5—2,0 morgens 1 mal, bis zu 3 Tagen nacheinander, gegen Ascariden. Anders: Für kleine Kinder 0,5; bis zu 3 Jahren 1,0—1,5; bis zu 6 Jahren 3,0; für ältere 4,0.

817. ℞ Florum Cinae pulveratorum 1,0.
F. Pulvis. D. t. doses 3 (bzw. mehr) ad chartam. S. $^1/_2$ bzw. 1 Pulver (bzw. mehr) mit versüßtem Selterswasser morgens an 3 aufeinanderfolgenden Tagen. — Für Kinder gegen Ascariden.

1022. ℞ Für 10 Pf. gepulverten Zitwersamen (Wurmsamen) im Handverkauf (= 15,0). Vorschrift: $^1/_2$—1 Teelöffel unter Honig gerührt, täglich mehrmals.

Vergiftungssymptome. Gelbsehen, Violettsehen, Flimmern vor den Augen, Mydriasis. Salivation, Erbrechen, Durchfall. Verkehrte Empfindungen in Geruch und Geschmack. Dyspnoe. Benommenheit, Schwindel, Kopfschmerz. Zuckungen im Gesicht, Konvulsionen. Grüner Urin.

Antidota. Magenausspülung, Brechmittel, Abführmittel. Kalte Übergießung. Chloralum hydratum. Inhalation von Chloroform gegen die Krämpfe. Gegen Herzschwäche Excitantien.

Größte Einzelgabe 5,0. Größte Tagesgabe 15,0.

197. *Flores Koso* — *Kosoblüten.*

Flores Kosso, Kusso, Kousso. Flores Brayerae.

Arzneitaxe: grosso modo pulverati 10,0 = 10 Pf.; 100,0 = 80 Pf.; 200,0 = 1 Mk. 20 Pf.; pulverati 10,0 = 15 Pf.

Handverkauf: pulverati 10,0 = 10 Pf.; 100,0 = 75 Pf. — Drogisten verboten.

Bräunliche Blüten. (Geruch teerähnlich. Geschmack schleimig, dann widerlich kratzend bitter und zusammenziehend.)

Die weiblichen Blütenstände von Hagenia abyssinica, nach dem Verblühen gesammelt, und dann getrocknet (die Blüten oder die vielverzweigten Blütenrispen). Nur die Blüten mit ihren Vorblättern sind in Gebrauch zu nehmen. Die Blüten sind gestielt, und am Blütenstiele sitzen zwei rundliche Vorblätter. Die Blüten besitzen einen Blütenbecher, welcher fast kreiselförmig ist, innen krugförmig vertieft, oben durch einen Ring verengt. Der Rand des Blütenbechers trägt zwei abwechselnde Wirtel von Kelchblättern, 4—5 gliedrig, und einen gleichzähligen Wirtel von sehr kleinen Kronenblättern, welche jedoch bei der Droge meist abgefallen sind. (Der äußere Kelch hat 4 oder 5 aderige, am Grunde borstige Blättchen, fast 1 cm lang, frisch dunkelrot, nach längerem Aufbewahren bräunlich. Die inneren Kelchblätter, kaum 3 mm lang, neigen sich über den noch kleineren Blumenblättchen und den zwei borstigen Griffeln zusammen.) Bei den trockenen Blüten sind die inneren Kelchblätter nach außen zu umgeschlagen. Von den zwei Stempeln im Grunde des Blütenbechers entwickelt sich nur einer zu einem Nüßchen.

(Die Blüten sitzen ziemlich dicht gedrängt auf geknickten, meist behaarten Stielen [1—2 mm dick]. Diese Stiele gehen von einer gemeinsamen Spindel des Gesamtblütenstandes ab. Diese Spindel ist reichlich mit einfachen Haaren besetzt und gegen 1 cm dick.)

(Wo die Ware aus dem Gesamtblütenstande besteht, pflegt sie in Bündelchen von ungefähr 120 g vorzukommen. Die Bündelchen sind 50 cm lang, und spiralig umwickelt mit gespaltenen Halmen des Cyperus articulatus. Die Stiele sind vor dem Gebrauche zu beseitigen.)

Kosoblütenpulver soll weder Pollenkörner enthalten, noch Bruchstücke von Tracheen (Gefäße), welche weiter sind als 0,002 mm, sondern nur die Bestandteile der weiblichen Blüte und der beiden Vorblätter.

Aufzubewahren gegen Licht geschützt in Blechgefäßen.

Flores Koso: Gelbes amorphes Kosotoxin $C_{26}H_{34}O_{10}$, gelbes kristallinisches Kosin (dem Santonin ähnlich, aber unwirksam), festes ätherisches Kussoöl, Hagensäure, Baldriansäure, Gerbstoff.

Frisch sind Kosoblüten ein sicheres Bandwurmmittel, alt aber nicht.

Innerlich. Gegen Bandwürmer 15,0—30,0 in komprimierten Pastillen (je 1,0), als Boli, weniger zweckmäßig mit Latwerge, Honig, Sirup; innerhalb 2 Stunden nüchtern zu nehmen, dann Abführmittel. Oder mit Elaeosaccharum Foeniculi, oder mit Wein. Anders: 20,0 in 2 Dosen, also je 10,0 halbstündlich, mit Rum, Citronensaft, Wein, in Zuckerwasser als Schütteltrank; auch in Pillen, Boli, Pastillen mit Gelatine überzogen. Besonders geeignet sind komprimierte Pulver, Tablettae compressae, welche man schlucken kann, ohne viel zu schmecken. — Für Kinder 2,0—10,0.

Soll weniger sicher wirken als Cortex Granati oder Extractum Filicis. — Oftmals vereitelt Erbrechen die Kur. Nicht als Infus oder Decoct!

243. ℞ Für 20 Pf. gepulverte Kosoblüten im Handverkauf (= 20,0).
Vorschrift: Auf 2 mal morgens nüchtern in Selterswasser.

818. ℞ Florum Koso 2,0:
Comprimatur ope Gummi arabici lege artis Pastillum. D. t. Doses 10.
S. Je 5 Pastillen 2 mal hintereinander morgens nüchtern. — Gegen Taenien. — Für Kinder 1 bis mehr Pastillen je nach dem Alter.

Größte Einzelgabe 30,0. Größte Tagesgabe 30,0.

Flores Kosso oder Kusso — Flores Koso.

198. *Flores Lavandulae* — *Lavendelblüten.*

Arzneitaxe: concisi 10,0 = 5 Pf.

Handverkauf: 30,0 = 10 Pf.; 100,0 = 25 Pf.; 500,0 = 1 Mk.

Blaue Blüten. Geruch angenehm. Geschmack bitter.

Die getrockneten Blüten von Lavandula vera. Der Kelch ist röhrenförmig (walzig glockig), oben etwas erweitert, 5 mm lang, und 10—13 nervig (von 13 Längsrippen durchzogen). Frisch ist er stahlblau oder bräunlich angelaufen. Er ist außerdem mit zierlichen Sternhaaren flockig bestreut. Der Kelchrand hat 5 Zähne; 4 sind sehr kurz, der fünfte größere Zahn, fast 1 mm lang, bildet ein eiförmiges, stumpfes, blaues Läppchen (fällt mehr durch seine schwarzbraune Farbe auf). Aus dem Kelche ragt die blaue Blumenkrone (bläulich oder bräunlich), und erweitert sich zweilippig. Die Oberlippe ist zweilappig, die Unterlippe dreilappig.

Stiele und Blätter sind zu beseitigen.

Aufzubewahren in Blechkästen.

Flores Lavandulae: bis 2% Oleum Lavandulae aethereum (Stearoptēn und mehrere Camphēnhydrate), eisengrünender Gerbstoff.

Äußerlich. Als Geruchscorrigens. Zu Räucherspecies.
Zu Kräuterkissen.
Zu Umschlägen.
Zu Bädern.
Zu Species aromaticae, Nr. 483.
Zu Spiritus Lavandulae, Nr. 499.
Größte Einzelgabe —. Größte Tagesgabe —.

199. *Flores Malvae* — *Malvenblüten.*

Flores Malvae vulgaris. Käsepappelblütten.

Arzneitaxe: concisi 10,0 = 10 Pf.

Handverkauf: 10,0 = 10 Pf.; 100,0 = 60 Pf.

Lilablaue (frisch rosarote) Blüten. Geschmack schwach schleimig. (Geruchlos.)

Die getrockneten Blüten von Malva silvestris. Der Kelch ist fünfspaltig und sternhaarig, 5 mm hoch, außen umgeben von 3 Hochblättern (Hüllblättchen), welche schmal spatelförmig, spitz, längsstreifig und borstig sind; sie sind mit dem Kelch verwachsen. Die 5 Kronenblätter sind blau (zartblau, rosa und purpurn gestreift) keilförmig bis umgekehrt eiförmig, an der Spitze tief ausgerandet, am Grunde der Staubblattröhre (Staubfadenröhre) angewachsen, und über 2 cm lang.

Aufzubewahren in Blechkästen.

Flores Malvae: Schleim.

Äußerlich. Zu Kataplasmen.

Als Gurgelwasser. Abkochung 1 Eßlöffel auf 1 Tasse Wasser, oder Decoct 10,0—15,0 zu 100,0. — Ähnlich auch Folia Malvae, Nr. 210.

Innerlich. Als Expectorans 10,0—15,0 auf 100,0, schleimiges Decoct.

994. ℞ Für 10 Pf. geschnittene Malvenblüten im Handverkauf (= 30,0).
Vorschrift: Den dritten Teil je zu einer schleimigen Abkochung mit Wasser auf 1 Tasse. Teelöffelweise nach Bedarf. — Als Expectorans.

Größte Einzelgabe —. Größte Tagesgabe 15,0 ad decoctum.

Flores Malvae silvestris oder Malvae vulgaris — Flores Malvae.

Flores Pyrethri rosei = Flores Chrysanthemi, nicht offizinell. Zu Räucherkerzen, Insektenpulver. Vgl. Flores Chrysanthemi.

200. *Flores Rosae* — *Rosenblätter.*

Arzneitaxe —. Handverkauf: 15,0 = 10 Pf.; 100,0 = 60 Pf.

Blaßrote Blumenblätter (eben rosa). Geruch angenehm (eben nach Rosen).

Die getrockneten Kronenblätter der Rosa centifolia. Sie sind blaßrötlich, quer-elliptisch oder umgekehrt-herzförmig, kurz genagelt, und wohlriechend.

Aufzubewahren vorher abgesiebt in gut verschlossenen Gefäßen, am besten fest eingedrückt in Blechbüchsen, vor Licht geschützt.

Flores Rosae: Ätherisches Öl (Oleum Rosae), Farbstoff, eisenbläuender Gerbstoff, Schleim, Zucker.

Äußerlich. Zu Streupulver.
Zu Gurgelwässern und Waschwässern.

Innerlich. Als Aromaticum, Adstringens zu Species.
Zu Mel rosatum, Nr. 318.
Größte Einzelgabe —. Größte Tagesgabe —.

Flores Rosae incarnatae oder Rosarum — Flores Rosae.

Flores Salis Ammoniaci — Ammonium chloratum.

Flores Salis Ammoniaci martiales — Ammonium chloratum ferratum.

201. *Flores Sambuci* — *Hollunderblüten.*

Fliedertee.

Arzneitaxe: concisi et grosso modo pulverati 10,0 = 5 Pf.; 100,0 = 35 Pf.; 200,0 = 55 Pf.; 500,0 = 1 Mk. 10 Pf.

Handverkauf: 25,0 = 10 Pf.; 100,0 = 25 Pf.; 500,0 = 1 Mk.; conc. et gr. modo pulv. 25,0 = 10 Pf.; 100,0 = 25 Pf.; 500,0 = 1 Mk.

Kleine, gelbliche Blüten. Geruch kräftig, eigenartig. Geschmack unbedeutend.

Die getrockneten, stielfreien Blüten von Sambucus nigra. Sie sollen gelblich sein und dürfen nicht braun aussehen. Der Fruchtknoten ist unterständig, und trägt einen kurzen Griffel mit 3 Narben, 5 dreieckige Kelchblättchen und eine fünflappige Blumenkrone, auf welcher 5 Staubblätter stehen: Kelchzähne, Kronlappen, Staubfäden je 5 an der Zahl. Die Lappen der Blumenkrone sind weißlich, frisch flach ausgebreitet. durch das Trocknen aber stark eingeschrumpft. Die viel kürzeren grünen Kelchblätter wechseln in der Stellung mit den Blumenblättern ab.

Aufzubewahren, zuvor gesiebt, am besten in Blechkästen. Braun gewordene Blüten sind nicht verwendbar.

Flores Sambuci: Ätherisches Öl, Harz, Schleim, Gerbstoff.

Äußerlich. Als Mundwasser und Gurgelwasser gegen Katarrh.

Zum Inhalieren.

Zu Umschlägen, besonders bei Augenleiden.

Zu Bädern und Dampfbädern, allgemeinen und lokalen.

Innerlich. Als Diureticum, Diaphoreticum. Bei Erkältungen. Infus 5,0—15,0 auf 150,0. Anders: 1 Teelössel auf 1 Tasse Wasser. — Für kleinere Kinder 1/2 Teelöffel auf 1/2 Tasse Wasser als Diaphoreticum.

Species diaphoreticae.

244. ℞ Florum Sambuci 60,0
Fructus Anisi 5,0.
M. f. Species. D. S. 1 Teelöffel auf 1 Tasse Wasser zum Tee.

245. ℞ Florum Sambuci concisorum 100,0
Florum Malvae concisorum 50,0.
M. f. Species. D. S. 1 Eßlöffel auf 3 Tassen Wasser nach Bericht. — Als Infus zum Gurgeln.

Species ad Gargarisma: Folia Althaeae, Flores Malvae, Flores Sambuci āā.

593. ℞ Mit Borax-Weinstein siehe unter Nr. 517, Tartarus boraxatus.

942. ℞ Für 10 Pf. Hollunderblüten (Fliedertee) im Handverkauf (= 25,0).
Vorschrift: 1 Teelöffel auf 1 Tasse Wasser als Tee. — Als Schwitzmittel bei Verdacht auf Masern, Scharlach, um die akuten Exantheme hervorzulocken.

Zu Species laxantes, Nr. 486.

Größte Einzelgabe —. Größte Tagesgabe 15,0 ad infusum.

Flores Sulfuris depurati oder Sulfuris loti — Sulfur depuratum.

202. *Flores Tiliae* — *Lindenblüten.*

Arzneitaxe: concisi 100,0 = 50 Pf.

Handverkauf: concisi 20,0 = 10 Pf.; 100,0 = 40 Pf.; 500,0 = 1 Mk. 50 Pf.

Gelbliche Blüten. Geruch schwach aromatisch. Geschmack schleimig.

Die getrockneten Blütenstände (Trugdolden) der Tilia ulmifolia (oder parvifolia = Winterlinde) und der Tilia platyphyllos (oder grandifolia = Sommerlinde). Dem kahlen Stiele ist von unten bis zur Hälfte angewachsen ein zungenförmiges Hochblatt. Dies Deckblatt ist papierdünn und deutlich durchscheinend. Kelchblätter, Blumenblätter und Fruchtfächer sind je 5, Staubfäden zahlreich, 30—40. Die Kelchblätter sind in der Knospe klappig, und fallen leicht ab. Die Kronenblätter sind spatelförmig und kahl. Sie sind frisch blaßgelblich oder weißlich, trocken gelbbräunlich. Die Staubblätter haben einen fadenförmigen Stiel und gespaltenes Connectiv. Der Stempel ist oberständig, fünffächerig, mit fünflappiger Narbe.

Tilia ulmifolia (parvifolia) hat auf einem Stiel bis 13 gestielte Blüten.

Tilia platyphyllos (grandifolia) hat auf einem Stiel nur 3—5 gestielte Blüten, die aber erheblich größer sind.

Die Blüten von Tilia tomentosa (Tilia argentea) sollen nicht verwendet werden.

Aufzubewahren in gut verschlossenen Blechkästen oder Blechbüchsen.

Flores Tiliae: Ätherisches Öl, Schleim.

Äußerlich. Als Zusatz zu Bädern. 500,0 auf 1 Vollbad. Zu Mundwässern und Gurgelwässern 10 % Infus. — Zum Inhalieren.

Innerlich. Als Diaphoreticum. Infus 1 Eßlöffel auf 2 Tassen Tee. Besonders im Wochenbett beliebt. Anders: 1 Teelöffel auf 1 Tasse Wasser zum Tee. Anders: 5,0—15,0 auf 150,0.

943. ℞ Für 10 Pf. Lindenblüten im Handverkauf (= 20,0).
Vorschrift: 1 Teelöffel auf 1 Tasse Wasser als Tee. — Als Schwitzmittel, bei Verdacht auf Masern, Scharlach, um die akuten Exantheme hervorzulocken.

Größte Einzelgabe —. Größte Tagesgabe 15,0 ad infusum.

203. *Flores Verbasci* — *Wollblumen.*

Arzneitaxe: concisi 10,0 = 15 Pf.; 100,0 = 1 Mk. 15 Pf.
Handverkauf: concisi 6,0 = 10 Pf.; 100,0 = 1 Mk.

Goldgelbe Blumenkronen. Geruch kräftig. (Geschmack süßlich schleimig.) (Hygroskopisch.)

Die getrockneten, goldgelben Blumenkronen mit den aufsitzenden Staubblättern von Verbascum phlomoïdes und Verbascum thapsiforme. Sie dürfen nicht braun aussehen.

Es erhebt sich über der kurzen Blumenröhre (die nur 2 mm weit ist) die Krone mit 5 schön gelben Lappen von breit gerundetem Umriß. Die Lappen sind außen sternhaarig, innen kahl, 1,5—2 cm lang. Dem größten Lappen stehen am Grunde 2 kahle Staubfäden zur Seite. Den übrigen Einschnitten der Blumenkrone entsprechen 3 etwas kürzere Staubfäden, besetzt mit einzelligen, keulenförmigen Haaren.

— — — — —

Aufzubewahren, zuvor getrocknet, noch warm fest eingedrückt in erwärmte Blechgefäße. Braun gewordene Wollblumen sind (wie oben angegeben) nicht zu verwenden.

Flores Verbasci: Ätherisches Öl, Harz, Farbstoff, Apfelsäure, Schleim.

Äußerlich. Als Sedativum zum Klistier.

Innerlich. Als reizmilderndes Mittel und Diaphoreticum bei Katarrh der Respirationsorgane, bei Erkältungen. Infus 1 Eßlöffel auf 1 Tasse Tee. Decoct 5,0—15,0 auf 150,0.

995. ℞ Für 50 Pf. Wollblumen im Handverkauf (= 30,0).
Vorschrift: 1 Eßlöffel auf 1 Tasse Wasser als Tee. — Bei Katarrh der Respirationsorgane und als Diaphoreticum.

Zu Species pectorales, Nr. 488.

Größte Einzelgabe —. Größte Tagesgabe 15,0 ad infusum s. decoctum.

Flores Zinci — Zincum oxydatum crudum.
Flüchtiges Kampferliniment — Linimentum ammoniato-camphoratum.
Flüchtiges Liniment Linimentum ammoniatum.

Fluid-Extrakte — Extracta fluida:
Condurango Fluidextrakt — Extractum Condurango fluidum.
Faulbaum-Fluidextrakt — Extractum Frangulae fluidum.
Hydrastis-Fluidextrakt — Extractum Hydrastis fluidum.
Mutterkorn-Fluidextrakt — Extractum Secalis cornuti fluidum.

Flüssiger Opodeldok — Spiritus saponato-camphoratus.
Flüssiges Paraffin — Paraffinum liquidum.
Flußpflaster — Emplastrum Cantharidum perpetuum.
Flußspiritus — Spiritus saponato-camphoratus.

Foeniculum. Fructus Foeniculi, Nr. 226.
Aqua Foeniculi, Nr. 66.
Oleum Foeniculi, Nr. 357.

Foenum graecum — Semen Foenugraeci.

204. ***Folia Althaeae*** — *Eibischblätter.*

Arzneitaxe: concisa et grosso modo pulverata 10,0 = 5 Pf.
Handverkauf: concisa 20,0 = 10 Pf.; 100,0 = 30 Pf.
Graufilzige, derbe, lappige Laubblätter.

Die getrockneten Laubblätter von Althaea officinalis. Die Blattspreite ist rundlich elliptisch, dreilappig bis fünflappig. Der Blattgrund ist gerade abgeschnitten, herzförmig oder keilförmig. Der Rand ist gekerbt oder gesägt. Die größten Blätter sind bis 10 cm lang (8 cm im Durchmesser); der Blattstiel ist kürzer (höchstens 4 cm lang). Die Blätter sind auf beiden Flächen durch Sternhaare graufilzig, dicht mit Büschelhaaren besetzt. Sie haben eine derbe, brüchige Beschaffenheit.

Folia Althaeae: 25 % Schleim.
Vergleiche Radix Althaeae.
Äußerlich. Zu Mundwässern und Gurgelwässern.
Zu Umschlägen.
Zu Augenwässern mit essigsaurem Blei.
Zu Klistieren als 10 % Maceration oder Infus.

Innerlich. Als reizmilderndes Mittel bei Entzündung der Schleimhäute, Infus 5,0—15,0 auf 150,0. Anders: 6 % Infus und Maceration. Bei Brustkatarrhen und Darmkatarrhen.

Als Pulver zu Pillenmassen, Pastillen.

996. ℞ Für 30 Pf. Eibischblätter im Handverkauf (= 100,0).
Vorschrift: 2 Teelöffel voll auf 1 Tasse Wasser als Tee. — Bei Brust- und Darmkatarrh.

Zu Species emollientes, Nr. 485.
Größte Einzelgabe —. Größte Tagesgabe 15,0 ad infusum.

Folia Arctostaphyli — Folia Uvae Ursi.

205. ***Folia Belladonnae*** — *Belladonnablätter.*

Tollkirschenblätter. Tollkraut.

Arzneitaxe: concisa et grosso modo pulverata 10,0 = 10 Pf.; pulverata 10,0 = 10 Pf.

Handverkauf —. Drogisten verboten.

Dünne ganzrandige Laubblätter, oben bräunlichgrün, unten graugrün. Geschmack schwach bitter, etwas widerlich.

Die getrockneten Laubblätter von Atropa Belladonna, zur Blütezeit gesammelt von wildwachsenden Pflanzen. Sie sind eiförmig und zugespitzt, höchstens 20 cm lang, 10 cm breit. Der Blattgrund verschmälert sich in den halbstielrunden Blattstiel, der weniger als 5 cm lang ist. Sie sind ganzrandig und fast kahl, oder unterseits sehr spärlich drüsig bewimpert. Es sind dünne Blätter, oberseits bräunlichgrün, unterseits graugrün. Bei Lupenbetrachtung erkennt man auf beiden Seiten, besonders auf der Unterseite weiße Pünktchen. Diese rühren her von Kristallsand führenden Oxalatzellen. (Zur Bereitung des Extraktes sind die oberirdischen Teile der Pflanze in frischem Zustande zu verwenden.)

Vorsichtig aufzubewahren. (Auch vor Licht geschützt, am besten in Blechgefäßen. Zuvor unter Lichtabschluß im Trockenschrank unter 30° getrocknet.)

Folia Belladonnae: 0,2 % Atropin, Belladonnin, Hyoscyamin; ferner Cholin (Neurin), Schillerstoff (Chrysatropasäure), Leukatropasäure, Bernsteinsäure usw. — Der Gehalt variiert nach der Jahreszeit. Im Juli ist die Pflanze am reichsten an Atropin.

Äußerlich. Gegen Atembeschwerden, Asthma als Rauchmittel, in Zigarettenform. Mit Opium oder Stramonium. Oder zur Inhalation mit Wasserdampf, oder zerstäubt in 1—2 ‰ Infus.

Zu schmerzstillenden Kataplasmen. 1 auf 5—10 Semen Lini.
Zum Klistier als 1 ‰—1 % Infus.
Zur Scheideninjektion. Zu örtlichen Dampfbädern.

Innerlich. Schmerzstillend und beruhigend. 0,03, täglich mehrmals in Pulvern oder Pillen. Anders: 0,05, täglich 1—2 mal. Gegen Nervenleiden, Pertussis, Harnträufeln. Anders: 0,05—0,2 im Infus. — Für Kinder 0,003 bis 0,005 auf das Lebensjahr, täglich 2 mal bei Pertussis als Pulver oder Infus. Anders: 0,01 täglich wenige Male.

819. ℞ Foliorum Belladonnae pulveratorum 0,003—0,005
Sacchari ad 0,5.
M. f. Pulvis. D. t. doses 10. — S. 1 Pulver, täglich 2 mal. — Bei Pertussis für Kinder.

Vergiftungssymptome. Erweiterung der Pupillen. Sehstörungen. Trockenheit des Mundes und Schlundes, großer Durst. Übelkeit, Erbrechen. Sehr trockne, rote, heiße Haut. Beschleunigter Puls, beschleunigte Atmung. Rausch, heitere Delirien, starke Jaktation, Sopor.

Antidota. Brechmittel, Magenausspülung. Tannin. Morphium (subkutan). Pilocarpin. Physostigmin. Chloralhydrat. Alcoholica. Kaffee. — Warmes Bad, kalte Übergießung, kalte Umschläge um den Kopf.

Größte Einzelgabe 0,2. Größte Tagesgabe 0,6.

Folia Bismalvae — Folia Althaeae.
Folia Cardui benedicti — Herba Cardui benedicti.
Folia Daturae — Folia Stramonii.

206. *Folia Digitalis* — *Fingerhutblätter.*

Arzneitaxe: concisa et grosso modo pulverata 10,0 = 5 Pf.; pulverata 10,0 = 10 Pf.

Handverkauf —. Drogisten verboten.

Dünne Laubblätter, länglich eiförmig, mit sehr verzweigtem Adernetz. Geschmack widerlich bitter (nachher etwas kratzend. Geruch teeähnlich, von frischen Blättern unangenehm).

Die getrockneten Laubblätter von Digitalis purpurea, gesammelt zu Beginn der Blütezeit von wildwachsenden Pflanzen. Sie sind länglich eiförmig, höchstens 30 cm lang, 15 cm breit. Sie sind ferner dünn, und unregelmäßig gekerbt. Entweder sind sie sitzend, oder der Blattgrund läuft aus in einen dreikantigen, geflügelten Blattstiel. Ihr reich verzweigtes Adernetz ist besonders unterseits stark ausgeprägt, und trägt hier einen Filz von weichen, nicht verästelten Haaren. Die Seitennerven erster Ordnung gehen vom Mittelnerven ab unter einem spitzen Winkel. Sie bilden wie die Seitennerven zweiter Ordnung und dritter Ordnung auf der Unterseite des Blattes hervortretende Rippen. Zwischen diesen Rippen kann im durchscheinenden Lichte noch ein nicht hervortretendes Nervennetz beobachtet werden. Die Spreite ist besetzt mit spitz zulaufenden Haaren, meist einzelligen bis vierzelligen, und kopfigen Drüsenhaaren. Kristalle von Oxalat fehlen im Blattgewebe.

Fingerhutblätter geben mit 10 Teilen siedenden Wassers einen bräunlichen Auszug, der widerlich bitter schmeckt, und von eigenartigem, nicht aromatischem Geruch ist. Er rötet blaues Lackmuspapier.

Vorsichtig aufzubewahren, und nicht über ein Jahr aufzubewahren. (In Blechbüchsen oder Glasgefäßen vor Licht geschützt. Nach 1 Jahr durch Verbrennen zu vernichten.)

Folia Digitalis: nach Schmiedeberg aus Digitalin, Digitonin, Digitaleïn und Digitoxin $C_{21}H_{32}O_7$ (höchst giftig). Nach Walz: Digitalin, Digitaletin, Digitaloïn (Digitaloïnsäure), Digitalacrin, Digitalosmin, Harz, Schleim, Gummi usw.

Digitalispräparate in größerer Menge nicht mit organischen Substanzen, besonders nicht mit Zucker, Honig, Sirup wegen leichter Gärung und Zersetzung durch Bakterien und Schimmelpilze und Bildung sehr giftiger Spaltungsprodukte. Glyzerin erlaubt. Nicht mit Gerbsäure, Alkalien, Jod, Metallsalzen wie Bleiacetat, Eisensalzen. —

Digitalis wirkt Erhöhung des Blutdrucks, Verlangsamung des Pulses, Herabsetzung der Herztätigkeit. Die Drucksteigerung führt zu einer Verstärkung der Blutströmung in den Kapillaren, zu einer vermehrten Durchrieselung der Gewebe. Verwendung bei Kompensationsstörungen im Blutkreislauf. Die Reservekräfte des Herzens und der Gefäße werden benutzt, das Maximum disponibler Kräfte herangezogen, während die Natur sonst immer mit einem Minimum für gewöhnlich arbeitet. Die Summierung, Cumulierung der Digitaliswirkung macht es notwendig, aufzuhören mit der Darreichung, sobald die Absicht nur annähernd erreicht ist. (Die cumulierende Wirkung zeigt sich in Erbrechen, Kopfschmerzen, Pulsverlangsamung). Erste Dosen größer, zweite und folgende kleiner. Die Gefahr liegt in dem zu lange.

Contraindicationen: Herzschwäche durch Digitalis selbst verursacht (hier Morphin); bei drohender Lähmung des Herzens z. B. bei Bradydiastolie (Pause lang, erster und zweiter Ton schnell nacheinander).

Der Geruch eines Infuses ist höchst charakteristisch; ist er nicht vorhanden oder nur schwach, so sind die Blätter zu verwerfen.

Äußerlich. Zum Klistier, wenn Digitalis innerlich nicht vertragen wird. Hierfür doppelte innere Einzeldosis, damit nicht zu oft nötig.

Innerlich. Als Infus 0,5—2,0 zu 200,0 zuerst, später abnehmend. Anders: 0,6—1,0 auf 100,0. Anders: $^1/_2$—3 %. Pulver oder Pillen 0,03—0,05 bis 0,1 pro dosi, täglich mehrmals. Anders: 0,06—0,2 täglich 2 mal. Zur Regulierung der Herztätigkeit, Herabsetzung der Häufigkeit des Pulses, bei Kompensationsstörungen, Pneumonie, Hydrops. Anders: 0,03—0,15, täglich 2 mal in Pulvern, Kapseln, Pillen.

Als Diureticum. Auch mit anderen Diureticis; mit Kampfer, Morphium.

Für Kinder 0,15—0,2 auf 90,0 als Infus, 1 Kinderlöffel zweistündlich. Anders: 1—2 Jahre 0,02 (pro die 0,1); 3—4 Jahr 0,02 (pro die 0,12); 5—10 Jahre 0,03 (pro die 0,2); 10—15 Jahre 0,04 (pro die 0,3—0,5) in Pulver, als Infus. Bei Herzkrankheiten, Pneumonie.

265. ℞ (Berliner F. M.) Pilulae hydragogae Heimii siehe unter Nr. 240, Gutti.

245. ℞ (Kobert).
Infusi Foliorum Digitalis 1,5 ad 150.0
Andere diuretische Substanzen 50,0
Als specif. Nierenreizmittel, welches Nierenhyperämie macht.

246. ℞ Foliorum Digitalis 1,0
Fiat Infusum ad 70,0
Tartari boraxati 10,0
Sirupi Rhamni catharticae 20,0.
M. D. S. 1 Eßlöffel (2 bis) 3 stündlich nach Bericht (unter Petersilientee). — Bei Hydrops infolge von Mitralfehler. — 6 × 1 Eßlöffel = 0,15 Fol. Digit.; vgl. dosis maxima pro die 1,0!

490. ℞ (Berliner F. M.) Pilulae bechicae Heimii siehe unter Nr. 419, Radix Ipecacuanhae.

820. ℞ Foliorum Digitalis 0,2
F. Infusum ad 100.0.
D. S. 1 Kinderlöffel mit etwas Zucker 2 stündlich. — Bei Pneumonie für Kinder. — 13 × 1 Kinderlöffel (7,5) = 0,015 Fol. Digit.

821. ℞ Foliorum Digitalis pulveratorum 0,02
Sacchari ad 1,0.
M. f. Pulvis. D. t. doses 10. S. 1 Pulver, täglich 3 mal. — Bei Pericarditis für kleines Kind.

907. ℞ Foliorum Digitalis 1,0
Fiat Infusum ad 200,0.
D. S. 1 Eßlöffel 2 stündlich bis 3 stündlich. — Bei Endocarditis acuta. — 13,3 × 1 Eßlöffel = 0,07 Fol. Digit.

908. ℞ Foliorum Digitalis pulveratorum 0,03
Sacchari ad 0,5.
F. Pulvis. D. t. doses 21. S. Am 1. Tage 6 Pulver, vom 2. Tage an je 1 Pulver weniger. — Bei Endocarditis acuta. Am 1. Tage 6 × 0,03 = 0,18; am 2. Tage 5 × 0,03 = 0,15; am 3. Tage 4 × 0,03 = 0,12; am 4. Tage 3 × 0,03 = 0,09; am 5. Tage 2 × 0,03 = 0,06; am 6. Tage 1 × 0,03 = 0,03. — Im Ganzen = 0,63 Fol. Digit.

Zu Tinctura Digitalis, Nr. 544.

Vergiftungssymptome. Erbrechen, Durchfall. Harter verlangsamter Puls, später unregelmäßig, darauf klein und frequent. Meistenteils erweiterte Pupillen. Schwäche. Koma. Konvulsionen.

Antidota. Magenspülung, Brechmittel, Darmentleerung. Hautreize, Sinapismus. Excitantia: Cognac, Wein. Liquor Ammonii anisatus.

Größte Einzelgabe 0,2. Größte Tagesgabe 1,0.

Folia Digitalis purpureae — Folia Digitalis.

207. *Folia Farfarae* — *Huflattigblätter.*

Arzneitaxe: concisa 10,0 = 5 Pf.; 100,0 = 30 Pf.

Handverkauf: concisa 40,0 = 10 Pf.; 100,0 = 20 Pf.; 500,0 = 80 Pf.

Herzförmige Laubblätter, oben dunkelgrün, unten mit weißem Filz. Geruch und Geschmack unbedeutend.

Die getrockneten Laubblätter, grundständige, langgestielte Blätter von Tussilago Farfara. Die Blattspreite ist herzförmig und handnervig, mehr oder weniger eckig, und von der kaum hervortretenden Spitze bis zu dem herzförmigen Grunde 8—15 cm lang, oft 10 cm lang und 10 cm breit. In den Buchten sind sie gezähnt. Oberseits sind sie dunkelgrün, unterseits bedeckt mit einem dichten, weißen Filz aus sehr langen, dünnen, nicht verzweigten Haaren. Die Haare sind mehrzellig und peitschenförmig. Der Filz ist leicht ablösbar.

Folia Farfarae: Schleim, eisengrünender Gerbstoff, Bitterstoff.

Innerlich. Gegen chronischen Bronchialkatarrh 5,0—10,0 auf 100,0 als Infus. Auch bei Skrofulose. Oder als schleimiges Decoct.

997. ℞ Für 20 Pf. Huflattigblätter im Handverkauf (= 100,0).
Vorschrift: 2—3 Teelöffel auf eine Tasse Wasser als Tee. — Bei chronischem Bronchialkatarrh.

Zu Species pectoralis, Nr. 488.

Größte Einzelgabe —. Größte Tagesgabe 10,0 ad infusum.

Folia Hyoscyami — Herba Hyoscyami.

208. *Folia Jaborandi* — *Jaborandiblätter.*

Folia Pilocarpi.

Arzneitaxe: 10,0 = 15 Pf.

Handverkauf —. Drogisten verboten.

Lederartige, eiförmige Laubblätter. Geruch aromatisch, erinnert deutlich an den Geruch getrockneter Pomeranzenschalen, wenn man die Blätter zwischen den Fingern reibt. Geschmack scharf, wenn man die Blätter längere Zeit kaut.

Jaborandiblätter sind die getrockneten Blättchen des unpaarig gefiederten Laubblattes von Arten der Gattung Pilocarpus. Die langgestielten Fiederblätter des Pilocarpus pennatifolius Jaborandi bestehen aus 2 oder 3 Jochen, seltener 4 Jochen von Fiederblättchen und 1 unpaarigem Endblatte. Die Fiederblättchen sind sitzend oder kurzgestielt, das Endblatt hat einen längeren Stiel, 2—3 cm lang. Die Blättchen sind lanzettlich oder oval, ganzrandig, vorn stumpf oder ausgerandet, nach beiden Enden gleichmäßig verschmälert, 8—16 cm lang, meist 12 cm lang, 4—7 cm breit. Sie sind ferner meist ganz kahl und derb lederartig. Vom Mittelnerven gehen stärkere Seitennerven erster Ordnung ab unter einem Winkel von ungefähr 45°, welche in geringer Entfernung vom Blattrande Schlingen miteinander bilden. Nach außen von diesen Schlingen, in der Randpartie, setzt sich noch ein kleines System von Schlingen an die größeren Schlingen an. Zwischen den stärkeren Seitennerven erster Ordnung aber verläuft ein Nervennetz, dessen kräftigere Maschen gebildet werden aus dünnen Seitennerven dritter Ordnung und gleichstarken Seitennerven vierter Ordnung. Endlich läßt das Blattgewebe der Spreite äußerst zahlreiche, durchscheinende Punkte erkennen, intercellulare Sekretbehälter, Ölräume. Die Decke der einfachen Schicht von Palissadenzellen beträgt ungefähr $^1/_5$ von der Dicke der Blattspreite.

Aufzubewahren in gut verschlossenen Blechgefäßen oder Glasgefäßen, vor Licht geschützt.

Folia Jaborandi: etwa 0,5 % Pilocarpin $C_{11}H_{16}N_2O_2$, Pilocarpidin, Jaborin, Jaboridin, 0,5 % ätherisches Öl = Oleum Foliorum Jaborandi (Pilocarpēn). — Das ätherische Öl wirkt schon 0,2 diuretisch.

Die Blätter erzeugen leichter Kollaps als das Alkaloid Pilocarpin, deshalb letzteres mehr gebraucht, siehe Nr. 391, Pilocarpinum hydrochloricum.

Innerlich. Als Diaphoreticum, Sialagogum. Infus 3,0—6,0 auf 150,0. $^1/_4$ Stunde stehen lassen und auf einmal trinken. Anders 2—4 % Infus; oder 4,0—5,0 in einer Tasse heißen Wassers.

Vergiftungssymptome. Starker Schweiß, starke Sekretion von Speichel, Nasenflüssigkeit, Tränen. Übelkeit, Erbrechen, Durchfall. Puls langsam, darauf unregelmäßig. Miosis, Akkomodationskrampf. Schmerz in Urethra, Tenesmus in Blase. Gähnen, Schwindel, Kopfschmerz. Eventuell Abort. Lungenödem.

Antidota. Atropinum sulfuricum subkutan bis 0,001. Magenentleerung, Spülung mit Lösung von Acidum tannicum, Kalium permanganicum. Excitantien. Diuretica. Vesicans auf die Brust. Morphium.

Größte Einzelgabe 4,0 (Rußland). Größte Tagesgabe 8,0 (Rußland).

209. *Folia Juglandis* — *Walnußblätter.*

Arzneitaxe: concisa 10,0 = 5 Pf.; 100,0 = 30 Pf.

Handverkauf: concisa 40,0 = 10 Pf.; 100,0 = 20 Pf.; 500,0 = 80 Pf.

Eiförmige grüne Laubblätter. Geruch schwach aromatisch. Geschmack kratzend.

Die getrockneten Blättchen der unpaarig gefiederten Laubblätter von Juglans regia. Der Blattstiel ist bis 30 cm lang, und besetzt mit 1—4, gewöhnlich 3 Paaren von Fiederblättern und einem Endblatte. Die Fiederblätter stehen sich nicht genau gegenüber, sind bis 15 cm lang, und bis über 5 cm breit. Das Endblatt ist meist größer. Die Blätter sind länglich eiförmig, zugespitzt, ganzrandig, kahl, im durchfallenden Lichte nicht punktiert. Sie besitzen meist 12 Seitennerven erster Ordnung, welche gleichmäßig starke Rippen bilden. Ungefähr rechtwinklig darauf stehen fast geradlinige Seitennerven zweiter Ordnung. Die Walnußblätter sollen grün sein, und nicht schwärzlich aussehen.

Folia Juglandis: Walnußgerbsäure (Nucitannin), Inosit-Zucker (Nucit), Juglandin.

Äußerlich. Zu Bädern $^1/_2$—1 kg.

Als Streupulver bei skrofulösen Geschwüren und gegen Ungeziefer.

Zu Haarwasser.

Zu Einspritzungen als 10 % Decoct.

Innerlich. Als Adstringens, gegen Skrofulose. 10,0 auf 150,0 Infus als Tee. Decoct: 5,0—15,0 zu 100,0. Anders: 10 % Decoct.

Kobert: Die Behandlung der skrofulosen Diathese durch adstringierende Teesorten, wie Walnußblätter, ist irrationell. Denn die zur Resorption gekommenen Häutchenbildner, in einem Überschuß von Blut, Serum, Gewebssaft gelöst, adstringieren nicht mehr in den entfernten Organen, sondern erweitern im Gegenteil die Gefäße. Dazu kommt, daß die meisten pflanzlichen Adstringentien fast quantitativ zersetzt werden vor der Resorption im Magendarmkanal.

247. ℞ Für 80 Pf. geschnittene Walnußblätter im Handverkauf (= 500,0). Vorschrift: Zum Bade bei Skrofulose.

248. ℞ Species antiscrophulosae = Blutreinigungstee: Folia Juglandis, Herba Violae tricoloris, Folia Sennae, Folia Menthae piperitae. Vorschrift: Als Abkochung. Volksmittel.

Größte Einzelgabe —. Größte Tagesgabe 15,0 ad infusum s. decoctum.

210. *Folia Malvae* — *Malvenblätter.*

Arzneitaxe: concisa et grosso modo pulverata 10,0 = 5 Pf.

Handverkauf: concisa 30,0 = 10 Pf.; 100,0 = 25 Pf.

Rundliche gelappte Laubblätter. Geschmack schleimig.

Die getrockneten Laubblätter von Malva neglecta (Malva vulgaris) und Malva silvestris. Sie sind langgestielt und handnervig. Ihre Spreite ist rundlich, am Grunde flach herzförmig oder tief und schmal eingeschnitten. Sie besitzen 5—7 Lappen, und deren Rand ist ungleich kerbig-sägezähnig.

Malva neglecta (vulgaris) hat Blätter bis 8 cm im Durchmesser. Sie sind annähernd kreisrund oder mehr nierenförmig. Am Grunde sind sie tief ausgeschnitten. Der Rand ist undeutlich gelappt und ungleich gesägt-gekerbt.

Malva silvestris hat gewöhnlich größere Blätter. Sie sind am Grunde weniger tief ausgeschnitten. Ferner sind sie fünflappig oder dreilappig. Besonders die obersten Stengelblätter sind breit.

Folia Malvae: Schleim. — Vgl. Flores Malvae.

Äußerlich. Zu Kataplasmen. Als 15—20 % schleimige Abkochung. Zu Gurgelwasser als Abkochung. 1 Eßlöffel auf 1 Tasse Wasser.

Innerlich. Decoct 10,0—20,0 zu 100,0, schleimige Abkochung.

998. ℞ Für 10 Pf. Malvenblätter im Handverkauf (= 30,0).
Vorschrift: 1 Eßlöffel auf 1 Tasse Wasser als Abkochung. — Zu Gurgelwasser.

Zu Species emollientes, Nr. 485.

Größte Einzelgabe —. Größte Tagesgabe 20,0 ad decoctum.

Folia Malvae silvestris oder Malvae vulgaris — Folia Malvae.

211. *Folia Melissae — Melissenblätter.*

Arzneitaxe: concisa 10,0 = 10 Pf.

Handverkauf: concisa 20,0 = 10 Pf.; 100,0 = 40 Pf.

Eiförmige dünne Laubblätter, oben gesättigt grün, unten heller. Geruch eigentümlich citronenartig.

Die getrockneten Laubblätter von kultivierten Pflanzen der Melissa officinalis. Sie sind langgestielt, eiförmig oder herzförmig, stumpf zugespitzt. Der Rand jeder Hälfte der Blattspreite hat 5—10 Kerbzähne. Die Länge des Blattes beträgt 3—5 cm, die Breite 3 cm. Sie sind dünn und kahl, oder mit vereinzelt stehenden Haaren, oder unterseits mit schwachem Flaum, und sind besetzt mit glänzenden Drüsenschuppen.

Aufzubewahren in Blechkästen. — Geruchlose Ware ist nicht zu verwenden.

Folia Melissae: Ätherisches Öl.

Innerlich. Als Carminativum 5,0—20,0 auf 100,0 Infus. Anders: 10 % Infus. Als Stomachicum, Excitans, Antispasmodicum.

Als Species mit Fructus Foeniculi und Radix Liquiritiae.

999. ℞ Für 10 Pf. Melissenblätter im Handverkauf (= 20,0).
Vorschrift: 2 Teelöffel bis 1 Eßlöffel auf 1 Tasse Wasser als Tee. — Als Carminativum, Excitans, Stomachicum.

1000. ℞ Foliorum Melissae 20,0
Fructus Foeniculi 10,0
Radicis Liquiritiae concisae 10,0.
M. f. Species. D. S. 1 Eßlöffel auf 1 Tasse Wasser als Tee. — Als Carminativum.

Zu Spiritus Melissae compositus, Nr. 500.

Größte Einzelgabe —. Größte Tagesgabe 20,0 ad infusum.

Folia Melissae citratae — Folia Melissae.

Folia Menthae — Folia Menthae piperitae.

212. *Folia Menthae piperitae — Pfefferminzblätter.*

Pfefferminze.

Arzneitaxe: concisa et grosso modo pulverata. 10,0 = 10 Pf.; 100,0 = 70 Pf.; 200,0 = 1 Mk. 5 Pf.; 500,0 = 2 Mk. 10 Pf.

Handverkauf: concisa et gr. modo pulv. 15,0 = 10 Pf.; 100,0 = 50 Pf.; 500,0 = 2 Mk.

Spitzeiförmige Laubblätter. Geruch kräftig nach Pfefferminzöl. Geschmack kampferartig, kühlend.

Die getrockneten Laubblätter von Mentha piperita. Sie sind kurzgestielt und eilanzettlich, zugespitzt, durchzogen von einem starken Mittelnerv. Der Rand ist ungleich scharf gesägt, besonders gegen die Spitze hin. Die Länge der Spreite beträgt 3—7 cm. Sie sind meist kahl, mit vereinzelten Haaren, und besetzt mit zahlreichen Drüsenschuppen (Öldrüsen auf der Fläche).

Aufzubewahren in Blechkästen.

Folia Menthae piperitae: bis 1,25 % ätherisches Pfefferminzöl, Oleum Menthae piperitae, Nr. 365, (die englische Sorte Mitcham bis 2,5 %), und eisengrünender Gerbstoff. Das Öl enthält Pfefferminzkampfer, Mentholum, Nr. 319, 20—45 %.

Äußerlich. Zu Fomentationes.

Zu Klistieren 10 % Infus.

Zu Bädern.

Innerlich. Als leichtes Excitans, als Diaphoreticum, Carminativum. Als Infus 5,0—10,0 auf 100,0—200,0. Anders: 1 Eßlöffel auf 1 Tasse Tee. Anders: 1,0—2,0, täglich mehrmals in Pulvern, Electuarien. Beliebtes Hausmittel bei Leibschmerzen, Durchfall, Flatulenz.

249. ℞ Für 50 Pf. Pfefferminzblätter im Handverkauf (= 100,0).

Vorschrift: 1 Eßlöffel für 1 Tasse als Tee. — Bei schmerzhaften Durchfällen.

Species antidiarrhoicae.

250. ℞ Foliorum Menthae piperitae concisorum 10,0
Ligni campechiani concisi 50,0.
M. f. Species. D. S. 1 Teelöffel auf 1 Tasse als Tee, täglich 3 mal.

501. ℞ (Berliner F. M.) Species nervinae siehe Nr. 429, Radix Valerianae.

Die Droge ist auch im Handel gepreßt zu haben als Kräuterwürfel. Diese verlieren ihren Geruch nicht in 10 Jahren. 1 Würfel wird übergossen mit 1—2 Tassen oder mehr kochendem Wasser. Nach 5 Minuten durch ein Sieb gegossen. Zusatz von Rotwein. Vgl. comprimierte Vegetabilien. 1 Portionswürfel 5,0.

Zu Aqua Menthae piperitae, Nr. 67.

Zu Oleum Menthae piperitae, Nr. 365.

Zu Species aromaticae, Nr. 483.

Zu Sirupus Menthae (piperitae), Nr. 475.

Größte Einzelgabe —. Größte Tagesgabe 10,0 ad infusum.

Folia Menyanthis — Folia Trifolii fibrini.

213. *Folia Nicotianae* — *Tabakblätter.*

Arzneitaxe: concisa et grosso modo pulverata 10,0 = 10 Pf.; 100,0 = 70 Pf. Handverkauf —.

Braune, lanzettliche Laubblätter. Geruch eigenartig. Geschmack scharf, widerlich (bitter).

Die Laubblätter der Nicotiana Tabacum, an der Luft getrocknet ohne weitere Behandlung. Sie sind eiförmig bis lanzettlich, zugespitzt, am Grunde abgerundet, gestutzt, oder in den Blattstiel verschmälert. Der Rand ist ganzrandig. Die mehr oder weniger zahlreichen Haare sind mehrzellig, und die Drüsenhaare mit einzelligen bis zwanzigzelligen Köpfchen. Beiderlei Haare sind versehen mit einer feinen, längsstreifigen Cuticula. Die Oxalatzellen enthalten Kristallsand. — Die grünen Laubblätter sehen getrocknet braun aus.

Fermentierte Tabakblätter wie zu Rauchtabak sind ausgeschlossen vom arzneilichen Gebrauch.

Folia Nicotianae: Nicotin $C_{10}H_{14}N_2$, Citronensäure, Apfelsäure, Tabakskampfer, Nicotianin.

Für die Tierheilkunde!

Vergiftungssymptome. Geruch nach Nikotin. Übelkeit, Erbrechen, Kolik, Durchfall. Salivation. Kopfschmerz, Schwindel, kalter Schweiß, Schwäche. Dyspnoe. Puls klein und langsam, darauf beschleunigt, und weiterhin unregelmäßig. Miosis. Konvulsionen, Lähmungen.

Antidota. Magenausspülung mit Lösung von Acidum tannicum. Kaffee, Tee, Kognak. Liquor Ammonii anisatus. Künstliche Respiration. Riechen auf Ammoniak. Opium.

Größte Einzelgabe —. Größte Tagesgabe —.

Folia Nicotianae virginianae — Folia Nicotianae.

Folia Rosmarini, nicht offizinell. Aromaticum. Arzneitaxe: concisa 10,0 = 5 Pf. Handverkauf: Folia Menthae Rosmarini concisa 40,0 = 10 Pf.; 100,0 = 20 Pf.

214. *Folia Salviae* — *Salbeiblätter.*

Arzneitaxe: concisa 10,0 = 5 Pf.; 100,0 = 40 Pf. — pulverata 10,0 = 5 Pf. Handverkauf: concisa 20,0 = 10 Pf.; 100,0 = 30 Pf.; 500,0 = 1 Mk. 20 Pf.

Eiförmige Laubblätter, oben und unten behaart. Geruch aromatisch. Geschmack bitterlich.

Die getrockneten Laubblätter der kultivierten und wildwachsenden Salvia officinalis. (Die Blätter der wildwachsenden Pflanzen heißen im Drogenhandel Folia oder Herba Salviae Italicae, die Blätter der kultivierten Pflanzen Folia Salviae Germanicae oder hortensis.) Sie sind meistens eiförmig oder länglich, 2—8 cm lang, 1—4 cm breit und fein gekerbt. Bisweilen sind sie am Grunde geöhrt. Zwischen den Maschen des Nervennetzes sind die Teile nach oben gewölbt. Auf der Oberseite und Unterseite sind sie besetzt mit Haaren, Drüsenhaaren und Drüsenschuppen. Die Haare sind lang, dünn, ziemlich dickwandig, luftführend, einzellig bis fünfzellig. Die Drüsenhaare sind kopfig.

Folia Salviae: bis 1,25 % ätherisches Öl, Bitterstoff und eisengrünender Gerbstoff, Salbeigerbsäure. Das Öl enthält verschiedene Terpene, Salviol und Salbeikampfer.

Adstringens, mild und aromatisch.

Äußerlich. 5,0—25,0 auf 150,0 Infus. Anders: 5,0—15,0 auf 100,0. Als Gurgelwasser bei leichten Formen von Angina und Stomatitis, bei Soor, bei Skorbut.

Als Zusatz zu Zahnpulvern.

Innerlich. Als mildes Adstringens gegen Flatulenz und Katarrhe. 0,5—1,0 in Pulvern. Anders: 0,5—2,0, täglich mehrmals in Pulvern.

Bei Nachtschweiß und Diarrhoe der Phthisiker. Infus kalt getrunken 1 zu 100, oder 1 Teelöffel auf 1 Tasse. 1 Eßlöffel 3stündlich.

Konzentriertes Infus als Diaphoreticum.

251. ℞ Infusum Foliorum Salviae 20,0 ad 200,0.
D. S. Äußerlich. Gurgelwasser. — Bei Angina.

252. ℞ Infusum Foliorum Salviae 3,0 ad 200,0.
D.S. 1 Eßlöffel 3stündlich. — Gegen Nachtschweiß der Phthisiker.

253. ℞ Für 10 Pf. geschnittene Salbeiblätter im Handverkauf (= 20,0).
Vorschrift: 1 Teelöffel für 1 Tasse als Tee. — Bei Durchfall.

Größte Einzelgabe —. Größte Tagesgabe 15,0 ad infusum.

215. *Folia Sennae* — *Sennesblätter.*

Arzneitaxe: concisa et grosso modo pulverata 10,0 = 10 Pf.; 100,0 = 60 Pf.; pulverata 10,0 = 10 Pf.; 100,0 = 75 Pf.

Handverkauf: 25,0 = 10 Pf.; 100,0 = 30 Pf.; 500,0 = 1 Mk. 20 Pf.; conc. et gr. modo pulv. 15,0 = 10 Pf.; 100,0 = 45 Pf.; 500,0 = 1 Mk. 80 Pf.; pulverata 10,0 = 10 Pf.; 100,0 = 60 Pf.

Kleine, lanzettliche, hellgrüne Laubblättchen. Geruch schwach, eigenartig. Geschmack schleimig süßlich (nachträglich etwas bitter und kratzend.)

Die getrockneten Fiederblättchen der paarig gefiederten Laubblätter von Cassia angustifolia. Die Fiederblättchen sind kurzgestielt, lanzettlich, zugespitzt, am Grunde etwas ungleich in beiden Hälften. Sie sind flach, 2,5 bis 5 cm lang (und bis gegen 2 cm breit) und schwach behaart. Die Seitennerven erster Ordnung treten auf beiden Flächen der Spreite hervor und sind schlingenläufig. Die Epidermis beider Flächen besteht aus vieleckigen und geradwandigen Zellen, und enthält einzellige, dickwandige Haare. Unter der Epidermis liegt eine Schicht von Palissadenzellen. Die Mittelschicht des Mesophylls bilden rundliche Zellen.

Sennesblätter sollen nicht gelblich oder bräunlich aussehen.

Diese Sorte Sennesblätter, die indischen aus Tinnevelly, besteht ohne Beimengung aus den unbeschädigten Fiederblättchen.

Folia Sennae (indicae): Kathartin (ein colloides Glykosid, reagiert neutral, deshalb richtiger als wie Kathartinsäure), Chrysophan oder Chrysophansäure, Schleim, colloide Magnesiumverbindungen, Harz. — Kalter Weingeist entzieht das Harz, aber nicht Kathartin.

Sennesblätter verursachen manchmal kolikartige Schmerzen, haben aber keine störende Nachwirkung, insbesondere nicht Verstopfung. Kalter Aufguß macht weniger Leibschmerzen. Zu vermeiden bei Entzündungen und Schwangerschaft.

Folia Sennae nehmen verhältnismäßig viel Wasser auf. Beim Seihen eines Aufgusses darf man nicht stark drücken, sonst bekommt man viel Schleim.

Äußerlich. Als Klistier 15 % Infus.

Innerlich. Infus als Laxans. Für Erwachsene 10,0—20,0 auf 100,0 bis 150,0 Colatur. Eßlöffelweise. Geschmackscorrigentien: Anis, Fenchel, Kaffee, Zucker. In Pulvern, Electuarien 1,0—4,0, täglich 1—2 mal. Anders: Infus 3,0—5,0 auf 100,0. Anders: Mildreizend 0,3—0,5, täglich mehrmals, Pulver, Boli, Electuarien; mild abführend 0,5—1,5, täglich mehrmals; stärker abführend 2,0—4,0. Der Harn wird öfter gelbrot, besonders mit Alkali. — Für Kinder: Infus 2,0—6,0 auf 100,0—150,0 Colatur. Anders: Für Kinder als gelindes Abführmittel 0,3—0,5; als stark abführend 1,0—2,0.

Kalter Aufguß = Infusum Sennae frigide paratum: 1 Eßlöffel voll mit 1 Tasse kalten Wassers, über Nacht stehen lassen. Morgens nüchtern trinken. Hinterher etwas Kaffee gegen den schlechten Geschmack. — Macht keine Kolikschmerzen. (Nach von Ziemssen und Rieder.)

254. ℞ Für 30 Pf. Sennesblätter im Handverkauf (= 100,0).

Vorschrift: 2 Teelöffel bis 1 Eßlöffel für 1 Tasse als Tee. Ziehen lassen 10 Minuten. Das Abgegossene nimmt man mit Fruchtsaft, Sirup oder Mus.

Infusum laxans.

255. ℞ (Berliner F. M.)
Infusi Foliorum Sennae concisorum 15,0 ad 155,0.
Magnesii sulfurici 45,0.
M. D. S. 1 Eßlöffel 2 stündlich. —
1 Dosis = 75 Pf. ½ Dosis = 68 Pf.

595. ℞ (Berliner F. M.) Pulvis haemorrhoidalis siehe unter Nr. 518, Tartarus depuratus.

1018. ℞ (Berliner F. M.) Species gynaecologicae Martin siehe unter Nr. 132, Cortex Frangulae. — Nicht bei Entzündungen und Schwangerschaft.

Zu Infusum Sennae compositum, Nr. 265.
Zu Pulvis Liquiritiae compositus, Nr. 409.
Zu Species laxantes, Nr. 486.
Zu Electuarium e Senna, Nr. 144.
Zu Sirupus Sennae, Nr. 481.
Größte Einzelgabe 4,0. Größte Tagesgabe 8,0.

Folia Sennae Tinnevelly — Folia Sennae.

216. *Folia Stramonii* — *Stechapfelblätter.*

Arzneitaxe: concisa 10,0 = 5 Pf.; pulverata 10,0 = 10 Pf.; (nitrata concisa 10,0 = 10 Pf.).; 100 = 80 Pf.

Handverkauf: (nitrata concisa 10,0 = 10 Pf.; 100,0 = 75 Pf.; 500,0 = 3 Mk.) Drogisten verboten.

Eiförmige, gezahnt lappige Laubblätter. Geschmack unangenehm bitterlich und salzig.

Die Laubblätter von Datura Stramonium, gesammelt zur Blütezeit, und getrocknet. Der Blattstiel ist lang und walzig, auf der Oberseite durchzogen von einer engen Furche (bis 10 cm lang und 1—2 mm dick). Die Blattspreite ist lanzettlich oder breiteiförmig oder spitzeiförmig, und zugespitzt, mit ungleichbuchtig gezahnten Lappen. (Den größeren Lappen sind aber nochmals 1 oder 2 Zahnpaare angesetzt.) Der Blattgrund geht keilförmig (oder fast herzförmig) in den Blattstiel über. Die Blätter sind dünn, höchstens 20 cm lang, (und durchschnittlich 10 cm breit), fast kahl, und haben je 3—5 stärkere Seitennerven zur Seite des Mittelnerven. Die Oxalatzellen des Blattes haben Drusen.

Vorsichtig aufzubewahren. (In Blechkästen. Nach 1 Jahr zu verbrennen.)

Folia Stramonii: 0,2 % Atropin (Daturin), Stramonin, Hyoscyamin.

Äußerlich. Als Antiasthmaticum. Verbrennung der getrockneten Blätter und Einatmen des Rauches. Oder Asthmazigaretten, Zigarren, Rauchtabak. — Zum Rauchen und Räuchern dürfen Stechapfelblätter ohne Rezept abgegeben werden. — Zur Beseitigung krampfhafter Kontraktion der Bronchialmuskeln.

Zum Tränken des Salpeterpapiers, Charta nitrata, Nr. 108.

Zur Inhalation 2 ‰ Infus zerstäubt.

Zu schmerzstillenden Kataplasmen.

Innerlich. Als Narcoticum. 0,025—0,2, täglich 2—3 mal. Pillen, Pulver. Infus 0,5—0,6 auf 100,0. Anders: 0,03—0,1, täglich mehrmals in Pulvern, Pillen. 2 % Infus. Veraltet.

Vergiftungssymptome. Erweiterung der Pupillen, Sehstörungen. Trockenheit des Mundes und Schlundes, großer Durst. Übelkeit, Erbrechen. Sehr trockene, rote, heiße Haut. Beschleunigter Puls, beschleunigte Atmung. Rausch, heitere Delirien, starke Jactation, Sopor.

Antidota. Brechmittel, Magenausspülung. Tannin. Morphium (subkutan). Pilocarpin. Physostigmin. Chloralhydrat. Alcoholica. Kaffee. — Warmes Bad, kalte Übergießung, kalte Umschläge um den Kopf.

Größte Einzelgabe 0,2. Größte Tagesgabe 0,6.

Folia Tabaci — Folia Nicotianae.

Folia Trifolii aquatici — Folia Trifolii fibrini.

217. *Folia Trifolii fibrini* — *Bitterklee.*

Arzneitaxe: concisa et gr. modo pulverata 10,0 = 5 Pf.; 100,0 = 35 Pf.

Handverkauf: conc. et gr. modo pulv. 30,0 = 10 Pf.; 100,0 = 25 Pf.; 500,0 = 1 Mk.

Derbe dreiteilige Laubblätter. Geschmack stark bitter.

Die getrockneten dreiteiligen Laubblätter von Menyanthes trifoliata. Der Stiel ist drehrund, bis 10 cm lang und bis 5 mm dick. Die Blätter sind sitzend, lanzettlich oder elliptisch, breit zugespitzt, am Grunde keilförmig. Ihr Rand ist grob gekerbt oder ganzrandig. Ihre Länge beträgt 3—10 cm, und ihre Breite 4 cm. Sie sind derb und kahl. In den Buchten sind sie versehen mit einem Zähnchen, dem Wasserspaltenapparate.

Folia Trifolii fibrini: Harz, Stärkemehl, Menyanthin $C_{30}H_{46}O_{14}$.

Innerlich. Als Amarum purum, einfaches Bittermittel; Stomachicum amarum.

Als Bittertee zu Infusen 5,0—10,0 zu 100,0. Als Pulver 0,5—1,0—5,0, täglich mehrmals. Pillen.

501. ℞ (Berliner F. M.) Species nervinae siehe unter Nr. 429, Radix Valerianae.

Zu Extractum Trifolii fibrini, Nr. 183.

Größte Einzelgabe 5,0. Größte Tagesgabe 15,0.

Folia Tussilaginis — Folia Farfarae.

218. *Folia Uvae Ursi* — *Bärentraubenblätter.*

Arzneitaxe: concisa 10,0 = 5 Pf.; 100,0 = 35 Pf.

Handverkauf: concisa 30,0 = 10 Pf.; 100,0 = 30 Pf.; 500,0 = 1 Mk.

Kleine, lederartige Laubblätter, oben dunkelgrün. Geschmack herbe, zusammenziehend. (Geruchlos.)

Die getrockneten Laubblätter von Arctostaphylos Uva Ursi. Der Stiel ist 3—5 mm lang. Die Blätter sind länglich, spatelförmig, selten umgekehrt eiförmig, und ganzrandig. Manche erscheinen durch Zurückbiegung der abgestumpften Spitze ausgerandet. Ihre Länge beträgt 1,2—2 cm. In der vorderen Hälfte ist das Blatt bis 8 mm breit. Nach unten läuft die Blattspreite spitz in den Stiel aus. Die Blätter sind steif, brüchig, und oberseits dunkelgrün, etwas rinnenartig und sehr netzförmig, unterseits zeigt es keine drüsigen Punkte. Die Epidermis der Oberseite und Unterseite besteht aus Zellen, welche von oben gesehen vieleckig und geradwandig erscheinen. Die Spaltöffnungsapparate sind breit oval. Der Mittelnerv enthält Einzelkristalle von Calciumoxalat in den Zellen, welche das Leitbündel oben und unten begleiten. Im Mesophyll kommen Oxalatkristalle nicht vor.

Folia Uvae Ursi: Arbutin (ein Glykosid), Urson, Methylarbutin, eisenbläuende Gerbsäure, Gallussäure, Erikolin. — Arbutin zerfällt bei bakteriellem Katarrh der Harnwege bei Tripper- und Nierenkranken in den Harnwegen und liefert Hydrochinon, starkes Antisepticum; Harn dunkel.

Lösungen nicht mit Alkalien, Glykosiden, Metallsalzen.

Adstringens.

Äußerlich. Zu Einspritzungen 10 % Decoct.

Innerlich. Als Infus. 10,0—50,0 pro die. Oder als Decoct 5,0—15,0 zu 100,0. Oder 1 Eßlöffel auf 1 oder 2 Tassen Abkochung. Bei Blasenkatarrh, Blasenblutung, Nierenblutung, Nierensteinen, Pyelitis. Wehentreibend. Anders: 10 % Decoct. — In Pulvern 1,0—4,0, täglich mehrmals. — Für Kinder 3,0—5,0 als Decoct bei Blasenkatarrh, Nierenkrankheiten.

256. ℞ Für 30 Pf. Bärentraubenblätter im Handverkauf (= 100,0).
Vorschrift: 1 Eßlöffel auf 1 Tasse als Tee. Tassenweise täglich mehrmals. — Gegen Tripper, eitrigen Blasenkatarrh, Pyelonephritis.

823. ℞ Foliorum Uvae Ursi 3,0—5,0
F. Decoctum ad 100,0.
D. S. 1 Kinderlöffel mit etwas Zucker 3 stündlich. — Bei Blasenkatarrh, Nierenkrankheiten für Kinder.

Arbutinum, nicht offizinell. Arzneitaxe —. (Preis 0,5 = 5 Pf.) Handverkauf —.

1026. ℞ Arbutini 0,5.
In Capsula gelatinosa. D. t. doses 4. S. 1 Kapsel, täglich mehrmals. — Gegen Tripper, eitrigen Blasenkatarrh, Pyelonephritis.

Größte Einzelgabe —. Größte Tagesgabe 50,0 ad infusum.

Folia Yaborandi — Folia Jaborandi.

Fomentationen (von fomentatio = Bähung). In Frankreich offizinelle Infuse und Decocte, welche warm auf beliebige Körperteile appliziert werden mittels Schwamm, Flanell oder Leinwand. Wir benutzen statt dessen die entsprechenden „Species".

219. *Formaldehydum solutum* — *Formaldehydlösung.*

Formalin.

Arzneitaxe: 10,0 = 5 Pf.; 100,0 = 40 Pf.

Handverkauf —.

1,0 = 22 Tropfen. 1 Tropfen = 0,045 (Eschbaum).

Klare, farblose, wässerige Flüssigkeit. Geruch stechend. Sie ist neutral oder reagiert schwach sauer.

100 Teile enthalten etwa 35 Teile Formaldehyd (Methanal CH_2O). Spez. Gewicht 1,079—1,081. — 5 ccm Formaldehydlösung hinterlassen beim Eindampfen im Wasserbade eine weiße, amorphe Masse, unlöslich in Wasser. Diese Masse verbrennt, bei Luftzutritt erhitzt, ohne wägbaren Rückstand.

Mischt sich mit Wasser und Weingeist in jedem Verhältnis; dagegen nicht mit Äther.

Vorsichtig und vor Licht geschützt aufzubewahren.

Formaldehyd ist ein starkes Protoplasmagift. Tierische Häute wie lebende Haut werden lederartig gegerbt durch Formaldehydlösung, und lebende Haut stirbt ab bei Konzentration von 5—10 %. Dämpfe reizen Schleimhäute stark.

Äußerlich. Zur Desinfektion von Gegenständen und Wohnräumen in Abwesenheit von Menschen werden Formaldehyddämpfe angewandt. Formaldehyd wirkt nur bei Gegenwart von Wasser. Der unangenehme Geruch wird beseitigt durch Dämpfe von Ammoniak (NH_3). — Formaldehyd-Pastillen im Handverkauf, 2 Stück auf 1 cbm, und besondere Lampen von Schering, Wendschuh.

Zur Desinfektion von Kleidern, Wäsche in $^1/_2$—2 % Lösung.

Gegen Flöhe, Mücken, Schnaken, Stechfliegen, Wanzen.

Zur Ausspülung der Vagina 15 Tropfen auf 1 Liter Wasser; oder 1 Eßlöffel von einer 10 % Lösung auf 1 Liter lauwarmen Wassers bei Leukorrhoe. Oder 1 zu 10000.

Zur Bepinselung der Cervix Uteri in 1—10% Lösung bei Endometritis.

Zu Irrigationen und Waschungen 1 zu 2000—3000 als Antisepticum bei Augenkrankheiten, besonders Blennorrhoea gonorrhoica, Ulcera Corneae. Bei Hornhautgeschwüren fast spezifisch.

Zum Desinfizieren von Schuhwerk, bepinseln unverdünnt.

Zum Waschen der Fußsohlen in 1% Lösung bei Hyperhidrosis pedum.

Zum Desinfizieren der Hände 1/2%.

Zum Desinfizieren von Instrumenten 10%. Sorgfältiges Abtrocknen der Instrumente.

Zum Sterilisieren von Catgut 2%.

Zum Desinfizieren von Fußböden und großen Flächen 1 Eßlöffel auf 1 Liter Wasser.

Als Ätzmittel unverdünnt gegen Polypen, Warzen. Zum Betupfen von spitzen Kondylomen.

Bei Zahnfleischfisteln 5%.

(Bei Maul- und Klauenseuche 1/2% zur Reinigung des Maules und der Klauen. Bei Hufkrebs. Verband mit 5%.)

914. ℞ Formaldehydi soluti 100,0.
D. cum Penicillio. S. Äußerlich zum Betupfen, täglich 1 mal. — Zum Wegätzen von spitzen Kondylomen, Feigwarzen.

Größte Einzelgabe —. Größte Tagesgabe —.

Formaldehydlösung — Formaldehydum solutum.

Formalin — Formaldehydum solutum.

Formulae magistrales = Arzneiverordnungen, Rezepte für einzelne vorliegende Fälle.

Formulae officinales = Vorschriften der Pharmakopoe für Arzneien auf Vorrat.

Formylchlorid oder Formyltrichlorid — Chloroformium.

Formyljodid oder Formyltrijodid — Jodoformium.

Formylum chloratum oder trichloratum — Chloroformium.

Formylum jodatum oder trijodatum — Jodoformium.

Fowler'sche Lösung — Liquor Kalii arsenicosi.

Frangula. Cortex Frangulae, Nr. 132.
Extractum Frangulae fluidum, Nr. 172.

Franzosenholz — Lignum Guajaci.

Freisamkraut — Herba Violae tricoloris.

Frisch bereitet müssen jedesmal werden

Aqua Picis.
Elaeosacchara.
Emulsiones.
Mucilago Salep.
Potio Riveri.
Sirupus Ferri jodati.
Unguentum Plumbi tannici.

Frostsalbe — Unguentum Plumbi.

Früchte — Fructus:

Anis — Fructus Anisi.
Fenchel — Fructus Foeniculi.
Kardamomen, Malabar- — Fructus Cardamomi.
Koloquinthen — Fructus Colocynthidis.
Kreuzdornbeeren — Fructus Rhamni catharticae.
Kümmel — Fructus Carvi.
Lorbeeren — Fructus Lauri.
Mohnköpfe, unreife — Fructus Papaveris immaturi.
Pfeffer, spanischer — Fructus Capsici.
Pomeranzen, unreife — Fructus Aurantii immaturi.
Vanille — Fructus Vanillae.
Wacholderbeeren — Fructus Juniperi.

Fruchtsäfte, eingekocht mit Zucker, sind Drogisten erlaubt zu verkaufen.

Fructus — Früchte:

Fructus Anisi, Nr. 220.
Fructus Aurantii immaturi, Nr. 221.
Fructus Capsici, Nr. 222.
Fructus Cardamomi, Nr. 223.
Fructus Carvi, Nr. 224.
Fructus Colocynthidis, Nr. 225.
Fructus Foeniculi, Nr. 226.
Fructus Juniperi, Nr. 227.
Fructus Lauri, Nr. 228.
Fructus Papaveris immaturi, Nr. 229.
Fructus Rhamni catharticae, Nr. 230.
Fructus Vanillae, Nr. 231.

220. *Fructus Anisi* — *Anis.*

Fructus Anisi vulgaris.

Arzneitaxe: 10,0 = 5 Pf.; 100,0 = 30 Pf.; grosso modo pulveratus 10,0 = 5 Pf.; 100,0 = 40 Pf.; 200,0 = 60 Pf.; 500,0 = 1 Mk. 20 Pf.; pulveratus 10,0 = 10 Pf.

Handverkauf: 30,0 = 10 Pf.; 100,0 = 25 Pf.; 500,0 = 1 Mk.; grosso modo pulveratus 25,0 = 10 Pf.; 100,0 = 30 Pf.; 500,0 = 1 Mk. 20 Pf.; subtiliter pulveratus 15,0 = 10 Pf.; 100,0 = 40 Pf.

Kleine bräunliche Früchte. Geruch und Geschmack nach Anethol (= Oleum Anisi, Nr. 345; gewürzhaft, süß).

Die Früchte von Pimpinella Anisum. Die breiteiförmige Frucht ist bis gegen 5 mm lang, über dem Grunde bis 3 mm breit, und verschmälert sich nach der Spitze zu. Sie hat eine bräunliche oder grünlichgraue Farbe. Durchzogen ist sie von 10 helleren glatten Rippen, und dicht besetzt mit kleinen Börstchen, kurzen, einzelligen Haaren. Zwischen den 10 niedrigen Rippen sind von außen keine Ölstriemen zu erkennen. Dagegen treten Ölstriemen hervor auf der Fugenseite der Teilfrucht, 2 an der Zahl und breit. Auf dem Querschnitte der Teilfrucht findet man ferner zwischen je 2 Rippen 4—6 kleine Sekretgänge der Fruchtwand. Geruch und Geschmack sehr gewürzhaft.

Fructus Anisi: ungefähr 3 % Oleum Anisi aethereum, ein Gemenge von flüssigem und festem Anethol, 20 % Fett. — Im wesentlichen besteht Oleum Anisi aus Aniskampfer oder Anethol $C_6H_4.(OCH_3):C_3H_5$.

Innerlich. Als Carminativum, Stomachicum, Geschmacks-Corrigens. 2 Teelöffel auf 1 Tasse Tee. Bei Flatulenz in der Kinderpraxis beliebt wie Fructus Foeniculi. Anders: 0,5—2,0, täglich mehrmals. Pulver, Latwerge, Species. Infus 12,0 auf 100,0.

257. ℞ Für 25 Pf. Anis im Handverkauf (= 100,0).
Vorschrift: 1 Eßlöffel für 1 Tasse als Tee. — Als Carminativum und Abführmittel.

258. ℞ (Kobert.)
Specierum diureticarum 60,0
Fructus Anisi contusi 5,0.
M. f. Species. D. ad scatulam.
S. 1 Teelöffel zu 1 Tasse Tee, täglich 3 mal. — Bei Harnverhaltung.

Zu Species laxantes, Nr. 486.
Zu Species pectorales, Nr. 488.
Größte Einzelgabe 2,0. Größte Tagesgabe 6,0.

Fructus Anisi vulgaris — Fructus Anisi.

121. *Fructus Aurantii immaturi* — *Unreife Pomeranzen.*

Arzneitaxe —.

Handverkauf: 50,0 = 10 Pf.; 100,0 = 15 Pf.; 500,0 = 50 Pf.

Kleine, grünliche oder bräunliche kugelige Früchte. Geruch aromatisch. Geschmack aromatisch bitter.

Die Früchte von Citrus vulgaris (Citrus Aurantium), vor der Reife gesammelt und getrocknet. Sie sind kugelig, hart, und 5—15 mm dick (mittlere Größe ist die geschätzteste). Die Oberfläche ist matt graugrünlich oder bräunlich und grobkörnig. Dicht unter der Oberfläche zeigt ein Querschnitt, den man wagerecht durch die untere Hälfte führt, zahlreiche Sekretbehälter, Ölräume, und 8, 10 oder seltener 12 Fächer, die in der Mittelsäule zusammentreffen, und von deren Außenwand weiße Zotten hineinragen in die Fächer. Die Früchte riechen und schmecken sehr aromatisch. Die äußeren Schichten sind überdies reich an Bitterstoff.

Fructus Aurantii immaturi: Hesperidin und Isohesperidin $C_{22}H_{26}O_{12}$, verschiedene ätherische Öle, Bigarade-Öl, 2 % Bitterstoff, Aurantiamarin. Das Fruchtfleisch enthält Citronensäure.

Innerlich. Als Stomachicum, Aromaticum. 1,0—2,0, täglich mehrmals, in Pulvern, Electuarien. Infus 10,0 zu 100,0. Besser weingeistige Maceration 15,0 zu 100,0.

Zu Tinctura amara, Nr. 530.
Größte Einzelgabe 2,0. Größte Tagesgabe 4,0.

222. *Fructus Capsici* — *Spanischer Pfeffer*.

(Die Sorte aus Szegedin in Ungarn heißt Paprika; die Früchte von Capsicum fastigatum und frutescens heißen Cayennepfeffer und Guineapfeffer.)

Arzneitaxe: concisus 10,0 = 10 Pf.

Handverkauf: 20,0 = 10 Pf.; 100,0 = 40 Pf.; 500,0 = 1 Mk. 50 Pf.; subtiliter pulveratus 10,0 = 10 Pf.; 100,0 = 60 Pf.

Rote, glatte Frucht. Geschmack brennend.

Die getrockneten Früchte von Capsicum annuum (früher: mit Einschluß des Capsicum longum). Sie sind kegelförmig und 5—10 cm lang, am Grunde bis etwa 4 cm dick. Die dünnwandigen Früchte haben eine rote, gelbrote oder braunrote Farbe, und ihre Oberfläche ist glatt und glänzend. Sie sind oben völlig hohl, und schießen nur in ihrer unteren Hälfte zahlreiche Samen ein. Die Samen sind scheibenförmig, ungefähr 5 mm an Durchmesser, und sehen gelblich aus.

Aufzubewahren in gut verschlossenen Blechbüchsen. — Mißfarbige Früchte oder von Würmern angefressene sind zu verwerfen.

Fructus Capsici: Capsicin = Capsicol = Capsaicin, Capsicumrot.

Spanischer Pfeffer, viel gegessen, verursacht oft chron. Magendarmkatarrh.

Äußerlich. Als Rubefaciens zu Pflastern.

Zu reizenden Umschlägen und Einreibungen als weingeistiger Auszug.

Zu Gurgelwasser als 1% Infus.

Innerlich. Als Stomachicum 0,05—0,5 in Pulvern. Unzweckmäßig, veraltet. Anders: 0,05—0,2 täglich mehrmals in 1% Infus; veraltet.

Der beim Pulvern entstehende Staub erregt heftiges Niesen und Entzündung der Schleimhäute der Augen, Lippen, Gesichtshaut; deshalb schreiben einige Pharmakopöen vor, den spanischen Pfeffer erst zu verarbeiten mit Schleim von Gummi oder Traganth, zu trocknen, und dann erst zu pulvern.

Zu Tinctura Capsici, Nr. 537.

Größte Einzelgabe 0,2. Größte Tagesgabe 0,6.

Fructus Capsici annui — Fructus Capsici.

223. *Fructus Cardamomi* — *Malabar-Kardamomen*.

Fructus Cardamomi minores, kleiner Kardamom.

Arzneitaxe: pulveratus 1,0 = 5 Pf.

Handverkauf: 6,0 = 10 Pf. 10,0 = 15 Pf.; subtiliter pulveratus 3,0 = 10 Pf.; 10,0 = 25 Pf.

Hellgelbliche dreifächerige Fruchtkapseln. Geruch und Geschmack stark aromatisch (nur die Samen).

Die Früchte der Elettaria Cardamomum, gesammelt kurz vor der Reife, und getrocknet. Sie sind gerundet dreikantig und kahl. Es muß die Sorte Fruchtkapseln gewählt werden, welche hellgelblich grau sind, 1—2 cm lang, ungefähr 1 cm dick. Jede der 3 Klappen, welche in den 3 Kanten der Kapsel zusammenstoßen, ist durchzogen von etwa 12 starken Längsnerven. Oben, wo sie zusammenstoßen, ist die Kapsel gekrönt durch ein (1—2 mm langes) röhriges Schnäbelchen. Die Fruchtwand der Kapsel ist geschmacklos, und schließt gegen 20 Samen ein (in 3 Fächern je 5—7 kleine Samen). Die Samen sind braun, unregelmäßig kantig, und auf der Oberfläche runzlich, bedeckt von einem zarten, farblosen Samenmantel. Die Samen sind verteilt in drei senkrechten Reihen. Diesen Samen allein ist der kräftige, milde, kampferartige Geruch und Geschmack eigen, und zwar enthalten sie nur in einer einzigen Zellschichte der Samenschale das Sekret, welches stark aromatisch riecht und schmeckt.

Aufzubewahren in gelbbraunen Gläsern oder in Blechgefäßen.

Fructus Cardamomi: 5% ätherisches Öl.

Wegen der Verwechlung mit den nicht so fein und kräftig aromatischen runden Kardamomen und langen oder Ceylon-Kardamomen dürfen nicht die entkapselten Samen gekauft werden.

Innerlich. Als Aromaticum, Stomachicum, Carminativum. 0,25—1,0, täglich mehrmals, in Pulvern. Infus 15,0 zu 100,0.

Als Geschmackscorrigens, Geruchscorrigens.

Als Kaumittel bei Diarrhoe mit Übelkeit. Auch zu Kakao und Glühwein.
Zu Tinctura aromatica, Nr. 532.
Zu Tinctura Rheï vinosa, Nr. 558.
Größte Einzelgabe 1,0. Größte Tagesgabe 3,0.

Fructus Cardamomi minoris — Fructus Cardamomi.

224. *Fructus Carvi* — *Kümmel.*

Arzneitaxe: 10,0=5 Pf.; 100,0=20 Pf.; grosso modo pulveratus 10,0=5 Pf.; 100,0=30 Pf.; 200,0=45 Pf.; 500,0 = 95 Pf.; pulveratus 10,0=5 Pf.

Handverkauf: 50,0 = 10 Pf.; 100,0 = 15 Pf.; 500,0 = 60 Pf.; grosso modo pulveratus 30,0=10 Pf.; 100,0=20 Pf.; 500,0=80 Pf.

Kleine, braune Spaltfrüchte. Geruch und Geschmack stark nach Carvon (Oleum Carvi, Nr. 351).

Die Früchte von Carum Carvi, meist in ihre beiden Hälften getrennt. Die einzelnen Teilfrüchte sind sichelartig, nach oben und unten verschmälert, bis 5 mm lang, und 1 mm dick. Sie haben 5 schmale, helle, weißliche Längsrippen, die scharf hervortreten. Die Rippen fassen 4 Tälchen und die Fugenfläche ein, wo die beiden Hälften der Spaltfrucht zusammenstoßen. In jedem der 4 äußeren Tälchen läuft ein Ölgang, in der inneren Fugenfläche 2 Ölgänge, also im Ganzen 6 breite Ölstriemen, die dunkelbraun erscheinen. Geruch und Geschmack eigenartig, sehr kräftig.

Aufzubewahren in gutverschlossenen Blechgefäßen oder in gelbbraunen Gläsern.

Fructus Carvi: 18% Fett, 3—7% Oleum Carvi (aethereum) in den Ölstriemen. Dies enthält Carvon $C_{10}H_{14}O$ und Kohlenstoff (d-Limonēn, früher genannt Carvēn). Fettes Öl im Samen.

Äußerlich. Als Klistier. Infus 12,0 auf 100,0.

Innerlich. Als Stomachicum und Carminativum. Bei Kolik, Meteorismus, besonders bei Kindern. 0,5—2,0, täglich mehrmals, in Pulvern.

Als Infus 15,0 zu 100,0. — Auch mit anderen Mitteln.
Zu Oleum Carvi, Nr. 351.
Größte Einzelgabe 2,0. Größte Tagesgabe 6,0.

Fructus Ceratoniae oder Siliqua dulcis=Johannisbrot. Arzneitaxe —. Handverkauf: 100,0=10 Pf.; 500,0=40 Pf.

225. *Fructus Colocynthidis* — *Koloquinthen.*

Colocynthides. Poma Colocynthidis.

Arzneitaxe: concisus 10,0 = 20 Pf.; (praeparatus 1,0 = 5 Pf.).

Handverkauf: 100,0 = 90 Pf.; 500 = 3 Mk. 50 Pf.

Weißes, lockeres Fruchtgewebe. Geschmack äußerst bitter (widerlich).

Die kugelige Frucht von Citrullus Colocynthis, geschält, von der äußeren, harten Schicht befreit. Die frische reife Frucht ist eine gelbe Kugel von über 5 cm Durchmesser. Das Fruchtgewebe ist weiß, mürbe und locker, und läßt sich leicht in seine 3 Längsteile zerbrechen, welche die zahlreichen Samen außenhin bergen. Die Samen sind vor der Verwendung zu entfernen. Die Droge besteht also nur aus einem weißen Gewebe, welches großzellig, grobgetüpfelt, und von der Luft erfüllt ist. Das Gewebe ist von Leitbündeln durchzogen.

Vorsichtig aufzubewahren.

Fructus Colocynthidis: Colocynthin (ein Glykosid), Colocynthidin (Citrullin), Harz, fettes Öl, Gummi, Pectin. — Colocynthin und Citrullin reizen stark, besonders im Dickdarm.

Äußerlich. Zu Salben 1 zu 10.

Innerlich. Als Drasticum. Wirkung innerlich genommen nach ungefähr 8 Stunden wie bei Aloe. 0,05—0,25, täglich mehrmals in Pulvern, Pillen, Decoct.

Bei langwierigen Hautleiden 0,01—0,1 täglich mehrmals.

Das Pulvern geschieht unter Zusatz von Gummi, da es sonst nicht geht.

737. ℞ mit Aloe siehe unter Nr. 44, Aloë.

Zu Extractum Colocynthidis, Nr. 167. Dieses hauptsächlich gebraucht.
Zu Tinctura Colocynthidis, Nr. 543.

Vergiftungssymptome. Blutiger Durchfall.
Antidota. Magen und Darm entleeren und ausspülen, dann schleimige oder ölige Getränke. Opiate.
Größte Einzelgabe 0,3 (Rußland 0,187). **Größte Tagesgabe 1,0** (Rußland 0,93).

Fructus Coriandri = Koriander, nicht offizinell. Kugelige Früchtchen, braungelb, 2—3 mm dick. Geruch und Geschmack eigenartig angenehm. Arzneitaxe —. Handverkauf: 50,0 = 10 Pf.; 100,0 = 15 Pf.; 500,0 = 60 Pf.; subtiliter pulveratus 20,0 = 10 Pf.; 100,0 = 30 Pf. Enthält 1 % ätherisches Öl, Koriandrol $C_{10}H_{18}O$, wirksam als Stomachicum, Sialogogum, Abführmittel.

Fructus Cubebarum — Cubebae.

226. *Fructus Foeniculi* — *Fenchel.*

Fenchelsamen.

Arzneitaxe: 10,0 = 5 Pf.; 100,0 = 25 Pf.; grosso modo pulveratus 10,0 = 5 Pf.; 100,0 = 35 Pf.; 200,0 = 55 Pf.; 500,0 = 1 Mk. 10 Pf.; pulveratus 10,0 = 5 Pf.

Handverkauf: 40,0 = 10 Pf.; 100,0 = 20 Pf.; 500,0 = 80 Pf.; grosso modo pulveratus 30,0 = 10 Pf.; 100,0 = 25 Pf.; 500,0 = 1 Mk.; subtiliter pulveratus 20,0 = 10 Pf.; 100,0 = 30 Pf.

Bräunlich grüne Spaltfrüchte. Geruch und Geschmack kräftig nach Fenchelöl.

Die bräunlichgrünen Sorten der Frucht von Foeniculum vulgare (Foeniculum capillaceum). Es ist eine Spaltfrucht, die meist in die beiden Hälften zerfallen ist. Die einzelnen Teilfrüchte sind 7—10 mm lang, und haben 3—4 mm im Durchmesser. Sie besitzen 5 helle, kräftige Längsrippen, von denen die beiden randständigen an der Fugenfläche am stärksten hervortreten. Zwischen den Rippen schimmern an der Oberfläche 4 dunkle Ölgänge, 2 liegen an der Innenfläche, also im Ganzen 6 braune Ölstriemen an jeder Teilfrucht. Sie sind meist breiter als die Rippen. Geruch und Geschmack sind gewürzhaft und süß.

Aufzubewahren in Blechkästen. Gepulvert am besten in Blechgefäßen oder gelbbraunen Glasgefäßen.

Fructus Foeniculi: 3—6 % Oleum Foeniculi (aethereum) in den Ölstriemen, 10—15 % fettes Öl im Samen, Zucker usw. — Oleum Foeniculi enthält etwa 65 % Anethol, daneben Fenchon $C_{10}H_{16}O$, einen CH-Stoff.

Äußerlich. Als Augenwasser, Gurgelwasser, Mundwasser, Waschwasser. 10,0 auf 100,0. — Eine nützliche Wirkung betr. Conjunctivitis ist nicht erwiesen.

Innerlich. Als Carminativum und Stomachicum. Bei kolikartigen Zuständen, Flatulenz, besonders von Kindern. 1—2 Teelöffel auf 1 Tasse Tee. Anders: Infus 5,0—15,0 zu 150,0. — Fencheltee ist beliebt als Zusatz zur Milch für die ersten Lebensmonate.

Als Zusatz zu Species behufs Geschmacksverbesserung.

Als Aromaticum, Expectorans 0,5—2,0, täglich mehrmals.

In Pulvern, Latwergen; Infus 5,0—15,0 zu 150,0. Anders: 12,0 auf 100,0.

Als Galaktagogum bei Stillenden.

Gepulvert zum Bestreuen von Pillen.

259. ℞ Für 20 Pf. Fenchel im Handverkauf (= 100,0), bzw. grob gepulvert.
Vorschrift: 1 Eßlöffel auf 1 Tasse als Tee. — Als Carminativum, Abführmittel, Expectorans, Galaktagogum.

Zu Aqua Foeniculi, Nr. 66.
Zu Species laxantes, Nr. 486.
Zu Pulvis Liquiritiae compositus, Nr. 409.
Zu Sirupus Sennae, Nr. 481.

Größte Einzelgabe 2,0. Größte Tagesgabe 6,0; ad infusum 15,0.

227. *Fructus Juniperi* — *Wacholderbeeren.*

Baccae Juniperi.

Arzneitaxe: 100,0 = 15 Pf.; 200,0 = 25 Pf.; grosso modo pulveratus 100,0 = 25 Pf.; 200,0 = 35 Pf.; 500,0 = 70 Pf.; pulveratus 10,0 = 5 Pf.

Handverkauf: 60,0 = 10 Pf.; 100,0 = 15 Pf.; 500,0 = 40 Pf.; gr. modo pulv. 40,0 = 10 Pf.; 100,0 = 20 Pf.; 500,0 = 60 Pf.; subtiliter pulveratus 20,0 = 10 Pf.; 100,0 = 30 Pf.

Schwarzbraune kugelige Früchtchen. Geschmack süßlich bitterlich. Geruch gewürzig.

Die kugelige, beerenartige Frucht von Juniperus communis, bis 9 mm dick. Die Oberfläche ist schwarzbraun, glänzend, oft bläulich bereift. Am Scheitel der Frucht bilden 3 Nähte einen dreistrahligen, geschlossenen Spalt. Am Grunde stehen 1—6 dreigliedrige Wirtel brauner Blättchen. Das hellbräunliche Fruchtfleisch schmeckt kräftig gewürzhaft und süß, und schließt 3 aufrecht stehende, harte, kantige Samen ein. Die Samen tragen einige Ölschläuche.

Aufzubewahren in Blechgefäßen. — Wacholderbeeren-Pulver wird oft verfälscht.

Fructus Juniperi: Oleum Juniperi (aethereum) Nr. 360, bis 40 % Zucker.

Äußerlich. Zum Räuchern von Krankenzimmern. Veraltet.

Als Kaumittel bei übelriechendem Atem.

Zu Bädern. Infus von 100,0—200,0. Anders: Infus 500,0 auf $1^1/_2$ kg Wasser.

Innerlich. Als mildes Diureticum, auch für Kinder. Bei hydropischen Zuständen aller Art. 1 Eßlöffel auf 1—2 Tassen Tee. Anders: Infus 15,0—20,0 auf 100,0—200,0. Anders: 10,0—20,0 auf 150,0. — Als Pulver, Electuarium 1,0—2,0, täglich mehrmals. — Für Kinder 2,5—5,0 ad 100,0 Infus.

260. ℞ Für 15 Pf. Wacholderbeeren im Handverkauf (= 100,0), bzw. grob gepulvert.
Vorschrift: 1 Eßlöffel für 2 Tassen als Tee. — Als mildes Diureticum.

824. ℞ Fructus Juniperi 2,5—5,0
F. Infusum ad 100,0.
D. S. 1 Kinderlöffel zweistündlich. — Als Diureticum für Kinder.

Vinum diureticum Trousseau = Trousseau'scher Wein: Tinctura macerationis Fructus Juniperi 30,0 + Folia Digitalis 6,0 + Bulbus Scillae 6,0 + Kalium aceticum siccum 2,0 + Vinum album 400,0 + starker Alcohol 50,0. Einzunehmen unter Lösung von Milchzucker.

Zu Oleum Juniperi, Nr. 360.
Zu Succus Juniperi inspissatus, Nr. 509.
Zu Spiritus Juniperi, Nr. 498.
Zu Spiritus Angelicae compositus, Nr. 492.
Zu Species diureticae, Nr. 484.
Größte Einzelgabe 2,0. Größte Tagesgabe 6,0.

228. *Fructus Lauri* — *Lorbeeren.*

Arzneitaxe: grosso modo pulveratus 100,0 = 25 Pf.; 200,0 = 35 Pf.; 500,0 = 70 Pf.

Handverkauf: 60,0 = 10 Pf.; 100,0 = 15 Pf.; 500,0 = 40 Pf.; gr. modos puleratus 40,0 = 10 Pf.; 100,0 = 20 Pf.; 500,0 = 60 Pf.

Schwarzbraune, runde Früchte. Geschmack aromatisch, zugleich herbe und bitter (ölig. Geruch gewürzhaft).

Die Früchte von Laurus nobilis. Sie sind ellipsoidisch, länglich rund oder kugelig, bis 15 mm messend. Die Fruchtschale ist außen braunschwarz, innen ausgekleidet von der braunen, glänzenden Samenschale, 0,5 mm dick. Das Fruchtgehäuse ist beinahe ausgefüllt von einem bräunlichen Samenkern, einem harten Keimling, welcher leicht in die beiden Kotyledonen zerfällt; der Kern liegt locker in der Fruchtschale. Der Keimling und die Fruchtwand schmecken aromatisch, und haben einen herben und bitteren Beigeschmack.

Aufzubewahren gut getrocknet in Blechgefäßen. Gepulvert am besten in gelbbraunen Gläsern. — Lorbeeren schimmeln leicht in feuchter Luft.

Fructus Lauri: Oleum Lauri, oleum laurinum expressum (s. Nr. 361): Laurostearin, fettes Lorbeeröl, ätherisches Öl (in der Fleischschicht), Harz, Lorbeerkampfer (Stearoptēn, Laurin), Chlorophyll.

Innerlich. 0,5—1,0. Pulver, Electuarien. Infus 5,0—10,0 zu 150,0. Bei Kolik, Malaria, Menstruationsstörung, zur Beförderung von Wehen. Anders: 0,3—1,2, täglich mehrmals. Infus 10,0 auf 100,0.

Zu Oleum Lauri, Nr. 361.
Größte Einzelgabe 1,0. Größte Tagesgabe 3,0.

229. *Fructus Papaveris immaturi* — *Unreife Mohnköpfe.*

Arzneitaxe: concisus 10,0 = 10 Pf.; 100,0 = 75 Pf.

Handverkauf: concisus 10,0 = 10 Pf.; 100,0 = 60 Pf.; 500,0 = 2 Mk. 50 Pf.

Drogisten verboten.

Graugrünliche kugelige, aber längshalbierte Fruchtschalen. Geschmack bitter.

Die Früchte von Papaver somniferum, vor der Reife gesammelt und getrocknet. Vor dem Trocknen aber sind die Köpfe der Länge nach zu halbieren. Sie sind ohne die Samen in Gebrauch zu nehmen. Die Früchte haben eine annähernd kugelige Form, gekrönt von einer großen, flachen, viellappigen Narbenscheibe, und am Grunde geht die Kugel wulstig in den Stiel über. Ihre Farbe ist graugrünlich. Sie haben getrocknet 3—3,5 cm im Durchmesser, und sind ohne die Samen 3—4 Gramm schwer. Auf der Schnittfläche ist der eingetrocknete Milchsaft zu erkennen, der aus den Milchröhren ausgetreten ist.

Fructus Papaveris immaturi: bis 0,1 % Morphium, Narkotin, Codeïn, Narceïn, Papaverin, Meconsäure.

Äußerlich. Zu Kataplasmen mit Semen Lini āā, auch mit Oleum Lini āā. Zu Gurgelwasser, Waschungen, Klistieren.

Innerlich. Als Sedativum, Antalgeticum. Decoct 5,0—10,0 zu 100,0. Anders: 0,5—1,0, täglich mehrmals in 8 % Infus.

Zu Sirupus Papaveris, Nr. 476.

Vergiftung durch Mohnpräparate siehe unter Opium oder Morphinum hydrochloricum.

Größte Einzelgabe 1,0. Größte Tagesgabe 3,0.

230. *Fructus Rhamni catharticae* — *Kreuzdornbeeren.*

Baccae Spinae cervinae.

Arzneitaxe —.

Handverkauf: 25,0 = 10 Pf.; 100,0 = 25 Pf.

Schwarze, runzelige, kugelige Früchte. Geschmack erst süßlich, dann bitter (unangenehm).

Die reifen, kugelförmigen Früchte von Rhamnus cathartica. Sie sind frisch fast schwarz und gegen 1 cm groß, und haben am Grunde eine flache, runde, achtstrahlige Kelchscheibe von ungefähr 3 mm Durchmesser. Die Hüllschicht der Steinfrucht ist dunkelviolett, die Fleischschicht grünlich. Die vier Hartschichten sind pergamentartig, und umschließen je 1 Samen. In frischem Zustande liefern die Früchte einen violettgrünen Saft von süßlichem, nachher widerlich bitterem Geschmack und saurer Reaktion. Durch Säuren wird der ausgepreßte Saft rot gefärbt, durch Alkalien grünlichgelb.

Getrocknete Kreuzdornbeeren unterscheiden sich von den frischen so. Die Hüllschicht und Fleischschicht ist runzelig zusammengefallen und fast schwarz, und infolgedessen ist der Durchmesser der Frucht kleiner, 5—8 mm. Der Durchmesser der Kelchscheibe ist ungefähr 2,5 mm.

Fructus Rhamni catharticae: Rhamno-Emodin (ein Oxy-methylantrachinon) $C_{15}H_{10}O_5$ gibt die abführende Wirkung. (Rhamnocathartin; Cathartin = der abführende Stoff der Sennesblätter.) Ferner Farbstoffe: Rhamnocitrin $C_{13}H_{10}O_5$, Rhamnolutin $C_{15}H_{10}O_6$, und Rhamnochrysin $C_{13}H_{12}O_7$.

Innerlich. Als Catharticum drasticum, Diureticum. 5,0—15,0 auf 100,0 Infus oder Decoct.

Zu Sirupus Rhamni catharticae, Nr. 477.

Größte Einzelgabe —. Größte Tagesgabe 15,0 ad infusum sive decoctum.

Fructus Spinae cervinae — Fructus Rhamni catharticae.

Fructus Tamarindorum — Pulpa Tamarindorum cruda.

Fructus Tamarindorum praeparati — Pulpa Tamarindorum depurata.

231. *Fructus Vanillae* — *Vanille.*

Arzneitaxe —.

Handverkauf: 0,6 = 10 Pf.; 10,0 = 1 Mk. 20 Pf.; saccharatus (1 + 9) 3,0 = 10 Pf.; 10,0 = 30 Pf.

Glänzende, schwarzbraune Schoten, lang und dünn. Geruch und Geschmack sehr aromatisch.

Die nicht völlig ausgereifte und noch geschlossene Frucht von Vanilla planifolia. Es sind Schoten, einfächerig, 20—25 cm lang, und höchstens 1 cm dick, die sich am unteren Ende in den gekrümmten Stiel verschmälern. Sie haben tiefe Längsfurchen, eine glänzend schwarzbraune Oberfläche, welche häufig besetzt ist mit weißen Vanillinkriställchen. Das Fruchtmus, eine dünne, ölartige Flüssigkeit ist schwarz und sehr wohlriechend, und es sind darin fast zahllose Samen eingebettet, welche höchstens 0,25 mm groß sind.

Aufzubewahren in gut verschlossenen Glasgefäßen oder Blechgefäßen.

Fructus Vanillae: 1,69—2,75 % Vanillin (Methyläther des Aldehyds der Protocatechusäure) $C_6H_3(OH\cdot OCH_3)CHO$, Vanillinsäure $C_6H_3(OH\cdot OCH_3)COOH$, Fett, Harz, Zucker usw.

Äußerlich. Als Kaumittel gegen übelriechenden Atem.

Innerlich. Als Aromaticum 0,2—0,5 täglich mehrmals. Pillen, Pulver. Infus 10,0 auf 100,0. Excitans, Aphrodisiacum, Antihystericum.

Als Pulver zum Bestreuen von Pillen.

Als Geruchscorrigens.

Vanilla saccharata = Vanillezucker. Die Vanille wird zerschnitten mit einer Schere in kleine Stückchen, und dann in einem Porzellanmörser zerrieben mit Zucker in Stücken. — Vanille läßt sich mit wenig Zucker in einem rauhen Mörser ganz fein reiben.

Größte Einzelgabe 0,5. Größte Tagesgabe 1,5.

Fucus crispus — Carrageen.

Fucus islandicus — Lichen islandicus.

Fumigationes = Räucherungen, in Holzkasten, in welchen der Patient bis an den Hals hineingebracht werden kann.

232. *Fungus Chirurgorum* — *Wundschwamm.*

Arzneitaxe: 10,0 = 20 Pf.

Handverkauf: 7,5 = 10 Pf.; 100,0 = 1 Mk.

Weiche, braune Platten.

Aus dem Hute des Fomes fomentarius (Polyporus fomentarius) wird die mittlere, weichste und lockerste Gewebsschicht herausgeschnitten als zusammenhängender brauner Lappen, und durch Klopfen in eine weiche Platte verwandelt. Das ist der Wundschwamm. Er besteht aus lauter braunen Zellfäden, Fadenzellen, wie das Mikroskop zeigt.

1 Teil Wundschwamm soll 2 Teile Wasser rasch aufsaugen. (Der Pilz wird auch mit einer Auflösung von Salpeter und anderen Salzen durchtränkt, um als Feuerschwamm oder Zunder zu dienen, ist aber als solcher unbrauchbar als Wundschwamm, und zu verwerfen.)

Aufzubewahren trocken, am besten in Blechkästen.

Äußerlich. Als Blutstillungsmittel. Zum Verschluß von Blutegelbissen und anderen kleinen Wunden.

881. ℞ Für 20 Pf. Wundschwamm im Handverkauf (= 15,0).
Vorschrift: Zum Verschluß von Blutegelbissen.

Größte Einzelgabe — Größte Tagesgabe —

Fungus igniarius — Fungus Chirurgorum.

Fungus Quercus praeparatus — Fungus Chirurgorum.

Fungus Secalis — Secale cornutum.

Furfur Amygdalarum oder Farina Amygdalarum = Mandelkleie, nicht offizinell. Als Vehikel für Streupulver und Waschpulver. Siehe unter Farina Amygdalarum.

Furfur Tritici = Waizenkleie. Als Streupulver. Arzneitaxe —. Handverkauf: 100,0 = 10 Pf.; 500,0 = 30 Pf.

Galaktagoga (von γάλα = Milch) sind Mittel, um die Menge der Milchabsonderung zu vermehren.

Öfteres Anlegen des Kindes an die Brust.
Fructus Foeniculi, Nr. 226.
Pilocarpinum hydrochloricum, Nr. 391.
Galaktika sind Mittel, welche auf die Milchabsonderung einwirken:
Galaktagoga = Mittel zur Vermehrung der Milch. Siehe diese.
Antigalaktika = Mittel zur Verminderung der Milch. Siehe diese.
Galbanharz — Galbanum.

233. *Galbanum* — *Galbanum.*

Gummi resina Galbanum. Mutterharz.
Arzneitaxe: depuratum 10,0 = 20 Pf.
Handverkauf: depuratum 5,0 = 10 Pf.; 100,0 = 1 Mk. 50 Pf.
Drogisten verboten.

Bräunliche, gelbe, schwach grünliche Körner, oder braune Masse. Geruch aromatisch. Geschmack zugleich bitter ohne Schärfe.

Das Gummiharz von nordpersischen Umbelliferen, namentlich von Ferula galbaniflua (Peucedanum galbanifluum). Es bildet entweder eine ziemlich gleichartige braune, leicht erweichende Masse, oder es sind lose Körner, häufiger zusammenklebende Körner. Die Körner sind gelblich oder bräunlich, oft schwach grünlich. Auch auf dem frischen Bruche erscheinen die Körner nicht weiß. Galbanum riecht aromatisch. Es schmeckt zugleich bitter ohne eigentliche Schärfe. Beigemischte Pflanzenreste sind zu beseitigen.

Will man Galbanum pulvern, so trockne man es zuvor über gebranntem Kalk, und zerreibe es dann bei möglichst niedriger Temperatur.

Aufzubewahren trocken, kühl, in Blechgefäßen.

Galbanum: 6 % farbloses ätherisches Öl, 67 % Harz, 19 % Gummi. Das Harz enthält ein blaues ätherisches Öl und Umbelliferon.

Äußerlich. In hautreizenden Pflastern. Bei Drüsengeschwülsten, schlaffen Geschwüren.

Als Klistier 2,0—5,0 in Emulsion.

Innerlich. Als Emmenagogum 0,25—1,0, täglich mehrmals in Pillen, Boli. Emulsion 2,5—10,0 zu 100,0. Veraltet.

Zu Emplastrum Lithargyri compositum, Nr. 156.

Größte Einzelgabe 1,0. Größte Tagesgabe 3,0.

Galgant — Rhizoma Galangae.
Galgantwurzel — Rhizoma Galangae.
Galizienstein oder Galitzenstein, **blauer** — Cuprum sulfuricum.
Galizienstein oder Galitzenstein, **weißer** — Zincum sulfuricum.
Gallae. Gallae, Nr. 234.
Tinctura Gallarum, Nr. 547.

234. *Gallae* — *Galläpfel.*

Gallae Halepenses oder Levanticae oder Turcicae.
Arzneitaxe: pulveratae 10,0 = 10 Pf.
Handverkauf: 25,0 = 10 Pf.; 100,0 = 30 Pf.; 500,0 = 1 Mk. 20 Pf.; contusae et grosso modo pulveratae 15,0 = 10 Pf.; 100,0 = 40 Pf.; 500,0 = 1 Mk. 50 Pf.; subtiliter pulveratae 10,0 = 10 Pf.

Kugelige, gelbliche oder graugrünliche pflanzliche Gebilde. Geschmack stark zusammenziehend.

Auf den jungen Trieben von Quercus infectoria (früher: der orientalischen Form von Quercus lusitanica) werden durch die Gallwespe Auswüchse verursacht von höchstens 2,5 cm Durchmesser. Das sind die Galläpfel. Sie haben eine kugelige oder birnförmige Gestalt. Die obere Hälfte ist höckerig und faltig. Wenn die Galläpfel durchbohrt sind von dem Insekt, so liegt das Fluchloch auf der unteren Hälfte, 3 mm weit. Man findet es häufiger bei den leichteren, gelblichen Galläpfeln, als bei den schwereren, graugrünlichen. Das innere Gewebe ist sehr dicht und weißlich bis braun.

Gallae: 50—70 % Galläpfelgerbsäure, Tannin, Acidum tannicum, Digallusgerbsäure, Digallusgerbsäure-Anhydrid, Amylum usw. — Galläpfel werden benutzt zur Darstellung von Gallusgerbsäure, Acidum tannicum, Nr. 30.

Nicht mit Kalium chloricum wegen Explosion.

Äußerlich. Zu Salben. 1 zu 10 Fett.

Als Gurgelwasser Decoct 1 zu 10. Mundwasser 15,0 zu 100,0.

Als Streupulver. Allein oder mit Talcum oder Lycopodium āā.

Innerlich. Als Adstringens 0,2—1,0, täglich mehrmals. Pillen, Pulver. Infus 5,0—10,0 zu 100,0.

Als Antidot bei Vergiftung durch Metallsalze, besonders Antimon, Blei, Kupfer, Zinn und durch Alkaloide. 1,0 in Zuckerwasser halbstündlich.

Zu Acidum tannicum, Nr. 30.

Zu Tinctura Gallarum, Nr. 547.

Größte Einzelgabe 1,0. Größte Tagesgabe 3,0.

Gallae asiaticae oder halepenses oder levanticae oder turcicae — Gallae.

Galläpfel — Gallae.

Galläpfel-Gerbsäure — Acidum tannicum.

Galläpfel-Tinktur — Tinctura Gallarum.

Gallerte siehe Gelatina.

Gambir (-Katechu) — Catechu.

Gambogia — Gutti.

Gargarismata (aus der Talmudzeit stammend) sind Gurgelwässer, Mundwässer, Spülwässer. Bei jedem Gurgeln wird ein Teil resorbiert. Weiteres unter Mundwässer.

Gartenkümmel — Fructus Carvi.

Gartenthymian — Herba Thymi.

Gaze (nicht gesteifte), gereinigte — Tela depurata Nr. 521. Siehe dort die verschiedenen Arten Gaze.

Gebrannte Magnesia — Magnesia usta.

Gebrannter Gips — Calcium sulfuricum ustum.

Gebrannter Kali-Alaun — Alumen ustum.

Gebrannter Kalk — Calcaria usta.

Geigenharz — Colophonium.

Geist, Minderer'scher — Liquor Ammonii acetici.

Geistersalz — Ammonium carbonicum.

Gelatina = Gallerte.

Arzneitaxe: Die Bereitung einer Gelatine zum äußerlichen oder innerlichen Gebrauch kostet 50 P.

1) Zu äußerlichem Gebrauch: Warm als Zusatz zu Bädern für Verbrannte, weitverbreitetes Ekzem. Verminderung des Gefühls von Wundsein. 50,0 mindestens auf 1 Vollbad.

Zu Verbänden, Kleisterverband, Leimverband, Dextrinverband.

Gelatinae medicatae = Leimblättchen. Für das Auge.

2) Zu innerlichem Gebrauch: Geléegemische.

I) bei Typhus und anderen fieberhaften Krankheiten.

II) als Vehikel bei Kehlkopfleiden, wo das Schlucken erschwert ist, und wo Flüssigkeiten Hustenanfälle auslösen.

200,0—500,0 in Kruken oder breiten Glasbüchsen; kühl aufzubewahren. Teelöffelweise bis Eßlöffelweise. — Auf 500,0 Gallerte rechnet man als wenigstes:

1) 10,0 Tubera Salep oder Traganth (oder Agar-Agar).

2) 20,0 Carrageen oder Gelatina alba (oder Hausenblase).

3) 50,0 Lichen islandicus oder Amylum Tritici (oder Hirschhorn) — bis zu mehr als doppelt soviel als die angegebenen Zahlen.

Gelatina alba wird aufgelöst in kochendem Wasser; Agar-Agar wird gekocht mit Wasser. — Gallerten darf man nach dem Festwerden nicht viel schütteln, sonst werden sie locker und flüssig.

Als Zusätze nicht: in Wasser unlösliche Substanzen oder starke Säuren oder Gerbstoffe.

Rezeptanweisung: Coque cum Aquae fontanae quantitate sufficiente; fiat Colatura grammatum 400,0—500,0. Ante refrigerationem adde Sirupi, Sacchari etc. grammata 10,0—50,0. Sepone in loco frigido, ut in gelatinam abeat. Detur ad ollam. S. Teelöffelweise bis eßlöffelweise.

Gelatina glycerinata = Glyzeringelatine siehe unter Gelatina alba.

235. *Gelatina alba — Weißer Leim.*

Im Handel Gelatina alba in foliis oder in tabulis, Colla animalis.

Besonders feine Sorte Grénetine (von Firma Grénet in Rouen).

Arzneitaxe: 10,0 = 15 Pf.; 100,0 = 1 Mk.

Handverkauf: 10,0 = 10 Pf.; 100,0 = 60 Pf.; 500,0 = 2 Mk. 50 Pf.

(Gelatina rubra 10,0 = 10 Pf.; 100,0 = 60 Pf.; 500,0 = 2 Mk. 50 Pf.)

Farblose oder fast farblose, durchsichtige, dünne Tafeln von glasartigem Glanze. Geruchlos und geschmacklos.

100 Teile sollen nicht mehr als 2 Teile Asche hinterlassen.

In kaltem Wasser quillt weißer Leim stark auf, ohne sich zu lösen. In heißem löst er sich leicht zu einer klaren oder opalisierenden Flüssigkeit, welche klebrig ist, und neutral reagiert. Beim Erkalten erstarrt die Flüssigkeit gallertig noch in einem Lösungsverhältnis von 1 zu 100. — Unlöslich in Weingeist, in Äther.

Auf Zusatz von Gerbsäurelösung entsteht ein weißer, flockiger Niederschlag selbst in sehr verdünnten, wässerigen Lösungen.

Aufzubewahren geschützt vor Feuchtigkeit und Staub in Kästen oder Blechgefäßen.

Leim nicht mit Gerbsäure.

Äußerlich. Zu Bädern statt des gewöhnlichen Leims.

Zum Aufpinseln auf die Haut. Als Zusatz zu allerlei Hautmitteln.

Bei Aneurysmen. Subkutane Injektion von 2 % in steriler physiologischer Kochsalzlösung. 100—200 ccm der Flüssigkeit werden erwärmt auf 38° C., und dann in die Glutaealgegend langsam injiziert. 1 mal wöchentlich oder Wiederholung nach 14 Tagen. Die Gelatine gelangt ins Blut durch den Lymphstrom, und bewirkt vermehrte Gerinnbarkeit des Blutes. Meist einige Stunden nach der Injektion treten Fieber und Schmerz auf. Dagegen feuchtkalte Umschläge und Antipyrin. Anders: 200 ccm in Zwischenräumen von 2 Tagen, 8 Tagen, 14 Tagen.

Als Haemostaticum bei Epistaxis, kapillären Blutungen, Magenblutungen, Darmblutungen, Haemophilie, Metrorrhagie. Injektion von sterilisierter 2 % (5 %) Lösung in physiologischer Kochsalzlösung erwärmt in die Nase usw.

Innerlich. 5—10 % Lösung bei innerlichen Blutungen, warm. 1 Eßlöffel 1 stündlich; oder $^1/_2$—$^1/_4$ stündlich, wenn es dringender nötig ist.

Reizmilderungsmittel. Als Gallerte 35,0 zu 100,0.

Zum Überziehen von Pillen.

Als Masse für Plätzchen.

Um Lösungen von weißem Leim zu machen, zunächst übergießen mit kaltem Wasser, mehrere Stunden quellen lassen. Dann gelindes Erhitzen im Dampfbade und so geschmolzen, oder in Wasser, Glyzerin und weiteren Lösungsmitteln gelöst. — Lösungen gehen bald in Fäulnis über.

Gelatina glycerinata = Glyzeringelatine: Gelatina alba 15—25 Teile, übergossen mit Wasser 55 Teile, quellen lassen 2 Stunden. Zugesetzt Glyzerin 50 Teile. Eindampfen unter Umrühren auf 100 Teile. — Zusätze von Hautmitteln. — Die Gelatine wird erwärmt aufgetragen mit Pinsel.

Gelatina glycerinata cum Zinco mollis = weicher Zinkleim (Unna): Gelatina alba 10,0, Aqua destillata 45,0; quellen lassen 2 Stunden, Glycerinum 25,0; erhitzen im Dampfbade bis zur Lösung der Gelatine. Hinzufügen eine Verreibung von Zincum oxydatum 10,0, Glycerinum 15,0, Aqua destillata quantum satis ad in summa 100,0. D. ad ollam oder ad vitrum collo amplo. S. Zum Gebrauch wird das Gefäß in heißes Wasser gestellt, der erweichte Inhalt aufgetragen mit Pinsel.

Gelatina glycerinata cum Zinco dura = harter Zinkleim (Unna): Gelatina alba 15,0, Aqua destillata 45,0; quellen lassen 2 Stunden; Glycerinum

25,0; erhitzen im Dampfbade bis zur Lösung der Gelatine. Hinzufügen eine Verreibung von Zincum oxydatum 10,0, Glycerinum 15,0, Aqua destillata quantum satis ad in summa 100,0. D. ad ollam. S. In heißem Wasser erweicht mit Pinsel aufzutragen.

Weicher Zinkleim (Hodara).

1026. ℞ Aquae destillatae 55,0
Gelatinae 12,5
Glycerini 12,5
Zinci oxydati 20,0.
F. l. a. Gelatine glycerinata.

Harter Zinkleim (Hodara).

1027. ℞ Aquae destillatae 50,0
Gelatinae 15,0
Glycerini 10,0
Zinci oxydati 25,0.
F. l. a. Gelatina glycerinata.

Zinkleim für Poliklinik und Kassenpraxis (Hodara).

1028. ℞ Aquae destillatae 50,0
Gelatinae 10,0
Glycerini 10,0
Zinci oxydati 30,0.
F. l. a. Gelatina glycerinata.

Die Leime eignen sich besonders für Ekzeme des Gesichtes bei Kindern und der Unterschenkel.

Zusätze zu Zinkleimen, welche die Gerinnung vermindern:

Acidum carbolicum
Acidum salicylicum
Kalium sulfuratum
Kreosotum
Naphtholum
Resorcinum

Zusätze, welche verdünnen: Fette, Ichthyol, Teer.

Unpassende Zusätze, welche die Gelatine unlöslich machen:

Acidum tannicum.
Hydrargyrum oxydatum.
Pyrogallolum.

Größte Einzelgabe —.
Größte Tagesgabe 35 ad gelatinam (zu einer Gallerte).

Gelatinae medicatae = Leimblättchen zur Applikation auf das Auge.

Gelatinae oleosae = Ölgallerte. 100 Öl oder Balsam auf 20 Cetaceum. So für Oleum Jecoris Aselli, Oleum Ricini, Balsamum Copaivae u. a.

Gelatine — Gelatina alba.

Gelatine-Kapseln siehe Capsulae.

Gelbes Quecksilberoxyd — Hydrargyrum oxydatum via humida paratum.

Gelbes Wachs — Cera flava.

Gelbwurzel, kanadische — Rhizoma Hydrastis.

Gelbwurzel-Fluidextrakt — Extractum Hydrastis fluidum.

Genetika oder Genika (von γένος = Geschlecht) sind Mittel, welche auf die Geschlechtsteile wirken:

Aphrodisiaka.
Antaphrodisiaka.
Galaktika.
Ovarina.
Unterina.
Antiuterina.
Vaginalia.
Antigonorrhoïka.
Anticystica. — Siehe alle diese.

Gentiana. Radix Gentianae, Nr. 418.
Extractum Gentianae, Nr. 173.
Tinctura Gentianae, Nr. 548.

Gepulverte Holzkohle — Carbo Ligni pulveratus.

Gepulvertes Eisen — Ferrum pulveratum.

Gerbsäure — Acidum tannicum.

Gerbsäurehaltige Lösungen geben Niederschläge mit den meisten Metallsalzen. Gerbsäurelösungen verfärben sich tintenartig durch Eisensalze, abgesehen von den Fällungen. Gerbsäurelösungen verfärben sich schwärzlich durch Alkalien unter dem Einfluß des Sauerstoffs der Luft. Gerbsäure fällt die meisten Alkaloide und Glykoside aus den Lösungen ihrer Salze. — Gerbsäure nicht mit Eiweiß, Leim.

Gerbsäure-Bleisalbe — Unguentum Plumbi tannici.

Gereinigte Baumwolle — Gossypium depuratum.

Gereinigter Holzessig — Acetum pyrolignosum rectificatum.

Gereinigter Honig — Mel depuratum.
Gereinigter Mull — Tela depurata.
Gereinigter Schwefel — Sulfur depuratum.
Gereinigter Süßholzsaft — Succus Liquiritiae depuratus.
Gereinigtes Tamarindenmus — Pulpa Tamarindorum depurata.
Gereinigtes Terpentinöl — Oleum Terebinthinae rectificatum.
Getrocknetes Ferrosulfat — Ferrum sulfuricum siccum.
Getrocknetes Magnesiumsulfat — Magnesium sulfuricum siccum.
Getrocknetes Natriumcarbonat — Natrium carbonicum siccum.
Getrocknetes Natriumsulfat — Natrium sulfuricum siccum.

Gewichte. 1 Gramm = 1,0 = Gewicht von 1 ccm Wasser bei 4° C.

1 Dezigramm = 0,1 Gramm	1 Dekagramm = 10,0 Gramm
1 Zentigramm = 0,01 „	1 Hektogramm = 100,0 „
1 Milligramm = 0,001 „	1 Kilogramm = 1000,0 „

Gewürzessig — Acetum aromaticum.
Gewürzhafte Kräuter — Species aromaticae.
Gewürzkräuter — Species aromaticae.
Gewürznäglein — Caryophylli.
Gewürznelken — Caryophilli.
Gewürznelkenöl — Oleum Caryophyllorum.
Gewürztinktur — Tinctura aromatica.
Gichtwatte im Handverkauf 1 Stück = 25 Pf.
Giftmehl — Acidum arsenicosum.
Gips, gebrannter — Calcium sulfuricum ustum.
Glätte — Lithargyrum.
Glandulae Malloti oder Rottlerae — Kamala.
Glas siehe Vitrum.
Glaswolle oder Glasseide = Wolle aus Glas gesponnen. Haftet sehr fest an den Wundrändern.
Glasdrains — Drains aus geflochtenen Glasfäden.
Glaubersalz — Natrium sulfuricum.
Glaubersalz, entwässertes oder Glaubersalzpulver — Natrium sulfuricum siccum.
Glaubersalz-Wässer = alkalisch-salinische Quellen siehe unter Abführmittel.
Gliederbalsam — Mixtura oleosa-balsamica.
Gliedersalbe — Unguentum Rosmarini compositum.
Gliederspiritus — Spiritus Angelicae compositus.
Globuli = Kugeln.
Globuli martiales (aus Tartarus ferratus) à 30,0—40,0 zur Bereitung von Stahlbädern.
Globuli vaginales = Scheidenkugeln, Suppositorien für Vagina.
Glöckner's Pflaster im Handverkauf $^1/_1$=50 Pf.; $^1/_2$=25 Pf.
Glomera rotunda = Tampon.
Glumae suppositoriae cacaotinae bzw. **gelatinosae** = hohle Hülsen aus Cacaobutter oder Gelatine, wohinein Arzneistoffe gefüllt werden, zu Suppositorien.
Glycerate oder Glycerite sind Gemische aus Glyzerin und Traganth (Stärkemehl oder Eidotter).
Glyceratum simplex — Unguentum Glycerini.
Glycerin — Glycerinum.
Glycerina — Glycerinum.
Glycerinum. Glycerinum, Nr. 236.
Unguentum Glycerini, Nr. 580.

236. *Glycerinum* — *Glyzerin.*

Arzneitaxe: 10,0=5 Pf.; 100,0=40 Pf.; 200,0=60 Pf.; 500,0=1 Mk. 20 Pf.

Handverkauf: 30,0=10 Pf.; 100,0=25 Pf.; 500,0=1 Mk. (odoratum 20,0=10 Pf.; 100,0=40 Pf.; 500,0 1 Mk. 50 Pf.).

1,0 = 18 Tropfen. 1 Tropfen = 0,057 (Eschbaum).

Klare, farblose und sirupartige Flüssigkeit, neutral. Geruchlos. Geschmack süß.

Spez. Gewicht 1,225—1,235. — 5 ccm Glyzerin, in offener Schale erhitzt bis zum Sieden, und angezündet, soll vollständig verbrennen, bis auf einen dunkeln Anflug, der aber bei stärkerem Erhitzen verschwindet.

Löslich in jedem Verhältnis in Wasser, Weingeist, Ätherweingeist. Nicht löslich in Äther, Chloroform, fetten Ölen.

Aufzubewahren gut verschlossen gegen Feuchtigkeit, gegen Licht geschützt.

$7[C_3H_5.(OH)_3] + 5$ Aqua. — 100 Teile enthalten 88 $C_3H_5(OH)_3$. — Wasserfreies Glyzerin würde Entzündungen erregen, die Haut zerstören. Selbst das gewöhnliche Glyzerin mit ca. 12% Wasser ist noch zu konzentriert für subkutane Injektion wegen Wasserentziehung, und löst die roten Blutkörper auf. — Beim Stehen am Licht, tritt leicht Säurebildung ein, dann nicht mehr indifferent.

Das Glyzerin scheidet sich ab als Nebenprodukt bei der Verseifung der neutralen Fette, der Glyceride der Fettsäuren.

Glyzerin nicht mit Chromsäure wegen Explosion. Nicht mit Kalium permanganicum, Salpetersäure usw., läßt sich das nicht umgehen, so sorge man für starke Abkühlung durch Eis. Nicht āā Tinctura Ferri chlorati mit Kalium chloricum wegen Explosion.

Äußerlich. Als Lösungsmittel von Alkaloiden, Karbolsäure, Extrakten, Metallsalzen u. a.

Als Konservierungsmittel für Pockenlymphe (Kälberlymphe) und für Pepsin.

Subkutane Injektion ist schmerzhaft, weil Glyzerin begierig Wasser anzieht, siehe oben.

Zu Hautseifen.

Glycerinum saponatum = eine Kokoskernseife mit 65% bis 95% Glyzerin. Französisch Glycérolé. Wird in der Wärme flüssig. Einreibungsmittel. Bei Schwielen, Mykosen, Rhagaden. Grundlage für viele Medikamente. Mit Amylum u. a zu Pasten. — Glycerinum saponatum Hebra (95%) wird beim Stehen am Licht leicht sauer, und ist dann nicht mehr indifferent.

Sapo glycerinatus = Kokoskernseife mit 5%, 10% u. a. Glyzerin.

Als reizmildernde Einreibung allein oder mit Wasser āā. Bei Excoriationen, Rhagaden, aufgesprungenen Händen, Bäckerkrätze, Kleienflechte, Frostbeulen.

Zur Pinselung der Zunge oder Nase bei Trockenheit der Schleimhaut im Fieber.

Zur Pinselung des Rachens. Mit Jod oder Tannin.

Zur Pinselung der Cornea bei Xerophthalmie.

Bei Scheidentampons zur Wasserentziehung an der Portio vaginalis, als Vehikel für Lösungen.

Bei Suppositorien stark Wasser entziehend zur Erzielung einer kräftigen Mastdarmperistaltik 1,0—2,5 mit Oleum Cacao. Fabrikmäßig hergestellt im Handverkauf 1,0—3,0.

Als Klysma 2,0—6,0 mittels kleiner Spritze zu injizieren. Rasches Abführmittel. Anders: 1,0—2,0 als Mikroklistier. Viel Wasser vermindert die Wirkung.

Zu Haarölen und Pomaden.

Zu Inhalationen. Zerstäubt mit 10 Teilen Wasser bei Kehlkopfleiden, Diphtherie.

Innerlich. Als Abführmittel. Teelöffelweise bis eßlöffelweise. 20,0 bis 40,0 pro die. Anders: 50,0—100,0 pro die. Bei Hämorrhoiden, gegen Trichinen (vorher Abführmittel). Anders: immer verdünnt mit wässerigen Flüssigkeiten eßlöffelweise als Abführmittel.

Als Zusatz zu diuretischen Flüssigkeiten 50,0 pro die. — Es hat als Zusatz zu wässerigen Flüssigkeiten voraus, daß es bakterielle Zersetzung weniger fördert als Zucker.

Als Pillenconstituens.

261. ℞ (Fritsch). Aluminis 10	Acidi borici 20,0 Glycerini 20,0.

Lösung zum Tränken von Tampons für die Vagina. — Oder Ichthyol bzw. Thiol 5,0—10,0 auf Glyzerin 100,0.

Glyzerin mit Tannin (30 + 30), und Glyzerin mit Tannin und Jodoform beflecken die Wäsche.

262. ℞ Glycerini 10,0.
D. ad vitrum collo amplo.
S. Äußerlich nach Bericht. — Zum Mikroklistier 1—2 g als starkes Abführmittel.

263. ℞ Solutionem Theobromini natriosalicylici 3,0 ad 100,0
Glycerini 50,0.
M. D. S. 1 Eßlöffel zweistündlich. — Als Diureticum.

269. ℞ Glycerini 100,0
Aquae Menthae piperitae 100,0.
M. D. S. Äußerlich nach Bericht. — Gegen Trockenheit des Mundes bei Fieber und Vergiftungen. Alle 4 bis 6 Stunden von Mundöffnung bis Rachen einpinseln mittels dickem Pinsel.

941. ℞ Ichthyoli 5,0—10,0
Glycerini 100,0.
M. D. S. Äußerlich auf Wattetampons nach Bericht. — Zu Tampons für die Vagina bei Metritis chronica.

Oidtmann's Purgativ. Mikroklistiere mit Glyzerin. Im Handverkauf 1 Flasche = 2 Mk. Eine Spritze dazu = 1 Mk.

Zu Unguentum Glycerini, Nr. 580.

Größte Einzelgabe 15,0. Größte Tagesgabe 100,0.

Glycerinsalbe — Unguentum Glycerini.

Glycerolatum simplex — Unguentum Glycerini.

Glycoside. Eine Gruppe von sehr verschiedenartigen Körpern, welche beim Kochen mit verdünnten Säuren unter Aufnahme von Wasser zerfallen in Zucker und andere Körper. Statt durch Säuren kann die Spaltung auch stattfinden durch Einwirkung von Alkalien oder Fermenten z. B. Amygdalin durch Emulsin. Solche Glycoside finden sich sehr verbreitet in Pflanzen, aber auch in tierischen Organismen. Dazu gehören Gerbsäuren, Bitterstoffe, viele Farbstoffe.

Goapulver — Chrysarobinum.

Goldregen. Vergiftung durch Goldregen, Cytisus Laburnum.

Vergiftungssymptome. Erbrechen, Leibschmerzen. Salivation. Aufregung. Durchfall. Cyanose. Tetanische Krämpfe. Respirationslähmung.

Antidota. Magenspülung, Brechmittel, Abführmittel. Viel Trinken. Gegen Krämpfe Narcotica. Excitantien. Künstliche Respiration.

Goldschwefel — Stibium sulfuratum aurantiacum.

Goldtinktur, Lamotte's — Tinctura Ferri chlorati aetherea.

237. *Gossypium depuratum* — *Gereinigte Baumwolle.*

Bruns'sche Wundwatte.

Arzneitaxe —.

Handverkauf siehe unten. — Drogisten erlaubt.

Die weißen entfetteten Haare der Samen von Gossypiumarten. (Gossypium herbaceum, Gossypium arboreum u. a.) Soll frei sein oder fast frei sein von harten Flocken und braunen Samenteilen. 100 Teile sollen nach dem Verbrennen nicht mehr als 0,3 Teile Asche hinterlassen.

Wird gereinigte Baumwolle auf Wasser geworfen, so muß sie sich sofort benetzen und untersinken. Durchfeuchtet man sie mit Wasser, so soll sie Lackmuspapier nicht verändern.

Aufzubewahren mäßig warm, geschützt vor Staub und riechenden, schädlichen Gasen und Dämpfen.

Die gereinigte Baumwolle ist nicht keimfrei, ebenso wie Cambric und Mull. Sie muß vor dem Gebrauch sterilisiert werden, d. h. in besonderen Apparaten erhitzt werden auf etwa 200° oder in strömendem Wasserdampf von 105° Auch wird sie antiseptisch gemacht durch Tränken mit Lösungen. — Gereinigte Baumwolle ist sehr leicht brennbar.

Äußerlich. Als Verbandstoff.

Zur Einpackung für Kinder mit universeller Seborrhoe gegen Wärmeverlust.

944. ℞ Für 1 Mk. gereinigte Baumwolle (Bruns'sche Watte) im Handverkauf (=250,0).
Vorschrift: Man fette oder öle die geschwollene Stelle ein und bedecke sie mit Watte. — Bei Parotitis epidemica (Mumps).

Watte im Handverkauf.

Bruns' Charpiebaumwolle, Qualität I: 10,0 Pf.; 25,0=15 Pf.; 50,0= 25 Pf.; 100,0=45 Pf.; 250,0 = 1 Mk.; 500,0=1 Mk. 80 Pf.; 1000,0=3 Mk. 60 Pf.
Charpiebaumwolle, Qualität I (ungeleimte Spital- oder Polsterwatte): 250,0=70 Pf.; 500,0=1 Mk. 30 Pf.; 1000,0=2 Mk. 40 Pf.
Charpiebaumwolle, sterilisierte: 25,0=50 Pf.; 50,0=65 Pf.; 100,0=1 Mk.

Borsäure-Charpiebaumwolle 5 %: 25,0=25 Pf.; 50,0=40 Pf.; 100,0=70 Pf. 250,0=1 Mk. 60 Pf.; 1000,0=6 Mk.

Carbolsäure-Charpiebaumwolle. (Carbolwatte=Gossypium carbolisatum) 5 %. — (Carbolsäure verflüchtigt sich.) 25,0=25 Pf.; 50,0=40 Pf.; 100,0=60 Pf.; 250,0=1 Mk. 50 Pf.; 500,0=2 Mk. 80 Pf.; 1000,0=5 Mk. 50 Pf.

Creolin-Charpiebaumwolle: 25,0 = 25 Pf.; 50,0 = 40 Pf.; 100,0 = 75 Pf.; 250,0=1 Mk. 60 Pf.; 1000,0=6 Mk.

Eisenchlorid-Charpiebaumwolle: 250,0=2 Mk. 60 Pf.; 500,0=4 Mk. 50 Pf.; 1 Glas 50,0=80 Pf.; 15,0=40 Pf.

Jodoform-Charpiebaumwolle:
4 %: 25,0=35 Pf.; 50,0 = 65 Pf.; 100,0=1 Mk. 60 Pf.; 250,0 = 2 Mk. 90 Pf.; 500,0=5 Mk.
10 %: 25,0=50 Pf.; 50,0 = 80 Pf.; 100,0 = 1 Mk. 50 Pf.; 250,0 = 3 Mk. 70 Pf.; 500,0=6 Mk. 50 Pf.
30 %: 500,0=9 Mk.

Salicyl-Charpiebaumwolle. (Salicylwatte=Gossypium salicylatum) (Salicylsäure verflüchtigt sich.)
4 %: 10,0 = 15 Pf.; 25,0 = 25 Pf.; 50,0 = 50 Pf.; 100,0=85 Pf.; 250,0=2 Mk.; 500,0=3 Mk. 85 Pf.; 1000,0=7 Mk 50 Pf.
10 %: 25,0 = 35 Pf.; 50,0 = 60 Pf.; 100,0=1 Mk. 15 Pf.; 250,0=2 Mk. 70 Pf.; 500,0 = 5 Mk. 10 Pf.; 1000,0 = 10 Mk.

Sublimat-Charpiebaumwolle nach Prof. v. Bergmann. (Gossypium Hydrargyri bichlorati = Sublimatwolle). (Sublimat zersetzt sich schnell, besonders im Licht.) 25,0 = 25 Pf.; 50,0 = 40 Pf.; 100,0 = 75 Pf.; 250,0 = 1 Mk. 60 Pf.; 500,0=3 Mk. 15 Pf.; 1000,0=6 Mk.

Holzwolle, prima: 250,0=45 Pf.; 500,0=65 Pf.; 1000,0=1 Mk. 25 Pf.

Holzwollwatte: 100,0=50 Pf.; 250,0=85 Pf.; 500,0=1 Mk 50 Pf.; 1000,0= 2 Mk. 80 Pf.

Jute siehe Corchorus depuratus sive Corchorus Juta.
Größte Einzelgabe —. Größte Tagesgabe —.

Goulard'sches Bleiwasser siehe Aqua Plumbi, Nr. 69.
Granatrinde — Cortex Granati.
Granatwurzelrinde — Cortex Granati.

Granula — Körner.

Singularis: Granulum, i, n. = Körnchen. (Granula, ae, f. kommt lateinisch nicht vor.) Granulae steht in der Arzneitaxe (statt Granula). Französisch Granules.

Arzneitaxe: Anfertigung von Granula kostet (nämlich Mischen, Anstoßen, Zusammenschmelzen, Formen, Bestreuen einschließlich des erforderlichen Pulvers) bis zu 50 Stück=30 Pf.; bis zu 100 Stück=50 Pf. Für jede weiteren 100 Stück= 20 Pf. Ebenso Pillen.

Handverkauf —. Drogisten verboten.

Granula sind kleine Pillen von 0,05 (0,02—0,05. Sie lassen sich unter Mus gemischt Kindern beibringen, wohingegen dies bei eigentlichen Pillen [=0,1] nicht der Fall ist).

Zur Bereitung von Körnern werden die Arzneistoffe entweder unmittelbar verwendet, oder nach vorgängiger Lösung in Wasser oder Weingeist oder

Äther. Die Arzneistoffe werden sorgsam gemengt mit einer pulverförmigen Mischung aus 4 Teilen Milchzucker und 1 Teil arabischem Gummi. Die Menge dieser letzterwähnten pulverförmigen Mischung entspricht dem Gewicht von 0,05 für das einzelne trockene Korn. Aus dem ganzen Gemenge wird dann mittels weißen Sirups und Glyzerins eine bildsame Masse hergestellt. Diese Masse wird schließlich geformt in die vorgeschriebene Anzahl runder Körner. Auf 1 Teil weißen Sirup kommt 0,1 Teil Glyzerin.

Ein oberflächliches Befeuchten von vorrätigen Körnern, die aus indifferenter Masse geformt sind, mit einer Lösung des Arzneistoffes ist nur gestattet bei den sogenannten Streukügelchen.

Statt Gummi arabicum kann man auch Traganth wählen, und außer Wasser Honig und Sirup.

Granules im Handel:

Acidum arsenicosum 0,001.
Atropinum sulfuricum 0,0005.
Hydrargyrum bichloratum 0,001 und 0,002.
Podophyllinum 0,01.
Strychninum nitricum 0,0005.

Granulare heißt eine geschmolzene Substanz verwandeln in ein, meist grobes, Pulver durch Schütteln mit Wasser oder Kreidepulver. Nicht zu verwechseln mit Granula = Körner, kleine Pillen.

Graue Quecksilbersalbe — Unguentum Hydrargyri cinereum.

Guajacolum, Guajacolum crystallisatum $C_6H_4\left\{\begin{matrix}O\\OCH_3\end{matrix}\right.$, Brenzkatechin-monomethyläther, nicht offizinell. Antituberculosum statt Kreosot. Arzneitaxe: 1,0 = 10 Pf.; 10,0 = 60 Pf. Handverkauf —. Drogisten verboten.

Pilulae Guajacoli.

1029 ℞ (Berliner F. M.)
Guajacoli 2,5
Radicis Liquiritiae pulveratae 5,0
Kalii carbonici 0,5
Glycerini qu. s.
M. f. Pilulae Nr. 50. D. S. Nach Verordnung. — 1 Dosis = 90 Pf. — 1 Pille enthält 0,05 Guajacol.

Guajacolum carbonicum, Guajakol-Kohlensäureäther, $C_6H_4\left\{\begin{matrix}O\cdot CO\cdot O\\OCH_3\cdot H_3CO\end{matrix}\right\}H_4C_6$, nicht offizinell. Antituberculosum.

Arzneitaxe: 1,0 = 25 Pf.; 10,0 = 2 Mk.; 100,0 = 16 Mk. Handverkauf —.

Guajacum siehe Lignum Guajaci.
Guajakholz — Lignum Guajaci.
Guaraninum — Coffeïnum.
Gummi Acaciae oder acanthinum — Gummi arabicum.
Gummi Ammoniacum — Ammoniacum.
Gummi arabicum. Gummi arabicum, Nr. 238.
Mucilago Gummi arabici, Nr. 325.
Pulvis gummosus, Nr. 407.

238. *Gummi arabicum* — *Arabisches Gummi.*

Gummi Acaciae.

Arzneitaxe: pulveratum 1,0 = 5 Pf.; 10,0 = 15 Pf.

Handverkauf: Gummi arabicum albissimum 15,0 = 10 Pf.; 100,0 = 60 Pf.; 500,0 = 2 Mk. 50 Pf.; subtiliter pulveratum 10,0 = 10 Pf.; 100,0 = 75 Pf.; 500,0 = 3 Mk.; naturale 20,0 = 10 Pf.; 100,0 = 40 Pf.; 500,0 = 1 Mk. 50 Pf.; naturale subtiliter pulveratum 15,0 = 10 Pf.; 100,0 = 50 Pf.; 500,0 = 2 Mk.

Rundliche, weißliche oder gelbliche Stücke. Geruchlos. Geschmack fade.

Gummi, hauptsächlich von Acacia Senegal (Acacia Verek, aus den Ländern des oberen Nilgebietes und Senegambiens) und einigen anderen Acaciaarten. Vorzuziehen sind die wenig gefärbten Sorten. Arabisches Gummi besteht aus mehr oder weniger rundlichen Stücken von weißlicher oder allenfalls gelblicher Farbe und von verschiedener Größe. Außen sind die Stücke matt und rissig.

Sie zerbrechen leicht in kleinmuschelig eckige Splitter, die wie Glas glänzen, zuweilen leicht irisieren (in Regenbogenfarben spielen).

100 Teile arabisches Gummi sollen nach dem Verbrennen nicht mehr als 5 Teile Asche hinterlassen.

1 Teil arabisches Gummi löst sich in 2 Teilen Wassers, zwar langsam, aber vollständig, zu einem hellgelblichen, klebenden Schleim, von schwach saurer Reaktion. Derselbe ist geruchlos und schmeckt fade. Verdickt zu einer steifen Gallerte wird der Gummischleim durch Weingeist und durch Eisenchloridlösung.

Aufzubewahren in Holzkästen, die mit Papier ausgeklebt sind. Gepulvert in Glasgefäßen.

Gummi arabicum: Arabin 80 % (Arabinsäure, gebunden an Erden und Kali) mit Wasser.

Lösungen von reinem echtem arabischen Gummi werden gefällt durch starken Alkohol, Eisensalze, basisch essigsaures Blei (nicht durch neutrales essigsaures Blei, salpetersaures Silber, Jodverbindungen, Sublimatlösung).

Zur Herstellung von Gummipulver darf das Gummi bei höchstens 30° getrocknet werden, sonst wird es teilweise unlöslich, ganz unlöslich bei 150°.

Äußerlich. Zum Klysma 1 zu 3 Wasser.

Zum Stillen kleiner Wunden, Nasenbluten, Blutegelstichen als Streupulver.

Zum Einblasen in den Kehlkopf.

Zu Verbänden.

Innerlich. Als reizmilderndes Mittel. 1,0—2,5, täglich mehrmals. Pulver, Lösung, Emulsion. In Verbindung mit Expectorantien bei Katarrhen der Luftwege.

Als mildes Stopfmittel 1,0—10,0, täglich mehrmals, als Pulver, oder 2—3 Teelöffel in ein Glas Wasser. Auch mit Opiaten. Bei Katarrhen des Darmes.

Zur Herstellung von Emulsionen siehe unter Emulsiones.

Als Constituens für Pillen und Plätzchen.

264. ℞ Für 20 Pf. fein gepulvertes Gummi arabicum im Handverkauf (= 20,0). — Vorschrift: $^1/_2$—1 Teelöffel in Wasser gelöst, täglich mehrmals. — Als reizmilderndes Mittel bei Katarrhen der Luftwege und des Darmes.

Mixtura gummosa siehe unter Mucilago Gummi arabici, Nr. 325.

Zu Mucilago Gummi arabici, Nr. 325 (1 zu 2 Wasser).

Zu Pulvis gummosus, Nr. 407.

Größte Einzelgabe 10,0. Größte Tagesgabe 30,0.

Gummi, arabisches — Gummi arabicum.

Gummi Asa dulcis — Benzoë.

Gummi Asa foetida — Asa foetida.

Gummi de Bassora — Tragacantha.

Gummi elasticum — Cautschuc.

Gummi Euphorbium — Euphorbium.

Gummi Galbanum — Galbanum.

Gummi Gambogiae — Gutti.

Gummigutt — Gutti.

Gummi Gutti — Gutti.

Gummi Mimosae — Gummi arabicum.

Gummi Myrrha — Myrrha.

Gummipflaster — Emplastrum Lithargyri compositum.

Gummipulver, zusammengesetztes — Pulvis gummosus.

Gummischleim — Mucilago Gummi arabici.

Gummi Tragacantha — Tragacantha.

Gummi-Resina Ammoniacum — Ammoniacum.

Gmmi-Resina Asa dulcis — Benzoë.

Gummi-Resina Asa foetida — Asa foetida.

Gummi-Resina Benzoës — Benzoë.

Gummi-Resina Euphorbium — Euphorbium.

Gummi-Resina Galbanum — Galbanum.
Gummi-Resina Gutti — Gutti.
Gummi-Resina Myrrha — Myrrha.
Gurgelwässer siehe Mundwässer.
Gutta = Tropfen.

Tropfen werden verschrieben von

Aceta.	Mixturae.
Elixiria.	Spiritus.
Extracta fluida.	Tincturae.
Liquores = Lösungen.	Vina medicata.

Aus kleinen Flaschen ausgegossen bei Zimmertemperatur enthält 1 ccm
1) 12—16 Tropfen von Sirupen, Balsamen, Schleimen.
2) 20—30 Tropfen von wässerigen Lösungen, Tinkturen, ätherischen Ölen, im Mittel 25 Tropfen. — Also 25 Tropfen = 1 g = 1,0; 1 Tropfen = $^1/_{25}$ g = $^4/_{100}$ g = 0,04.
3) 50 Tropfen von Äther.

Anders: 1,0 = 20 Tropfen von Balsamen, fetten Ölen, wässerigen Flüssigkeiten und wässerigen Tinkturen.
1,0 = 25 Tropfen von ätherischen Ölen, weingeistigen Flüssigkeiten und weingeistigen Tinkturen, Ätherweingeist, Chloroform, Essigäther.
1,0 = 50 Tropfen von Äther.

Tropfentabelle (nach Rabow).

1 g enthält:	12 Tropfen	von	Acidum nitricum (spez. Gewicht 1,185).
	„	„	„ Acidum sulfuricum concentratum.
	„	„	„ Liquor Ferri sesquichlorati.
	„	„	„ Mucilago Gummi arabici.
	„	„	„ Sirupus.
	13 Tropfen	von	Acidum hydrochloricum (spez. Gew. 1,124).
	16 Tropfen	von	Acetum concentratum, Acet. destill.
	„	„	„ Acetum plumbicum = Liquor Plumbi subacetici.
	„	„	„ Acidum aceticum.
	„	„	„ Acidum hydrochloricum dilutum.
	„	„	„ Acidum phosphoricum (spez. Gew. 1,120.)
	„	„	„ Acidum sulfuricum dilutum.
	„	„	„ Aqua.
	„	„	„ Balsamum peruvianum.
	„	„	„ Liquor Kalii arsenicosi.
	„	„	„ Liquor Kalii carbonici.
	20 Tropfen	von	Oleum Amygdalarum.
	„	„	„ Oleum Carysphyllorum.
	„	„	„ Oleum Cinnamomi.
	„	„	„ Oleum Olivarum.
	„	„	„ Oleum Ricini.
	„	„	„ Vinum stibiatum.
	„	„	„ Vina medicamentosa.
	25 Tropfen	von	Äther aceticus.
	„	„	„ Aqua Amygdalarum amararum.
	„	„	„ Aquae spirituosae.
	„	„	„ Balsamum Copaivae.
	„	„	„ Chloroformium.
	„	„	„ Kreosotum.
	„	„	„ Oleum Citri.
	„	„	„ Oleum Crotonis.
	„	„	„ Oleum Foeniculi.
	„	„	„ Oleum Juniperi.

25 Tropfen von Oleum Lavandulae.
„ „ „ Oleum Menthae piperitae.
„ „ „ Oleum Rosae.
„ „ „ Oleum Terebinthinae.
„ „ „ Spiritus aethereus.
„ „ „ Spiritus dilutus.
„ „ „ Tincturae spirituosae.
„ „ „ Tincturae cum Spiritu et Aethere.

30 Tropfen von Mixtura sulfurica acida.
„ „ „ Spiritus.

40 Tropfen von Spiritus vini alcoholisatus.

50 Tropfen von Aether.

Tropfentabelle von F. Eschbaum aus Pharmaceutischem Kalender von B. Fischer und G. Arends enthält Angaben für eine Abtropffläche von 5 mm Durchmesser. Sie findet sich verwertet bei den einzelnen Mitteln des Arzneibuches unter Namensangabe Eschbaum. Die angegebene Tabelle enthält nicht für alle Flüssigkeiten des Arzneibuches Angaben, hinwiederum auch Angaben für Flüssigkeiten, die im Arzneibuch nicht vorkommen.

Die Preisberechnung der Tropfen nach der Arzneitaxe ist anders.
20 Tropfen von wässerigen Flüssigkeiten, fetten Ölen, ätherischen Ölen, Tinkturen u. dgl. werden berechnet = 1,0.
25 Tropfen Essigäther und Ätherweingeist = 1,0.
50 Tropfen Äther = 1,0.

Tropfen für Kinder werden gewöhnlich gereicht in Zuckerwasser.
Gutta Gambir — Catechu.

239. *Gutta Percha* — *Guttapercha.*

Arzneitaxe: —. Percha depurata 1,0 = 10 Pf.; 10,0 = 75 Pf. Charta Guttapercha = Percha lamellata. Traumaticinum 10,0 = 20 Pf.; 100,0 = 1 Mk. 50 Pf.

Handverkauf: Gutta percha —. Percha depurata 1,0 = 10 Pf.; 10,0 = 60 Pf.; Percha naturalis 100,0 = 1 Mk. 25 Pf.; 500,0 = 5 Mk.; Charta Gutta percha = Percha lamellata 10,0 = 40 Pf.; 45 cm breit 1 Meter = 1 Mk. 20 Pf.; 5 Meter = 5 Mk. Traumaticinum 10,0 = 20 Pf.

Dunkelbraune Masse.

Der eingetrocknete Saft von Bäumen aus der Familie der Sapotaceen (vorzüglich Arten von Dichopsis, Isonandra und Payena). Der eingetrocknete Milchsaft bildet eine dunkelbraune Masse. Dieselbe erweicht in heißem Wasser, und ist dann knetbar, erhärtet aber wieder nach dem Erkalten.

Guttapercha ist löslich in warmem Chloroform, bis auf einen geringen Rückstand.

Percha lamellata, Guttaperchapapier ist sehr dünn ausgewalzt aus gereinigter Guttapercha. Das Papier ist gelbbraun (rotbraun), durchscheinend, und klebt nicht. (Um es „nicht klebend" zu machen, wird es schwach eingestäubt mit Talcum, oder dünn überstrichen mit einem dünnen Stärkekleister oder Dextrinkleister. — Bei höherer Temperatur, Körperwärme klebt es. Zur Verhinderung des Klebens wird Mull aufgewalzt, Guttaperchamull. — Um es mehr klebend zu machen, kann es mit Traumaticin bestrichen werden.)

Aufzubewahren in Kästen, gegen Licht geschützt, nicht in dicken Schichten. Guttapercha ist nur indifferent, wenn frei von Schwefel.

Traumaticin = Liquor Guttae perchae — an Stelle von Collodium: Guttapercha (Papier) 1 Teil, gelöst in Chloroform 6 oder 8—10 Teilen. Nach längerem Absetzen filtriert. Das Häutchen löst sich leicht ab. Besonders für

Chrysarobinum, Pyrogallolum. — Traumaticinbestecke = Fläschchen mit Pinsel im Stöpsel in einem Etui.

Äußerlich. Zu Verbänden (zu Schienen bei Knochenbrüchen, Bandagen). Guttaperchapapier als impermeabler Verbandstoff.

Zur Maceration der obersten Hautschichten. Unter einem Überzuge von Guttapercha kann das Perspirationswasser nicht entweichen, und löst die Haut ab. Bei trockenem Ekzem, Psoriasis.

Als Traumaticin statt Collodium bei Hautleiden, kleinen Brandwunden, wunden Brustwarzen, Frostbeulen, Erysipelas, über Wunden, welche nur locker verklebt sind, oder über englisches Pflaster als impermeable Decke.

Guttapercha wird gebraucht zu Instrumenten, Ballonspritzen usw. — Zu Zahnkitt weiße gereinigte Guttapercha. Kleine weiße Stangen, aufzubewahren in Wasser mit 10 % Glyzerin oder Spiritus. — Gebleichte Guttapercha zu Gaumenprothesen, künstlichen Gebissen.

Guttapercha und Kautschuk werden „vulkanisiert" durch Imprägnieren mit Schwefel, und werden dadurch mehr starr. Vulkanisiert oder nicht wird Guttapercha verwendet zu Kontentivverbänden. Nicht vulkanisiert wird es erweicht in heißem Wasser (60—80° C), bis man es formen kann zu Schienen.

Größte Einzelgabe —. Größte Tagesgabe —.

Guttapercha — Gutta Percha.

Gutta Percha chartacea oder foliacea siehe Gutta Percha und dort Percha lamellata.

Gutta Percha cruda — Gutta Percha.

Guttaperchapapier siehe Gutta Percha und dort Percha lamellata.

Guttapercha-Pflastermulle von Unna = Emplastra telae perchatae. Mullgewebe mit dünner Guttaperchaschicht, auf dieser Guttaperchaschicht eine medikamentöse Pflasterschicht. Viele Sorten. Teuer.

Gutta Pertscha — Gutta Percha.

240. *Gutti — Gummigutt.*

Gummi Gambogia. Gummi-Resina Gutti.

Arzneitaxe: pulveratum 1,0 = 5 Pf.; 10,0 = 30 Pf.

Handverkauf: 4,0 = 10 Pf.; 10,0 = 20 Pf.; pulveratum 3,0 = 10 Pf.; 10,0 = 25 Pf.

Grünlichgelbe Stücke. (Geschmack unangenehm scharf.)

Das Gummiharz von Garcinia Hanburyi (Garcinia Morella var. pedicellata Hanburyi.) Grüngelbliche Klumpen, entweder walzenförmig und gegen 7 cm dick oder verbogen und zusammengeflossen. Sie zerbrechen leicht in gelbrote, dunkelcitronengelbe, flachmuschelige, undurchsichtige Splitter.

100 Teile sollen nach dem Verbrennen nicht mehr als 1 Teil Asche hinterlassen. 1 Teil Gummigutt verrieben mit 2 Teilen Wasser gibt eine schön gelbe Emulsion von brennendem Geschmack.

Vorsichtig aufzubewahren.

Gutti: 80—85 % Harz, Harzsäure oder deren Anhydrid, Gambogiasäure, 15—25 % Gummi.

Löslich in Alkohol. Die Lösung wird dunkelrotbraun bei Zusatz von Alkalien.

Drasticum und Diureticum. Selten gebraucht wegen kollapsartiger Abstürze der Temperatur. Das Mittel besitzt stark reizende Wirkungen für alle Gewebe des menschlichen Körpers.

Innerlich. In Verbindung mit Oloë, Jalape und anderen Drasticis zu 0,01—0,02—0,2. Pulver, Pillen, Emulsion 5 %, Electuarien. — Pillen mit etwas Alkohol; Zusatz von Pflanzenpulver oder mineralischem Pulver bis zur Hälfte. — Anders: Man gibt Gutti in Form von überzogenen Pillen, sonst leicht Erbrechen. Stuhlgang nach 3—12 Stunden.

Gegen Bandwürmer 0,01—0,2, täglich mehrmals.

Nicht subkutan wegen lokaler Eiterung, selbst bei sterilen stark verdünnten Lösungen.

Pilulae Aloës et Gutti enthalten Aloe, Gutti, Honig, Anisöl.

Pilulae hydragogae Heimii.

265. ℞ (Berliner F. M.)
Gutti pulverati 1,2
Foliorum Digitalis pulveratorum 1,2
Bulbi Scillae pulverati 1,2
Stibii sulfurati aurantiaci 1,2
Extracti Pimpinellae 1,2
Mucilaginis Gummi arabici qu. s.
M. f. Pilulae Nr. 50. — D. S. 1 Pille täglich 3 mal. — 1 Dosis = 99 Pf. — Bei Herzfehler mit Hydrops.

266. ℞ Gutti 5,0
Radicis Liquiritiae pulveratae et Succi Liquiritiae depurati qu. s., ut f. Pilulae 50. Obducantur Collodio. D. S. 1 Pille, täglich 3 mal. — Zur drastischen Behandlung des Hydrops. — 1 Pille = 0,1 Gutti.

523. ℞ mit Aloe und Sapo jalapinus siehe unter Nr. 446, Sapo jalapinus.

Vergiftungserscheinungen. Leibschmerzen, Diarrhoe, Erbrechen.

Antidota. Kalte, schleimige, eiweißhaltige Getränke wie Milch, Haferschleim. Dergleichen Klistiere. Etwas Opium, Wein.

Größte Einzelgabe 0,3. Größte Tagesgabe 1,0.

Gyps = Gips zu Gipsverbänden, Gypsum ustum siehe Calcium sulfuricum ustum.

Gypsum ustum — Calcium sulfuricum ustum.

Haarpomaden. Grundlage: Rindermark (3) mit Ricinusöl (1). — Ricinus schlecht geeignet, da es zu den schwach trocknenden Ölen gehört.

Haematicum, Glausch im Handverkauf 1 Flasche = 2 Mk.

Haematogen, Hommel im Handverkauf 1 Flasche = 3 Mk.

Haemoglobin-Extract, Pfeuffer im Handverkauf $^1/_2$ Dose = 1 Mk.; $^1/_1$ Dose = 1 Mk. 60 Pf.

Haemoglobin-Zeltchen, Pfeuffer im Handverkauf $^1/_2$ Dose = 1 Mk. 60 Pf.; $^1/_1$ Dose = 3 Mk.

Haemostatika (von αἷμα = Blut, und ἵστημι = ich bringe zum Stehen) sind lokal blutstillende Mittel. Dasselbe Styptika.

Kälte, Eis, Tamponade, Esmarch'sche künstliche Blutleere, Kompression, Ligatur, Galvanokaustik, Thermokaustik, Watte, Essig, Citronensaft.

Acidum carbolicum, Nr. 13.
Acidum tannicum, Nr. 30.
Alumen ustum, Nr. 46.
Liquor Ferri sesquichlorati, Nr. 298.
Zincum chloratum, Nr. 603.

Hafercacao, Kasseler im Handverkauf 1 Dosis = 1 Mk.

Hafergrütze = Avena excorticata.

Hafermehl, Knorr im Handverkauf $^1/_2$ Pfund = 30 Pf.; 1 Pfund = 60 Pf.

Haller'sches Sauer — Mixtura sulfurica acida.

Hamburger Pflaster im Handverkauf 1 Rolle = 25 Pf.

Hammeltalg — Sebum ovile.

Hämorrhoidalpulver, grünes — Pulvis Liquiritiae compositus.

Harntreibender Tee — Species diureticae.

Hartenstein's Leguminose besteht aus Mehl von Getreide und Leguminosen, im Handverkauf Nr. 1, 2, 3, 4 eine Dose = 1 Mk. 50 Pf.

Harze — Resinae:
Dammar — Dammar.
Jalapenharz — Resina Jalapae.

Harzsalbe — Unguentum basilicum.

Hauhechelwurzel — Radix Ononidis.

Hauspillen, Strahl's im Handverkauf Nr. 0—4 eine Dose = 2 Mk.

Hautheilmittel.

Bäder, Solbäder, protrahierte Bäder (bei Verbrennungen, Pemphigus vegetans). Kühlsalben, Decksalben, Deckpasten, Wollfettsalben, Zinkleim.

Decksalben:
Unguentum diachylon, Nr. 579.
Unguentum Glycerini, Nr. 580.
Unguentum Paraffini, Nr. 586.
Unguentum Vaselini plumbicum Kaposi, unter Nr. 155.
Unguentum Zinci benzoatum Wilsonii, unter Nr. 33.

Acidum arsenicosum, Nr. 9.
Acidum salicylicum, Nr. 26.
Acidum tannicum, Nr. 30.
Adeps Lanae anhydricus, Nr. 34.
Adeps Lanae cum Aqua, Nr. 35.
Alumen, Nr. 45.
Ammonium sulfo-ichthyolicum = Ichthyol, nicht offizinell.

Amylum Tritici, Nr. 57.
Aqua Calcariae, Nr. 60.
Bismutum subgallicum, Nr. 84.
Calcium carbonicum praecipitatum, Nr. 94.
Chrysarobinum, Nr. 117.
Kalium jodatum, Nr. 275.
Linimentum Calcariae unter Nr. 60.
Liquor Aluminii acetici, Nr. 290.
Liquor Kalii arsenicosi, Nr. 301.
Lycopodium, Nr. 309.
Naphtholum, Nr. 329.
Oleum Lini, Nr. 363.
Oleum Lini sulfuratum, nicht offizinell.
Oleum Papaveris, Nr. 369.
Pix liquida, Nr. 396.
Pyrogallolum, Nr. 414.
Resorcinum, Nr. 431.
Sulfur depuratum, Nr. 513.
Sulfur praecipitatum, Nr. 514.
Sulfur sublimatum, Nr. 515.
Talcum, Nr. 516.
Thiolum, nicht offizinell.
Thyrojodin, nicht offizinell.
Tinctura Jodi, Nr. 549.
Tumenolum, nicht offizinell.
Unguentum Hydrargyri album, Nr. 581.
Unguentum Hydrargyri cinereum, Nr. 582.
Zincum oxydatum, Nr. 604.

Hautreizmittel. Seebäder. Ostsee 1,77 % Salzgehalt. Nordsee 3 % Kochsalz, 1 % andere Salze.

Ameisenbäder siehe Balnea medicata.
Fichtennadelbäder " "
Kohlensäurebäder " "
Laugenbäder " "
Moorbäder " "
Seifenbäder " "
Senfbäder siehe Balnea medicata.
Schwefelbäder " "
Schwefelleberbäder " "
Solbäder " "
Stahlbäder " "

Volksmittel. Gewöhnliche Küchenzwiebel in Scheiben auf die Haut gelegt als Hautreizmittel; ebenso zerriebener Meerrettig.

Acidum formicicum, Nr. 17.
Camphora, Nr. 97.
Charta sinapisata, Nr. 109.
Collodium cantharidatum, Nr. 123.
Cortex Quillajae, Nr. 135.
Emplastrum Cantharidum ordinarium, Nr. 149.
Emplastrum Cantharidum perpetuum, Nr. 150.
Kalium carbonicum crudum, Nr. 272.
Kalium sulfuratum, Nr. 278.
Linimentum ammoniato camphoratum, Nr. 287.
Linimentum ammoniatum, Nr. 288.
Linimentum saponato-camphoratum, Nr. 289.
Liquor Kali caustici, Nr. 299.
Liquor Natri caustici, Nr. 303.
Mentholum, Nr. 319.
Mixtura oleoso-balsamica, Nr. 322.
Myrrha, Nr. 327.
Natrium carbonicum crudum, Nr. 334.
Oleum Menthae piperitae, Nr. 365.
Oleum Rosmarini, Nr. 372.
Oleum Terebinthinae, Nr. 375.
Rhizoma Calami, Nr. 432.
Sapo Kalinus venalis, Nr. 448.
Sapo medicatus, Nr. 449.
Semen Sinapis, Nr. 461.
Spiritus Angelicae compositus, Nr. 492.
Spiritus Cochleariae, Nr. 494.
Spiritus Formicarum, Nr. 497.
Spiritus Juniperi, Nr. 498.
Spiritus Lavandulae, Nr. 499.
Spiritus Melissae compositus, Nr. 500.
Spiritus saponato-camphoratus, Nr. 502.
Spiritus saponatus, Nr. 503.
Spiritus Sinapis, Nr. 504.
Thymolum, Nr. 525.
Tinctura Calami, Nr. 535.
Tinctura Capsici, Nr. 537.
Tinctura Jodi, Nr. 549.
Tinctura Myrrhae, Nr. 551.
Unguentum Rosmarini compositum, Nr. 589.

Heftpflaster — Emplastrum adhaesivum.
Heiligenstein — Cuprum aluminatum.
Heilpflaster, schwarzes — Emplastrum fuscum camphoratum.
Heilserum, Diphtherie- — Serum antidiphthericum.
Hepar Sulfuris auch Hepar Sulfuris ad usum externum oder kalinum oder pro balneo — Kalium sulfuratum.
Herba Althaeae — Folia Althaeae.

241. *Herba Absinthii* — *Wermut.*

Arzneitaxe: concisa et grosso modo pulverata 10,0 = 5 Pf.; 100,0 = 30 Pf.; 200,0 = 45 Pf.; pulverata 10,0 = 5 Pf.

Handverkauf: conc. et gr. modo pulv. 30,0 = 10 Pf.; 100,0 = 20 Pf.; 500,0 = 80 Pf.

Blätter und Stengelspitzen mit gelben Blütenkörbchen. Geruch aromatisch. Geschmack zugleich stark bitter.

Getrocknete Blätter und blühende Stengelspitzen der wild wachsenden oder kultivierten Artemisia Absinthium. Die bodenständigen Blätter sind langgestielt, dreieckig-rundlich, und dreifachfiederteilig, mit schmallanzettlichen, spitzen Zipfeln. Die unteren Stengelblätter sind doppeltfiederteilig und dann einfachfiederteilig. Die oberen Stengelblätter sind einfachfiederteilig. Der Blütenstand ist rispig. Die Blütenköpfchen des Blütenstandes sind beinahe kugelig, und 3 mm dick. Sie stehen meist einzeln in der Achsel eines lanzettförmigen oder spatelförmigen Deckblattes, und enthalten zahlreiche gelbe, drüsige Röhrenblüten. Besonders bei dem wild wachsenden Wermut sind Stengel und Blüten bedeckt mit einem Filz von mattgrauen bis silbergrauen seidigen Haaren. In diesem Filze sind zahlreiche Öldrüsen versteckt.

Aufzubewahren in Blechkästen.

Herba Absinthii: 2—3 % grünes ätherisches Öl, Bitterstoff (Absinthin oder Absinthiin), Gerbsäure, Bernsteinsäure usw.

Äußerlich. Zu Umschlägen 12,0 auf 100,0.

Zu Klistieren.

Innerlich. Als Amarum aromaticum, Stomachicum. Pulver 1,0—2,5, täglich mehrmals. Als Infus 10,0 zu 180,0, 1 Eßlöffel zweistündlich. Anders: 15,0 ad 100,0. Anders: Infus und Decoct 5,0—15,0 zu 150,0.

Zu Extractum Absinthii, Nr. 159.

Zu Tinctura Absinthii, Nr. 526.

Größte Einzelgabe 2,5. Größte Tagesgabe 7,5.

Herba Arctostaphyli — Folia Uvae Ursi.

Herba Belladonnae — Folia Belladonnae.

242. *Herba Cardui benedicti* — *Cardobenedictenkraut.*

Arzneitaxe: concisa et grosso modo pulverata 10,0 = 5 Pf.; pulverata 10,0 = 5 Pf.

Handverkauf: conc. et gr. modo pulverata 20,0 = 10 Pf.; 100,0 = 25 Pf.; 500,0 = 1 Mk.; subtiliter pulverata 20,0 = 10 Pf.; 100,0 = 40 Pf.

Blätter und Zweige mit gelben Blütenköpfen. Geschmack bitter.

Getrocknete Blätter und blühende Zweige von Cuicus benedictus (Carbenia benedicta). Die Blätter sind grundständig, 5—30 cm lang, lineallanzettlich oder länglichlanzettlich und spitz. Am Grunde gehen sie allmählich über in einen dreikantigen, geflügelten Stiel. Der Blattrand ist schrotsägezähnig oder fiederspaltig. Die oberen Stengelblätter nehmen an Größe allmählich ab, sind zuletzt sitzend, und laufen am Stengel hinab mit buchtigstachelspitzig gezähnten Leisten. Die großen, einzelständigen Blütenköpfe sind kürzer als die Hochblätter. Sie sind eingeschlossen in einen Hüllkelch von verschiedenen inneren und äußeren Blättchen. Die äußeren Blättchen des Hüllkelches sind eiförmig, ausgehend in einen einfachen Stachel, der am Rande spinnwebig behaart ist. Die inneren Blättchen des Hüllkelches sind schmaler, und laufen in einen Stachel aus, der gefiedert ist. Die Blütenköpfchen enthalten gelbe, röhrenförmige Zwitterblüten.

Herba Cardui benedicti: Cnicin oder Centaurin. Dieser Bitterstoff regt die Bewegung des Magens an, so sehr, daß er nach größeren Gaben Erbrechen bewirkt.

Äußerlich. Zu Klistieren.

Innerlich. Als Amarum purum, einfaches Bittermittel, als Bittertee zu Infusen oder Decocten 5,0—15,0 zu 150,0. Zu Pulvern 1,0—2,0 täglich mehrmals. Pillen.

Zu Extractum Cardui benedicti, Nr. 163.

Größte Einzelgabe 2,0. Größte Tagesgabe 6,0.

243. *Herba Centaurii* — *Tausendgüldenkraut.*

Herba Centaurii minoris.

Arzneitaxe: concisa et grosso modo pulverata 10,0 = 5 Pf.; 10,0 = 45 Pf.

Handverkauf: concisa 25,0 = 10 Pf.; 100,0 = 30 Pf.; 500,0 = 1 Mk. 20 Pf.

Dünne Stengel mit Blättern und roten, fünfzipfeligen Blüten. Geschmack bitter. (Geruch charakteristisch.)

Die getrockneten oberirdischen Teile der Erythraea Centaurium, zur Blütezeit gesammelt. Die Stengel sind bis über 20 cm lang und 2 mm dick, kantig und doldenartig verzweigt. Die paarweise gegenständigen, kreuzgegenständigen Blätter sind sitzend, länglich oder schmal umgekehrt-eiförmig, ganzrandig, und dreinervig bis fünfnervig. Am Grunde des Stengels sind sie bis 4 cm lang, und gegen 2 cm breit. An den oberen Teilen des Stengels sind sie kleiner und spitzer. Die Blüten bilden einen endständigen Ebenstrauß. Die Blumenkrone besteht aus 5 roten Lappen, und hat gedrehte Staubbeutel. Die 5 Zipfel schließen nach dem Tocknen zusammen. Die ganze Pflanze ist kahl.

Herba Centaurii: Bitterstoff, Centaurin und Erythrocentaurin $C_{27}H_{24}O_8$.

Äußerlich. Zu Klistieren.

Innerlich. Als Amarum purum, einfaches Bittermittel. Als Bittertee zu Infusen oder Decocten 5,0—15,0 zu 150,0. Zu Pulvern 1.0—2,5.

Zu Tinctura amara, Nr. 530.

Größte Einzelgabe —. Größte Tagesgabe 15,0 ad infusum s. decoctum.

Herba Centaurii minoris — Herba Centaurii.

244. *Herba Cochleariae* — *Löffelkraut.*

Arzneitaxe —.

Handverkauf: concisa 20,0 = 10 Pf.; 100,0 = 40 Pf.

Kraut mit weißen Kreuzblüten und zweifächerigen Schötchen. Geruch des frischen Krautes beim Zerquetschen scharf, senfartig. Geschmack bitter und salzig. Beim Trocknen verliert es Geruch und Geschmack.

Die getrockneten, oberirdischen Teile von Cochlearia officinalis, zur Blütezeit gesammelt; und auch die sehr langgestielten Blätter der Pflanze, wenn sie noch nicht zur Blüte gelangt ist. Die letztgenannten, grundständigen, langgestielten Blätter sind 2—3 cm breit, kreisförmig oder breitelliptisch. Am Blattgrund sind sie gestutzt oder herzförmig, am Rande stumpf und sehr schwach gebuchtet. Die oberen Stengelblättchen sind spitzeiförmig, umfassen den Stengel mit herzförmigem oder pfeilförmigem Grunde, und sind deutlicher gezähnt als die Grundblätter, 1—3 Sägezähne sind am Rande jeder Blatthälfte. Die weißen Blüten zeigen den Bau der Familie der Kreuzblütner. Die Schötchen haben einen dünnen Stiel (1—2 cm lang), sind eiförmig und spitz und ungefähr 0,5 cm lang. Sie haben einen bleibenden Griffel. Die 2 Fächer der Schötchen enthalten jedes 4 rotbraune Samen.

Aufzubewahren in Blechkästen.

Herba Cochleariae (recens): Ätherisches Öl (Isobutyl-Senföl).

Äußerlich. Bei skorbutischen Mundgeschwüren.

Gegen Zahnschmerz.

Innerlich. Als Infus 15,0—25,0 zu 150,0. Gegen Skorbut. Anders: 20 % Infus.

Zu Spiritus Cochleariae, Nr. 494.

Größte Einzelgabe —. Größte Tagesgabe 25,0 ad infusum.

245. *Herba Conii* — *Schierling.*

Arzneitaxe: concisa et grosso modo pulverata 10,0 = 10 Pf.; pulverata 10,0 = 15 Pf.

Handverkauf —. Drogisten verboten.

Mattgrüne Fiederblätter und weiße Umbelliferenblüten. Geruch stinkend; besonders beim Zerreiben mit Kalkwasser riecht die Pflanze unangenehm nach Coniin (wie Katzenharn, Mäuseharn). Geschmack widerlich salzig, bitter und scharf. — Verliert beim Aufbewahren Coniin. (Hygroskopisch. Hauptkennzeichen: völlige Kahlheit aller Teile, hohler Blattstiel, und der Coniingeruch).

Getrocknete Laubblätter und blühende Stengelspitzen von Conium maculatum. Die bodenständigen Blätter sind über 20 cm lang, und ihr Stiel ungefähr ebenfalls 20 cm lang. Der Stiel ist röhrig und hohl, und umfaßt an seinem Grunde den Stengel der Pflanze mit einer häutigen Scheide. Die Spreite der grundständigen Blätter ist dreifach gefiedert. Die Fiederblättchen sind lanzettförmig, gefiedert oder fiederspaltig. Die Blattfiedern erster und zweiter Ordnung sind gestielt, die Fiederteile dritter Ordnung sind sitzend, und unten tief fiederspaltig, nach oben zu aber mehr und mehr sägezähnig. Alle letzten Spitzen des Blattes endigen mit einem spitzen Läppchen, welches farblos und häutig ist. Die stengelständigen Laubblätter werden nach der Spitze des Stengels hin kleiner und weniger reich gegliedert, aber ihre Zähne haben auch das trockenhäutige, farblose Stachelspitzchen.

Vorsichtig aufzubewahren. (Vor Licht geschützt, trocken, am besten in gut verschlossenen Büchsen von Weißblech. — Nach einem Jahre wird die alte Ware verbrannt.)

Herba Conii: Coniin $C_8H_{17}N$ = α-Propylpiperidin, Conydrin (Conhydrin), Methylconiin, Kaffeesäure, Apfelsäure (?), flüchtiges Öl, fettes Öl usw.

Äußerlich. Zu Kataplasmen 1 zu 3—5 Semen Lini.

Als Gargarismen Infus 1,0—2,0 zu 100,0.

Als Klistier Infus 0,1—0,2. 4 % Infus.

Zu Pflaster 1 zu 3 - 5.

Innerlich. Als Narcoticum, Antalgeticum. 0,05—0,2, täglich mehrmals. Pillen, Pulver. Infus 2,0—3,0 zu 100,0.

Vergiftungssymptome. Trockenheit im Munde und Halse. Speichelfluß. Schwindel, Übelkeit, Erbrechen. Lähmung der Beine, dann Lähmung der Arme, zuletzt Lähmung der Respiration.

Antidota. Brechmittel, Magenpumpe, Tannin. Diuretica. Abführmittel, Essigklistier. Äußerliche Reizmittel. Excitantien, Coffeïn. Frische Luft, künstliche Atmung lange Zeit.

Größte Einzelgabe 0,2. Größte Tagesgabe 0,6.

Herba Conii maculati — Herba Conii.
Herba Daturae — Folia Stramonii.
Herba Digitalis purpureae — Folia Digitalis.
Herba Erythraeae — Herba Centaurii.
Herba Farfarae — Folia Farfarae.

246. *Herba Hyoscyami* — *Bilsenkrautlbätter*.

Arzneitaxe: concisa et grosso modo pulverata 10,0 = 10 Pf.; 100,0 = 60 Pf.; pulverata 10,0 = 10 Pf.

Handverkauf —. Drogisten verboten.

Eiförmige gezahnte Laubblätter. Geruch und Geschmack sind nach dem Trocknen nicht bedeutend.

Getrocknete Laubblätter von Hyoscyamus niger, gesammelt zur Blütezeit. Die grundständigen Blätter sind bis 30 cm lang und bis 10 cm breit. Die Spreite ist länglich eiförmig, eiförmig läuft das Blatt unten in den Stiel aus. Es ist sehr grob, bald tiefer, bald seichter gezahnt, auf jeder Hälfte mit 3—6 großen Kerbzähnen. Die stengelständigen Blätter sind sitzend, und kleiner, spitz, jederseits mit 1—4 großen, breiten, zugespitzten Zähnen, die obersten tragen nur 1 Zahn auf jeder Blatthälfte. Die Blattspreiten sind oft beinahe kahl, dagegen die Blattnerven und die Stengel an der unteren Fläche sind reichlicher besetzt mit weichen Haaren. Es ist die Epidermis besetzt mit kegelförmigen Haaren, meist zweizellig bis vierzellig, höchstens zehnzellig, und mit mehrzelligen, drüsigen Köpfchenhaaren. Das Oxalat ist enthalten in den Chlorophyllzellen, meist als Einzelkristall oder Zwillingskristall, seltener in Form von verhältnismäßig einfachen Drusen. (Die Blumenkrone ist ansehnlich, zart, blaßgelblich, und violett geadert. Sie hat 5 Lappen. Die Fruchtkapsel ist trockenhäutig und zweifächerig. Sie öffnet sich mit einem ringsum abspringenden Deckel.)

Vorsichtig aufzubewahren. (In Blechbüchsen geschützt vor Licht und Feuchtigkeit. — Nach 1 Jahr verbrennt man die alte Ware.)

Herba Hyoscyami: Hyoscyamin, Hyoscin.

Äußerlich. Zu narkotischen Kataplasmen 1 zu 1 bis 5 Semen Lini.

Zu Klistieren Infus 0,1—0,2 (bis 1,0).

Injektion als Infus 0,5 zu 100,0. Als schmerzstillende Einspritzung bei Blasenkatarrh.

Inhalation als Infus 0,5 (bis 2,0) zu 500,0.

Mydriaticum, Augentropfen. Infus 10 zu 100.

Zu Bädern 100,0.

In Cigaretten gegen Atemnot, Zahnschmerz.

Innerlich. Als Narcoticum 0,03—0,3, täglich 2 (bis 3) mal. Pillen, Pulver. Gegen Husten, Atemnot, Krämpfe.

Zu Oleum Hyoscyami, Nr. 358.

Zu Extractum Hyoscyami, Nr. 175.

Vergiftungssymptome. Erweiterung der Pupillen, Sehstörungen. Trockenheit des Mundes und Schlundes, großer Durst. Übelkeit, Erbrechen. Sehr trockene, rote, heiße Haut. Beschleunigter Puls, beschleunigte Atmung. Rausch, heitere Delirien, starke Jaktation, Sopor.

Antidota. Brechmittel, Magenspülung. Tannin. Morphium subcutan. Pilocarpin. Physostigmin. Chloralhydrat. Alcoholica. Kaffee. — Warmes Bad, kalte Übergießung, kalte Umschläge um den Kopf.

Größte Einzelgabe 0,4. Größte Tagesgabe 1,2.

Herba Jaceae — Herba Violae tricoloris.

247. *Herba Lobeliae — Lobelienkraut.*

Indianischer oder Indischer Tabak.

Arzneitaxe: concisa 10,0 = 5 Pf.

Handverkauf —. Drogisten verboten.

Stengel mit eiförmigen Blättern und vielen weißlichen oder hellbläulichen Blüten. Geschmack des Krautes und noch mehr der Samen unangenehm, scharf und kratzend (säuerlich).

Die oberirdischen Teile blühender Pflanzen von Lobelia inflata, getrocknet und gewöhnlich in Backsteinform gepreßt. Die Blätter sind eiförmig oder länglich, oben und unten spitz, ungestielt, und unregelmäßig kerbig gesägt. Sie sind zerstreut behaart, am Rande besetzt mit Drüsen und Börstchen; mehr aber noch sind die Stengel besonders an den Kanten behaart. Die Blüten sind weißlich oder hellbläulich, und zweilippig. Die Kapsel ist häutig, umgekehrt eiförmig (bauchig), zehnrippig, und wird von einem fünfteiligen Kelche gekrönt. Sie enthält zwei Fächer, und darin sehr zahlreiche braune Samen mit netzgrubiger Oberfläche; 0,5—0,7 mm lang.

Vorsichtig aufzubewahren. (Vor Licht geschützt in Blechbüchsen.)

Herba Lobeliae: Ätherisches Öl, Lobelin, Lobeliasäure, Lobelacrin, Harz, Fett, Schleim, Inulin.

Wirkung lähmend auf die Endigungen des Vagus im Herzen und in den Lungen. Bei stärkeren Gaben Gefahr der Lähmung des Atemzentrums.

Äußerlich. In Cigaretten mit Tabak gegen Atemnot.

Innerlich. Als Antiasthmaticum. 0,05—0,1, täglich 2 mal. Pulver, Pillen. Decoct 0,2—0,3 zu 100,0. Bei Angina pectoris, Dyspnoe, Krupp.

Zu Tinctura Lobeliae, Nr. 550.

Vergiftungssymptome. Erbrechen, Schweiß, Durchfall.

Antidota. Brechmittel, als solches viel warmes Wasser, Gerbsäure, Kampfer, Morphium, Wein und andere Excitantien.

Größte Einzelgabe 0,1. Größte Tagesgabe 0,3.

Herba Lobeliae inflatae — Herba Lobeliae.

Herba Malvae oder Malvae vulgaris — Folia Malvae.

248. *Herba Meliloti* — *Steinklee.*

Arzneitaxe: corcisa 10,0 = 5 Pf.; 100,0 = 30 Pf.
Handverkauf: concisa 20,0 = 10 Pf.; 100,0 = 25 Pf.

Dreizählige Laubblätter und Stengel mit gelben Schmetterlingsblüten. Geruch kräftig nach Cumarin.

Getrocknete Blätter und blühende Zweige von Melilotus officinalis (früher auch von Melilotus altissimus). Die Blattstiele sind ungefähr 1 cm lang. Die 3 Blättchen, bis gegen 4 cm lang, sind lanzettlich, oben gestutzt, unten spitz, am Rande spitzlich gezähnt, oben mit sehr kleinen Endzähnchen. Zwei Blättchen sitzen einander gegenüber, das Endblättchen dazwischen ist oft etwas länger. Die Schmetterlingsblüten sind zahlreich und gelb; sie stehen in achselständigen, lockeren Trauben. Die Früchte sind klein, eiförmig, zugespitzt, runzelig, einsamig bis dreisamig. Bei Melilotus officinalis sind die Früchte kahl und braun (bei Melilotus altissimus sind die Früchte schwärzlich behaart und deutlicher zugespitzt). Steinklee besitzt einen kräftigen Wohlgeruch. (Dieser tritt hauptsächlich erst auf beim Trocknen.)

Aufzubewahren vor Licht geschützt in gut verschlossenen Blechbüchsen.

Herba Meliloti: Melilotsäure (Hydro-ortho-cumarsäure) $C_9H_{10}O_3$, melilotsaures Cumarin $C_9H_{10}O_3 . C_9H_6O_2$, Melilotol, ätherisches Öl, Gerbstoff, Harz, Kalksalze, Kalisalze.

Äußerlich. Als Aromaticum. Zu Umschlägen, Fomentationen.
Als Zusatz zu Schnupfpulvern.
Als Zusatz zu Pflastern und Salben.
Zu Species emollientes, Nr. 485.
Größte Einzelgabe —. Größte Tagesgabe —.

Herba Meliloti citrini — Herba Meliloti.
Herba Menthae, auch Menthae piperitae — Folia Menthae piperitae.
Herba Menyanthis — Folia Trifolii fibrini.
Herba Nicotianae virginianae — Folia Nicotianae.
Herba Salviae hortensis — Folia Salviae.

249. *Herba Serpylli* — *Quendel.*

Feldkümmel.

Arzneitaxe: concisa et grosso modo pulverata 10,0 = 5 Pf.; 100,0 = 25 Pf.
Handverkauf: concisa 20,0 = 10 Pf.; 100,0 = 25 Pf.

Dünne Stengel mit Laubblättchen und weißlichen oder purpurnen Lippenblütchen. Geruch und Geschmack gewürzig.

Die getrockneten, beblätterten und blühenden Zweige von Thymus Serpyllum. Die Stengel sind nur 1 mm dick. Die Blätter sind kreuzgegenständig, höchstens 1 cm lang und 7 mm breit, und verschmälern sich unten in das (bis 3 mm lange) Blattstielchen. Die Blätter sind rundlich eiförmig bis schmallanzettlich, und drüsenreich, besetzt mit Drüsenschuppen. Die Lippenblüten, weißlich oder purpurn, bilden Scheinquirle, und stehen sehr zahlreich in endständigen Köpfchen, in kopfig gedrängten Halbquirlen. Quendel riecht und schmeckt sehr gewürzhaft.

Aufzubewahren in Blechgefäßen.

Herba Serpylli: 0,4 % Ätherisches Öl (Cymēn, Thymol, Carvacrol), eisengrünender Gerbstoff, Bitterstoff, Salze, Harz, Fett usw.

Äußerlich. Zu Kräuterkissen und Kräuterbeuteln.
Zu Umschlägen.
Zu Bädern 500,0.

Innerlich. Als Diaphoreticum, Excitans, Stomachicum, Antispasmodicum. Veraltet.

Zu Species aromaticae, Nr. 483.
Größte Einzelgabe —. Größte Tagesgabe —.

Herba Stramonii — Folia Stramonii.
Herba Tabaci — Folia Nicotianae.
Herba Taraxaci cum radice — Radix Taraxaci cum herba.

250. *Herba Thymi* — *Thymian.*

Arzneitaxe: concisa et grosso modo pulverata 10,0 = 5 Pf.
Handverkauf: concisa 20,0 = 10 Pf.; 100,0 = 30 Pf.
Stengel mit kleinen Laubblättern und blaßrötlichen, zweilippigen Blüten. Geruch und Geschmack gewürzhaft.

Die getrockneten, beblätterten, blühenden Zweige des Thymus vulgaris, wildwachsend oder kultiviert. Die Blätter sind kreuzgegenständig, bis 9 mm lang, höchstens 3 mm breit, sitzend oder kurzgestielt. Sie sind dicklich, lineal-lanzettlich oder elliptisch oder gerundet rhombisch und spitz, am Rande zurückgerollt. Sie sind ferner mehr oder weniger behaart, und versehen mit großen Öldrüsen, mit eingesenkten Drüsenschuppen. Die Blüten sind gestielt. Der Kelch ist behaart, am Schlunde bekleidet mit einem Ringe von Borsten, und drüsenreich. Die Blumenkrone, welche den Kelch überragt, ist blaßrötlich, zweilippig und vierzipflig. Thymian riecht und schmeckt gewürzig.

Herba Thymi: Oleum Thymi, Harz, Gummi, Eiweiß usw. Das Öl besteht aus Thymēn, Cymēn, Thymol.

Als Aromaticum.

Äußerlich. Zu Kataplasmen.
Zu Kräuterkissen.
Zu Bädern.

Innerlich. Volksmittel zu Tee als magenstärkend und anregend.
Zu Species aromaticae, Nr. 483.
Größte Einzelgabe —. Größte Tagesgabe —.

Herba Trifolii aquatici oder Trifolii fibrini — Folia Trifolii fibrini.
Herba Trinitatis — Herba Violae tricoloris.
Herba Tussilaginis — Folia Farfarae.
Herba Uvae Ursi — Folia Uvae Ursi.

251. *Herba Violae tricoloris* — *Stiefmütterchen.*

Freisamkraut.
Arzneitaxe: concisa 10,0 = 5 Pf.; 100,0 = 40 Pf.; 200,0 = 60 Pf.
Handverkauf: concisa 20,0 = 10 Pf.; 100,0 = 30 Pf.; 500,0 = 1 Mk. 20 Pf.
Kraut mit fünfblättrigen gelblichen oder violetten Blüten.

Die getrockneten, oberirdischen Teile von der wild wachsenden blühenden Viola tricolor. Der Stengel ist kantig und hohl. Die Blätter, welche bis in die Mitte des Stengels hinaufsitzen, sind langgestielt, herzförmig bis eiförmig, und am Rande ausgeschweift, mit großen Nebenblättern. Die oberen Blätter sind kürzer gestielt, länglich bis lanzettlich, mehr gesägt oder gekerbt. Die sehr ansehnlichen Nebenblätter sind fiederteilig mit oft großem Endlappen. Die fast lippenförmigen Blumen sind achselständig, und haben (bis über 5 cm) lange, oben gekrümmte Blütenstiele. Die Blüten sind blaß violett oder mehr weißlich gelb, ungleich fünfblätterig. Das vordere Blütenblatt trägt einen Sporn. Das mittlere Blütenblattpaar ist am Grunde gebärtet.

Herba Violae tricoloris: Gelbes Violaquercetrin $C_{24}H_{16}O_{11}$, Salizylsäure, Harz, Schleim, bitterer Extractivstoff, Magnesiumtartrat.

Äußerlich. Als Waschwasser gegen Kopfgrind, Decoct 15 zu 100.

Innerlich. Als schwaches Diureticum und Diaphoreticum bei Kindern mit skrofulösen Ausschlägen. Infus 1 Eßlöffel auf 1 Tasse Wasser. Auch mit Milch. Oder Decoct 10,0—15,0 zu 100,0.
Beliebt als blutreinigendes Mittel.
1,0—5,0, täglich mehrmals, in Pulvern.
Als Emeticum veraltet.

248. ℞ Species antiscrophulosae siehe unter Nr. 209, Folia Juglandis.
Größte Einzelgabe 5,0. Größte Tagesgabe 15,0.

Herbstzeitlose. Vergiftung durch Herbstzeitlose.

Vergiftungssymptome. Brennen im Munde, Durst. Große Schmerzen im Leibe, Erbrechen, Durchfälle mit Schleimhautfetzen und auch Blut. Puls unregelmäßig und klein. Delirien. Kollaps. Konvulsionen. Respirationslähmung.

Antidota. Magenspülung. Brechmittel. Tannin. Warme Umschläge. Senfteig auf den Magen. Schleim mit etwas Opium, Haferschleim, warme Milch. Excitantien. Eventuell künstliche Respiration. Diuretica. Extractum Belladonnae.

Herbstzeitlosen-Samen — Semen Colchici.

Herbstzeitlosen-Wein — Vinum Colchici.

Herz- und Gefäßmittel.

I) Zur Steigerung des Blutdruckes und der Zirkulation. Tieflagerung des Kopfes, Kältewirkung, Transfusion von Blut oder Kochsalzlösung, Autotransfusion (durch Umwickeln der Extremitäten). — Alkohol in geringen Gaben.

Atropinum sulfuricum, Nr. 76.	Strychninum nitricum, Nr. 507.
Camphora, Nr. 97.	Tinctura Digitalis, Nr. 544.
Folia Digitalis, Nr. 206.	Tinctura Strophanthi, Nr. 560.

II) Zur Herabsetzung des Blutdruckes und der Zirkulation. Bettruhe, Stille, warme Fußbäder, Wollkleidung.

Amylium nitrosum, Nr. 56.
Chloralum hydratum, Nr. 115.
Pyrazolonum phenyldimethylicum, Nr. 412.
Spiritus Aetheris nitrosi, Nr. 491.

Heusamen, griechischer — Semen Foenugraeci.

Hexenmehl — Lycopodium.

Hidrotika (von ἱδρωτικός = schweißmachend) sind schweißtreibende Mittel. Dasselbe Sudorifica und Diaphoretika. Weiteres unter Diaphoretika.

Himbeer-Essig ist Drogisten zu verkaufen erlaubt.

Himbeer-Sirup — Sirupus Rubi Idaei.

Hirschhornsalz — Ammonium carbonicum.

252. *Hirudines* — *Blutegel.*

Arzneitaxe: 1 Stück = 20 Pf., einschließlich Abzählen.
Handverkauf: 1 Stück = 20 Pf.

1) Sanguisuga medicinalis (Hirudo medicinalis) — der deutsche Blutegel. Er trägt auf den Rücken 6 rote, schwarzgefleckte Längsbinden auf meist grünem Grunde. Die hellere Bauchfläche ist schwarzgefleckt und gelbgrün.

2) Sanguisuga officinalis (Hirudo officinalis) — der ungarische Blutegel. Er trägt auf dem Rücken 6 gelbe, breitere Längsbinden, die unterbrochen sind durch schwarze Punkte oder oft umfangreichere, schwarze Stellen. Die Bauchfläche ist hellgrün und schwarz eingefaßt, nicht gefleckt.

Das Gewicht eines Blutegels soll betragen 1—5 g.

Aufzubewahren in einem Gefäß (von Glas) gefüllt mit $^1/_3$ weichem Wasser, überbunden mit grobem Leinen. Auf 50 Blutegel etwa $1^1/_2$ Liter. Im Sommer wöchentlich 2 mal gewechselt, im Winter wöchentlich 1 mal, sonst noch, wenn das Wasser gefärbt ist und Schleimfäden enthält. Temperatur 9—17° C. Nicht, wo saure oder ammoniakalische Dämpfe sich entwickeln. Torf, Moorerde ist förderlich zur Häutung, alle Vierteljahre frisch.

Äußerlich. Zum Aussaugen von Blut. Wo eine lokale entzündungswidrige Wirkung hervorgebracht werden soll. Die Ansatzstellen müssen vorher mit lauwarmem Wasser gut gereinigt werden, ohne Seife. Zum Ansetzen behält man die Egel nicht in der Hand, sondern benutzt Anlegeröhrchen, Likörgläser, oder man legt einen Egel auf feuchte Leinwand. — Der Blutegel sägt eine dreischenklige Wunde, und saugt Blut = 2—5 mal sein eigenes Gewicht (also 2—25 g). Vollgesogen fällt er ab. Die Blutung hört aber damit nicht auf, da sie mit Blutegelferment bestrichen ist, welches das Blut weniger gerinnbar macht. Blutet die Bißstelle zu lange, so legt man Eisenchloridwatte auf oder Wundschwamm (Fungus Chirurgorum, Nr. 232).

948. ℞ 1—5 Stück Blutegel.
D. S. Vor bzw. hinter die Ohrmuschel zu setzen nach Bericht. — Vorher Gehörgang mit Watte verstopfen. Nachbluten 5—10 Minuten, dann Blutstillung. — Bei Otitis media mit heftigen Schmerzen. — Für Kinder 1—2 Stück. Für Erwachsene 2—3 Stück. Für kräftige Erwachsene 3—5 Stück.

Größte Einzelgabe —. Größte Tagesgabe —.

Hoffmann'scher Lebensbalsam — Mixtura oleoso-balsamica.
Hoffmannstropfen — Spiritus aethereus.
Höllenstein — Argentum nitricum.
Höllenstein, salpeterhaltiger oder verdünnter — Argentum nitricum cum Kalio nitrico.
Hollunderblüten — Flores Sambuci.
Holzarten — Ligna: Guajakholz — Lignum Guajaci.
Quassiaholz — Lignum Quassiae.
Sassafrasholz — Lignum Sassafras.
Holzessig, gereinigter — Acetum pyrolignosum rectificatum.
Holzessig, rektifizierter — Acetum pyrolignosum rectificatum.
Holzessig, roher — Acetum pyrolignosum crudum.
Holzessigsäure, rektifizierte — Acetum pyrolignosum rectificatum.
Holzessigsäure, rohe — Acetum pyrolignosum crudum.
Holzkohle, gepulverte — Carbo Ligni pulveratus.
Holztee — Species Lignorum.
Holzteer — Pix liquida.
Holzteer-Kreosot — Kreosotum.
Homatropin-Hydrobromid — Homatropinum hydrobromicum.

253. *Homatropinum hydrobromicum* — *Homatropin-hydrobromid.*

Arzneitaxe: 0,01 = 25 Pf.; 0,01 = 1 Mk. 95 Pf.
Handverkauf —. Drogisten verboten.
Weißes, kristallinisches Pulver. Geruchlos.
Es soll nach dem Verbrennen keinen Rückstand hinterlassen.
Leicht löslich in Wasser. Die wässerige Lösung (1 = 20) soll Lackmuspapier nicht verändern.
Sehr vorsichtig aufzubewahren.

Homatropin $C_{16}H_{21}NO_3$, Oxy-toluyl-tropeïn. Homatropinum hydrobromicum $C_{16}H_{21}NO_3.HBr$. — 100 Teile enthalten 77,2 $C_{16}H_{21}NO_3$.

Äußerlich. Als Mydriaticum. Homatropin ist diffusibler als Atropin, deshalb ist seine Wirkung flüchtiger, kürzer dauernde Mydriasis. Es wirkt schwächer auf die Akkommodation. Es ist weniger giftig, und reizt lokal weniger, und anästhesiert mehr (aber viel weniger als Kokain). — Zu Einträuflungen wie Atropin, je nach dem Zweck, in Lösungen von 1—5 ‰. Zu diagnostischen Zwecken vorzuziehen vor Atropin 0,01—0,05 (bis 0,1) zu 10,0 Aqua destillata. Tropfenweise ins Auge. Gegen Vorfall der Iris, bei Hornhauttrübung.

270. ℞ Homatropini hydrobromici 0,01—0,05
Aqua destillatae ad 10,0.
M. D. S. Für den Arzt. — 1 Tropfen = 0,00005—0,00025.

Vergiftungssymptome. Kratzen und Trockenheit im Schlunde, Schlingbeschwerden. Zuerst Pulsverlangsamung (bis 40), dann Arythmie. Kollaps, kalte Extremitäten, kalter Schweiß. Bewußtseinstrübung. Artifizielles Glaucom.

Antidota. Magenausspülung, Brechmittel. Morphium subkutan. Pilocarpin.

Größte Einzelgabe 0,001. Größte Tagesgabe 0,003.

Honig — Mel.
Honig, gereinigter — Mel depuratum.
Honig, Meerzwiebel- — Oxymel Scillae.
Honig, Rosen- — Mel rosatum.
Honigpräparate sind Drogisten zu verkaufen verboten.

Hordeum perlatum = Gerstengraupen.
Huflattig — Folia Farfarae.
Huflattigblätter — Folia Farfarae.
Hufsalbe — Unguentum Cantharidum pro usu veterinario.
Hühneraugen-Collodium im Handverkauf 1 Flasche = 50 Pf.
Hühneraugenringe sind Drogisten zu verkaufen erlaubt.
Hühnereiweiß, trockenes — Albumen Ovi siccum.
Hustenelixir — Elixir e Succo Liquiritiae.
Hustenpulver — Pulvis Liquiritiae compositus.
Hustentee — Species pectorales.
Hüttenrauch, gereinigter — Acidum arsenicosum.
H. V. = Handverkauf, Vermerk auf Rezepten, zweckmäßig mit Preisangabe.
Hydragoga nannte man Abführmittel, die wässerige Stühle machen.
Hydrargyrum.

Hydrargyrum, Nr. 254.
Emplastrum Hydrargyri (grau), Nr. 154.
Unguentum Hydrargyri cinereum, Nr. 582.
Hydrargyrum bichloratum, Nr. 255.
" bijodatum, Nr. 256.
" chloratum, Nr. 257.
" chloratum vapore paratum, Nr. 258.
" cyanatum, Nr. 259.
" oxydatum (rubrum), Nr. 260.
Unguentum Hydrargyri rubrum, Nr. 583.
Hydrargyrum oxydatum via humida paratum (flavum), Nr. 261.
" praecipitatum album, Nr. 262.
Unguentum Hydrargyri album, Nr. 581.
Hydrargyrum salicylicum, Nr. 263.
Pastilli Hydrargyri bichlorati, Nr. 383.

254. *Hydrargyrum* — *Quecksilber.*

Hydrargyrum depuratum. Mercurius vivus.
Arzneitaxe: 10,0 = 25 Pf.; 100,0 = 1 Mk. 80 Pf.
Handverkauf: 5,0 = 10 Pf.; 100,0 = 1 Mk.; 500,0 = 4 Mk.
Flüssiges Metall.

Beim Erhitzen flüchtig ohne Rückstand. (Löst sich in Salpetersäure ohne Rückstand.)

Aufzubewahren in festen Glasgefäßen oder Porzellangefäßen. Große Vorräte in eisernen Flaschen.

Vermeide metallene Löffel!

Äußerlich. Zu Hautseifen 33—50% als Ersatz von Unguentum Hydrargyri cinereum.

Sapo cinereus unguinosus kalinus (Unna)
Mollinum Hydrargyri (Canz) } in Päckchen verordnet, entsprechen an Stärke genau der grauen Quecksilbersalbe.

Innerlich. Quecksilber wurde früher gebraucht bei Volvulus (Ileus) 1—2 Eßlöffel oder 100,0—200,0, und sollte durch den Reiz des Druckes mechanisch wirken. Anders: 150,0—400,0 rein. Erfolge nicht günstig.

Pilulae Hydrargyri oder Pilulae coeruleae = blaue Pillen, sind Pillen aus metallischem Quecksilber (22—35%), sehr fein verteilt, mit Rosenconserve, Rosenhonig oder Fett. Mildes Abführmittel, England, Amerika. Nicht empfehlenswert.

Quecksilber ist giftig; um so giftiger, je feiner verteilt; am giftigsten in Dampfform. Dämpfe entstehen schon bei niedrigen Wärmegraden, und sind unmittelbar nicht wahrnehmbar. Beim Ausgießen Trichter benutzen. Nichts verspritzen. Verschüttetes nimmt man fort mit Stanniol, mit welchem es sich amalgamiert; oder man kehrt es zusammen mit feinem trockenen Sand, und schwemmt hernach den Sand ab.

Zu Emplastrum Hydrargyri, Nr. 154.
Zu Unguentum Hydrargyri cinereum, Nr. 582.

Vergiftungssymptome. Brennender metallischer Geschmack, Stomatitis, Salivation. Gastroenteritis, blutiges Erbrechen, dysenterischer Durchfall, Tenesmus. Nephritis, Anurie oder Dysurie. Konvulsionen, Schwäche, Kollaps.

Antidota. Magenspülung, Rizinusöl. Milch, Eiweißlösung ohne Kochsalz, Mehlbrei. Eisenpulver, Kampfer, Kohle, etwas Opium. Bettwärme. Bei Kollaps Excitantien. Kein Kochsalz.

Größte Einzelgabe —. Größte Tagesgabe —.

Hydrargyrum amidato-bichloratum, oder ammoniato-muriaticum, oder ammoniatum, oder bichloratum ammoniatum — Hydrargyrum praecipitatum album.

255. *Hydrargyrum bichloratum* — *Quecksilberchlorid.*

Hydrargyrum bichloratum corrosivum, ätzendes Quecksilberchlorid. Sublimat. Ätzsublimat. Mercurius sublimatus corrosivus.

Arzneitaxe: 1,0 = 5 Pf.; 10,0 = 20 Pf.
Handverkauf: 500,0 = 4 Mk. — Drogisten verboten.

Weiße (farblose), durchscheinende, (harte) strahlig kristallinische Stücke (rhombische Prismen). Geben beim Zerreiben ein weißes Pulver.

Schmilzt beim Erhitzen im Probierrohr, und verflüchtigt sich vollständig. — Löslich in 16 Teilen kalten Wassers, in 3 Teilen siedenden Wassers. Die wässerige Lösung rötet blaues Lackmuspapier (nach Zusatz von Kochsalz neutral). Ferner löslich in 3 Teilen Weingeist, in 12—14 Teilen Äther. (Löslich in Cholesterinfetten.)

Sehr vorsichtig aufzubewahren. (Vorrätige wässerige oder weingeistige Lösung ist vor Licht geschützt aufzubewahren. Ebenso Verbandstoffe mit Sublimat.)

$HgCl_2$ = Mercurichlorid. — 100 Teile enthalten 73,9 Hg; 26,1 Cl.

Mercurisalze nicht mit Chloriden, Bromiden, Jodiden, Alkalien, Alkaloiden, Gerbsäure, anderen organischen Stoffen.

Starkes Antisepticum, weitaus das stärkste Wundantisepticum. Schon Lösungen von 1 zu 20000 wirken. Sublimat bildet mit den Kalksalzen von nicht destilliertem Wasser bald Niederschläge, und dadurch wird die Desinfektionskraft vermindert. Durch Zusatz von Kochsalz wird dieser Vorgang verzögert.

Eine Lösung von 1 ‰ tötet bereits zartes Protoplasma. Durchdringt die Epidermis. Besonders ätzend wirken spirituöse Lösungen. Sublimat verdirbt Instrumente wegen Amalgamierung mit Metallen. Also auch unbrauchbar zur Desinfektion von Metallgegenständen. Deshalb auch Gefäße von Glas, Porzellan.

Äußerlich. Zu desinfizierenden Waschungen und Umschlägen 1 zu 1000 bis 5000 Wasser. Salmiak oder Kochsalz in mindestens gleicher Menge macht die Lösung haltbarer. Anders: 0,8 % Kochsalzlösung. — Lösung von Acidum tartaricum verstärkt die Wirkung, macht es aber für Wunden zu schmerzhaft.

Als Ätzmittel für luetische Plaques am Rachen, Kondylome 10 % alkoholische Lösung.

Als Sublimatcollodium, 1 zu 15 Collodium, als Deckmittel und Fixationsmittel. Anders: 1 Sublimat + 9 Collodium = Collodium corrosivum.

Zu Bädern 1,0—2,0 auf 1 Bad für kleine Kinder mit syphilitischem Pemphigus. Bad in Holzwanne. Zusatz von ebensoviel Kochsalz. Anders: 0,5—2,5. — Für Erwachsene 5,0—10,0. Dauer kurz.

Zur Injektion in die Urethra bei akuter Gonorrhoe 0,01—0,05 zu 100,0 oder 200,0.

Subkutane Injektion schmerzhaft.

Sublimatalkohol (0.5 ad 50,0) gegen spitze Kondylome, 1 Tag um den andern aufgestrichen. Zu meiden bei Höhlenwunden.

Zu Hautseifen 1 % mit Sapo hyperacidosus.

Sublimat in Glyzerin.

Innerlich. Als Antisyphiliticum 0,003—0,01 nach der Mahlzeit, täglich 1—2 mal, in Pillen mit Bolus alba, gewöhnlich mit Opium. — Für Kinder 0,0001—0,0005 bei Syphilis, Diphtherie. Anders: 0,002, täglich 2 mal.

Pilulae Hydrargyri bichlorati.

271. ℞ (Berliner F. M.)
Hydrargyri bichlorati 0,25
Boli albae pulveratae 5,0
Unguenti Glycerini qu. s.
M. f. Pilulae Nr. 50. D. S. 1 Pille, täglich 2 mal. — 1 Dosis = 65 Pf. — 2 Pillen enthalten 0,01 Hydrargyri bichlorati. — KOBERT: Sublimatpillen gegen Syphilis sind nicht zu empfehlen wegen Ätzwirkung.

272. ℞ Hydrargyri bichlorati 0,01—0,05
Natrii chlorati 0,1
Aquae destillatae ad 10,0.
M. D. S. Äußerlich zu Händen des Arztes. — Zur subkutanen Injektion 1 Spritze (1 ccm) täglich. Gegen Syphilis, wo momentane Hilfe nötig ist. — 1 Spritze = 0,001—0,005 Hydrargyr. bichlorat.

Lassar's Haarkur bei parasitären Haarkrankheiten des Kopfes, 6—8 Wochen täglich.

1) Einreiben des Haarbodens mit starker Teerseife 10 Minuten.
2) Abspülen mit Irrigator, Abtrocknen.
3) Einreiben mit der LASSAR'schen Sublimatglyzerinlösung, siehe hierunter.
4) Abreiben des Haarbodens mit Naphtholalkohol, siehe hierunter.
5) Einsalben mit LASSAR's Haaröl, siehe hierunter.

Sublimatglyzerin zu LASSAR's Haarkur.

273. ℞ Hydrargyri bichlorati 0,5
Aquae destillatae ad 150,0
Aquae Coloniensis 50,0
Glycerini 50,0.
M. D. S. Äußerlich.
(Die größte Tagesgabe von Sublimat ist 0,06; in diesem Rezept ist also fast die 9 fache Maximaldose.)

Naphthol-Alkohol zu LASSAR's Haarkur.

1030. ℞ Naphtholi 1,5
Spiritus 300,0.
M. D. S. Äußerlich.

Lassar's Haaröl zu LASSAR's Haarkur.

1031. ℞ Acidi salicylici 2,0
Tincturae Benzoës 3,0
Olei Pedum Tauri ad 100,0.
M. f. Solutio. D. S. Äußerlich.

Zu Pastilli Hydrargyri bichlorati, Nr. 383.

Vergiftungssymptome. Brennender metallischer Geschmack, Stomatitis, Salivation. Gastroenteritis, blutiges Erbrechen, dysenterischer Durchfall, Tenesmus. Nephritis, Anurie oder Dysurie. Konvulsionen. Schwäche. Kollaps.

Antidota. Magenspülung. Rizinusöl. Milch, Eiweißlösung ohne Kochsalz, Mehlbrei. Eisenpulver. Kampfer. Kohle. Etwas Opium. Bettwärme. Bei Kollaps Excitantien. Kein Kochsalz.

Größte Einzelgabe 0,02. Größte Tagesgabe 0,06.

Hydrargyrum bichloratum corrosivum — Hydrargyrum bichloratum.

256. *Hydrargyrum bijodatum* — *Quecksilberjodid.*

Hydrargyrum bijodatum rubrum, rotes Quecksilberjodid.
Arzneitaxe: 1,0 = 10 Pf.; 10,0 = 60 Pf.
Handverkauf —. Drogisten verboten.
Scharlachrotes Pulver.

Beim Erhitzen im Probierrohr wird das Pulver zunächst gelb. Dann schmilzt es und verflüchtigt sich bei fortgesetztem Erhitzen vollständig, und bildet ein gelbes Sublimat. Dieses wird beim Erkalten allmählich wieder rot.

Kaum löslich in Wasser. Löslich in 130 Teilen kaltem Weingeist, in 20 Teilen siedendem Weingeist. Die erkaltete weingeistige Lösung soll farblos sein, und soll blaues Lackmuspapier nicht röten. (Einigermaßen löslich in wässerigen Salzlösungen.)

Sehr Vorsichtig und vor Licht geschützt aufzubewahren.

Mercurijodid HgJ_2. — 100,0 Teile enthalten 44,1 Hg; 55,9 J.

Mercurisalze nicht mit Alkalien, Alkaloiden, Bromiden, Chloriden, Jodiden, Gerbsäure und anderen organischen Stoffen.

Äußerlich. 0,1—0,5 zu 10,0.

Innerlich. Als Antisyphiliticum 0,005—0,01, täglich mehrmals. Pillen, Lösung in Alkohol oder Jodkalium. Die Lösung in Jodkalium ist besonders resorbierbar. Die Ätzwirkung wird abgeschwächt durch Bildung von Quecksilberjodid-Jodkalium; jedoch innerlich genommen tritt im sauer reagierenden Magen die Ätzwirkung wieder auf. — Auch im Decoctum Sarsaparillae.

Gegen Diphtherie und kongenitale Syphilis der Kinder 0,0002—0,001 in alkoholischer oder Jodkaliumlösung. Anders: 0,001—0,002 pro dosi bei kongenitaler Syphilis.

Verbesserte Ricord'sche Lösung.

274. ℞ Hydrargyri bijodati 0,1
Kalii jodati 8,0
Aquae destillatae ad 200,0.
M. f. Solutio. D. ad vitrum fuscum. S. 1 Eßlöffel unter kohlensaures Wasser, täglich 2 mal. — Bei alter Syphilis. Durch Wasser (statt früher Decoctum Sarsaparillae mit Sirup) weniger zersetzlich. Nicht mit Morphium! — 1 Eßlöffel = 0,007 Hydrargyrum bijodatum.

Vergiftung siehe Hydrargyrum, Nr. 254.

Größte Einzelgabe 0,02. Größte Tagesgabe 0,06.

Hydrargyrum bijodatum rubrum — Hydrargyrum bijodatum.

257. *Hydrargyrum chloratum* — *Quecksilberchlorür.*

Hydrargyrum chloratum mite. Calomelas, Kalomel. Mercurius dulcis.

Arzneitaxe: 1,0 = 5 Pf.; 10,0 = 25 Pf.

Handverkauf —. Drogisten verboten.

Gelblichweißes, feinst geschlämmtes (schweres) Pulver.

Es wird hergestellt aus sublimiertem Quecksilberchlorür. Es zeigt sich bei 100 facher Vergrößerung deutlich kristallinisch. Beim Erhitzen im Probierrohr verflüchtigt es sich, ohne zu schmelzen.

Unlöslich in Wasser und Weingeist.

Vorsichtig und vor Licht geschützt aufzubewahren. (Durch Lichteinwirkung bildet sich Sublimat. Ebenso mit Rohrzucker, besonders wenn nicht trocken aufbewahrt.)

Mercurochlorid = $HgCl$ oder Hg_2Cl_2. — 100 Teile enthalten 84,9 Hg; 15,1 Cl.

Gleichzeitig nicht Alkalien, Bromide (Bromkalium), Jodide, (Jodkalium), Chloride. Nicht mit Citronensäure, Essigsäure, Natriumcarbonat, Salmiak, Kochsalz (Bildung von Sublimat oder derartig wirkende Substanzen). Nicht mit blausäurehaltigen Präparaten, Bittermandelwasser (wegen Umwandlung in Quecksilbercyanid). Weder in Arzeneien noch sonst gleichzeitig.

Äußerlich. Als Streupulver auf luetische Geschwüre; auf breite Kondylome, vorher dieselben befeuchten mit Salzwasser.

Betreffs Einstäubung mit Pinsel bei Hornhauttrübungen siehe folgendes Präparat, Nr. 258. Hydrargyrum chloratum vapore paratum. Besonders nicht mit Jodpräparaten!

Als Schnupfpulver, Kehlkopfpulver, Rachenpulver. 1 zu 1—10 Zucker. Zum Einblasen bei Diphtherie.

Als Salbe 1 zu 10 Vaseline. Gegen Pruritus ani infolge von Oxyuren.

Innerlich. Als Laxans Einzelgabe für Erwachsene 0,1—0,5. Bei wiederholter Eingabe weniger bis hinunter zu 0,05. Als zunächst darmreinigendes Antidiarrhoicum. Besonders gegen Sommerdiarrhöen der Kinder. 0,01—0,02 bis 0,03, täglich mehrmals. Auch mit Magnesium carbonicum. Nicht längere Zeit (Salivation). — Kalomel macht leicht nephritische Reizung, daher aussetzen, wenn der Harn nicht normal. Kalomelstühle sind grün. — Als Abführmittel bei akuten Magendarmkatarrhen, Dysenterie; bei Eklampsie, Gehirnhyperämie, Meningitis. — Für Kinder anders: bis 1/4 Jahr 0,0075; bis 1 Jahr 0,015; bis 3 Jahre 0,02—0,03; bis 6 Jahre 0,025—0,04; bis 12 Jahre 0,03—0,05; bis 15 Jahre 0,04—0,06. — Anders: 0,005—0,01 pro dosi.

Als Laxans bei Cholera 0,3—0,5. Pulver, im Zwischenraum von 1/2 Stunde 2 Dosen. Auch mit Jalape oder Aloe.

Bei Typhus 0,5, 1—2 mal.

Bei hereditärer Syphilis kleiner Kinder 0,005 täglich 2 mal.

Sorgsame Mundpflege!

275. ℞ Hydrargyri chlorati 0,01
Sacchari Lactis 0,5.
M. D. t. doses 10. S. 1 Pulver, täglich mehrmals. — Bei Sommerdiarrhoe der Säuglinge. — Fäces werden schwarzgrün.

Pulvis laxans.

276. ℞ (Berliner F. M.)
Hydrargyri chlorati 0,2
Tuberum Jalapae pulveratorum 1,0.
M. f. Pulvis. D. t. doses Nr. 3. — 1 Dosis = 50 Pf. — Vgl. unten Nr. 279.

277. ℞ Hydrargyri chlorati 0,2
Camphorae tritae 0,3
Sacchari Lactis 0,5.
M. f. Pulvis. D. t. doses 3 ad chartam ceratam. S. 1 Pulver, täglich 3 mal. — Als Darmantisepticum und Laxans. — Zur Coupierkur bei Abdominaltyphus und Trichinose.

Weinhold'sche Kur gegen Syphilis.

278. ℞ Hydrargyri chlorati 0,05.
Pulveris gummosi 0,5.
M. f. Pulvis. D. t. doses 20. S. 1 Pulver, täglich 3 mal. — Drei Wochen lang täglich 3 mal à 0,05 Hydrargyrum chloratum. Ohne Betthüten. Passend für Personen, die nicht leicht Durchfall bekommen. Selten dabei Stomatitis.

279. ℞ Hydrargyri chlorati 0,3
Tuberum Jalapae pulveratorum 0,5.
M. f. Pulvis. D. t. doses 2.
S. 1 Pulver; wenn nötig, noch 1 Pulver nach Bericht. — Gegen starke Obstipation. — Vgl. Nr. 276 oben.

280. ℞ Hydrargyri chlorati 0,01
Magnesii carbonici 0,5 oder
Calcii carbonici praecipitati 0,5.
M. f. Pulvis. D. t. doses 4.
S. 1 Pulver, täglich 2 mal. — Gegen Sommerdiarrhoe bei Kindern.

325. ℞ Hydrargyri chlorati 0,005
Sacchari Lactis 0,5.
M. f. Pulvis. D. t. doses 20.
S. 1 Pulver morgens und abends. — Bei hereditärer Syphilis kleiner Kinder.

570. ℞ (Berliner F. M.) Pulvis Plumeri siehe unter 505, Stibium sulfuratum aurantiacum.

876. ℞ Hydrargyri chlorati 0,1—0,3
Sacchari 0,5.
M. f. Pulvis. D. t. doses 3.
S. 1 Pulver mehrmals nach Bericht. — Als Abführmittel bei Vergiftung durch Fisch, Fleisch, Käse, Wurst. Anders: Calomel 0,5 1 mal bis 2 mal.

905. ℞ Hydrargyri chlorati 0,005—0,05
Sacchari ad 1,0.
M. D. S. Auf 1 mal zu nehmen. — Bei Eklampsia infantum reflectoria mit Verdacht auf Darmstörung.

Vergiftungen siehe Hydrargyrum, Nr. 254.
Größte Einzelgabe 0,6. Größte Tagesgabe 1,8.
Hydrargyrum chloratum mite oder chloratum laevigatum. — Hydrargyrum chloratum.

258. *Hydrargyrum chloratum vapore paratum — Durch Dampf bereitetes Quecksilberchlorür.*

Hydrargyrum chloratum mite vapore paratum. Dampfkalomel.
Arzneitaxe: 1,0 = 5 Pf.; 10,0 = 25 Pf.
Handverkauf —. Drogisten verboten.
Weißes Pulver (feiner als Nr. 257), nach starkem Reiben gelblich. (Wirkt doppelt so stark als Nr. 257.)

Es wird gewonnen durch schnelles Erkalten des Dampfes von Quecksilberchlorür. Es zeigt nur vereinzelte Kristallchen bei 100facher Vergrößerung. Beim Erhitzen im Probierrohre wird es flüchtig, ohne zu schmelzen.

Unlöslich in Wasser und Weingeist.

Vorsichtig und vor Licht geschützt aufzubewahren. (Durch Lichteinwirkung bildet sich Sublimat. Ebenso mit Rohrzucker, besonders wenn nicht trocken aufbewahrt.)

Betreffs Verbindungen siehe das vorige Mittel. — Kein Kalomel aufs Auge pudern bei innerlicher Darreichung von Jodpräparaten, HgJ ätzt.

Äußerlich. Als Streupulver bei Trübungen der Cornea und Conjunctivitis phlyctaenulosa, Conjunctivitis lymphatica oder scrophulosa mit Phlyktänen. (Gleichzeitig also nicht Jodkalium!)

Streupulver auf Condylomata lata. Vorher anfeuchten der Condylome mit konzentrierter Kochsalzlösung.

Zu subkutaner Injektion bei Syphilis } 1 zu 10 Oleum Olivarum
Zu parenchymatöser Injektion bei Syphilis } 1 Spritze pro Woche.

Nr. 258 ist besser geeignet zur subkutanen und zur parenchymatösen Injektion als Nr. 257.

Innerlich. Halb so große Gaben als Nr. 257, da doppelt so stark. 0,005—0,1.

281. ℞ Hydrargyri chlorati vapore parati 10,0.
D. S. Mittels feinen trockenen Haarpinsels das untere Augenlid innen zu bestäuben, täglich 1 mal. — Gegen Conjunctivitis phlyctaenulosa. (Später nach Abnehmen der Entzündung Unguentum ophthalmicum.) Aussetzen, wenn frische Infiltrate oder fortschreitende Geschwüre in der Hornhaut auftreten, bis zu deren Rückgang.

Vergiftung siehe Nr. 254, Hydrargyrum.

Größte Einzelgabe 0,1. Größte Tagesgabe 0,5.

259. *Hydrargyrum cyanatum* — *Quecksilbercyanid.*

Arzneitaxe: 1,0 = 5 Pf.

Handverkauf —. Drogisten verboten.

Farblose, durchscheinende, säulenförmige Kristalle.

Bei vorsichtigem Erhitzen im Probierrohre sollen sie sich vollständig verflüchtigen.

Löslich in 12,8 Teilen kalten Wassers, in 3 Teilen siedenden Wassers, in 12 Teilen Weingeist. Schwer löslich in Äther.

Sehr vorsichtig aufzubewahren.

$Hg(CN)_2$. — 100 Teile enthalten 79,4 Hg; 20,6 Cy.

Mercurisalze nicht mit Alkalien, Alkaloiden, Bromiden, Chloriden, Jodiden, Gerbsäure, und anderen organischen Stoffen.

Äußerlich. Fällt Eiweiß nicht, und reizt wenig bei subkutanen Injektionen. Deshalb und wegen leichterer Lösbarkeit besser als Sublimat. (Sublimat löslich in 16 Teilen kalten Wassers, Quecksilbercyanid in 12,8 kalten Wassers.) Zur subkutanen Injektion 0,1 zu 10,0 Aqua destillata, täglich $^1/_2$—1 Spritze bei Syphilis.

Als Gurgelwasser bei syphilitischen Rachengeschwüren und bei Diphtherie. 0,02—0,05 zu 200,0 Aqua destillata.

Innerlich. Für Erwachsene 0,005—0,01, täglich mehrmals.

Für Kinder 0,0005, täglich mehrmals. Pulver, Pillen, 5 ‰ wässerige Lösung. Gegen Diphtherie, Syphilis.

Vergiftung siehe Hydrargyrum, Nr. 254.

Größte Einzelgabe 0,02. Größte Tagesgabe 0,06.

Hydrargyrum hydrocyanicum — Hydrargyrum cyanatum.
Hydrargyrum jodatum rubrum — Hydrargyrum bijodatum.
Hydrargyrum muriaticum corrossivum — Hydrargyrum bichloratum.
Hydrargyrum muriaticum mite — Hydrargyrum chloratum.
Hydrargyrum muriaticum mite vapore puratum — Hydrargyrum chloratum vapore paratum.

260. *Hydrargyrum oxydatum* — *Quecksilberoxyd.*

Rotes Quecksilberoxyd, Hydrargyrum oxydatum rubrum via sicca paratum. Früher auch nach verlassener Darstellungsweise Hydrargyrum praecipitatum rubrum, roter Präzipitat.

Arzneitaxe: 1,0 = 5 Pf.; 10,0 = 35 Pf.

Handverkauf: Hydrargyrum oxydatum rubrum 500,0 = 5 Mk.

Drogisten verboten.

Gelblichrotes, kristallinisches, feinstgeschlämmtes Pulver.

Beim Erhitzen im Probierrohr verflüchtigt es sich unter Abscheidung von

Quecksilber. 0,2 Quecksilberoxyd sollen nach dem Erhitzen höchstens einen unwägbaren Rückstand hinterlassen.

Fast ganz unlöslich in Wasser. Leicht löslich in verdünnter Salzsäure oder Salpetersäure.

Sehr vorsichtig und vor Licht geschützt aufzubewahren. (Im Licht spaltet sich Quecksilber ab.)

HgO. — 100 Teile enthalten 92,6 Hg; 7,4 O.

Nicht zu Zinkleimen, nicht mit Jodol (wegen Explosion.) Mercurisalze nicht mit Alkalien, Alkaloiden, Bromiden, Chloriden, Jodiden, Gerbsäure, und anderen organischen Stoffen.

Äußerlich. Zu Salbe 0,5—1,0 auf 10,0

Zu Augensalbe 0,1—0,2 auf 10,0. Besser Nr. 261, Hydrargyrum oxydatum via humida paratum.

Innerlich. Als Antisyphiliticum 0,005—0,01, täglich 2 mal. Pillen, Pulver. Vgl. Nr. 261, Hydrargyrum oxydatum via humida paratum.

Zu Unguentum Hydrargyri rubrum, Nr. 583.

Vergiftungen siehe unter Nr. 254 Hydrargyrum.

Größte Einzelgabe 0,02. Größte Tagesgabe 0,06.

{**Hydrargyrum oxydatum flavum** — Hydrargyrum oxydatum via humida paratum.
Hydrargyrum oxydatum rubrum — Hydrargyrum oxydatum.

261. *Hydrargyrum oxydatum via humida paratum* — *Gelbes Quecksilberoxyd.*

Präzipitiertes Quecksilberoxyd. Hydrargyrum oxydatum flavum.

Arzneitaxe: 1,0 = 5 Pf.

Handverkauf —. Drogisten verboten.

Gelbes, (feines) amorphes Pulver.

Beim Erhitzen im Probierrohr verflüchtigt es sich unter Abscheidung von Quecksilber. 0,2 gelbes Quecksilberoxyd sollen nach dem Erhitzen höchstens einen unwägbaren Rückstand hinterlassen.

2 Teile Quecksilberchlorid werden gelöst in 40 Teilen warmen Wassers. Dann langsam eingegossen unter Umrühren in folgende kalte Mischung. Die kalte Mischung besteht aus 6 Teilen Natronlauge mit 10 Teilen Wasser. Das Ganze wird 1 Stunde stehen gelassen bei mäßiger Wärme, unter häufigem Umrühren. Der entstandene Niederschlag wird gesammelt, ausgewaschen mit warmem Wasser, und getrocknet bei 30° unter Lichtabschluß.

Fast ganz unlöslich in Wasser; leicht löslich in verdünnter Salzsäure oder Salpetersäure.

Sehr vorsichtig und vor Licht geschützt aufzubewahren.

Mercurisalze nicht mit Alkalien, Alkaloiden, Bromiden, Chloriden, Jodiden, Gerbsäure, und anderen organischen Stoffen. Nicht mit Jodol (wegen Explosion).

Äußerlich. Zu Augensalbe bei Blepharadenitis, Conjunctivitis phlyctaenulosa 0,1—0,2 zu 10,0 Lanolin, Paraffin, Vaselin, täglich 1 mal ins Auge einzustreichen. Ist wirksamer als Unguentum Hydrargyri rubrum, Nr. 583, von Hydrargyrum oxydatum (rubrum), Nr. 260. Anders: 0,5—1,0 zu 25,0 Vaselin. Anders: 1 zu 30—50.

Innerlich. Als Antisyphiliticum, milder als Nr. 260, Hydrargyrum oxydatum.

282. ℞ (Fuchs).
Hydrargyri oxydati via humida parati 0,05—0,15
Adipis 5,0.
M. f. Unguentum. D. S. Augensalbe. — Unguentum ophthalmicum.

Unguentum ophthalmicum.

283. ℞ (Berliner F. M.).
Hydrargyri oxydati via humida parati 0,1
Vaselini americani ad 10,0.
M. f. Unguentum. D. S. Augensalbe. — 1 Dosis = 50 Pf.

Vergiftung siehe unter Nr. 254. Hydrargyrum.
Größte Einzelgabe 0,02. Größte Tagesgabe 0,06.

Hydrargyrum perchloratum — Hydrargyrum bichloratum.

262. *Hydrargyrum praecipitatum album* — *Weißer Quecksilberpräzipitat.*

Hydrargyrum amidato-bichloratum. Hydrargyrum bichloratum amidatum.

Arzneitaxe: 1,0 = 5 Pf.; 10,0 = 25 Pf.
Handverkauf —. Drogisten verboten.
Weiße Masse oder amorphes Pulver.

Beim Erhitzen im Probierrohr soll es sich verflüchtigen unter Zersetzung, ohne zu schmelzen und ohne Rückstand.

2 Teile Quecksilberchlorid werden gelöst in 40 Teilen warmen Wassers. Nach dem Erkalten wird die Lösung langsam vermischt mit 3 Teilen Ammoniakflüssigkeit, oder mit so viel Ammoniakflüssigkeit, daß diese letztere ein wenig vorwaltet. Der entstandene Niederschlag wird gesammelt auf einem Filter. Nach dem Ablaufen der Flüssigkeit wird der Niederschlag allmählich ausgewaschen mit 18 Teilen Wasser. Und sodann, vor Licht geschützt, getrocknet bei 30°.

Fast gänzlich unlöslich in Wasser. Leicht löslich in erwärmter Salpetersäure. Vollständig löslich in verdünnter Essigsäure beim Erwärmen.

Sehr vorsichtig und vor Licht geschützt aufzubewahren.

Mercuri-ammonium-chlorid = $HgCl.NH_2$. — 100 Teile enthalten 79,5 Hg.

Mercurisalze nicht mit Alkalien, Alkaloiden, Bromiden, Chloriden, Jodiden, Gerbsäure, und anderen organischen Stoffen.

Äußerlich. Leicht ätzend und desinfizierend. Als Salbe 0,5—1,0 zu 10,0. Gegen Krätze. — Für Kinder 0,1—0,2 ad 10,0 Vaselin, bei Blepharadenitis, Ekzema narium.

Zu Hautseifen 5 %.

284. ℞ Hydrargyri praecipitati albi 0,1—0,2
Vaselini ad 10,0.
M. f. Unguentum. D. S. Erbsengroß einzureiben in den Lidrand vor dem Schlafen. — Bei Entzündung des Lidrandes der Augen (Blepharadenitis pediculosa, scrophulosa, syphilitica). — Ferner gegen Blepharitis bei Hordeolum, Blepharitis scrophulosa, gegen skrofulöse Ekzeme, Nasenekzeme, gegen Frühjahrskatarrh der Augen.

Zu Unguentum Hydrargyri album, Nr. 581. (1 Hydrargyrum praecipitatum album + 9 Paraffinsalbe).

Größte Einzelgabe —. Größte Tagesgabe —.

Hydrargyrum praecipitatum rubrum — Hydrargyrum oxydatum.

263. *Hydrargyrum salicylicum* — *Quecksilbersalicylat.*

Salizylsaures Quecksilber.

Arzneitaxe: 1,0 = 10 Pf.
Handverkauf —. Drogisten verboten.
Weißes (feines) Pulver. Geruchlos und geschmacklos.
100 Teile enthalten mindestens 59 Teile Quecksilber.

Kaum löslich in Wasser und in Weingeist. Löslich in Natronlauge, und in Natriumcarbonatlösung bei gewöhnlicher Temperatur. Beim Erwärmen löslich in gesättigter Natriumchloridlösung.

Sehr vorsichtig aufzubewahren.

$C_6H_4.O.COO.Hg$. — 100 Teile enthalten mindestens 59 Hg.

Mercurisalze nicht mit Alkalien, Alkaloiden, Bromiden, Chloriden, Jodiden, Gerbsäure, und anderen organischen Stoffen.

Äußerlich. Als Antisyphiliticum. Zu intramusculären Einspritzungen in ungelöstem Zustande wie Kalomel. 1 zu 10 Paraffinum liquidum, davon 1 Spritze in Zwischräumen von 4—8 Tagen.

Zur subkutanen Injektion 0,1 pro dosi, wöchentlich 1—2 mal 1 Spritze. Ist nicht schmerzhaft. Vgl. Maximaldose. 1 Spritze = 0,1 = 5 × 0,02 (größte Einzelgabe und fast 2 mal so viel als in Klammern gestellte Tagesgabe 0,06). Vorsicht! Bisweilen Paraffinembolien, schmerzhafte, entzündliche Knoten.

Zu Umschlägen auf syphilitische Geschwüre 0,5—3 ‰ wässerige Lösung mit Kalium carbonicum āā.

Innerlich. Gegen Syphilis. 0,01 in Pillen, täglich 1—2 Pillen.

285. ℞ Hydrargyri salicylici 1,0
Paraffini liquidi ad 10,0.
M. D. S. Äußerlich zu Händen des Arztes. — Wohlgeschüttelt zur intramusculären Injektion.

Vergiftung siehe Hydrargyrum, Nr. 254.

Größte Einzelgabe 0,02. Keine größte Tagesgabe (0,06).

Hydrargyrum sulfuratum rubrum. Cinnabaris, Zinnober.

Nicht offizinell. Arzneitaxe: 10,0 = 20 Pf. Handverkauf: 100,0 = 1 Mk. 20 Pf.; 500,0 = 4 Mk. 50 Pf.

Unguentum rubrum sulfuratum (Zinnobersalbe).
724. ℞ (Berliner F. M.).
Hydrargyri sulfurati rubri 0,5
Sulfuris sublimati 12,5
Olei Bergamottae 0,5
Vaselini americani ad 50,0.
M. f. Unguentum. D. S. Äußerlich. — 1 Dosis = 79 Pf. — Reizlose Salbe bei Ekzemen des Capillitium.

Hydrastinin-Hydrochlorid — Hydrastininum hydrochloricum.

264. *Hydrastininum hydrochloricum* — *Hydrastinin-hydrochlorid.*

Arzneitaxe: 0,01 = 10 Pf.; 0,1 = 70 Pf.

Handverkauf —. Drogisten verboten.

Schwach gelbliche, nadelförmige Kristalle, oder ein gelblichweißes, kristallinisches Pulver. Geruchlos. Geschmack bitter.

Schmelzpunkt annähernd 210°. Nach dem Verbrennen soll kein Rückstand bleiben.

Leicht löslich in Wasser. Die wässerige Lösung (1 = 20) ist schwach gelblich, und zeigt blaues Fluoreszenz, welche besonders hervortritt bei starker Verdünnung mit Wasser; Reaktion neutral. — Leicht löslich in Weingeist. Schwer löslich in Äther, Chloroform.

Vorsichtig aufzubewahren.

Äußerlich. Zur Stillung von Uterusblutung infolge von Endometritis, Myomen, Abort in 10 % wässeriger Lösung subkutan circa 1/3 (bis 1/2 bis 1) Spritze; in 5 % Lösung 1/2 (bis 1) Spritze. 0,03 in Pillen, täglich mehrmals.

Hydrastinin reizt das vasomotorische Zentrum, und verengt dadurch die Arterien des ganzen Körpers, und außerdem durch Reizung der peripheren Vasomotoren. Sekundär kommt es auch wohl zu Uteruskontraktionen (nicht Wehen), infolge der Anämie des Uterus. — Bei Blutungen während und nach der Geburt steht es weit nach dem Secale cornutum.

Innerlich. Als Haemostaticum bei Schleimhautblutungen, Lungenblutungen. 0,01—0,02—0,03, täglich mehrmals. Pillen. Im Handel vorrätig in Gelatinekapseln zu 0,025.

Bei Epilepsie 0,01—0,02, täglich bis 5 mal (also bis 0,05—0,1). In wässeriger Lösung 10 auf 100, 5 Tropfen, täglich 5 mal (also 25 Tropfen = 0,1 Hydrastinin. hydrochl.).

286. ℞ Hydrastinini hydrochlorici 0,3
Aquae destillatae 10,0.
M. D. S. Zur subkutanen Injektion. — 1 Spritze = 0,03. Hydrastinin. hydrochl.; 1/2 Spritze = 0,015. — Gegen Uterusblutungen infolge von kongestiver Dysmenorrhoe, submukösen Myomen, Endometritis.

287. ℞ Hydrastinini hydrochlorici 0,5
Radicis Liquiritiae pulveratae et
Succi Liquiritiae depurati qu. s., ut f. Pilulae 30. D. S. 1 Pille, täglich bis 6 mal. — 1 Pille = 0,016 Hydrastinin. hydrochl., 6 Pillen = 0,096.

915. ℞ Hydrastinini hydrochlorici 0,025
Aquae destillatae circa 0,25.
In Capsula gelatinosa (vorrätiges Fabrikpräparat). D. t. doses 10.
S. 1 Kapsel, täglich bis 3 mal. — Gegen Uterusblutungen infolge von kongestiver Dysmenorrhoe, submukösen Myomen, Endometritis.
Antidot unbekannt.
Größte Einzelgabe 0,03. Größte Tagesgabe 0,1.

Hydrastis. Rhizoma Hydrastis, Nr. 435.
Extractum Hydrastis fluidum, Nr. 174.
Hydrastininum hydrochloricum, Nr. 264.

Hydrastis-Fluidextrakt — Extractum Hydrastis fluidum.

Hydrastisrhizom — Rhizoma Hydrastis.

Hydrastiswurzel — Rhizoma Hydrastis.

Hydrogenium peroxydatum = Wasserstoffsuperoxyd, nicht offizinell. Arzneitaxe: 10,0 = 5 Pf.; 100,0 = 20 Pf.; 500,0 = 60 Pf.; concentratum 1,0 = 15 Pf.; 10,0 = 1 Mk. 25 Pf. Handverkauf: Hydrogenium peroxydatum 40,0 = 10 Pf.; 100,0 = 20 Pf.; 500,0 = 60 Pf. — Entfärbt rotes Haar und macht blond.

Hygroskopische Mittel nicht in Pulverform verschreiben! z. B.
Chloralum hydratum.
Ferrum sesquichloratum.
Kalium aceticum (nicht offizinell).
Kalium carbonicum.
Kalium sulfuratum.
Tartarus boraxatus.

Hyoscyamus
Herba Hyoscyami, Nr. 246.
Extractum Hyoscyami, Nr. 175.
Oleum Hyoscyami, Nr. 358.
Scopolaminum hydrobromicum, Nr. 450, (früher: Hyoscinum hydrobromicum).

Vergiftungssymptome. Erweiterung der Pupillen, Sehstörungen. Trockenheit des Mundes und Schlundes, großer Durst. Übelkeit, Erbrechen. Sehr trockene, rote, heiße Haut. Beschleunigter Puls, beschleunigte Atmung. Rausch, heitere Delirien, starke Jactation, Sopor.

Antidota. Brechmittel, Magenausspülung. Tannin. Morphium (subkutan). Pilocarpin. Physostigmin. Chloralhydrat. Alcoholica. Kaffee. — Warmes Bad, kalte Übergießung, kalte Umschläge um den Kopf.

Hypnalum, nicht offizinell. Arzneitaxe: 1,0 = 25 Pf. Handverkauf —. Verbindung von Antipyrin und Chloralhydrat, $C_{11}H_{12}N_2O \cdot CCl_3 \cdot CH(OH)_2$. Farblose Kristalle, oktaëdrisch, fast geschmacklos. Löslich in heißem Wasser. Dosis 1,0 bis höchstens 2,0. Schlaf nach $^1/_2$ Stunde. — Gegen Spasmus glottidis (Laryngismus stridulus, Asthma Millari), bei häufigen heftigen Anfällen kleine Dosen von Hypnal (oder Bromkalium).

Hypnotika = Schlaf machende Mittel, Schlafmittel. Dasselbe Somnifera.
Causale Behandlung! Vermeidung von zu spätem Essen, Regelmäßigkeit der Schlafenszeit, frühes Aufstehen, Holzhacken, Rudern, Turnen, Radfahren, Bergsteigen, Schwimmen. Bei Gelähmten passive Bewegungen. Warme Bäder. Bayrisches Bier. Kognak.
Amylenum hydratum, Nr. 55.
Chloralum formamidatum, Nr. 114.
Chloralum hydratum, Nr. 115.
Codeïnum phosphoricum, Nr. 119.
Methylsulfonalum, Nr. 320.
Morphinum hydrochloricum, Nr. 324.
Opium, Nr. 378.
Paraldehydum, Nr. 382.
Pulvis Ipecacuanhae opiatus, Nr. 408.
Scopolaminum hydrobromicum, Nr. 450.
Sulfonalum, Nr. 512.

Jaborandi. Folia Jaborandi, Nr. 208.
Pilocarpinum hydrochloricum, Nr. 391.

Jaborandiblätter — Folia Jaborandi.

Jalapa. Tubera Jalapae, Nr. 568.
Resina Jalapae, Nr. 430.
Sapo jalapinus, Nr. 446.
Pilulae Jalapae, Nr. 394.

Jalapenharz — Resina Jalapae.

Jalapenharzseife — Sapo jalapinus.

Jalapenknollen — Tubera Jalapae.

Jalapenpillen — Pilulae Jalapae.

Jalapenseife — Sapo jalapinus.

Jalapenwurzel — Tubera Jalapae.
Ichthyolum = Ammonium sulfo-ichthyolicum. Siehe dieses.
Incompatibilitäten (von englischen incompatibles bzw. compatior = zusammenleiden) = Unverträglichkeiten, ein Ausdruck für unpassende Arzneimischungen.

a) **pharmazeutisch-chemische**: z. B.
1) Extrakte mit essigsaurem Blei.
2) Gerbsäurelösungen mit Eisensalzen und anderen Metallsalzen oder Alkaloiden.
3) Alkaloide mit Metallsalzen oder Alkalien.
4) Salze und Alkalien.
Weiteres bei den einzelnen Nummern des Arzneibuches selbst.

b) **pharmakotherapeutische**: Zwei Mittel, deren Wirkung sich gegenseitig aufhebt, z. B.
Atropin und Pilocarpin.
Chloralhydrat und Strychnin.

Infundere = infundiren. — infundo, fūsi, fūsum, ĕre = hineingießen. Infundieren heißt einen Aufguß machen = mit heißem Wasser übergießen und 5 Minuten erhitzen auf dem Wasserbade. Produkt: Infusum, Infus = Aufguß. Siehe Infusa.

Infusa — Aufgüsse.

Arzneitaxe: Ein Aufguß (oder eine Abkochung) kostet 25 Pf.; einschließlich des erforderlichen Wassers, der Wägung des Wassers, und der Colatur.

Drogisten verboten.

Wenn die Menge der Substanz, des Arzneimittels, nicht anders vorgeschrieben ist, wird 1 Teil Substanz genommen auf 10 Teile Aufguß.

Bereitung. Die Substanz wird nötigenfalls zerkleinert, dann in einem geeigneten Gefäße übergossen mit heißem Wasser, und die Mischung wird weiter 5 Minuten erhitzt im Wasserbade (in „Infundierbüchsen", welche in „Wasserbädern" stehen, d. h. in einem zweiten größeren, mit heißem Wasser gefüllten Behälter, der geheizt wird durch Petroleum, Gas, Dampf). Währenddessen wird wiederholt umgerührt. Nach dem Erkalten wird die Flüssigkeit abgeschieden, und zwar mittels Durchseihens (colare, coliren).

Von Arzneikörpern, für welche eine größte Gabe festgesetzt ist, darf ein Aufguß nur dann abgegeben werden, wenn die Menge des Arzneistoffes vom Arzte vorgeschrieben ist.

Infusum: 1 zu 10.
Infusum concentratum: $1^1/_2$ zu 10.
Infusum concentratissimum: 2 zu 10.

Die ätherischen Bestandteile bleiben beim Infundieren zum Teil in der Colatur.

Infusa nicht mit Alkalien, Metallsalzen.

Sollen Salze, Extrakte, Manna u. dgl. gelöst werden in Infusen, so geschieht das in der durchgeseihten Flüssigkeit, nicht vor dem Durchseihen, sonst bleibt viel Salz etc. in den Pflanzenstoffen.

Infusiones — Infusa.
Infuso-Decoct. Die Abkochung eines Arzneimittels wird kochend auf ein zweites Arzneimittel gegossen, und dann werden die beiden weiter 5 Minuten auf dem Dampfbad gelassen.
Infusum laxativum — Infusum Sennae compositum.

265. *Infusum Sennae compositum — Wiener Trank.*

Aqua laxativa Viennensis sive Vindobonensis.

Arzneitaxe: 10,0 = 10 Pf.; 100,0 = 95 Pf.
Handverkauf: 10,0 = 10 Pf.; 100,0 = 75 Pf. — Drogisten verboten.
(Bräunliche Flüssigkeit. Geruch etwas unangenehm.)

50 Teile Sennesblätter, mittelfein zerschnitten, werden übergossen mit 450 Teilen heißem Wasser, und 5 Minuten erhitzt im Wasserbade. Nach dem Erkalten wird die Flüssigkeit abgepreßt. In dieser Flüssigkeit werden gelöst 50 Teile Kaliumnatriumtartrat + 1 Teil Natriumcarbonat + 100 Teile Manna. Die Lösung wird durchgeseiht. Dann wird sie auf 475 Teile gebracht durch

Zusatz von kochendem Wasser. Darauf werden noch hinzugesetzt 25 Teile Weingeist. Absetzen lassen 24 Stunden. Dann wird die Flüssigkeit klar abgegossen vom Bodensatze.

Hält sich, kühl aufbewahrt, 15—20 Tage; sterilisiert noch länger.
Infusa nicht mit Alkalien, Metallsalzen.

Innerlich. Frische Bereitung dauert länger als 24 Stunden, siehe oben.

Als Abführmittel 1 Eßlöffel 1 stündlich oder 2 stündlich. Anders: 1—2 Eßlöffel 2 stündlich. Größeren Kindern mit Sirup teelöffelweise. Anders: Kindern 1 Kinderlöffel 2 stündlich bis 3 stündlich. Bei Kindern zu bedenken die 4,5 % Spiritus. Für gewöhnlich nicht mehr verordnen als 50,0.

Als starkes Laxans 3—4 Eßlöffel; wenn nach 2 Stunden kein Erfolg, noch 2 Eßlöffel.

Infusum Sennae frigide paratum. 15,0—20,0 (1 Eßlöffel) Sennesblätter werden abends übergossen mit 100,0 (1 Tasse) bis 200,0 kalten Wassers. Morgens nüchtern wird der Aufguß getrunken, eventuell in 2 Portionen. Er verursacht weniger kolikartige Schmerzen. Gegen den schlechten Geschmack etwas Kaffee nachtrinken.

288. ℞ Für 50 Pf. Wiener Trank im Handverkauf (= 50,0).
Vorschrift: Eßlöffelweise für Erwachsene; teelöffelweise für Kinder. Abführmittel.

Größte Einzelgabe 60,0. Größte Tagesgabe 100,0.

Ingwer — Rhizoma Zingiberis.
Ingwertinktur — Tinctura Zingiberis.
Ingwerwurzel — Rhizoma Zingiberis.
Inhalation mit Zerstäubungsapparat. Zur Zerstäubung geeignet sind

Acidum carbolicum (0,5 %), Nr. 13.
Acidum lacticum (0,5—3 %), Nr. 21.
Acidum salicylicum (0,5 — 1 %), Nr. 26.
Acidum tannicum (0,5—2 %), Nr. 30.
Ammonium bromatum (0,5—2 %), Nr. 49.
Ammonium chloratum (0,5—3 %), Nr. 51.
Aqua Calcariae, Nr. 60.
Aqua chlorata (1—5 %), Nr. 62.
Aqua Picis, Nr. 68.
Borax (0,5—2 %), Nr. 88.
Kalium chloricum (0,5—2 %), Nr. 273.
Kalium jodatum (0,1—1 %), Nr. 275.
Kalium permanganicum (0,1—0,5 %), Nr. 277.
Kreosotum (0,1 %), Nr. 282.
Liquor Ferri sesquichlorati (0,3—0,5 %), Nr. 298.
Liquor Kalii arsenicosi (0,1—0,2 %), Nr. 301.
Liquor Kalii carbonici (0,5—2 %), Nr. 302.
Lithium carbonicum (0,2—2 %), Nr. 307.
Natrium bicarbonicum (0,5 — 2 %), Nr. 331.
Natrium carbonicum (0,5—2 %), Nr. 333.
Natrium chloratum (0,5—2 %), Nr. 336.
Zincum sulfuricum (0,5—1 %), Nr. 606.

Injectiones = Einspritzungen. Hauptregel = dünnflüssig, keimfrei und neutral reagierend. Rationellstes Vehikel: Aqua sterilisata. Blutgefäße meiden. Subkutane Injektionen von nicht reizenden Stoffen an beliebigen Stellen (Apomorphin, Morphin, Pilocarpin); Injektionen von reizenden Stoffen lassen sich nur gut machen an dem Rücken und an den nates.
Injection Brou im Handverkauf 1 Flasche = 3 Mk.
Injection Matico im Handverkauf 1 Flasche = 2 Mk. 50 Pf.
Jod — Jodum.
Jod. Jodum, Nr. 267.
Jodoformium, Nr. 266.
Tinctura Jodi, Nr. 549.
Kalium jodatum, Nr. 275.
Unguentum Kalii jodati, Nr. 584.
Natrium jodatum, Nr. 337.

Jodate wegen Explosionsgefahr nicht mit
allen leicht oxydierbaren Substanzen (Jod, Phosphor, Phosphiten, Hypophosphiten, Schwefel, Sulfiden z. B. Schwefelarsen, Schwefelantimon, Hypochloriten, Kohle). Ferner eben deshalb nicht mit
den meisten organischen Stoffen (Alkoholen, Cellulose, Harzen, Lycopodium, Phenolen, Stärke, Zucker).

Insbesondere ist Gefahr bei Gegenwart von konzentrierter Schwefelsäure. Dasselbe gilt von Chloraten, Bromaten, Chlorsäure (Kalium chloricum), Bromsäure. — Ähnlich wie alle obigen verhalten sich Chromsäure, Kaliumpermanganat, Natriumsuperoxyd, Pikrate, Pikrinsäure.

Jodeisensirup — Sirupus Ferri jodati.

Jodide nicht mit Alkaloiden, Kalium chloricum, Kalium permanganicum, Ferrum sesquichloratum, Quecksilbersalzen.

Jodina — Jodum.

Jodkali oder Jodkalium — Kalium jodatum.

Jodkaliumsalbe — Unguentum Kalii jodati.

Jodnatrium — Natrium jodatum.

Jodoform — Jodoformium.

266. *Jodoformium* — *Jodoform.*

Arzneitaxe: 1,0=10 Pf.;10,0=80 Pf.; pulveratum 1,0=10 Pf.; 10,0=80 Pf. Handverkauf —. Drogisten verboten.

Citronengelbe, glänzende, kleine, hexagonale Blättchen oder Tafeln, fettig anzufühlen, oder auch citronengelbes, kristallinisches Pulver, mehr oder minder fein. Geruch durchdringend (unangenehm), etwas safranartig. (Sonnenlicht spaltet Jod ab.)

Schmelzpunkt annähernd 120°. — 0,1 Jodoform soll nach dem Erhitzen keinen wägbaren Rückstand hinterlassen.

Fast unlöslich in Wasser. Aber es ist flüchtig mit den Dämpfen siedenden Wassers. Löslich in 50 Teilen kaltem Weingeist, in ungefähr 10 Teilen siedendem Weingeist. Löslich in 6 Teilen Äther (in Fetten und ätherischen Ölen).

Vorsichtig aufzubewahren. (Vor Licht geschützt. Ebenso Lösungen vor Licht geschützt.)

CHJ_3. — 100 Teile enthalten 96,69 J.

Jodoform, wie andere organische Jodpräparate, nicht mit Alkalien, Kalium permanganicum, Nitraten (Silbernitrat), Nitriten, Quecksilbersalzen. — Jodoform nicht innerlich bei Kalomel aufs Auge; Quecksilberjodid ätzt.

Wundantisepticum. Die Epidermis ist durchlässig für Jodoform.

Äußerlich. Zur Injektion in die Harnblase bei Tuberkulose. Jodoform 15,0 mit Glyzerin 10,0 und Tragacanth 0,1 und Aqua destillata 25,0. 1 Eßlöffel in 1 Liter Wasser zur Blasenspülung.

Intraparenchymatös bei skrophulösen und tuberkulösen Vereiterungen von Drüsen und Knochen. 1 zu 10 Glyzerin, 2 Pravazspritzen, wöchentlich 1—2 mal in die Gegend der tuberkulösen Partien. Zur Injektion in tuberkulöse Gelenke. Mit Glyzerin oder Olivenöl 10 %.

Zum Bestreuen tuberkulöser und helkotischer Geschwüre. Allein oder mit Borsäure āā.

Als Salbe bei Decubitus, Verbrennung zweiten Grades. 1 zu 10 Unguentum Paraffini oder Vaselin. Oder als Jodoform-Vasogen, im Handel vorrätig zu 1½ %. — Für Kinder 1 zu 20 Vaselin zum Einführen in die Nase bei Nasendiphtherie.

Zum Einblasen in die Nase 1 zu 10 Borsäure bei Ozaena.

In Bougies bei Fisteln und Geschwüren der Urethra.

Als Jodoformcollodium. 1 zu 10 Collodium. Anders: 1—2 ad 10. Zum Bepinseln von Drüsengeschwülsten und als Fixationsmittel.

Zu Suppositorien 0,1—0,15 zu 3,0 Oleum Cacao. Bei entzündlichen Exsudaten der Beckenorgane, Parametritis.

Zu Vaginaltampons 1 zu 10 Glyzerin.

Als Jodoformgaze. Im Handverkauf: **10 %** ½ m = 45 Pf.; 1 m = 80 Pf.; 5 m = 3 Mk. 10 Pf; 10 m = 6 Mk. — **20 %** ½ m = 60 Pf.; 1 m = 1 Mk.; 5 m = 3 Mk. 85 Pf.; 10 m = 7 Mk. 50 Pf. — **30 %** 1 m = 1 Mk. 20 Pf.; 5 m = 4 Mk. 60 Pf.; 10 m = 9 Mk. 10 Pf. — **50 %** 1 m = 1 Mk. 65 Pf.; 5 m = 6 Mk. 35 Pf.; 10 m = 12 Mk. 50 Pf.

Als Jodoform-Charpie-Baumwolle (Watte). Im Handverkauf: 4 % 25,0 = 35 Pf.; 50,0 = 65 Pf.; 100,0 = 1 Mk. 60 Pf.; 250,0 = 2 Mk. 90 Pf.; 500,0 = 5 Mk. — 10 % 25,0 = 50 Pf.; 50,0 = 80 Pf.; 100,0 = 1 Mk. 50 Pf.; 250,0 = 3 Mk. 70 Pf.; 500,0 = 6 Mk. 50 Pf. — 30 % 500,0 = 9 Mk.

Zu Hautseifen 5 %. Zum Waschen von Unterschenkelgeschwüren.

Innerlich. Selten. 0,01—0,2, täglich mehrmals in Pillen, Granula, Pulver, gegen Skrophulose, Tuberkulose, Ascariden, Gärung im Magen und Darm.

Geruchscorrigentien: Coffea tosta, Mentholum, Balsamum peruvianum, Oleum Menthae piperitae. (Die Tonkabohne 0,5 zu 10,0 Jodoform. — Cumarin 0,5 zu 10,0 Jodoform. Cumarinum, Arzneitaxe 0,1 = 5 Pf.; Handverkauf —. Faba de Tonco, Arzneitaxe —; Handverkauf 1 Stück 10 Pf.

Bruns'sche Jodoformmixtur.

289. ℞ Jodoformii 10,0
Spiritus 45,0
Glycerini 45,0.
M. D. S. Äußerlich. — Schüttelmixtur zur Einspritzung in tuberkulöse Drüsen, tuberkulöse Gelenke, Cysten, Kropf, kalte tuberkulöse Abszesse.

Collodium Jodoformii.

290. ℞ (Berliner F. M.)
Jodoformii 1,5
Collodii elastici ad 15,0.
D. S. Äußerlich. 1 Dosis = 59 Pf.; ½ Dosis = 45 Pf.

Jodoformium desodoratum.

291. ℞ (Berliner F. M.)
Olei Ligni Sassafras guttas II
Jodoformii ad 10,0.
D. S. Äußerlich. — 1 Dosis = 1 Mk. 10 Pf.; ½ Dosis = 80 Pf.

292. ℞ Jodoformii pulverati 10,0.
D.S. Äußerlich als Streupulver.

293. ℞ Jodoformii 5,0
Phenyli salicylici 10,0.
M.D.S. Äußerlich nach Bericht. — Erwärmt und verflüssigt (bei 40°) auf ein gereinigtes Fußgeschwür gebracht, erstarrt es darauf.

Unguentum Jodoformii.

294. ℞ (Berliner F. M.)
Jodoformii 2,5
Vaselini americani ad 25,0.
M. f. Unguentum. D. S. Äußerlich. – 1 Dosis = 77 Pf.; ½ Dosis = 59 Pf.

Vergiftungssymptome. Im Munde Schmerz, Braunfärbung, ebenso im Rachen. Im Magen Schmerz, Erbrechen brauner oder blauer Massen mit Geruch nach Jod. Kolik, Durchfall. Schnupfen, Nasenbluten. Dyspnoe, Lungenbluten, Glottisödem. Kopfschmerz, Schwindel. — Urticaria, Akne, Pemphigus. Albuminurie, Hämoglobinurie. — Jodoform macht auch Psychosen mit Depression.

Antidota. Magenspülung. Dünner Stärkekleister, Hafergrütze und andere schleimige Getränke. Zucker. Eis. Eiweiß, Milch. Magnesia. Natrium bicarbonicum. Natrium thiosulfuricum in Lösung 2 zu 150.

Größte Einzelgabe 0,2. Größte Tagesgabe 0,6.

Jodolum, nicht offizinell. Hellbraunes Pulver, fast geruchlos. Löslich in Wasser 1 zu 1500, leichter löslich in Weingeist, Äther, erwärmtem Öl (15 %). Statt Jodoform. Nicht mit Quecksilberoxyd wegen Explosion. Arzneitaxe: 1,0 = 25 Pf.; 10,0 = 1 Mk. 80 Pf. Handverkauf —.

Jodpräparate, organische nicht mit Alkalien, Kalium permanganicum, Nitraten (Silbernitrat), Nitriten, Quecksilbersalzen.

Jodtinktur — Tinctura Jodi.

Jodquecksilber, rotes, oder zweifach-Jodquecksilber — Hydrargyrum bijodatum.

Jodum.

Jodum, Nr. 267.
Kalium jodatum, Nr. 275.
Unguentum Kalii jodati, Nr. 584.
Natrium jodatum, Nr. 337.
Tinctura Jodi, Nr. 549.
Jodoformium, Nr. 266.

267. *Jodum* — *Jod.*

Arzneitaxe: 1,0 = 10 Pf.; 10,0 = 70 Pf.
Handverkauf: 10,0 = 60 Pf.; 100,0 = 4 Mk.

Schwarzgraue Tafeln, metallisch glänzend, rhombisch, trocken, oder solche Blättchen. Geruch eigentümlich (unangenehm stechend. Geschmack scharf).

Jod färbt Stärkelösung blau. (Es verflüchtigt sich bei gewöhnlicher Temperatur in kleinen Mengen.) In der Wärme soll es sich vollständig verflüchtigen. Beim Erhitzen bildet es violette Dämpfe.

Löslich in annähernd 5000 Teilen Wasser, in 10 Teilen Weingeist, braun. Reichlich löslich in Äther, in Kaliumjodidlösung, braun. Reichlich löslich in Chloroform, in Schwefelkohlenstoff, violett. (Löslich in Paraffinum liquidum.)

Vorsichtig aufzubewahren. (In fest verschlossenen Gefäßen mit eingeschliffenen Stöpseln, welche, separiert von Kalomel und anderen veränderlichen Mitteln, wieder in eine größere Porzellankruke mit Porzellandeckel gestellt sind, oder in Standgefäßen mit aufgeschliffener Glaskappe.)

Jod nicht mit Kalomel. Jod, wie Chlor und Brom, wegen Entzündlichkeit bzw. Explosion nicht mit Ammoniak, Präparaten mit Ammoniak (auch Hydrargyrum praecipitatum album, wozu Ammoniakflüssigkeit verwendet wird). Jod auch nicht mit ätherischen Ölen. Jod nicht einatmen!

Jod und Jodide werden leicht resorbiert, und sind schon nach wenigen Minuten nachweisbar im Speichel, Harn, und in anderen Sekreten. Pflanzenprotoplasma, das Chlorophyll hat, spaltet sogar freies Jod ab, und bläut ein Gemisch von Jodkaliumstärkekleister. Bei manchen Menschen zeigen sich entzündliche Erscheinungen schon nach minimalen Gaben, bei anderen nach sehr großen Gaben. Diese Entzündungen zeigen sich an der Schleimhaut der Nase, der Luftröhre, an Speicheldrüsen, Hautfollikeln (Akne). Starke Sekretion, auch Fieber, Kopfschmerz. Diese Erscheinungen können, wie es scheint, vermieden werden, oder vermindert werden, durch gleichzeitige reichliche Zufuhr von Natriumbicarbonicum.

Äußerlich. In Salben als Resorbens, meist mit Jodkalium. Bei Orchitis, Epididymitis, Lymphadenitis, Periostitis, Struma. — Im Handel Jodvasogēn (6 %).

Zum Bepinseln des Rachens bei chronischer Pharyngitis, Hypertrophie der Tonsillen, siehe Tinctura Jodi.

Als Jodkollodium 0,1 ad 20. Zum Bepinseln von Frostbeulen.

Jodkollodium: Jodum 1 ad Collodium 10. Statt Tinctura Jodi.

Jodparaffin: Jodum 1 ad Paraffinum liquidum 10. Statt Tinctura Jodi.

Innerlich. Selten. Nie rein (0,005—0,02), gegen Kropf, Skrofulose, Drüsengeschwülste, Hyperemesis gravidarum, sondern als verdünnte Tinctura Jodi oder als Lugol'sche Lösung. Pillen, Pulver.

Lugol'sche Lösung. Jodum 1, Kalium jodatum $1^1/_2$—2, Aqua 10—2000. Für innerlichen Gebrauch nicht über 1 ‰ Jod. Kann aber zu 1 % verschrieben werden mit Anweisung z. B. 1 Teelöffel voll in 1 Glas Wasser. Anders: Jodum 1, Kalium jodatum 2, Aqua 20.

Unguentum Jodi.
295. ℞ (Berliner F. M.)
Jodi 0,5
Kalii jodati 2,5
Aquae destillatae 2,0
Adipis suilli ad 25,0.
M. f. Unguentum. D. S. Äußerlich. – 1 Dosis = 1 Mk.; $^1/_2$ Dosis = 76 Pf.

Zu Tinctura Jodi, Nr. 549.

Vergiftungssymptome. Im Munde Schmerz, Braunfärbung, ebenso im Rachen. Im Magen Schmerz, Erbrechen brauner oder blauer Massen mit Geruch nach Jod. Kolik, Durchfall. Schnupfen, Nasenbluten. Dyspnoe, Lungenbluten, Gottisödem. Kopfschmerz, Schwindel. — Urticaria, Akne, Pemphigus. Albuminurie, Hämoglobinurie.

Antidota. Magenspülung. Dünner Stärkekleister, Hafergrütze und andere schleimige Getränke, Zucker, Eis, Eiweiß, Milch. Magnesia. Natrium bicarbonicum. Natrium thiosulfuricum in Lösung 2 zu 150.

Größte Einzelgabe 0,02. Größte Tagesgabe 0,06.

Johanniswurzel — Rhizoma Filicis.

Ipecacuanha.

Radix Ipecacuanhae, Nr. 419.
Sirupus Ipecacuanhae, Nr. 472.
Vinum Ipecacuanhae, Nr. 599.
Pulvis Ipecacuanhae opiatus, Nr. 408.

Vergiftungssymptome. Starkes Erbrechen. Kollaps.

Antidota. Kohlensaures Getränk, Eis. Opium.

Ipecacuanha, graue — Radix Ipecacuanhae.
Irländisches Moos — Carrageen.
Isländisches Moos — Lichen islandicus.
Isländisch Moospasta im Handverkauf 1 Dose = 75 Pf.
Isonaphthol — Naphtholum.
Juglans siehe Folia Juglandis.
Jujubae = Brustbeeren.
Julapium oder Julep sind schön schmeckende und elegant aussehende Arzeneien. Julep, arabisch = süßschmeckender Saft.
Jungfernschwefel — Sulfur sublimatum.
Jungfernwachs — Cera alba.
Juniperus. Fructus Juniperi, Nr. 227. | Oleum Juniperi, Nr. 360. | Spiritus Juniperi, Nr. 498. | Succus Juniperi inspissatus, Nr. 509.
Jute oder araukanischer Hanf, gröber als Baumwolle, aber auch wohlfeiler. Im Handverkauf. Jute, ungebleicht, cardiert, in Strähnen 500,0 = 70 Pf.; 1000,0 = 1 Mk. 20 Pf. — Jutecharpie, ungebleicht, in Fellen 250,0 = 60 Pf.; 1000,0 = 2 Mk. — Karbolsäurejute 5 % 100,0 = 35 Pf.; 250,0 = 70 Pf.; 500,0 = 1 Mk. 25 Pf.; 1000,0 = 2 Mk. 25 Pf. — Salizylsäurejute 5 % 100,0 = 50 Pf.; 250,0 = 1 Mk. 20 Pf.; 500,0 = 2 Mk. 10 Pf.; 1000,0 = 4 Mk. 10 Pf. — Sublimatjute 100,0 = 40 Pf.; 250,0 = 90 Pf.; 500,0 = 1 Mk. 50 Pf.; 1000,0 = 3 Mk.
Kaddikbeeren — Fructus Juniperi.
Kaddikbeeren-Mus — Succus Juniperi inspissatus.
Kaffee-Extrakt. Drogisten zu verkaufen erlaubt.
Kaffeïn — Coffeïnum.
Kailkenblumen — Flores Sambuci.
Kakaobutter — Oleum Cacao.
Kakaofett oder Kakaoöl oder Kakaotalg — Oleum Cacao.
Kali aceticum solutum — Liquor Kalii acetici.
Kali-Alaun — Alumen.
Kali-Alaun, gebrannter — Alumen ustum.
Kali arsenicosum — Liquor Kalii arsenicosi.
Kali bichromicum — Kalium dichromicum.
Kali bitartaricum — Tartarus depuratus.
Kali carbonicum acidulum — Kalium bicarbonicum.
Kali carbonicum e cineribus clavellatis — Kalium carbonicum crudum.
Kali carbonicum e Tartaro oder carbonicum purum — Kalium carbonicum.
Kali carbonicum solutum — Liquor Kalii carbonici.
Kali causticum — Kali causticum fusum.
Kali causticum. Kali causticum fusum, Nr. 268.
Liquor Kali caustici, Nr. 299.

268. *Kali causticum fusum* — *Kaliumhydroxid.*

Ätzkali. Kalium hydricum. Kali causticum Alcohole depuratum fusum, in bacillis.

Arzneitaxe: Kali causticum fusum et siccum 10,0 = 10 Pf.

Handverkauf: Kali causticum fusum et siccum 7,5 = 10 Pf.; 100,0 = 80 Pf. 500,0 = 2 Mk. 50 Pf.

Weiße, trockene Stücke oder Stäbchen, schwer zerbrechlich, an der Luft feucht werdend (indem sie Wasser und Kohlensäure anziehen). Zeigen auf der Bruchfläche ein kristallinisches Gefüge.

Löslich in 2 Teilen Wasser.

Vorsichtig aufzubewahren. (In Standgefäßen, deren Stopfen mit gelbem Vaselin bestrichen. Größere Gefäße gedichtet durch einen Überzug von Paraffin.)

KOH. — 100 Teile enthalten 83,93 K_2O.

Äußerlich. Als tiefgehendes Ätzmittel, meist als Stift. Bei Biß giftiger oder toller Tiere, Karbunkeln, Lupusknoten, Milzbrandkarbunkeln.

Als Lösung 1 zu 2 Aqua destillata zur Waschung in hartnäckigen Fällen von schwieligen Ekzemen der vola manus. Schmerzhaft, aber die ekzematösen Stellen werden wund, und heilen gut nach 1 % Lapissalbe (Strauss).

Als Injektion 0,05—0,1 auf 100,0.
Zu Bädern 30,0—60,0. Anders: 3,0—5,0 auf 1000,0.
Als Kali causticum siccum zu Wiener Ätzpaste:
Pasta caustica Viennensis, auch Cauterium potentiale mitius: Calcaria usta 6, Kalium causticum siccum 5 — eine trockene Masse, schwer schmelzbar, in Stiftform mit Bleihülse oder Glashülse, oder mit Alkohol in Pastenform, oder in Pulverform (ad vitrum epistomate vitreo clausum). Trocken aufgestreut verflüssigt sich schnell. Zum Ätzen von malignen Tumoren, Milzbrandpusteln.

937. ℞ Kali caustici fusi bacillum.
D. ad vitrum operculo vitreo. S. Ätzstift. — Zum Ätzen bei Anthrax, Malleus usw.

Zu Liquor Kali caustici, Nr. 299 (15 %).

Vergiftungssymptome. Anätzung des Mundes, der Zunge, des Rachens, brennender Schmerz im Munde, im Halse. Erbrechen von Massen von stark alkalischer Reaktion mit zersetztem Blut. Kolik, blutiger Durchfall. Konvulsionen.

Antidota. Verdünnte Pflanzensäuren, Weinsäurelimonade, Citronensaft, Essig, Salzwasser. Fettemulsionen, Ölemulsionen, Mandelöl, Milch, Eispillen, schleimige Getränke. Bei blutigen Durchfällen Klistiere von Eiswasser. Keine Magensonde! Kein Brechmittel!

Größte Einzelgabe —. Größte Tagesgabe —.

Kali causticum solutum — Liquor Kali caustici.
Kali in chemischen Verbindungen siehe Kalium.
Kali chlorinicum — Kalium chloricum.
Kali chromicum acidulum oder chromicum rubrum — Kalium dichromicum.
Kali, dichromsaures, auch doppelt oder zweifach oder rotes chromsaures — Kalium dichromicum.
Kali, doppelt oder zweifach kohlensaures — Kalium bicarbonicum.
Kali, doppelt weinsaures oder doppelt weinsteinsaures — Tartarus depuratus.
Kali-Flüssigkeit, auch Kalilösung — Lipuor Kali caustici.
Kali-Flüssigkeit, auch Kalilösung, **arsenigsaure** — Liquor Kalii arsenicosi.
Kali-Flüssigkeit, auch Kalilösung, **essigsaure** — Liquor Kalii acetici.
Kali-Flüssigkeit, auch Kalilösung, **kaustische** — Liquor Kali caustici.
Kali-Flüssigkeit, auch Kalilösung, **kohlensaure** — Liquor Kalii carbonici.
Kali hydricum — Kali causticum fusum.
Kali hydricum solutum — Liquor Kali caustici.
Kali hydrobromicum — Kalium bromatum.
Kali hydrojodicum — Kalium jodatum.
Kali hypermanganicum — Kalium permanganicum.
Kali, kaustisches — Kali causticum fusum.
Kali, kohlensaures, reines — Kalium carbonicum.
Kali-Lauge — Liquor kali caustici.
Kali muriaticum oxygenatum — Kalium chloricum.
Kali-Natron tartaricum — Tartarus natronatus.
Kali-Natron, weinsaures — Tartarus natronatus.
Kali oxymuriaticum — Kalium chloricum.
Kali-Salpeter — Kalium nitricum.
Kali, saures chromsaures — Kalium dichromicum.
Kali, saures kohlensaures — Kalium bicarbonicum.
Kali, saures weinsaures oder saures weinsteinsaures — Tartarus depuratus.
Kali-Schwefelleber, rohe, oder Kali-Schwefelleber zu Bädern — Kalium sulfuratum.
Kali-Seife — Sapo kalinus.
Kali stibiato-tartaricum — Tartarus stibiatus.
Kali sulfuratum crudum oder sulfuratum pro balneo — Kalium sulfuratum.
Kali sulfuricum purum — Kalium sulfuricum.
Kali supermanganicum — Kalium permanganicum.

Kali tartaricum acidulum — Tartarus depuratus.
Kali tartaricum boraxatum — Tartarus boraxatus.
Kali tartaricum stibiatum — Tartarus stibiatus.
Kali, weinsaures oder weinsteinsaures — Kalium tartaricum.
Kali, zweifach weinsaures oder zweifach weinsteinsaures — Tartarus depuratus.
Kalium.

Kalium bicarbonicum, Nr. 269.	Kalium jodatum, Nr. 275.
Kalium bromatum, Nr. 270.	Kalium nitricum, Nr. 276.
Kalium carbonicum, Nr. 271.	Kalium permanganicum, Nr. 277.
Kalium carbonicum crudum, Nr. 272.	Kalium sulfuratum, Nr. 278.
Kalium chloricum, Nr. 273.	Kalium sulfuricum, Nr. 279.
Kalium dichromicum, Nr. 274.	Kalium tartaricum, Nr. 280.

Kaliumacetat-Lösung — Liquor Kalii acetici.
Kalium-aluminium-sulfat — Alumen.
Kalium-antimonyl-tartrat — Tartarus stibiatus.
Kalium-arsenit-Lösung — Liquor Kalii arsenicosi.
Kalium-bicarbonat — Kalium bicarbonicum.

269. *Kalium bicarbonicum* — *Kaliumbicarbonat.*

Doppeltkohlensaures Kali.
Arzneitaxe: 10,0 = 5 Pf.
Handverkauf: 30,0 = 10 Pf.; 100,0 = 20 Pf.; 500,0 = 80 Pf.

Farblose, durchscheinende Kristalle, völlig trocken. Sie brausen auf mit Säuren.

Langsam löslich in 4 Teilen Wasser. Die wässerige Lösung bläut rotes Lackmuspapier. — Unlöslich in absolutem Alkohol.

Aufzubewahren in Gläsern mit Glasstopfen.

$CO{<}^{OH}_{OK} = KHCO_3$. — 100 Teile enthalten 47 K_2O; 44 CO_2. Natrium bicarbonicum, Nr. 331, wird besser vertragen als Kalium bicarbonicum.

1,0 Kalium bicarbonicum sättigt 10,0 Acetum oder 0,64 Acidum citricum oder 0,75 Acidum tartaricum oder 8,0 Succus Citri oder 11,904 Acetum Scillae. 1,0 Acetum wird gesättigt durch 0,1 Kalium bicarbonicum; 1,0 Acidum citricum durch 1,56 Kal. bicarb.; 1,0 Acidum tartaricum durch 1,33 Kal. bicarb.; 1,0 Succus Citri durch 0,125 Kal. bicarb.; 1,0 Acetum Scillae durch 0,84 Kal. bicarb.

Äußerlich. Als Expectorans zum Zerstäuben mit Dampfinhalations-Apparat. Lösung 0,2—2,0 auf 100,0.

Innerlich. 0,5—1,0 in Pulvern, Brausemischungen. Zu Saturationen. Als Säure abstumpfendes Mittel.

297. ℞ Solutionem Kalii bicarbonici 1,0 ad 100,0.
D. S. Äußerlich nach Vorschrift. — Zum Inhalieren mittels Inhalationsapparat. — Bei Pharyngitis sicca.

Zu Liquor Kalii acetici, Nr. 300.
Größte Einzelgabe 1,0. Größte Tagesgabe —.

Kaliumbichromat — Kalium dichromicum.
Kalium bioxalicum siehe Kleesalz.
Kaliumbitartrat — Tartarus depuratus.

270. *Kalium bromatum* — *Kaliumbromid.*

Bromkalium.
Arzneitaxe: 10,0 = 15 Pf.; 100,0 = 1 Mk. 20 Pf.; pulveratum 10,0 = 15 Pf.; 100,0 = 1 Mk. 30 Pf.
Handverkauf: 7,5 = 10 Pf.; 100,0 = 1 Mk.; 500,0 = 4 Mk.

Weiße (farblose), glänzende Kristalle, würfelförmig, luftbeständig, (lichtbeständig). (Geruch nicht auffallend. Geschmack scharf salzig.)

Löslich in 2 Teilen Wasser. Löslich in etwa 200 Teilen Weingeist.

Aufzubewahren in wohlverschlossenen Gefäßen vor Feuchtigkeit geschützt.
KBr. — 100 Teile enthalten 32,9 K; 67,1 Br.

Bringt man Kaliumbromid zusammen mit Paraldehyd in Mixturen, so bildet sich Kaliumbromat.

Täglich 1,0 (bis 2,0) bewirken keine auffälligen Erscheinungen, täglich 2,0—4,0 lange Zeit bewirken Bromismus: Akne, Reizung der Schleimhäute (Rachen, Bronchien, Magen), motorische und psychische Schwäche, Schwäche des Denkens, des Gedächtnisses.

Äußerlich. Zu Klistieren 5 zu 100. Reizstillend und krampfstillend.

Zu Inhalationen als Anaestheticum bei Laryngitis, Perichondritis laryngea 0,2—2 %—5 %. Zu Inhalationen bei Keuchhusten für Kinder 1—4 % Lösung.

Zur Pinselung des Rachens 5,0 zu 100,0. Anders: 1,0 zu 50,0 Glyzerin. Anders: 1,0 zu 6,0 Glyzerin.

Zu Salben 1—5 zu 10.

Zu Augenwasser 1,0 zu 30,0.

Innerlich. Als Palliativmittel bei Epilepsie zur Verminderung der Heftigkeit und Häufigkeit der Anfälle. Langdauerndes Einnehmen von Brompräparaten schädigt die Zähne (Ausscheidung von Bromwasserstoffsäure). Dagegen häufiges Gurgeln mit dünner Lösung von Natrium bicarbonicum. Als Antispasmodicum und Sedativum 0,5—3,0, täglich mehrmals in Pulvern, Pillen, Lösung; nicht nüchtern, mit kohlensaurem Wasser oder viel Wasser nachtrinken. Bei häufigen epileptischen Anfällen: Beginn mit 3,0; bei Kindern mit 1,0—2,0. Jeden Monat 1,0 mehr; also im zweiten Monat 4,0; im dritten Monat 5,0; im vierten Monat 6,0. Darauf wieder zurück. Im fünften Monat etwa 5,0; im sechsten Monat 4,0 o. ä. Kur wenigstens 6 Monate. — Anders: Steigen bis 10,0 pro die. — Anders: Verschreiben der Tagesdosis in Päckchen, aber einnehmen niemals in Substanz, sondern in mindestens 100facher Verdünnung. Anders: Für Kinder bis 1 Jahr 0,1—02; bis 2 Jahre 0,2—0,3; bis 4 Jahre 0,3—0,5; bis 10 Jahre 0,5—1,0; bis 15 Jahre 1,0—2,0.

Bei Chorea. Mit Antipyrin āā.

Bei Eklampsie, Asthma, Enuresis nocturna, Hyperemesis gravidarum, Hypochondrie, Hysterie, Manie, Neurasthenie besonders mit Pollutionen, Reizzuständen der Genitalien, nervösen Kopfschmerzen, Pertussis, Polydipsie (Diabetes insipidus), Polyurie, Schlaflosigkeit z. B. für zahnende Kinder, Trismus, Tetanus neonatorum. Gegen Spasmus glottidis bei sehr häufigen heftigen Anfällen kleine Dosen von Bromkalium oder Hypnal.

Als Gegenmittel gegen Vergiftungen mit Jodoform, Strychnin. — Bei Vergiftung mit Strychnin und Tetanus bis 15,0 pro die.

Häufig mit Ammonium bromatum, Nr. 49, + Natrium bromatum, Nr. 332.

54. ℞ Kal. + Natr. + Ammon. bromatum siehe Nr. 49, Ammonium bromatum.

298. ℞ Flechsig'sche Opium-Bromkur. Gedanke: das Gehirn zuerst durch Opium weniger erregbar zu machen, und so vorzubereiten für Brom.

I. **Opium** 6 Wochen.

1. Tag. Opium in Pulver 0,05, täglich 3 mal; pro die 0,15.
2. Tag. 0,05 mehr pro die 0,2 usw.

bis pro die 1,0, also 2 mal so viel als die Maximaldose pro die = 0,5.

II. **Brom.**

43. Tag. Bromnatrium pro die 6,0 (bzw. ein anderes Bromid) bis zum
47. Tag. „ „ „ 6,0. Am
48. Tag. „ „ „ 8,0 und so fort.

Nach 2—6 Monaten steigt diese Dosis langsam ab. — Stets ärztliche Beobachtung nötig.

Ball'sches Mittel. Kalium bromatum und Extractum Belladonnae.

Kobert'sches Mittel. Kalium bromatum und Scopolaminum.

Mixtura nervina:
299. ℞ (Berliner F. M.)
Kalii bromati 8,0
Natrii bromati 4,0
Ammonii bromati 4,0
Aquae destillatae ad 200,0.
D. S. 1 Eßlöffel, täglich 3 mal.
— 1 Dosis = 73 Pf.; 1/2 Dosis = 56 Pf.

879. ℞ Kalii bromati 3,0
Aquae destillatae ad 90,0
Sirupi Liquiritiae 10,0.
M. D. S. 1—2 Eßlöffel zur Zeit.
— Gegen Spasmus glottidis.

Erlenmeyer'sches Bromwasser (Natr. bromat. 5,0, Kal. bromat. 5,0, Ammonii bromat. 2,5, auf kohlensaures Wasser 1000,0) 1 Flasche = 1 Mk. Ersatz dafür Sandow's brausendes Bromsalz. 1 Flasche = 1 Mk. 50 Pf. und 6 Mk.

Größte Einzelgabe 3,0 (Rußland 5,0). Größte Tagesgabe 10,0 (Rußland 15,0).

Kaliumbromid — Kalium bromatum.
Kaliumcarbonat — Kalium carbonicum.
Kaliumcarbonat-Lösung — Liquor Kalii carbonici.
Kaliumcarbonat, reines — Kalium carbonicum.
Kalium carbonicum.

Kalium carbonicum, Nr. 271.
Kalium carbonicum crudum, Nr. 272.
Liquor Kalii carbonici, Nr. 302.

271. *Kalium carbonicum* — *Kaliumcarbonat.*

Reines kohlensaures Kali, Kali carbonicum purum.
Arzneitaxe: 10.0 = 5 Pf.
Handverkauf: 20,0 = 10 Pf.; 100,0 = 30 Pf.
Weißes, körniges Pulver. Reagiert alkalisch. Wird feucht an der Luft.
100 Teile enthalten mindestens 95 Teile Kaliumcarbonat, reines Salz (höchstens 5% Kristallwasser. Braust auf in Säuren).
Klar löslich in 1 Teil Wasser. Unlöslich in absolutem Alkohol.

Aufzubewahren in Flaschen mit Glasstöpsel, Stöpsel eingefettet mit gelbem Vaselin, oder Enghalsflaschen mit Korkverschluß.
$5 K_2CO_3 + 2$ Aqua. — 100 Teile enthalten 64,7 K_2O; 30,3 CO_2.
Nicht als Pulver!
1,0 Kalium carbonicum sättigt 14,49 Acetum oder 0,927 Acidum citricum oder 1,08 Acidum tartaricum oder 11,6 Succus Citri oder 17,143 Acetum Scillae. 1,0 Acetum wird gesättigt durch 0,069 Kalium carbonicum; 1,0 Acidum citricum durch 0,108 Kal. carbon.; 1,0 Acidum tartaricum durch 0,92 Kal. carbon.; 1,0 Succus Citri durch 0,086 Kal carb.; 1,0 Acetum Scillae durch 0,058 Kal. carb.
Äußerlich. Zur Einträuflung ins Ohr, um verhärtetes Cerumen zu erweichen 1 zu 10 Wasser. 0,5 mit Glyzerin und Aqua destillata āā 5,0.
Zu Augenwasser 0,1—0,5%.
Zu Inhalationen 0,1—0,5%.
Zu Mundwässern 1 auf 50. Lösung auch gegen Sommersprossen, Muttermälern.
Innerlich. Zur Steigerung der Alkaleszenz des Blutes bei harnsaurer Diathese, Gicht, Diabetes mellitus, Nephrolithiasis. 0,1—1,0, täglich mehrmals in Wasser, Brausemischung, Saturation.
Als Diureticum 3—12 auf 300—1000 pro die.
381. ℞ zur Ausspülung der Vagina siehe unter Nr. 335, Natrium carbonicum siccum.
Zu Pilulae Ferri carbonici Blaudii, Nr. 393.
Zu Liquor Kalii carbonici, Nr. 302.
Zu Sirupus Rheï, Nr. 478.
Zu Tinctura Rheï aquosa, Nr. 557.
Größte Einzelgabe 1,0. Größte Tagesgabe 3,0.

272. *Kalium carbonicum crudum* — *Pottasche.*

Rohes kohlensaures Kali.
Arzneitaxe: 100,0 = 20 Pf.; 200,0 = 30 Pf.; 500,0 = 55 Pf.
Handverkauf: 50,0 = 10 Pf.; 100,0 = 15 Pf.; 500,0 = 50 Pf.

Weißes, körniges Pulver, trocken. Reagiert alkalisch.
100 Teile enthalten mindestens 90 Teile reines Kaliumcarbonat.
Fast völlig löslich in 1 Teil Wasser.

Aufzubewahren in Glasstöpselflaschen, Stöpsel eingefettet mit gelbem Vaselin, oder Enghalsflaschen mit Korkverschluß.

Äußerlich. Als Kaustikum. Als Zusatz zu reizenden, hauterweichenden Bädern. Zum Vollbad 100,0—200,0—500,0. Zu Lokalbädern 5—10—20 auf 1000. — Kann ersetzt werden durch Holzasche, 2 Eßlöffel Holzasche auf 1 Liter Wasser. Zu Salben.

300. ℞ Für 50 Pf. Pottasche im Handverkauf (= 500,0).
Vorschrift: $^1/_2$—1 Pfund zum Vollbade. Als Hautreizmittel. Bei Ichthyosis.

Größte Einzelgabe —. Größte Tagesgabe —.

Kaliumchlorat — Kalium chloricum.

273. *Kalium chloricum* — *Kaliumchlorat.*

Chlorsaures Kalium.

Arzneitaxe: 10,0 = 5 Pf.; 100,0 = 30 Pf.; grosso modo pulveratum 10, = 5 Pf.; 100,0 = 30 Pf.

Handverkauf: 25,0 = 10 Pf.; 100,0 = 20 Pf.; 500,0 = 1 Mk. — Trochisci Kalii chlorici $^1/_1$ Schachtel = 75 Pf.; $^1/_2$ Schachtel = 40 Pf.

Farblose, glänzende Kristalle, blätterig oder tafelförmig (luftbeständig), oder solches Kristallmehl.

Löslich in 16 Teilen kalten Wassers, in 2 Teilen siedenden Wassers. Löslich in 130 Teilen Weingeist.

Die wässerige Lösung, mit Salzsäure erwärmt, färbt sich grüngelb, und entwickelt reichlich Chlor; beim Versetzen mit Weinsäurelösung scheidet sie allmählich einen weißen, kristallinischen Niederschlag aus.

$KClO_3$. — 100 Teile enthalten 38,4 K_2O; 61,6 Cl_2O_5.

Kalium chloricum nicht mit folgenden Zusätzen wegen Explosion:
1) Kohle, kohlehaltigem Zahnpulver.
2) Schwefel, Schwefelmetallen, konzentrierte Schwefelsäure, Pulvis Liquiritiae compositus (wegen Schwefel).
3) Gerbstoffen, Acidum tannicum, Katechu, Galläpfeln usw.
4) Tinctura Ferri chlorati und Glyzerin āā.
5) Phosphor, unterphosphorigsaurem Kalk, Natrium subphosphorosum.
6) Trockenen organischen Substanzen.
7) Jod. Nicht mit Jodkalium wegen Umsetzung zu jodsaurem Kalium.

Kaliumchlorat darf nicht verwechselt werden mit Kalium chloratum = Kaliumchlorid. Es ist deshalb nicht abzukürzen auf Rezepten.

Chlorsäure im allgemeinen wegen Explosionsgefahr nicht mit allen leicht oxydierbaren Substanzen (Jod, Phosphor, Phosphiten, Hypophosphiten, Schwefel, Sulfiden, z. B. Schwefelarsen, Schwefelantimon, Hypochloriten, Kohle). Ferner ebendeshalb nicht mit den meisten organischen Stoffen (Alkoholen, Cellulose, Harzen, Lycopodium, Phenolen, Stärke, Zucker). — Insbesondere ist Gefahr bei Gegenwart konzentrierter Schwefelsäure. Dasselbe gilt von Chloraten, Bromaten, Jodaten, Bromsäure.

Ähnlich wie alle obigen verhalten sich Chromsäure, Kalium permanganicum, Natriumsuperoxyd, Pikrate, Pikrinsäure.

Chlorsaures Kalium ist ein Blutgift; es verwandelt Hämoglobin in Methämoglobin.

Äußerlich. Als Mundwasser, Gurgelwasser in Lösung von 1—5 %, gewöhnlich 3 %. Bei Angina catarrhalis, Diphtherie, Stomatitis mercurialis. — Nicht für Kinder. — Mundhöhle und Rachenhöhle resorbieren, selbst bei intakter Schleimhaut, daher durch Gurgeln schwere Vergiftung möglich.

Innerlich. Möglichst gar nicht, wegen Vergiftung! (0,1—0,5 in Lösung, täglich mehrmals.)

301. ℞ Kalii chlorici 5,0
Aquae destillatae 95,0.
M.D.S. Äußerlich zum Gurgeln.
Nicht nebenbei Verschlucken! Gegen Angina follicularis oder lacunaris.

302. ℞ Kalii chlorici 10,0.
D.S. Aufzulösen in 200 g Wasser. Zum Gurgeln täglich 6 mal. — Bei Stomatitis mercurialis.

303. ℞ Kalii chlorici 3,0
Aquae destillatae ad 100,0.
M. D. S. Äußerlich als Gurgelwasser. — Bei bakteriellen Formen von Angina. — Nicht für Kinder.

Vergiftungssymptome. Magenschmerz, Erbrechen (schwarzgrüne Massen), Durchfall. Cyanose, Dyspnoe, später Ikterus. Albuminurie, Methämoglobinurie, Hämatinurie (schwarzer, dunkelbrauner Urin), Anurie, Koma, Konvulsionen.

Antidota. Magenspülung. Diuretica. Eis, Eisklistiere. Opium. Pilocarpinum hydrochloricum. Alkalische Wässer (Fachingen, Vichy). Schwitzen, protrahierte Bäder. Subkutane Kochsalzinfusion. Excitantien.

Nicht: Säuren und Kohlensäure, säuerliche Limonaden, Champagner.

Größte Einzelgabe 1,0. Größte Tagesgabe 3,0.

Kaliumchromat, rotes — Kalium dichromicum.

Kaliumdichromat — Kalium dichromicum.

274. *Kalium dichromicum* — *Kaliumdichromat.*

Kalium bichromicum, doppeltchromsaures Kali.

Arzneitaxe: 10,0 = 5 Pf.; (crudum 100,0 = 25 Pf.)

Handverkauf: 20,0 = 10 Pf.; 100,0 = 30 Pf.; 500,0 = 1 Mk. 20 Pf. (crudum 40,0 = 10 Pf.; 100,0 = 20 Pf.; 500,0 = 80 Pf.)

Dunkelgelbrote Kristalle. Schmelzen beim Erhitzen zu einer braunroten Flüssigkeit.

Löslich in 10 Teilen Wasser. Die wässerige Lösung (1 = 20) rötet blaues Lackmuspapier.

Vorsichtig aufzubewahren.

$K_2Cr_2O_7$.

Äußerlich. Gegen Fußschweis 5—10 % Lösung.

Zum Ätzen von Kondylomen, skrofulösen und karzinomatösen Geschwüren. Als Stifte oder Lösung 4—20 auf 100. Anders: Als Pulver oder konzentrierte wässerige Lösung. — Zum Ätzen wohl einige Male, aber nicht beliebig oft.

Innerlich. Als Antisyphiliticum 0,005—0,01, täglich mehrmals. Pillen, Lösung.

Vergiftungssymptome. Mundschleimhaut geschwollen, gelbrot, später blaugrün, ulceriert. Leibschmerzen, Erbrechen blaugrau bis gelb, dünne, blutige Stühle. Puls fadenförmig. Harn spärlich, Albuminurie, Cylindrurie.

Antidota. Magenspülung mit Natrium bicarbonicum, Brechmittel, Magnesium carbonicum. Eispillen, Milch, Haferschleim.

Größte Einzelgabe 0,005. Größte Tagesgabe 0,02.

Kalium ferricyanatum. Nicht offizinell. Arzneitaxe —. Handverkauf: 7,5 = 10 Pf.; 100,0 = 80 Pf.; crudum 10,0 = 10 Pf.; 100,0 = 60 Pf.; 500,0 = 2 Mk. 50 Pf.

Kalium ferrocyanatum. Nicht offizinell. Arzneitaxe —. Handverkauf: 15,0 = 10 Pf.; 100,0 = 50 Pf.; crudum 20,0 = 10 Pf.; 100,0 = 30 Pf.; 500,0 = 1 Mk. 20 Pf.

Kaliumhydrat — Kali causticum fusum.

Kaliumhydrat-Lösung oder Kaliumhydroxyd-Lösung — Liquor Kali caustici.

Kalium-hydro-tartrat — Tartarus depuratus.

Kalium-hydroxyd — Kali causticum fusum.

Kalium-hypermanganat — Kalium permanganicum.

275. *Kalium jodatum* — *Kaliumjodid.*

Jodkalium. Kaliumjodid nicht zu verwechseln mit Kaliumjodat = Kalium jodicum.

Arzneitaxe: 1,0 = 10 Pf.; 10,0 = 65 Pf.; 100,0 = 5 Mk. 20 Pf.

Handverkauf: 100,0 = 3 Mk. 50 Pf.; 500,0 = 15 Mk. — Drogisten verboten.

Weiße Kristalle, würfelförmig. Werden nicht feucht an der Luft. Geschmack scharf salzig und hinterher bitter.

Löslich in 0,75 Teilen Wasser, in 12 Teilen Weingeist.

Vorsichtig aufzubewahren. (Geschützt vor Feuchtigkeit.)

Wässerige Lösungen sind nicht lange haltbar, färben sich gelb, Jodausscheidung. Deshalb nur bei starkem Bedarf Lösungen in Apotheken vorrätig zu halten.

KJ. — 100 Teile enthalten 24,3 K; 76,4 J.

Zusatz von Natriumcarbonat zweckmäßig.

Jodkalium innerlich nicht gleichzeitig, wenn Kalomel für das Auge gebraucht wird; Quecksilberjodid ätzt. Keine Säuren und Metallsalze. Keine chlorsauren Salze wegen Umsatz in jodsaures Kalium. Nicht mit organischen Substanzen, besonders Sirup, Honig, Zucker. Glyzerin erlaubt.

Jodide nicht mit Alkaloiden, Kalium chloricum, Kalium permanganicum, Ferrum sesquichloratum, Quecksilbersalzen, überhaupt nicht mit zersetzend wirkenden Stoffen.

Viele Patienten magern ab durch mehrmonatlichen Gebrauch von Jodkalium. Zuweilen Neigung zu Blutungen. Selten Schlaflosigkeit. Vorsicht wegen Jodismus! Personen mit alten Eiterherden, eitrigem Schnupfen, unreinlicher Haut, die zur Furunculose neigt, können schon nach 2,0 pro die erkranken. Gaben über 10,0 können töten. Vorsicht bei Gravidität.

Kalium jodatum wird angewandt bei Syphilis in späteren Stadien, bei Skrofulose, bei Hypertrophien der Lymphdrüsen, Brustdrüsen, Hoden, welche nach Entzündungen zurückgeblieben sind, bei Struma, bei chronischen Metallintoxikationen, Blei, Quecksilber, bei Psoriasis, Gicht, chronischem Gelenkrheumatismus, Ischias und anderen Neuralgien, bei Prozessen im Gehirn und im Rückenmark, welche der Rückbildung fähig sind, bei Aneurysmen, besonders der Aorta, bei Lähmung von Augenmuskeln, wo die Ursache nicht in den Nervenkernen liegt.

Äußerlich. Als Resorbens in Salben 1—5 zu 30 Unguentum Paraffini oder Lanolin. Auch mit Jod. Bei Drüsenschwellung, Struma.

Zu Augensalben 0,3—1,0 zu 10,0. (Nicht gleichzeitig Kalomel.)

Zu Klistieren 0,5—1,0 zu 100,0 lauwarmem Wasser.

Als Mundwasser bei Stomatitis mercurialis 0,5 % Lösung.

Innerlich. 0,1—0,5, täglich mehrmals, in wässeriger Lösung oder Pillen. Bei Syphilis 10,0 auf 150,0 Wasser, täglich 1—2 Eßlöffel in Wasser, Sodawasser, Bier, Wein.

Als Expectorans bei Asthma bronchiale und Bronchitis chronica ist besser Natrium jodatum, Nr. 337.

Für Kinder bis 1 Jahr 0,1; bis 2 Jahre 0,2; bis 4 Jahre 0,5; bis 10 Jahre 1,0; bis 15 Jahre 1,5—2,0 pro die. Bei Syphilis, Bronchitis acuta mit stockender Expectoration, Diphtherie, Meningitis tuberculosa.

Bei chronischer Bleivergiftung.

Geschmacks-Corrigentia: Milch, Aqua Menthae piperitae, Wasser nachtrinken.

295. ℞ (Berliner F. M.) Unguentum Jodi siehe unter Nr. 267, Jodum.

304. ℞ Kalii jodati 25,0 im Handverkauf.
Vorschrift: Das Ganze aufgelöst in 1 Weinflasche mit gekochtem Wasser. 1 Eßlöffel, täglich 3 mal nach dem Essen. — Bei Hautkrankheiten. — 50 × 1 Eßlöffel = 0,5 Kalii jodati.

382. ℞ Kalii jodati 10,0
Aquae destillatae ad 150,0.
M. D. S. $^1/_2$—1 Eßlöffel in kohlensaurem Wasser, täglich 1 mal. — Bei tertiärer Syphilis. — 10 × 1 Eßlöffel = 1,0 Kalii jodati; $^1/_2$ Eßlöffel = 0,5; anfangen mit 1 Teelöffel wegen Idiosynkrasie.

642. ℞ (Berliner F. M.) Solutio Jodi Lugol siehe unter Nr. 549, Tinctura Jodi.

906. ℞ Kalii jodati 2,5—5,0
Aquae destillatae ad 100,0
Aquae Menthae piperitae ad 150,0.
M. D. S. 1 Eßlöffel nach dem Essen, täglich 3 mal. Wasser nachtrinken. — Als Expectorans und gegen asthmatische Anfälle bei Lungenemphysem. — 10 × 1 Eßlöffel = 0,25—0,5 Kalii jodati.

954. ℞ Kalii jodati 10,0
Aquae destillatae ad 200,0
Aquae Menthae piperitae 100,0.
M. D. S. 1 Teelöffel bis 1 Eßlöffel nach dem Essen, täglich 3 mal. — Gegen Hypertrophie der Schilddrüse, Vergrößerung der Prostata. — 20 × 1 Eßlöffel = 0,5 Kalii jodati.

Zu Unguentum Kalii jodati, Nr. 584.

Vergiftungssymptome. Im Munde Schmerz, Braunfärbung, ebenso im Rachen. Im Magen Schmerz, Erbrechen brauner oder blauer Massen mit Geruch nach Jod. Kolik, Durchfall. Schnupfen, Nasenbluten. Dyspnoe, Lungenbluten, Glottisödem. Kopfschmerz, Schwindel. — Urticaria, Akne, Pemphigus. — Albuminurie, Hämoglobinurie.

Antidota. Magenspülung. Dünner Stärkekleister, Hafergrütze, und andere schleimige Getränke, Zucker, Eiweiß, Milch, Eis. Magnesia. Natrium bicarbonicum. Natrium thiosulfuricum in Lösung 2 zu 150.

Größte Einzelgabe 0,5. Größte Tagesgabe 2,0.

Kaliumjodid — Kalium jodatum.
Kaliumjodid-Salbe — Unguentum Kalii jodati.
Kalium-Natrium-boryl-tartrat — Tartarus boraxatus.
Kalium-Natrium-tartrat — Tartarus natronatus.
Kalium-nitrat — Kalium nitricum.
Kalium nitricum. Kalium nitricum, Nr. 276.
Charta nitrata, Nr. 108.

276. *Kalium nitricum* — *Kaliumnitrat.*

Salpetersaures Kalium. Salpeter. Kalisalpeter. Nitrum depuratum.

Arzneitaxe: 10,0 = 5 Pf.; 100,0 = 30 Pf.; grosso modo pulveratum 100,0 = 40 Pf.; 200,0 = 60 Pf.; pulveratum 10,0 = 5 Pf.

Handverkauf: 40,0 = 10 Pf.; 100,0 = 20 Pf.; 500,0 = 80 Pf.; grosso modo pulveratum 40,0 = 10 Pf.; 100,0 = 20 Pf.; 500,0 = 80 Pf.; subtiliter pulveratum 20,0 = 10 Pf.; 100,0 = 30 Pf.; tabulatum 15,0 = 10 Pf.; 100,0 = 50 Pf.

Farblose, durchsichtige Kristalle, prismatisch, luftbeständig, oder kristallinisches Pulver. (Geschmack kühlend, salzig.)

Löslich in 4 Teilen kalten Wassers (unter Erzeugung von Kälte), löslich in weniger als 0,5 Teilen siedenden Wassers. Eine wässerige Lösung (1 = 20) soll Lackmuspapier nicht verändern. — Fast unlöslich in Weingeist.

Aufzubewahren vor Staub geschützt.

KNO_3. — 100 Teile enthalten 46,6 K_2O; 53,4 N_2O_5.

Nicht mit organischen Pulvern, Kohle oder gar Kohle und Schwefel (wegen Explosion).

Größere Gaben, etwa 20,0 auf einmal, können töten.

Äußerlich. Zu Kältemischungen. Kochsalz und Salpeter āā zum Einlegen zwischen feuchte Kompressen statt Eis.

Als Gargarisma 1,0—5,0 auf 100,0. — Für Kinder 0,5—1 % Lösung bei Angina lacunaris.

Innerlich. Als Antifebrile, Temperans, schwaches Diureticum, Mittel gegen Katarrh. 0,3—1,5 in Lösung, täglich mehrmals. Anders: 1,0 stündlich bis 2 stündlich in möglichst viel kohlensäurehaltigem Wasser. Auch als Zusatz zu diuretischen Mixturen. Bei Lungenentzündung, Gelenkrheumatismus. — Für Kinder 1,0—2,0 pro die bei Pneumonie.

Als Sedativum in Pulvern, besonders im Pulvistemperans.

Pulvis temperans.

305. ℞ Kalii nitrici 1,0
Tartari depurati 3,0
Sacchari optimi 6,0.
M. f. Pulvis. D. ad scatulam.
S. ½—1 Teelöffel in Wasser, täglich mehrmals.

306. ℞ Kalii nitrici subtiliter pulverati 1,0.
F. Pulvis. D. t. doses 20. S. 1 Pulver 2 stündlich in Selterswasser. — Als Diureticum salinum.

Mixtura nitrica.

307. ℞ (Berliner F. M.)
Kalii nitrici 6,0
Sirupi simplicis 30,0
Aquae destillatae ad 200,0.
M. D. S. 1 Eßlöffel 2 stündlich.
— 1 Dosis = 64 Pf.; ½ Dosis = 53 Pf.

Zu Argentum nitricum cum Kalio nitrico, Nr. 74.
Zu Charta nitrata, Nr. 108.

Vergiftungssymptome. Heftiges Erbrechen und Durchfall, Kolik. Puls klein, langsam, unregelmäßig. Schmerzhafte Konvulsionen.

Antidota. Entleerung von Magen und Darm. Diuretika. Schwitzen, protrahierte Bäder. Opium, Eisstückchen, Eiswasser. Excitantien. Pilocarpinum hydrochloricum. Alkali-Carbonate (Natrium bicarbonicum.) Keine Säuren!

Größte Einzelgabe 1,0. Größte Tagesgabe 3,0.

Kalium-permanganat — Kalium permanganicum.

277. *Kalium permanganicum* — *Kaliumpermanganat.*

Übermangansaures Kalium.

Arzneitaxe: 10,0 = 5 Pf.

Handverkauf: crystallisatum 10,0 = 10 Pf.; 100,0 = 25 Pf.; 500,0 = 1 Mk. (crudum 500,0 = 50 Pf.)

Dunkelviolette, fast schwarze Prismen, mit stahlblauem Glanze. Das Salz sei trocken.

Viele, leicht verbrennliche Stoffe entzünden sich unter Explosion, wenn sie mit trockenem Kaliumpermanganat zusammen verrieben werden. (Soll Kalium permanganicum gemischt werden mit brennbaren Stoffen, so muß es zuerst allein zerrieben werden, und nachher erst lose gemischt werden vermittelst Kartonpapier oder Geräten aus Holz oder Horn, nicht mit harten Instrumenten auf harter Unterlage).

Löslich in 16 Teilen kalten Wassers, in 3 Teilen siedenden Wassers, blaurot. Die wässerige Lösung (1 = 1000) ist ohne Wirkung auf Lackmuspapier.

Vor Licht geschützt aufzubewahren. (Nicht in Gefäßen mit Korkverschluß.)

$KMnO_4$. — 100 Teile enthalten 29,8 K_2O; 70,2 Mn_2O_7.

Kaliumpermanganat nicht mit Aldehyden, Alkaloiden, Karbolsäure, Glyzerin, Nitriten, leicht oxydierbaren unorganischen Stoffen, allen organischen Stoffen (Ferrum sulfuricum SO_4Fe, Schwefeldioxyd = Schwefligsäureanhydrid SO_2, unterphosphoriger Säure PO_2H_3, phosphoriger Säure PO_3H_3, Pflanzenpulver, Salizylsäure, Weingeist, Zucker.

Lösungen von übermangansaurem Kalium, sogenannte Chamäleon-Lösungen, zum Nachweis von organischen Substanzen in Flüssigkeiten. Die Lösung gibt ihren Sauerstoff ab bei Berührung mit organischen Substanzen, und das Salz wird reduziert zu Manganoxydulsalz, welches fast farblos in Lösung ist, oder es scheidet sich ab braunes Mangansuperoxyd. Auf dieser oxydierenden Eigenschaft beruht auch sein Gebrauch als Desinficiens und Desodorans. Es färbt tierische und pflanzliche Gewebe braun, Haut, Wäsche, Verbände. Färbung beseitigt verdünnte Oxalsäure, Essig oder Citronensäure.

Äußerlich. Als Desodorans und Desinficiens 0,5—1,0 auf 500,0. Anders: 0,1—0,5 % Lösung.

Als Mundwasser in 1/4—1 % Lösung, davon 1 Teelöffel auf 1 Glas Wasser, bei Stomatitis, Foetor ex ore. — Auch zur Ausspülung des Magens bei Vergiftung mit Morphium. Als Mundmittel nur kurze Zeit, greift Zähne und Schleimhaut an, und verfärbt.

Zu Nasendouchen.

Zu Ausspülungen der Vagina, des Penis. Zur Ausspülung der Urethra bei Gonorrhoe 0,1 zu 200,0.

Zu Verbänden 0,5 %.

Zum Waschen der Hände nach Sektionen 5 %.

Zu subkutaner Injektion bei Schlangenbiß, Skorpionenstich, Vergiftung mit Opium. 1 % Lösung 1/2 Spritze.

Innerlich. 0,1 auf 100,0, eßlöffelweise und weinglasweise. 0,05—0,1, täglich mehrmals. Lösung, Pillen. Gegen Diabetes mellitus, Diphtherie. Lösung, wie erwärmt, nicht mit organischen Zusätzen wegen Zersetzung; trocken nicht mit organischen Zusätzen wegen Explosion! Pillen werden bereitet mit Bolus alba und reinem Vaselin.

308. ℞ **Janet's Coupierungskur** bei Tripper von Männern; Ausspülen der Urethra mit Kalium permanganicum.

1. Tag. Lösung von 0,1 zu 400,0.	3. Tag. Lösung von 0,1 zu 200,0.
2. Tag. „ „ 0,1 zu 300,0.	4. Tag. „ „ 0,1 zu 100,0.

309. ℞ Kalii permanganici 20,0 (in einem Glase).
Vorschrift: Einige Kristalle (1 kleine Messerspitze) in ein Waschbecken mit Wasser, dahinein die gereinigten Füße. Täglich 2mal.—Gegen Hyperhidrosis Pedum. — Der Geruch wird alsbald vermindert.

310. ℞ Kalii permanganici 10,0.
Vorschrift: $^1/_4$—1 Gramm auf 1 Liter warmes Wasser. — Zur desinfizierenden Einspritzung bei männlichem Tripper.

868. ℞ Kalii permanganici 1,0
Aquae destillatae ad 25,0.
M. D. S. Zur subkutanen Injektion. 1 Spritze. — Bei Vergiftung mit Morphium, Opium, bis zur Rückkehr des Bewußtseins $^1/_2$ stündlich bis 1 stündlich. — 1 Spritze = 0,04.

1020. ℞ Kalii permanganici 0,1
Aquae destillatae ad 10,0.
M. D. S. Zur subkutanen Injektion $^1/_2$ Spritze. — Bei Vergiftung durch Schlangengift, Skorpionenstich. — $^1/_2$ Spritze = 0,005.

Antidota. Brechmittel, Abführmittel, Diuretica, Excitantien für das Herz. Größte Einzelgabe 0,1. Größte Tagesgabe 0,3.

Kalium-polysulfid, rohes — Kalium sulfuratum.
Kaliumsulfat — Kalium sulfuricum.
Kaliumsulfat, reines — Kalium sulfuricum.
Kaliumsulfid, rohes oder Kaliumsulfid zu Bädern — Kalium sulfuratum.

278. *Kalium sulfuratum* — *Schwefelleber.*

Hepar sulfuris. Kali-Schwefelleber.

Arzneitaxe: purum 10,0=10 Pf.; ad balneum 100,0=20 Pf.; 200,0=35 Pf.; 500,0 = 65 Pf.

Handverkauf: ad balneum 40,0 = 10 Pf.; 100,0 = 20 Pf.; 500,0 = 60 Pf.

Leberbraune Bruchstücke, später gelbgrün. Geruch schwach nach Schwefelwasserstoff. Sie zerfließen an feuchter Luft.

1 Teil Schwefel und 2 Teile Pottasche (Kalium carbonicum crudum) werden gemischt und dann erhitzt über gelindem Feuer, in einem geräumigen, bedeckten Gefäße, unter wiederholtem Umrühren, so lange, bis die Masse aufhört zu schäumen, und bis eine Probe sich in Wasser löst ohne Abscheidung von Schwefel. Dann wird die Masse ausgegossen und erkalten lassen. Darauf wird sie zerstoßen.

Löslich in 2 Teilen Wasser, bis auf einen geringen Rückstand, zu einer gelbgrünen, etwas trüben Flüssigkeit, welche alkalisch reagiert.

Aufzubewahren in gut verschlossenen Flaschen. Schlecht aufbewahrte Schwefelleber sieht grau aus.

Nicht als Pulver!

Äußerlich. Zu künstlichen Schwefelbädern, nicht in Metallwannen, 50,0—100,0—150,0 auf ein Vollbad. Anders: 50,0—200,0. Bei chronischer Vergiftung mit Blei, Quecksilber, bei Hautkrankheiten, besonders Akne, bei chronischem Rheumatismus. — Schwefelleber macht bisweilen Ekzem. — Für Kinder 20,0—30,0 auf ein Vollbad, bei Urticaria, Prurigo.

Als Waschwasser 5,0—10,0 auf 100,0.

Als Salbe 10 % bei Prurigo.

Innerlich. Lösung von 0,03 auf 30,0, 1 Teelöffel in 1 Glas Wasser tagsüber zu trinken. Hämorrhoiden, Hautleiden, Vergiftung mit Blei und Quecksilber. Anders: 0,05—0,3—0,4, täglich mehrmals in Lösung oder Pillen mit Bolus alba. Veraltet.

Innerlich schon in mäßigen Gaben giftig, Bildung von Schwefelwasserstoff usw.

947. ℞ (Jacobson)
Kalii sulfurati (nicht sulfurici) 0,5—1,0
Aquae destillatae ad 100,0.
M. D. S. Ohrtropfen. $^1/_2$—1 Teelöffel; nach 5—10 Minuten hinaus. Täglich bis 3mal. — Glas vorher entkorkt, in heißem Wasser lauwarm gemacht.

Antidota. Ferrum oxydatum saccharatum, Nr. 187, mit Magnesia usta Nr. 310.
Größte Einzelgabe —. Größte Tagesgabe —.

279. *Kalium sulfuricum* — *Kaliumsulfat.*

Arzneitaxe: grosso modo pulveratum 100,0 = 35 Pf.; 200,0 = 55 Pf.; pulveratum 10,0 = 5 Pf.
Handverkauf: 30,0 = 10 Pf.; 100 0 = 20 Pf.; 500,0 = 70 Pf.
Weiße, harte Kristalle oder Kristallkrusten.
Löslich in 10 Teilen kalten Wassers, in 4 Teilen siedenden Wassers. Die wässerige Lösung (1 = 20) soll neutral sein. — Unlöslich in Weingeist.

K_2SO_4. — 100 Teile enthalten 54,1 K_2O; 45,9 SO_3.
Nicht mit Bleisalzen, Baryumsalzen.
Kaliumsulfat ist giftig und ätzt, daher nie allein und nie in größeren Mengen. In kleinen Mengen als Zusatz zu abführenden Salzmischungen zulässig.
Innerlich. Als Zusatz zu Abführmitteln; besser ist Natrium sulfuricum = Glaubersalz, Nr. 341. 1,0—2,0(—3,0), täglich mehrmals in Pulvern, Lösung, Pillen. Veraltet.
Zu Sal Carolinum factitium, Nr. 444.
Größte Einzelgabe 2,0. Größte Tagesgabe 6,0.

Kalium-supermanganat — Kalium permanganicum.

280. *Kalium tartaricum* — *Kaliumtartrat.*

Tartarus tartarisatus. Neutrales weinsaures Kali. Sal vegetabile.
Arzneitaxe: 10,0 = 10 Pf.; pulveratum 10,0 = 10 Pf.
Handverkauf: 15,0 = 10 Pf.; 100,0 = 50 Pf.
Farblose, durchscheinende Kristalle, luftbeständig, oder kristallinisches Pulver.
Beim Erhitzen verkohlt Kaliumtartrat unter Entwicklung von Karamelgeruch, und hinterläßt einen Rückstand, welcher alkalisch reagiert.
Löslich in 0,7 Teilen Wasser. Die wässerige Lösung (1 = 20) soll rotes Lackmuspapier nicht bläuen. — Wenig löslich in Weingeist.

Aufzubewahren trocken. — Lösungen nicht vorrätig halten.
$(K_2C_4H_4O_6)_2 + H_2O$. — 100 Teile enthalten 40 K_2O; 56 $C_4H_4O_5$. Kalium tartaricum ist leichter resorbierbar als Tartarus depuratus = Weinstein, Nr. 518.
Innerlich. Als Diureticum 1,0—2,0, täglich mehrmals. Pillen, Pulver, Lösung. — Für Kinder als Diureticum 0,2 - 0,5, täglich mehrmals.
Als Laxans 3,0—10,0. Mixtur, Electuarium. – Für Kinder als Laxans 0,5—2,0.
Wässerige Lösungen verderben leicht. — Beim Vermischen mit sauren Säften fällt aus Kaliumbitartrat = Tartarus depuratus, Weinstein, Nr. 518.
Zu Species laxantes, Nr. 486.
Größte Einzelgabe 3,0. Größte Tagesgabe 10,0.

Kaliumtartrat — Kalium tartaricum.
Kalk, Chlor- — Calcaria chlorata.
Kalk oder Kalkerde, gebrannte — Calcaria usta.
Kalkerde, kohlensaure gefällte oder reine kohlensaure — Calcium carbonicum praecipitatum.
Kalkerde, schwefelsaure, gebrannte — Calcium sulfuricum ustum.
Kalkerde, unterchlorigsaure — Calcaria chlorata.
Kalkhydrat = Calciumhydroxyd siehe unter Nr. 93. Calcaria usta.
Kalkmilch = eine rahmartige Mischung von Kalkhydrat (gelöschtem Kalk) mit Wasser.
Kalkwasser — Aqua Calcariae.
Kalmus — Rhizoma Calami.
Kalmusextrakt — Extractum Calami.
Kalmusöl — Oleum Calami.
Kalmustinktur — Tinctura Calami.
Kalmuswurzel — Rhizoma Calami.
Kalomel — Hydrargyrum chloratum.
Kalomel, vegetabilischer — Podophyllinum.

Kältemischungen:

Natrium sulfuricum 8 + Acidum hydrochloricum concentratum 5. Sinken des Thermometers von + 10° bis − 17°.

Salmiak 1 + Salpeter 1 + Wasser 1. Sinken von + 8° bis − 24°.

Schnee + Alkohol. Sinken von + 15° bis − 20°.

Schnee 3 + Kochsalz 1. Sinken bis − 21°.

Schnee 1 + Kryst. Chlorcalcium 3. Sinken bis − 36°.

Schnee 1 + verdünnte Schwefelsäure 1. Sinken von + 5° bis − 41°.

Feste Kohlensäure + Äther. Sinken bis − 100°.

281. *Kamala — Kamala.*

Kamela. Glandulae Rottlerae.

Arzneitaxe: 1,0 = 5 Pf.; 10,0 = 20 Pf.; 100,0 = 1 Mk. 65 Pf.

Handverkauf —. Drogisten verboten.

Rotes mit Grau gemischtes Pulver, leicht und nicht klebend. Geruchlos und geschmacklos.

Es wird gewonnen von Mallotus philippinensis, dem Kamalabaum aus der Familie der Euphorbiaceen. Es besteht im wesentlichen aus den zinnoberroten kleinen Drüsen, welche die Früchte bedecken. Man gewinnt es durch Schütteln oder Abreiben der Früchte. Es enthält als Beimengungen Sternhaare, dickwandige, ungefärbte Büschelhaare. Die Drüsen sind unregelmäßig kugelig. Sie haben ungefähr 60 keulenförmige Zellen, die strahlig angeordnet sind. Zwischen den Wänden dieser Zellen und zwischen den Zellen einerseits und der Cuticula, die alle Zellen umhüllt, andererseits ein rotes Sekret. Außer den angegebenen Elementen, Drüsen und Büschelhaaren der Epidermis der Früchte dürfen bei mikroskopischer Betrachtung nur noch mineralische Bestandteile in geringer Menge und nur noch Spuren von Gewerbeelementen der Frucht sichtbar sein. Also Bruchstückchen der Stengel und Blätter, Staub usw. sollen nicht beigemischt sein.

100 Teile Kamala sollen nach dem Verbrennen höchstens 6 Teile Asche hinterlassen.

Kamala erteilt siedendem Wasser eine blaßgelbliche Färbung, Äther, Chloroform, Weingeist, sowie alkalische Lösungen nehmen aus Kamala reichlich dunkelrotes Harz auf.

Kamala: 80 % Harz (Rottlerarot) und Rottlerin oder Kamalin oder Mallotoxin $C_{33}H_{30}O_9$, Isorottlerin.

Innerlich. Als mildes Anthelminticum, Bandwurmmittel. Gegen Tänien 6,0—12,0 auf einmal zu nehmen als Pulver in Oblate oder in Wasser, Wein, Latwerge, Tabletten, auch als Boli, nüchtern. Anders: in 2 Portionen, Zwischenraum $^1/_2$ Stunde. Anders: von nicht gefälschter Ware 10,0. Größere Dosen machen Durchfall.

Kamala ist nicht so sicher wirkend wie Extractum Filicis, ist aber frei von Nebenwirkungen und etwas abführend.

Für Kinder 1,5—3,0 gegen Taenia solium in Pulver oder Electuarium.

311. ℞ Kamalae 10,0.
Vorschrift: Das Ganze (10 Gramm) in Selterswasser morgens nüchtern. — Gegen Bandwurm. Auch gegen Spulwürmer, Mastdarmwürmer.

312. ℞ Kamalae 1,0
Comprimatur ope Gummi arabici l. a. Pastillum.
D. t. doses 10. S. Je 5 Pastillen 2 mal hintereinander morgens nüchtern. — Gegen Tänien.

Größte Einzelgabe 12,0. Größte Tagesgabe 12,0.

Kamillen — Flores Chamomillae.

Kamillen, gemeine — Flores Chamomillae.

Kampher — Camphora.

Kampher, chinesischer oder japanischer — Camphora.

Kamphergeist — Spiritus camphoratus.

Kampherhaltige Bleiweißsalbe — Unguentum Cerussae camphoratum.

Kampherliniment, flüchtiges — Linimentum ammoniato-camphoratum.

Kampheröl — Oleum camphoratum.

Kampheröl, starkes — Oleum camphoratum forte.
Kamphersalbe, flüchtige — Linimentum ammoniato- camphoratum.
Kamphersäure — Acidum camphoricum.
Kampherspiritus — Spiritus camphoratus.
Kampherwein — Vinum camphoratum.
Kanarienzucker — Saccharum.
Kanneel, brauner — Cortex Cinnamomi.
Kanoldt's Tamarinden-Conserven im Handverkauf 1 Dose = 80 Pf.
Kanoldt's Tamarinden-Liqueur im Handverkauf 1 Flasche = 1 Mk.
Kanthariden (auch in Zubereitungen) — Cantharides.
Kaolinum, nicht offizinell. Arzneitaxe: pulveratum 100,0 = 10 Pf. — Handverkauf —. Porzellanerde zur Herstellung von Pillen aus sehr leicht veränderlichen Stoffen.
Kapseln — Capsulae. Arzneitaxe: Für das Füllen von Kapseln pro Stück wird berechnet 10 Pf., einschließlich Wägen des Arzneimittels und einschließlich der erforderlichen Kapselteile.
Karbol — Acidum carbolicum.
Karbol, verflüssigtes — Acidum carbolicum liquefactum.
Karbolsäure — Acidum carbolicum.

Vergiftungssymptome. Schleimhaut des Mundes und Schlundes weiß geätzt. Große Schmerzen im Epigastrium. Erbrechen von Massen mit Phenolgeruch. Schwindel, Ohnmacht, Koma. Stertoröses Atmen. Urin olivengrün.

Antidota. Brechmittel, Magenausspülung mit lauwarmem Wasser, oder mit 2—3 % Lösung von Natrium sulfuricum. Kalkmilch, Aqua Calcariae, Calcaria saccharata. Eis, Eiweiß, Milch. Excitantien.

Karbolsäure, kristallisierte — Acidum carbolicum.
Karbolsäure, verflüssigte — Acidum carbolicum liquefactum.
Karbolsäure-Wasser — Aqua carbolisata.
Karbolwasser — Aqua carbolisata.
Kardamomen, Malabar- — Fructus Cardamomi.
Kardamomen, malabarische — Fructus Cardamomi.
Kardiotonika = Mittel, welche die Tätigkeit des Herzens steigern. Weiteres siehe unter Herz- und Gefäßmittel.
Karlsbadersalz, künstliches — Sal Carolinum factitium.
Karmelitergeist — Spiritus Melissae compositus.
Karmeliterpflaster — Emplastrum fuscum camphoratum.
Karmeliterwasser — Spiritus Melissae compositus.
Karvol — Oleum Carvi.
Käsepappelblätter — Folia Malvae.
Käsepappelblüten — Flores Malvae.
Käsevergiftung. Käsegift Tyrotoxin.

Vergiftungssymptome. Nach 2—4 Stunden Magenschmerzen, Erbrechen, choleraartiger Durchfall. Gesicht blaß, später cyanotisch. Zunge weiß, später rot und trocken. Erschöpfung, Puls schwach, unregelmäßig. Schwindel, Hinfälligkeit, Krämpfe.

Antidota. Magenreinigung, Brechmittel, Abführmittel. Bettwärme, Schwitzen, Pilocarpin. Hautreize. Excitantien.

Kastoröl — Oleum Ricini.
Kataplasma oder Cataplasma (von καταπλάσσειν = einen Brei auflegen) bedeutet Breiumschlag. Einen solchen auflegen heißt Kataplasmieren. Stets recht sauber in reinem Leinen, sonst Bildung von Pilzrasen. Vorher Abtupfen der Haut mit Watte, eventuell Bedecken eines Furunkelloches mit kleinem Pflaster. Füllung mit Semen Lini, Placenta Seminis Lini, Semen Foenugraeci, Species emollientes. Grütze, Kleie, Kartoffeln. — Wegwerfen, wenn die Breie anfangen zu riechen.
Katarrhpillen, Voss im Handverkauf 1 Dose = 1 Mk.
Katechu — Catechu.
Katechu-Nuß — Semen Arecae.
Katechu-Tinktur — Tinctura Catechu.

Kathartika = Reinigungsmittel, Abführmittel. So auch Purgantia. Weiteres siehe unter Abführmittel.
Katzenbaldrian — Radix Valerianae.
Kaustika (von *καίειν* = brennen) bezeichnet Ätzmittel.

Acidum chromicum, Nr. 15.	Calcaria usta, Nr. 93.
Acidum lacticum, Nr. 21.	Cuprum aluminatum, Nr. 139.
Acidum nitricum fumans, Nr. 24.	Cuprum sulfuricum, Nr. 140.
Acidum trichloraceticum, Nr. 32.	Hydrargyrum bichloratum, Nr. 255.
Argentum nitricum, Nr. 73.	Kali causticum fusum, Nr. 268.
Argentum nitricum cum Kalio nitrico, Nr. 74.	Kalium dichromicum, Nr. 274.
	Zincum chloratum, Nr. 603.

Kautschuk — Cautschuc.
Keratoplastika sind Mittel, welche die Bildung von Hornsubstanz = Keratin und von Hornhaut befördern. Weiteres unter Hautheilmittel.

Kindermehl, Kufeke	im Handverkauf	1 Dose = 1 Mk. 50 Pf.	
„ **Nestlé**	„	„	1 Dose = 1 Mk. 50 Pf.
„ **Rademann**	„	„	1 Dose = 1 Mk. 20 Pf.

Kinderpulver — Pulvis Magnesiae cum Rheo.
Kinderpulver, Hufeland'sches oder Ribke'sches — Pulvis Magnesine cum Rheo.
Kirschensirup — Sirupus Cerasorum.
Kitt. Zum Kitten gebraucht man Fischleim oder eine dicke Auflösung von Gelatine oder Haubenblase in Acidum aceticum dilutum. Die Bruchstellen werden erwärmt. Auch Schellack geschmolzen auf den erhitzten Bruchstellen kittet.
Kleesalz = saures oxalsaures Kali = Kalium bioxalicum, nicht offizinell. Arzneitaxe —. Handverkauf: Kalium bioxalicum pulveratum 20,0 = 10 Pf.; 100,0 = 25 Pf.; 500,0 = 1 Mk.

Vergiftungssymptome. Mund und Schlund weißgrau. Cyanose. Heftige Leibschmerzen, Erbrechen brauner Massen. Kalter Schweiß. Puls schwach, langsam. Dyspnoe. Klonische und tonische Krämpfe. Bewußtlosigkeit, Kollaps.

Antidota. Magenspülung. Calcaria saccharata. Aqua Calcariae. Geschabte Kreide. Magnesia usta. Magnesium sulfuricum. Eiweißlösung tassenweise, süße Milch, Schleim. Opium. Excitantien.

Klistiere für Erwachsene 200,0—300,0 Wasser. Für Kinder 100,0—150,0 oder mehr, siehe Clysma.
Knochendrains sind resorbierbare Röhren aus Knochenknorpel.
Knollen — Tubera: Akonitknollen — Tubera Aconiti.
Salep — Tubera Salep.
Knorpeltang — Carrageen.
Kochen. Arzneitaxe: Kochen von Ölen und weingeisthaltigen Flüssigkeiten kostet für 1 kg = 4 Mk., einschließlich des etwa erforderlichen Abdampfens, Pressens und Filtrierens. — Eine Abkochung, Decoct, kostet 25 Pf. einschließlich des erforderlichen Wassers, der Wägung des Wassers und der Colatur.
Kochsalz, reines — Natrium chloratum.
Kodeïnphosphat — Codeïnum phosphoricum.
Koffeïn — Coffeïnum.
Koffeïn-Natrium-salicylat — Coffeïno-Natrium salicylicum.
Kohle, gepulverte — Carbo Ligni pulveratus.
Kohlenoxyd-Vergiftung.

Vergiftungssymptome. Rotes Gesicht, Cyanose, Kopfschmerz, Schwindel, Ohrensausen. Übelkeit, Erbrechen. Frequenter Puls, stertoröses Atmen. Mattigkeit, Ohnmacht, Koma. Delirien, Konvulsionen. Paralyse des Herzens und der Respiration.

Antidota. Frische Luft, Inhalation von Sauerstoff, künstliche Respiration. Hautreize, kalte Übergießung. Aderlaß mit nachfolgender subkutaner Kochsalzinfusion. Transfusion von Blut (wenigstens 750,0). Excitantien, Kaffee. Wasserstoffsuperoxyd. Faradisation der Nervi phrenici.

Kollodium — Collodium.

Kollodium, blasenziehendes — Collodium cantharidatum.
Kollodium, elastisches — Collodium elasticum.
Kollodium, Spanischfliegen- — Collodium cantharidatum.
Kolophonium — Colophonium.
Koloquinthen — Fructus Colocynthidis.
Koloquinthen-Äpfel — Fructus Colocynthidis.
Koloquinthen-Extrakt — Extractum Colocynthidis.
Koloquinthen-Kürbisse — Fructus Colocynthidis.
Koloquinthen-Tinktur — Tinctura Colocynthidis.
Königselixir — Elixir e Succo Liquiritiae.
Königskerzenblumen — Flores Verbasci.
Königssalbe — Unguentum basilicum.
Körner — Granula.
Kosmetika (von κοσμεῖν = schmücken) sind Mittel zum Schmuck und zur Verschönerung. Mittel zur Reinigung, Pflege und Färbung, besonders betr. Haar, Haut, Mundhöhle.
Koso — Flores Koso.
Kosoblüten — Flores Koso.
Kraftgries, Timpe im Handverkauf $^1/_1$ Dose = 1 Mk. 50 Pf.; $^1/_2$ Dose = 80 Pf. $^1/_4$ Dose = 40 Pf.
Kraftschokolade, Hauswaldt im Handverkauf 125,0 = 60 Pf.; 500,0 = 2 Mk. 40 Pf.
Krähenaugen — Semen Strychni.
Krampftropfen, ätherische — Tinctura Valerianae aetherea.
Krampftropfen, braune — Tinctura Valerianae aetherea.
Krampftropfen, weiße — Spiritus aethereus.
Krampfwurzel — Radix Valerianae.
Kräuter — Herbae:

Bilsenkrautblätter — Herba Hyoscyami.
Cardobenedictenkraut — Herba Cardui benedicti.
Erweichende Kräuter — Species emollientes.
Gewürzhafte Kräuter — Species aromaticae.
Lobelienkraut — Herba Lobeliae.
Löffelkraut — Herba Cochleariae.
Quendel — Herba Serpylli.
Schierling — Herba Conii.
Steinklee — Herba Meliloti.
Stiefmütterchen — Herba Violae tricoloris.
Tausendgüldenkraut — Herba Centaurii.
Thymian — Herba Thymi.
Wermut — Herba Absinthii.

Kräuter, aromatische — Species aromaticae.
Kräuter-Essig — Acetum aromaticum.
Kräuterwürfel siehe Comprimierte Vegetabilien von Adolph Weber in Radebeul.
Kreide, spanische — Talcum.
Kreosot — Kreosotum.
Kreosot, mineralisches — Acidum carbolicum.
Kreosotpillen — Pilulae Kreosoti.
Kreosot, vegetabilisches — Kreosotum.
Kreosotum. Kreosotum, Nr. 282.
Pilulae Kreosoti, Nr. 395.

282. *Kreosotum* — *Kreosot.*

Kreosotum aus κρέας = Fleisch + σώζειν = erhalten.
Arzneitaxe: 1,0 = 5 Pf.; 10,0 = 20 Pf.
Handverkauf: 5,0 = 10 Pf.; 100,0 = 1 Mk. — Drogisten verboten.
1,0 = 26 Tropfen. 1 Tropfen = 0,038 (Eschbaum).

Klare, schwach gelbliche Flüssigkeit. Sie ist ölig und stark lichtbrechend. Sie bräunt sich nicht am Sonnenlicht. Reaktion neutral. Geruch durchdringend, rauchartig. Geschmack brennend.

Spez. Gew. 1,080. Beim Erhitzen geht Kreosot größtenteils über bei 200—220°. Es erstarrt noch nicht bei −20°. Auf blaues Lackmuspapier gebracht, soll 1 Tröpfchen Kreosot das Papier nicht röten, auch wenn das Papier darauf angefeuchtet wird mit Wasser.

Klar löslich in etwa 120 Teilen heißen Wassers. Die Lösung trübt sich beim Erkalten, wird aber allmählich wieder klar unter Abscheidung von Öltropfen. — Klar mischbar mit Äther, Weingeist, Schwefelkohlenstoff.

Vorsichtig aufzubewahren. (In Glasstöpselflaschen.)

Kreosot besteht aus verschiedenen Stoffen der sogenannten aromatischen Reihe, Benzolderivaten, besonders circa 75% Guajakol, Phlorol, Kresol, Homokresol oder Äthylguajakol, Kreosol. Kreosol $C_6H_3.(CH_3).OCH_3OH$. Phlorol $C_6H_3.(CH_3)_2.OH$.

Kreosot ist das wirksame Agens beim Räuchern des Fleisches, daher der Name; es verhindert Fäulnis. Bei richtiger Dosierung regt es den Appetit an.

Äußerlich. Als Analgeticum und Desinficiens. Gegen Zahnschmerzen in den kariösen Zahn.

Zu Inhalationen bei Bronchitis putrida, Lungengangrän. $^1/_2$—1%.

Zu Salben 1,0 auf 10,0.

Zu Gurgelwasser 1,0 auf 100,0—200,0.

Innerlich. Als lokales Anaestheticum gegen Erbrechen infolge von Hyperästhesie der Magenschleimhaut.

Empirisch gegen Phthisis, am besten in Pillen. Vgl. Pilulae Kreosoti, Nr. 395. Jede Pille wiegt 0,15, und enthält 0,05 Kreosot. Auch in Lebertran, Gelatinekapseln, wässerig-alkoholischer Lösung. 0,01—0,05—0,1, täglich mehrmals nach der Mahlzeit. Zu längerem Gebrauch, wirkt günstig auf den Appetit, wie oben angegeben, auch gegen abnorme Gärung in Magen und Darm. Billiger in Tropfen. 3—5 Tropfen, täglich 2 mal, in warmer Milch, Kaffee, Zuckerpulver, Oblaten. Steigen bis 1,0 pro die, wenn möglich. Ätzwirkung auf den Magen ist nicht sicher zu vermeiden. – Für Kinder 0,005 pro dosi; 0,06 pro die. Bei Phthisis pulmonum, Brechdurchfall, Dysenterie.

Spiritus Kreosoti.

313. ℞ (Berliner F. M.)
Kreosoti 2,0
Spiritus Vini Gallici ad 100,0.
M.D.S. Teelöffelweise zugeben.
— 1 Dosis = 78 Pf. — 1 Teelöffel = 0,1 Kreosot.

Tinctura Kreosoti.

314. ℞ (Berliner F. M.)
Kreosoti 6,0
Tincturae Gentianae 24,0.
M.D.S. 5 Tropfen täglich 3 mal (unter Wein). — 1 Dosis = 71 Pf.; $^1/_2$ Dosis = 48 Pf. — 5 Tropfen = 0,05 Kreosot. — Bei Phthisis pulmonum.

Zu Pilulae Kreosoti, Nr. 395.

Vergiftungssymptome. Schleimhaut des Mundes und Schlundes weiß geätzt. Große Schmerzen im Epigastrium. Erbrechen von Massen mit Geruch nach Phenol. Schwindel, Ohnmacht, Koma. Stertoröses Atmen. Urin olivengrün.

Antidota. Brechmittel, Magenausspülung mit lauwarmem Wasser, oder mit 2—3% Lösung von Natrium sulfuricum. Kalkmilch, Aqua Calcariae, Calcaria saccharata. Eis, Eiweiß, Milch. Excitantien.

Größte Einzelgabe 0,5. Größte Tagesgabe 1,5.

Kreosotum faginum — Kreosotum.
Kresol, rohes — Cresolum crudum.
Kresolseifenlösung — Liquor Cresoli saponatus.
Kresolwasser — Aqua cresolica.
Kressylsäure, rohe — Cresolum crudum.
Kreuzbeeren — Fructus Rhamni catharticae.
Kreuzdornbeeren — Fructus Rhamni catharticae.
Kreuzdornbeerensirup — Sirupus Rhamni catharticae.
Kropfsalbe — Unguentum Kalii jodati.
Krotonöl — Oleum Crotonis.

Vergiftungssymptome. Brennen im Mund und Rachen. Erbrechen, Durchfall, Kolik. Kollaps.

Antidota. Magenspülung. Eisstückchen, Milch, Schleim. Opium.

Kruken = Ollae. Preise siehe unter Olla.
Kubeben — Cubebae.

Kubeben-Extrakt — Extractum Cubebarum.
Kubeben-Pfeffer — Cubebae.
Küchensalz (reines) — Natrium chloratum.
Kugeln = Globuli sind Drogisten zu verkaufen verboten.
Kühlsalbe — Unguentum Plumbi.
Kühlwasser — Aqua Plumbi.
Kümmel — Fructus Carvi.
Kümmelfrüchte oder Kümmelsamen — Fructus Carvi.
Kümmelöl — Oleum Carvi.
Kummerfeld'sches Waschwasser siehe 1033. ℞ unter Nr. 514, Sulfur praecipitatum und 589. ℞ unter Nr. 515, Sulfur sublimatum.
Künstliches Karlsbader Salz — Sal Carolinum factitium.
Kupfer-Alaun — Cuprum aluminatum.
Kupferoxyd, schwefelsaures, auch reines schwefelsaures — Cuprum sulfuricum.
Kupferoxyd, schwefelsaures, rohes — Cuprum sulfuricum crudum.
Kupferrauch, weißer — Zincum sulfuricum.
Kupfersulfat — Cuprum sulfuricum.
Kupfersulfat, rohes — Cuprum sulfuricum crudum.
Kupfervitriol, reiner — Cuprum sulfuricum.
Kupfervitriol, roher — Cuprum sulfuricum crudum.
Kurella'sches Brustpulver — Pulvis Liquiritiae compositus.
Kusso — Flores Koso.
Laab-Essenz im Handverkauf 1 Flasche 1 Mk.
Lac ebutyratum = Buttermilch.
Lac Sulfuris — Sulfur praecipitatum.
Lac vaccinum = Kuhmilch.
Lacca in tabulis sive Resina Laccae = Schellack, nicht offizinell. Arzneitaxe —. Handverkauf: 10,0 = 10 Pf.; 100,0 = 60 Pf.; 500,0 = 2 Mk. 50 Pf.; alba 10,0 = 10 Pf.; 100,0 = 60 Pf. Zur Herstellung von Dünndarmkapseln, Dünndarmpillen.

1034. ℞ Lacca in tabulis 1, Colophonium 3. — Zum Imprägnieren von Hutfilz, Sohlenfilz, und dann unter Erwärmen zu Filzkorsetts, Filzschienen, Kontentivverbänden.

Lacca Musci = Lackmus, nicht offizinell. Arzneitaxe —. Handverkauf: 15,0 = 10 Pf.; 100,0 = 50 Pf.
Lacca musica = Lackmus vgl. Lacca Musci.
Laevigare = glätten, zerreiben zu feinem Pulver.
Lahmann's vegetabile Milch im Handverkauf 1 Dose = 1 Mk. 30 Pf.
Lakritze oder Lakritzensaft — Succus Liquiritiae. — Lakritzen ist Drogisten zu verkaufen erlaubt, mit und ohne Anis.
Lakritzenholz — Radix Liquiritiae.
Lana asbestica = Asbestwolle.
Lana gossypina — Gossypium depuratum.
Lana Ligni depurata = Reine Holzwolle.
Lana Ligni gossypata = Holzwollwatte, ist Holzwolle gemischt mit 20 % Baumwolle.
Lana philosophica — Zincum oxydatum crudum.
Lana Typhae = Rohrkolbenwolle, aus Stempelblumen von 2 Typha-Arten, Rohrkolbenarten; in Gazesäckchen auf Wunden.
Lana vitrea = Glaswolle oder Glasseide. Siehe diese.
Lanolimentum = Lanolinsalbe, Lanolinmull.
Lanolin — Adeps Lanae cum Aqua.
Lanolin-Cream im Handverkauf 1 Tube = 40 Pf.
Lanolinum heißt jetzt: Adeps Lanae cum Aqua.
Lanolinum anhydricum heißt jetzt: Adeps Lanae anhydricus.
Lapides Cancrorum = Krebssteine oder Krebsaugen, grobgepulvert, früher zur Reinigung in der Dermatotherapie.
Lapis causticus Chirurgorum — Kali causticum fusum.

Lapis divimus — Cuprum aluminatum.
Lapis infernalis — Argentum nitricum.
Lapis infernalis dilutus oder iufernalis mitigatus oder nitratus — Argentum nitricum cum Kalio nitrico.
Lapis ophthalmicus — Cuprum aluminatum.
Lapis Pumicis = Bimstein, zur Reinigung der Hände, zu Sapo Pumicis = Bimsteinseife. Arzneitaxe: pulveratus 100,0 = 20 Pf. Handverkauf: 50,0 = 10 Pf.; 100,0 = 15 Pf.; 500,0 = 50 Pf.; praeparatus 30,0 = 10 Pf.; 100,0 = 20 Pf.; 500,0 = 80 Pf.
Latwerge, eröffnende — Electuarium e Senna.
Latwergen — Electuaria:

Sennalatwerge — Electuarium e Senna.

Arzneitaxe: Latwergen zu bereiten kostet bis 200 g = 20 Pf.; jede weiteren 200,0 = 5 Pf. 1 kg = 1 Mk. 50 Pf.

Laudanum = alte Bezeichnung für Beruhigungsmittel, besonders Opium, und für Quintessenz.
Laudanum — Opium.
Laudanum, flüssiges siehe Tinctura Opii.
Laudanum liquidum Sydenhami — Tinctura Opii crocata.
Lauer's Pflaster im Handverkauf 1 Dose = 25 Pf.
Laugensalz, ätzendes — Kali causticum fusum.
Laugensalz, flüchtiges — Ammonium carbonicum.
Laugensalz geschwefeltes — Kalium sulfuratum.
Laurus. Fructus Lauri, Nr. 228.
Oleum Lauri, Nr. 361.
Lavandula. Flores Lavandulae, Nr. 198.
Oleum Lavandulae, Nr. 362.
Spiritus Lavandulae, Nr. 499.
Lavendelblüten — Flores Lavandulae.
Lavendelöl — Oleum Lavandulae.
Lavendelspiritus — Spiritus Lavandulae.
Laxantia = Leib erweichende, milde Abführmittel. Weiteres siehe Abführmittel.
Laxirmus — Electuarium e Senna.
Laxirsalz, englisches — Magnesia sulfurica.
Laxirtee — Species laxantes.
Laxirtrank — Infusum Sennae compositum.
Lebensalter.

Schema der Dosen für die verschiedenen Lebensalter. Von der gewöhnlich üblichen Dose (nicht Maximaldose):

Bis zum vollendeten	1. Jahre	= $^1/_{20}$—$^1/_{10}$	Dose
„ „ „	2. „	= $^1/_8$	„
„ „ „	3. „	= $^1/_6$	„
„ „ „	4. „	= $^1/_5$	„
„ „ „	7. „	= $^1/_3$	„
„ „ „	14. „	= $^1/_2$	„
„ „ „	20. „	= $^2/_3$	„
„ „ „	50. „	= 1	„ (Liebreich.)

Anders: Unter	3 Monaten	= $^1/_{48}$	Dose
Von	3— 6 „	= $^1/_{24}$	„
„	6—12 „	= $^1/_{12}$	„
„	1— 2 Jahre	= $^1/_8$	„
„	2— 3 „	= $^1/_6$	„
„	3— 4 „	= $^1/_4$	„
„	4— 7 „	= $^1/_3$	„
„	7—14 „	= $^1/_2$	„
„	14—25 „	= $^2/_3$	„ (Kobert.)

Anders: Unter 1 Jahr	= 1/15—1/12 Dose		
Von 1— 2 Jahren	= 1/8	„	
„ 2— 4 „	= 1/16	„	
„ 4— 6 „	= 1/4	„	
„ 6—12 „	= 1/2	„	
„ 12—15 „	= 2/3	„	(Seifert.)

Anders: Bis zu 1 Jahr	= 1/20—1/10 Dose		
Von 2—3 Jahren	= 1/8	„	
„ 4— 5 „	= 1/6	„	
„ 6— 8 „	= 1/4	„	
„ 9—11 „	= 1/3	„	
„ 12—15 „	= 1/2	„	
„ 16—19 „	= 3/4	„	(Vorschrift in Rußland.)

Anders: Von 2— 3 Jahren	= 1/8	Dose	
„ 5 „	= 1/4	„	
„ 10 „	= 1/2	„	(Trousseau u. Pidoux in Frankreich.)

Anders: Bis 1 Jahr	= 1/20—1/10 Dose		
Von 1— 2 Jahren	= 1/8	„	
„ 2— 3 „	= 1/6	„	
„ 3— 6 „	= 1/5	„	
„ 6—10 „	= 1/3	„	
„ 10—12 „	= 1/2	„	
„ 12—18 „	= 2/3	„	(Hüetlin.)

Anders: 1 Jahr = 1/16; 2 Jahre = 1/8; 4 Jahre = 1/4; 10 Jahre = 1/2; 25—60 Jahre = 1/1.

Übereinstimmend ist in obigen Tabellen nur, daß bis zum 2. Lebensjahre 1/8 gegeben werden soll. Sodann kann man für das 7. Jahr 1/3 nach den meisten statuieren, und für das 14. Jahr 1/2. Die volle Dosis würde auf das kräftige Alter von 25—50 Jahre fallen. Das ist aber auch alles, was man etwa aus den so verschiedenen Angaben folgern kann. Vergleiche das Vorwort unter 11. Hier ist ein Punkt, welcher Abhilfe erfordert.

Lebensbalsam, Hoffmann'scher — Mixtura oleoso-balsamica.

Lebenselixir, schwedisches, auch schwedische Lebensessenz. — Tinctura Aloës composita.

Lebensöl — Mixtura oleoso-balsamica.

Lebenstinktur — Tinktura Aloës composita.

Lebertran — Oleum Jecoris Aselli. — Ist Drogisten zu verkaufen erlaubt, mit oder ohne Pfefferminzöl.

Leim, weißer — Gelatina alba.

Leinkuchen — Placenta Seminis Lini.

Leinmehl — Placenta Seminis Lini pulverata.

Leinöl — Oleum Lini.

Leinsamen — Semen Lini.

Lenitiva = Milde Abführmittel. Weiteres siehe unter Abführmittel.

Leuchtgasvergiftung.

Vergiftungssymptome. Rotes Gesicht, Cyanose. Kopfschmerz, Schwindel, Ohrensausen. Übelkeit, Erbrechen. Frequenter Puls. Stertoröses Atmen. Mattigkeit, Ohnmacht, Koma. Delirien, Konvulsionen. Paralyse des Herzens und der Respiration.

Antidota. Frische Luft, Inhalation von Sauerstoff, künstliche Respiration. Hautreize, kalte Übergießung. Aderlaß mit nachfolgender subkutaner Kochsalzinfusion. Transfusion von Blut (wenigstens 750,0). Excitantien, Kaffee. Wasserstoffsuperoxyd. Faradisation der Nervi phrenici.

Leube-Rosenthal'sche Fleischsolution. Aus Rindfleisch im Papin'schen Topf mit salzsaurem Wasser gekocht. Ziemlich verdaulich, aber Geschmack schlecht, auch nach Neutralisieren mit Soda.

Arzneitaxe —. Handverkauf: 1 Dose = 1 Mk. 65 Pf.

Levisticum siehe Radix Levistici.
Lichen irlandicus — Carrageen.

283. ***Lichen islandicus*** — *Isländisches Moos.*

Arzneitaxe: concisus 10,0 = 5 Pf.; 100,0 = 25 Pf.; ab amaritie liberatus concisus 100,0 = 55 Pf.

Handverkauf: 500,0 = 50 Pf.; concisus 40,0 = 10 Pf.; 100,0 = 20 Pf.; 500,0 = 80 Pf.; ab amaritie liberatus 15,0 = 10 Pf.; 100,0 = 40 Pf.; 500,0 = 1 Mk. 50 Pf. — Isländisch Moospasta 1 Dose = 75 Pf.

Blattartige gelappte Pflanzen, auf der einen Seite braun, auf der anderen Seite hellbräunlich oder grau. Geschmack bitter.

Die Flechte Cetraria islandica. Ihr Thallus, ihre blattartige Fläche, ist höchstens 0,5 mm dick. Sie ist in Lappen geteilt, welche breiter oder schmaler, gebogen oder kraus, am Grunde rinnenförmig, am Rande gefranzt sind. Beide Seiten sind glatt. Die eine Seite ist braun, bräunlichgrün, stellenweise rotfleckig. Die andere Seite ist blasser, hellbräunlich, grau oder weißlich, mit weißen, eingesenkten Flecken.

Eine Abkochung mit 20 Teilen Wasser bildet nach dem Erkalten eine steife Gallerte von bitterem Geschmack.

Lichen islandicus: 2 % Cetrarin (Acidum cetraricum = Cetrarsäure) 70 % Lichenin (Flechtenstärke), Fumarsäure und Lichesterinsäure.

Innerlich. Als Amarum mucilaginosum, Expectorans, Tonicum. Decoct 10,0—15,0 mit 500,0 Wasser 15—20 Minuten gekocht. Bei chronischen katarrhalischen Affektionen der Lunge mit oder ohne Zusatz. Anders: 1 Eßlöffel auf 1 oder 2 Tassen Tee; morgens und abends 1 Tasse. Anders: Decoct 5,0—10,0 auf 100,0.

Lichen islandicus ab amaritie liberatus = entbittertes isländisches Moos. Manchem ist der Bitterstoff unangenehm. Man entfernt ihn, indem man das Moos (10 Teile) mit kaltem Wasser infundiert (60 Teile), und 24 Stunden stehen läßt, eventuell unter Zusatz von Kalium carbonicum 1 %. Dann gießt man ab, und benutzt nun das Moos zum Decoct. Das Moos wirkt nicht mehr tonisierend.

Als steife Gallerte gebraucht 1 auf 20. Anders: 15,0 auf 100,0. Infus 1 auf 10. — Eine Gallerte gerät besser, wenn man zu dem isländischen Moos 1/4 irländisches hinzunimmt.

Als Zusatz zu expektorierenden Tees, Species pectorales Nr. 488.

Zur Zerkleinerung ist schwaches Befeuchten zulässig; trocken zerkleinert gibt sehr viel Pulver.

Größte Einzelgabe —.

Größte Tagesgabe 30,0 ad Species, Gelatinam, Decoctum.

Liebig's Fleischextrakt. Bouillon eingeengt zur Konsistenz von Sirup.

Liebig'sche Suppe. 20,0 Gerstenmalz + 40,0 Wasser + 16 Tropfen Liquor Kalii carbonici (11 % Lösung), stehen lassen 1/2 Stunde. Dann kommt folgende Mischung hinzu, die inzwischen bereitet wird. 20,0 Weizenmehl + 200,0 Kuhmilch verrührt, auf dem Wasserbade weiter gerührt 1/4 Stunde. Beide Gemische zusammengerührt bei 60°, nach 20 Minuten einmal aufgekocht, durch ein Tuch geseiht. Für Kinder unter 3 Monaten wird die Milch verdünnt mit ebensoviel Wasser (100,0 Milch + 100 Wasser).

Liebstengel — Radix Levistici.
Liebstöckelwurzel — Radix Levistici.
Lignum benedictum — Lignum Guajaci.
Lignum campechianum = Blauholz, nicht offizinell. Als Antidiarrhoicum, selbst für amyloide und tuberkulöse Formen. (Decoct 20 ad 200). Arzneitaxe: concisum 10,0 = 5 Pf. Handverkauf: raspatum 100,0 = 10 Pf.; 500,0 = 40 Pf.

284. ***Lignum Guajaci*** — *Guajakholz.*

Lignum sanctum.

Arzneitaxe: concisum et grosso modo pulveratum 10,0 = 5 Pf.; 100,0 = 15 Pf. pulveratum 10,0 = 5 Pf.

Handverkauf: concisum 50,0 = 10 Pf.; 100,0 = 15 Pf.; 500,0 = 60 Pf.

Stücke von hartem Kernholz, außen braun oder grünlich, innen bräunlich. Geruch aromatisch, tritt stärker hervor beim Erwärmen. Geschmack etwas kratzend.

Holz von Guajacum officinale, geschnitten oder durch Abdrechseln gewonnen. Es sieht gelbbräunlich aus, an der Oberfläche oft grünlich. Es ist krummläufig faserig, und läßt sich nicht gerade spalten, und nicht leicht schneiden. Es sinkt in Wasser unter. Bei mikroskopischer Betrachtung des Querschnittes erkennt man Markstrahlen, 1 Zelle breit und meist 4 (3—6) Zellen hoch. Zwischen den Markstrahlen liegen Gewebsmassen, welche Tracheen zeigen, fast immer einzeln stehend und meist so breit wie der Raum zwischen den Markstrahlen. Diese Tracheen sind teilweise mit braunem Harz gefüllt. Die besagten Gewebsmassen zwischen den Markstrahlen bestehen ferner aus unregelmäßigen Querbändern von Holzparenchymzellen. Die Querbänder sind 1—2 Zellen breit und laufen tangential. In den Parenchymzellen liegen teilweise Oxalatkristalle. Weiterhin bestehen die Gewebsmassen zwischen den Markstrahlen aus dickwandigen Sklerenchymfasern von engem Lumen, und diese Fasern bilden die Hauptmasse des Holzes.

Lignum Guajaci: 26 % Resina Guajaci = Guajakharz; es besteht hauptsächlich aus Harzsäuren, und zwar 70 % Guajakonsäure.

Innerlich. Als Antarthriticum, Antirheumaticum, gegen chronische Exantheme. Species 15,0—50,0 pro die. — Als Decoct 10,0—20,0 auf 100,0; gewöhnlich 15,0. — In der wässerigen Abkochung ist aber das wirksame Harz nicht enthalten.

Zu Species Lignorum, Nr. 487.

Größte Einzelgabe —. Größte Tagesgabe 50,0 ad infusum.

Lignum Pavanum — Lignum Sassafras.

285. *Lignum Quassiae* — *Quassiaholz.*

Arzneitaxe: concisum et grosso modo pulveratum 10,0 = 5 Pf.; pulveratum 10,0 = 5 Pf.

Handverkauf: 50,0 = 10 Pf.; 100,0 = 15 Pf.; 500,0 = 60 Pf.

Hellgelbliches, zerkleinertes (festes) Holz. Geschmack stark und anhaltend bitter. (Geruch charakteristisch, besonders übergossen mit heißem Wasser.)

Holz der Stämme und Stammzweige von Picrasma excelsa (Picraena excelsa) und von Quassia amara. (Das Holz beider Bäume ist gut spaltbar. Unter der Lupe erkennt man auf dem Querschnitte Jahresringe und Markstrahlen.)

1) **Picrasma excelsa.** Das Holz ist schwach gelblich (und lockerer). Der Querschnitt zeigt Markstrahlen, 2—5 Zellen breit und meist 10—25 Zellen hoch. Die Markstrahlen werden verbunden durch Brücken von gewöhnlich 2—5 Tangentialreihen von Holzparenchymzellen. Diese enthalten bisweilen große Einzelkristalle von Oxalat. Den Holzparenchymzellen sind angelagert Tracheen, einzeln oder in Gruppen von 2—5. Der übrige Raum des Querschnittes wird eingenommen von den querdurchschnittenen Sklerenchymfasern, die wenig verdickt sind. Diese Fasern sind im größten Teile ihrer Länge gleichweit und endigen an beiden Seiten in einer Spitze.

2) **Quassia amara.** Das Holz ist hellgelblich, (weißlich und dicht), und dem vorigen sehr ähnlich gebaut. Die Markstrahlen sind nur 1 Zelle breit, höchstens 2, und 5—20 Zellen hoch. Kristalle von Oxalat fehlen.

Lignum Quassiae: Eine Gruppe von Bitterstoffen benannt Quassiin (Quassit), Spuren von ätherischem Öl, Gummi, Harz etc. Der kristallisierende Bitterstoff Quassiin ist ziemlich löslich in Alkohol, löslich in ca. 100 Teilen Wasser. Man erhält etwa $^1/_{10}$ % aus dem Holze.

Äußerlich. Gegen Askariden als Klistier. Infus 10 %.

Innerlich. Als Amarum purum, einfacher Bitterstoff, als Stomachicum und Tonicum. Macerationen, Infuse. Für Erwachsene 2,0—4,0 auf 100,0—180,0. Anders: 5,0—10,0 auf 100,0. — Gewöhnlich mit anderen Stomachicis und Tonicis, Rheumpräparaten, Tinctura Ferri pomati. — In Pulvern 0,5—2,0, täglich mehrmals.

Abkochungen von Lignum Quassiae dienen auch als Fliegengift. Vielfach, namentlich in England, wird das Holz verwendet zur Bereitung von Bier.

Größte Einzelgabe 2,0. Größte Tagesgabe 6,0.

Lignum Quassiae surinamensis — Lignum Quassiae.
Lignum sanctum — Lignum Guajaci.
Lignum Santali rubrum pulveratum, nicht offizinell. Arzneitaxe —. Handverkauf: 40,0 = 10 Pf.; 100,0 = 20 Pf.; 500,0 = 60 Pf. Zu Zahnpulver.

286. *Lignum Sassafras* — *Sassafrasholz.*

Radix Sassafras. Fenchelholz.
Arzneitaxe: concisum 10,0 = 5 Pf.
Handverkauf: concisum 40,0 = 10 Pf.; 100,0 = 20 Pf.; 500,0 = 80 Pf.

Rötliches oder bräunliches Holz. Geruch sehr aromatisch. Geschmack etwas süßlich.

Das zerkleinerte Holz der Wurzel von Sassafras officinale. (Das Holz des Stammes, welches fast gar nicht aromatisch ist, ist zu verwerfen.) Das Holz ist bräunlich bis fahlrötlich, leicht, locker, weich, gut spaltbar, und besitzt Jahresringe. Bei mikroskopischer Betrachtung des Querschnittes findet man die Markstrahlen 1—4 Zellen breit. Zwischen den Markstrahlen liegen in dem Gewebe Sekretbehälter von der Weite kleiner Tracheen. Das Sekret ist farblos, und die Wände sind verkorkt. Die Tracheen sind versehen mit rundlich behöften, spaltenförmigen Tüpfeln. Die Sklerenchymfasern des Holzes haben nur mäßig verdickte Wände, sehr wenig und zart getüpfelt.

Lignum Sassafras: bis 2 % ätherisches Öl, das Holz weniger als die Rinde. Harz, Gerbstoff, roter Farbstoff. Das Oleum Sassafras aethereum enthält Safrol $C_{10}H_{10}O_2$, Safrēn und Sassafraskampfer.

I n n e r l i c h. Als Alterans, Diureticum, Diaphoreticum, Antidyscrasicum. In Pulvern 0,5—2,0, täglich mehrmals. Als Infus 10,0—15,0 auf 100,0. Als Decoct ebenso.

Zu Species Lignorum, Nr. 487.

Größte Einzelgabe 2,0. Größte Tagesgabe 6,0.

Limatura Ferri oder Martis — Ferrum pulveratum.
Limonenschale — Cortex Citri Fructus.
Linctus = Lecksaft aus Sirup oder Honig mit einem Antisepticum für kleine Kinder, z. B. bei Aphthen früher gebräuchlich.
Lindenblüten — Flores Tiliae.
Lindenkohle — Carbo Ligni pulveratus.

Linimenta — *Linimente.*

Arzneitaxe: Eine Salbe anzufertigen durch Mischen, Kochen oder Schmelzen kostet bis 100,0 = 25 Pf., größere Mengen = 50 Pf. — Bei einer Teilung oder bei einer Verabreichung in vervielfältigter Gabe wird berechnet für Abwägen und Einwickeln jeder Gabe = 5 Pf. — Drogisten verboten.

Halbflüssige Salben. Einreibungen.

Dickflüssige, gleichmäßige Mischungen, welche Seife enthalten, oder Seife und Fett, fettes Öl, und welche bezüglich der Konsistenz in der Mitte stehen zwischen den eigentlichen Salben und dickflüssigen, fetten Ölen; mindestens von Sirupkonsistenz. Sie sind zum äußerlichen Gebrauche bestimmt, zum Einreiben oder Verband. — Eine Ausnahme bildet bezüglich der Konsistenz der Opodeldok, welcher fest ist, Nr. 289.

Sie werden verabfolgt in Glasflaschen mit Korkstöpseln, ausgenommen Opodeldok: Linimenta ad vitrum, Linimentum saponato-camphoratum ad vitrum collo amplo.

Olimenta = ölhaltige Linimente. (Auch zum Einspritzen bei Urethritis.)
Saponimenta = seifenhaltige Linimente, medizinische Opodeldoke; für chronische, mykotische, schuppende Dermatosen, seborrhoische Erkrankungen.

L i n i m e n t u m e x s i c c a n s, Pick's Bassorinfirnis: 5 Traganth, 2 Glyzerin, 93 Wasser — ist ein Hautfirnis. Es bildet auf der Haut eine ganz feine, glatte Decke. Vgl. Linimentum exsiccans an alphabetischer Stelle.

Man erhält Linimente

1) durch Verdünnung fester Fette mit fetten oder ätherischen Ölen, Kampferlösungen, Chloroform, Paraffinum liquidum, Spiritus saponatus.

2) durch Mischen von Fetten, besonders Öl, mit kaustischen Alkalien, besonders Liquor Ammonii caustici, und kaustischen alkalischen Erden, besonders Aqua Calcariae.

3) durch Vermischungen von Seifen mit Flüssigkeiten, wässerigen, alkoholischen, ätherischen.

4) durch gewisse Emulsionen (z. B. Terpentinöl und Eidotter).

5) Manche Substanzen von der Konsistenz der Linimente, z. B. Ammonium sulfoichthyolicum, Oleum camphoratum, Oleum cantharidatum, Oleum Jecoris Aselli.

Um ein gutes Liniment zu bekommen, so daß die Mischung nicht wieder auseinandergeht, muß die Mischung sofort stark geschüttelt werden. Dann etwaige weitere Zusätze. — Salben müssen erst allein fein zerrieben werden, ehe man Öl allmählich hinzureibt.

Linimente nicht mit Salzen von Aluminium, von Calcium, von Magnesium, sauren Salzen und Säuren. Ammoniak-Linimente auch nicht mit freiem Jod.

Linimente — Linimenta:
- Kampferliniment, flüchtiges — Linimentum ammoniato-camphoratum.
- Linimentum, flüchtiges — Linimentum ammoniatum.
- Opodeldok — Linimentum saponato-camphoratum.

Linimentum.
- Linimentum ammoniato-camphoratum, Nr. 287.
- Linimentum ammoniatum, Nr. 288.
- Linimentum saponato camphoratum, Nr. 289.

Linimentum ammoniacale — Linimentum ammoniatum.

287. *Linimentum ammoniato-camphoratum* — *Flüchtiges Kampferliniment.*

Arzneitaxe: 10,0 = 10 Pf.; 100,0 = 80 Pf.
Handverkauf: 15,0 = 10 Pf.; 100,0 = 50 Pf.; 500,0 = 2 Mk. 50 Pf.
Drogisten verboten.

Weißes, dickflüssiges Liniment.

3 Teile Kampferöl + 1 Teil Mohnöl + 1 Teil Ammoniakflüssigkeit werden vereinigt zu einem gleichmäßigen Liniment durch Schütteln. Das Liniment trennt sich nicht in zwei Schichten, selbst nicht nach längerem Stehen. Zu dickflüssig gewordenes Liniment wird wieder auf die richtige Konsistenz gebracht durch Zusatz von einer kleinen Menge Wasser.

Aufzubewahren in gut verschlossenen Flaschen mit Glasstöpsel. — Vor Abgabe umschütteln!

Ammoniaklinimente nicht mit freiem Jod, Jodtinktur, Salzen vom Aluminium, von Calcium, von Magnesium, sauren Salzen, Säuren.

Äußerlich. Als hautrötende und deshalb ableitende, reizende Einreibungen bei Lähmungen, Neuralgien, Rheumatismus, Verstauchungen, Muskelzerreißungen.

Detur ad vitrum.

Linimentum ammoniato-camphoratum:

315. ℞ (Berliner F. M.)
Oleï camphorati 20,0
Oleï Rapae 60,0
Liquoris Ammonii caustici 20,0.
D. S. Äußerlich. — 1 Dosis = 62 Pf.; 1/2 Dosis = 41 Pf.

Bemerkung. 100,0 Linimentum ammoniato-camphoratum dieser Nr. 287 kosten im Handverkauf nur 50 Pf.; 60,0 nur 40 Pf.

897. ℞ Für 50 Pf. flüchtiges Kampferliniment im Handverkauf (= 100,0).

Vorschrift: Zu reizenden Einreibungen bei chronischem Gelenkrheumatismus, Muskelrheumatismus, Distorsionen.

Größte Einzelgabe —. Größte Tagesgabe —.

288. *Linimentum ammoniatum* — *Flüchtiges Liniment.*

Flüchtige Salbe. Linimentum volatile.

Arzneitaxe: 10,0 = 10 Pf.; 100,0 = 60 Pf.
Handverkauf: 20,0 = 10 Pf.; 100,0 = 40 Pf.; 500,0 = 1 Mk. 60 Pf.
Drogisten verboten.

Weißes, dickflüssiges Liniment.

3 Teile Olivenöl + 1 Teil Mohnöl + 1 Teil Ammoniakflüssigkeit werden vereinigt zu einem gleichmäßigen Linimente durch Schütteln.

Das Liniment trennt sich nicht in zwei Schichten, selbst nicht nach längerem Stehen. Zu dickflüssig gewordenes Liniment wird wieder auf die richtige Konsistenz gebracht durch Zusatz einer kleinen Menge Wasser.

Aufzubewahren in gut verschlossenen Flaschen mit Glasstöpseln. — Vor Abgabe umzuschütteln!

Ammoniaklinimente nicht mit freiem Jod, Jodtinktur, Salzen von Aluminium, von Calcium, von Magnesium, sauren Salzen, Säuren.

Äußerlich. Als hautrötende und deshalb ableitende, reizende Einreibung bei Lähmungen, Muskelzerrungen, Neuralgien, Rheumatismus, Distorsiones.

Das flüchtige Liniment ist geeignet zur Aufnahme von Chloroform.

Detur ad vitrum.

Gegen Bisse und Stiche von Insekten, Bienen, Bremsen, Flöhen, Hummeln, Moskitos, Mücken, Skorpionen, Spinnen, Stechfliegen, Wanzen.

331. ℞ Linimentum ammoniatum seu volatile. Berliner F. M. siehe unter Nr. 293. Liquor Ammonii caustici.

898. ℞ Für 40 Pf. Flüchtiges Linement im Handverkauf (= 100,0).
Vorschrift: Zu reizenden Einreibungen bei chronischem Gelenkrheumatismus, Muskelrheumatismus, Distorsionen.

Größte Einzelgabe —. Größte Tagesgabe —.

Linimentum camphoratum — Linimentum ammoniato-camphoratum.

Linimentum exsiccans Pick = Bassorinfirnis.

669. ℞ Tragacanthae 5,0
Glycerini 2,0
Aquae 93,0

werden lege artis angerieben auf dem Wasserbad ermärmt. — Deckmittel für die Haut. Das Liniment bildet auf der Haut eine ganz feine, glatte Decke. — Zusätze, die in Wasser löslich sind, werden dem Wasser zugesetzt. Zusätze, die nicht in Wasser löslich sind, werden mit dem Liniment verrieben. Ölige Zusätze verzögern höchstens das Eintrocknen.

289. *Linimentum saponato-camphoratum* — *Opodeldok.*

Arzneitaxe: 10,0 = 10 Pf.; 100,0 = 95 Pf.

Handverkauf: 15,0 = 10 Pf.; 100,0 = 60 Pf.; 500,0 = 2 Mk. 50 Pf.; cum Tinctura Arnicae 10,0 = 10 Pf.; 100,0 = 75 Pf.

Fast farbloses, wenig opalisierendes, festes Liniment. Schmilzt leicht durch die Wärme der Hand. (Ein Saponiment.)

40 Teile medizinische Seife + 10 Teile Kampfer werden gelöst bei gelinder Wärme in 420 Teilen Weingeist. Die noch warme Lösung wird filtriert unter Benutzung eines bedeckten Trichters in ein Gefäß, welches zur Aufbewahrung des fertigen Opodeldoks bestimmt ist. Dann fügt man hinzu 2 Teile Thymianöl + 3 Teile Rosmarinöl + 25 Teile Ammoniakflüssigkeit. Darauf wird das Gemisch schnell abgekühlt.

Äußerlich. Zu hautrötenden und deshalb ableitenden, reizenden Einreibungen bei Lähmungen, Muskelzerrungen, Neuralgien, Muskelrheumatismus, Distorsionen. Pleuritis sicca.

Detur ad vitrum collo amplo.

899. ℞ Für 60 Pf. (festen) Opodeldok im Handverkauf (= 100,0).
Vorschrift: Zu reizenden Einreibungen bei chronischem Gelenkrheumatismus, Muskelrheumatismus, Distorsionen.

Flüssiger Opodeldok ist Spiritus saponato-camphoratus, Nr. 502.

Größte Einzelgabe —. Größte Tagesgabe —.

Linimentum saponato-camphoratum liquidum — Spiritus saponato-camphoratus.

Linimentum volatile — Linimentum ammoniatum.

Linimentum volatile camphoratum — Linimentum ammoniato-camphoratum.

Linteum = Lint, auch englische Charpie genannt, ist ein Gewebe mit einer rauhen Seite und einer glatten Seite. Die glatte Seite kann gummiert werden. — Linteum carptum = Zupf-Charpie. — Borlint zum aseptischen Verband. Vgl. Borsäure-Lint unter 521, Tela depurata; ebenso Englisch Lint. — Deutsches Lint aus Lein gemacht.

Linum. Semen Lini, Nr. 458.
Oleum Lini, Nr. 363.
Placenta Seminis Lini, Nr. 397.

Lipanin. Olivenöl und 6% freie Ölsäure. Für nicht empfindlichen Geschmack als Nutriens zum Fettansatz.

Lipanin, Kahlbaum im Handverkauf 1/1 Flasche = 1 Mk. 75 Pf.; 1/2 Flasche 1 Mk. 25 Pf.

Lippenpomade ist Drogisten zu verkaufen erlaubt. Vgl. Cetaceum, Nr. 107, 137. ℞.

Liquefacere = verflüssigen, meist leni calore.

Liqueur Laville im Handverkauf 1 Flasche = 7 Mk. 50 Pf.

Liquiritia. Radix Liquiritiae, Nr. 421.
Succus Liquiritiae, Nr. 510.
Succus Liquiritiae depuratus, Nr. 511.
Elixir e Succo Liquiritiae, Nr. 147.
Sirupus Liquiritiae, Nr. 473.

Liquor — Spiritus aethereus.

Liquor Aluminae aceticae — Liquor Aluminii acetici.

290. *Liquor Aluminii acetici* — *Aluminiumacetatlösung.*

Essigsaure Tonerde. Gelöste essigsaure Tonerde. Essigsaure Tonerdelösung.

Arzneitaxe: 100,0 = 35 Pf.; 200,0 = 50 Pf.; 500,0 = 1 Mk.
Handverkauf: 40,0 = 10 Pf.; 100,0 = 20 Pf.; 500,0 = 80 Pf.
1,0 = 14 Tropfen. 1 Tropfen = 0,070 (Eschbaum).

Klare, farblose Flüssigkeit. Geruch schwach nach Essigsäure. Geschmack süßlich zusammenziehend. Reaktion sauer.

Spez. Gewicht 1,044—1,048. — 100 Teile enthalten 7,5—8,0 Teile basisches Aluminiumacetat.

30 Teile Aluminiumacetat werden gelöst in 80 Teilen Wasser. Zur Lösung wird zugesetzt 36 Teile verdünnte Essigsäure. In diese Flüssigkeit werden allmählich eingetragen unter beständigem Umrühren 13 Teile Calciumcarbonat, welches zuvor mit 20 Teilen Wasser angerieben ist. Die Mischung werden stehen gelassen 24 Stunden bei gewöhnlicher Temperatur, aber wiederholt umgerührt. Durchgeseiht. Der Niederschlag ausgepreßt ohne Auswaschen. Die Flüssigkeit filtriert.

Aufzubewahren in gut verschlossenen Gefäßen an kühlem Orte. — Die Haltbarkeit läßt gewöhnlich zu wünschen übrig.

$Al(C_2H_3O_2)_3$ + 134 Aqua. — 100 Teile enthalten 7,8 $Al(C_2H_3O_2)_3$.

Äußerlich. Als ungiftiges Antisepticum; weniger giftig als Bleipräparate.

Als Verbandwasser, zu adstringierenden Umschlägen 3,0—5,0 auf 100,0. Anders: 1—2 Eßlöffel auf 1/2 Liter Wasser. Anders: 1 zu 5. Anders: 2 fach bis 10 fach verdünnt mit Wasser zu Umschlägen, Verbänden, Gurgelungen, Irrigationen. Spezifisch bei gangränösen Wunden.

Zu Ausspülungen des Darmes bei Katarrh des Dickdarms von Säuglingen 10 Tropfen auf 1/4 Liter Wasser.

Zu Ausspülungen der Urethra und Harnblase 3,0—5,0 auf 100,0. Anders: 1—3 zu 100.

Als Mundwasser 2—3%. Anders: 1,0 auf 20,0—30,0. Als Mundwasser für Kinder 0,5—2%, bei Angina lacunaris.

Bei Fußschweiß 1 zu 3 Wasser.

316. ℞ Für 10 Pf. Liquor Aluminii acetici im Handverkauf (= 40,0).
Vorschrift: 1 Teelöffel bis 1 Eßlöffel als Zusatz zu Einläufen bei blutigen Durchfällen.

326. ℞ Für 10 Pf. Liquor Aluminii acetici im Handverkauf (= 40,0).
Vorschrift: 1/2—1 Teelöffel auf 1—2 Tassen Wasser als Gurgelwasser.

882. ℞ Für 20 Pf. Liquor Aluminii acetici im Handverkauf (= 100,0).
Vorschrift: Mit 1 Liter Wasser verdünnt zum Umschlag und Verband. — Bei gangränösen Wunden.

1035. ℞ Liquoris Aluminii acetici 5,0
Aquae destillatae ad 200,0.
M. D. S. Mundwasser. 1 Eßlöffel auf 1 Glas Wasser. — Bei Schmierkur der Syphilitischen, Foetor ex ore.

Größte Einzelgabe —. Größte Tagesgabe —.

Liquor Ammoniaci etc. siehe Liquor Ammonii.

291. *Liquor Ammonii acetici* — *Ammoniumacetatlösung.*

Spiritus Mindereri. Essigsaure Ammoniakflüssigkeit. Ammonium aceticum solutum.

Arzneitaxe: 10,0 = 5 Pf.
Handverkauf —.
1,0 = 16 Tropfen. 1 Tropfen = 0,064 (Eschbaum).
Klare, farblose Flüssigkeit. Vollkommen flüchtig. Neutral oder kaum sauer. (Geschmack schwach salzig.)
100 Teile enthalten 15 Teile Ammoniumacetat.
5 Teile Ammoniakflüssigkeit werden gemicht mit 6 Teilen verdünnter Essigsäure. Erhitzt bis zum Sieden. Vollständig erkalten lassen. Dann wird die Mischung neutralisiert mit Ammoniakflüssigkeit. Filtriert. Verdünnt mit Wasser auf das spez. Gew. 1,032—1,034.

Aufzubewahren in gut verschlossenen Glasstöpselflaschen, möglichst ganz gefüllt, kühl. Bei längerem Aufbewahren dunstet Ammoniak ab, und saure Reaktion tritt ein.
$NH_4.C_2H_3O_2 + 24$ Aqua. — 100 Teile enthalten 15 $NH_4.C_2H_3O_2$.
Nicht mit Alkalien und Säuren!
Äußerlich. Zu Einreibungen unverdünnt.
Als Riechmittel analeptisch.
Zu Gurgelwasser 1 zu 10.
Zu Collyrien 1 zu 10.
Innerlich. Als leichtes Expectorans und starkes Diaphoreticum, namentlich auch bei Kindern. In Mixturen oder Tee, besonders Fliedertee. 1—2 Teelöffel, täglich mehrmals (halbstündlich) bis zur Wirkung. Pro die 10,0—20,0. Anders: 2,0—5,0, täglich mehrmals in Mixturen. — Bei Kindern 10,0 auf 100,0 Wasser und Sirup, 1 Kinderlöffel zweistündlich, bei akutem Bronchialkatarrh.
Auch zur Beseitigung des Alkoholrausches.

317. ℞ Liquoris Ammonii acetitci 30,0.
D. S. 10—20 Tropfen bis Teelöffelweise unter heißen Fliedertee nach Vorschrift. — Als Schwitzmittel (Reizung des Schwitzzentrums).

Größte Einzelgabe 5,0. Größte Tagesgabe 20,0.

292. *Liquor Ammonii anisatus* — *Anetholhaltige Ammoniakflüssigkeit.*

Arzneitaxe: 10,0 = 10 Pf.
Handverkauf: 10,0 = 10 Pf.; 100,0 = 80 Pf.
1,0 = 37 Tropfen. 1 Tropfen = 0,027 (Eschbaum).
Klare, farblose Flüssigkeit, oder höchstens blaßgelb. (Geruch stark nach Ammoniak und Anisöl.)

1 Teil Anethol (Anisöl) wird gelöst in 24 Teilen Weingeist. Die Lösung wird versetzt mit 5 Teilen Ammoniakflüssigkeit. (Eine Art Emulsion des Anisöls, wobei das Emulgens das Ammoniak ist.)

100 Teile enthalten 1,66 NH_3.

Nicht mit alkaloidhaltigen Flüssigkeiten, Extractum Hyoscyami, Extractum Opii, Morphium. — Der Liquor verfärbt sich unschön mit roten Sirupen, Sirupus Rubi Idaei, Sirupus Rhei usw.

Innerlich. Als Expectorans und Excitans. Bei Katarrhen mit stockender Expektoration und mit schwachen Herzkontraktionen. Bei atonischen Magenkatarrhen. Für Erwachsene 5—25 Tropfen, täglich 4—5 mal. Anders: 0,25 bis 0,75, täglich mehrmals. Anders: 5—10 Tropfen unter viel Milch, Zuckerwasser, Brustee. — Für Kinder 2—5 Tropfen auf Zucker, in Schleim, Haferschleim, in warmer Milch. Bei Bronchitis, Pneumonie, namentlich im Stadium der Lösung. — In Minxtur 2,0—5,0 auf 200,0. Für Kinder 0,5—1,0 auf 100,0 Wasser und (nicht rotem) Sirup.

Als Zusatz zu expektorierenden Mixturen.

Als Gegenmittel bei Vergiftung mit Äther, Weingeist, Digitalis.

Liquor pectoralis.

828. ℞ (Berliner F. M.)
Liquoris Ammonii anisati 5,0
Sirupi Althaeae 30.0
Apuae destillatae ad 200,0.
M. D. S. 1 Eßlöffel täglich 3 mal.
— 1 Dosis = 64 Pf.; $^1/_2$ Dosis = 45 Pf.

829. ℞ Für 10 Pf. anetholhaltige Ammoniakflüssigkeit im Handverkauf (= 10,0). — Vorschrift: 5—15 Tropfen zur Zeit in heißem Zuckerwasser oder Eibischtee. — Expectorans solvens.

830. ℞ Infusum Radicis Althaeae 10,0 ad 120,0.
Liquoris Ammonii anisati 5,0.
Sirupi simplicis 20,0.
M. D. S. 1 Eßlöffel zweistündlich. — Bei Bronchitis sicca und fibrinosa älterer Leute.

826. ℞ Liquoris Ammonii anisati 10,0
Aquae destillatae ad 100,0.
M. D. S. Umgeschüttelt 1 Teelöffel, täglich bis 5 mal. — Bei Katarrhen mit stockender Expektoration. — 20 × 1 Teelöffel = 0,5 Liquor. Ammon. anisat.

864. ℞ Liquoris Ammonii anisati 50,0.
D. S. 5—15 Tropfen, täglich mehrmals nach Bericht. — Bei Vergiftung mit Digitalis, Äther, Alkohol.

Zu Elixir e Succo Liquiritiae, Nr. 147.

Größte Einzelgabe 1,0. Größte Tagesgabe 5,0.

293. *Liquor Ammonii caustici* — *Ammoniakflüssigkeit.*

Wässerige Ammoniaklösung. Ätzammoniak-Flüssigkeit. Ammonium hydricum solutum. Salmiakgeist.

Arzneitaxe: 10,0 = 5 Pf.; 100,0 = 15 Pf.; 200,0 = 25 Pf.; 500,0 = 45 Pf. (spirituosus 10,0 = 10 Pf.; 100,0 = 60 Pf.).

Handverkauf: 50,0 = 10 Pf.; 100,0 = 15 Pf.; 500,0 = 40 Pf. (spirituosus 15,0 = 10 Pf.; 100,0 = 40 Pf.; 500,0 = 1 Mk. 50 Pf.). (Im Handverkauf mit Etikette mit Namen, Bezeichnung „Äußerlich").

1,0 = 15 Tropfen. 1 Tropfen = 0,065 (Eschbaum).

Klare, farblose Flüssigkeit. Flüchtig. (Ammoniakgeist entweicht leicht, besonders beim Erwärmen.) Reaktion stark alkalisch. Geruch eigentümlich stechend.

Spez. Gew. 0,960. Die Flüssigkeit bildet dichte weiße Nebel bei Annäherung von Salzsäure. — 100 Teile enthalten 10 Teile Ammoniak.

Aufzubewahren in Glasstöpselflaschen im Kühlen.

2 NH_3 + 17 Aqua. — 100 Teile enthalten 10 NH_3.

Nicht mit Tinctura Jodi wegen Explosion. Nicht mit Tinctura Jodi und Collodium, alle 3 āā, wegen Explosion.

Äußerlich. Hautrötend und ätzend.

Als Riechmittel bei Ohnmacht, hysterischen Anfällen, bei Rhinitis acuta, Vergiftungen mit Chlordämpfen und Bromdämpfen. Bei Katarrh der Respirationsorgane mit Karbolsäure. Mit Vorsicht wegen Schluß der Stimmritze und Erstickungsanfällen.

Als reizende Einreibung mit fetten Ölen in Linimenten bei Rheumatismus, chronischer Gelenkentzündung, Hautödem 5,0 auf 100,0.

Zum Betupfen von frischen Insektenstichen, von Bienen, Bremsen, Flöhen, Hummeln, Moskitos, Mücken, Skorpionen, Spinnen, Stechfliegen, Wanzen, und von Schlangenbissen als Neutralisierungsmittel. Bei Schlangenbissen auch als subcutane Injection 1,0 zu 5,0—10,0 Wasser oder Spiritus. Davon $^1/_2$—1 Spritze.

Als Waschwasser 5,0 auf 100,0.

Innerlich. 0,1—0,5, täglich mehrmals. Tropfen in Schleim oder Mixtur. Bei Pertussis, Epilepsie. Veraltet.

315. ℞ Linimentum ammoniato-camphoratum (Berliner F. M.), siehe unter 287, Linimentum ammoniato-camphoratum.

Linimentum ammoniatum seu volatile:

331. ℞ (Berliner F. M.)
Oleï Rapae 80,0
Liquoris Ammonii caustici 20,0.
D. S. Äußerlich. — 1 Dosis 41 Pf.; $^1/_2$ Dosis = 28 Pf. — Bemerkung. 100,0 Linimentum ammoniatum Nr. 288 kostet im Handverkauf nur 40 Pf.; 60,0 nur 30 Pf.

332. ℞ Für 10 Pf. Salmiakgeist im Handverkauf (= 50,0) in einem Glasstöpselglase.—Riechfläschchen bei Ohnmacht usw. Geöffnet einige Augenblicke unter die Nase gehalten.

1045. ℞ Für 15 Pf. Ammoniakflüssigkeit im Handverkauf (= 100,0). — Vorschrift: Zum Betupfen der entzündeten Stelle bei Insektenstichen.

Zu Linimentum ammoniatum, Nr. 288.
Zu Linimentum ammoniato-camphoratum, Nr. 287.
Zu Linimentum saponato-camphoratum, Nr. 289.
Zu Liquor Ammonii anisatus, Nr. 292.
Zu Spiritus saponato-camphoratus, Nr. 502.

Vergiftungssymptome. Spasmus glottidis. Entzündung der Schleimhäute des Respirationstractus.

Antidota. Frische Luft. Excitantien. Einatmen von Dämpfen von Wasser, Essig. Citronenlimonade, Weinsäurelimonade, Essig. Eispillen. Milch, schleimige Getränke.

Größte Einzelgabe 0,5. Größte Tagesgabe 1,5.

Liquor anodynus martiatus — Tinctura Ferri chlorati aetherea.
Liquor anodynus mineralis Hoffmanni — Spiritus aethereus.
Liquor antihydrorrhoicus, Brandau, nicht offizinell. Enthält freie Essigsäure und gechlorte Äthyläther. Handverkauf. 1 Flasche = 5 Mk.
Liquor arsenicalis Fowleri — Liquor Kalii arsenicosi.
Liquor Burowii siehe unter Plumbum aceticum, Nr. 398.
Liquor Chlori — Aqua chlorata.
Liquor Colchici compositus, Mylius, im Handverkauf 1 Flasche = 2 Mk. 50 Pf.

294. *Liquor Cresoli saponatus — Kresolseifenlösung.*

Arzneitaxe: 100,0 = 40 Pf.; 200,0 = 60 Pf.; 500,0 = 1 Mk. 20 Pf.
Handverkauf: 30,0 = 10 Pf.; 100,0 = 25 Pf.; 500,0 = 1 Mk.
1,0 = 31 Tropfen. 1 Tropfen = 0,032 (Eschbaum).

(Lysolum. Arzneitaxe: 100,0 = 55 Pf.; 200,0 = 85 Pf.; 500,0 = 1 Mk. 70 Pf. Handverkauf: 20,0 = 10 Pf.; 100,0 cum vitro = 50 Pf.; 250,0 cum vitro = 1 Mk.; 500,0 cum vitro = 1 Mk. 75 Pf.; 1000,0 cum vitro = 3 Mk.)

Klare, gelbbraune (ölige) Flüssigkeit.

1 Teil Kaliseife wird geschmolzen im Wasserbade. Darauf gemischt mit 1 Teil rohem Kresol. Die Mischung wird erwärmt bis zur Lösung.

Löslich in Wasser, Alkohol, Glyzerin.

Desinficiens ähnlich Lysol.

Äußerlich. In Verdünnung 1 zu 100—200. 1 Eßlöffel in 1 Liter Wasser. Als Antisepticum in der Wundbehandlung, besonders zum Desinficiens der Geburtswege. Zu Waschungen, Umschlägen, Spülungen, zur Ausspülung der Vagina.

Zur Desinfektion von Abtritten, Bettschüsseln 5 % Lösung in Wasser.
Zur Desinfektion von Instrumenten 1—3 % Lösung.
Zu Aqua cresolica, Nr. 64.
Größte Einzelgabe —. Größte Tagesgabe —.

Liquor de Lamotte — Tinctura Ferri chlorati aetherea.
Liquor digestivus — Liquor Kalii acetici.
Liquor, eisenhaltiger — Tinctura Ferri chlorati aetherea.

295. *Liquor Ferri albuminati* — *Eisenalbuminatlösung.*

Ferrum albuminatum solutum.

Arzneitaxe: 100,0 = 35 Pf.; 200,0 = 50 Pf.

Handverkauf: 25,0 = 10 Pf.; 100,0 = 35 Pf.; 250,0 cum vitro = 80 Pf.; 500,0 cum vitro = 1 Mk. 50 Pf.

1,0 = 22 Tropfen. 1 Tropfen = 0,046 (Eschbaum).

Rotbraune Flüssigkeit, klar im durchscheinenden Lichte, im zurückgeworfenen (oder auffallenden Lichte) wenig trübe. Reaktion kaum alkalisch. Geschmack nach Zimt, aber fast gar nicht nach Eisen.

1000 Teile enthalten annähernd 4 Teile Eisen (als Oxyd).

35 Teile trockenes Hühnereiweiß werden gelöst in 1000 Teilen Wasser. Die Lösung wird durchgeseiht. Dann eingegossen in dünnem Strahle unter Umrühren in eine Mischung von 120 Teilen Eisenchlorid und 1000 Teilen Wasser. Nötigenfalls wird zur vollständigen Fällung des gebildeten Eisenalbuminates neutralisiert mit einer sehr verdünnten Natronlauge (5 Teile Natronlauge und 95 Teile Wasser). Absetzen lassen. Die über dem entstandenen Niederschlage überstehende Flüssigkeit wird abgegossen. Der Niederschlag wird ausgewaschen durch wiederholtes Mischen mit Wasser und Absetzenlassen, so lange, bis die überstehende Flüssigkeit nur noch schwach opalisiert nach Ansäuern mit Salpetersäure und nach Zusatz von Silbernitratlösung. Dann wird die Flüssigkeit wieder abgegossen, der Niederschlag wird gesammelt auf einem leinenen Seihtuch. Darauf wird er in eine Flasche getan, die genügend groß und vorher gewogen ist. Darin wird er versetzt mit 3 Teilen Natronlauge, welche verdünnt sind mit 50 Teilen Wasser. Durch Umschütteln wird er gelöst. Nach vollständiger Lösung wird hinzugefügt: 150 Teile Weingeist + 100 Teile Zimtwasser + 2 Teile aromatische Tinktur und so viel Wasser, bis das Gesamtgewicht 1000 Teile beträgt.

(Eisenalbuminatlösung ist mischbar mit Wasser.) Sie bleibt klar nach Vermischen mit Weingeist. Niederschläge entstehen durch Zusatz von Salzsäure und von Zehntel-Normal-Natriumchloridlösung. 40 ccm gemischt mit 0,5 ccm Normalsalzsäure sollen ein farbloses Filtrat geben.

Aufzubewahren zweckmäßig vor Licht und Luft geschützt.

Liquor Ferri albuminati neigt zum Gelatinieren, besonders wenn nicht sorgfältigst ausgewaschen. (Etwas Natronlauge beseitigt den Schaden gewöhnlich.) Gegen das Gelatinieren wird ein Zusatz von 5 % Glyzerin empfohlen.

Liquor Ferri albuminati Drees schmeckt etwas besser, sonst ohne Vorzug.

Innerlich. Teelöffelweise (bis eßlöffelweise). Anders: $^1/_2$—1 Teelöffel vor oder während der Mahlzeit in Wasser oder in Milch oder Weißwein, täglich 3—4mal. Für Kinder 5—20 Tropfen bis 30 Tropfen täglich mehrmals. Leicht verdauliches Eisenpräparat für Chlorose, Anämie, Leukämie, auch bei Verdacht auf Ulcus ventriculi.

333. ℞ Glycerini 5,0
Liquoris Ferri albuminati ad 100,0.
M. D. ad vitrum fuscum.
S. 1 Teelöffel, täglich 3mal. — Antichloroticum.

334. ℞ Liquoris Ferri albuminati 100,0.
D. S. 5—20 Tropfen in Wasser vor der Mahlzeit. — Als Antichloroticum für Kinder.

1036. ℞ Für 80 Pf. Eisenalbuminatlösung im Handverkauf (= 250,0 mit Glas). — Vorschrift: 1 Teelöffel in Wasser oder Weißwein täglich 3mal. Gut zugekorkt im Dunkeln aufzubewahren.

Größte Einzelgabe 10,0. Größte Tagesgabe 30,0.

296. ***Liquor Ferri jodati*** — *Eisenjodürlösung.*

Arzneitaxe: Hat keinen Preisansatz in der preußischen Arzneitaxe, wird frisch zur Abgabe bereitet, und nach dem Rezept taxiert.

Handverkauf —.

1,0 = 14 Tropfen. 1 Tropfen = 0,074 (Eschbaum).

Grünliche Flüssigkeit.

41 Teile Jod werden übergossen mit 50 Teilen Wasser. In diese Mischung werden nach und nach eingetragen, unter fortwährendem Umrühren, 12 Teile gepulvertes Eisen. Wenn nötig, geschieht dies Eintragen unter Abkühlung. Es entsteht eine grünliche Lösung. Dieselbe wird filtriert.

100 Teile enthalten 50 Teile Eisenjodür.

Eisenjodür ist bei Bedarf frisch zu bereiten.

Wird Eisenjodür verschrieben, so sind 2 Teile frisch bereitete Eisenjodürlösung zu nehmen, und nötigenfalls rasch einzudampfen in einer eisernen Schale.

Zur Vereinigung der Jodwirkung und Eisenwirkung.

Innerlich. 0,1—0,2, täglich mehrmals. In Pillen oder Solution.

Vergleiche Nr. 470, Sirupus Ferri jodati, wo dieselbe Herstellung vervollständigt wird durch Sirupus simplex. Sirupus Ferri jodati enthält in 100 Teilen nur 5 Teile Eisenjodür, also 10mal weniger.

Größte Einzelgabe 0,2. Größte Tagesgabe 0,6.

Liquor Ferri muriatici oder Ferri muriatici oxydati — Liquor Ferri sesquichlorati.

297. ***Liquor Ferri oxychlorati*** — *Eisenoxychloridlösung.*

Früher: Flüssiges Eisenoxychlorid. Ferrum oxychloratum solutum.

Arzneitaxe: 10,0 = 5 Pf.

Handverkauf —.

1,0 = 14 Tropfen. 1 Tropfen = 0,074 (Eschbaum).

Klare, braunrote Flüssigkeit. Geruchlos. Geschmack wenig zusammenziehend.

100 Teile enthalten annähernd 3,5 Teile Eisen.

35 Teile Eisenchloridlösung werden verdünnt mit 160 Teilen Wasser. Darauf wird das Gemisch unter Umrühren eingegossen in eine Mischung von 35 Teilen Ammoniakflüssigkeit und 320 Teilen Wasser. Es entsteht ein Niederschlag. Derselbe wird vollständig ausgewaschen und ausgepreßt. Dann versetzt mit 3 Teilen Salzsäure. Die Mischung wird 3 Tage stehen gelassen. Dann wird sie erwärmt auf etwa 40° bis zur vollständigen Lösung des Niederschlages. Die entstandene Lösung wird auf das spezifische Gewicht 1,050 gebracht durch Zusatz von Wasser.

Wird Liquor Ferri oxydati dialysati verlangt, so darf statt dessen Liquor Ferri oxychlorati gegeben werden.

Vor Licht geschützt aufzubewahren. (Auch geschützt vor Wärme.)

$Fe_3Cl(OH_8)$ + 248 Aqua. — 100 Teile enthalten 3,5 Fe = 5 Fe_2O_3.

Mildes Eisenpräparat auch bei schwachem Magen.

Äußerlich. Zu Waschungen 1 zu 1—2 Wasser.

Zu Injektionen 1 zu ½—1 Wasser.

Innerlich. 5—30 Tropfen und mehr in Zuckerwasser. Anders: 0,2—1,0, täglich mehrmals.

> 335. ℞ Liquoris Ferri oxychlorati 10,0.
> D. S. 5—20 Tropfen in Wasser vor der Mahlzeit. — Antichloroticum bei schwachem Magen.

Größte Einzelgabe 1,0. Größte Tagesgabe 3,0.

Liquor Ferri oxydati dialysati siehe Liquor Ferri oxychlorati.

Liquor Ferri perchlorati — Liquor Ferri sesquichlorati.

Liquor Ferri peroxychlorati oder subchloridati — Liquor Ferri oxychlorati.

298. *Liquor Ferri sesquichlorati* — *Eisenchloridlösung.*

Ferrum sesquichloratum solutum.

Arzneitaxe: 10,0 = 5 Pf.; 100,0 = 20 Pf.

Handverkauf: 50,0 = 10 Pf.; 100,0 = 15 Pf.; 500,0 = 40 Pf.

1,0 = 11 Tropfen. 1 Tropfen = 0,086 (ESCHBAUM).

Klare, tief gelbbraune Flüssigkeit.

Spez. Gewicht 1,280—1,282. — 100 Teile enthalten 10 Teile Eisen.

In einem geräumigen Kolben wird 1 Teil Eisen mit 4 Teilen Salzsäure gelinde erwärmt, unter Vermeidung eines Verlustes so lange, bis keine Gasentwicklung mehr stattfindet. Alsdann noch warm wird die Lösung nebst dem ungelösten Eisen auf ein zuvor gewogenes Filter gebracht. Der Filterrückstand wird nachgewaschen mit Wasser, getrocknet und gewogen. Für je 100 Teile aufgelöstes Eisen werden zu der Lösung hinzugefügt 260 Teile Salzsäure + 135 Teile Salpetersäure. Die Mischung wird erhitzt im Wasserbade in einem Glaskolben, welcher so groß ist, daß er von der Mischung nur halb voll wird, und der Glaskolben wird bedeckt mit einem Trichter. Das Erhitzen im Wasserbade geschieht so lange, bis die Mischung rötlich braun geworden ist, und bis ein zur Probe herausgenommener Tropfen, verdünnt mit Wasser, nicht mehr gebläut wird durch Kaliumferricyanidlösung. Dann wird die Flüssigkeit eingedampft im Wasserbade in einer gewogenen Porzellanschale, so lange, bis das Gewicht des Rückstandes 483 Teile beträgt für je 100 Teile darin enthaltenes Eisen. Der Rückstand wird dann wieder mit Wasser verdünnt und wieder auf 483 Teile eingedampft. Und dies Verdünnen und Eindampfen wird so oft wiederholt, bis die Salpetersäure vollständig entfernt ist. Ist dies erreicht, so wird vor dem Erkalten die Flüssigkeit mit Wasser verdünnt bis zum zehnfachen Betrage des Gewichts an aufgelöstem Eisen.

Vor Licht geschützt aufzubewahren. (In Glasstöpselflaschen.)

Fe_2Cl_6 + 22 Aqua. — 100 Teile enthalten 10 Fe = 29 Fe_2Cl_6.

Nicht mit Gummischleim, Pflanzenaufgüssen, gerbstoffhaltigen Flüssigkeiten, Eiweiß, Morphin, Quecksilbersalzen, Salizylsäure, Salicylaten usw., unverträgliche Mischungen.

Als Adstringens und Stypticum bei Blutungen, äußerlich und innerlich.

Äußerlich. Als lokales Haemostaticum. Eisenchlorid koaguliert das hervorquellende Blut, wie andere Metallsalze.

In Verdünnung 1 zu 100 zum Ausspritzen und Verbinden blutender Wunden.

Zu intrauterinen Injektionen. Unverdünnt oder 50% Lösung, 4—5 Tropfen. Bei Metrorrhagie. Anders: 0,3—3,0 auf 100,0.

Zum Ätzen von spitzen Kondylomen, vorher werden dieselben abgeschnitten mit der Schere.

Auf Watte zum Blutstillen oder als Eisenchloridwatte = Gossypium haemostaticum, blutstillendes Verbandmittel; wenn säurefrei, nicht schmerzhaft und zweckmäßig. Eisenchlorid-Charpie-Baumwolle im Handverkauf 15,0 = 40 Pf.; 1 Glas 50,0 = 80 Pf.; 250,0 = 2 Mk. 60 Pf.; 500,0 = 4 Mk. 50 Pf. — Eisenchloridwatte muß sehr trocken aufbewahrt werden.

Zum Bepinseln bei Diphtherie. Unverdünnt oder Wasser und Glyzerin āā, täglich 1—2 mal.

Zum Pinseln bei Hyperhidrosis manuum et pedum mit Glyzerin āā.

Zum Betupfen von Frostbeulen, Warzen.

Zu Inhalationen bei Diphtherie und Hämoptoë. 1 Teelöffel auf 1/2 Liter Wasser. Anders: 1—2%. Anders: 5—6 Tropfen auf 1 Tasse Wasser. Für Kinder 0,5—2% Lösung.

Zu Darmeingießung 2,0 zu 100,0.

Zur Injektion bei Aneurysmen und Varicen. Tropfenweise unverdünnt. Anders: 3,0—5,0 auf 100,0 Wasser.

Zu Gurgelwasser tropfenweise.

Innerlich. Stark verdünnt, 1—2%. Anders: 2—10 Tropfen, täglich mehrmals, in Zuckerwasser, in Haferschleim oder Gerstenschleim. Auch wiederholt 1—2 stündlich 2—5 Tropfen. Bei Blutungen des Magens, Darmes, der

Lunge, Nase, Harnorgane, Geschlechtsorgane. Anders: 0,2—0,5, täglich mehrmals. Anders: 0,3—0,8, täglich mehrmals in Tropfen, Mixtur. — Für Kinder 1—2 Tropfen in Wasser, täglich mehrmals; bei Melaena neonatorum, chronischem Darmkatarrh.

969. ℞ Liquoris Ferri sesquichlorati 1,0
Aquae destillatae ad 100,0.
M. D. S. Äußerlich. — Bei blutendem, skorbutischem Zahnfleisch, nach schlechtem Zahnausziehen, Mandelausschneidung, Hämophilie.

970. ℞ Für 80 Pf. 1 Glas mit säurefreier Eisenchloridwatte im Handverkauf (= 50,0). — Zur Blutstillung.

Zu Ferrum sesquichloratum, Nr. 190.
Größte Einzelgabe 0,5. Größte Tagesgabe 1,5.

299. *Liquor Kali caustici* — *Kalilauge.*

Kali hydricum solutum. Ätzkalilauge.
Arzneitaxe: 10,0 = 5 Pf.; 100,0 = 20 Pf.
Handverkauf: 20,0 = 10 Pf.; 100,0 = 20 Pf.; 500,0 = 60 Pf. (Liquor Kali caustici crudi 500,0 = 50 Pf.)
1,0 = 12 Tropfen. 1 Tropfen = 0,081 (Eschbaum).
Klare, farblose Flüssigkeit, oder schwach gelblich. Reaktion stark alkalisch.
Spez. Gewicht 1,138—1,140. — 100 Teile enthalten gegen 15 Teile Kaliumhydroxyd (Kali causticum fusum, Nr. 268).
Vorsichtig aufzubewahren. (Geschützt vor Staub und organischen Stoffen, in Glasstöpselgefäßen, Stöpsel sorgfältig dünn eingerieben mit gelbem Vaselin. Besser Gummistopfen mit Natronkalk-Kugelröhre, d. i. ein Gummistopfen, der in einer Bohrung ein Kugelrohr [Ventilrohr] trägt, gefüllt mit gekörntem Natronkalk.)
2 KOH + 49 Aqua. — 100 Teile enthalten 15 KOH.
Äußerlich. Zu Waschungen 1 zu 10. Anders: 2—4 auf 100. Als mildes Ätzmittel.
Zu lokalen Bädern 3—5 zu 1000. Siehe Balnea medicata, Laugenbäder.
Zu Verbandwässern 1 zu 100.
Zu Injektionen 0,1—0,25—0,5 zu 100,0.
Zu starken Ätzungen bei Biß giftiger Tiere, Bubonen, Karbunkeln, malignen Neubildungen.
Kalilauge macht bisweilen Ekzem.
Innerlich. 0,05—0,5 in Solution. Anders: 0,05—0,3 stark verdünnt, täglich 2—3 mal. Gegen Blasenstein, Gicht, Skrofulose. Nicht mehr gebräuchlich.
Zu Sapo kalinus, Nr. 447.
Zu Spiritus saponatus, Nr. 503.
Vergiftungssymptome. Anätzung des Mundes, der Zunge, des Rachens, brennender Schmerz im Munde, im Halse. Erbrechen von Massen von stark alkalischer Reaktion mit zersetztem Blut. Kolik, blutiger Durchfall. Konvulsionen.
Antidota. Verdünnte Pflanzensäuren, Weinsäurelimonade, Citronensaft, Essig, Salzwasser. Fettemulsionen, Ölemulsionen, Mandelöl, Milch. Eispillen. Schleimige Getränke. Bei blutigen Durchfällen Klistiere von Eiswasser. Keine Magensonde! Kein Brechmittel!
Größte Einzelgabe —. Größte Tagesgabe —.

Liquor Kali hydrici — Liquor Kali caustici.

300. *Liquor Kalii acetici* — *Kaliumacetatlösung.*

Liquor Kali acetici: Kali aceticum solutum.
Arzneitaxe: 10,0 = 10 Pf.; 100,0 = 70 Pf.
Handverkauf —.
1,0 = 14 Tropfen. 1 Tropfen = 0,071 (Eschbaum).
Klare, farblose Flüssigkeit. Neutral oder kaum sauer reagierend. Soll nicht brenzlich riechen.
3 Teile enthalten 1 Teil Kaliumacetat (33 1/3 %).
Zu 50 Teilen verdünnter Essigsäure werden allmählich hinzugefügt 24 Teile Kaliumbicarbonat. Die Lösung wird erhitzt zum Sieden. Hierauf wird sie neutralisiert mit Kaliumbicarbonat. Erkalten lassen. Die erkaltete Flüssigkeit wird verdünnt mit Wasser bis zum spez. Gewichte 1,176—1,180.

Aufzubewahren in gut verschlossenen Glasstöpselflaschen. — Reagiert die Lösung alkalisch, so werden Mixturen z. B. mit Himbeersaft häßlich aussehend. $CH_3 \cdot COOK = KC_2H_3O_2$ + Aqua. — 100 Teile enthalten 33,3 $KC_2H_3O_2$. Kalium aceticum verwandelt sich zum Teil in Carbonat im Körper (wie alle pflanzensauren Salze) und wirkt diuretisch (wie alle diffusiblen Kaliumsalze). Es wird besonders gut vertragen.

Innerlich. Als Diureticum 2,0—5,0—10,0, täglich mehrmals. Anders: 10,0—30,0 auf 200,0; 1 Eßlöffel 2—3 stündlich. Bei kardialem Hydrops, Nephritis, Gicht. Für Kinder 0,5—3,0, täglich mehrmals. Meist als Zusatz zu diuretischen Mixturen. Zu Digitalisinfusen 20,0—30,0 auf 150,0 Infus; 1 Eßlöffel 2 stündlich.

836. ℞ Infusum Foliorum Digitalis 1,0
ad 150,0
Liquoris Kalii acetici 20,0
(bis 30,0).
M. D. S. 1 Eßlöffel 2 stündlich. — Bei Hydrops (bewährt).

Mixtura diuretica.

837. ℞ (Berliner F. M.)
Liquoris Kalii acetici 30,0
Olei Petroselini guttas II
Aquae destillatae ad 200,0.
M. D. S. 1 Eßlöffel täglich 3 mal. — 1 Dosis = 64 Pf.; 1/2 Dosis = 45 Pf.

827. ℞ Liquoris Kalii acetici 10,0.
D. S. 10 Tropfen in Zuckerwasser, täglich 3 mal. — Als Diureticum für Kinder, bei Nephritis.

828. ℞ Liquoris Kalii acetici 10,0
Aquae destillatae ad 100,0.
M. D. S. 1 Teelöffel 2 stündlich. — Als Diureticum für Kinder, bei Nephritis. — 20 × 1 Teelöffel = 0,5 Liqu. Kalii acet.

867. ℞ Liquoris Kalii acetici 30,0
Aquae destillatae ad 200,0.
M. D. S. 1 Eßlöffel 2 stündlich. — Als Diureticum für Erwachsene bei Vergiftung mit Kalium chloricum.

Größte Einzelgabe 10,0. Größte Tagesgabe 30,0.

301. *Liquor Kalii arsenicosi* — *Fowler'sche Lösung.*

Solutio arsenicalis oder mineralis Fowleri (Fowler, ein englischer Arzt). Liquor arsenicalis Fowleri. Kalium arsenicosum solutum.

Arzneitaxe: 10,0 = 25 Pf.; 100,0 = 1 Mk. 80 Pf.

Handverkauf —.

1,0 = 22 Tropfen. 1 Tropfen = 0,046 (Eschbaum).

Klare, farblose Flüssigkeit. Reaktion stark alkalisch. (Bei längerem Stehen zersetzlich, neigt zum Schimmeln.)

100 Teile enthalten 1 Teil arsenige Säure.

1 Teil arsenige Säure + 1 Teil Kaliumcarbonat werden gekocht mit 2 Teilen Wasser bis zur völligen Lösung. Dann versetzt mit 40 Teilen Wasser. Hierauf wird zu der Flüssigkeit hinzugefügt 10 Teile Weingeist + 5 Teile Lavendelspiritus und so viel Wasser, daß das Gesamtgewicht 100 Teile beträgt.

Beim Versetzen mit Salzsäure soll Fowler'sche Lösung nicht verändert werden. Durch nachherigen Zusatz von Schwefelwasserstoffwasser wird ein gelber Niederschlag hervorgerufen.

Sehr vorsichtig aufzubewahren.

(AsO_3H_3 = Hydrat des Arsenigsäure-Anhydrid = As_2O_3. Kalisalz des Hydrats in Lösung = Liquor Kalii arsenicosi.) $K_2As_5O_4$ + 1084 Aqua. — 100 Teile enthalten 1 As_2O_3.

Äußerlich. 0,5—1,0 auf 100,0.

Zu subkutanen Injektionen gegen Nervenleiden, Hautleiden, Pseudoleukämie. 1,0 zu 2,0 Aqua destillata, 1/4—1/2 Spritze täglich steril zu injizieren am besten in die Nates. Anders: 1 zu 2 Aqua, davon 4—8 Tropfen, allmählich steigend mehr, bei Psoriasis. (Reizloser der nicht offizinelle Liquor Natrii arsenicosi, nach v. Ziemssen: 1,0 Acidum arsenicosum, glasige Form, wird gekocht mit 5 ccm Normalnatronlauge, bis Lösung erfolgt. Darauf verdünnt mit Aqua destillata auf 100 ccm. Dann filtriert. 1/4—1/2 Spritze pro die, steigend bis 1 Spritze (1 ccm) täglich 2 mal, d. i. 0,02 Natrium arsenicosum.

Zur parenchymatösen Injektion 1—2 Tropfen.

Innerlich. Für Erwachsene 2—5 Tropfen (bis 6, bis 10), täglich mehrmals in allmählichem Steigen. Anders: 0,1—0,5, täglich mehrmals. — Für Kinder 1—3 Tropfen, täglich mehrmals in allmählichem Steigen. Anders: 1 Tropfen steigend auf 3—5 Tropfen. Am besten verdünnt mit Aqua Cinnamomi oder Aqua Menthae piperitae 1 zu 2. Aussetzen, sobald Magenstörungen auftreten. Innerlich gegen chronische Hautausschläge, besonders Psoriasis und chronisches Ekzem; bei Anämie, Chlorose, Pseudoleukämie; bei allgemeiner Lymphombildung; bei Motilitätsneurosen und Sensibilitätsneurosen, wie Neuralgien, Kardialgie, Chorea; bei Intermittens, Diabetes.

338. ℞ Liquoris Kalii arsenicosi 7,5
Aquae Amygdalarum amararum 7,5.
M. D. (Tropfglas) S. 2—10 Tropfen nach dem Essen, täglich 3 mal.

Vergiftungssymptome. (Ähnlichkeit Cholera asiatica!) Druckempfindlichkeit und brennender Schmerz in der Magengegend, Übelkeit, Erbrechen. Schmerz im Unterleibe, Durchfall, Tenesmus. Durst. Subjektives Hitzegefühl bei Kälte der Haut. Puls klein und schnell. Respiration mühsam und beschleunigt. Ischurie. Zuweilen Konvulsionen.

Antidota. Brechmittel (Cuprum sulfuricum, Nr. 140). Zincum sulfuricum, Nr. 606, 05—1,0 (größte Einzelgabe, ohne Tagesgabe) auf einmal. Magenausspülung. Klistiere. Antidotum Arsenici siehe hierunter. Ferrum oxydatum saccharatum in großen Gaben. Magnesia usta. Milch. Kalkwasser mit Milch und Eiweiß. — Keine Alkalien!

Antidotum Arsenici: 100 Teile Liquor Ferri sulfurici oxydati werden gemischt mit 250 Teilen Wasser. Daneben werden 15 Teile Magnesia usta angerührt mit 250 Teilen Wasser. Beide Mischungen werden gemischt unter beständigem Umrühren und unter möglichster Vermeidung von Erwärmung. Es entsteht eine braune Schüttelmixtur. Diese enthält frisch gefälltes Eisenoxydhydrat in Suspension, und Magnesiumsulfat in Lösung. Im Magendarmkanal bildet sich unlösliches basisches arsenigsaures Eisenoxyd, so gut wie ungiftig, und dieses wird abgeführt durch das Bittersalz. Magnesiumoxyd ist in einem Überschuß da zur Abstumpfung der Salzsäure des Magens, in welcher das arsenigsaure Eisenoxyd sonst löslich sein würde.

Größte Einzelgabe 0,5. Größte Tagesgabe 1,5.

302. *Liquor Kalii carbonici* — *Kaliumcarbonatlösung.*

Kalium carbonicum solutum.
Arzneitaxe: 10,0 = 5 Pf.
Handverkauf —.
1,0 = 12 Tropfen. 1 Tropfen = 0,083 (Eschbaum).
Klare, farblose Flüssigkeit. Reaktion stark alkalisch.
3 Teile enthalten 1 Teil Kaliumcarbonat = Kalium carbonicum, Nr. 271 ($33^1/_3$%).
11 Teile Kaliumcarbonat werden gelöst in 20 Teilen Wasser. Filtriert. Nötigenfalls verdünnt auf das spez. Gewicht 1,330—1,334.

Aufzubewahren in kleineren Gefäßen mit Glasstopfen, eingefettet mit gelbem Vaselin, oder mit Gummistopfen.

K_2CO_3 + 15 Aqua. — 100 Teile enthalten 33,3 K_2CO_3.

Äußerlich. Gegen Hautflecken, Muttermäler, Sommersprossen.

Innerlich. Wie Kalium carbonicum, Nr. 271, zur Steigerung der Alkaleszenz des Blutes bei harnsaurer Diathese, Gicht, Nephrolithiasis, Diabetes mellitus. 10—30 Tropfen, täglich mehrmals. Anders: 0.5—3,0 in starker Verdünnung, täglich mehrmals.

Saturation: 1 Teil zu 5 Teilen Essig.

Saturatio simplex.
339. ℞ (Berliner F. M.)
Liquoris Kalii carbonici 15,0
Aceti 80,0
Sirupi simplicis 15,0
Aquae destillatae ad 200,0.
M.D.S. 1 Eßlöffel zweistündlich.
— 1 Dosis = 69 Pf.; $^1/_2$ Dosis = 60 Pf.

Größte Einzelgabe 3,0. Größte Tagesgabe 9,0.

Liquor Mindereri — Liquor Ammonii acetici.

303. ***Liquor Natri caustici*** — *Natronlauge.*

Arzneitaxe: 10,0 = 5 Pf.; 100,0 = 20 Pf.

Handverkauf: 30,0 = 10 Pf.; 100,0 = 20 Pf.; 500,0 = 60 Pf. (Liquor Natri caustici crudi 500,0 = 50 Pf.)

1,0 = 12 Tropfen. 1 Tropfen = 0,085 (ESCHBAUM).

Klare, farblose Flüssigkeit, oder schwach gelblich. Reaktion stark alkalisch.

Spez. Gew. 1,168—1,172. — 100 Teile enthalten gegen 15 Teile Natriumhydroxyd.

Vorsichtig aufzubewahren. (In Glasstöpselgefäßen, Stöpsel sorgfältig dünn eingerieben mit gelbem Vaselin. Besser mit Gummistopfen mit eingesetzter Natronkalkkugelröhre siehe Liquor Kali caustici.)

---

2 NaOH + 25 Aqua. — 100 Teile enthalten etwa 15 NaOH.

Äußerlich. Als Ätzmittel wie Liquor Kali caustici.

Zur Inhalation 1,0 auf 100,0. Anders: 4‰ (bis 10%) Lösung.

Zu Laugenbädern 50,0. Siehe Balnea medicata, Laugenbäder.

Innerlich. 0,1—0,5 in großer Verdünnung.

Zu Sapo medicatus, Nr. 449.

Vergiftungssymptome. Anätzung des Mundes, der Zunge, des Rachens, brennender Schmerz im Munde, im Halse. Erbrechen von Massen von stark alkalischer Reaktion mit zersetztem Blut. Kolik, blutiger Durchfall. Konvulsionen.

Antidota. Verdünnte Pflanzensäuren, Weinsäurelimonade, Citronensaft, Essig, Salzwasser. Fettemulsionen, Ölemulsionen, Mandelöl, Milch. Eispillen. Schleimige Getränke. Bei blutigen Durchfällen Klistiere von Eiswasser. — Keine Magensonde! Kein Brechmittel!

Größte Einzelgabe —. Größte Tagesgabe —.

Liquor Natrii chlorati (Eau de Javelle) im Handverkauf 50,0 = 10 Pf.; 100,0 = 15 Pf.; 500,0 = 40 Pf.

Liquor Natri hydrici — Liquor Natri caustici.

304. ***Liquor Natrii silicici*** — *Natronwasserglaslösung.*

Natrium silicicum liquidum, Wasserglas.

Arzneitaxe: 100,0 = 20 Pf.; 500,0 = 60 Pf.

Handverkauf —. (Liquor Kalii silicici crudi = Kaliwasserglaslösung 500,0 = 40 Pf.)

Klare, farblose (dickliche) Flüssigkeit, oder schwach gelblich. Reaktion alkalisch.

Spez. Gew. 1,300—1,400. — Durch Säuren wird ein gallertartiger Niederschlag hervorgerufen.

---

100 Teile enthalten 33—36 Natrium silicicum.

Aufzubewahren in Glasstöpselflaschen, die Stöpsel bestrichen mit gelbem Vaselin, sonst werden sie eingekittet. Auch mit Gummistöpsel.

Wasserglas ist ein Glasfluß, der im Wasser löslich ist. — Natronwasserglaslösung ist billiger als Kaliwasserglaslösung; Preußische Arzneitaxe und Berliner Handverkaufstaxe bieten aber keinen Vergleich.

Äußerlich. Zur Herstellung von erhärtenden, festen Wasserglasverbänden. Das Wasserglas erstarrt nach 8—10 Minuten, indem es Kohlensäure aus der Luft anzieht. Der Wasserglasverband erhärtet schneller und wird fester durch Zusatz von Calcium carbonicum praecipitatum, Calcium phosphoricum, Zement, Dextrin, Kreide. Er läßt sich dann modellieren.

Zum Wasserdichtmachen von Gipsverbänden.

Innerlich. 0,25—0,5. Lösung mit Succus Liquiritiae. Anders: 0,3—1,0, täglich mehrmals, in wässeriger Lösung. Gegen gichtische Geschwülste. Veraltet. KOBERT: Wasserglas ist innerlich genommen giftig.

Größte Einzelgabe —. Größte Tagesgabe —.

Liquor oleoso-balsamicus — Mixtura oleoso-balsamica.

Liquor Plumbi acetici oder hydrico-acetici. — Liquor Plumbi subacetici.

305. *Liquor Plumbi subacetici* — *Bleiessig.*

Basisch essigsaures Blei. Acetum Plumbi oder Saturni. Plumbum hydrico-aceticum solutum. Vulgär: Bleiextrakt, Extractum Saturni.

Arzneitaxe: 10,0 = 5 Pf.; 100,0 = 30 Pf.

Handverkauf: 40,0 = 10 Pf.; 100,0 = 20 Pf.; 500,0 = 60 Pf. Im Handverkauf mit Etikette mit Namen und Bezeichnung „Äußerlich".

1,0 – 14 Tropfen. 1 Tropfen = 0,074 (ESCHBAUM).

Klare, farblose Flüssigkeit (an der Luft zersetzlich). Geschmack süß, zusammenziehend.

Bleiessig bläut rotes Lackmuspapier. Spez. Gew. 1,235—1,240.

3 Teile rohes Bleiacetat werden verrieben mit 1 Teil Bleiglätte. Dann zugesetzt 0,5 Teile Wasser. Das Ganze wird in einem bedeckten Gefäße erhitzt im Wasserbade, bis die Mischung, die anfänglich gelblich war, gleichmäßig weiß oder rötlich geworden ist. Darauf werden allmählich hinzugefügt 9,5 Teile Wasser. Ist die Masse ganz gelöst, oder bis auf einen kleinen Rückstand gelöst, zu einer trüben Flüssigkeit, so läßt man absetzen in einem wohlverschlossenen Gefäße. Dann wird filtriert.

Vorsichtig aufzubewahren. (In luftdicht verschlossenen Flaschen.)

$Pb_3(OH)_2 \cdot (C_2H_3O_2)_4$ + 1484 Aqua. — 100 Teile enthalten 18,77 PbO.

Nicht mit gerbstoffhaltigen Pflanzenauszügen. — Alle Bleipräparate nur kurze Zeit wegen Saturnismus chronicus.

Äußerlich. Zu kühlenden Umschlägen bei entzündlichen Zuständen der Haut und bei Kontusionen. 1 Teelöffel in 1 Tasse Wasser. Anders: 1,0—2,0 auf 100,0.

Zu Linimenten bei Verbrennungen. Es bildet sich eine schützende Decke von Bleialbuminat. 5,0—10,0 zu 100,0 Öl. Anders: 1—5 zu 30.

Zu Injektionen bei Gonorrhoe, Vaginitis. 1,0—5,0 auf 100,0 Wasser.

Als Gargarisma 0,5—1,0 auf 100,0.

Zu Salben 0,2—1,0 auf 10,0.

Zu Collyrien 0,5—1,0 auf 100,0.

Zu Klistieren 1,0—3,0.

Liquor Burowii.

340. ℞ Liquoris Plumbi subacetici 25,0
Aluminis 5,0
Aquae destillatae ad 500,0.

Vgl. Liquor Burowii 741. ℞ unter Nr. 398, Plumbum aceticum.

341. ℞ Adipis benzoati 10,0
Adipis Lanae anhydrici 20,0
Aquae Rosae 25,0
Liquoris Plumbi subacetici 5,0.
M. f. Unguentum. D. S. Äußerlich. — Kühlsalbe.

Pasta contra combustiones (ALTSCHUL).

342. ℞ Boli albae pulveratae 30,0
Olei Lini 30,0
Liquoris Plumbi subacetici 20,0
Jodformii 15,0.
M. f. Pasta. D. ad vitrum collo amplo. S. Äußerlich. — Bei Verbrennungen.
(Preis ca. 2 Mk. 65 Pf., teuer durch das Jodoform, welches 15,0 = 1 Mk. 30 Pf. kostet.)

343. ℞ Für 10 Pf. Bleiessig im Handverkauf (= 40,0).
Vorschrift: 20 Tropfen in 1 Tasse Wasser zu Umschlägen.

967. ℞ Liquoris Plumbi subacetici 0,2 bis 0,5
Aquae destillatae ad 100,0.
M. D. S. Äußerlich zu Ausspülungen. — Bei Vulvovaginitis kleiner Kinder.

Zu Aqua Plumbi, Nr. 69.
Zu Aqua Plumbi Goulardi vgl. Nr. 69, Aqua Plumbi.
Zu Unguentum Plumbi, Nr. 587.
Zu Unguentum Plumbi tannici, Nr. 588.

Vergiftungssymptome. Trockenheit im Munde. Schmerzen im Schlunde, im Epigastrium, Erbrechen, Kolik, Speichelfluß. Später Lähmung der Extensoren, Störungen in Zirkulation und Respiration, Kollaps.

Antidota. Magenpumpe, Brechmittel. Schwefelsaure und phosphorsaure Alkalien. Abführmittel, Rizinusöl. Später Opium. Eiweiß. Milch. Warme Bäder.

Größte Einzelgabe —. Größte Tagesgabe —.

Liquor stypticus Loofii — Liquor Ferri sesquichlorati.
Liquor Terrae foliatae Tartari — Liquor Kalii acetici.
Liter. 1 Liter = 1000 ccm. ½ Liter = 1 Schoppen = 500 ccm.

306. *Lithargyrum* — *Bleiglätte.*

Bleioxyd, Plumbum oxydatum. — Name = Silberstein von λίθος (Stein) + ἄργυρος (Silber) schon bei Plinius.

Arzneitaxe: 100,0 = 20 Pf.

Handverkauf: praeparatum 50,0 = 10 Pf.; 500,0 = 50 Pf.

Gelbliches oder rötlich gelbes Pulver.

100 Teile sollen durch Glühen höchstens 1 Teil an Gewicht verlieren.

Unlöslich in Wasser. Löslich in verdünnter Salpetersäure zu einer farblosen Flüssigkeit.

Vorsichtig aufzubewahren. (In luftdicht verschlossenen Gefäßen.)

PbO. — 100 Teile enthalten 92,82 Pb; 7,17 O.

Nicht mit schwefelsauren Salzen. — Alle Bleipräparate nur kurze Zeit wegen Saturnismus chronicus.

Äußerlich. Zu Pflastern und Salben.

Zu Hautseifen 10%. Bleiglätteseife wirkt ähnlich Unguentum diachylon, Nr. 579.

Innerlich kann 1 Teelöffel häufiges Erbrechen, heftige Kolikschmerzen, sinkenden Kräftezustand hervorrufen, also giftig trotz scheinbarer Unlöslichkeit.

Zu Emplastrum Lithargyri, Nr. 155.

Zu Liquor Plumbi subacetici, Nr. 305.

Vergiftung siehe vorige Nr. 305 oder Blei.

Größte Einzelgabe —. Größte Tagesgabe —.

Lithion, kohlensaures — Lithium carbonicum.
Lithion, salizylsaures — Lithium salicylicum.
Lithium. Lithium carbonicum, Nr. 307.
Lithium salicylicum, Nr. 308.

307. *Lithium carbonicum* — *Lithiumcarbonat.*

Arzneitaxe: 10,0 = 55 Pf.

Handverkauf —.

Weißes Pulver.

Schmilzt beim Erhitzen im Probierrohr und erstarrt beim Erkalten zu einer Kristallmasse.

Löslich in 80 (!) Teilen kalten Wassers, in 140 (!) Teilen siedenden Wassers, zu einer alkalischen Flüssigkeit. — Unlöslich in Weingeist. (Ziemlich gut löslich in kohlensäurehaltigem Wasser.)

Li_2CO_3. — 100 Teile enthalten 40,6 LiO; 59,4 CO_2.

Lithiumcarbonat bildet leicht lösliche Verbindungen mit Harnsäure. Harnsäure, in Wasser fast unlöslich, wird in beträchtlichen Mengen gelöst.

Äußerlich. Zur Inhalation 2‰—2% wässerige Lösung. Bei Krupp und Diphtherie. — Für Kinder 0,5—1% Lösung.

Innerlich. Als Diureticum und Lösungsmittel für harnsaure Konkremente bei Gicht, harnsaurer Diathese, Harngries, Nephrolithiasis. Allein oder mit anderen Alkalien. 0,05—0,25, täglich mehrmals, als Pulver am besten in kohlensaurem Wasser. Anders: 0,05—0,3, täglich 3—4 mal, in Pulvern, als Limonade mit Citronensäure.

Bei Diabetes mellitus 0,1, täglich mehrmals in Pillen.

Aqua Lithii carbonici zum Getränk bei Nephrolithiasis. 1 Teil Lithium carbonicum auf 1000 Teile kohlensaures Wasser.

829. ℞ Lithii carbonici 2,0
Sacchari ad 40,0.
D. in scatula. S. 1 Messerspitze in Selterswasser, täglich mehrmals. — 16 × 1 Messerspitze (2,5) = 0,12 Lith. carb.

830. ℞ Lithii carbonici 0,2—1,0.
Aquae destillatae ad 100,0.
M. D. S. Äußerlich zur Inhalation. — Bei Laryngitis diphtherica für Kinder.

Besser vertragen wird folgendes Präparat: Lithium salicylicum, Nr. 308. — Billiger Ersatz für die natürlichen Lithionwässer sind die SANDOW'schen Brausesalze: Lithiumcarbonat im Handverkauf 1 Flasche = 2 Mk. Lithiumsalicylat desgl. = 2 Mk. (Lithiumcitrat desgl. = 2 Mk.; Jodlithiumsalz desgl. = 2 Mk.; Lithiumbenzoat desgl. = 2 Mk.)

Größte Einzelgabe 0,25. Größte Tagesgabe 0,75.

308. *Lithium salicylicum* — *Lithiumsalicylat.*

Arzneitaxe: 1,0 = 5 Pf.

Handverkauf —.

Weißes, kristallinisches Pulver, oder doch nur einen Stich ins Rötliche zeigend. Geruchlos. Geschmack süßlich. (Hygroskopisch.)

Leicht löslich in Wasser. Die wässerige Lösung (1 = 5) soll farblos sein, und höchstens einen Stich ins Rötliche zeigen. Nach einigem Stehen darf sich die Lösung höchstens schwach rötlich färben, und blaues Lackmuspapier nur schwach röten. Die wässerige Lösung (1 = 20) scheidet auf Zusatz von Salzsäure einen weißen kristallinischen Niederschlag ab. — Leicht löslich in Weingeist.

Aufzubewahren in gut verschlossenen Gefäßen; Lichtabschluß empfehlenswert. — Lösungen nicht lange aufbewahren, da Alkali aus dem Glase aufgenommen wird, Folge Rötung. Eine Spur Salizylsäure gleicht den Fehler aus.

Innerlich. Bei Gicht, Gelenkrheumatismus, akutem, subakutem, chronischem Rheumatismus, Nephrolithiasis. 0,5—1,0, täglich mehrmals, bis 5,0. In Pulvern oder Lösung.

Dieses Präparat wird vom Magen besser vertragen als Lithium carbonicum, Nr. 307. Es ergänzt die Wirkungen des Natrium salicylicum. SANDOWsches Brausesalz Lithiumsalicylat im Handverkauf 1 Flasche = 2 Mk.

Größte Einzelgabe 1,0. Größte Tagesgabe 5,0.

Lithiumcarbonat — Lithium carbonicum.

Lithiumsalicylat — Lithium salicylicum.

Litus oris = Pinselsaft für den Mund, Pinselflüssigkeit z. B. Tanninglycerin (1 + 9). Nicht zu verwechseln mit Linctus = Lecksaft (Honig oder Sirup + ein Antisepticum). Lĭtŭs, tŏris, n. = das Ufer, Gestade; lĭtūs, ū, m. = das Schmieren, Bestreichen.

Lixivium causticum — Liquor Kali caustici.

Lobelia. Herba Lobeliae, Nr. 247.
Tinctura Lobeliae, Nr. 550.

Lobelienkraut — Herba Lobeliae.

Lobelientinktur — Tinctura Lobeliae.

Löffel. 1 Kilogramm = 1000 Gramm.
1 „ = 1000 ccm = 1 cdm = 1 Liter destillierten Wassers bei 4° C.
Wässerige Flüssigkeiten 1 g = 1 ccm.

1 Eßlöffel = (12—)15 ccm oder Gramm.
1 Kinderlöffel (Dessertlöffel) = 7,5 ccm (bis 8,0 ccm) = 1/2 Eßlöffel.
1 Teelöffel = (3—)5 ccm = 1/3(—1/4) Eßlöffel.
1/2 „ = 2,5 ccm = 1 Messerspitze.
1/4 „ = 1,25 ccm = 1/2 Messerspitze = 1 Prise.

1 Teelöffel von Magnesia usta = 0,5
1 „ „ Pflanzenpulver = (1,25—)1,5
1 „ „ leichten Salzen, Zucker = 2,0
1 „ „ schweren Salzen = 3,0—5,0
1 „ „ gemischten Pulvern = 2,5
1 „ „ Metalloxyden = 3,0—5,0
} 5 ccm.

1 Eßlöffel von Species = 7,5—10,0.
1 Weinglas = 100,0 (—120,0—150,0).
1 Tassenkopf = 100,0.
1 Mineralwasserbecher = 180,0 bzw. 210,0.

Löffelkraut — Herba Cochleariae.
Löffelkrautspiritus — Spiritus Cochleariae.
Lorbeeren — Fructus Lauri.
Lorbeeröl — Oleum Lauri.
Lösungen (Flüssigkeiten) — Liquores:
Aluminiumacetatlösung — Liquor Aluminii acetici.
Ammoniakflüssigkeit — Liquor Ammonii caustici.
Ammoniakflüssigkeit, anetholhaltige — Liquor Ammonii anisatus.
Ammoniumacetatlösung — Liquor Ammonii acetici.
Bleiessig — Liquor Plumbi subacetici.
Eisenalbuminatlösung — Liquor Ferri albuminati.
Eisenchloridlösung — Liquor Ferri sesquichlorati.
Eisenjodürlösung — Liquor Ferri jodati.
Eisenoxychloridlösung — Liquor Ferri oxychlorati.
Formaldehydlösung — Formaldehydum solutum.
FOWLER'sche Lösung — Liquor Kalii arsenicosi.
Kalilauge — Liquor Kali caustici.
Kaliumacetatlösung — Liquor Kalii acetici.
Kaliumcarbonatlösung — Liquor Kalii carbonici.
Kresolseifenlösung — Liquor Kresoli saponatus.
Natronlauge — Liquor Natri caustici.
Natronwasserglaslösung — Liquor Natrii silicici.

Arzneitaxe: Lösungen von Salzen, Gummi, Seifen oder Honig in Flüssigkeiten, sowie von Balsamen, Ölen, einschließlich des Macerierens und Filtrierens werden berechnet für 1 kg = 1 Mk.; desgleichen, wenn Erwärmung erforderlich ist = 1 Mk. 50 Pf. Vgl. Auflösen.

Löwenzahn — Radix Taraxaci cum herba.
Löwenzahnextrakt — Extractum Taraxaci.
Löwenzahnwurzel mit Kraut — Radix Taraxaci cum herba.
Luftkuchen — Rotulae Menthae piperitae.
Lugol'sche Lösung siehe unter Jodum, Nr. 267.

309. *Lycopodium* — *Bärlappsamen.*

Arzneitaxe: 10,0 = 20 Pf.
Handverkauf: 7,5 = 10 Pf.; 100,0 = 1 Mk.; 500,0 = 4 Mk.

Blaßgelbes Pulver, äußerst beweglich. Geruchlos und geschmacklos.

Das Pulver schwimmt auf dem Wasser und Chloroform, auch wenn man es schüttelt, ohne an die Flüssigkeiten etwas abzugeben. Nach dem Kochen in Wasser aber sinkt es unter.

100 Teile sollen nach dem Verbrennen höchstens 5 Teile Asche hinterlassen.

Lycopodium sind die Sporen von Lycopodium clavatum. Unter dem Mikroskope zeigt sich das Pulver als bestehend aus nahezu gleich großen Körnern. Die Körner sind begrenzt von drei ziemlich flachen Seiten und einer gewölbten Seite. Neben den Körnern dürfen sich Bruchstücke von Stengeln und Blättern nur in geringer Menge finden.

Lycopodium: 40—50% von fettem Öl, Spuren eines flüchtigen Alkaloids.

Äußerlich. Als austrocknendes Streupulver, besonders bei Intertrigo von kleinen Kindern. Allein oder mit Amylum oder Zincum oxydatum. Auch bei nässendem Ekzem.

Zum Bestreuen von Pillen. — Zum Ausrollen der Pillen bewahrt der Apotheker das Lycopodium auf in einem Opodeldokglas verschlossen mit einem Kork, in welchem eine Federpose steckt zum bequemen Ausstreuen (MYLIUS).

Innerlich. Als Diureticum bei Reizzuständen der Harnorgane 15,0 zu 150,0 Wasser. Anders: 1,0—4,0—5,0, täglich mehrmals, in Schüttelmixtur, Emulsion, Latwerge, Linctus. Veraltet.

Emulsion von Lycopodium. Das Lycopodium wird im Ausgußmörser ganz fein zerrieben zu einer krümeligen Masse. Unter Weiterreiben wird das Wasser allmählich zugesetzt. Nicht durchseihen. — Lycopodium zu einer Ölemulsion muß zuerst allein zerrieben werden, dann mit Wasser angerieben, und darauf erst hinzugefügt werden zu der verdünnten Ölemulsion.

344. ℞ Lycopodii 15,0
Aquae destillatae qu. s. ut f. Emulsio 150,0. — Gilt als Trippermittel.

345. ℞ Lycopodii 15,0
Zinci oxydati 1,0.
M. exactissime. D.S. Äußerlich. Streupulver.

346. ℞ Acidi salicylici subtiliter pulverati 1,0
Rhizomatis Iridis pulverati 20,0
Lycopodii 40,0
Talci ad 100,0.
M. f. Pulvis. D. ad scatulam. S. Äußerlich. Streupulver. — Bei Ekzem für Kinder und Erwachsene.

831. ℞ Für 1 Mk. Bärlappsamen im Handverkauf (= 100,0).
Vorschrift: Streupulver für kleine Kinder. — Bei Intertrigo.

961. ℞ Für 20 Pf. Bärlappsamen im Handverkauf (= 15,0).
Vorschrift: Äußerlich zum Bestreuen. — Bei Hitzblätterchen = Sudamina.

Tinctura Lycopodii = Bärlapptinktur, nicht offizinell. Arzneitaxe —. Handverkauf — (d. h. nicht aufgeführt in den Berliner Taxen). Gegen Enuresis nocturna. Bis zu 40 Tropfen täglich 3 mal.

Größte Einzelgabe 5,0. Größte Tagesgabe 15,0.

Lysolum vgl. Liquor Cresoli saponatus.

Lyssa. Vergiftung durch Wutgift.

Vergiftungssymptome. Nach ungefähr 6 Wochen und später: Unruhe, Schlaflosigkeit, Kopfschmerz. Infolge tonischer Krämpfe Schlingbeschwerden, Dyspnoe. Durst. Salivation. Delirien, Konvulsionen, Lähmungen. Koma. Tod 2 bis 3 Tage nach Beginn der Krämpfe. Herzparalyse.

Antidota. Äußerlich: Ätzung der Bißwunde mit Glüheisen. Zincum chloratum. Chloroformnarkose. Innerlich: Acidum tannicum. Chloralum hydratum. Infusion von Kochsalz. Morphium. Als Ersatz des Getränks, wenn dadurch keine Krämpfe entstehen: Scheiben von Apfelsinen, Eisstücken, nasse Brotkrumen, Klistiere. Impfung nach Pasteur im Königlichen Institut für Infektionskrankheiten in Berlin N., Nordufer, Ecke der Föhrerstraße. Dauer der Kur 20—30 Tage. Überweisung durch Vermittlung der Ortspolizeibehörden, in Berlin durch die Polizeireviere. Institute auch in Paris, Wien.

Maaße vgl. Löffel, Liter.

Macerare = mürbe machen und teilweise lösen durch Einwässern bei gewöhnlicher Temperatur, + 15—20° C. Das Produkt dieses Ausziehens von Pflanzenteilen durch Wasser, Spiritus heißt Maceration. Vgl. Digestion bei 35—40° C.

Arzneitaxe: Für eine Maceration = 15 Pf.

Macerationsdecoct. Eine Abkochung wird kochend auf ein zweites Arzneimittel gegossen, und dann werden die zwei maceriert, d. h. bei gewöhnlicher Temperatur durch das Einwässern wird das zweite Arzneimittel im ersten mürbe gemacht und teilweise gelöst.

Macis. Arzneitaxe: pulveratum 1,0 = 5 Pf.; 10,0 = 25 Pf. Handverkauf: 6,0 = 10 Pf.; 10,0 = 15 Pf.; subtiliter pulverata 4,0 = 10 Pf.; 10,0 = 20 Pf.

Semen Myristicae = Muskatnuß hat einen umgebenden Arillus = Samenmantel, welcher auch Macis = Muskatblüte genannt wird. Vgl. Oleum Macidis, Nr. 364.

Macisöl — Oleum Macidis.

Mackintosh = Baumwollenstoff, auf einer Seite verdichtet durch Bestreichen mit Kautschuklösung.

Magenbalsam — Balsamum Nucistae.

Magenelixir, Hoffmann'sches — Elixir Aurantii compositum.

Magentropfen, bittre — Tinctura amara.

Magisterium (von magister = Meister) ist eine alte Bezeichnung für einen schweren Niederschlag.

Magisterium Bismuti — Bismutum subnitricum.

Magisterium Jalapae — Resina Jalapae.

Magnesia alba — Magnesium carbonicum.

Magnesia, basisch kohlensaure oder kohlensaure — Magnesium carbonicum.

Magnesia, Brause- — Magnesium citricum effervescens.
Magnesia calcinata — Magnesia usta.
Magnesia carbonica oder hydrico-carbonica, oder subcarbonica — Magnesium carbonicum.
Magnesia citrica effervescens — Magnesium citricum effervescens.
Magnesia, citronensaure, aufbrausende — Magnesium citricum effervescens.
Magnesia, gebrannte — Magnesia usta.
Magnesia, pura — Magnesia usta.
Magnesia, schwefelsaure — Magnesium sulfuricum.
Magnesia sulfurica — Magnesium sulfuricum.
Magnesia sulfurica dilapsa oder sicca — Magnesium sulfuricum siccum.

310. *Magnesia usta* — *Gebrannte Magnesia.*

Magnesiumoxyd, Magnesium oxydatum.
Arzneitaxe: 10,0 = 10 Pf.
Handverkauf: 10,0 = 10 Pf.; 100,0 = 60 Pf. — Trochisci Magnesiae ustae 1,0 = 10 Pf.; 10,0 = 50 Pf.
Weißes, feines Pulver. Leicht.
Fast unlöslich in Wasser. (In Wasser suspendiert geht es langsam über in Magnesiumhydroxyd, $Mg(OH)_2$).

MgO. — 100 Teile enthalten 60,3 Mg; 36,6 O.
Magnesia usta haftet leicht am Mörser fest beim Reiben. Deshalb lose zu reiben, nicht mit starkem Drucke.
Wird umgewandelt von der Magensäure in schwach abführendes Salz. Geht im Darm über durch Austausch in abführendes doppeltkohlensaures Magnesium, Magnesium bicarbonicum $Mg(HCO_3)_2$.
Hauptbedeutung: Säuretilgende Wirkung, wie Natrium bicarbonicum. So auch Magnesium carbonicum, Nr. 311.
Äußerlich. Als Zusatz zu Zahnpulvern.
Als Streupulver bei Intertrigo.
Bei Verbrennungen als Paste, angerührt mit Milch, täglich mehrmals aufgetragen.
Innerlich. Als Antidot bei Vergiftung mit Säuren, Arsenik, Sublimat. Es bildet sich mit Arsenik Magnesiumarsenit, Magnesiumarseniat, schwer löslich in Wasser. Antidotum Arsenici siehe Liquor Kalii arsenicosi, Nr. 301.
Als Abführmittel 2,0—10,0 in Schüttelmixtur; als Pulver zu voluminös. Besonders als Abführmittel für Kinder 0,5—2,0.
Als säuretilgendes Mittel 1—2 Teelöffel. 1 Teelöffel = 0,5. Als Neutralisationsmittel bei Pyrosis, Gastralgie, messerspitzenweise. Für Kinder als Antacidum 0,05—0,5, täglich mehrmals.
Wenn Magnesia usta gemischt werden soll mit wässerigen Flüssigkeiten, so schüttet man sie auf die Oberfläche der Flüssigkeit, läßt einige Minuten stehen, die Magnesia zieht Wasser an, senkt sich zu Boden, dann erst rührt man mit einem Spatel um. Beim Anrühren mit Wasser entsteht ein Hydrat.
Magnesia-Mixtur: Magnesia usta 2 Teile gemischt mit Aqua destillata 10 Teilen, 1 mal aufgekocht, zugesetzt Saccharum pulveratum 12 Teile.

238. ℞ (Berliner F. M.) Pilulae Ferri cum Magnesia siehe unter Nr. 191. Ferrum sulfuricum.

595. ℞ (Berliner F. M.) Pulvis haemorrhoïdalis siehe unter Nr. 518. Tartarus depuratus.

Hesse's Zahnpulver.

732. ℞ Ligni Santali pulverati 3,0
Magnesiae ustae 2,0
Ossium Sepiae pulveratorum 9,0
Rhizomatis Calami pulverati 6,0
Rhizomatis Iridis pulverati 6,0.
M. f. Pulvis. D. ad vitrum operculatum. S. Zahnpulver.

832. ℞ Für 60 Pf. Magnesia usta im Handverkauf (= 100,0).
Vorschrift: Streupulver bei Intertrigo. — Oder: Innerlich bei Vergiftung mit Säuren, Arsenik, Sublimat.

875. ℞ Für 20 Pf. gebrannte Magnesia im Handverkauf (= 20,0).
Vorschrift: Teelöffelweise in kühler, süßer Milch. — Bei Vergiftung mit Salpetersäure, Salzsäure, Schwefelsäure.

Zu Pilulae Ferri carbonici Blaudii, Nr. 393.
Größte Einzelgabe 3,0. Größte Tagesgabe 10,0.

Magnesia, weiße — Magnesium carbonicum.
Magnesia-Milch: Magnesia usta 1 + Aqua 20.
Magnesia-Mixtur siehe unter Magnesia usta.
Magnesium. Magnesia usta, Nr. 310.
Magnesium carbonicum, Nr. 311.
Pulvis Magnesiae cum Rheo, Nr. 410.
Magnesium citricum effervescens, Nr. 312.
Magnesium sulfuricum, Nr. 313.
Magnesium sulfuricum siccum, Nr. 314.
Magnesiumcarbonat — Magnesium carbonicum.

311. ***Magnesium carbonicum*** — *Magnesiumcarbonat.*

Magnesia alba, weiße Magnesia. (Die Handelsware sind meist blendend weiße rechtwinklige Stücke von Form und Größe der Mauerziegel, oder Bruchstücke davon, oder Pulver.)

Arzneitaxe: pulveratum 10,0 = 5 Pf.
Handverkauf: pulveratum 20,0 = 10 Pf.; 100,0 = 25 Pf.; 500,0 = 80 Pf.

Weiße, lose zusammenhängende Massen, leicht und leicht zerreiblich, oder ein weißes, lockeres Pulver.

Fast unlöslich in Wasser (1 zu 2500 kaltes Wasser, 1 zu 9000 heißes Wasser). Es erteilt aber dem Wasser eine schwach alkalische Reaktion. (Und es löst sich in Wasser, welches mit Kohlensäure imprägniert ist.)

$3\,MgCO_3 + Mg(OH)_2 + 4\,H_2O$. — 100 Teile enthalten etwa 40,5 MgO.

Wird umgewandelt von der Magensäure in schwach abführendes Salz. Geht im Darm über in abführend wirkendes doppeltkohlensaures Magnesium durch Austausch. Hauptbedeutung: Säuretilgende Wirkung wie Natrium bicarbonicum. So auch Magnesia usta, Nr. 310.

Äußerlich. Zu Zahnpulvern.
Zu Streupulvern.

Innerlich. Als mildes Abführmittel 3,0—10,0 in Schüttelmixtur; als Pulver zu voluminös. Tabletten, Latwerge, Brausemischung.

1,0 Magnesium carbonicum sättigt 21,45 Acetum; 1,0 Acetum wird gesättigt durch 0,046 Magnes. carb.; 1,0 Acidum citricum durch 0,728 Magnes. carb.; 1,0 Acidum tartaricum durch 0,62 Magnes. carb.; 1,0 Succus Citri durch 0,058 Magnes. carb.; 1,0 Acetum Scillae durch 0,036 Magnes. carb.

Als säuretilgendes Mittel 1—4 Teelöffel. 1 Teelöffel = 0,5. Für Kinder 0,1—0,3, täglich mehrmals. Als Antacidum ist aber besser Magnesia usta, voriges Präparat, Nr. 310. Nicht wie dieses letztere gegen Vergiftung mit Säuren, Arsenik, wegen Gefahr der Erstickung durch Kohlendioxyd.

Magnesia ponderosa ist komprimiertes Magnesium carbonicum, nicht offizinell. Arzneitaxe —. Handverkaufstaxe —.

Wenn Magnesium carbonicum gemischt werden soll mit wässerigen Flüssigkeiten, so schüttet man es auf die Oberfläche der Flüssigkeit, läßt einige Minuten stehen, das Magnesiumcarbonat senkt sich zu Boden, dann rührt man mit dem Spatel um. Es entsteht hier kein Hydrat wie bei Magnesia usta, Nr. 310.

Mit pulverförmigen Stoffen wird Magnesium carbonicum gemischt, indem man dem fertigen Gemisch zuletzt und allmählich zufügt. Bei farbigen Stoffen wie Pulvis Magnesiae cum Rheo wird das Ganze durch ein feines Sieb getrieben, und dann nochmals gemischt.

Zu Magnesium citricum effervescens, Nr. 312.
Zu Pulvis Magnesiae cum Rheo, Nr. 410.
Größte Einzelgabe 3,0. Größte Tagesgabe 10,0.

Magnesium carbonicum hydrooxydatum — Magnesium carbonicum.
Magnesiumcitrat, brausendes — Magnesium citricum effervescens.

312. ***Magnesium citricum effervescens*** — *Brausemagnesia.*

Arzneitaxe: 10,0 = 15 Pf.; 100,0 = 1 Mk. 20 Pf.
Handverkauf: 7,5 = 10 Pf.; 100,0 = 1 Mk.; 500,0 = 4 Mk.

Drogisten verboten.

Weiße gekörnte Masse. (Die Lösung schmeckt und reagiert sauer; kleiner Überschuß von Citronensäure.)

5 Teile Magnesiumcarbonat + 15 Teile Citronensäure werden gemischt mit 2 Teilen Wasser. Dann getrocknet bei höchstens 30°. Darauf zerrieben zu einem mittelfeinen Pulver. Dies wird vermischt mit 17 Teilen Natriumcarbonat + 8 Teilen Citronensäure + 4 Teilen mittelfein gepulvertem Zucker. Dies Gemenge wird in eine krümelige Masse verwandelt durch sanftes Reiben, indem tropfenweise Weingeist zugesetzt wird. Dann Trocknen bei gelinder Wärme. Schließlich wird die Masse durch Absieben gekörnt.

Löst sich in Wasser unter reichlicher Entwicklung von Kohlensäure langsam auf zu einer angenehm säuerlich schmeckenden Flüssigkeit.

Aufzubewahren vor Feuchtigkeit geschützt.

Innerlich. Als schwach abführendes Brausepulver und Stomachicum. Teelöffelweise in Wasser oder Zuckerwasser; während des Brausens zu trinken. Bis eßlöffelweise.

347. ℞ Für 20 Pf. Brausemagnesia im Handverkauf (= 15,0).
Vorschrift: 1 Teelöffel in Zuckerwasser. Während des Brausens zu trinken.

Größte Einzelgabe 5,0. Größte Tagesgabe 15,0.

Magnesium hydrico-carbonicum — Magnesium carbonicum.
Magnesiumoxyd — Magnesia usta.
Magnesium oxydatum — Magnesia usta.
Magnesiumsalze nicht mit Alkalien, Carbonaten, Phosphaten.
Magnesiumsubcarbonat — Magnesium carbonicum.
Magnesiumsulfat — Magnesium sulfuricum.
Magnesiumsulfat, entwässertes — Magnesium sulfuricum siccum.
Magnesiumsulfat, getrocknetes — Magnesium sulfuricum siccum.
Magnesium sulfuricum.
Magnesium sulfuricum, Nr. 313.
Magnesium sulfuricum siccum, Nr. 314.

313. *Magnesium sulfuricum* — *Magnesiumsulfat.*

Sal amarum, Bittersalz. Schwefelsaures Magnesium.

Arzneitaxe: 100,0 = 10 Pf; 200,0 = 15 Pf.

Handverkauf: 100,0 = 10 Pf; 500,0 = 30 Pf.

Kleine, farblose Kristalle, prismatisch. Verwittern kaum an der Luft. Geschmack bitter und salzig.

Löslich in 1 Teil kalten Wassers, in 0,3 Teilen siedenden Wassers. Die wässerige Lösung (1 = 20) soll Lackmuspapier nicht verändern. — Unlöslich in Weingeist.

Wenn Magnesium sulfuricum zu Pulvermischungen verordnet wird, ist getrocknetes Magnesiumsulfat zu verwenden. (100 Teile kristallisiertes Magnesiumsulfat entsprechen 63—65 Teilen getrocknetes Magnesiumsulfat, Nr. 314, Magnesium sulfuricum siccum.)

$MgSO_4 + 7H_2O$. — 100 Teile enthalten 48,9 $MgSO_4$; 51,1 H_2O.

Magnesiumsalze nicht mit Alkalien, Carbonaten, Phosphaten.

Sulfate nicht mit Baryumsalzen, Bleisalzen.

Nur wenig wird ins Blut aufgenommen, übt eine örtliche Reizwirkung. Ein Teil der Schwefelsäure bindet sich an Kalium und Natrium.

Äußerlich. Zu Klistieren 15,0—30,0 in Lösung.

Alle Magnesiumsalze wirken, subkutan oder intravenös eingeführt, giftig, selbst bei großer Verdünnung.

Innerlich. Als Abführmittel 10,0—30,0 pro die in wässeriger Lösung. Anders: 1—2 Eßlöffel auf 1 mal. Oder: 1 Eßlöffel gelöst in 1/4 Liter (1 Glas) heißen Wassers zu nehmen. Für kräftige Menschen. Wässerige Stühle nach 1—3 Stunden. Auch als Klysma, siehe oben. Nicht dagegen bei Entzündung und Reizzuständen des Darmes. So auch Natrium sulfuricum, Nr. 341. — Anders: 5,0—10,0—15,0 auf 1 mal.

Als Digestivum 1,0—2,5, täglich mehrmals. Pulver, Lösung. Corrigentia zu Lösungen: Sirupus Aurantii Corticis, Citronensaft und andere Aromatika (Zucker nicht brauchbar). Lakritzen.

872. ℞ Magnesii sulfurici 100,0.
D. S. 1 Eßlöffel auf 1 Glas Wasser. — Als Abführmittel. Bei Vergiftung mit Pikrinsäure.

Gößte Einzelgabe 30,0 Größte Tagesgabe 30,0.

314. ***Magnesium sulfuricum siccum*** — *Getrocknetes Magnesiumsulfat.*

Früher: entwässertes Magnesiumsulfat. Entwässertes Bittersalz.
Arzneitaxe: 10,0 = 5 Pf.
Handverkauf: 40,0 = 10 Pf.; 100,0 = 20 Pf.
Weißes, mittelfeines, lockeres Pulver. (Hygroskopisch.)
Magnesiumsulfat wird in einer Porzellanschale erhitzt im Wasserbade unter wiederholtem Umrühren, bis 100 Teile 35—37 Teile an Gewicht verloren haben. Dann durch ein Sieb geschlagen.
Wenn Magnesium sulfuricum in Pulvermischungen verordnet wird, ist dieses entwässerte Magnesiumsulfat zu verwenden.

---

100 Teile kristallisiertes Magnesiumsulfat, Nr. 313, entsprechen 63—65 Teilen getrocknetem Magnesiumsulfat.
$MgSO_4 + 2\,H_2O$. — 100 Teile enthalten 76,2 $MgSO_4$; 23,8 H_2O.
Aufzubewahren in fest verschlossenen Gefäßen.
Magnesiumsalze nicht mit Alkalien, Carbonaten, Phosphaten.
Sulfate nicht mit Baryumsalzen, Bleisalzen.
Alle Magnesiumsalze wirken, intravenös oder subkutan eingeführt, giftig, selbst in großer Verdünnung.
Die Pulvermischungen müssen immer vorher gelöst werden, dürfen nicht trocken eingenommen werden.
Innerlich. Als Abführmittel 6,0—20,0, ungefähr $^2/_3$ der Dosen von Magnesium sulfuricum, voriges Präparat, Nr. 313; siehe dieses. Anders: 5,0 bis 10,0 bis 15,0.
Zu Species.

348. ℞ Magnesii sulferici sicci 30,0.
D. ad vitrum. S. 1 Teelöffel zur Zeit, vorher in warmem Wasser gelöst, einzunehmen.

Größte Einzelgabe 20,0. Größte Tagesgabe 20,0.

Malabar-Cardamomen — Fructus Cardamomi.

Malakin, nicht offizinell, (von μαλακός = mild, wegen Ungiftigkeit), Salicylaldehyd mit Phenetidin. Hellgelbe Kristalle, unlöslich in Wasser, schwer löslich in Weingeist. Antineuralgicum. Wird besser vertragen als Salizylsäure. Bei akutem Gelenkrheumatismus. Pro dosi 1,0; pro die 4,0—6,0. Arzneitaxe —. Handverkauf —. (1,0 = 25 Pf.).

1037. ℞ Malakini 1,0.
F. Pulvis. D. t. doses 4. S. 1 Pulver zur Zeit.

Malaxare = weich machen, geschmeidig machen: zusammenkneten zu Pflastermassen.

Maltum Hordei = Malz, im Handverkauf 500,0 = 50 Pf.

Malva. Flores Malvae, Nr. 199.
Folia Malvae, Nr. 210.

Malvenblätter — Folia Malvae.

Malvenblüten — Flores Malvae.

Malvenkraut — Folia Malvae.

Malzextrakt = Extractum Malti, nicht offizinell. Arzneitaxe —. Handverkauf: 1 Flasche = 75 Pf.; Extractum Malti ferratum 1 Flasche = 1 Mk.; Extractum Malti zum Calcaria 1 Flasche = 1 Mk.; cum Chinino 1 Flasche = 1 Mk. 50 Pf.; cum Diastase 1 Flasche = 1 Mk.; cum Oleo Jecoris 1 Flasche

= 1 Mk. — Malzextrakt ist Drogisten zu verkaufen erlaubt mit und ohne Eisen, Kalk oder Lebertran.

Malzbonbons, Löfflund im Handverkauf 1/1 Dosis = 40 Pf.; 1/2 Dosis = 20 Pf.

Mandeln, bittere — Amygdalae amarae.

Mandeln, süße — Amygdalae dulces.

Mandelöl — Oleum Amygdalarum.

Mandelsirup — Sirupus Amygdalarum.

Manipulus ist eine alte Bezeichnung für eine Handvoll = 15—50 g.

Manna. Mannae, Nr. 315.
Sirupus Mannae, Nr. 474.

315. *Manna* — *Manna.*

(Röhrenmanna oder Stengelmanna ist unverfälscht.)

Arzneitaxe: 10,0 = 15 Pf.

Handverkauf: 10,0 = 10 Pf.; 100,0 = 80 Pf.

Blaßgelbliche Stücke, innen weiß. Die Stücke sind gerundet, (gewunden) und flach oder rinnenförmig, trocken, kristallinisch. Geschmack süß (etwas kratzend). (Hygroskopisch. Schimmelt zuweilen.)

Es ist der natürlich eingetrocknete Saft, welche durch Einschnitte in die Rinde von Fraxinus Ornus (Manna-Esche) gewonnen wird.

Aufzubewahren in Blechbüchsen oder Weithals-Stöpselflaschen.

Manna: 60—80% Mannit, Schleimzucker, Gummi, Spuren von Fraxin. Manna cannulata gibt 80% Mannit, Manna calabrina 25% Mannit, $C_6H_8(OH)_6$.

Innerlich. Also mildes Laxans. Für Kinder 5,0—10,0, täglich mehrmals. Für Erwachsene 30,0—100,0. In Lösung, Wasser, Milch, Electurium.

Manna tabulata mit Zucker für Kinder.

833. ℞ Für 10 Pf. Manna im Handverkauf (= 10,0).
Vorschrift: Ein Stück so groß als eine Erbse oder Bohne aufgekocht in Milch. — Abführmittel für kleine Kinder.

Zu Infusum Sennae compositum, Nr. 1265.

Zu Sirupus Mannae, Nr. 474.

Größte Einzelgabe 100,0. Größte Tagesgabe 100,0.

Mannasirup — Sirupus Mannae.

Mannitum = Mannit, nicht offizinell. Sehr süß. Ist ein sechswertiger Alkohol $C_6H_8(OH)_6$. Arzneitaxe —. Handverkauf —.

Marly ist ein Stoff, gewöhnlich aus Leinengarn oder Zwirn, wie Gaze gewebt, weitgekreuzt, gitterförmig.

Marmor pulveratus = zerkleinerter Marmor, wird gebraucht zu Marmorseife, Sapo Marmoris, weniger kratzend als Bimsteinseife. Arzneitaxe —. Handverkauf —.

Martialia = Eisenpräparate.

Maße. 1 Liter = 1 kg = 2 Pfund destilliertes Wasser bei 4° C.
1 g = 1 ccm destilliertes Wasser bei 4° C. — Einnehme-Maße siehe Löffel und Guttae = Tropfen.

Massen beim Verschreiben von Rezepten. Kleinste Masse = 5,0. Größte Masse = 500,0. Vgl. Mengen.

Masticatorium = Kaumittel.

Mastix oder Mastiche = Mastix-Harz, in Pflastern, Räuchermitteln, zu provisorischen Zahnfüllungen als Odontoide, Auflösung in Äther. Arzneitaxe: Mastix pulverata 1,0 = 5 Pf. Handverkauf: Mastix 6,0 = 10 Pf.; 10,0 = 15 Pf.; 100,0 = 80 Pf.; subtiliter pulverata 3,0 = 10 Pf.; 10,0 = 25 Pf.

Meconium — Opium. (τὸ μηκώνιον = der Mohnsaft, übertragen Kindspech. ἡ μήκων, ωνος = der Mohn.)

Medizinische Seife — Sapo medicatus.

Medulla Ossium Bovis = Rindermark, nicht offizinell. Zu Pomaden.

Meerzwiebel — Bulbus Scillae.

Meerzwiebelessig — Acetum Scillae.

Meerzwiebelhonig — Oxymel Scillae.

Meerzwiebelsauerhonig — Oxymel Scillae.
Meerzwiebeltinktur — Tinctura Scillae.
Mel. Mel, Nr. 316.
Mel depuratum, Nr. 317.
Mel rosatum, Nr. 318.

316. *Mel — Honig.*

(Am besten Landhonig oder Krauthonig aus Gegend vorwiegend mit Landwirtschaft.)

Arzneitaxe: 100,0 = 55 Pf.; 200,0 = 80 Pf.
Handverkauf: 20,0 = 10 Pf.; 100,0 = 40 Pf.; 500,0 = 1 Mk. 50 Pf.

Hellgelbe bis tiefbraungelbe, sirupähnliche und durchscheinende Masse. Geruch angenehm. Geschmack charakteristisch, süß. — Die Masse wird allmählich mehr oder weniger fest und kristallinisch. Reaktion schwach sauer.

Reiner Bienenhonig. Bei mikroskopischer Untersuchung sind immer Zuckerkristalle und meistens Pollenkörner zu erkennen.

100 Teile Honig sollen nach dem Verbrennen nicht mehr als 0,4 Teile Asche hinterlassen. — Eine Mischung von 1 Teil Honig und 2 Teilen Wasser sollen ein spez. Gew. von mindestens 1,111 haben.

Aufzubewahren in Tonkruken an kühlem Orte. Vor dem Abwiegen ist der Honig durchzurühren, besonders im Sommer.

Innerlich. Als Corrigens wie Sirupus simplex, Nr. 482.
Als Abführmittel.
In der Tierheilkunde.

349. ℞ Für 40 Pf. Honig im Handverkauf (= 100,0).
Vorschrift: Löffelweise früh zum Kaffee.

Zu Mel depuratum, Nr. 317.
Größte Einzelgabe —. Größte Tagesgabe 100,0.

317. *Mel depuratum — Gereinigter Honig.*

Mel despumatum.

Arzneitaxe: 10,0 = 10 Pf.; 100,0 = 75 Pf.
Handverkauf: 20,0 = 10 Pf.; 100,0 = 40 Pf.; 500,0 = 1 Mk. 50 Pf.

In durchfallendem Licht klar, in 2 cm dicker Schicht gelb, höchstens etwas bräunlich. Geruch angenehm nach Honig.

2 Teile Honig werden erwärmt im Wasserbade mit 3 Teilen Wasser, 1 Stunde lang. Abgekühlt auf etwa 50°. Durchgeseiht durch dichten Flanell. Schließlich durch möglichst beschleunigtes Einengen im Wasserbade bis zu einem spez. Gew. von 1,330 gebracht.

100 Teile sollen beim Verbrennen nicht mehr als 0,4 Teile Asche hinterlassen

Mit 4 Teilen Wasser soll gereinigter Honig eine klare Flüssigkeit geben

---

Aufzubewahren an einem kühlen Orte.

Gereinigter Honig enthält weder Schleim noch freie Säure.

Äußerlich. Bei hartnäckiger Verstopfung als Klistier. 250,0 Honig mit 500,0 Milch. Anders: $^1/_2$—1 Eßlöffel.

Zu Kataplasmen, Gurgelwässern, Pinselsäften.

Zu Waschwasser 1 zu 3 Wasser. Bei schuppenden Hautausschlägen. Honigwasser.

Innerlich. Als Corrigens wie Sirupus simplex, Nr. 482.
Als mildes Abführmittel 50,0—100,0.
Zur Bereitung von Electuarien und Pillen.

Mel Boracis oder boraxatum. Borax 50,0 werden gelöst in Glycerin 25,0 + Mel depuratum 400,0 (Britische Pharmakopoe).

Zu Oxymel Scillae, Nr. 379.
Zu Mel rosatum, Nr. 318.
Größte Einzelgabe —. Größte Tagesgabe 100,0.

Mel despumatum — Mel depuratum.
Mel Rosarum — Mel rosatum.

318. *Mel rosatum* — *Rosenhonig.*

Arzneitaxe: 10,0 = 20 Pf.

Handverkauf: 10,0 = 10 Pf.; 100,0 = 75 Pf. — (Mel rosatum boraxatum 10,0 = 10 Pf.; 100,0 = 75 Pf.

Klare, braune, sirupartige Flüssigkeit. Geruch angenehm.

1 Teil Rosenblätter, mittelfein zerschnitten, wird ausgezogen mit 5 Teilen verdünntem Weingeist in einem verschlossenen Gefäße, 24 Stunden lang bei 15—20° unter wiederholtem Umschütteln. Abgepreßt. Filtriert. Dann wird die Flüssigkeit mit 9 Teilen gereinigtem Honig und 1 Teil Glyzerin eingedampft bis auf 10 Teile.

Äußerlich. Zu Pinselsäften bei Stomatitis und Soor. In Verbindung mit Borax als Mel boraxatum.

Zu Mundwässern und Gurgelwässern als sehr milde adstringierender Zusatz.

Mel rosatum boraxatum oder Mel rosatum cum Borace = Rosenhonig mit Borax, „Schwämmchensaft“: Borax 1 gelöst in Mel rosatum 9. Volksmittel zum Pinseln der Mundhöhle und Zunge bei Soor, Aphthen. Preise siehe oben unter Handverkauf.

Innerlich. Als Adstringens gegen Diarrhoe von Kindern. Teelöffelweise. Als Geschmackscorrigens wie ein Sirupus.

Größte Einzelgabe —. Größte Tagesgabe 30.

Melanagoga nannte man „schwarze Galle abführende“ Abführmittel.

Melilotenklee oder Melilotenkraut — Herba Meliloti.

Melilotus siehe Herba Meliloti.

Melissa. Folia Melissae, Nr. 211.
Spiritus Melissae compositus, Nr. 500.

Melissenblätter — Folia Melissae.

Melissengeist oder Melissenspiritus, zusammengesetzter — Spiritus Melissae compositus.

Melissenkraut — Folia Melissae.

Mellago früher Bezeichnung für eine Lösung eines einzelnen Extraktes in einer einfachen Flüssigkeit, z. B. Mellago Liquiritiae = Solutio Succi Liquiritiae.

Mengen. Die Mengen für Solutionen, Mixturen, Infuse, Decocte, Emulsionen, Saturationen für Kinder 100,0, für Erwachsene 150,0—200,0. Geringste Überschreitung von 15,0, 100,0, 150,0, 200,0 macht Verteuerung. Vgl. Massen.

Mennige — Minium.

Mensura = Maßgefäß.

Mentha.
Folia Menthae piperitae, Nr 212.
Aqua Menthae piperitae, Nr. 67.
Oleum Menthae piperitae, Nr. 365.
Mentholum, Nr. 319.
Rotulae Menthae piperitae, Nr. 440.
Sirupus Menthae, Nr. 475.
Spiritus Menthae piperitae, Nr. 501.

Menthol — Mentholum.

319. *Mentholum* — *Menthol.*

Pfefferminzkampfer. (Das Stearopten des Oleum Menthae piperitae.)

Arzneitaxe: 1,0 = 15 Pf.; 10,0 = 1 Mk. 30 Pf.

Handverkauf: 0,6 = 10 Pf; 10,0 = 1 Mk. 20 Pf.

Farblose Kristalle, spitz und spröde. Geruch und Geschmack nach Pfefferminze.

Schmelzpunkt 43°. Siedepunkt 212°. — 0,1 Menthol, auf offener Schale verdampft im Wasserbade, soll keinen wägbaren Rückstand hinterlassen.

In Wasser ist Menthol kaum löslich, es erteilt jedoch dem Wasser sein Aroma. Reichlich wird es aufgenommen von Weingeist, Äther, Chloroform, (fetten Ölen. Löslich in Paraffinum liquidum).

Aufzubewahren in gut verschlossenen Glasgefäßen oder Blechgefäßen, kühl.

$C_{10}H_{19}$. OH. — 100 Teile enthalten 100 $C_{10}H_{19}$. OH.

Menthol wirkt lokal anästhesierend und antiseptisch. Es setzt resorbiert die Erregbarkeit des Zentralnervensystems herab.

Äußerlich. Als lokales Anaestheticum. 3—6% spirituöse Lösung oder als Salbe.

Gegen Pruritus. (Menthol, 1,0, Lanolin 10,0, Ung. Paraffini 10,0.) Mentholpaste. Zu Salben (Menthol 1,0, Ol. Olivarum 0,5, Lanolin 10,0). 1 zu 10. Gegen Rheumatismus und Neuralgie, Verbrennung. In alkoholischer Lösung 10% bei chronischem Ekzem, Prurigo, Urticaria.

Zu Linimenten 1 zu 10.

Zu Hautseifen 5%. Mentholseife bei Pruritus ani und vulvae.

Als Analgeticum bei Zahnschmerz. 1 Kristall in den hohlen Zahn.

Als Migränestift; im Handverkauf 1 Stück = 1 Mk.

Zu Zahnpulver bis 0,5 ad 30,0.

Zu Mundwässern und Gurgelwässern.

Zu Puder 1—2%.

Zum Betupfen der Schleimhaut der Nase bei Nasendiphtherie 5—20% ölige Lösung, oder Einlegen von Wattebäuschen mit 5—10% Menthollanolin.

Zu Inhalationen 1 zu 10 Chloroform.

Als Schnupfpulver. Mit Natrium sozojodolicum (nicht offizinell), mit Borsäure, mit Coffea tosta. Die Reflexneurosen, Coryza.

Zum Bepinseln tuberkulöser Geschwüre oder Diphtherie des Rachens und Kehlkopfs. Gelöst in Oleum Olivarum (Menthol 3,0, Ol. Oliv. 15,0).

Bei Furunculose des äußeren Ohres. In 20% öliger Lösung auf Watte.

Gegen Insekten.

Zum Klistier gegen Oxyuris vermicularis 0,1 auf 20,0 Oleum Olivarum.

Innerlich. Als Antispasmodicum bei Cardialgie, Flatulenz, als Sedativum bei Tuberkulose, Erbrechen der Schwangeren, Erbrechen infolge von Hyperästhesie der Magenschleimhaut. Bei Rheumatismus, Neuralgie. 0,05—0,5, täglich mehrmals. Anders: 0,02—0,3 täglich mehrmals. Bei Tuberkulose 1,0—1,5, täglich 6 mal als Pulver in Oblaten oder als Pillen. Anders: bis 5,0 pro die.

Als Anthidroticum bei manchen Patienten wirksam, 0,1 in Pillen abends; mehrmals.

350. ℞ Mentholi 6,0
Amyli Tritici
Unguenti Adipis Lanae qu. s. ad 100,0. F. Pasta.
D. S. Äußerlich nach Bericht. — Gegen Pruritus.

351. ℞ Mentholi 1,0
Chloroformii 9,0.
M.D.S. Äußerlich nach Vorschrift. — Zum Einatmen je 10 Minuten. Bei Schnupfen.

352. ℞ Magnesii carbonici oder
Calcii carbonici praecipitati 30,0
Mentholi bis zu 0,5. — Zahnpulver.

Mentholin-Schnupfpulver:

353. ℞ Mentholi pulverati 0,2
Cocaïni hydrochlorici 0,1
Coffeae tostae pulveratae 5,0
M. f. Pulvis. D. ad vitrum amplum. S. Mentholin-Schnupfpulver. — Gegen Coryza.

354. ℞ (Strauss)
Acidi salicylici 1,0—2,0
Mentholi 2,0
Bismuthi subnitrici 10,0—20,0
Amyli Oryzae ad 100,0.
M.D.S. Äußerlich als Streupulver. — Bei Pruritus cutaneus.

Salicyl-Menthol-Paste:

355. ℞ Acidi salicylici 1,0—2,0.
Mentholi 1,0—2,0
Amyli Tritici 10,0
Zinci oxydati 10,0
Adipis Lanae cum Aqua 15,0
Vaselini flavi ad 50,0.
M. f. Pasta. D. S. Äußerlich. — Bei akutem Ekzem mit sehr heftigem Zucken.

356. ℞ Mentholi 2,5
Radicis Liquiritiae pulveratae
Succi Liquiritiae depurati qu. s., ut f. Pilulae 50.
D. S. 2 Pillen abends. — Als Anthidroticum (zur Abwechslung von Agaricinum). — 1 Pille = 0,05 Mentholi.

357. ℞ Mentholi 0,03
in Capsula gelatinosa. D. t. doses 10. S. 1 Kapsel täglich 3 mal. Gegen Asthma dyspepticum.

Größte Einzelgabe 1,5. Größte Tagesgabe 9,0.

Mercurialia = Quecksilberpräparate.
Mercurius corrosivus — Hydrargyrum bichloratum.
Mercurius dulcis — Hydrargyrum chloratum.
Mercurius jodatus ruber — Hydrargyrum bijodatum.
Mercurius oxydatus flavus oder praecipitatus flavus — Hydrargyrum oxydatum via humida paratum.
Mercurius oxydatus praecipitatus ruber — Hydrargyrum oxydatum via humida paratum.
Mercurius praecipitatus albus — Hydrargyrum praecipitatum album.
Mercurius sublimatus corrosivus — Hydrargyrum bichloratum.
Mercurius vivus — Hydrargyrum.
Merkurialpflaster — Emplastrum Hydrargyri.
Merkurialsalbe, graue — Unguentum Hydrargyri cinereum.
Merkurialsalbe, weiße — Unguentum Hydrargyri album.
Merkuri-ammonium-chlorid — Hydrargyrum praecipitatum album.
Merkurichlorid, auch ätzendes — Hydrargyrum bichloratum.
Merkuricyanid — Hydrargyrum cyanatum.
Merkurijodid — Hydrargyrum bijodatum.
Merkurioxyd — Hydrargyrum oxydatum.
Merkurioxyd, gefälltes oder gelbes — Hydrargyrum oxydatum via humida paratum.
Merkurioxyd, rotes — Hydragyrum oxydatum.
Merkurochlorid, auch mildes — Hydrargyrum chloratum.
Messerspitze. 1 Messerspitze = 1/2 Teelöffel = 2,5 ccm. Anders: 1—2 g.
Metalle wurden als Attribute von Gottheiten bezeichnet:
Blei für Saturn.
Eisen für Mars.
Quecksilber für Merkur.
Metasynkritika, alte Bezeichnung für Mittel zur *μετασύγκρισις* = künstlich hervorgerufene Reaktionserscheinung an Stelle der vergebens erwarteten Krise bei Krankheiten z. B. Erbrechen, Hautrötung, Schweiß, Stuhlgang, Temperatursteigerung. Später = Renovatio corporis oder Recorporatio z. B. durch Jod und Lebertran bei Skrofulose, durch Quecksilber bei Syphilis.
Methylsulfonal — Methylsulfonalum.

320. *Methylsulfonalum* — *Methylsulfonal.*
Trional.

Arzneitaxe: 1,0 = 15 Pf.; 10,0 = 1 Mk. 20 Pf.
Handverkauf —. Drogisten verboten.
Farblose, glänzende Kristalltafeln. Geruchlos. (Geschmack bitter.)
Schmelzpunkt 76°. — 0,1 Methylsulfonal, erhitzt mit 0,1 gepulverter Holzkohle, gibt den charakteristischen Geruch des Merkaptans. 0,1 Methylsulfonal soll nach dem Verbrennen keinen wägbaren Rückstand hinterlassen.
Löslich in 320 Teilen kalten Wassers, leichter in heißem Wasser zu einer bitter schmeckenden Flüssigkeit, die neutral reagiert. — Leicht löslich in Weingeist, in Äther.
Vorsichtig aufzubewahren.

Methylsulfonal, Diäthyl-sulfonäthyl-methylmethan, Trional $CH_3.C_2H_5.C(SO_2.C_2H_5)_2$.
Innerlich. Als Hypnoticum. 1,0—2,0 in Pulvern. Anders: Abends 1 Stunde vor Schlafenszeit 1,0 fein gepulvert; Nachtrinken von Wasser. Anders: 1,0 mit wenigstens 200 ccm Flüssigkeit in den frühen Abendstunden. Gewöhnlich zuverlässige Wirkung, sogar auch für die nächstfolgende Nacht. Tritt kein Schlaf ein, dann am anderen Abend mehr, 1,5—2,0.
Sulfonalum, Nr. 512, hat dieselben Maximaldosen wie Methylsulfonalum. Letzteres, leichter löslich, wird schneller resorbiert, wirkt in kleinerer Dosis und schneller, oft schon nach 1/4 Stunde; ist aber teurer.

{ Methylsulfonal 1,0 = 25 Pf.; 10,0 = 1 Mk. 20 Pf.
{ Sulfonal 1,0 = 5 Pf.; 10,0 = 40 Pf.

Nachwirkungen sind geringer als bei Sulfonal. Nicht zu lange Zeit ohne Unterbrechung, wie bei Sulfonal; 3 Tage. Herzkrankheiten keine Kontraindikation. — Die Maximaldose 2,0 täglich nur 1 mal.

Bei einfacher Schlaflosigkeit, auch der Neurastheniker und psychisch Kranker mit Unruhe und Erregung.

Als Hypnoticum für Kinder: von 1 Monat bis 1 Jahr 0,2—04; bis 2 Jahre 0,4—0,8; bis 6 Jahre 0,8—1,2; bis 10 Jahre 1,2—1,5.

858. ℞ Methylsulfonali 1,0.
F. Pulvis. D. t. doses 6.
S. 1 Pulver vor Schlafenszeit; täglich bis 2 Pulver nach Bericht. — Zu lösen in heißem Wasser und unter schwachem Tee oder Wein warm zu trinken. — Bei einfacher Schlaflosigkeit.

859. ℞ Methylsulfonali 1,0
Morphini hydrochlorici 0,01.
M. f. Pulvis. D. t. doses 6.
S. 1 Pulver vor Schlafenszeit, täglich bis 2 Pulver nach Bericht. — Zu lösen in heißem Wasser und unter schwachem Tee oder Wein warm zu trinken. — Bei Schlaflosigkeit mit Schmerzen.

853. ℞ Methylsulfonali 0,1—0,5
Pastae Cacao saccharatae pulveratae 0,5.
M. f. Pulvis. D. t. doses 3.
S. 1 Pulver ½ Stunde nach Abendessen. — Als Hypnoticum für Kinder.

Vergiftungssymptome. Unempfindlichkeit. Tiefer Schlaf bis mehrere (5) Tage. Zuckungen. Temperaturabfall.

Antidota. Magenpumpe, Abführmittel, lauwarmes Klistier, künstliche Respiration. Bettwärme. Petersilienaufguß und andere Diuretica. Blutegel auf die Processus mastoidei hinter den Ohren. Natrium bicarbonicum in kohlensaurem Wasser. Kaffee, Coffeïn.

Bei chronischer Vergiftung. Symptome: Schläfrigkeit. Mattigkeit, Taumeln, Ataxie, Lähmungen. Hyperästhesien, Kopfschmerzen. Ptosis. Erbrechen. Exantheme. — Antidota: Aussetzen des Mittels und Kalium aceticum.

Größte Einzelgabe 2,0. Größte Tagesgabe 4,0.

Methylum chloratum = Methylchlorid oder Chlormethyl CH_3Cl. Nicht offizinell. In Siphons oder Stahlzylindern. Nach Öffnen des Hahnes oder der Schraube strömt der Dampf hervor, kühlt die Haut ab auf -23^0 C. Unvorsichtige Anwendung macht Blasenbildung, Gangrän, später Pigmentierung. Arzneitaxe —. Handverkauf —.

Mica panis albi = Semmelkrume.

Mierenspiritus — Spiritus Formicarum.

Migränepastillen, Senkenberg im Handverkauf 1 Dose = 1 Mk. 50 Pf.

Migränestifte im Handverkauf 1 Stück = 1 Mk.

Milchsäure — Acidum lacticum.

Milchzucker — Saccharum Lactis.

Mimosengummi — Gummi arabicum.

Mineralwasser, vgl. Stomachika.

Mineralwassersalze, künstliche und Brausesalze (Sandow) im Handverkauf.

Assmannshäuser Salz = 75 Pf.
Baden-Badener (Hauptquelle) Salz = 75 Pf.
Biliner (Josephquelle) Salz = 1 Mk.
Carlsbader (Sprudel) Salz = 1 Mk.
Dürkheimer (Bleichbrunnen) flüssig konz. Salz = 1 Mk. 20 Pf.
Eger Franzbad (Salzquelle) Salz = 1 Mk.
Elster (Salzquelle) Salz = 1 Mk.
Emser (Kränchen, Kesselbrunnen, Victoriaquelle) Salz = 75 Pf.
Fachinger Salz = 1 Mk.
Friedrichshaller Salz = 1 Mk.
Haller Jodquelle (Tassiloquelle) Salz = 1 Mk.
Heilbrunner (Adelheidsquelle) Salz = 1 Mk.
Homburger (Elisabethquelle) flüssig konz. Salz = 1 Mk. 20 Pf.
Kissinger (Rakoczy) Salz = 1 Mk.
Krankenheiler (Jodsodaquelle) Salz = 75 Pf.
Kreuznacher (Elisenquelle) flüssig konz. Salz = 1 Mk. 20 Pf.

Lippspringer (Arminiusquelle) Salz = 75 Pf.
Marienbader (Kreuzbrunnen) Salz = 1 Mk.
Mergentheimer Salz = 1 Mk.
Neuenahrer (Sprudel) Salz = 75 Pf.
Ofener (Hunyadi János) Salz = 1 Mk.
Offenbacher (Kaiser Friedrichsquelle) Salz = 75 Pf.
Püllnaer Salz = 1 Mk.
Pyrmonter (Salzquellen) Salz = 1 Mk.
Radeiner Salz = 1 Mk.
Salvatorquellen (Eperies) Salz = 75 Pf.
Salzbrunner (Kronenquelle) Salz = 75 Pf.
Salzbrunner (Oberbrunnen) Salz = 75 Pf.
Salzschlirfer (Bonifaciusquelle) Salz = 1 Mk.
Saydschitzer Salz = 1 Mk.
Sedlitzer Salz = 1 Mk.
Sodener (Milchbrunnen) Salz = 75 Pf.
„ (Soolbrunnen) Salz = 1 Mk.
„ (Warmbrunnen) Salz = 75 Pf.
Tarasper (Luciusquelle) Salz = 1 Mk.
Vichy (gr. ville) Salz = 1 Mk.
Weilbacher (Natron-Lithionquelle) Salz = 75 Pf.
Wiesbadener (Kochbrunnen) Salz = 1 Mk.
Wildunger (Georg Victorquelle) Salz = 75 Pf.
Wildunger (Helenenquelle) Salz = 75 Pf.

Brausendes Alkalicitrat = 1 Mk. 20 Pf.
„ Antipyrin-Salz 10 % = 2 Mk. 50 Pf.
Brausendes Bromsalz = 1 Mk. 50 Pf.
„ „ = 6 Mk.
„ Brom-Eisensalz = 1 Mk. 50 Pf.
„ Calciumphospholactat = 1 Mk. 50 Pf.
„ Calciumphospholactat mit Eisen = 1 Mk. 50 Pf.
„ Carlsbader Salz = 1 Mk.
„ Chinin-Eisencitrat = 1 Mk. 50 Pf.
„ Coffeïnsalz = 1 Mk. 20 Pf.
„ Brom-Coffeïnsalz = 1 Mk. 20 Pf.
„ Eisencarbonat = 1 Mk. 20 Pf.
„ Eisencitrat = 1 Mk. 20 Pf.
„ Eisen-Mangansalz = 1 Mk. 20 Pf.
„ Eisenpyrophosphat = 1 Mk. 20 Pf.
„ Jodsalz 6 % (schwaches) = 1 Mk. 50 Pf.
„ Jodsalz 15 % (starkes) = 2 Mk.
„ Lithiumbenzoat = 2 Mk.
„ Lithiumcarbonat = 2 Mk.
„ Lithiumcitrat = 2 Mk.
„ Lithiumsalicylat = 2 Mk.
„ Jod-Lithiumsalz = 2 Mk.
„ Lycetol-Salz = 4 Mk.
„ Magnesiumcitrat = 1 Mk. 20 Pf.
„ „ mit Eisen = 1 Mk. 20 Pf.
„ Magnesiumsulfat = 1 Mk.
„ Natriumsalicylat = 1 Mk. 50 Pf.
„ Natriumsulfat = 1 Mk.
„ Piperazinsalz = 4 Mk.
„ Wismutsalz = 1 Mk. 20 Pf.
Rhabarber-Brausesalz = 1 Mk. 20 Pf.
Selters-Erfrischungssalz = 1 Mk.

Mineralwassersalze, künstliche und natürliche, sind Drogisten erlaubt zu verkaufen. Vgl. dagegen Ausnahmen von Mineralwässern am Ende von Stomachika.

321. *Minium* — *Mennige.*

Plumbum hyperoxydatum.

Arzneitaxe —.

Handverkauf: subtiliter pulveratum 60,0 = 10 Pf.; 500,0 = 40 Pf.

Rotes Pulver.

Es bildet mit Salzsäure einen weißen, kristallinischen Niederschlag unter Entwicklung von Chlor.

Unlöslich in Wasser.

Vorsichtig aufzubewahren. (Und luftdicht verschlossen.)

Pb_3O_4. — 100 Teile enthalten 90,6 Pb; 9,3 O.

Nicht mit Sulfaten. — Alle Bleipräparate nur kurze Zeit wegen Saturnismus chronicus.

Äußerlich. Als Zusatz zu Pflastern und Salben.

Zu Emplastrum fuscum camphoratum, Nr. 153.

Vergiftungssymptome. Trockenheit im Munde. Schmerzen im Schlunde, im Epigastrium, Erbrechen, Kolik, Speichelfluß. Später Lähmung der Extensoren, Störung in Zirkulation und Respiration, Kollaps.

Antidota. Magenpumpe, Brechmittel. Schwefelsaure und phosphorsaure Alkalien. Abführmittel, Rizinusöl. Später Opium. Eiweiß. Milch. Warme Bäder.
Größte Einzelgabe —. Größte Tagesgabe —.

Miotika (von μείωσις = Verkleinerung) sind Mittel zur Verengerung der Pupille. Bei akutem Glaukom, vorderen und hinteren Synechien.

Mirbanöl. Vergiftung durch Mirbanöl (Nitrobenzol).

Vergiftungssymptome. Geruch nach bitteren Mandeln. Cyanose. Dyspnoe. Erbrechen. Trismus. Delirien. Mydriasis. Konvulsionen.

Antidota. Magenausspülung, salinische Abführmittel (Magnesium sulfuricum oder Natrium sulfuricum), kein Öl. Excitantien, Kaffee. — Aderlass und Infusion von Kochsalzlösung. — Künstliche Respiration.

Mittelsalze. So nennt man auch die abführenden Salze.

Mixtura = Gemisch, ist eine flüssige Arzneiform wie Solutio = Lösung. Mixturen und Solutionen müssen im Sommer kalt gehalten werden wegen Entwicklung von Pilzen und Gärungen. Trübungen sind nur ohne Bedeutung in Lösungen, welche Extrakte oder ätherische Öle enthalten. Man verschreibt Mixturen und Solutionen 15,0; 100,0; 200,0.

Mixtura agitanda = Schüttelmixtur, ist eine Mixtur, in welcher ein unauflösliches, spezifisch leichtes Pulver in Suspension gehalten wird für einige Zeit nach kräftigem Schütteln. Beim Stehen der Arznei sondern sich dann allmählich wieder Flüssigkeit oben und Pulver unten in 2 Schichten. Oft Zusatz von Glyzerin, Gummischleim, Honig, Sirup, Zucker.

Corrigentien für Mixturen und Solutionen.

Geschmackscorrigentien zu expectorierenden:
Sirupus Althaeae, Nr. 465.
Sirupus Amygdalarum, Nr. 466.
Sirupus Ipecacuanhae, Nr. 472.
Sirupus Liquiritiae, Nr. 473.
Siripus Senegae, Nr. 480.

Geschmackscorrigentien zu abführenden:
Sirupus Cerasorum, Nr. 468.
Sirupus Mannae, Nr. 474.
Sirupus Rhamni catharticae, Nr. 477.
Sirupus Rheï, Nr. 478.
Sirupus Rubi Idaei, Nr. 479.
Sirupus Sennae, Nr. 481.

Geschmackscorrigentien zu stopfenden:
Sirupus Aurantii Corticis, Nr. 467.
Sirupus Cinnamomi, Nr. 469.
Sirupus Menthae, Nr. 475.

Anderweitige Geschmackscorrigentien:
Acetum aromaticum, Nr. 3.
Aqua Amygdalarum amararum, Nr. 59.
Aqua Cinnamomi, Nr. 63.
Aqua Foeniculi, Nr. 66.
Aqua Menthae piperitae, Nr. 67.
Aqua Rosae, Nr. 70.
Glycerinum, Nr. 236.
Mel, Nr. 316.
Mel depuratum, Nr. 317.
Mel rosatum, Nr. 318.
Mucilago Gummi arabici, Nr. 325.
Mucilago Salep, Nr. 326.
Succus Liquiritiae depuratus, Nr. 511.
Vinum.

Corrigentien für säuerliche Mixturen:
Sirupus simplex, Nr. 482.
Sirupus Rubi Idaei, Nr. 479.
Sirupus Cerasorum, Nr. 468.
(Nicht Sirupus Rheï und nicht Sirupus Ferri jodati.)

Corrigens für bittere Mixturen:
Sirupus Aurantii Corticis, Nr. 467.

Mixtura arsenicalis — Liquor Kalii arsenicosi.

Mixtura gummosa siehe unter Nr. 238, Gummi arabicum.

322. *Mixtura oleoso-balsamica* — *Hoffmann'scher Lebensbalsam.*

Balsamum vitae Hoffmanni.
Arzneitaxe: 10,0 = 10 Pf.; 100,0 = 85 Pf.
Handverkauf: 10,0 = 10 Pf.; 100,0 = 60 Pf.; 500,0 = 2 Mk. 40 Pf.
Drogisten verboten.
Klare, bräunlichgelbe Flüssigkeit. (Geruch angenehm.)

Es werden gemischt 1 Teil Lavendelöl, 1 Teil Eugenol (Nelkenöl), 1 Teil Zimtöl, 1 Teil Thymianöl, 1 Teil Citronenöl, 1 Teil ätherisches Muskatnußöl (Macisöl), 4 Teile Perubalsam, 240 Teile Weingeist. Mehrere Tage stehen lassen an einem kühlen Ort, unter häufigem Umschütteln. Dann filtriert.

Äußerlich. Als Anaestheticum dolorosum, kräftiges Reizmittel. Zu aromatischen Einreibungen bei Neuralgien, Rheumatismus, Wadenkrampf.

Als Mundwasser. 1 Teelöffel auf 1 Glas Wasser. Zu Gargarismen.

Als Riechmittel. Auch mit Chloroform.

Zu Zahntinkturen.

Zu Waschwässern, Augenwässern.

Innerlich. Als Analepticum. 10—20 Tropfen, täglich mehrmals. Auf Zucker oder in Wein. Anders: 5—15 Tropfen in Wein als Stomachicum. Selten. Als Zusatz zu Tinkturen.

360. ℞ Für 60 Pf. Hoffmann'schen Lebensbalsam im Handverkauf (= 100,0). — Vorschrift: Zum Einreiben bei Neuralgie, Rheumatismus.

968. ℞ Mixturae oleoso-balsamicae 100,0.
D. S. Äußerlich zum Einreiben. — Bei Wadenkrampf.

Größte Einzelgabe 1,0. Größte Tagesgabe 3,0.

Mixtura salina Riveri — Potio Riveri.

323. *Mixtura sulfurica acida* — *Haller'sches Sauer*.

Vertritt das Elixir acidum Halleri oder Spiritus Rabellii.

Arzneitaxe: 10,0 = 5 Pf.

Handverkauf: 20,0 = 10 Pf.; 100,0 = 40 Pf.

1,0 = 36 Tropfen. 1 Tropfen = 0,028 (Eschbaum).

Drogisten verboten.

Klare, farblose Flüssigkeit.

1 Teil Schwefelsäure wird gemischt unter Umrühren mit 3 Teilen Weingeist, mit der Vorsicht, daß die Wärme nicht über 50° steigt. — Spez. Gewicht 0,990—1,002.

Aufzubewahren in gut verschlossenen Glasstöpselflaschen. — Bei längerem Aufbewahren wird das Präparat gelblich bis noch dunkler.

Äußerlich. Zu Waschungen 0,5—1 %.

Innerlich. Als blutstillend und durststillend. Bei fieberhaften Krankheiten. Erwachsenen 2,0—4,0 pro die in Mixtur. Haller'sches Sauer ist wie Acidum sulfuricum dilutum stets noch weiter zu verdünnen. Anders: 5—15 Tropfen, täglich mehrmals, in Zuckerwasser, Fruchtsaft, Schleim als kühlendes und durstlöschendes Getränk. — Haller'sches Sauer ist besser zu ersetzen durch Salzsäure, Nr. 19 und 20. — Anders: 0,2—1,0 in Mixtur, Zuckerwasser, täglich mehrmals.

361. ℞ Mixturae sulfuricae acidae 50,0.
D. S. 5—15 Tropfen in Zuckerwasser, täglich 3 mal. — Bei Metrorrhagie.

Vergiftung durch Schwefelsäure siehe Nr. 27, Acidum sulfuricum.

Größte Einzelgabe 1,5. Größte Tagesgabe 5,0.

Mohnkapseln, unreife — Fructus Papaveris immaturi.

Mohnköpfe, unreife — Fructus Papaveris immaturi.

Mohnöl — Oleum Papaveris.

Mohnsamen — Semen Papaveris.

Mohnsamen, weißer — Semen Papaveris.

Mohnsirup — Sirupus Papaveris.

Mollinum (von mollis = weich) ist überfettete Kaliseife, Konsistenz salbenartig, 17% Fettüberschuß, mit Glyzerin 15%; namentlich brauchbar als Vehikel für graue Salbe, Mollinum Hydrargyri bei Syphilis, auch für Styrax, Mollinum Styracis bei Scabies. Innig mischbar mit jedem Medikament.

Mollin (LIEBREICH:)
1038. ℞ Saponis kalini 100,0
Adipis suilli 50,0—80,0
Glycerini 10,0. — Oder:

1039. ℞ Saponis kalini 100,0
Lanolini 50,0—100,0.

Moos, Irländisches — Carrageen.
Moos, Isländisches — Lichen islandicus.
Morphin-hydrochlorat — Morphinum hydrochloricum.
Morphin-hydrochlorid — Morphinum hydrochloricum.

324. *Morphinum hydrochloricum* — *Morphinhydrochlorid.*

Arzneitaxe: 0,1 = 5 Pf.; 1,0 = 40 Pf.

Handverkauf —. Drogisten verboten.

Weiße, seidenglänzende Kristallnadeln, oft büschelförmig vereinigt, oder weiße, würfelförmige Stücke, mikrokristallinisch.

Löslich in 25 Teilen Wasser, in 50 Teilen Weingeist, zu einer farblosen, neutralen Flüssigkeit von bitterem Geschmack.

Aus der kalt gesättigten wässerigen Lösung scheidet Salzsäure einen Teil des Morphinhydrochlorid wieder aus in Kristallen. — 5 ccm der wässerigen Lösung (1 = 30) geben auf Zusatz von 1 Tropfen Kaliumcarbonatlösung eine rein weiße, kristallinische Ausscheidung, und zwar sofort oder nach wenigen Sekunden.

Getrocknetes Morphinhydrochlorid soll rein weiß sein, oder doch nur schwach gelblich. — Nach dem Verbrennen soll Morphinhydrochlorid keinen Rückstand hinterlassen.

Wird Morphinum aceticum verordnet zu Einspritzungen unter die Haut, so ist Morphinum hydrochloricum abzugeben.

Vorsichtig aufzubewahren. (Geschützt vor Feuchtigkeit und zweckmäßig auch vor Licht.)

Morphium $C_{17}H_{19}NO_3$. – Morphinum hydrochloricum $C_{17}H_{19}NO_3 \cdot HCl + 3\,H_2O$. — 100 Teile enthalten 75,90 $C_{17}H_{19}NO_3$.

Nicht mit Liquor Ammonii anisatus; Ausfüllung des Alkaloides und Bildung von unwirksamem Oxydimorphin schon durch geringe Mengen von Alkali. — Morphiumtropfen nicht mit Bittermandelwasser. Morphiumsalze nicht mit Alkalien, Eisensalzen, Gerbsäure, Kalium permanganicum, Nitriten, Quecksilbersalzen, Silbersalzen.

Narcoticum. Anodynum. Hypnoticum.

Medizinale Gaben alterieren nicht Herz, Gefäße, Blutdruck. Verminderung von Sekretion der Bronchien, von Harn. Wiederholung macht Gewöhnung. Nebenwirkung kleiner Dosen: Harnverhaltung, Stuhlverhaltung, Akkommodationskrampf, unangenehme Empfindung im Magen, Übelkeit, Erbrechen. Vereinzelt Hautrötung, Hautjucken, Schweiß. Idiosynkrasie: Statt Ruhe tritt Unruhe, Erregung ein.

Äußerlich. Zur subkutanen Injektion als Analgeticum und Narcoticum. 2 % Lösung (0,2 Morphin. hydrochlor. ad 10,0 Aqu. destill.).

Vor großen Operationen 0,01 Morphin subcutan vor Inhalation von Chloroform oder Äther.

4 % Lösung für stärkere Gaben und längeren Gebrauch.

Gegen Brechreiz nachtrinken von schwarzem Kaffee, oder Eingeben von Pulvis aërophorus. Oder Zusatz von Atropinum sulfuricum 0,0002 pro 0,01 Morphium zur Morphiumlösung.

Vorrätig gehaltene, zugeschmolzene, durch Erhitzen sterilisierte Glasröhrchen müssen aus Kaliglas sein. Weiche Natrongläser geben Alkali ab, dadurch Ausscheidung von Morphin in Kristallen.

Zu Suppositorien 0,02 zu 2,0—3,0 Oleum Cacao. Anders: 0,01—0,03.

Zu Klysmen 0,01—0,02 auf 2 Eßlöffel Haferschleim oder Gerstenschleim. Anders: 0,005—0,01.

Gegen Zahnschmerzen mit Kreosot. Einlage auf Watte in den kariösen Zahn.

Zu Salben 0,1—0,5 auf 10,0.

Zu Linimenten mit 5 Teilen Oleum Amygdalarum.

Innerlich. Als Analgeticum und Sedativum. 0,005—0,02, täglich 3—4mal. Pulver, Pastillen, Kapseln, Pillen, Mixturen, Tropfen in Lösung, bisweilen mit Chloral. Bei Schmerzen aller Art, Erregungszuständen, Delirium, Gelenkrheumatismus, Schlaflosigkeit, trockenem Husten, namentlich nachts, Asthma, Koliken, Neuralgien, Erbrechen, Wahnsinn. Bei Singultus besser subkutan. Bei Erbrechen namentlich aus reizbarer Schwäche, Erbrechen als Abstinenzerscheinung bei Behandlung der Morphiophagie.

Vorsicht bei der ersten Gabe, bei kleinen Kindern und alten Menschen, bei Herzleiden, Pneumonie. Nicht für Säuglinge! Für Kinder: 0,0005—0,003. Anders: 0,0005—0,001, täglich 2 mal. Anders: Bis 1 Jahr nicht! bis 2 Jahre 0,0005; bis 4 Jahre 0,001; bis 6 Jahre 0,002—0,003; bis 8 Jahre 0,003—0,004; bis 10 Jahre 0,004—0,005; bis 12 Jahre 0,005—0,008; bis 15 Jahre 0,008—0,01.

Für Kreißende: 1) Eröffnungsperiode. Bei normalem Becken und zu häufigen, schmerzhaften, heftigen Wehen, Tetanus uteri.

Bei engem Becken mit Möglichkeit spontaner Geburt gegen vorzeitige Ermüdung des Uterus und Asphyxie des Kindes.

Bei solcher Wehenschwäche, die zeitweise Unterbrechung und Schlaf fordert, namentlich sekundärer Wehenschwäche.

2) Austreibungsperiode. Gegen eine solche Erschöpfung und Schmerzhaftigkeit, welche die Bauchpresse hemmt (oder Chloroforminhalation).

3) Nachgeburtsperiode. Wenn die gelöste Placenta zurückgehalten wird durch Striktur des inneren Muttermundes.

Bei manchen Formen von Diabetes mellitus. Vgl. Codeïnum phosphoricum.

Gegen akute und subakute Vergiftung mit Atropin 0,005—0,02.

Morphium nicht bei Benommenheit z. B. bei Typhus, nicht bei hohem Fieber, nicht bei motorischen Reizzuständen im Gebiete des Rückenmarks, nicht bei respiratorischer Dyspnoe, wo die Expectoration vermehrt und verflüssigt werden soll; womöglich auch überhaupt nicht bei Kindern.

Lösungen von Morphinsalzen werden bräunlich beim Erwärmen und Kochen (Pseudomorphin). Lösungen von Morphinsalzen in Bittermandelwasser (oder Kirschlorbeerwasser) geben öfter Ausscheidungen (freies Morphin), schneller in altem Wasser als in frisch destilliertem Wasser. Zusatz einer geringen Menge Säure, 1 Tropfen Salzsäure auf 10,0 Flüssigkeit, verhindert die Ausscheidung, vgl. 75. ℞ unter Nr. 59, Aqua Amygdalarum amararum.

362. ℞ Morphini hydrochlorici 0,01
Aquae destillatae 1,0
Mucilaginis Gummi arabici ad 15,0.
M. D. S. Äußerlich nach Bericht. — Als Klistier.

363. ℞ Morphini hydrochlorici 0,01
Olei Cacao 2,0.
M. f. Suppositorium. D. t. doses 10. S. Äußerlich nach Bericht.

364. ℞ Morphini hydrochlorici 0,01
Sacchari 0,5.
M. f. Pulvis. D. t. doses 10. S. 1 Pulver abends mit Brausepulver in Wasser nach Bericht.

365. ℞ Morphini hydrochlorici 0,01.
Pastae Cacao saccharatae oder aromaticae 1,0.
M. f. Pulvis. D. t. doses 3. S. ½—1 Pulver nach Bericht. — Hinterher englisches Brausepulver.

366. ℞ Morphini hydrochlorici 0,005.
Cacao sine Oleo 1,0.
M. f. Pulvis. D. t. doses 10. S. 1 Pulver täglich 3 mal. — Bei Phthisis.

367. ℞ Morphini hydrochlorici 0,25
Sacchari et
Gummi arabici āā qu. s., ut f. ope Aquae destillatae Pilulae 50. D. S. 1—2 Pillen abends. — Gegen Schlaflosigkeit. — 1 Pille = 0,005 Morphin. hydrochlor.; 2 Pillen = 0,01.

569. ℞ (Berliner F. M.) Pilulae contra Tussim siehe unter Nr. 505, Stibium sulfuratum aurantiacum.

902. ℞ Morphini hydrochlorici 0,1
Aquae destillatae ad 10,0.
M. D. ad vitrum amplum. S. zu Händen des Arztes zur subkutanen Injektion. — Bei Ecclampsia parturientium 1 Spritze nach jedem Anfall bis zu tiefer Narkose. 1 Spritze = 0,01.

909. ℞ Morphini hydrochlorici 0,01
Olei Cacao ad 3,0.
M. f. Globulus vaginalis. D. t. doses 10. S. Äußerlich. 2—3 Stück in 24 Stunden. — Bei Endometritis acuta.

931. ℞ Morphini hydrochlorici 0,2
Aquae destillatae ad 10,0.
M. D. S. Äußerlich zu Händen des Arztes. — 1/4 Spritze = 0,005; 1/2 Spritze = 0,01; 1 Spritze = 0,02.

Vergiftungssymptome. Übelkeit, Erbrechen, Kopfschmerz. Schlafsucht, Narkose, Anästhesie. Kopf heiß, Haut blaß. CHEYNE-STOKES'sches Atmen. Verlangsamter Puls. Miosis. Mitunter tetanische Krämpfe, besonders bei Kindern.

Antidota. Magenspülung auch bei subkutaner Vergiftung. Klistiere (Essig). Kühlblase auf den Kopf. Wärmflasche an Hände und Füße, oder in warmes Wasser. Hautreize, Senfteig. Kalte Übergießung. Excitantien, starker Kaffee, Coffeïn. Gerbsäure. Künstliche Respiration. Atropinum sulfuricum subcutan (maximale Dosen). Kalium permanganicum Lösung 1 ad 25, 1 Spritze halbstündlich bis einstündlich zur Rückkehr des Bewußtseins. Anders: 1 auf 100.

Größte Einzelgabe 0,03. Größte Tagesgabe 0,1.

Morphinum muriaticum — Morphinum hydrochloricum.

Moschus, nicht offizinell. Arzneitaxe: 0,01 = 10 Pf.; 0,1 = 65 Pf. Handverkauf: 0,1 = 60 Pf. (Moschus mixtus 1 + 5, 0,1 = 20 Pf.)

Mucilagines = Schleime. Bedeutung hauptsächlich als Corrigentien. Arzneitaxe: 1 Schleim zu bereiten kostet 15 Pf.

Mucilaginosa = Lösungen von Mucilagines, schleimige Mittel.

Mucilago Cydoniae = Quittenschleim.

325. *Mucilago Gummi arabici* — *Gummischleim.*

Arzneitaxe: 10,0 = 10 Pf.; 100,0 = 85 Pf.
Handverkauf: 15,0 = 10 Pf.; 100,0 = 60 Pf.
1,0 = 14 Tropfen. 1 Tropfen = 0,073 (ESCHBAUM).
Farbloser Schleim. Geschmack fade.

1 Teil arabisches Gummi, abgewaschen mit Wasser, wird gelöst in 2 Teilen Wasser. Die Lösung wird durchgeseiht.

Der Gummischleim soll nicht bräunlich sein. Soll blaues Lackmuspapier höchstens schwach röten. Der Geschmack soll fade sein, nicht süß.

Gummischleim ist um so weniger haltbar, je mehr er verdünnt ist. — Gummipulver als Zusatz zu flüssigen Arzeneien darf nicht ersetzt werden durch vorrätigen Gummischleim; frisches Zusammenreiben von gutem, feinem Gummipulver mit Wasser im Mörser ist unbedingt vorzuziehen.

Äußerlich. Zu Verbänden.

Innerlich. Als Zusatz zu reizmildernden, antidysenterischen Mixturen 15,0—30,0 auf 180,0.

Zur Bereitung von Pillen, wenn eine Pillenmasse zu viel Pulver enthält. Die Pillen werden aber leicht sehr hart; deshalb meistens lieber nicht gebrauchen.

Als Corrigens für scharf oder ätzend schmeckende Stoffe.

Zu Schüttelmixturen.

Mixtura gummosa, Gummi-Mixtur.

368. ℞ Mucilaginis Gummi arabici 50,0
Sirupi simplicis 30,0
Aquae destillatae 120,0.
M. D. S. Eßlöffelweise (1 Eßlöffel zweistündlich). — Bei Katarrhen der Luftwege und des Darmes. — Bei offen gehaltenem Munde leicht Katarrh der Mundschleimhaut, Säurebildung, Foetor ex ore, Zahnkaries.

Mixtura gummosa cum Opio.

369. ℞ Mixturae gummosae 150,0
Tincturae Opii crocatae 1,0.
M. D. S. 1 Eßlöffel zweistündlich. — Bei Enteritis.

Mixtura gummosa cum Morphio.

370. ℞ Mucilaginis Gummi arabici 20,0
Aquae destillatae 20,0
Morphini hydrochlorici 0,03
Sirupi simplicis 10,0.
M. D. S. 1 Teelöffel täglich mehrmals. — Bei intensivem Hustenreiz.

Mixtura gummosa.

371. ℞ (Berliner F. M.)
Mucilaginis Gummi arabici 20,0
Sirupi simplicis 20,0
Aquae destillatae ad 200,0.
M. D. S. 1 Eßlöffel zweistündlich. — 1 Dosis = 58 Pf.; 1/2 Dosis = 40 Pf.

834. ℞ Für 60 Pf. Gummischleim im Handverkauf (= 100,0). — Vorschrift: 1 Teelöffel bis 1 Kinderlöffel täglich mehrmals. — Für Kinder bei Darmkatarrh.

Zu Vinum camphoratum, Nr. 595.

Größte Einzelgabe 10,0. Größte Tagesgabe 30,0.

Mucilago Gummi Mimosae — Mucilago Gummi arabici.

326. *Mucilago Salep* — *Salepschleim.*

Arzneitaxe: hat keinen Preisansatz. Taxe nach dem Rezepte, frische Bereitung.

Handverkauf —.

1 Teil Salep (Tubera Salep, Nr. 569) mittelfein gepulvert, wird in eine Flasche mit 9 Teilen Wasser geschüttet. Durch Umschütteln wird das Pulver gut verteilt. Dann werden hinzugetan 90 Teile siedenden Wassers. Darauf wird die Mischung in derselben Flasche geschüttelt bis zum Erkalten.

Salepschleim ist nur auf Verordnung zu bereiten.

Salepschleim verdirbt rasch. Er wird gefällt durch Spiritus, Liquor Plumbi subacetici. Er wird verdickt durch Borax. Er wird blau gefärbt durch Jodwasser.

Äußerlich. Zu Klistieren bei Dickdarmkatarrh der Kinder, mit Acidum tannicum.

Innerlich. Als Mucilaginosum teelöffelweise bis eßlöffelweise. Bei Darmkatarrh der Kinder, Diarrhoe, Dysenterie, Harnbeschwerden, Katarrhen der Luftwege.

Als Zusatz zu stopfenden Mixturen.

Bereitung von Salepschleim zu Hause: 1 Teelöffel Saleppulver wird angerührt mit etwas kaltem Wasser. Darauf wird hinzugegossen 1/4 Liter heißes Wasser. Dann wird das Ganze geschüttelt bis zum Erkalten. Teelöffelweise bis eßlöffelweise einzunehmen. Vgl. Tubera Salep, Nr. 569, 974. ℞

973. ℞ Mucilaginis Salep 100,0.
D.S. 1 Teelöffel stündlich. — Bei Darmkatarrh der Säuglinge.

Größte Einzelgabe 15,0. Größte Tagesgabe 100,0.

Mull, gereinigter — Tela depurata.

Mundwässer, Gurgelwässer und Pinselungen.

Acidum salicylicum, Nr. 26.
Alumen, Nr. 45.
Aqua Calcariae, Nr. 60.
Aqua carbolisata, Nr. 61.
Borax, Nr. 88.
Folia Salviae, Nr. 214.
Kalium chloricum, Nr. 273.
Kalium permanganicum, Nr. 277.
Liquor Alumini acetici, Nr. 290.
Mentholum, Nr. 319.
Spiritus Cochleariae, Nr. 494.
Thymolum, Nr. 525.
Tinctura Benzoës, Nr. 534.
Tinctura Calami, Nr. 535.
Tinctura Catechu, Nr. 538.
Tinctura Myrrhae, Nr. 551.
Tinctura Ratanhiae, Nr. 556.

Muria = Salzwasser. muriaticus = salzsauer, ältere Bezeichnung für hydrochloricus.

Muscae hispanicae — Cantharides.

Muskatbalsam — Balsamum Nucistae.

Muskatblütenöl — Oleum Macidis.

Muskatbutter — Oleum Nucistae.

Muskatnuß — Semen Myristicae.

Muskatnußbalsam — Balsamum Nucistae.

Muskatnußöl — Oleum Nucistae.

Muskatnußöl, ätherisches — Oleum Macidis.

Muskatsamen — Semen Myristicae.

Mutterharz — Galbanum.

Mutterkorn — Secale cornutum.

Vergiftungssymptome. Salivation. Übelkeit, Erbrechen. Durchfall. Atmung und Puls langsam. Puls klein. Kribbeln in Fingern und Zehen. Kopfschmerzen, Schwindel, Delirien, Sopor.

Antidota. Abführmittel, Brechmittel, Ipecacuanha. Opium. Morphium. Excitantien. Acidum tannicum.

Mutterkornextrakt — Extractum Secalis cornuti.

Mutterkorn-Fluidextrakt — Extractum Secalis cornuti fluidum.

Mutterkrampftropfen oder Muttertropfen, **ätherische,** auch **gelbe** — Tinctura Valerianae aetherea.

Mutterkrampftropfen oder Muttertropfen, **braune** — Tinctura Valerianae aetherea.

Mutterkrampftropfen oder Muttertropfen, **weiße** — Spiritus aethereus.

Mutterlauge im Handverkauf:
Jastrzemb 1 Flasche = 80 Pf.
Königsborn 1 Liter = 40 Pf.
Kreuznach $^1/_1$ Flasche = 75 Pf.; $^3/_4$ Flasche = 55 Pf.
„ Originalblechflasche 10 Liter exklusive Flasche = 6 Mk. 50 Pf.
Mutterlaugensalze und Badesalze siehe unter Balnea medicata, Solbäder.

Mutterlorbeeren — Fructus Lauri.

Mutterpflaster — Emplastrum fuscum camphoratum.

Mutterpflaster, weißes — Emplastrum Lithargyri.

Mutterzimt — Cortex Cinnamomi.

Mydriatika (von μυδρίασις = Pupillenerweiterung mit Herabsetzung des Sehvermögens) sind Mittel zur Pupillenerweiterung.

Mydrolum = Jod-Methyl-Phenyl-pyrazolon, nicht offizinell. Mydriaticum ohne Ciliarmuskellähmung, ohne Erhöhung des intraoculären Druckes. 10 % Lösung, 2—3 Tropfen, nach 40 Minuten kurze Mydriasis. Zur Diagnose mit Augenspiegel. Bei Tränenträufeln, Blepharospasmus, Ciliarschmerzen, Superciliarschmerzen.

Myristica.
Semen Myristicae (Muskatnuß), Nr. 459.
Oleum Nucistae (Muskatnuß-Öl Nr. 366.
Balsamum Nucistae (Muskatbalsam), Nr. 78.
Oleum Macidis (ätherisches Muskatnuß-Öl aus dem Samenmantel der Muskatnuß, der sogenannten Muskatblüte), Nr. 364.

Myrrha. Myrrha, Nr. 327.
Tinctura Myrrhae, 551.

327. *Myrrha — Myrrhe.*

Gummi-resina Myrrhae.

Arzneitaxe: pulverata 10,0 = 15 Pf.
Handverkauf: 7,5 = 10 Pf.; 100,0 = 1 Mk.; pulverata 6,0 = 10 Pf.; 100,0 = 1 Mk. 20 Pf.

Gelbliche, oder rötliche, oder braune Körner, oder löcherige Klumpen, innen oft stellenweise weißlich; in kleinen Stücken durchscheinend. Geruch aromatisch. Geschmack zugleich bitter und anhaltend kratzend.

Das Gummiharz von Commiphora abyssinica und Commiphora Schimperi (früher: Balsamea Myrrha, Balsamodendron Myrrha).

Beim Verreiben mit Wasser gibt Myrrhe eine gelbe Emulsion.

Aufzubewahren in gut verschlossenen Blechgefäßen oder Glasgefäßen.

Myrrha: 2—4 % ätherisches Öl (Myrrhol), 27—40 % Harz (Myrrhin), Gummi.

Äußerlich. Zu Zahnpulvern.

Zu Gurgelwässern, Mundarzneien namentlich bei schlaffem, schlecht ernährtem Zahnfleisch und Geschwüren im Munde.

Als Streupulver bei schlechtheilenden Geschwüren und Wunden.

Zu Pflastern, Salben, Linimenten.

Innerlich. Als Expectorans und Tonicum 0,2—1,0, täglich mehrmals. Electuarien, Emulsionen, Pillen, Pulver, Species. Bei andauernden Schleimflüssen und Blutungen der Harnorgane und Luftwege, chronischer Bronchitis. Selten.

Pillen mit Hilfe von etwas Alkohol; Zusatz von Pflanzenpulver oder mineralischem Pulver bis zur Hälfte.

Zu Tinkturen.

371. ℞ Myrrhae 5,0.
F. ope Spiritus Pilulae 50. D. S. 2 Pillen täglich 3 mal. — Als Expectorans, Tonicum. — 1 Pille = 0,1 Myrrhae; 2 Pillen = 0,2.

Zu Tinctura Myrrhae, Nr. 551.

Größte Einzelgabe 1,0. Größte Tagesgabe 3,0.

Myrrhe — Myrrha.
Myrrhen, auch rote Myrrhen, oder Myrrhengummi — Myrrha.
Myrrhen-Crême im Handverkauf 1/1 Tube = 1 Mk.; 1/2 Tube = 50 Pf.
Myrrhentinktur — Tinctura Myrrhae.
Nägelein — Caryophylli.
Nähcatgut siehe Catgut.
Nähmaterial.

Dünndarmfäden siehe Catgut,
Elfenbeinstifte zur Vereinigung von Knochen.
Künstliche Seidenraupenfäden siehe Silkwormgut.
Seide siehe Sericum.
Silberdraht zur Naht von Knochen usw.

Im Handverkauf: Carbol-Nähseide, Nr. 1—4 1 Flasche = 1 Mk.; 1 Rolle unpräpariert, 10 Meter in Karton = 45 Pf.

Catgut, Nr. 1—4 1 Flasche = 1 Mk.

Drainageschlauch, carb. rot, englisch Nr. 1, 2, 3 in Flaschen 1 Meter = 1 Mk. 80 Pf.; Nr. 4, 5 in Flaschen 1 Meter = 2 Mk. 50 Pf.

Naphtha — Aether.
Naphthalen oder Naphthalina — Naphthalinum.
Naphthalin — Naphthalinum.

328. *Naphthalinum* — *Naphthalin.*

Arzneitaxe: Naphthalinum 10,0 = 5 Pf.

Handverkauf: Naphthalinum album 60,0 = 10 Pf.; 100,0 = 15 Pf.; 500,0 = 40 Pf.; resublimatum purissimum 20,0 = 10 Pf.; 100,0 = 50 Pf.

Farblose, glänzende Kristallblätter. Geruch durchdringend. Geschmack brennend aromatisch.

Es verdampft schon bei 15° langsam. Schmelzpunkt 80°. Siedepunkt 218° Die entzündeten Dämpfe brennen mit leuchtender und rußender Flamme. — 0,2 Naphthalin sollen nach dem Erhitzen keinen wägbaren Rückstand hinterlassen.

Unlöslich in Wasser; beim Kochen nimmt jedoch Wasser einen äußerst schwach gewürzhaften Geschmack an, aber nicht eine saure Reaktion. — Reichlich wird Naphthalin aufgenommen von Äther, Weingeist (in kaltem Alkohol schwer löslich), Chloroform, Schwefelkohlenstoff, flüssigem Paraffin.

Aufzubewahren in gut verschlossenen Gefäßen, möglichst abseits.

$C_{10}H_{18}$. — 100 Teile enthalten 100 $C_{10}H_{18}$.

Antisepticum und Antiscabiosum. — Corrigentien: Tinctura Benzoës. Oleum Bergamottae, nicht offizinell.

Äußerlich. Als Antiscabiosum. 10% Salbe. Für Kinder 4—8% Salbe mit Vaselin. — 10—12% Lösung in Leinöl; auch für Kinder.

Zu Pulververbänden in Substanz. Gaze, Watte.

Zu Klysmen 1,0—5,0 gekocht mit 50,0 Wasser, durch Rühren verteilt. Dann unter weiterem Umrühren gegossen in 1/2—1 Liter kochenden Eibischtee.

Abgekühlt auf 37°. Anders: 5,0—6,0. Gegen Würmer. Anders: 1 ad 40 Oleum Olivarum gegen Oxyuris vermicularis.

Gegen Flöhe, Motten, Mücken, Schnaken, Stechfliegen, Wanzen.

Innerlich. Als Darmantisepticum bei abnormen Gärungen, chronischem, veraltetem Dünn- und Dickdarmkatarrh, Oxyuris vermicularis, chronischem Blasenkatarrh. Über Wirkung geteilte Ansichten. — Bei Brechdurchfall der Kinder ist besser Bismutum subsalicylicum, Nr. 86. — 0,1—0,6, täglich mehrmals, bis 5,0 pro die. Für Kinder: 0,1—0,2. Pulver, Kapseln, Oblaten, Pillen, Pastillen. Anders: bis 1 Jahr 0,05—0,1 pro dosi; bis 3 Jahre 0,2 pro dosi, dreistündlich bis vierstündlich, bis zu 1,0 pro die.

Gegen Oxyuren bei Kindern 0,1. Kein Fett oder Öl.

Zu Pulvern wird das Naphthalin gefällt. Eine weingeistige Lösung von Naphthalin wird eingegossen in Wasser. Naphthalin fällt aus in feiner Verteilung. Man sammelt es auf einem Filter, und trocknet es an der Luft.

Zu Emulsionen wird Naphthalin aufgelöst durch Erwärmen in Öl.

372. ℞ Naphthalini 0,15
Sacchari 0,5.
M. f. Pulvis. D. t. doses 4. S. 1 Pulver tagsüber 4 mal. — Gegen hochsitzende Oxyuren. Vorher Darm entleeren. Vermeiden von Milch, Butter, Fett während der Kur.

Größte Einzelgabe 1,0. Größte Tagesgabe 3,0.

Naphthol oder Naphthylalkohol — Naphtholum.
Naphthol, Beta- — Naphtholum.

329. *Naphtholum* — *Beta-Naphthol.*

Arzneitaxe: 10,0 = 10 Pf.
Handverkauf —.

Farblose, glänzende Kristallblättchen, oder weißes, kristallinisches Pulver. Geruch schwach phenolartig. Geschmack brennend scharf, jedoch nicht lange anhaltend.

Schmelzpunkt 122°. Siedepunkt 286°. — 0,2 Beta-Naphthol sollen nach dem Erhitzen keinen wägbaren Rückstand hinterlassen.

Löslich in etwa 1000 Teilen kalten Wassers, in etwa 75 Teilen siedenden Wassers. Die Lösungen verändern Lackmuspapier nicht. — Leicht löslich in Weingeist, Äther, (ätherischen Ölen), Chloroform, Kalilauge, Natronlauge. Leicht löslich bei gelindem Erwärmen in fetten Ölen.

Vor Licht geschützt aufzubewahren. (Im Licht werden selbst ganz reine Präparate rötlich.)

$C_{10}H_7.OH$. — 100 Teile enthalten 100 $C_{10}H_7.OH$.

Naphthol verflüssigt sich beim Verreiben mit Kampfer.

Beta-Naphthol hat oft Nephritis verursacht bei Anwendung auf die Haut. Bei längerem Gebrauch Hämoglobinurie. — Beta-Naphthol ist noch weit drastischer und giftiger als sonst, wenn es Alpha-Naphthol enthält.

Äußerlich. Als Ersatz des Teers. In Salben 2—10%, am besten mit Lanolin, Unguentum Paraffini. Anders: 1—3 zu 30. Oder gelöst in Spiritus 1—10%. Oder als Paste. Als Hautseife 5—10%. Gegen alle parasitären Hautkrankheiten, Akne, Ekzem, torpide Ekzeme, Herpes tonsurans, Pediculosis, Pithyriasis, Prurigo, Psoriasis, Scabies. — Bei Prurigo 5% Salbe, für kleine Kinder 1—2%. — Vorsicht wegen Nephritis. Nässende Ekzeme sind vorher zu entfernen durch Zink-Salizylpaste. Einreibung morgens und abends, dann Streupulver. Bei Besserung 1 mal täglich jeden zweiten Tag. Wöchentlich ein Bad mit 50,0—100,0 Kalium sulfuratum mit Waschung mittels Naphtholschwefelseife. Zugleich Jodlebertran. — Bei Ichthyosis 5% Salbe.

Als Streupulver bei Fußgeschwüren 1,0 ad 100,0 Amylum.

Gegen kleine Schmarotzer, Flöhe, Mücken, Schnaken, Stechfliegen, Wanzen.

Innerlich. 0,3—0,5, täglich mehrmals als Pulver. Bei hartnäckiger Diarrhoe, Typhus.

372 ℞ Naphtholi 0,5
Glycerini 2,0
Spiritus saponati ad 50,0.
M. D. S. Äußerlich. — Zum Einpinseln bei Trichophytie, Herpes tonsurans.

Unguentum Naphtholi compositum (Kaposi):

373. ℞ Naphtholi 15,0
Styracis 10,0
Cretae albae 10,0
Saponis kalini venalis 50,0
Adipis suilli (oder Resorbin) 100,0.
M. f. Unguentum. D. S. Äußerlich nach Bericht. — Gegen Scabies. Ohne Bad vorher einreiben. 1 ordentliche Einreibung genügt meist. (Anders: 3 Einreibungen in 48 Stunden.) Nach 3 oder 4 Tagen ein Bad. Darauf Einpuderung des ganzen Körpers. Konsekutive Ekzeme nachträglich zu behandeln.

Naphthol-Schälpaste.

374. ℞ (Lassar.)
Naphtholi 10,0
Vaselini flavi 20,0
Saponis kalini venalis 20,0
Sulfuris praecipitati 50,0.
M. f. Pasta. D. S. Auflegen $^1/_4$—1 Stunde. Dann Puder oder Salizylpaste. — Bei Acne vulgaris, Acne rosacea.

375. ℞ (Kaposi.)
Naphtholi 5,0.
Glycerini 10,0
Spiritus 100,0.
M. D. S. Äußerlich. — Zur Waschung gegen Hyperhidrosis manuum.

742. ℞ (Strauss.)
Naphtholi 5,0—10,0
Sulfuris praecipitati 5,0—10,0
Resorbini ad 100,0.
M. f. Unguentum. D. S. Äußerlich nach Bericht. — Gegen Scabies zur ambulanten Behandlung. 3 Tage nacheinander einreiben. Darnach einige Tage Pasta salicylica. Dann ein Bad.

1030. ℞ Naphthol-Alkohol zu Lassar's Haarkur siehe unter Nr. 255. Hydrargyrum bichloratum.

1032. ℞ Naphtholi 1,0—10,0
Spiritus 10.
M. D. S. Äußerlich. — Zum Bepinseln der Haut bei parasitären Hautkrankheiten.

1040. ℞ (Kaposi.)
Naphtholi pulverati 1,0
Amyli Tritici 99,0.
M. D. S. Äußerlich. — Zum Einpudern bei Hyperhydrosis manuum.

Antidotum. Natrium sulfuricum.
Größte Einzelgabe —. Größte Tagesgabe —.

Narcotica oder Narkotika = Mittel, welche Bewustlosigkeit (Narkose) hervorrufen, betäubende Mittel. Oft ungenau gebraucht für Anaesthetika. — Kontraindikationen: Anormale Verhältnisse des Herzens, der Gefäße, des Respirationsapparates.
Aether bromatus, Nr. 39.
Aether pro narcosi, Nr. 40.
Chloroformium, Nr. 116.

Narkoseäther — Aether pro narcosi.

Natrium.

Natrium aceticum, Nr. 330.
„ bicarbonicum, Nr. 331.
„ bromatum, Nr. 332.
„ carbonicum, Nr. 333.
„ carbonicum crudum, Nr. 334.
„ carbonicum siccum, Nr. 335.
„ chloratum, Nr. 336.
„ jodatum, Nr. 337.
Natrium nitricum, Nr. 338.
„ phosphoricum, Nr. 339.
„ salicylicum, Nr. 340.
Liquor Natrii silicici, Nr. 304.
Natrium sulfuricum, Nr. 341.
„ sulfuricum siccum, Nr. 342.
„ thio sulfuricum, Nr. 343.
Liquor Natri caustici, Nr. 303.

Natriumacetat — Natrium aceticum.

330. *Natrium aceticum* — *Natriumacetat.*

Natrum aceticum, essigsaures Matron.
Arzneitaxe: 10,0 = 5 Pf.
Handverkauf —. (Natrium aceticum crudum 500,0 = 50 Pf.)
Farblose, durchsichtige Kristalle. Verwittern in warmer Luft.

Beim Erhitzen schmilzt Natriumacetat zunächst, unter Verlust des Kristallwassers. Dann wird es wieder fest. Bei verstärkter Hitze schmilzt es von Neuem. Beim Glühen wird es zersetzt, unter Entwicklung von Atceongeruch, und mit Hinterlassung eines Rückstandes von stark alkalischer Reaktion, der die Flamme gelb färbt.

Löslich in 1 Teil Wasser. Die Lösung bläut rotes Lackmuspapier. Löslich in 23 Teilen kaltem Weingeist, in 1 Teil siedendem Weingeist.

Aufzubewahren in Glasgefäßen, Stöpsel eingerieben mit gelben Vaselin.

$CH_3.COONa = NaC_2H_3O_2 + 3H_2O$. — 100 Teile enthalten 60,3 $NaC_2H_3O_2$.

Natrium aceticum macht den Urin sehr alkalisch. Keine hervortretende diuretische Nebenwirkung. Es wirkt weniger stark als Liquor Kalii acetici, Nr. 300.

Innerlich. Als Diureticum. 2,0—4,0—5,0, täglich mehrmals in Lösung. Pulver, Mixtur.

Auch als Antidiarrhoicum.

Natriumacetat wird auch benutzt zur Füllung von Thermophoren. Beim Übergang aus dem geschmolzenen Zustand in den kristallinischen Zustand gibt es reichliche Mengen von Wärme ab. — So auch NIESKE'sche Wärmflaschen. — Kompressen gefüllt mit Natriumacetat + etwas Glyzerin, einige Minuten in heißes Wasser gelegt, bleiben lange warm.

Größte Einzelgabe 5,0. Größte Tagesgabe 15,0.

Natrium benzoicum, nicht offizinell. Arzneitaxe: 10,0 = 15 Pf. Handverkauf: 7,5 = 10 Pf.; 100,0 = 1 Mk.

Natrium biboracicum oder biboricum — Borax.

Natriumbiborat — Borax.

Natriumbicarbonat — Natrium bicarbonicum.

331. *Natrium bicarbonicum* — *Natriumbicarbonat.*

Natrum bicarbonicum. BULLRICH'sches Salz.

Arzneitaxe: pulveratum 10 = 5 Pf.; 100,0 = 20 Pf.; 200,0 = 30 Pf.

Handverkauf: pulveratum 40,0 = 10 Pf.; 100,0 = 20 Pf.; 500,0 = 60 Pf.

Trochisci Natrii bicarbonici 10 Stück = 20 Pf.

Weiße Kristallkrusten, luftbeständig, oder ein weißes, kristallinisches Pulver. Geschmack schwach alkalisch. (Ätzt nicht.)

Löslich in 12 Teilen Wasser. Unlöslich in Weingeist.

Natriumbicarbonat gibt beim Erhitzen Kohlensäure ab, und hinterläßt einen stark alkalischen Rückstand.

Aufzubewahren in dicht verschlossenen Glasgefäßen, geschützt vor feuchter Luft und Ammoniakgasen. Lösungen nicht vorrätig halten. Nie warm lösen, weil es sonst Kohlensäure verliert.

$CO{<}^{OH}_{ONa} = NaHCO_3$. — 100 Teile enthalten 36,9 Na_2O; 52,3 CO_2.

Nicht mit roten Sirupen wegen Verfärbung.

Bei katarrhalischen Zuständen der Schleimhaut des Magens, namentlich mit abnormer Säurebildung, Dyspepsie; bei Katarrh der Luftwege, besonders mit Natrium chloratum; bei Katarrh der Harnblase; bei Gicht und Überschuß von Harnsäure im Blut; bei Fettsucht und Fettleber; bei Diabetes mellitus, besonders gegen Koma.

Äußerlich. Zu Inhalationen bei zähem Bronchialsekret 1 Messerspitze auf 1 Weinglas voll Wasser. Anders: 0,2—3,0 auf 100,0. Für Kinder: 0,5—1% Lösung bei Laryngitis acuta.

Zu Magenspülungen, um zu neutralisieren und Mucin zu lösen. 2—3 Eßlöffel auf 1 Spülung; 1—2% Lösung.

Zu Waschungen der Kopfhaut, um Schuppen zu entfernen, gegen Kahlköpfigkeit 8%.

Zu Mundwässern und Gurgelwässern 4%. Für Kinder 2—5% Lösung bei Soor.

Zum Einblasen bei Mandelentzündung.

Innerlich. Als Antacidum und Digestivum in Pulvern, Pillen, Pastillen, Lösung. 1 Messerspitze in Wasser, täglich mehrmals. Anders: 0,5—2,0, täglich mehrmals. Auch mit Carminativis und Stomachicis. Für Kinder: 0,25—0,5, täglich mehrmals bei Pyrosis, Dyspepsie.

Pastillae digestivae = Verdauungs-Pastillen: Natrium bicarbonicum und Oleum Menthae piperitae.

Zu Brausemischungen und Saturationen.

1,0 Natrium bicarbonicum sättigt 12,0 Acetum oder 0,762 Acidum citricum. 1,0 Acetum wird gesättigt durch 0,084 Natr. bicarb.; 1,0 Acidum citricum durch 1,31 Natr. bicarb.; 1,0 Acidum tartaricum durch 1,12 Natr. bicarb.; 1,0 Succus Citri durch 0,105 Natr. bicarb.; 1,0 Acetum Scillae durch 0,071 Natr. bicarb.

Pulvis stomachicus:

876. ℞ (Berliner F. M.)
Bismuti subnitrici 5,0
Radicis Rheï pulveratae 5,0
Natrii bicarbonici 20,0.
M. f. Pulvis. D. S. 1 Messerspitze, täglich 3 mal. — 1 Dosis = 80 Pf.; 1/2 Dosis = 56 Pf.

877. ℞ Solutionem Natrii bicarbonici 1,0 ad 100,0.
D. S. Äußerlich nach Vorschrift. — Zum Inhalieren mittels Inhalationsapparat. — Bei Pharyngitis sicca, Katarrh des Larynx und der Trachea.

878. ℞ Natrii bicarbonici pulverati 0,5.
D. t. doses 10. S. Je 1 Pulver in Wasser. — Bei Coma diabeticum zur Erweckung klaren Bewußtseins.

Mixtura Natrii bicarbonici:

879. ℞ (Berliner E. M.)
Natrii bicarbonici 10,0
Tincturae Aurantii 5,0
Glycerini 10,0
Aquae destillatae ad 200,0.
M. D. S. 1 Eßlöffel zweistündlich. — 1 Dosis = 62 Pf.; 1/2 Dosis = 55 Pf.

835. ℞ Natrii bicarbonici 0,5.
F. Pulvis. D. t. doses 10. S. 1 Pulver zur Zeit nach Bericht. — Bei Pyrosis, Dyspepsie für Kinder.

836. ℞ Natrii bicarbonici 20,0
Elaeosacchari Calami 10.0.
M. f. Pulvis. D. S. 1 Messerspitze nach dem Essen. — Bei Dyspepsie. — 12 × 1 Messerspitze (2,5) = 1,6 Natr. bicarb.

874. ℞ Natrii bicarbonici pulverati 100,0.
D. S. Messerspitzenweise in Wasser. — Bei Vergiftung durch Kalium chloricum, Kalium nitricum.

924. ℞ Natrii bicarbonici pulverati 40,0
Radicis Rheï pulveratae 20,0.
M. D. S. 1 Messerspitze nach dem Essen. — Bei Ikterus.

Zu Pulvis aërophorus, Nr. 404.
Zu Pulvis aërophorus anglicus, Nr. 405.
Zu Pulvis aërophorus laxans, Nr. 406.
Zu Sal Carolinum factitium, N. 444.
Größte Einzelgabe 2,0. Größte Tagesgabe 6,0.

Natrium bisalicylicum — Natrium salicylicum.
Natriumborat — Borax.

332. *Natrium bromatum* — *Natriumbromid.*

Bromnatrium.
Arzneitaxe: 10,0 = 20 Pf.; 100,0 = 1 Mk. 35 Pf.
Handverkauf: 7,5 = 10 Pf.; 100,0 = 1 Mk.
Weißes, kristallinisches Pulver.
Löslich in 1,2 Teilen Wasser, in 5 Teilen Weingeist. — 100 Teile enthalten mindestens 95 Teile wasserfreies Bromnatrium.

NaBr. — 100 Teile enthalten 22,4 Na; 77,6 Br.
Aufzubewahren in Glasgefäßen, Stöpsel eingerieben mit gelbem Vaselin.
Täglich 2,0—4,0 längere Zeit bewirken Bromismus.

Palliativmittel bei Epilepsie zur Verminderung der Heftigkeit und Häufigkeit der Anfälle. Bromnatrium wird besser vertragen als Bromkalium und länger. Keine giftige Wirkung auf das Herz. — Bei langdauerndem Einnehmen von Brom leiden die Zähne; Ausscheidung von Bromwasserstoffsäure. Dagegen häufiges Gurgeln mit dünnen Lösungen von Natrium bicarbonicum.

Innerlich. Als Antispasmodicum und Sedativum. 0,5—2,0, täglich mehrmals in Pulver oder Lösung. Steigend von messerspitzenweise bis teelöffelweise bei längerem Gebrauch.

Gegen Epilepsie 1,0—2,0, steigend bis 10,0.

Auch mit Kalium bromatum und Ammonium bromatum; siehe diese. Anders: Verschreiben der Tagesdosis in Päckchen der Ersparnis wegen, aber einnehmen niemals in Substanz, sondern in mindestens 100facher Verdünnung.

957. ℞ Für 10 Pf. Bromnatrium im Handverkauf (= 7,5).
Vorschrift: 1 g aufzulösen in eine große Tasse Wasser. Auch mit kohlensaurem Wasser. Schluckweise Abends. — Bei klimakterischer und neurasthenischer Schlaflosigkeit.

959. ℞ Natrii bromati 10,0.
D. S. 1 kleine Messerspitze in Wasser abends vor dem Zähneputzen. — Bei Spermatorrhoe.

Größte Einzelgabe 2,0 (Rußland 5,0). Größte Tagesgabe 10,0 (Rußland 15,0).

Natriumbromid — Natrium bromatum.

Natriumcarbonat — Natrium carbonicum.

Natriumcarbonat, entwässertes — Natrum carbonicum siccum.

Natriumcarbonat, getrocknetes — Natrium carbonicum siccum.

Natriumcarbonat, kristallisiertes, reines — Natrium carbonicum siccum.

Natrium carbonicum. Natrium carbonicum, Nr. 333.
Natrium carbonicum crudum, Nr. 334.
Natrium carbonicum siccum, Nr. 335.

333. *Natrium carbonicum* — *Natriumcarbonat.*

Natrum carbonicum purum, reines kristallinisches kohlensaures Natron.

Arzneitaxe: 10,0 = 5 Pf.
Handverkauf: 500,0 = 40 Pf.

Farblose, durchscheinende Kristalle. Verwittern an der Luft. Geschmack alkalisch.

Natriumcarbonat braust auf mit Säuren. (Ätzt.) — 100 Teile enthalten 37 Teile wasserfreies Natriumcarbonat (63 % Kristallwasser).

Löslich in 1,6 Teilen kalten Wassers, in 0,2 siedenden Wassers. Die Lösung ist stark alkalisch. — Unlöslich in Weingeist.

Wenn Natriumcarbonat verordnet wird zu Pulvermischungen, so ist getrocknetes Natriumcarbonat zu verwenden, Nr. 335, Natrium carbonicum siccum.

Aufzubewahren in Glasgefäßen, Stöpsel eingerieben mit gelbem Vaselin, kühl.

$CO<^{ONa}_{ONa} = Na_2CO_3 + 10H_2O$. — 100 Teile enthalten 37,06 Na_2CO_3.

Natrium carbonicum ist schwächer als Kalium carbonicum, Nr. 271.

1,0 Natrium carbonicum sättigt 6,999 Acetum oder 0,447 Acidum citricum. 1,0 Acetum wird gesättigt durch 0,143 Natrium carbonicum; 1,0 Acidum citricum durch 2,28 Natr. carb.; 1,0 Acidum tartaricum durch 1,906 Natr. carb.; 1,0 Succus Citri durch 0,179 Natr. carb.; 1,0 Acetum Scillae durch 0,12 Natr. carb.

Äußerlich. Zu Injektionen 1,0 auf 100,0.

Zu Inhalationen 0,1—0,5 auf 100,0. Anders: 2 %.

Zur Nasendouche 1 %.

Zu Mundwasser und Gurgelwasser 2 %.

Zu Salben 1 auf 10 Fett.

Zu Waschungen und Bädern als Reinigungsmittel und bei Hautkrankheiten. 1—2 %. Für Bäder wählt man das folgende Präparat, Natrium carbonicum crudum, Nr. 334.

Innerlich. Als Antacidum 0,5—1,5, täglich mehrmals. Lösung, Mixtur, Pulver, Pillen.

Saturation: Natrium carbonicum 1 zu Acetum 7,5, Acidum tartaricum 0,5, Acidum citricum 0,5.

Für innerlichen Gebrauch wird lieber gewählt Natrium bicarbonicum, Nr. 331.

837. ℞ Natrii carbonici 0,5
Aquae destillatae ad 100,0.
M. D. S. Äußerlich zur Inhalation. — Bei Laryngitis acuta für Kinder.

Zu Magnesium citricum effervescens, Nr. 312.

Zu Potio Riveri, No. 401.
Größte Einzelgabe 1.5. Größte Tagesgabe 5,0.

Natrium carbonicum acidulum — Natrium bicarbonicum.

334. ***Natrium carbonicum crudum*** — *Soda.*

Arzneitaxe: 100,0 = 5 Pf.
Handverkauf: 200,0 = 10 Pf.; 500,0 = 20 Pf.

Farblose (große) Kristalle oder kristallinische Massen. Verwittern an der Luft (zerfließen leicht an feuchter Luft. Reaktion alkalisch).

Löslich in 2 Teilen Wasser. Lösung stark alkalisch.

Soda braust auf mit Säuren.

Aufzubewahren in Steintöpfen, verschlossen mit Pergamentpapier. Größere Mengen in bedeckten Fässern. Kühl oder in trockenem Keller.

Äußerlich. Zu Bädern 200,0—250,0—500,0 auf ein Vollbad. 100,0 bis 200,0 auf ein Fußbad. Bei Skrofulose, Urticaria, Hautkrankheiten zur Entfernung von Borken, Krusten, Schuppen.

Zu Waschungen des Kopfes bei Schuppenbildung 2—5 %.

380. ℞ Für 20 Pf. Soda im Handverkauf (= 500,0).
Vorschrift: ½—1 ganzes Pfund zum Vollbade. — Als Hautreizmittel. Bei Ichthyosis.

Zu Sapo medicatus, Nr. 449.
Größte Einzelgabe —. Größte Tagesgabe —.

Natrium carbonicum crystallisatum — Natrium carbonicum.
Natrium carbonicum purum — Natrium carbonicum.

335. ***Natrium carbonicum siccum*** — *Getrocknetes Natriumcarbonat.*

Früher: entwässertes Natriumcarbonat.

Arzneitaxe: 10,0 = 5 Pf.; 100,0 = 25 Pf.; 200,0 = 35 Pf.; 500,0 = 70 Pf.
Handverkauf: 40,0 = 10 Pf.; 100,0 = 20 Pf.

Weißes, mittelfeines Pulver, locker, welches sich nicht zusammenballt beim Drücken.

Natriumcarbonat, gröblich zerrieben, wird vor Staub geschützt einer Temperatur ausgesetzt, welche 25° nicht übersteigt, bis zur völligen Verwitterung. Dann wird es getrocknet bei 40—50°, bis es an Gewicht die Hälfte verloren hat. Darauf gesiebt.

Zum Neutralisieren von 1 g sollen nicht weniger als 14 ccm Normalsalzsäure erforderlich sein.

Wenn Natriumcarbonat verordnet wird zu Pulvermischungen, so ist dies entwässerte Präparat, Natrium carbonicum siccum, zu verwenden.

$Na_2CO_3 + 2H_2O$. — 100 Teile enthalten 74,7 Na_2CO_3.

Aufzubewahren in luftdicht verschlossenen Glasgefäßen, Stöpsel eingerieben mit gelbem Vaselin.

Äußerlich. Als Salbe 1 zu 10 Fett. Bei Hautausschlägen.

Zu Zahnpulvern.

Zu Waschpulvern.

Innerlich. Als Antacidum 0,2—1,0, täglich mehrmals in Pulver, Pillen. Mit viel Wasser.

381. ℞ Für 20 Pf. getrocknetes Natriumcarbonat im Handverkauf (= 100,0). — Vorschrift (Fritsch): 1 Liter abgekochtes Wasser, 1 Teelöffel (bis Eßlöffel) Kochsalz, 30,0 Natrium carbonicum, oder Kalium carbonicum 2 Eßlöffel Eau de Cologne. Umrühren, lösen, irrigieren. — Zur reinigenden Ausspülung der Vagina. Das Alkalicarbonat löst den zähen Schleim und entfernt damit zahllose Mikroben.

Größte Einzelgabe 1,0. Größte Tagesgabe 3,0.

336. ***Natrium chloratum*** — *Natriumchlorid.*

Chlornatrium. Kochsalz.

Arzneitaxe: pulveratum 10,0 = 5 Pf.; (crudum 100,0 = 5 Pf.).
Handverkauf —.

Weiße (farblose) Kristalle, würfelförmig, oder ein weißes, kristallinisches Pulver. (Geschmack salzig. Hygroskopisch.)

Löslich in 2,7 Teilen Wasser, farblos; verändert Lackmuspapier nicht.

NaCl. — 100 Teile enthalten 39,4 Na; 60,6 Cl.

Aufzubewahren vor feuchter Luft geschützt.

Salzlösung wirkt, je mehr konzentriert, um so mehr wasserentziehend, reizend auf Zellen, Nervenendigungen (Geschmack, Resorption, Sekretion), transsudierend (aus den Gefäßen), beschleunigend auf die Peristaltik.

Sogenannte physiologische Kochsalzlösung ist eine Lösung von 0,6 % Kochsalz; in ihr sterben aber Muskeln, Zellen bald ab, denn es fehlen Kaliumsalze, Phosphate u. a.

Äußerlich. Zu Bädern bei Skrofulose, Rheumatismus. Für Erwachsene 2000,0—5000,0 zum Vollbad. Anders: 3—5 %. Für Kinder 500,0—2000,0 zum Vollbad. Anders: 1—2 %.

Zu Fußbädern bei Kongestionen, Dysmenorrhoe 100,0—500,0.

Zu Klistieren bei Obstipation 1 Teelöffel bis 2 Eßlöffel. Für Kinder 1 % lauwarme Lösung bei Proktitis.

Zu Inhalationen bei Bronchitis, Pharyngitis, Laryngitis. $^1/_2$, 1—2 % Lösung.

Zu Nasendouchen und Aufschlürfen in die Nase bei Coryza, Ozaena. 1 Teelöffel auf 250,0 ($^1/_4$ Liter) Wasser. 1—2 %.

Zu Gurgelwässern, bei chronischem Rachenkatarrh. 1 Teelöffel auf 250,0 Wasser.

Zum Bepinseln von Condylomata lata. Darauf bestreuen mit Kalomel.

Zu subkutaner und intravenöser Infusion. 0,6 % oder 6,0 auf 1000,0, erwärmt auf 38—40° C. 100,0—500,0. 1—2 Liter. Anders: 0,6 % Natrium chloratum + 0,1 % Natrium carbonicum. — Bei akuter Anämie, Blutverlusten, Cholera asiatica, Cholera infantum, Kollaps, Puerperalfieber, Sepsis. — Zu subkutaner Injektion bei Cholera infantum 0,75 ad 100,0 Lösung erwärmt auf 38°, je 30,0—40,0 eingespritzt.

Bei hochgradigem Blutmangel statt obiger Infusionen auch Infusion in den Darm. 1 Eßlöffel auf 1 Liter lauwarmen Wassers. Anders: 50,0—100,0 in Lösung auf einmal.

Bei Hernia incarcerata als kalter Umschlag. 1 zu 2 Schnee oder Eis.

Innerlich. Bei Hämoptoe teelöffelweise (bis eßlöffelweise) in Substanz. Auch bei Migräne, Epilepsie während der Aura. Bei Ergüssen in die Brusthöhle fortgesetzt große Gaben bis 50,0 pro die.

Gegen Vergiftung durch Argentum nitricum und Pilze.

Zur Tötung verschluckter Blutegel.

838. ℞ Natrii chlorati 1,0
Aquae destillatae ad 100,0.
M.D.S. Äußerlich zur Inhalation. — Bei Laryngitis acuta, Bronchitis acuta für Kinder.

839. ℞ Natrii chlorati pulverati 50,0.
D. S. 1 Teelöffel zur Zeit nach Bericht. — Bei Vergiftung mit Silbersalzen, bei Lungenblutung.

Zu Sal Carolinum factitium, Nr. 444.

Zu Sapo medicatus, Nr. 449.

Größte Einzelgabe 5,0. Größte Tagesgabe 50,0.

Natrium chloratum purum — Natrium chloratum.

Natriumchlorid — Natrium chloratum.

Natrium-ferri-saccharat — Ferrum oxydatum saccharatum.

Natrium ferrisaccharatum — Ferrum oxydatum saccharatum.

Natriumhydrat-Lösung oder **Natriumhydroxyd-Lösung** — Liquor Natri caustici.

Natrium hydrobromicum — Natrium bromatum.

Natrium hydrojodicum — Natrium jodatum.

Natrium-hyposulfit — Natrium thiosulfuricum.

Natrium hyposulfurosum — Natrium thiosulfuricum.

337. *Natrium jodatum* — *Natriumjodid.*

Jodnatrium.

Arzneitaxe: 1,0 = 10 Pf.; 10,0 = 70 Pf.

Handverkauf —.

Weißes, kristallinisches Pulver, trocken. Wird feucht an der Luft.

100 Teile enthalten mindestens 95 Teile wasserfreies Natriumjodid. Natriumjodid, zerrieben auf befeuchtetes rotes Lackmuspapier gebracht, darf das Papier nicht sofort violettblau färben.

Löslich in 0,6 Teilen Wasser, in 3 Teilen Weingeist.

Vorsichtig aufzubewahren. (Am besten in kleinen gelbbraunen Glasstöpselflaschen, Stöpsel eingerieben mit gelbem Vaselin; trocken.)

NaJ. — 100 Teile enthalten 15,4 Na; 84,6 J.

Jodide nicht mit Alkaloiden, Kalium chloricum, Kalium permanganicum. Ferrum sesquichloratum, Quecksilbersalzen. — Innerlich nicht mit Kalomel fürs Auge; Quecksilberjodid ätzt.

Natrium jodatum wird besser vertragen als Kalium jodatum, oder gebraucht, um die Wirkung des Kalium zu vermeiden.

Äußerlich. Als Resorbens zu Salben 1—5 zu 30 Lanolin oder Unguentum Paraffini.

Zu Augensalben 0,3—1,0 auf 10,0. Nicht gleichzeitig Kalomel!

Zu Klysmen 0,5—1,0 auf 100,0 lauwarmes Wasser.

Innerlich. Als Expectorans zu längerem Gebrauche bei Asthma bronchiale, chronischer Bronchitis.

Als Antisyphiliticum in späteren Stadien 0,1—0,5, täglich mehrmals, in Lösung oder Pillen.

Als Antiscrophulosum 0,1—0,5, täglich mehrmals. Lösung. Pillen.

Als Resorbens bei Struma, bei chronischer Vergiftung mit Blei, Quecksilber, bei Gicht, chronischem Gelenkrheumatismus, Ischias und anderen Neuralgien, Aneurysmen besonders der Aorta, Psoriasis. 0,1—0,5, täglich mehrmals. Lösung, Pillen.

Nachtrinken von Wasser oder Milch. — Vorsicht wegen Jodismus! Akute Nebenwirkungen: Appetitlosigkeit, Übelkeit, Magenschmerzen. Erytheme, Hautblutungen, Jodakne. Jododerma bullosum, pustulosum, pemphigoïdes. Jodschnupfen, Kopfschmerzen.

Zu verschreiben ad vitrum!

383. ℞ Natrii jodati 10,0
Aquae destillatae ad 150,0.
M. D. S. 1 Teelöffel bis 1 Eßlöffel nach dem Essen in 1 Tasse Milch, täglich 3mal. — 1 Teelöffel = 0,33 Natr. jodat.; 1 Eßlöffel = 1,0. — Bei Syphilis.

Vergiftungssymptome. Im Munde Schmerz, Braunfärbung, ebenso im Rachen. Im Magen Schmerz, Erbrechen brauner oder blauer Massen, mit Geruch nach Jod. Kolik, Durchfall. Schnupfen, Nasenbluten. Dyspnoe, Lungenbluten, Glottisödem. Kopfschmerz, Schwindel. — Urticaria, Akne, Pemphigus. Albuminurie, Hämoglobinurie.

Antidota. Magenspülung. Dünner Stärkekleister, Hafergrütze, und andere schleimige Getränke, Zucker. Eis, Eiweiß, Milch. Magnesia, Natrium bicarbonicum. Natrium thiosulfuricum in Lösung 2 zu 150.

Größte Einzelgabe 0,5. Größte Tagesgabe 2,0.

Natriumjodid — Natrium jodatum.

Natrium-Kalium-boryl-tartrat — Tartarus boraxatus.

Natrium muriaticum oder muriaticum purum — Natrium chloratum.

Natriumnitrat — Natrium nitricum.

338. *Natrium nitricum* — *Natriumnitrat.*

Salpetersaures Natrium. Natronsalpeter. Natrum nitricum. Gereinigter Chili-Salpeter.

Arzneitaxe: 10,0 = 5 Pf.; grosso modo pulveratum 100,0 = 30 Pf.; 200,0 = 50 Pf.; pulveratum 10,0 = 5 Pf.

Handverkauf: 50,0 = 10 Pf.; 100,0 = 15 Pf.; 500,0 = 60 Pf.; pulveratum 40,0 = 10 Pf.; 100,0 = 20 Pf.

Farblose, durchsichtige Kristalle, rhomboëdrisch. Unveränderlich an trockener Luft. Geschmack kühlend salzig, bitterlich.

Löslich in 1,2 Teilen Wasser, in 50 Teilen Weingeist. Beide Lösungen neutral.

Aufzubewahren geschützt vor feuchter Luft.

$NaNO_3$. — 100 Teile enthalten 36,5 Na_2O; 63,5 N_2O_5.

Nicht mit organischen Pulvern, Kohle, oder Kohle + Schwefel wegen Explosion.

Natrium nitricum wirkt milder als Kalium nitricum, Nr. 276.

Äußerlich. Als Antiphlogisticum. 10 % Lösung.

Innerlich. Als schwaches Diureticum, Antiphlogisticum, Aperiens 0,5—2,0, täglich mehrmals, in 10 % Lösung, Pulver. Kobert: 1,0 einstündlich bis zweistündlich in möglichst viel kohlensäurehaltigem Wasser.

384. ℞ Natrii nitrici pulverati 1,0.
F. Pulvis. D. t. doses 10. S. 1 Pulver zweistündlich in Selterswasser. — Als Diureticum salinum.

Größte Einzelgabe 2,0. Größte Tagesgabe 6,0.

Natrium orthophosphat oder neutrales Natriumphosphat — Natrium phosphoricum.

Natrium orthophosphoricum — Natrium phosphoricum.

Natriumphosphat — Natrium phosphoricum.

339. *Natrium phosphoricum* — *Natriumphosphat.*

Phosphorsaures Natron. Dinatriumphosphat.

Arzneitaxe: 10,0 = 5 Pf.

Handverkauf —.

Farblose, durchscheinende Kristalle. Verwittern an trockner Luft. (60 % Kristallwasser.) Reaktion alkalisch. Geschmack schwach salzig.

Natriumphosphat verflüchtigt sich bei 40°.

Löslich in 5,8 Teilen Wasser.

Aufzubewahren in nicht zu geräumigen Glasgefäßen, Glasstöpsel eingerieben mit gelbem Vaselin, an kühlem Orte.

$Na_2HPO_4 + 12\,H_2O$. — 100 Teile enthalten 39,7 Na_2HPO_4.

Mildes Abführmittel, kaum stärker als Kochsalz; kann von Bedeutung sein für den Stoffwechsel wegen Phosphor.

Äußerlich. Zur subkutanen Injektion bei Morphinismus. 4 % wässerige Lösung, täglich 2 Spritzen.

Innerlich. 0,5—2,0, täglich mehrmals, in Lösung, Pulvern. Bei Rachitis, Skrophulose, Diabetes mellitus.

Als Laxans 15,0—25,0—50,0 pro die in Lösung. Betreffs Lösung vgl. oben: löslich in 5,8 Teilen Wasser. Anders: Erwachsene 20,0; Kinder 2,0. Anders: Für Kinder als Laxans 5,0—15,0 ad 100,0.

385. ℞ Natrii phosphorici 2,0.
Sirupi Rubi Idaei 10,0.
M. D. S. 1 Kinderlöffel stündlich. — Als Laxans für Kinder. — 13×1 Kinderlöffel (7,5) = 0,38—1,15 Natr. phosph.

Vorschrift: Das Ganze unter Himbeersirup zu nehmen. — Unschädliches Abführmittel für Kinder.

340. ℞ Natrii phosphorici 5,0—15,0
Aquae destillatae ad 90,0

Größte Einzelgabe 15,0. Größte Tagesgabe 50,0.

Natriumsalicylat — Natrium salicylicum.

340. *Natrium salicylicum* — *Natriumsalicylat.*

Arzneitaxe: 1,0 = 5 Pf.; 10,0 = 15 Pf.; 100,0 = 1 Mk.

Handverkauf —. Drogisten verboten.

Weiße, kristallinische Schüppchen, oder ein weißes Pulver. Geruchlos. Geschmack süßsalzig.

Löslich in 0,9 Teilen Wasser, in 6 Teilen Weingeist.

Eine wässerige Lösung (1 = 5) soll farblos sein. Nach einigem Stehen darf sie sich höchtens schwach rötlich färben, und nur schwach sauer reagieren. Eine wässerige Lösung (1 = 10) scheidet auf Zusatz von Salzsäure weiße Kristalle aus, die in Äther leicht löslich sind.

Aufzubewahren in luftdicht verschlossenen Glasstöpselgefäßen.

$Na_2(C_7H_6O_3)_2+H_2O$. — 100 Teile enthalten 18,4 Na_2O; 81,6 $C_7H_6O_3$.

Natrium salicylicum verflüssigt sich beim Verreiben mit Pyrazolonum phenyldimethylicum (Antipyrin).

Natrium salicylicum nicht mit freien stärkeren Säuren.

Natrium salicylicum wirkt auf die Ausscheidung der Galle vermehrend, und scheint erregend zu wirken auf den Uterus, deshalb Rücksicht bezüglich Abortus. Antibakteriell wirkt es nicht im Unterschiede von Acidum salicylicum. — Die antipyretische Wirkung beginnt nach 2—3 Stunden, ist auf der Höhe nach 6 Stunden, vergeht nach 9—10 Stunden.

Natrium salicylicum ist leichter löslich als Acidum salicylicum (in 500 Teilen kalten Wassers, in 15 Teilen siedenden Wassers) und ohne stärkere Nebenwirkungen. — Gegen akuten Gelenkrheumatismus, Muskelrheumatismus, Arthritis chronica und subacuta, Gicht, rheumatische Neuralgien, Gallensteinkolik.

Äußerlich. Als Pulver zum Einblasen in die Nase bei Pertussis.

Für Salben bei Gelenkrheumatismus ist besser Acidum salicylicum, Nr. 26.

Als Klysma. Vorher Klistier zur Reinigung. 5,0 in 30,0—50,0 oder in ein Weinglas voll Haferschleim, täglich 2 mal. Für Kinder 1—2 % bei Dysenterie.

Zum Wundverband in Lösung. — Lösungen hält man lieber nicht vorrätig, da neutrale oder alkalische Lösungen durch den Sauerstoff der Luft bald zersetzt werden, oder man muß geringe Menge Salizylsäure zusetzen.

Als Schnupfpulver bei Heufieber.

Zum Aufpinseln bei Gingivitis.

Zur Inhalation bei Pertussis, 0,5 % Lösung.

Innerlich. Als Antipyreticum, Antirheumaticum. Als Specificum gegen akuten Gelenkrheumatismus. 0,5—1,0—2,0, täglich mehrmals; pro die bis 10,0. Bei Kindern unter 1 Jahr 0,5 pro die; bis zu 2 Jahren 1,0 pro die; bis zu 6 Jahren 1,5—3,5; bis zu 10 Jahren 2,0—4,0; bis zu 15 Jahren 3,0—5,0 pro die. In Oblate, Wasser nachtrinken. In Kapseln, Mixtur, Wein, Tee, kohlensaurem Wasser. Nicht in Pillen, weil die Pillenmasse schlecht bindend wird.

Vorsicht bei Gravidität (wegen Frühgeburt nach 5,0).

Ähnlich wirksam bei Recidiven von chronischem Gelenkrheumatismus, akutem Muskelrheumatismus, frischer Gicht, Ischias.

Bei Cystitis, Diabetes, Dysenterie, Neuralgie 2,0—3,0, täglich 2 mal.

Gegen Lepra, Erythema nodosum.

Zur Anregung der Gallensekretion.

Corrigentia: Lakritzen. Lösung in Aqua Menthae piperitae.

386. ℞ Natrii salicylici 0,3—0,5
in Capsula amylacea.
D. t. doses 10. S. 1 Pulver 2 stündlich bis zum Eintritt von Ohrensausen. — Bei akutem Gelenkrheumatismus. — Wenn Übelkeit, Erbrechen eintritt, dann in Capsulis ceratinosis; wenn auch dann noch Übelkeit und Erbrechen, dann als Klistier. Wird es auch so nicht vertragen, dann Phenylum salicylicum, Pyrazolonum phenyldimethylicum salicylicum.

387. ℞ Natrii salicylici 1,0
D. t. doses 10. S. 1 Pulver in Oblate, täglich 6 mal. Wasser nachtrinken. — Gegen Pleuritis serosa.

Mixtura antirheumatica.

388. ℞ (Berliner F. M.)
Natrii salicylici 10,0
Tincturae Aurantii 5,0
Aquae destillatae ad 200,0.
M. D. S. 1 Eßlöffel, täglich 4 mal.
— 1 Dosis = 68 Pf.; 1/2 Dosis = 60 Pf.

956. ℞ Natrii salicylici 1,0.
D. t. doses 10. S. 1 Pulver 2 stündlich bis zur Erniedrigung der Temperatur. — Bei Scharlach, Scharlachrheumatismus.

Größte Einzelgabe 2,0. Größte Tagesgabe 10,0.

Natrium salicylicum theobromatum — Theobrominum natrio-salicylicum.
Natrium-sesquicarbonat.

1041. ℞ Natrii carbonici 28,6
Natrii bicarbonici 18,6.
Salve in Aqua destillata ad 400,0. — Gegen eingetretene Coma diabeticum intravenös zu injizieren.

Natrium-silicatlösung — Liquor Natrii silicici.
Natrium silicicum solutum — Liquor Natrii silicici.
Natrium spiricum — Natrium salicylicum.
Natrium-subsulfit — Natrium thiosulfuricum.
Natrium subsulfurosum — Natrium thiosulfuricum.
Natriumsulfat — Natrium sulfuricum.
Natriumsulfat, entwässertes oder zerfallenes — Natrium sulfuricum siccum.
Natriumsulfat, getrocknetes — Natrium sulfuricum siccum.
Natriumsulfat, kristallisiertes — Natrium sulfuricum.
Natrium sulfuricum. Natrium sulfuricum, Nr. 341.
Natrium sulfuricum siccum, Nr. 342.
Natrium thiosulfuricum, Nr. 343.

341. *Natrium sulfuricum* — *Natriumsulfat.*

Natrium sulfuricum crystallisatum, schwefelsaures Natron. Sal mirabile Glauberi, Glaubersalz.

Arzneitaxe: 100,0 = 15 Pf. (crudum grosso modo pulveratum 100,0 = 15 Pf.; 200,0 = 25 Pf.; 500,0 = 50 Pf.)

Handverkauf: 100,0 = 10 Pf.; 500,0 = 30 Pf. (crudum grosso modo pulveratum 100,0 = 10 Pf.; 500,0 = 40 Pf.)

Farblose Kristalle, welche verwittern und leicht schmelzen (fast 56 % Kristallwasser). (Geschmack salzig und etwas bitter.)

Löslich in 3 Teilen kalten Wassers, in 0,3 Teilen Wasser von 33°, in 0,4 Teilen Wasser von 100°. (!) — Unlöslich in Weingeist. — Die wässerige Lösung (1 = 20) soll neutral sein.

Wenn Natriumsulfat verordnet wird zu Pulvermischungen, so ist getrocknetes Natriumsulfat zu verwenden, Nr. 342, Natrium sulfuricum siccum.

Aufzubewahren in trockenem Keller. In wärmeren oberen Räumen dicht verschlossen vor Verwitterung und vor Schmelzen durch Sonnenlicht.

$Na_2SO_4 + 10\,H_2O$. — 100 Teile enthalten 44,1 Na_2SO_4; 55,9 H_2O.

Nicht mit Bleisalzen, Baryumsalzen.

Kräftiges salinisches Abführmittel, schmeckt aber schlecht. Wässeriger Stuhl nach ½ bis mehreren Stunden je nach Dosis. Am energischsten in Lösung von mittlerer Konzentration. Ein beträchtlicher Teil geht ab mit den Fäces, ein Teil wird resorbiert, ein anderer Teil wird zu Schwefelnatrium. — Nicht bei Entzündung und Reizzuständen des Darmes. So auch Magnesium sulfuricum, Nr. 313.

Äußerlich. Als Klysma 1 Eßlöffel auf 1 Tasse Wasser. Anders: 10,0 bis 20,0 auf 50,0—100,0.

Zu Kältemischungen: Natrium sulfuricum 8 + Acidum hydrochloricum (concentratum) 5 = etwa − 17° C.

Innerlich. Gewöhnlich in Lösung 1 zu 10—20. Anders: 1 Eßlöffel auf ¼ Liter warmes Wasser morgens. Anders: 10,0—50,0 auf einmal in wässeriger Lösung, Electuarium, Emulsion. Anders: 5,0—10,0—15,0. Anders: 1,0—2,5, täglich mehrmals in Solution.

Als Gegenmittel bei Vergiftungen mit Bleiverbindungen und Baryumverbindungen, Karbolsäure, Beta-Naphthol.

Corrigentia zu Lösungen: Sirupus Aurantii Corticis, Citronensaft und andere Aromatica, Lakritzen. Zucker nicht brauchbar.

Größte Einzelgabe 15,0. Größte Tagesgabe 30,0.

Natrium sulfuricum crystallisatum — Natrium sulfuricum.

342. ***Natrium sulfuricum siccum*** — *Getrocknetes Natriumsulfat.*

Früher: entwässertes Natriumsulfat. Entwässertes Glaubersalz, entwässertes Sal mirabile Glauberi.

Arzneitaxe: 10,0 = 5 Pf.

Handverkauf: 30,0 = 10 Pf.; 100,0 = 25 Pf.

Weißes, mittelfeines Pulver, welches locker ist und sich nicht zusammenballt beim Drücken (trocken, ohne Kristallwasser. Schmeckt nach faulen Eiern, deshalb besser Nr. 341. Natrium sulfuricum).

Natriumsulfat wird gröblich zerrieben. Dann, geschützt vor Staub, einer Temperatur ausgesetzt, die 25° nicht übersteigt, bis zur vollständigen Verwitterung. Sodann getrocknet bei 40—50°, bis es an Gewicht die Hälfte verloren hat. Hierauf durchgesiebt.

Wenn Natriumsulfat verordnet wird zu Pulvermischungen, so ist dieses entwässerte Präparat zu verwenden, Natrium sulfuricum siccum.

Aufzubewahren in dicht verschlossenen Gefäßen.

$Na_2SO_4 + H_2O$. — 100 Teile enthalten 88,8 Na_2SO_4.

Nicht mit Baryumsalzen, Bleisalzen.

Kräftiges salinisches Abführmittel. Natrium sulfuricum siccum wirkt doppelt so stark als Natrium sulfuricum, Nr. 341.

Öle, welche trübe geworden sind, weil in nasse Flaschen gegossen, kann man wieder klären durch Schütteln mit etwas Natrium sulfuricum siccum oder etwas getrocknetem Kochsalz.

Äußerlich. In Suppositorien.

Innerlich. Als Laxans 0,5—1,5, täglich mehrmals, in Pulvern. Pillen, Electuarien, Species.

Pulvermischungen werden vor dem Einnehmen in warmem Wasser gelöst.

389. ℞ Für 10 Pf. getrocknetes Glaubersalz im Handverkauf (= 30,0).
Vorschrift: 1 Teelöffel zur Zeit, vorher in warmem Wasser gelöst. — Als Abführmittel. — Als Laxans bei Vergiftung mit Pyrogallol, Resorcin, Nitrobenzol, Nitroglycerin.

Zu Sal Carolinum factitium, Nr. 444.

Größte Einzelgabe 5,0. Größte Tagesgabe 15,0.

Natrium superoxydatum, nicht offizinell, statt Hydrogenium superoxydatum versucht explodierte in Glyzerin.

Natrium tartaricum cum Kalio tartarico — Tartarus natronatus.

Natrium thiosulfat — Natrium thiosulfuricum.

343. ***Natrium thiosulfuricum*** — *Natriumthiosulfat.*

Natrium subsulfurosum, unterschwefligsaures Natron.

Arzneitaxe: 10,0 = 5 Pf.; (crudum 100,0 = 10 Pf.; crudum grosso modo pulveratum 100,0 = 20 Pf.).

Handverkauf: 40,0 = 10 Pf.; 100,0 = 20 Pf.; (crudum 500,0 = 30 Pf.).

Farblose Kristalle. Geruchlos. Geschmack salzig, bitterlich.

Natriumthiosulfat ist luftbeständig bei gewöhnlicher Temperatur. Es schmilzt bei 50° in seinem Kristallwasser.

Löslich in weniger als 1 Teil kalten Wassers. Die Lösung bläut schwach rotes Lackmuspapier. Sie entwickelt bei Zusatz von Salzsäure schweflige Säure, und trübt sich nach einiger Zeit.

Natriumthiosulfat = Natriumhyposulfit $Na_2S_2O_3 + 5H_2O$.

Nicht mit verdünnten Säuren, Bleisalzen, Baryumsalzen, Kalium chloricum (wegen Explosion).

Natriumthiosulfat innerlich genommen wird zum Teil reduziert zu Schwefelalkali und Schwefelwasserstoff, und bewirkt in größeren Dosen dünne übelriechende Stühle.

Äußerlich. Als Desinficiens 5—10 zu 100.

Zu Waschungen und Umschlägen bei Jucken am Anus. 8% Lösung.

Zu Bädern 100,0 mit späterem Zusatz von 50,0 Essig.

Zum Dunkelfärben des Haares. Anfeuchten mit Natrium thiosulfuricum, dann mittels Zahnbürste bestreichen mit einer Lösung von Kalium permanganicum 2,5 auf 50,0.

Wässerige Lösung geht bei längerem Aufbewahren wieder über in Natriumsulfit und Schwefel.

Innerlich. Als Desinficiens. Antidot bei Vergiftung per os mit Chlor, mit Blausäure, Cyankalium, Tinctura Jodi. 3—10 auf 1000 einer wässerigen Kochsalzlösung von 0,6%. — Anders: 0,5—1,5, täglich mehrmals in Lösung. Intravenöse Injektion (Cloetta und Filehne).

Als Laxans.

859. ℞ Für 10 Pf. Natriumthiosulfat im Handverkauf (=40,0).
Vorschrift: 1 Prise bis 1 Messerspitze in Wasser nach Bericht. — Bei Vergiftung mit Chlor per os, Blausäure, Cyankalium.

860. ℞ Natrii thiosulfurici 2,0
Aquae destillatae ad 150,0. — Bei Vergiftung mit Jod.

Größte Einzelgabe 1,5. Größte Tagesgabe 5,0.

Natro-Kali tartaricum — Tartarus natronatus.
Natron — Natrium bicarbonicum.
Natron, dithionigsaures — Natrium thiosulfuricum.
Natron, doppeltborsaures oder zweifach borsaures — Borax.
Natron, doppeltkohlensaures oder zweifach kohlensaures — Natrium bicarbonicum.
Natron-Eisenoxyd-saccharat — Ferrum oxydatum saccharatum.
Natron-Eisenoxyd-saccharat-Lösung — Sirupus Ferri oxydati.
Natron, essigsaures — Natrium aceticum.
Natron-Flüssigkeit, kieselsaure — Liquor Natrii silicici.
Natron-hydrat-Lösung — Liquor Natri caustici.
Natron, kohlensaures — Natrium carbonicum.
Natron, kohlensaures, entwässertes — Natrium carbonicum siccum.
Natron, kohlensaures, kristallisiertes oder reines — Natrium carbonicum.
Natron, kohlensaures, saures — Natrium bicarbonicum.
Natronlauge — Liquor Natri caustici.
Natron phosphorsaures — Natrium phosphoricum.
Natron, salicylsaures — Natrium salicylicum.
Natronsalpeter — Natrium nitricum.
Natron, salpetersaures — Natrium nitricum.
Natron, salzsaures — Natrium chloratum.
Natron, schwefelsaures — Natrium sulfuricum.
Natron, schwefelsaures, entwässertes oder trockenes — Natrium sulfuricum siccum.
Natron, thioschwefelsaures oder unterschwefligsaures — Natrium thiosulfuricum.
Natron-wasserglas-Lösung — Liquor Natrii silicici.
Natronweinstein — Tartarus natronatus.
Natrium causticum solutum — Liquor Natri caustici.
Natrum in chemischen Verbindungen siehe Natrium.
Natrum hydricum solutum — Liquor Natri caustici.
Nausea (ἡ ναυσία = Seekrankheit), Vorstadium von Erbrechen: Übelkeit, Ekel, Präcordialangst, Beklemmung, Abspannung, Hitze, Schwindel, Kopfschmerz. Salivation, vermehrte Sekretion der Schleimdrüsen — diese letzteren bei manchen Mitteln allein oder überwiegend ohne die ersteren, ohne Ekel, Beklemmung usw.
Nelken — Caryophylli.
Nelkenöl — Oleum Caryophyllorum.
Nervenberuhigungsmittel.

(Antalgetika, Antineuralgika, Antineurodika, Nervina, Antinervina, Anticonvulsiva, Antispasmodika.)

Schonung, Ruhe. Diät, Mastkur. Hydrotherapie (Bäder, Übergießungen, Packungen). Gymnastik, Massage, Vibration, Elektrizität.

I. **Bromide und Fiebermittel.**

Acetanilidum, Nr. 1.
Ammonium bromatum, Nr. 49.
Bromoformium, Nr. 89.
Kalium bromatum, Nr. 270.
Natrium bromatum, Nr. 382.
Phenacetinum, Nr. 386.
Phenylum salicylicum, Nr. 387.

Pyrazolonum phenyldimethylicum, Nr. 412.
Pyrazolonum phenyldimethylicum, salicylicum, Nr. 413.

II. Pflanzliche Mittel.

Asa foetida, Nr. 75.
Cocaïnum hydrochloricum, Nr. 118.
Flores Arnicae, Nr. 194.
Flores Chamomillae, Nr. 195.
Radix Angelicae, Nr. 416.
Radix Valerianae, Nr. 429.
Tinctura Valerianae, Nr. 562.
Tinctura Valerianae aetherea, Nr. 563.

III. Antihemikranika, Antikolika.

Atropinum sulfuricum, Nr. 76.
Coffeïno-Natrium salicylicum, Nr. 120.
Coffeïnum, Nr. 121.
Opium, Nr. 378 usw.
Morphinum hydrochloricum, Nr. 324.

Nervensalbe — Unguentum Rosmarini compositum.

Nerventinktur — Tinctura Ferri chlorati aetherea.

Nervina = Nervenmittel, meist gebraucht für Mittel zur Herabsetzung von Nervenerregung. Dasselbe demnach merkwürdigerweise Antinervina. Weiteres siehe oben Nervenberuhigungsmittel.

Nestlé'sches Kindermehl im Handverkauf 1 Dose = 1 Mk. 50 Pf. Das Nestlé'sche Kinderpulver ist hergestellt aus Schweizermilch, viel Rohrzucker, Brotrinde. Zeitweilig für Kinder über 6 Monate.

Neuroparalytika sind nervenlähmende Mittel.

Nichts, weißes — Zincum oxydatum crudum.

Nichtssalbe, weiße — Unguentum Zinci.

Nicotiana siehe Folia Nicotianae.

Nicotin. Vergiftung durch Nicotin.

Vergiftungssymptome. Geruch nach Nicotin. Übelkeit, Erbrechen, Kolik, Durchfall. Salivation. Kopfschmerz, Schwindel, kalter Schweiß, Schwäche. Dyspnoe. Puls klein und langsam, darauf beschleunigt und weiterhin unregelmäßig. Miosis. Konvulsionen, Lähmungen.

Antidota. Magenausspülung mit Lösung von Acidum tannicum. Kaffee, Tee, Kognak. Liquor Ammonii anisatus. Künstliche Respiration. Riechen auf Ammoniak. Opium.

Nießwurzel, weiße — Rhizoma Veratri.

Nießwurzeltinktur — Tinctura Veratri.

Nihilum album — Zincum oxydatum crudum.

Nitrobenzolum, nicht offizinell. Arzneitaxe —. Handverkauf 100,0 = 25 Pf. 1,0 = 23 Tropfen. 1 Tropfen = 0,043 (Eschbaum). $C_6H_5NO_2$. — Farbloses Öl, gewöhnlich gelb. Geruch nach Bittermandelöl, Geschmack brennend. Löslich in Weingeist, Äther, fetten Ölen. Kaum löslich in Wasser.

Vergiftungssymptome. Geruch nach bitteren Mandeln, Cyanose. Dyspnoe. Erbrechen. Trismus. Delirien. Mydriasis. Konvulsionen.

Antidota. Magenausspülung, salinische Abführmittel (Magnesium sulfuricum oder Natrium sulfuricum — Kein Öl!). Excitantien, Kaffee. — Aderlaß und Infusion von Kochsalzlösung. — Künstliche Respiration.

Nitroglycerinum, nicht offizinell. Arzneitaxe: Nitroglycerinum solutum (1%) 1,0 = 5 Pf., 10,0 = 30 Pf. Handverkauf —. $C_3H_5(ONO_2)_3 = C_3H_5(NO_3)_3$ = Salpetersäure-Triglycerid, Trinitrin, Glonoin, Nitroleum. Farbloses Öl, gewöhnlich gelb bis bräunlich. Geruchlos. Geschmack brennend süß. Giftig, selbst bei Einwirkung auf die äußere Haut. Unlöslich in Wasser. Löslich in Weingeist, in Äther. Schwer entzündlich, aber es explodiert leicht durch Stoß und Schlag, auch verdünnt. In alkoholischer oder öliger Lösung keine Explosionsgefahr.

Vergiftungssymptome. Heißes, rotes Gesicht, Kopfschmerz, Schwindel, Cyanose. Dyspnoe. Delirien. Bewußtlosigkeit. — Nach größeren Quantitäten Gastroenteritis.

Antidota. Magenausspülung, salinische Abführmittel (Magnesium sulfuricum, Natrium sulfuricum — Kein Öl!). Excitantien, Coffeïn, Kaffee. — Künstliche Respiration.

Nitrum cubicum — Natrium nitricum.

Nitrum depuratum oder **prismaticum** — Kalium nitricum.

Nitrum rhomboïdale — Natrium nitricum.

Nuces moschatae — Semen Myristicae (Muskatnuß).
Nuces vomicae — Semen Strychni.
Nuclei Amygdali amari — Amygdalae amarae.
Nuclei Amygdali dulces — Amygdalae dulces.
Nussbaumblätter — Folia Juglandis.
Nutrientia = Nährmittel (nutrire = ernähren).
Regelmäßigkeit im Essen, Ruhe nach der Mahlzeit, Mastkur, Nährklistiere. Biedert'sches Rahmgemenge. Kondensierte Milch (ohne Zucker, deutsches Fabrikat). Liebig'sche Suppe. Nestlé'sches Kindermehl u. a.

Amylum Tritici, Nr. 57.	Saccharum, Nr. 442.
Mel, Nr. 316.	Saccharum Lactis, Nr. 443.
Oleum Jecoris Aselli, Nr. 359.	Vinum Pepsini, Nr. 600.
Pepsinum, Nr. 385.	

Obducēre = überziehen, von Pillen; siehe Pilulae.
Oblaten im Handverkauf. In Tafeln 1 Stück = 5 Pf.; rund oder viereckig 12 Stück = 10 Pf.
Obstipantia = Stopfmittel, **Obstruentia** = Stopfmittel: nicht zu verwechseln mit Styptika = Blutstillungsmittel.
Ochsenbrechwurzel — Radix Ononidis.
Odol im Handverkauf 1 Flasche = 1 Mk. 50 Pf. Kobert: Odol und das ihm gleichwertige Salol haben sich wie Salizylsäure und Benzoesäure bei längerer Anwendung für die Zähne schädlich erwiesen, da sie deren Kalk auflösen.
Odynegoga (von ὀδύνη = Schmerz, Wehe) sind Mittel zur Hervorrufung von Geburtswehen. Weiteres siehe unter Uterina.
Oedema pulmonum. Bei drohendem Lungenödem sind kontraindiziert: 1) Narcotica zur Beseitigung des Hustens, 2) Expectorantia zur Vermehrung und Verdünnung der Sekretion. Vgl. Atropinum sulfuricum Nr. 76, 93. ℞.
Oidtmann's Purgativ im Handverkauf 1 Flasche = 2 Mk.; 1 Spritze dazu 1 Stück = 1 Mk. Vgl. Glycerinum.
Öle — Olea:

Anethol — Oleum Anisi.	Muskatnußöl — Oleum Nucistae.
Baumöl — Oleum Olivarum commune.	Muskatnußöl, ätherisches — Oleum Macidis.
Bilsenkrautöl — Oleum Hyoscyami.	Olivenöl — Oleum Olivarum.
Carvon — Oleum Carvi.	Pfefferminzöl — Oleum Menthae piperitae.
Chloroformöl — Oleum Chloroformii.	Ricinusöl — Oleum Ricini.
Citronenöl — Oleum Citri.	Rosenöl — Oleum Rosae.
Eugenol — Oleum Caryophyllorum.	Rosmarinöl — Oleum Rosmarini.
Fenchelöl — Oleum Foeniculi.	Sandelöl — Oleum Santali.
Kakaobutter — Oleum Cacao.	Senföl — Oleum Sinapis.
Kalmusöl — Oleum Calami.	Spanischfliegenöl — Oleum cantharidatum.
Kampferöl — Oleum camphoratum.	Terpentinöl — Oleum Terebinthinae.
Kampferöl, starkes — Oleum camphoratum forte.	Terpentinöl, gereinigtes — Oleum Terebinthinae rectificatum.
Krotonöl — Oleum Crotonis.	Thymianöl — Oleum Thymi.
Lavendelöl — Oleum Lavandulae.	Wacholderöl — Oleum Juniperi.
Lebertran — Oleum Jecoris Aselli.	Zimtöl — Oleum Cinnamomi.
Leinöl — Oleum Lini.	
Lorbeeröl — Oleum Lauri.	
Mandelöl — Oleum Amygdalarum.	
Mohnöl — Oleum Papaveris.	

Olea aetherea = ätherische Öle.
Olea pinguia = fette Öle.
Oleum.

Oleum Amygdalarum, Nr. 344.	Oleum cantharidatum, Nr. 350.
Oleum Anisi, Nr. 345.	Oleum Carvi, Nr. 351.
Oleum Cacao, Nr. 346.	Oleum Caryophyllorum, Nr. 352.
Oleum Calami, Nr. 347.	Oleum Chloroformii, Nr. 353.
Oleum camphoratum, Nr. 348.	Oleum Cinnamomi, Nr. 354.
Oleum camphoratum forte, Nr. 349.	Oleum Citri, Nr. 355.

Oleum Crotonis, Nr. 356.
Oleum Foeniculi, Nr. 357.
Oleum Hyoscyami, Nr. 358.
Oleum Jecoris Aselli, Nr. 359.
Oleum Juniperi, Nr. 360.
Oleum Lauri, Nr. 361.
Oleum Lavandulae, Nr. 362.
Oleum Lini, Nr. 363.
Oleum Macidis, Nr. 364.
Oleum Menthae piperitae, Nr. 365.
Oleum Nucistae, Nr. 366.
Oleum Olivarum, Nr. 367.
Oleum Olivarum commune, Nr. 368.
Oleum Papaveris, Nr. 369.
Oleum Ricini, Nr. 370.
Oleum Rosae, Nr. 371.
Oleum Rosmarini, Nr. 372.
Oleum Santali, Nr. 373.
Oleum Sinapis, Nr. 374.
Oleum Terebinthinae, Nr. 375.
Oleum Terebinthinae rectificatum, Nr. 376.
Oleum Thymi, Nr. 377.

344. *Oleum Amygdalarum* — *Mandelöl.*

Oleum Amygdalarum dulcium, Süßmandelöl. Oleum Amygdalarum pingue. (Es gibt auch Oleum Amygdalarum amararum aethereum, Bittermandelöl befreit von Blausäure.)

Arzneitaxe: 10,0 = 15 Pf.; 100,0 = 1 Mk. 5 Pf. (Oleum Amygdalarum aethereum 1,0 = 10 Pf.)

Handverkauf: 8,0 = 10 Pf.; 100,0 = 90 Pf.; 500,0 = 3 Mk. 50 Pf. (Oleum Amygdalarum aethereum 1,0 = 10 Pf.)

1,0 = 28 Tropfen. 1 Tropfen = 0,036 (Eschbaum).

Hellgelbes fettes Öl der bitteren und süßen Mandeln. Geruchlos. Geschmack milde.

Bleibt klar und erstarrt nicht bei −10°. Spez. Gew. 0,915—0,920. — 100 Teile Mandelöl sollen Jod aufnehmen nicht weniger als 95 Teile und nicht mehr als 100 Teile.

Das Mandelöl des Handels ist vielfach aus Pfirsichsamen ausgepreßt, welche in Südeuropa in großen Massen zu haben sind. Mandelöl wird leicht ranzig und bleicht; daher aufzubewahren in kleinen gelbbraunen Flaschen und kühl.

Filtrieren kann man Mandelöl schneller warm als wie kalt, indem man die Flaschen samt Trichter in einen warmen Raum stellt oder in die Nähe eines Ofens.

Äußerlich. Zu Einreibungen.

Zu kühlenden Salben und Linimenten.

Innerlich. Als mildes Laxans. Teelöffelweise bis eßlöffelweise. Auch mit Sirup. Oder in Emulsion 10,0—20,0 auf 100,0.

Emulsio oleosa gummosa: Oleum Amygdalarum 2, Gummi arabicum 1, Aqua destillata 17.

Zu Unguentum leniens, Nr. 585.

Größte Einzelgabe 10,0. Größte Tagesgabe 20,0.

Oleum Amygdalarum expressum oder Amygdalarum frigide paratum oder Amygdalarum pingue — Oleum Amygdalarum.

345. *Oleum Anisi.* — *Anethol.*

Früher: Anisöl.

Arzneitaxe: 1,0 = 10 Pf.

Handverkauf: 2,0 = 10 Pf.; 10,0 = 40 Pf.

1,0 = 28 Tropfen. 1 Tropfen = 0,036 (Eschbaum).

Weiße, kristallinische Masse, geschmolzen ein farbloses ätherisches Öl, stark lichtbrechend. Geruch sehr aromatisch. Geschmack süß.

Anethol ist der sauerstoffhaltige Anteil des ätherischen Öles des Anis. Es schmilzt zum Teil bei 15°, Schmelzpunkt 20—21°. Spez. Gewicht bei 25° 0,984—0,986. Siedepunkt 232—234°.

Klar löslich in 2 Teilen Weingeist. Die Lösung verändert Lackmuspapier nicht.

1 Tropfen Anethol, mit Zucker verrieben, und geschüttelt mit 500 ccm Wasser, muß dem Wasser den reinen Anisgeschmack mitteilen.

Aufzubewahren vor Licht geschützt, kühl, in gut verschlossenen Flaschen. Vor Gebrauch ist die Flasche in lauwarmes Wasser zu stellen und das Öl ganz zu schmelzen.

Äußerlich. Als Salbe 1 zu 5—10. Gegen Scabies ist besser Balsamum peruvianum.

Gegen Insekten.

Gegen Kopfläuse als antiparasitäre Haarpomade.

Innerlich. Als Carminativum tropfenweise auf Zucker. 1—5 Tropfen als Elaeosaccharum; 0,05—0,3.

Als Expectorans.

Zu Liquor Ammonii anisatus, Nr. 292.

Zu Tinctura Opii benzoïca, Nr. 552.

Größte Einzelgabe 0,3. Größte Tagesgabe 1,0.

Oleum Anthos — Oleum Rosmarini.

Oleum Aurantii Corticis im Handverkauf 2,0 = 10 Pf.; 10,0 = 40 Pf.

Oleum Aurantii Florum. Arzneitaxe: 0,1 = 10 Pf. Handverkauf: 2 Tropfen = 10 Pf.; 1,0 = 75 Pf.

Oleum Bergamottae. Arzneitaxe: 1,0 = 10 Pf. Handverkauf: 2,0 = 10 Pf.; 10,0 = 40 Pf.

346. *Oleum Cacao — Kakaobutter.*

Butyrum Cacao. Zutreffender: Kakaotalg.

Arzneitaxe: 10,0 = 15 Pf.; 100,0 = 85 Pf.

Handverkauf: 10,0 = 10 Pf.; 100,0 = 75 Pf.; 500,0 — 3 Mk.

Blaßgelbliches Fett (bei gewöhnlicher Temperatur fest, wird flüssig bei Bluttemperatur). Geruch angenehm, nicht ranzig, an Kakao erinnernd. Geschmack milde und rein.

Das Fett ist gepreßt aus den enthülsten Samen der Theobroma Cacao. Es ist spröde bei 15°, schmilzt klar bei 30—33°. — 100 Teile Kakaobutter sollen Jod aufnehmen nicht weniger als 34 Teile und nicht mehr als 38 Teile.

Äußerlich. { Zu Suppositoria analia 2,0—3,0.
Zu Suppositoria vaginalia, Globuli vaginales 4,0—6,0.

Zu Bougies.

Als Constituens für Salben. Oxydiert allein weniger leicht als mit 1—2 Teilen flüssigen Öls. Bei Wundsein der Kinder.

Zu Augensalbe.

Zu Lippenpomade.

Innerlich. Zu Emulsionen, Oleum Cacao 10,0—20,0, Gummi arabicum 5,0—10,0 auf Aqua destillata 100,0.

Bearbeitung auf kaltem Wege. Oleum Cacao, gerieben auf einem Reibeisen oder mittels Maschinen gepreßt in Fäden, wird zerrieben im Porzellanmörser, bildet allmählich eine plastische Masse, die sich mit den Fingern rollen läßt zu Suppositorien usw. — Zum Bestreuen Amylum oder Talcum. Talcum auch mit Kaliumjodid besonders für Suppositorien.

Größte Einzelgabe —. Größte Tagesgabe 20,0.

Oleum cadinum (empyreumaticum) = Teer von Juniperus oxycedrus, spanischer Wacholder, Kadelöl. Dasselbe Oleum Juniperi empyreumaticum. Nicht offizinell. Arzneitaxe: Oleum Juniperi empyreumaticum 10,0 = 5 Pf.; 100,0 = 35 Pf. Handverkauf: Oleum Juniperi empyreumaticum 20,0 = 10 Pf.; 100,0—30 Pf.

Oleum Cajeputi. Arzneitaxe: 10,0 = 20,0 Pf.; rectificatum 1,0 = 5 Pf. Handverkauf: 3,0 = 10 Pf.; 10,0 = 20 Pf.

347. *Oleum Calami — Kalmusöl.*

Arzneitaxe: 1,0 = 5 Pf.

Handverkauf: 2,0 = 10 Pf.; 10,0 = 40 Pf.

1,0 = 30 Tropfen. 1 Tropfen = 0,033 (Eschbaum).

Gelbbräunliches ätherisches Öl. Geruch sehr aromatisch. Geschmack etwas bitter.

Kalmusöl ist destilliert aus der Kalmuswurzel. (Rhizoma Calami, Nr. 432). — Spez. Gew. 0,960—0,970.

Mischbar mit Weingeist in jedem Verhältnis.

Aufzubewahren in gut verschlossenen Gefäßen, kühl vor Licht geschützt.

Äußerlich. Zu Einreibungen. 1—5 auf 100 Spiritus.

Als reizender Zusatz zu Bädern 15—30 auf 500 Spiritus. Davon 100—200 zu einem Bade. Anders: Zu einem Bade 3,0—6,0 auf 100,0 Spiritus, bezw. 6,0—12,0 auf 200,0 Spiritus. Oder 100,0 Kalmusspiritus = Tinctura Calami, Nr. 535, in das Badewasser zu einem Bade.

Als Reizmittel für die Mundschleimhaut.

Innerlich. Als Reizmittel für die Magenschleimhaut. 1—3 Tropfen. Kalmusplätzchen = Rotulae Calami, ähnlich wie Pfefferminzplätzchen = Rotulae Menthae piperitae, Nr 440.

Als Carminativum und bei Hysterie. 1—3 Tropfen. Elaeosacharum.

Spiritus antirheumaticus seu Calami:

390. ℞ (Berliner F. M.)
Olei Calami 1,0
Spiritus ad 100,0.
M.D.S. Äußerlich. — 1 Dosis = 65 Pf.; $^1/_2$ Dosis = 43 Pf.

Größte Einzelgabe 0,15. Größte Tagesgabe 0,5.

Oleum Calami aromatici — Oleum Calami.

Oleum camphoratum. Oleum camphoratum, Nr. 348.
Oleum camphoratum forte, Nr. 349.

348. *Oleum camphoratum* — *Kampferöl.*

Arzneitaxe: 10,0 = 10 Pf.; 100,0 = 70 Pf.; 200,0 = 1 Mk. 5 Pf.
Handverkauf: 15,0 = 10 Pf.; 100,0 = 60 Pf.; 500,0 = 2 Mk. 50 Pf.
1,0 = 31 Tropfen. 1 Tropfen = 0,032 (Eschbaum).
1 Teil Kampfer wird gelöst in 9 Teilen Olivenöl. Dann filtriert.

Äußerlich. Zu reizenden Einreibungen als Derivans.

Als Excitans bei Kollapszuständen zur subkutanen Injektion. Dicke Kanüle und langsam spritzen; eventuell Probepunktionsspritze. Das Öl geht schwer durch die Kanüle. $^1/_2$—2 Spritzen (und mehr), täglich mehrmals. Bei Kindern $^1/_4$—$^1/_2$ Spritze. Vgl. folg. Nr. 349.

Als Zusatz zu Linimenten 1 zu 5.

Als Zusatz zu Salben 1 zu 5.

Zu Zahntropfen.

Innerlich. Als Excitans 0,5—2,5 in Emulsion, täglich mehrmals.

Kampfersalbe:

391. ℞ Olei camphorati 1,0
Vaselini flavi 9,0.
M. f. Unguentum. D. S. Äußerlich. — Bei Congelatio erythematosa, Perniones.

Zu Linimentum ammoniato-camphoratum, Nr. 287.

Größte Einzelgabe 2,5. Größte Tagesgabe 7,5.

349. *Oleum camphoratum forte* — *Starkes Kampferöl.*

Arzneitaxe: 10,0 = 15 Pf.
Handverkauf —.
1 Teil Kampfer wird gelöst in 4 Teilen Olivenöl. Dann filtriert. (Das vorige Präparat, Nr. 348, Oleum camphoratum: 1 Teil Kampfer gelöst in 9 Teilen Olivenöl, also in 10 Teilen 1 Teil Kampfer, dagegen bei diesem starken Kampferöl in 10 Teilen 2 Teile Kampfer.)

Äußerlich. Zu subkutanen Injektionen wie Oleum camphoratum, Nr. 348. Siehe dieses. Aber dieses starke Kampferöl enthält doppelt so viel Kampfer. $^1/_2$ Spritze. Auch mit Äther.

Zu Einreibungen als Derivans.

392. ℞. Olei camphorati fortis 10,0.
D. ad vitrum amplum. S. Zu Händen des Arztes. — $^1/_2$ Spritze zur subkutanen Injektion.

393. ℞ Olei camphorati fortis 10,0
Aetheris 5,0.
M. D. ad vitrum amplum. S. Äußerlich. — Zur subkutanen Injektion.

Größte Einzelgabe —. Größte Tagesgabe —.

350. ***Oleum cantharidatum*** — *Spanischfliegenöl.*

Arzneitaxe: 10,0=20 Pf.; 100,0=1 Mk. 55 Pf.; 200,0=2 Mk. 30 Pf.
Handverkauf —.
1,0 = 29 Tropfen. 1 Tropfen = 0,035 (ESCHBAUM).
Grüngelbes Öl.

3 Teile spanische Fliegen, grobgepulvert, + 10 Teile Olivenöl werden in einem verschlossenen Kolben im Wasserbade stehen gelassen, 10 Stunden lang, unter wiederholtem Umschwenken. Dann wird die Mischung ausgepreßt, das Ausgepreßte filtriert.

Vorsichtig aufzubewahren. (Müßte hinzugefügt sein entsprechend Tinctura Cantharidum, Nr. 536.)

Vergleiche Collodium cantharidatum, Nr. 123, welches öfters vorzuziehen ist.
Äußerlich. Zu hautreizenden Einreibungen.
Zu hautreizenden Salben.
Innerlich wie Canthariden nicht gebräuchlich.
Größte Einzelgabe —. Größte Tagesgabe —.

Oleum Cantharidum, auch Cantharidum infusum — Oleum cantharidatum.

351. ***Oleum Carvi*** — *Carvon.*

Früher: Carvol. (Oleum Carvi bezeichnet im Handel auch das gewöhnliche Kümmelöl.)
Arzneitaxe: 1,0 = 10 Pf.
Handverkauf: Oleum Carvi (Carvol) 2,0=10 Pf.; 10,0 = 40 Pf.
1,0 = 30 Tropfen. 1 Tropfen = 0,033 (ESCHBAUM).

Farbloses oder blaßgelbliches Öl. Geruch fein, nach Kümmel. Geschmack aromatisch.

Carvon ist der sauerstoffhaltige (höher siedende, schwerere) Anteil des ätherischen Öles aus Kümmel. Spez. Gewicht nicht unter 0,960. Siedepunkt 229—230°.

Aufzubewahren gut verschlossen, kühl, vor Licht geschützt.

Äußerlich. Zu Einreibungen der Bauchdecken bei Meteorismus und Flatulenz.

Als Zusatz zu Einreibungen, Pflastern.
Zu Klistieren.
Zu Zahntropfen.

Innerlich. Als Carminativum. 1—5 Tropfen, täglich mehrmals. Am besten als Elaeosaccharum, 1 Tropfen auf 2 Saccharum. Bei Flatulenz, Kolik, Magenkrampf.

394. ℞ Olei Carvi 2,0
Sacchari pulverati ad 100,0.
M. D. S. 1—2 Teelöffel, täglich mehrmals. — Bei Flatulenz, Magenkrampf, Kolik. — 20 × 1 Teelöffel = 0,1 Ol. Carvi.

Größte Einzelgabe 0,2. Größte Tagesgabe 0,6.

352. ***Oleum Caryophyllorum*** — *Eugenol.*

Früher: Nelkenöl. (Oleum Caryophyllorum heißt auch im Handel das gewöhnliche Nelkenöl.)
Arzneitaxe: 1,0 = 5 Pf.
Handverkauf: 2,0 = 10 Pf.; 10,0 = 30 Pf.
1,0 = 29 Tropfen; 1 Tropfen = 0,034 (ESCHBAUM).

Farbloses oder gelbliches ätherisches Öl, stark lichtbrechend. Bräunt sich an der Luft. Geruch und Geschmack scharf aromatisch.

Eugenol ist der sauerstoffhaltige Anteil des ätherischen Öles der Gewürznelken. Siedepunkt 251—253°. Spez. Gew. 1,072—1,074.

Schwer löslich in Wasser. Leicht löslich in Weingeist. 1 Teil Eugenol soll sich klar lösen in 2 Teilen verdünntem Weingeist. — Leicht löslich auch in Äther, in Eisessig.

Wird 1 ccm Eugenol geschüttelt mit 20 ccm heißem Wasser, so darf die Mischung blaues Lackmuspapier kaum röten.

Aufzubewahren gut verschlossen, kühl, vor Licht geschützt.

Eugenol $C_{10}H_{12}O_2$ = der Methyläther des Allyl-dioxybenzol $C_6H_3.(C_3H_5)(OH)_2$.

Äußerlich. Gegen Zahnschmerz. Auf Watte in den kariösen Zahn.

Zu Mitteln für Mundpflege. Regt die Schleimhaut an, wirkt antiseptisch, nimmt schlechten Geruch und Geschmack weg.

Als Riechmittel.

Zu Einreibungen mit Spiritus oder Äther.

Gegen Insekten.

Innerlich. Als Reizmittel 1—3 Tropfen.

0,5—1,0 machen Polyurie, und erscheinen im Harn in Form einer gepaarten Schwefelsäure.

Zu Acetum aromaticum, Nr. 3.

Zu Mixtura oleoso-balsamica, Nr. 322.

Größte Einzelgabe 0,15. Größte Tagesgabe 0,5.

Oleum Cassiae oder Cassiae cinnamomeae oder Cinnamomi Cassiae — Oleum Cinnamomi.

Oleum Castoris — Oleum Ricini.

Oleum Chaenoceti oder Physeteris = Entenwalöl, Däglingöl, Döglingöl, nicht offizinell. Zu Linimenten und Salben.

353. *Oleum Chloroformii* — *Chloroformöl.*

Arzneitaxe: 10,0 = 15 Pf.; 100,0 = 1 Mk. 5 Pf.

Handverkauf —.

Klare, gelbe Flüssigkeit. Geruch nach Chloroform.

1 Teil Chloroform wird gemischt mit 1 Teil Olivenöl.

Darf ohne Rezept zu äußerlichem Gebrauch abgegeben werden.

Äußerlich. Zu schmerzstillenden Einreibungen, bei Neuralgien, Rheumatismus.

Oleum Chloroformii:	Oleum Chloroformii:
395. ℞ (Berliner F. M.) Chloroformii 20,0 Olei Rapae 80,0. D. S. Äußerlich. — 1 Dosis = 61 Pf.; ½ Dosis = 38 Pf.	396. ℞ Chloroformii 10,0—15,0 Olei Olivarum ad 100,0. M. D. S. Äußerlich nach Bericht. — Als Einreibung bei Muskelrheumatismus und oberflächlichen Neuralgien.

927. ℞ Für 80 Pf. Chloroformöl im Handverkauf (= ca. 100,0).
Vorschrift: Äußerlich. Zum Einreiben. — Bei Intercostalneuralgie.

Größte Einzelgabe —. Größte Tagesgabe —.

354. *Oleum Cinnamomi* — *Zimtöl.*

Oleum Cinnamomi Cassiae.

Arzneitaxe: 1,0 = 5 Pf.

Handverkauf: Oleum Cinnamomi Cassiae 2,0 = 10 Pf.; 10,0 = 30 Pf.

1,0 = 25 Tropfen. 1 Tropfen = 0,04 (Eschbaum).

Gelbes oder bräunliches ätherisches Öl. Geruch angenehm nach Zimt. Geschmack anfangs süß, hinterher brennend.

Zimtöl ist das ätherische Öl des chinesischen Zimtes. Es enthält mindestens 70 Teile Zimt Aldehyd. Spez. Gew. 1,055—1,070.

Löslich in 3 Teilen verdünntem Weingeist, klar mischbar mit Weingeist in jedem Verhältnis.

100 Teile Zimtöl sollen nach dem Verdunsten aller flüchtigen Anteile im Wasserbade nicht mehr als 8 Teile Rückstand hinterlassen.

Aufzubewahren in gut verschlossenen Gefäßen, kühl, vor Licht geschützt.

Äußerlich. Zu Zahnmitteln.

Innerlich. Als Stomachicum. 1—5 Tropfen als Elaeosaccharum.

Als Carminatum desgleichen. — Anders: 0,2—1,0, täglich mehrmals. Tropfen, Lösung, Elaeosaccharum, Plätzchen.

Zu Acetum aromaticum, Nr. 3.
Zu Mixtura oleoso-balsamica, Nr. 322.
Größte Einzelgabe 1,0. Größte Tagesgabe 3,0.

355. *Oleum Citri* — *Citronenöl.*

Arzneitaxe: 1,0 = 5 Pf.
Handverkauf: 3,0 = 10 Pf.; 10,0 = 25 Pf.
1,0 = 36 Tropfen. 1 Tropfen = 0,028 (Eschbaum).
Blaßgelbliches ätherisches Öl. Geruch fein, nach Citronen.

Citronenöl ist das ätherische Öl aus frischen Citronenschalen, ohne Destillation gewonnen. Spez. Gew. 0,858—0,861.

Nicht in jedem Verhältnisse klar mischbar mit Weingeist. Schüttelt man 1 Tropfen Citronenöl, den man mit Zucker verrieben hat, mit 500 ccm Wasser, so muß dem Wasser der reine Citronengeschmack mitgeteilt werden.

Aufzubewahren in gut verschlossenen Gefäßen, kühl, vor Licht geschützt.
Innerlich. Als Aromaticum. 1—4 Tropfen als Elaeosaccharum.
Als Corrigens.
Zu Acetum aromaticum, Nr. 3.
Zu Mixtura oleoso-balsamica, Nr. 322.
Größte Einzelgabe 0,15. Größte Tagesgabe 0,5.

Oleum Corticis Citri — Oleum Citri.

Oleum Cocos oder Cocoïs = Kokosnußöl, nicht offizinell. Arzneitaxe: 10,0 = 5 Pf.; 100,0 = 30 Pf. Handverkauf: 25,0 = 10 Pf.; 100,0 = 30 Pf. Zu Salben sehr brauchbar.

Cold cream in England (vgl. Nr. 585. Unguentum leniens).
1042. ℞ Olei Rosae 0,5
Olei Cocos ad 30,0.

356. *Oleum Crotonis* — *Krotonöl.*

Oleum Tiglii.
Arzneitaxe: 1,0 = 5 Pf.; 10,0 = 20 Pf.
Handverkauf —. Drogisten verboten.
1,0 = 30 Tropfen. 1 Tropfen = 0,033 (Eschbaum).
Braungelbes, dickflüssiges, fettes Öl. Geruch eigentümlich, unangenehm.

Krotonöl ist aus den geschälten Samenkernen von Croton Tiglium gepreßt. Es rötet angefeuchtetes blaues Lackmuspapier. Spez. Gew. 0,940—0,960.

Löslich in 2 Raumteilen absolutem Alkohol beim Erwärmen (in heißem, wasserfreiem Weingeist).

Vorsichtig aufzubewahren. (In kleinen, luftdicht verschlossenen Gefäßen, vor Licht geschützt.)

Wenn ranzig, dann gefährlich. Wenn Krotonöl jetzt nur aus „geschälten“ Samen bereitet werden soll, so stimmt dazu nicht die „braungelbe“ Farbe.

Krotonöl steigert die Peristaltik auf reflektorischem Wege. Seine drastische Wirkung beginnt schon im Magen. Es kann Gastroenteritis und blutige Diarrhöen hervorrufen. Schon auf der Haut macht es eingerieben bald Entzündung und Bildung von Pusteln.

Äußerlich. Zu derivierender Hautentzündung 5—10 Tropfen auf 25,0 Oleum Olivarum zur Einreibung. Anders: 1 zu 5—10 Öl. Anders: 1,0 zu 5,0 Glycerin. Vgl. Maximaldosen unten!

Innerlich. Stärkstes Drasticum 1 kleiner Tropfen. Mit Oleum Ricini (1 Eßlöffel). Auch in Kapseln. Oder in Emulsion (Emulsio oleosa gummosa siehe unter Nr. 344, Oleum Amygdalarum). Pillen. Pulver. Bei hartnäckiger Obstipation.

397. ℞ Olei Crotonis guttam unam (I)
Pulveris gummosi 2,0.
M. exactissime, f. Pulvis. D. ad Chartam ceratam. S. 1/2 Pulver. Wenn nötig, noch 1/2 Pulver, nach Bericht. — Gegen Obstipation bei Bleikolik. — 1/2 Pulver = circa 0,016—0,025 Ol. Crot.

Vergiftungssymptome. Brennen im Mund und Rachen. Erbrechen, Durchfall, Kolik, Kollaps.

Antidota. Magenspülung. Eisstückchen, Milch, Öl, Schleim. Opium. Cocaïn. Kalte Umschläge, warme Bäder.

Größte Einzelgabe 0,05 (= etwa 1 Tropfen!). **Größte Tagesgabe 0,15.**

Oleum Crotonis Tiglii — Oleum Crotonis.

Oleum de Cedro — Oleum Citri.

Oleum Fagi empyreumaticum, nicht offizinell. Arzneitaxe: 10,0 = 5 Pf. Handverkauf —.

357. *Oleum Foeniculi* — *Fenchelöl.*

Arzneitaxe: 1,0 = 5 Pf.

Handverkauf: 2,0 = 10 Pf.; 10,0 = 30 Pf.

1,0 = 30 Tropfen. 1 Tropfen = 0,033 (Eschbaum).

Farbloses ätherisches Öl. Geruch sehr aromatisch. Geschmack zuerst süß, hintennach bitterlich kampferartig.

Fenchelöl ist das ätherische Öl des Fenchels. Spez. Gew. 0,965 – 0,975.

Löslich ohne Trübung in gleichen Raumteilen Weingeist. Die Lösung verändert Lackmuspapier nicht.

Aus Fenchelöl scheiden sich Kristallblätter von Anethol aus beim Abkühlen unter 0°. Beim Erwärmen auf + 5° lösen sie sich erst wieder vollständig auf. — Wird ein Tropfen Fenchelöl mit Zucker verrieben, und geschüttelt mit 500 ccm Wasser, so muß dem Wasser der reine Fenchelgeschmack mitgeteilt werden.

Aufzubewahren in gut verschlossenen Gefäßen, kühl vor Licht geschützt.

Innerlich. Als Carminativum 1—5 Tropfen als Elaeosaccharum. Messerspitzenweise. — Auch mit anderen Carminativis.

Als Corrigens.

Als Expectorans.

Größte Einzelgabe 0,2. Größte Tagesgabe 0,6.

Oleum Gaultheriae, nicht offizinell. Arzneitaxe 1,0 = 5 Pf. Handverkauf —.

Oleum Gossypii = Baumwollsamenöl, nicht offizinell. Arzneitaxe —. Handverkaufstaxe —. Zu Linimenten und Salben.

Oleum Harlemense siehe Oleum Lini sulfurato-therebinthinatum.

358. *Oleum Hyoscyami* — *Bilsenkrautöl.*

Früher: Oleum Hyoscyami infusum oder coctum, im Gegensatz zu Oleum Hyoscyami expressum, durch Pressen der Samen gewonnenes Öl.

Arzneitaxe: 10,0 = 15 Pf.; 100,0 = 1 Mk. 20 Pf.

Handverkauf: Oleum Hyoscyami infusum 15,0 = 10 Pf.; 100,0 = 60 Pf.

Bräunlich grünes Öl. (Geruch eigentümlich, nicht brenzlich und nicht ranzig.)

4 Teile Bilsenkrautblätter, mittelfein zerschnitten, werden befeuchtet mit 3 Teilen Weingeist. Stehen lassen einige Stunden. Dann vermischt mit 40 Teilen Olivenöl. Erwärmt im Wasserbade, bis der Weingeist verflüchtigt ist, unter wiederholtem Umrühren. Ausgepreßt. Filtriert.

Filtrieren läßt sich Bilsenkrautöl schneller warm als wie kalt, indem man die Flaschen samt Trichter in einen warmen Raum stellt oder in die Nähe eines Ofens.

Äußerlich. Als Anodynum 5,0—15,0 zu schmerzstillenden Einreibungen, bei Neuralgie, Rheumatismus. Auch mit Chloroform. Als Liniment.

Zum Einträufeln ins Ohr bei schmerzhafter Otitis.

Zu Umschlägen.

Zum Klistier 10,0.

Innerlich. Als Antiphlogisticum, Antifebrile 1,0—2,0, täglich mehrmals.

Vergiftung durch Hyoscyamus siehe unter Nr. 246, Herba Hyoscyami.

Größte Einzelgabe —. Größte Tagesgabe —.

Oleum Hyoscyami coctum oder Hyoscyami infusum — Oleum Hyoscyami.

Oleum Jasmini, nicht offizinell. Arzneitaxe —. Handverkauf: 2,0 = 10 Pf.; 10,0 = 40 Pf.

359. *Oleum Jecoris Aselli — Lebertran.*

Oleum Morrhuae.

Arzneitaxe: 100,0 = 1 Mk.; 200,0 = 1 Mk. 50 Pf.; 500,0 = 3 Mk.

Handverkauf: 15,0 = 10 Pf.; 100,0 = 60 Pf.; 500,0 = 3 Mk.; ferratum 10,0 = 10 Pf.; 100,0 = 80 Pf.; 500,0 = 3 Mk. 50 Pf.; Capsulae Oleo Jecoris Aselli 3,0 repletae 10 Stück = 40 Pf.

Drogisten erlaubt.

1,0 = 30 Tropfen. 1 Tropfen = 0,033 (Eschbaum).

Blaßgelbes (fettes) Öl. Geruch und Geschmack eigentümlich, nicht ranzig.

Lebertran wird gewonnen aus frischen Lebern von mehreren Schellfischarten bei tunlichst gelinder Wärme im Dampfbade:

1) Gadus Morrhua = Kabeljau (Kabliau oder Stockfisch).
2) Gadus Callarias =. Dorsch (Jugendzustand des vorigen).
3) Gadus aeglefinus = Schellfisch.

Spez. Gew. 0,926—0,931. — Blaues Lackmuspapier, mit Weingeist befeuchtet, darf durch Lebertran höchstens schwach gerötet werden. Nach längerem Stehen bei 0° dürfen aus dem Lebertran keine Fette auskristallisieren, oder doch nur in geringen Mengen. — 100 Teile Lebertran sollen Jod aufnehmen nicht weniger als 140 Teile, und nicht mehr als 152 Teile.

Aufzubewahren kühl, möglichst geschützt vor Licht und Luft, sonst bald ranzig, unangenehm kratzend von Geschmack und widerlich von Geruch. — Lebertrangefäße müssen vor Neufüllung erst vollständig gereinigt werden mit heißer konzentrierter Sodalösung und Sand, oder mit konzentierter Schwefelsäure, und dann austrocknen. Bezüge in Fässern oder Blechtonnen einige Wochen lagern, abziehen in Flaschen möglichst vollgefüllt und mit neuen Korken. — Filtriert wird Lebertran kalt.

Im Handel finden sich verschiedene Sorten (albissimum, citrinum, flavum, fuscum, nigrum):

1) hellgelber Lebertran — gewonnen, wie oben gefordert;
2) rotgelber Lebertran
3) brauner Lebertran } — gewonnen bei stärkerem Pressen und Ausbraten nach Maceration, durch spontanes Ausfließen an der Sonne.

Lebertran enthält: die Triglyceride der Oleïnsäure, Palmitinsäure, Stearinsäure, freie Fettsäuren, Gallensäuren, harzige Stoffe. In ganz kleinen Mengen Brom, Calcium, Eisen, Jod (nicht über 0,0001), Phosphor, Schwefel. Die nicht hellen Sorten enthalten auch Ptomaïne (in zu geringer Menge, um zu schaden), Amylamin, Asellin, Butylamin, Dihydrolutidin, Hexylamin, Jecorin, Morrhuin, Morrhuinsäure.

Äußerlich. Zum Klistier gegen Ascaris lumbricoides, Oxyuris vermicularis und bei Mastdarmgeschwüren. Für Kinder 15,0—30,0.

Als Einreibung gegen Psoriasis, Impetigo.

Als Einreibung von Brust und Rücken bei Phthisis pulmonum.

Als Zusatz zu Seife.

Innerlich. Als Beförderungsmittel zur Ernährung bei Skrofulose, Kachexie, Rachitis, einzelne Formen von Anämie, Karies von Knochen, chronischen Gelenkleiden, chronischen Ernährungsstörungen, Tuberkulose, Lupus. — Nicht passend für die ersten Lebensjahre, für Erwachsene mit chronischen Verdauungsstörungen (leicht Brechreiz, Diarrhoe), für die warme Jahreszeit, für Leiden mit Fieber. — Pro dosi 1—2 Teelöffel bis 1—3 Eßlöffel möglichst lange vor der Mahlzeit, oder möglichst lange nach der Mahlzeit. Darauf ein Stück trockenes Brot zur Reinigung der Mundhöhle. Für kleine Kinder 1—2 Teelöffel pro die; für größere Kinder 1—3 Kinderlöffel. — Abgemagerte Kinder vertragen pro die 20,0—30,0. — Strümpell: „Doch glauben wir, daß man denselben Erfolg auch durch die regelmäßige tägliche Darreichung von mehreren Eßlöffeln reiner frischer Sahne erreichen kann."

Auch in Gelatinekapseln, in warmer Bouillon, Tee, Kaffee, Bier, Bierschaum, Rum, Limonade. Geleeform mit (17%) Walrat. Mit Kreosot (1%). Mit Phosphor (0,01 auf 100,0). Mit Jod oder Jodeisen. Mit Malzextrakt āā.

Im Handel sind zu haben: Eisenlebertran, Jodlebertran, Jodeisenlebertran, Lebertran mit Malzextrakt, Phosphorlebertran.

Weitere Corrigentia: Pfefferminzplätzchen, Pfefferminzöl, Citronenöl, Zimtöl, Zucker, Fruchtsäfte. — Vor dem Einnehmen Ausspülen des Mundes mit Aqua Menthae piperitae, oder Kauen von Cortex Aurantii Fructus (Orangeschalen).

Lebertran-Emulsion:

398. ℞ In Decocto Carrageen 150,0
Salve Sacchari 25,0
Post refrigerationem adde
Olei Jecoris Aselli 80,0
F. Emulsio.

399. ℞ Für 40 Pf. Lebertrankapseln im Handverkauf (= 10 Stück à 3,0 Ol. Jecor. Aselli).
Vorschrift: 1 Kapsel zur Zeit.

Größte Einzelgabe 15,0. Größte Tagesgabe 50,0.

Oleum Jecoris Gadi — Oleum Jecoris Aselli.

360. *Oleum Juniperi* — *Wacholderöl.*

Arzneitaxe: 1,0 = 5 Pf. (Oleum Juniperi empyreumaticum 10,0 = 5 Pf.; 100,0 = 35 Pf.; Oleum Juniperi Ligni 10,0 = 10 Pf.; 100,0 = 65 Pf.) Handverkauf: 2,0 = 10 Pf.; 10,0 = 40 Pf. (Oleum Juniperi empyreumaticum 20,0 = 10 Pf.; 100,0 = 30 Pf.; Oleum Juniperi Ligni 10,0 = 10 Pf.; 100,0 = 60 Pf.; 500,0 = 2 Mk. 50 Pf.)

1,0 = 36 Tropfen. 1 Tropfen = 0,028 (Eschbaum).

Farbloses oder blaßgelbliches ätherisches Öl. Geruch und Geschmack eigentümlich.

Wacholderöl wird destilliert aus Wacholderbeeren. Es soll nicht dickflüssig sein. Spez. Gew. 0,865—0,880.

Wenig löslich in Weingeist.

Wird 1 Tropfen Wacholderöl verrieben mit Zucker, und geschüttelt mit 500 ccm Wasser, so darf dem Wasser ein scharfer Geschmack nicht mitgeteilt werden.

Oleum Juniperi besteht aus Pinen, $C_{10}H_{16}$, und anderen CH-Stoffen, prozentisch gleich zusammengesetzt.

Wacholderöl darf nicht verwechselt werden mit Wacholderholzöl, Oleum Ligni Juniperi, siehe oben.

Äußerlich. Als Rubefaciens, zu Einreibungen bei Gicht, Rheumatismus.

Innerlich. Als Diureticum acre und Diaphoreticum. 2—3 Tropfen. Gegen Ascites, Darmparasiten. Anders: 0,3—0,5, täglich mehrmals in Gelatinekapseln. — Nur bei möglichst normalen Nieren. Wirkung auch bei Gesunden sehr stark.

400. ℞ Olei Juniperi 0,3
in Capsula gelatinosa.
D. t. doses 6. S. 1 Kapsel täglich 3mal. — Als Diureticum acre.

Zu Acetum aromaticum, Nr. 3.

Zu Unguentum Rosmarini compositum, Nr. 589.

Größte Einzelgabe 0,5. Größte Tagesgabe 1,5.

Oleum Juniperi Baccarum oder Juniperi Fructus — Oleum Juniperi.

361. *Oleum Lauri* — *Lorbeeröl.*

Oleum laurinum, Lorbeerbutter. (Der Name Oleum Lauri, Lorbeeröl, wird auch gebraucht für destillierte ätherische Öle aus den Früchten bezw. Blättern des Lorbeerbaumes.)

Arzneitaxe: 100,0 = 55 Pf.

Handverkauf: 15,0 = 10 Pf.; 100,0 = 50 Pf.; 500,0 = 2 Mk.

Grünes, salbenartig kristallinisches Gemenge von Fett und ätherischem Öl.

Lorbeeröl wird gewonnen durch Pressen der Lorbeeren, der Früchte von Laurus nobilis. Es schmilzt bei etwa 40° zu einer dunkelgrünen, aromatischen Flüssigkeit.

Klar löslich in Äther, in Benzol.

Äußerlich. Zu reizenden Einreibungen.
Als Zusatz zu Salben. Zu Wachssalbe mit 30—50° Wachs.
Als Zusatz zu Linimenten.
Zu Pflastern mit Wachs āā.
Größte Einzelgabe —. Größte Tagesgabe —.

Oleum Lauri expressum oder Lauri unguinosum oder laurinum — Oleum Lauri.

362. *Oleum Lavandulae* — *Lavendelöl.*

Arzneitaxe: 1,0 = 5 Pf.
Handverkauf: 2,0 = 10 Pf.; 10,0 = 40 Pf.
1,0 = 36 Tropfen. 1 Tropfen = 0,028 (ESCHBAUM).

Farbloses oder schwachgelbliches ätherisches Öl. Geruch eigentümlich, angenehm. Geschmack stark aromatisch, etwas bitter.

Lavendelöl ist das ätherische Öl der Lavendelblüten. Spez. Gew. 0,885 bis 0,895.

Klar löslich in 3 Teilen verdünntem Weingeist. Klar mischbar mit Weingeist.

Aufzubewahren in gut verschlossenen Gefäßen, kühl, vor Licht geschützt. — An der Luft verharzt es leicht, wird gelb, dickflüssig, reagiert sauer.

Äußerlich. Als Geruchscorrigens.
Als Zusatz zu hautreizenden Einreibungen.
Als Zusatz zu Bädern.
Innerlich. Als Elaeosaccharum 1—3 Tropfen.
Als Geschmackscorrigens.
Zu Acetum aromaticum, Nr. 3.
Zu Mixtura oleoso-balsamica, Nr. 322.
Größte Einzelgabe 0,12. Größte Tagesgabe 0,36.

Oleum Liliorum alborum, nicht offizinell. Arzneitaxe —. Handverkauf: 10,0 = 10 Pf.

Oleum Limonis — Oleum Citri.

363. *Oleum Lini* — *Leinöl.*

Arzneitaxe: 10,0 = 5 Pf.; 100,0 = 20 Pf.; 200,0 = 30 Pf.; 500,0 = 60 Pf.; (sulfuratum 100,0 = 40 Pf.; 200,0 = 55 Pf., siehe unten.)

Handverkauf: 40,0 = 10 Pf.; 100,0 = 20 Pf.; 500,0 = 60 Pf.; (cum Aqua Calcariae 100,0 = 20 Pf.; 500,0 = 60 Pf. — Oleum Lini sulferatum 20,0 = 10 Pf.; 100,0 = 30 Pf., siehe unten.)

1,0 = 30 Tropfen. 1 Tropfen = 0,033 (ESCHBAUM).

Gelbes fettes Öl. Geruch eigentümlich.

Leinöl ist das fette Öl der Leinsamen. Ist flüssig noch bei − 20°. In dünner Schicht trocknet es bald aus. Spez. Gew. 0,936—0,940. — 100 Teile Leinöl sollen Jod aufnehmen nicht weniger als 150 Teile.

Aufzubewahren vor Luft geschützt; sonst bald ranzig, dickflüssig. — Am Boden sich absetzende schleimige Stoffe sind abzufiltrieren.

Äußerlich. Zu Einreibungen.
Zu Linimenten.

Linementum Calcis als Deckmittel bei Verbrennung: Oleum Lini und Aqua Calcariae āā. Vgl. Nr. 60, Aqua Calcariae, 77. ℞. Dieses „Brandliniment" ist auch ohne Rezept erhältlich, siehe oben Handverkauf.

Zu Klistieren 2—3 Eßlöffel. Anders: 30,0—60,0.
Zu Salben mit 30% Cera flava.

Innerlich. Als Deckmittel für scharfe ätherische Öle. 1—2 Eßlöffel in Emulsion mit Eigelb.

Als Antidiarrhoicum in Emulsion fein verteilt mit viel Gummi arabicum oder Traganth. Auch mit wenig Tinctura Opii oder Aqua Amygdalarum amararum.

Als Ersatz des Lebertrans 1—2 Eßlöffel täglich.

401. ℞ Olei Lini 10,0
Tragacanthae pulveratae 10,0
Aquae destillatae ad 200,0.
M. D. S. 1 Eßlöffel zweistündlich. — Bei ruhrartigem Durchfall.

Zu Sapo kalinus, Nr. 447.
Größte Einzelgabe 15,0. Größte Tagesgabe 30,0.

Oleum Lini sulfurato-therebinthinatum sive Oleum Harlemense sive Balsamum Rulandi (Tillytropfen), nicht offizinell. Arzneitaxe —. Handverkauf: Oleum Harlemense 1 Flasche = 50 Pf. Bei chronischem Ekzem.

Oleum Lini sulfuratum = Schwefelbalsam, nicht offizinell. Arzneitaxe: 100,0 = 40 Pf.; 200,0 = 55 Pf. Handverkauf: 20,0 = 10 Pf.; 100,0 = 30 Pf. Zu Einreibungen. Billiger Ersatz für Ichthyol. 16 % Lösung von Schwefel in Leinöl, durch Erhitzen dargestellt.

364. *Oleum Macidis* — *Ätherisches Muskatnußöl.*

Früher: Macisöl.
Arzneitaxe: 1,0 = 5 Pf.
Handverkauf: 2,0 = 10 Pf.; 10,0 = 25 Pf.
1,0 = 36 Tropfen. 1 Tropfen = 0,028 (Eschbaum).

Farbloses oder schwach gelbliches ätherisches Öl. Geruch nach Muskatnuß. Geschmack anfangs milde, dann scharf aromatisch.

Ätherisches Muskatnußöl ist das ätherische Öl der Muskatnüsse, und zwar des Samenmantels der Myristica fragrans, d. i. der sogenannten Muskatblüte. Spez. Gewicht 0,890—0,930.

Löslich in 3 Teilen Weingeist.

Aufzubewahren vor Licht geschützt in gut verschlossenen Gefäßen, kühl.
{ Oleum Nucistae (oder Myristicae) Nr. 366. — Öl aus der Muskatnuß.
{ Oleum Macidis — Öl aus der sogenannten Muskatblüte.
Äußerlich. Zu reizenden Einreibungen.
Gegen Zahnschmerz auf Watte in den hohlen Zahn.
Innerlich. Als Carminativum 1—3 Tropfen auf Zucker.
Als Geschmackscorrigens.
Zu Mixtura oleoso-balsamica, Nr. 322.
Größte Einzelgabe 0,12. Größte Tagesgabe 0,36.

Oleum Majoranae, nicht offizinell. Arzneitaxe —. Handverkauf: 0,5 = 10 Pf.; 1,0 = 20 Pf.

Oleum Martis — Liquor Ferri sesquichlorati.

Oleum Melissae, nicht offizinell. Arzneitaxe —. Handverkauf: 0,5 = 10 Pf.; 1,0 = 20 Pf.

Oleum Menthae crispae, nicht offizinell. Arzneitaxe: 1,0 = 10 Pf. Handverkauf: 1,0 = 10 Pf.

365. *Oleum Menthae piperitae* — *Pfefferminzöl.*

Arzneitaxe: 1,0 = 20 Pf.
Handverkauf: 0,5 = 10 Pf.; 10,0 = 1 Mk. 20 Pf.
1,0 = 34 Tropfen. 1 Tropfen = 0,029 (Eschbaum).

Farbloses oder blaßgelbliches ätherisches Öl. Geruch rein, erfrischend nach Pfefferminze. Geschmack brennend, kampferartig, jedoch nicht bitter.

Pfefferminzöl ist das ätherische Öl der Blätter und blühenden Triebe, Zweigspitzen, der Mentha piperita. Spez. Gew. 0,900—0,910.

Klar löslich in 4—5 Teilen verdünntem Weingeist; klar mischbar mit Weingeist.

Befeuchtet man 0,2 gepulvertes Jod mit Pfefferminzöl, so darf keine Verpuffung eintreten. — Verreibt man 1 Tropfen Pfefferminzöl mit Zucker, und schüttelt beide mit 500 ccm Wasser, so muß dem Wasser ein reiner Pfefferminzgeschmack mitgeteilt werden.

Aufzubewahren in gut verschlossenen Gefäßen, kühl, vor Licht geschützt.

Oleum Menthae piperitae: Menthol, Acetaldehyd, Essigsäure, Isovaleraldehyd, Isovaleriansäure frei von Estern, Pinēn, Phellandrēn, Cineol, Limonēn, Menthon, Alakton, Kadinēn $C_{15}H_{24}$.

Äußerlich. Als Zusatz zu Mundwässern. Gelöst in Spiritus.
Zu Zahntinkturen. Zu Zahnpulvern bis 0,5 ad 30,0.

Zu Einreibungen bei Kopfweh, Neuralgie.
Als Riechmittel.
Gegen Insekten.
Innerlich. Als Carminativum 1—5 Tropfen auf Zucker, als Elaeosaccharum, ätherische Lösung. Bei Kolik, Diarrhoe, Kardialgie. Als Zusatz zu Choleratropfen.
Als Geschmackscorrigens für Pulver.
Als Zusatz zu Tincturen.

725. ℞ Magnesii carbonici oder
Calcii carbonici praecipitati 30,0
Olei Menthae piperitae bis 0,5. — Zahnpulver.

Zu Spiritus Menthae piperitae, Nr. 501.
Zu Rotulae Menthae piperitae, Nr. 440.
Zu Acetum aromaticum, Nr. 3.
Größte Einzelgabe 0,2. Größte Tagesgabe 0,6.

Oleum Menthae piperitae chinense oder Menthae piperitae crystallisatum oder Menthae piperitae japonicum — Mentholum.
Oleum Morrhuae — Oleum Jecoris Aselli.
Oleum Myristicae oder Myristicae expressum — Oleum Nucistae.
Oleum Nucis moschatae oder Nucistae expressum — Oleum Nucistae.

366. *Oleum Nucistae* — *Muskatnußöl.*

Oleum Myristicae. Butyrum Nucistae, Muskatbutter. (Oleum Nucistae ist nicht zu verwechseln mit Balsamum Nucistae, Nr. 78.)
Arzneitaxe: 10,0 = 20 Pf.
Handverkauf: 5,0 = 10 Pf.; 10,0 = 20 Pf.
Rotbraunes Gemenge, stellenweise weiß, von Fett, ätherischem Öl und Farbstoff. Geruch und Geschmack aromatisch nach Muskatnuß.
Muskatnußöl ist gewonnen aus der Muskatnuß. Es schmilzt bei 45—51° zu einer braunroten, nicht völlig klaren Flüssigkeit. Aus dieser Flüssigkeit soll sich kein fester Bodensatz abscheiden.

Oleum Nucistae besteht aus 25% fettem Öl und 8% ätherischem Öl.
{ Oleum Nucistae — Öl aus der Muskatnuß.
{ Balsamum Nucistae — Muskatbalsam, Nr. 78: 6 Teile Muskatnußöl + 2 Teile gelbes Wachs + 1 Teil Olivenöl.
Vgl. auch Oleum Macidis — ätherisches Muskatnußöl, Nr. 364, aus der sogenannten Muskatblüte.
Äußerlich. Zu reizenden Einreibungen. In Salben, Linimenten. Als Magenpflaster.
Innerlich. 0,1—0,5, täglich mehrmals, in Emulsion. Als Excitans, Nervinum.

Linimentum Rosenii:
402. ℞ Olei Nucistae 5,0
Olei Caryophyllorum 5,0
Spiritus Juniperi 80,0
M. ope Tincturae Quillajae 10,0.
F. Linimentum. D. ad vitrum.
S. Äußerlich zum Einreiben des Körpers morgens und abends. — Für atrophische Kinder.

Zu Balsamum Nucistae, Nr. 78.
Zu Unguentum Rosmarini compositum, Nr. 589.
Größte Einzelgabe 0,5. Größte Tagesgabe 1,5.

Oleum Olivarum. Oleum Olivarum, Nr. 367.
Oleum Olivarum commune, Nr. 368.

367. *Oleum Olivarum* — *Olivenöl.*

Provenceröl.
Arzneitaxe: 10,0 = 5 Pf.; 100,0 = 45 Pf.; 200,0 = 70 Pf.; 500,0 = 1 Mk. 35 Pf.
Handverkauf: 20,0 = 10 Pf.; 100,0 = 30 Pf.; 500,0 = 1 Mk. 20 Pf.; album 20,0 = 10 Pf.; 100,0 = 30 Pf.; 500,0 = 1 Mk. 20 Pf.
1,0 = 29 Tropfen. 1 Tropfen = 0,035 (Eschbaum).

Anfangs beinahe grünliches, später gelbes Öl. Geruch und Geschmack schwach, aber eigenartig.

Olivenöl ist gepreßt aus den Früchten der Olea europaea, ohne Anwendung von Wärme. Spez. Gew. 0,915—0,918. — Bei ungefähr 10° beginnt das Öl sich zu trüben durch kristallinische Ausscheidungen. Bei 0° bildet es eine salbenartige Masse. — 100 Teile Olivenöl sollen Jod aufnehmen nicht weniger als 80 Teile, und nicht mehr als 84 Teile.

Aufzubewahren nicht der Sonne ausgesetzt, sonst bleicht es aus und wird ranzig. Luftdicht und kühl aufbewahrt ist es im allgemeinen mehrere Jahre haltbar.

Oleum Olivarum: Oleïn, richtiger Trioleïn.

Äußerlich. Als Zusatz zu Salben und Linimenten.

Zu Pflastern.

Zu Einreibungen.

Zu Haarölen.

Zu Klysmen. Allein oder 2—3 Eßlöffel auf 1 Liter Wasser.

Zur subkutanen Injektion entsäuert und sterilisiert. Bis zu 300 ccm pro die (Rabow).

Innerlich. Als mildes Laxans bei Reizzuständen des Darmkanals, Bleikolik, Hämorrhoiden. Eßlöffelweise allein oder in Emulsion mit Gummi arabicum oder Vitellum Ovi.

Bei Cholelithiasis in großen Dosen bis 150,0 pro die; eventuell durch die Magensonde. Anders: 100,0—200,0 als Cholagogum.

Als Antidot bei Vergiftungen mit kaustischen Alkalien.

Als Linctus mit Sirupus āā.

Hat das Olivenöl feste Fettsäureglyceride ausgeschieden, so wird es schwach erwärmt und dann durchgeschüttelt; bleibt es dann noch trübe, so muß es filtriert werden, bei mäßiger Wärme leicht.

886. ℞ Für 30 Pf. Olivenöl im Handverkauf (= 100,0).
Vorschrift: Eßlöffelweise nach Bericht. — Bei Vergiftung mit Alkalien. (Nie gegen Vergiftung durch Phosphor.)

887. ℞ Mentholi 0,5
Spiritus e Vino 20,0
Tere Oleo Olivarum 200,0
et Vitellis Ovorum duorum
D. S. $^1/_2$ Tasse halbstündlich. — Bei Cholelithiasis.

Zu Linimentum ammoniatum, Nr. 288.

Zu Sapo medicatus, Nr. 449.

Größte Einzelgabe 15,0. Größte Tagesgabe 150,0.

368. *Oleum Olivarum commune* — *Baumöl.*

Früher: Gemeines Olivenöl.

Arzneitaxe: 10,0 = 5 Pf.; 100,0 = 25 Pf.; 200,0 = 40 Pf.; 500,0 = 75 Pf.

Handverkauf: 40,0 = 10 Pf.; 100,0 = 20 Pf.; 500,0 = 80 Pf.

Gelbbräunliches oder grünliches fettes Öl. Geruch und Geschmack wenig angenehm.

Baumöl ist gewonnen aus den Früchten der Olea europaea. Es ist eine geringere Sorte als Nr. 367, Oleum Olivarum. Meist ist es trübe oder breiartig, durch kristallinische Ausscheidungen. Bei niedriger Temperatur ist es ziemlich fest.

Äußerlich. Zu Einreibungen, Salben, Linimenten, Pflastern, wie Nr. 367, Oleum Olivarum, Olivenöl.

Zu Emplastrum Lithargyri, Nr. 155.

Zu Emplastrum fuscum camphoratum, Nr. 153.

Größte Einzelgabe —. Größte Tagesgabe —.

Oleum Olivarum optimum — Oleum Olivarum.

Oleum Olivarum provinciale = Provencer Öl = Oleum Olivarum.

Oleum Olivarum viride — Oleum Olivarum commune.

Oleum Ovorum = Eieröl, Öl der Eidotter, nicht offizinell. Arzneitaxe —. Handverkauf: 1,5 = 10 Pf.; 10,0 = 60 Pf. Zu Haaröl, Pomaden.

Oleum Palmae = Palmbutter, Palmkernöl, nicht offizinell. Arzneitaxe —. Handverkauf —. Zu Salben, Ceraten. Palmöl ist orangegelb und butterartig, riecht veilchenartig und schmeckt mild. An der Luft wird es farblos und ranzig. Wenig löslich in kaltem Weingeist, leicht löslich in heißem Weingeist, in Äther.

Oleum Palmae Christi — Oleum Ricini.

369. *Oleum Papaveris* — *Mohnöl.*

Arzneitaxe: 100,0 = 35 Pf.
Handverkauf: 30,0 = 10 Pf.; 100,0 = 20 Pf.; 500,0 = 80 Pf.
1,0 = 29 Tropfen; 1 Tropfen = 0,035 (Eschbaum).
Blaßgelbes fettes Öl. Geruch angenehm. Geschmack mild (angenehm).

Mohnöl wird gepreßt aus Mohnsamen. Es bleibt klar bei 0°. In dünner Schicht der Luft ausgesetzt verdickt es sich bald. — 100 Teile Mohnöl sollen Jod aufnehmen nicht weniger als 130 Teile und nicht mehr als 150 Teile.

Aufzubewahren vor Luft geschützt. — Trübes Mohnöl muß filtriert werden.
Mohnöl ist etwas billiger als Olivenöl:
Arzneitaxe:
{Oleum Olivarum 10,0 = 5 Pf.; 100,0 = 45 Pf.; 200,0 = 70 Pf.; 500,0 = 1 Mk. 35 Pf.
{Oleum Papaveris 100,0 = 35 Pf.
Handverkauf:
{Oleum Olivarum 20,0 = 10 Pf.; 100,0 = 30 Pf.; 500,0 = 1 Mk. 20 Pf.
{Oleum Papaveris 30,0 = 10 Pf.; 100,0 = 20 Pf.; 500,0 = 80 Pf.
Äußerlich. Zu Einreibungen.
Zu Linimenten, Salben, Pflastern.

Innerlich. Zu Emulsionen wie Oleum Olivarum, Nr. 367. In Emulsion fein verteilt mit viel Gummi arabicum oder Tragacantha als Antidiarrhoïcum. Auch mit Tinctura Opii oder Aqua Amygdalarum amararum.

403. ℞ Für 80 Pf. Mohnöl im Handverkauf (= 500,0).

Vorschrift: Erwärmt auf Körpertemperatur zur Irrigation per anum unter geringem Druck in Bauchlage. — Bei Kotverhärtung, spastischer und atonischer Obstipation.

404. ℞ Oleï Papaveris 10,0
Tragacanthae pulveratae 10,0
(Aquae Amygdalarum amararum 2,0—5,0)
Aquae destillatae ad 200,0.
M. D. S. 1 Eßlöffel zweistündlich. — Bei ruhrartigen Durchfällen.

405. ℞ Oleï Papaveris 10,0
Vitellum Ovi unius.
F. Emulsio ad 120,0
Sirupi Althaeae 20,0
Aquae Menthae piperita 10,0.
M. D. S. Kühl zu stellen. Umgeschüttelt 1 Eßlöffel zweistündlich. — Bei Typhus zur Ernährung. — Auch Zusatz von Peptonum siccum oder Somatose.

Zu Linimentum ammoniato-camphoratum, Nr. 287.
Zu Linimentum ammoniatum, Nr. 288.
Größte Einzelgabe 15,0. Größte Tagesgabe 50,0.

Oleum Pedum Tauri, nicht offizinell. Arzneitaxe: 10,0 = 5 Pf.; 100,0 = 45 Pf. Handverkauf: 30,0 = 10 Pf.; 100,0 = 25 Pf.; 500,0 = 1 Mk.

Oleum Physeteris siehe Oleum Chaenoceti.

Oleum Pini, nicht offizinell. Arzneitaxe: 100,0 = 15 Pf.; 200,0 = 25 Pf. Handverkauf: 50,0 = 10 Pf.; 100,0 = 15 Pf.; 500,0 = 50 Pf.

Oleum Pini Pumilionis, nicht offizinell. Arzneitaxe: 1,0 = 10 Pf.; 10,0 = 60 Pf. Handverkauf: 1,0 = 10 Pf.; 10,0 = 50 Pf.

Oleum Pini sylvestris, nicht offizinell. Arzneitaxe: 10,0 = 15 Pf. Handverkauf: 5,0 = 10 Pf.; 10,0 = 15 Pf.

Oleum provinciale — Oleum Olivarum.

Oleum Rapae = Rapsöl oder Rüböl, nicht offizinell. Arzneitaxe: 100,0 = 20 Pf.; 200,0 = 35 Pf.; 500,0 = 65 Pf. Handverkaufstaxe —. Zu Linimenten, Salben.

Oleum Resedae, nicht offizinell. Arzneitaxe —. Handverkauf: 2,0 = 10 Pf.; 10,0 = 40 Pf.

370. *Oleum Ricini* — *Rizinusöl.*

Oleum Castoris. Oleum Palmae Christi.

Arzneitaxe: 10,0 = 5 Pf.; 100,0 = 30 Pf.; 200,0 = 45 Pf.

Handverkauf: 30,0 = 10 Pf.; 100,0 = 25 Pf.; 500,0 = 80 Pf.: Capsulae gelatinosae Oleo Ricini repletae 10 Stück = 20 Pf.; Capsulae gelatinosae Oleo Ricini 5,0 repletae elasticae 1 Stück = 15 Pf.; 4 Stück = 50 Pf.; desgleichen zu 3,0 ein Stück = 10 Pf.; 6 Stück = 50 Pf.

1,0 = 30 Tropfen. 1 Tropfen = 0,033 (Eschbaum).

Klares, farbloses oder höchstens blaßgelbliches, dickflüssiges fettes Öl. Geruch und Geschmack eigenartig. (Gute Sorten sind fast geschmacklos, hinterher unangenehm schmeckend; schlechte Sorten schmecken gleich widerlichbrennend.)

Rizinusöl ist gepreßt aus den enthülsten oder geschälten Samen des Ricinus communis, ohne Anwendung von Wärme. Spez. Gew. 0,950—0,970. — Bei 0° wird es trübe durch Ausscheidung kristallinischer Flocken. In größerer Kälte butterartig. In dünner Schicht trocknet es langsam ein.

Klar löslich in 3 Teilen Weingeist. Mit absolutem Alkohol, mit Essigsäure in jedem Verhältnisse klar mischbar.

Rizinusöl: zum größten Teile Glycerinester der Ricinolsäure $C_{17}H_{33}O.COOH$, (nicht Ricin), und der gleich zusammengesetzen Ricinolsäure.

Aufzubewahren wegen seiner Zähflüssigkeit in Standgefäßen mit Tropfensammler, und mit einer Glaskappe über den Flaschenhals gegen Staub.

Im Darm wird ein Teil verseift, ein anderer Teil bleibt Glycerid und gelangt bis in den Mastdarm mild reizend.

Äußerlich. Als Zusatz zu Haarmitteln. — Zu Haaröl und Pomaden schlecht geeignet, da es zu den schwach trocknenden Ölen gehört.

Zu Einreibungen. Indifferent für Haut und Schleimhaut.

Zu Klistieren 1—4 Eßlöffel.

Innerlich. Als Abführmittel, mild und sicher, ohne Kolik zu verursachen. Kann auch gegeben werden bei Reizungszuständen des Darms. Stört aber Verdauung und Appetit, deshalb nicht mehrere Tage hintereinander. Manchmal erregt es Übelkeit und Erbrechen. Für Erwachsene 1—2 Eßlöffel in warmem Getränke, schwarzem Kaffee, Fleischbrühe, Limonade, Milch, Zuckerwasser, mit Zusatz von gemahlenem gebrannten Kaffee, in Bierschaum, in Weißbier, in Emulsion (25,0—50,0 zu 200,0) mit Aqua Menthae piperitae, in Gelatinekapseln, in Gallerte (8 Oleum Ricini, 1 Cetaceum) teelöffelweise in Oblaten. Anders: 17 % Cetaceum. — Erwärmung des Löffels verflüssigt das Öl, und macht es leichter einnehmbar. — Für Kinder: 3,0—7,0. Ganz kleine Kinder nehmen es nicht leicht. Zusatz von Zucker bis zur Konsistenz eines Teiges. Vor dem Einnehmen ein Pfefferminzplätzchen.

Weitere Corrigentia: Pfefferminztee, Kognak, Tinctura Aurantii, Citronensaft.

Besonders auch bei Gravidität und Puerperium.

Rizinus-Emulsion:

406. ℞ Oleï Ricini 20,0
Gummi arabici pulverati 10,0
(Aquae Amygdalarum amararum 1,0)
Aquae destillatae ad 200,0.
F. Emulsio.

Emulsio ricinosa:

407. ℞ (Berliner F. M.)
Oleï Ricini 40,0
Gummi arabici pulverati 12,0
Sirupi simplicis 20,0
Aquae destillatae ad 200,0.
F. l. a. Emulsio. D.S. 1 Eßlöffel zweistündlich. — 1 Dosis = 1 Mk. 6 Pf.: ½ Dosis = 85 Pf.

408. ℞ Für 50 Pf. 6 Stück elastische Rizinusölkapseln à 3,0 im Handverkauf. — Vorschrift: 1—2 Kapseln pro Tag. — Abführmittel für Kinder.

409. ℞ Für 50 Pf. 4 Stück elastische Rizinusölkapseln à 5,0 im Handverkauf. — Vorschrift: 1—4 Kapseln pro Tag. — Abführmittel für Gravidae, Puerperae.

1001. ℞ Für 10 Pf. Rizinusöl im Handverkauf (= 30,0).
Vorschrift: 1 Eßlöffel voll in Bierschaum zu nehmen.

Größte Einzelgabe 30,0. Größte Tagesgabe 30,0.

Oleum Rorismarini — Oleum Rosmarini.

371. *Oleum Rosae* — *Rosenöl.*

Arzneitaxe: 1 Tropfen = 10 Pf.

Handverkauf: 1 Tropfen = 10 Pf.; 0,1 = 20 Pf.; 1,0 = 1 Mk. 50 Pf.

1,0 = 34 Tropfen. 1 Tropfen = 0,029 (Eschbaum).

Blaßgelbliches ätherisches Öl. Geruch angenehm und sehr ausgiebig nach Rosen. Geschmack etwas scharf.

Rosenöl ist das ätherische Öl der Kronenblätter einiger Rosenarten. Bei 18—21° beginnen sich Kriställchen auszuscheiden. Bei höherer Temperatur schmelzen sie wieder. — Wird 1 Tropfen Rosenöl verrieben mit Zucker, und geschüttelt mit 500 ccm Wasser, so muß dem Wasser der reine Geruch der Rosen mitgeteilt werden.

Aufzubewahren in gut verschlossenen Gefäßen, kühl vor Licht geschützt.

Vor der Abgabe ist der gesamte Inhalt der Flasche zum Schmelzen zu bringen, bei kleinen Gefäßen durch Erwärmen in der Hand, und durch Schütteln zu mischen.

Äußerlich. Als Geruchscorrigens. Vgl. oben 1 Tropfen auf 500,0 und Nr. 70, Aqua Rosae 4 Tropfen auf 1 Liter lauwarmen Wassers, also doppelt so viel.

Als Zusatz zu Salben.

Zu Haarmitteln.

Zu Mundwässern.

Zu Aqua Rosae, Nr. 70.

Größte Einzelgabe —. Größte Tagesgabe —.

Oleum Rosarum — Oleum Rosae.

372. *Oleum Rosmarini* — *Rosmarinöl.*

Oleum Anthos.

Arzneitaxe: 10,0 = 20 Pf.

Handverkauf: 5,0 = 10 Pf.; 100,0 = 1 Mk.; 500,0 = 4 Mk.

1,0 = 36 Tropfen. 1 Tropfen = 0,028 (Eschbaum).

Farbloses oder schwach gelbliches ätherisches Öl. Geruch kampferartig. Geschmack gewürzig bitter, kühlend.

Rosmarinöl ist das ätherische Öl der Blätter von Rosmarinus officinalis. Spez. Gew. 0,900.

Klar löslich in 1/2 Teil Weingeist.

Aufzubewahren vor Licht geschützt und kühl in gut verschlossenen Gefäßen.

Äußerlich. Zu hautreizenden Einreibungen bei Neuralgien und Rheumatismus.

Als Antiscabiosum. Unverdünnt oder spirituöse Lösung. Salbe 1 zu 10 bis 30.

Gegen Pediculi, insbesondere Phthirius pubis.

Zu Bädern 2,0.

Als Geruchscorrigens zu Salben, Linimenten, Pflastern.

Innerlich. Als Excitans 1—4 Tropfen. (Früher Abortivmittel in großen Dosen, bis 10,0).

Zu Spiritus saponato-camphoratus, Nr. 502.

Zu Unguentum Rosmarini compositum, Nr. 589.

Zu Acetum aromaticum, Nr. 3.

Zu Linimentum saponato-camphoratum, Nr. 289.

Größte Einzelgabe 0,15 Größte Tagesgabe 0,5.

Oleum Rusci = Birkenteer, nicht offizinell. Arzneitaxe: 100,0 = 20 Pf. Handverkauf: 50,0 = 10 Pf.; 100,0 = 15 Pf.

Spiritus Rusci:

410. ℞ (Berliner F. M.)
Olei Rusci 25,0
Spiritus 25,0.
D. S. Äußerlich. — 1 Dosis = 32 Pf.

373. *Oleum Santali* — *Sandelöl.*

Sandelholzöl.

Arzneitaxe: 10,0 = 75 Pf.

Handverkauf: Oleum Santali ostindicum 10,0 = 60 Pf.; Capsulae gelatinosae Oleo Santali Ostindico 0,3 repletae 10 Stück = 40 Pf.; desgleichen 10 Stück zu 0,5 = 60 Pf.

1,0 = 28 Tropfen. 1 Tropfen = 0,036 (Eschbaum).

Blaßgelbliches, dickliches ätherisches Öl. Geruch gewürzig, ambraähnlich (bei starker Verdünnung rosenartig). Geschmack nicht scharf, ein wenig bitterlich (kratzend). Reaktion schwach sauer.

Sandelöl ist das ätherische Öl aus dem Holze von Santalum album, gewonnen durch Destillation. (Das Holz liefert 4,5 % Öl.) Voller Siedepunkt erst 300°. Spez. Gew. 0,975—0,985.

Klar löslich in 5 Teilen verdünntem Weingeist bei 20°.

Aufzubewahren gut verschlossen, kühl, vor Licht geschützt. Nicht zu viel und nicht zu lange aufbewahren.

Äußerlich. Geruchscorrigens zu Haarmitteln und Salben.

Innerlich. Bei chronischer Gonorrhoe. 0,2—0,4, täglich mehrmals in Kapseln. Anders: 0,3 in Gelatinekapseln, täglich 3 mal nach der Mahlzeit. Anders: 5 Tropfen, täglich 3 mal nach der Mahlzeit in Emulsion. Anders: 2—3 Kapseln à 0,3, täglich 3 mal. Anders: 20 Tropfen, täglich 3 mal. Anders: 0,2—0,5 in Kapseln, täglich mehrmals. Wolf: Minimaldosis pro die 2,0. — Pillen mit Cera flava und Saccharum āā. Das Öl heilte manche Patienten, welche Kubeben und Kopaivabalsam nicht heilten.

411. ℞ Für 40 Pf. 10 Stück Gelatinekapseln mit Sandelöl à 0,3 im Handverkauf. — Vorschrift: Täglich bis 4 Kapseln nach der Mahlzeit. — Bei Gonorrhoe. Auch bei Cystitis.

412. ℞ Olei Santali 2,5
Cerae flavae et
Sacchari āā q. s., ut f. Pilulae 50.
D. ad vitrum. S. 4 Pillen nach dem Essen, täglich 3 mal. — Bei Gonorrhoe. — 1 Pille = 0,05; 4 Pillen 0,2. Ol. Santal.

Größte Einzelgabe 0,4. Größte Tagesgabe 1,2.

Oleum Sesami = Sesamöl, nicht offizinell. Arzneitaxe: 100,0 = 35 Pf.; 200,0 = 50 Pf.; 500,0 = 1 Mk. Handverkauf —. Zu Pflastern und Salben.

374. *Oleum Sinapis* — *Senföl.*

Allylsenföl.

Arzneitaxe: 1,0 = 10 Pf.; 10,0 = 80 Pf.

Handverkauf —. Drogisten verboten.

1,0 = 30 Tropfen. 1 Tropfen = 0,033 (Eschbaum).

Gelbliches Öl (flüchtig). Geruch sehr scharf (reizt die Schleimhäute der Nase und der Augen heftig).

Senföl ist dargestellt durch Destillation von gepulverten Senfsamen, welche in kaltem Wasser eingeweicht sind. Siedepunkt 148—152°. Spez. Gew. 1,018 bis 1,025.

Klar löslich in Weingeist in jedem Verhältnis. (Wenig löslich in Wasser.)

Vorsichtig aufzubewahren. (In möglichst kleinen gelbbraunen Glasstöpselflaschen, kühl.)

$C_3H_5 \cdot CNS$.

Nicht mit Ammoniakflüssigkeit, Metallsalzlösungen, unverträgliche Mischungen, in denen die Wirkung des Senföls völlig aufgehoben ist.

Senföl wirkt unverdünnt äußerst reizerregend, Hyperämie, Blasenbildung, Eiterung. Wenig gebraucht, weil zu scharf.

Äußerlich. Als Rubefaciens und Vesicans. Bei Asphyxie, Koma, Ohnmacht, Vergiftungen.

Auf Fließpapier geträufelt, 20—30 Tropfen, und auf die Haut gelegt. Wirkt schneller als Senfteig.

Zu Salben und Linimenten. 5—10 Tropfen auf 10 Fett. Anders: 0,5—1,0 auf 25,0 Fett.

In Lösung 1 zu 25—50 Spiritus. Anders: 1,0—2,0 auf 50,0 Spiritus oder Fett zu reizenden Einreibungen.

Antidota. Bei äußerlicher Entzündung: kalte Umschläge, später Schutzverband. — Bei innerlicher Vergiftung: Magenpumpe, Brechmittel, Eispillen.

Zu Spiritus Sinapis, Nr. 504.

Größte Einzelgabe —. Größte Tagesgabe —.

Oleum Sinapis aethereum — Oleum Sinapis.

Oleum Terebinthinae.

Oleum Terebinthinae, Nr. 375.

Oleum Terebinthinae rectificatum, Nr. 376.

375. *Oleum Terebinthinae* — *Terpentinöl.*

Altes Terpentinöl.

Arzneitaxe: 10,0 = 5 Pf.; 100,0 = 30 Pf.; 200,0 = 45 Pf.; 500,0 = 85 Pf.

Handverkauf: 40,0 = 10 Pf.; 100,0 = 20 Pf.; 500,0 = 75 Pf.; Capsulae gelatinosae Oleo Terebinthinae repletae 10 Stück = 20 Pf.

1,0 = 37 Tropfen. 1 Tropfen = 0,027 (Eschbaum).

Farbloses (oder blaßgebliches) ätherisches Öl. Geruch eigentümlich. Geschmack scharf, kratzend.

Terpentinöl ist das ätherische Öl der Terpentine verschiedener Pinusarten (vorzüglich der Terpentine von Pinus australis und Pinus Taeda). Spez. Gew. 0,865—0,875. Es siedet größtenteils bei 155—162°. (Es brennt mit rußender Flamme.)

Klar löslich in 12 Teilen Weingeist. (Leicht löslich in Äther, in fetten Ölen.)

Aufzubewahren in gut verschlossenen Gefäßen vor Luft geschützt. Glasstöpsel oder öfter zu erneuernde Korkstöpsel.

Terpentinöl löst Harze und Fette. Es hat Sauerstoff aufgenommen und enthält Ozon, ist antiseptisch.

Terpentinöl wirkt lokal reizend, und subkutan eingeführt aseptische Eiterung. Kann ins Blut aufgenommen werden bei Einreibungen der Haut und vom Verdauungstractus aus. Schon nach kleinsten Dosen Veilchengeruch des Harns, auch nach Einatmung.

Äußerlich. Als Antisepticum und zur Beschränkung der Sekretion.

Zur Inhalation bei Bronchektasie, chronischer Bronchitis, putrider Bronchitis, Gangraena pulmonum, Laryngitis, Phthisis pulmonum. 1 Teelöffel auf 1 Tasse heißen Wassers, die Dämpfe einatmen. Statt dessen besser Oleum Pini Pumilionis, nicht offizinell, siehe dieses.

Als Hautreiz gegen rheumatische Schmerzen und Neuralgie, 10,0—20,0 auf 100,0 Spiritus als Einreibung. 1 zu 3 Fett.

Als Zusatz zu Klysmen bei Meteorismus 1 Teelöffel. Anders: 3,0—15,0 emulgiert mit Eigelb. — Oleum Terebinthinae kann nur unvollkommen zu einer Emulsion mit Eigelb verwendet werden. Das Öl wird im Ausgußmörser allmählich zu dem Eigelb zugemischt, und dann allmählich das Wasser.

Zum Bepinseln bei Erysipel.

Zu Salben 1 zu 3 Fett.

Terpentinöl macht bisweilen Ekzem.

Innerlich. Als Antidot bei akuter Vergiftung mit Pphosphor, als Überträger von Sauerstoff 5—15 Tropfen in Haferschleim, 1—2stündlich. Anders: 5—20 Tropfen, täglich mehrmals. Nicht in Milch! Anders: in Gelatinekapseln, in Emulsion, Pillen. Anders: 100mal so viel, als Phosphor genommen wurde. — Für Kinder: 5—7—10 Tropfen in Schleim.

Als Volksmittel gegen Bandwurm und andere Würmer eßlöffelweise. Nicht bei empfindlichen Menschen.

Durande'sches Mittel:

413. ℞ Aether 5
Oleum Terebinthinae 50. — Zur Anregung der Gallensekretion.

414. ℞ Für 10 Pf. Terpentinöl im Handverkauf (= 40).
Vorschrift: 20—30 Tropfen auf heißes Wasser gegossen, die Dämpfe einatmen durch einen umgekehrten Trichter. Täglich mehrmals. – Bei Bronchitis putrida, Gangraena pulmonum.
Verliert der Auswurf nicht den üblen Geruch, dann gleichzeitig. 415. ℞ (nebenstehend).

415. ℞ Olei Terebinthinae 0,2 (bis 0,5) in Capsula gelatinosa. D. t. doses 10. S. 1 Kapsel, täglich 3 mal.

Stockes'sches Liniment:

416. ℞ Oleum Terebinthinae
Acidum aceticum dilutum
Vitellum Ovi. — Bei Phthisis.

871. ℞ Olei Terebinthinai (crudi) 1,0 in Capsula gelatinosa. — D. t. doses 10. S. 1—2 Kapseln täglich mehrmals. — Bei Phosphorvergiftung.

Zu Terpinum hydratum, Nr. 523.
Zu Unguentum Terebinthinae, Nr. 591.
Größte Einzelgabe 1,0. Größte Tagesgabe 3,0.

376. *Oleum Terebinthinae rectificatum* — *Gereinigtes Terpentinöl.*

In fremden Pharmokopöen auch Spiritus Terebinthinae.
Arzneitaxe: 10,0 = 5 Pf.
Handverkauf: 30,0 = 10 Pf.; 100,0 = 25 Pf.; 500,0 = 1 Mk.
1,0 = 37 Tropfen. 1 Tropfen = 0,027 (Eschbaum).
Farbloses ätherisches Öl. (Geruch nach Terpentin.)
1 Teil Terpentinöl wird durchgeschüttelt mit 6 Teilen Kalkwasser. Dies Gemisch wird der Destillation unterworfen, so lange, bis ungefähr 3/4 des Öls übergegangen ist. Das Destillat wird klar abgehoben.
Gereinigtes Terpentinöl destilliert vollständig über bei 155—162°. Spez. Gew. 0,860—0,870. — Gereinigtes Terpentinöl, gelöst in Weingeist, darf Lackmuspapier nicht verändern, das mit Wasser befeuchtet ist.

Aufzubewahren in gut verschlossenen Gefäßen, vor Licht geschützt.
Gereinigtes Terpentinöl ist frei von Sauerstoff, entgegengesetzt von Nr 375, Oleum Terebinthinae, deshalb nicht bei Phosphorvergiftung.
Äußerlich. Zur Inhalation bei Bronchiektasien, Bronchitis putrida, Gangraena pulmonum, Phthisis pulmonum mit übelriechendem Auswurf. 1 Teelöffel auf 1 Tasse heißen Wassers. Anders: 0,5—2,0 auf 100,0. — Auch zur Einatmung durch die Nase bei Stockschnupfen.
Zu Einreibungen bei Muskelrheumatismus. Auch als Salbe 1 zu 3 Fett. Als Liniment.
Zu Klistieren bei Ascaris lumbricoïdes.
Emulsionen mit Terpentinöl werden hergestellt mit frischem Eigelb. 1 Eidotter auf 5,0—10,0 Terpentinöl. Beides innig gemischt im Mörser. Dann erst die vorgeschriebene Menge Wasser nach und nach zugemischt. — Emulsionen von Terpentinöl mit Gummi werden hergestellt, indem das Terpentinöl in einer geräumigen Flasche mit der 10fachen Menge Gummischleim kräftig durchgeschüttelt wird; dann wird das übrige Wasser zugefügt.
Innerlich. Zur Beschränkung der Sekretion bei Bronchoblennorhoe, Cystitis, Cholelithiasis, Gonorrhoe, Pertussis. In Gerstenschleim, Haferschleim, Emulsion, Pillen, Gelatinekapseln, gelöst in Äther. 5—20 Tropfen, täglich mehrmals. Anders: 0,25—1,0, täglich mehrmals. Anders: in Kapseln zu 0,2—0,5.
Als Anthelminthicum 10,0—15,0 auf einmal.
Pillen mit Cera flava + Saccharum āā.
Zu berücksichtigen ist die Reizwirkung auf die Schleimhaut des Magens und der Nieren. — Der Harn riecht nach Veilchen.

417. ℞ Für 10 Pf. gereinigtes Terpentinöl im Handverkauf (=30,0).

Vorschrift: 10—20 Tropfen auf heißes Wasser gegossen, die Dämpfe einatmen. — Zur Inhalation durch den Mund bei Bronchitis putrida usw. — Zur Inhalation durch die Nase bei Stockschnupfen.

Terpentinöl-Emulsion mit Eigelb:

418. ℞ Olei Terebinthinae rectificati 10,0
Vitellum Ovi unius recens
Aquae destillatae ad 100,0
F. l. a. Emulsio.

Terpentinöl-Emulsion mit Gummi:

419. ℞ Olei Terebinthinae rectificati 10,0
Agita in Vitro amplo cum
Mucilaginis Gummi arabici 100,0
Adde Aquae destillatae 30,0
F. Emulsio.

Größte Einzelgabe 1,0. Größte Tagesgabe 15,0.

377. *Oleum Thymi — Thymianöl.*

Arzneitaxe: 1,0 = 5 Pf.
Handverkauf: 2,0 = 10 Pf.; 10,0 = 40 Pf.
1,0 = 36 Tropfen. 1 Tropfen = 0,028 (Eschbaum).

Farbloses (oder nur sehr schwach rötliches) ätherisches Öl. Geruch und Geschmack stark gewürzig.

Thymianöl ist das ätherische Öl der Blätter und blühenden Triebe, Zweigspitzen, des Thymus vulgaris. Spez. Gew. nicht unter 0,900.

Klar löslich in 3 Teilen einer Mischung aus 100 Raumteilen Weingeist und 14 Raumteilen Wasser. — 2 ccm Thymianöl mischen sich klar mit 1 ccm Weingeist.

Aufzubewahren in gut verschlossenen Gefäßen, kühl, vor Licht geschützt.
Äußerlich. Als Geruchscorrigens.
Zu Einreibungen, Waschungen, Bädern.
Zu Salben.
Innerlich. Als Excitans, Stomachicum 0,05—0,15. Anders: 1—3 Tropfen.
Zu Mixtura oleoso-balsamica, Nr. 322.
Zu Linimentum saponato-camphoratum, Nr. 289.
Zu Spiritus saponato-camphoratus, Nr. 502.
Größte Einzelgabe 0,15. Größte Tagesgabe —.

Oleum Tiglii — Oleum Crotonis.

Oleum Valerianae, nicht offizinell. Arzneitaxe: 1,0 = 10 Pf. Handverkauf —. Drogisten verboten.
Als Beruhigungsmittel 0,5—2,0 in Perlen und Kapseln.

Oleum Violarum, nicht offizinell. Arzneitaxe —. Handverkauf: 2,0 = 10 Pf.; 10,0 = 40 Pf.

Oleum Vitrioli — Acidum sulfuricum crudum.

Olivenöl — Oleum Olivarum.

Olivenöl, gemeines oder grünes — Oleum Olivarum commune.

Olivenöl, reines — Oleum Olivarum.

Olla = Kruke.
ad ollam albam = in rein weißer Kruke.
ad ollam flavam = in gelber Kruke.
ad ollam griseam = in grauer Kruke.

Zu einer weißen Kruke kann ein gut schließender Deckel verordnet werden, zu einer farbigen Kruke nicht.

ad ollam operculo ligneo clausam — in einer Kruke mit hölzernem Deckel.
ad ollam operculo metalleo clausam — in einer Kruke mit metallenem Deckel.

Arzneitaxe: Graue oder gelbe Kruken kosten bis zum Inhalt von 200,0 = 10 Pf.; 500,0 = 20 Pf. — Für je 500,0 mehr = 10 Pf.
Handverkauf: Graue oder gelbe Kruken bis zum Inhalt von 50,0 inklusive = 5 Pf.; 200,0 inklusive = 10 Pf.; 500,0 inklusive = 20 Pf.

Arzneitaxe: Weiße Kruken kosten bis zum Inhalt von 50,0 = 15 Pf.; 100,0 = 20 Pf.; 200,0 = 30 Pf.; 300,0 = 50 Pf.; 400,0 = 60 Pf.; 500,0 = 75 Pf.
Handverkauf: Weiße Kruken kosten bis zum Inhalt von 50,0 inklusive = 10 Pf.; 100,0 = 20 Pf.

Holzdeckel zu Kruken das Stück 15 Pf. im Handverkauf.

Ölsüß — Glycerinum.
Ölzucker — Elaeosacchara.
Ononis siehe Radix Ononidis.
Opercula = Deckel. Preise siehe unter Vitrum und Olla.
Ophthalmika = Augenmittel, siehe diese.

Opium.

Fructus Papaveris immaturi (Mohnköpfe), Nr. 229.
Sirupus Papaveris Nr. 476.
Semen Papaveris (weißer Mohnsamen), Nr. 460.
Oleum Papaveris, Nr. 369.
Opium, Nr. 378.
Extractum Opii, Nr. 176.
Tinctura Opii benzoïca, Nr. 552.
Tinctura Opii crocata, Nr. 553.
Tinctura Opii simplex, Nr. 554.
Pulvis Ipecacuanhae opiatus Nr. 408.
Morphinum hydrochloricum, Nr. 324.
Codeïnum phosphoricum, Nr. 119.

378. *Opium* — *Opium.*

ὀπός = Saft. Bei den Römern Opion oder Lacrima Papaveris. Später Theriaka. Siehe auch Meconium.

Arzneitaxe: pulveratum 1,0 = 10 Pf.; 10,0 = 75 Pf.
Handverkauf —. Drogisten verboten.

Kleine Kuchen aus brauner Masse, innen gleichmäßig. Anfangs weich; wenn aber völlig lufttrocken, dann spröde. Geruch eigenartig. Geschmack scharf bitter und brennend.

Opium besteht aus dem Milchsaft der unreifen Früchte von Papaver somniferum. Derselbe wird in Kleinasien gewonnen durch Einschnitte in die Kapsel der Pflanze, und an der Luft getrocknet. Die Opiumkuchen haben eine Umhüllung von Mohnblättern, und diese Umhüllung pflegt bestreut zu sein mit Früchten einer Rumexart (Ampferart).

Herstellung von Opiumpulver. Die Kuchen werden befreit von den Rumexfrüchten, zerschnitten, und getrocknet bei einer Temperatur, welche 60° nicht übersteigt. Dann mittelfein gepulvert. — 100 Teile Opiumpulver sollen enthalten 10—12 Teile Morphin. Beim Trocknen bei 100° sollen sie an Gewicht nicht mehr verlieren als 8 Teile. (Opiumpulver ist bräunlich, riecht aromatisch, schmeckt bitter, ist in Wasser teilweise löslich.)

Mikroskopische Betrachtung. Opium soll nicht enthalten ganze oder verquollene Stärkekörner, ferner Gewebeelemente, ausgenommen sehr kleine Mengen von Epidermiszellen der unreifen Mohnfrucht. — Im Opiumpulver dürfen außerdem nur enthalten sein so kleine Mengen von Gewebeelementen des Mohnblattes, wie sie bedingt sind durch das Mitpulvern des Mohnblattes, welches den Kuchen umhüllt.

Vorsichtig aufzubewahren. (Opiumkuchen in Blechkästen. Opiumpulver in gut verschlossenen Glasgefäßen gegen Feuchtigkeit.)

Opium: 10—14 % Morphin $C_{17}H_{19}NO_3$ (Morphium), [Apomorphin], 0,3—2 % Codeïn (*κωδη* = Mohnkopf) $C_{18}H_{21}NO_3$, 0,1—0,4 % Narceïn $C_{23}H_{27}NO_8 + 3\,H_2O$, 0,75—9 %—14 % (Anders: 4—8 %) Narkotin (= Anarkotin) $C_{22}H_{23}NO_7$, 1 % Papaverin $C_{20}H_{21}NO_4$, Oxynarkotin, etwa 0,15 % Thebaïn $C_{19}H_{21}NO_3$ (Paramorphin), Thebolactinsäure, Rhoeadin (Oxymorphin?), Hydrocotarnin, Gnoscopin, Codamin, Cryptopin, Laudanin, Laudanosin, Lanthopin, Meconidin, Meconin, Meconoisin, Meconsäure, Protopin, Kautschuk, Harz, Wachs, Schleim, Zucker usw. — Die Alkaloide sind gebunden an Meconsäure $C_7H_4O_7$, 3—4 %. Wachs, Pflanzenschleim, Kautschuk, Meconsäure und andere Salze des Calcium und Magnesium betragen mehr als 75 %.

Äußerlich. Als Narcoticum zu Suppositorien, Vaginalkugeln 0,03—0,1 bis 0,15 zu Oleum Cacao 2,5.

Zu Salben 1 zu 5 und Pflastern 1 zu 10. Auch ohne Rezept erhältlich. — Zu Augensalbe 1 zu 20—30.

Zu Augenpulver 1 zu 10 Saccharum.

Zu Klysmen 0,005—0,05—0,15.

Innerlich. Als Narcoticum 0,005—0,05 (mittlere Dosis als Hypnoticum) bis 0,1, täglich mehrmals. Pulver, Pillen. Wirkung vornehmlich auf den Darm. Aber Opium macht auch bei manchen Menschen Schlaf, welche nach Morphin nicht schlafen können. Sedativum und somit Hypnoticum. Man gibt Opium bei schwereren Entzündungen des Darmes und des Peritoneum, bei Peritonitis und besonders Typhlitis; ferner bei prämonitorischen Durchfällen während einer Choleraepidemie; bei Dysenterie; bei chronischer Bleivergiftung gegen Bleikolik und Verstopfung; bei Kolik überhaupt, Tenesmus, Blasenkrampf. Bei Diabetes mellitus öfter spezifisch, mit Abführmitteln. Bei drohender Perforation des Darms scheint Erbrechen verhütet werden zu können, wenn man vorher oder gleichzeitig mit Opium Atropin gibt.

Bei Psychosen, Delirium tremens, Tetanus 0,1—0,15 pro die.

Nicht bei Benommenheit, z. B. bei Typhus, nicht bei hohem Fieber, nicht bei motorischen Reizzuständen im Gebiete des Rückenmarks, nicht bei respiratorischer Dyspnoe, wo die Exspiration vermehrt und verflüssigt werden soll.

Kindern unter 1 Jahr kein Opium! Bei größeren Kindern Vorsicht; am besten Tinctura Opii benzoïca, Nr. 552.

Opium auch mit Tannin oder Tannalbin, beliebigen anderen vegetabilischen Adstringentien oder metallischen Adstringentien.

420. ℞ Opii pulverati 0,05
Acidi tannici 0,3
Gummi arabici pulverati 0,3.
M. f. Pulvis. D. t. doses 10. S. 1 Pulver mehrstündlich nach Bericht. — Bei Peritonitis zur Beseitigung der Schmerzen und Ruhigstellung des Darmes.

963. ℞ Opii 0,03—0,05
Olei Cacao ad 2,0.
M. f. Suppositorium. D. t. doses 10. S. 1 Stück mehrstündlich nach Bericht. — Bei Perityphlitis.

1006. ℞ Pillen mit Asa foetida und Radix Valerianae siehe unter Nr. 429, Radix Valerianae.

Zu Extractum Opii, Nr. 176.
Zu Pulvis Ipecacuanhae opiatus, Nr. 408.
Zu Tinctura Opii benzoïca, Nr. 552.
Zu Tinctura Opii crocata, Nr. 553.
Zu Tinctura Opii simplex, Nr. 554.

Vergiftungssymptome. Übelkeit, Erbrechen. Kopfschmerz. Schlafsucht, Narkose. Anästhesie. Kopf heiß, Haut blaß. Cheyne-Stokes'sches Atmen. Verlangsamter Puls. Miosis. Mitunter tetanische Krämpfe, besonders bei Kindern.

Antidota. Magenspülung. Klistiere (Essig). Kühlblase auf den Kopf. Wärmflasche an Hände und Füße, oder in warmes Wasser. Hautreize, Senfteig, kalte Übergießung. Excitantien, starker Kaffee, Coffeïn. Gerbsäure. Künstliche Respiration. Atropinum sulfuricum subcutan (maximale Dosen). Kalium permanganicum Lösung 1 ad 25, 1 Spritze halbstündlich bis einstündlich bis zur Rückkehr des Bewußtseins. Anders: 1 auf 100.

Größte Einzelgabe 0,15. Größte Tagesgabe 0,5.

Opiumextrakt — Extractum Opii.
Opiumtinktur, benzoesäurehaltige — Tinctura Opii benzoïca.
Opiumtinktur, einfache — Tinctura Opii Simplex.
Opiumtinktur, safranhaltige — Tinctura Opii crocata.
Opodeldok — Linimentum saponato-camphoratum.
Opodeldok, flüssiger — Spiritus saponato-camphoratus.
Oralia = Mundmittel, für Schleimhaut, Speicheldrüsen, Tonsillen, Zähne, Zahnfleisch, Zunge, Geruch des Mundes.

Ausspülen mit Wasser. Auswischen mit reinem Läppchen. Zahnbürste. Zahnpulver.

Acidum tannicum, Nr. 30.
Alumen, Nr. 45.
Argentum nitricum, Nr. 73.
Balsamum peruvianum, Nr. 79.
Borax, Nr. 88.
Calcium carbonicum praecipitatum, Nr. 94.
Ceratum labiale, nicht offizinell, siehe dieses.
Cortex Quercus, Nr. 134.
Cortex Quillajae, Nr. 135.
Flores Chamomillae, Nr. 195.
Folia Menthae piperitae, Mr. 212.
Folia Salviae, Nr. 214.
Glycerinum, Nr. 236.
Kalium chloricum, Nr. 273.
Liquor Aluminii acetici, Nr. 290.
Liquor Ferri sesquichlorati, Nr. 298.
Magnesium carbonicum, Nr. 311.
Mentholum, Nr. 319.
Natrium chloratum, Nr. 336.
Spiritus Cochleariae, Nr. 494.
Thymolum, Nr. 525.
Tinctura Catechu, Nr. 538.
Tinctura Ratanhiae, Nr. 556.
Unguentum leniens, Nr. 585.

Orangen, unreife — Fructus Aurantii immaturi.
Orangenschale — Cortex Aurantii Fructus.
Os Sepiae = Sepienschulp oder weißes Fischbein, nicht offizinell. Arzneitaxe: Ossa Sepiae pulverata 10,0 = 5 Pf. Handverkauf: Os Sepiae majus in fragmentis 40,0 = 10 Pf.; 100,0 = 15 Pf.; 500,0 = 60 Pf.; Os Sepiae subtiliter pulverata 20,0 = 10 Pf.; 100,0 = 30 Pf. Früher zur Reinigung in der Dermatotherapie. Zu Zahnpulver.
Ovarina = Mittel, auf die Eierstöcke zu wirken. Massage, Moorbäder.

Ovarialpillen:

421. ℞ Ovariorum siccatorum pulveratorum Merck 10,0
Vanillini 0,01
Mucilaginis Gummi arabici et Tragacanthae qu. s. ut fiant Pilulae 100. Obduce Pasta Cacao saccharata. D. S. 2—3 Pillen, täglich 3 mal. — Gegen die physiologischen Klimakterialbeschwerden und gegen Beschwerden nach operativer Entfernung beider Ovarien.

422. ℞ Ovaria siccata pulverata Merck (von Kühen und Schweinen) 0,2—0,5, täglich 2—4 mal. — Gegen die Beschwerden des natürlichen oder operativen Klimakteriums. Wirkung langsam, aber konstant mit konstanter Einnahme.

Ovum gallinaceum = Hühnerei. Vitellum = der Dotter. Albumen = das Weiße des Eies. Der Dotter ist nahrhafter. Vgl. Albumen Ovi siccum, Nr. 42.
Oxalsäure. Vergiftung durch Oxalsäure, Kleesalz.

Vergiftungssymptome. Mund und Schlund weißgrau. Cyanose. Heftige Leibschmerzen, Erbrechen brauner Massen. Kalter Schweiß. Puls schwach, langsam. Dyspnoe. Klonische und tonische Krämpfe. Bewußtlosigkeit. Kollaps.

Antidota. Magenspülung. Calcaria saccharata. Aqua Calcariae. Geschabte Kreide. Magnesia usta. Magnesium sulfuricum. Eiweißlösung tassenweise. Süße Milch. Schleim. Opium. Excitantien.

379. *Oxymel Scillae* — *Meerzwiebelhonig*.

Oxymel scilliticum.

Arzneitaxe: 10,0 = 20 Pf.
Handverkauf: 10,0 = 10 Pf.; 100,0 = 60 Pf.
Klarer, gelblichbrauner Honig. (Geschmack sauer und bitter.)
1 Teil Meerzwiebelessig + 2 Teile gereinigter Honig werden eingedampft im Wasserbade auf 2 Teile. Dann durchgeseiht.

Äußerlich. Als Gargarisma 10 zu 100.
Zu Klistieren.
Innerlich. Als Diureticum. Allein oder als Zusatz zu diuretischen Mixturen 10,0—20,0 pro die. Anders: 2,0—10,0, täglich mehrmals. Bei Ascites. — Für Kinder 5,0—10,0 auf 100,0.
Als Expectorans 2,0—10,0, täglich mehrmals.
Als Emeticum für Kinder 1 Teelöffel pro dosi.

Als Zusatz zu brechenerregenden, expectorierenden, „herzstärkenden" Arzeneien.

Größte Einzelgabe 10,0. Größte Tagesgabe 20,0.

Oxymel Scilliticum oder Squillae — Oxymel Scillae.

Pain-Expeller, Richter im Handverkauf 1/1 Flasche = 1 Mk. 75 Pf.; 1/2 Flasche = 1 Mk.; 1/4 Flasche = 50 Pf.

Panamarinde oder Panamaspäne — Cortex Quillajae.

Pancreas siccum Aethere extractum, nicht offizinell. Arzneitaxe —. Handverkaufstaxe —. Zur Unterstützung der Eiweißverdauung im Darm.

Pancreatinum purum in lamellis, nicht offizinell. Zur Unterstützung der Eiweißverdauung im Darm. Arzneitaxe: Pankreatinum 1,0 = 5 Pf. Handverkauf 2,0 = 10 Pf.; 10,0 = 40 Pf.

Panis Sancti Marci = Marzipan. Zucker 33 + süße Mandeln 66.

Pankreatin siehe Pancreatinum.

Papaïnum oder Papayotinum, Enzym aus dem Safte der grünen Früchte des Melonenbaumes, Carica Papaya, nicht offizinell. Arzneitaxe: 1,0 = 45 Pf. 10,0 = 3 Mk. 50 Pf. Handverkaufstaxe —. Weißes Pulver, löslich in Wasser und Glyzerin, nicht löslich in Weingeist, koaguliert Milch, und wirkt eiweißverdauend Als Ersatzmittel des Pepsin und Trypsin. Ferner bei Rachendiphtherie zur Lösung der fibrinösen Auflagerungen. 5—10% Lösung zum Pinseln.

Papaver. Fructus Papaveris immaturi, Nr. 229 (Mohnköpfe).
Sirupus Papaveris, Nr. 476.
Semen Papaveris, Nr. 460 (weißer Mohnsamen).
Oleum Papaveris, Nr. 369.
Vgl. alle Präparate unter Opium.

Papier, Salpeter- — Charta nitrata.

Papier, Senf- — Charta sinapisata.

Papier Fayard im Handverkauf 1/1 Rolle = 1 Mk. 60 Pf.; 1/2 Rolle = 80 Pf.

Pappelblüten, wilde — Flores Malvae.

Pappelkäseblätter — Folia Malvae.

Pappelkäseblüten — Flores Malvae.

Pappelpomade ist Drogisten zu verkaufen erlaubt.

Pappschachteln. Preise siehe unter Scatula.

Par-acet-phenetidin — Phenacetinum.

Paraffin, festes — Paraffinum solidum.

Paraffin, flüssiges — Paraffinum liquidum.

Paraffinsalbe — Unguentum Paraffini.

Paraffinum. Paraffinum liquidum, Nr. 380.
Paraffinum solidum, Nr. 381.
Unguentum Paraffini, Nr. 586.

380. *Paraffinum liquidum — Flüssiges Paraffin.*

Paraffinöl, Oleum Paraffini. Oleum minerale. Vaselinöl. Kosmolinöl.

Arzneitaxe: 10,0 = 5 Pf.; 100,0 = 35 Pf.; 200,0 = 55 Pf.

Handverkauf: 30,0 = 10 Pf.; 100,0 = 25 Pf.; 500,0 = 1 Mk.

1,0 = 31 Tropfen. 1 Tropfen = 0,032 (Eschbaum).

Klare, farblose, ölartige Flüssigkeit. Fluoresziert nicht. Geruchlos und geschmacklos.

Flüssiges Paraffin wird aus dem Petroleum gewonnen. Spez. Gewicht mindestens 0,880. Flüssiges Paraffin siedet noch nicht bei 360°. — 1 Raumteil, gekocht mit 1 Raumteil Weingeist, darf blaues Lackmuspapier nicht röten.

Flüssiges Paraffin ist ein gutes Lösungsmittel für in Wasser unlösliche Stoffe, Jod, Menthol, Thymol.

Äußerlich. Zur Massage als Einfettungsmittel.

Als Salbengrundlage, besonders für Jodoform, Menthol, Thymol.

Zur Einreibung bei rissiger Haut.

Als Suspensionsmittel für Hydrargyrum salicylicum, Nr. 263, behufs intramuskulärer Injektion.

Zu Unguentum Paraffini, Nr. 586.
Größte Einzelgabe —. Größte Tagesgabe —.

381. ***Paraffinum solidum*** — *Festes Paraffin.*

Paraffinum durum. Paraffin schlichthin. Ceresinum.

Arzneitaxe: 100,0 = 55 Pf.; 200,0 = 80 Pf.
Handverkauf: 20,0 = 10 Pf.; 100,0 = 40 Pf.; 500,0 = 1 Mk. 50 Pf.
Weiße, feste Masse, mikrokristallinisch. Geruchlos.

Festes Paraffin wird gewonnen aus brennbaren Mineralien. Schmelzpunkt 74—80°. — 1 Teil festes Paraffin, gekocht mit 1 Teil Weingeist, darf blaues Lackmuspapier nicht röten.

Äußerlich. Als Zusatz zu Salben, um ihre Konsistenz zu vermehren. Zu Verbänden.
Zu Unguentum Paraffini, Nr. 586.
Größte Einzelgabe —. Größte Tagesgabe —.

Paraldehyd — Paraldehydum.

382. ***Paraldehydum*** — *Paraldehyd.*

Arzneitaxe: 1,0 = 5 Pf.; 10,0 = 30 Pf.
Handverkauf —. Drogisten verboten.
1,0 = 38 Tropfen. 1 Tropfen = 0,026 (Eschbaum).

Klare, farblose Flüssigkeit. Reaktion neutral, oder doch nur sehr schwach sauer. Geruch eigentümlich ätherisch, (süßlich) nicht stechend. Geschmack (unangenehm) brennend kühlend.

Spez. Gewicht 0,995—0,998. Die Flüssigkeit erstarrt bei starker Abkühlung zu einer kristallinischen Masse. Dieselbe schmilzt bei + 10,5°. Siedepunkt 123—125°.

Löslich in 8,5 Teilen Wasser. Die Lösung trübt sich beim Erwärmen. — Mischbar mit Weingeist, Äther, in jedem Verhältnis.

5 ccm Paraldehyd, erhitzt im Wasserbade, sollen flüchtig sein ohne Hinterlassung eines unangenehm riechenden Rückstandes.

Vorsichtig und vor Licht geschützt aufzubewahren. (In kleinen gelbbraunen, gut verschlossenen Flaschen, kühl. — In mit viel Luft gefüllten Flaschen dem Licht ausgesetzt bald stark saure Reaktion.)

$(CH_3.CHO)_3 = (C_2H_4O)_3$. — 100 Teile enthalten 100 $(C_2H_4O)_3$. Gewöhnliches Paraldehyd C_2H_4O.

Paraldehyd lähmt das Großhirn, bei größeren Dosen das Rückenmark, endlich Medulla oblongata. Es wirkt ähnlich dem Chloralhydrat; aber es erniedrigt den Blutdruck weniger. Dabei hat es jedoch einen unangenehmen Geschmack, und reizt die Magenschleimhaut anscheinend mehr, auch tritt die Wirkung später ein.

Äußerlich. Zum Klistier 5 zu 30 Schleim.

Innerlich. Als Hypnoticum. Für Frauen 1,0. Für Männer bis 4,0 in 3—4 % wässeriger Lösung. 4,0 machen festen Schlaf, ohne wesentliche Änderung von Puls und Atmung und gewöhnlich ohne nachheriges Kopfweh, aber mit länger anhaltendem süßlichen Atemgeruch. Am besten in Mixtur, Emulsion.

Corrigentia: Gelbei mit Kognak. Citronensaft. Ätherisches Öl.

Als Sedativum 1,0—2,0 pro dosi.

Als Ersatz für Chloralhydrat besonders bei Asthma nervosum und bei Herzkrankheiten. 2,0 Paraldehyd entsprechen 1,0 Chloralhydrat hinsichtlich der Wirkung.

Bei Neurasthenie, chronischen Nervenleiden, Hysterie, Aufregungszuständen bei Delirium tremens, epileptischer Angst, Halluzinationen, leichter Manie, Morbus Basedow.

Zuweilen Erbrechen, Kopfweh, Schwindel. Und es tritt leicht Gewöhnung ein. Nicht bei Entzündung im Ösophagus und Magen.

Bringt man Paraldehyd zusammen mit Kalium bromatum (Kaliumbromid) in Mixturen, so bildet sich Kalium bromicum (Kaliumbromat).

423. ℞ Paraldehydi 2,0
Aquae destillatae 20,0
Sirupi Aurantii Corticis ad 40,0.
M. D. S. Abends die Hälfte zu nehmen. (Wenn nötig, nach 1 Stunde noch die andere Hälfte, oder erst noch $^1/_4$.) — Schlafmittel für Frauen.

424. ℞ Paraldehydi 3,0
Aquae destillatae 26,0
Mucilaginis Gummi arabici 20,0.
M. D. S. Äußerlich nach Bericht. — Zum Klistier bei Asthma nervosum, Schlaflosigkeit, Strychninvergiftung.

425. ℞ Paraldehydi 10,0
Spiritus e Saccharo 10,0
Aquae destillatae 40,0.
M. D. S. 1 Eßlöffel vor Schlafenszeit. Wenn nötig, nach 1 Stunde noch 1 Eßlöffel. — Schlafmittel für Männer. 4 × 1 Eßlöffel = 2,5 Paraldehyd.

Antidota. Morphium. Kalte Umschläge auf den Kopf. Eisstückchen. Anregungsmittel.

Größte Einzelgabe 5,0. Größte Tagesgabe 10,0.

Paregorika (von παρηγορικός = beruhigend) sind Beruhigungsmittel. Dasselbe Sedativa. Weiteres siehe unter Hypnotika.

Paturefacientia = Mittel zur Beschleunigung der Ausstoßung bei Geburt oder Nachgeburt. Weiteres siehe unter Uterina.

Paschkis'scher Hautfirnis:

738. ℞ Amyli 27,0
Saponis neutralis 5,0
Aquae destillatae 10,0
Aluminii acetotartarici 5,0
Albumen Ovi unius. — Trocknet in 2—3 Minuten. Zusätze verschiedentlichst möglich.

Passulae = Rosinen.

Pasta = Paste. Salben von sehr zäher Konsistenz oder von ähnlicher Konsistenz wie Latwergen; Arzneimittel, in Form eines Teiges gebracht. Zu äußerlichem Gebrauch für unbehaarte Hautstellen, besonders zur Bedeckung nässender Flächen, auch, wo Salben nicht vertragen werden.

Zweck: 1) Sie kühlen und vermindern Jucken.
2) Sie saugen Absonderungsprodukte der Haut auf.
3) Sie fixieren Arzneimittel auf der Haut.

I. Salbenpasten.
II. Ölpasten.
III. Leimpasten.
IV. Kleisterpasten.
V. Dextrinpasten.

Die Pasten werden messerrückendick auf Leinwand gestrichen, auf die kranken Hautstellen gelegt, und befestigt mit Watte, Mullbinden. Alle 12—24 Stunden wird die Haut behutsam gereinigt und ein neuer Verband angelegt. Milde, oft überraschend nützliche Behandlung.

Schälpasten sind solche Pasten, welche neugebildete Gewebe zerstören, ohne die gesunde Haut anzugreifen. Siehe Naphtholum, Nr. 329, Resorcinum, Nr. 431.

Feste indifferente Bestandteile:
Amylum, Dextrin, Lycopodium, Magnesium carbonicum (größte Aufsaugung), Bolus alba, Calcium carbonicum praecipitatum, Pulvis Althaeae, Sapo, Talcum, Kreide, Zincum oxydatum.

Salbenartige indifferente Bestandteile:
Vaselin, einfache und zusammengesetzte Salben. (Unter Zusatz von 10 % Terra silicea = Kieselgur, nicht offizinell, sämtlich vorzügliche Pasten. Nach Gründler.)

Flüssige indifferente Bestandteile:
Olivenöl und andere flüssige Fette, Gelatine, Glyzerin, Honig, Kleister, Leim, Wasser.

Zahnpasta = Pasta dentifricia, wird hergestellt durch Anreiben von Zahnpulver mit Seifenspiritus oder Glyzerin. Vgl. Zahnseifen = Sapones dentifricii.

Antiseptische Zusätze: Kleine Mengen von Thymol, (Salizylsäure).

268. ℞ **Lassar'sche Salicylpaste** siehe unter Nr. 26, Acidum salicylicum.

711. ℞ **Lassar'sche Paste** mit Zincum oxydatum siehe unter Nr. 604, Zincum oxydatum.

127. ℞ **Lister'sche Pockenpaste** siehe unter Nr. 94, Calcium carbonicum praecipitatum.

581. ℞ **Unna'sche Zink-Schwefel-Pasta** siehe unter Nr. 514, Sulfur praecipitatum.

355. ℞ **Salicyl-Mentholpaste** siehe unter Nr. 319, Mentholum.

Pasta Althaeae = Eibischpaste. Expectorans.

Pasta Cacao oder **Pulvis Cacao sine Oleo** = entölter Kakao.

Pasta Cacao saccharata = Schokolade.

Pasta Cacao saccharinata, **Pasta Cacao aromatica** = Gewürzschokolade.

Pasta Colae = Kolaschokolade.

Arzneitaxe —. Handverkauf: Pasta Cacao 100,0 = 50 Pf.; 500,0 = 2 Mk. 50 Pf. — Schokolade passender Zusatz zu bitteren innerlichen Pulvern. Zusätze zu Kakao bei Durchfall: Malabar-Kardamomen, Zimt.

Pasta Guaraná = die Früchte von Paullinia sorbilis und Cupana in Form einer harten braunschwarzen Paste. Geruch eigentümlich. Geschmack bitter, adstringierend. Sie enthalten Guaranin = Coffeïn. Arzneitaxe: pulverata 1,0 = 5 Pf. Handverkauf: pulverata 2,0 = 10 Pf.; 10,0 = 30 Pf. Drogisten verboten. Gegen Migräne und Diarrhöen 0,5—1,0 in Pulvern. 0,5—5,0 Infus. Auch mit Coffeïnum.

Pasta gummosa = Gummipaste, aus Gummi arabicum, Eiweißschaum, Zucker, Elaeosaccharum Florum Aurantii = Weiße Réglisse = Weißer Lederzucker. Expectorans. Arzneitaxe —. Handverkauf: 10,0 = 10 Pf.; 100,0 = 80 Pf.

Pasta Liquiritiae = Süßholzpaste = Braune Réglisse = Brauner Lederzucker. Expectorans. Arzneitaxe —. Handverkauf: 10,0 = 10 Pf.; 100,0 = 70 Pf.

Pastelladen = Pasten aus Zucker und Fruchtmasse.

Pastillen — Pastilli.

Santoninpastillen — Pastilli Santonini.

Sublimatpastillen — Pastilli Hydrargyri bichlorati.

Pastilli — Pastillen.

Arzneitaxe: Pastillen anzufertigen kostet jedes Stück 5 Pf.; einschließlich des Teilens, des etwa notwendigen Bestreuens, und des erforderlichen Pulvers zum Bestreuen.

Handverkauf —.

Drogisten verboten; erlaubt Pastillen aus natürlichen Mineralwässern, aus künstlichen Mineralsalzgemischen, Molkenpastillen, Salmiakpastillen.

Pastillen sind Scheiben, kreisrund oder oval, Tabletten, Täfelchen, Zylinder, Kegel, Kugelabschnitte usw.

1 Pastille = 1 Gramm = 1,0, wenn nicht anders vorgeschrieben ist.

1) Antiseptische Pastillen.
2) Quellensalzpastillen oder Brunnensalzpastillen von
   a) natürlichen Salzen,
   b) künstlichen Salzen.
3) Innerliche Arzneipastillen.

Herstellung. Die Stoffe werden gepulvert, und in die entsprechende Form von Scheiben, Täfelchen usw. gebracht. Dies geschieht entweder kalt oder unter mäßigem Erwärmen, und entweder ausschließlich durch Druck oder daneben durch Zusatz von Bindemitteln oder von Auflockerungsmitteln.

Schokoladenpastillen. Schokoladenmasse, angefertigt aus Kakao und Zucker, wird geschmolzen, und die Arzneistoffe werden zugemischt.

1) **Antiseptische** Pastillen:

Angerer's Sublimatpastillen = Pastilli Hydrargyri bichlorati, Nr. 383. Arzneitaxe: 50 % enthaltend 1,0 1 Stück = 10 Pf.; 10 Stück = 50 Pf.; 100 Stück = 2 Mk. 50 Pf.; 2,0 1 Stück = 10 Pf.; 10 Stück = 75 Pf.; 100 Stück = 3 Mk.; einschließlich Abzählen. Handverkauf: Sublimatpastillen 0,5 1 Röhrchen = 50 Pf.; 1,0 1 Röhrchen = 60 Pf.

Rademann's Karbolsäurepastillen. Arzneitaxe —. Handverkauf: Trochisci Acidi carbolici 1 Stück = 10 Pf.; 10 Stück = 40 Pf.

Rotter's Pastillen (Zincum chloratum, Zincum sulfo-carbolicum, Acidum boricum, Acidum salicylicum, Acidum citrinum, Thymolum, Natrium chloratum). Arzneitaxe —. Handverkauf: Rotter's antiseptische Pastillen 1 Glas = 40 Pf.

2) Quellensalzpastillen = Pastilli minerales

Biliner 1/1 Schachtel = 1 Mk. 25 Pf.; 1/2 Schachtel = 75 Pf.
Emser 1/1 „ = 75 Pf.; 1/2 „ = 50 Pf.
Emser Katarrhpasten. 1 Schachtel = 85 Pf.
Gieshübler 1 „ = 80 Pf.
Homburger. 1 „ = 1 Mk.
Karlsbader 1/1 Schachtel = 1 Mk.; 1/2 Schachtel = 60 Pf.
Krankenheiler. 1 Flasche = 1 Mk. 20 Pf.
Marienbader. 1 Schachtel = 1 Mk.
Neuenahrer 1 „ = 85 Pf.
Sodener. 1 „ = 85 Pf.
Tarasper. 1 Flasche = 2 Mk.
Vichy. 1/1 Schachtel = 1 Mk. 60 Pf.; 1/2 Schachtel = 80 Pf.; 1/2 Kilo = 5 Mk.
Wiesbadener. 1 Dose = 1 Mk.

3) Innerliche Arzneipastillen.

Offizinell:

Pastilli Santonini, Nr. 384. Arzneitaxe —. Handverkauf: Trochisci Santonini 0,1 10 Stück = 50 Pf.; 0,05 10 Stück = 40 Pf.; 0,025 10 Stück = 30 Pf.

Nicht offizinell:

Pastilli antatrophici.
„ antirhachitici.
„ contra tussim.
„ e Natrio hydrocarbonico siehe unten P. Natrii bicarbonici.
„ expectorantes.
„ Ferri carbonici saccharati.
„ Ferry oxydati saccharati.
„ Ferri reducti.
„ Hydrargyri chlorati.
„ Kalii chlorici. Handverkauf: 1/1 Schachtel = 75 Pf.; 1/2 Schachtel = 40 Pf.
„ Lithii salicylici.
„ Magnesii carbonici.

Pastilli Magnesiae ustae. Handverkauf: 1 Stck. = 10 Pf.; 10 Stck. = 50 Pf.
„ Morphini.
„ Natrii bicarbonici. Handverkauf: 10 Stück = 20 Pf.
„ Opii.
„ pectorales. Handverkauf: 10 Stück = 30 Pf.
„ Pepsini.
„ Phenacetini.
„ Resinae Guajaci.
„ Senegae.
„ Sulfonali.
„ vomitorii mitiores.
„ vomitorii fortiores.

Pastilli seripari. Handverkauf: 1 Schachtel = 36 Stück = 1 Mk.; desgleichen aluminati 1 Schachtel = 36 Stück = 1 Mk.; desgleichen tamarindinati 1 Schachtel = 36 Stück = 1 Mk.

383. *Pastilli Hydrargyri bichlorati* — *Sublimatpastillen.*

Arzneitaxe: Einschließlich Abzählen 50% Hydrargyrum bichloratum enthaltend 1,0 1 Stück = 10 Pf.; 10 Stück = 50 Pf.; 100,0 Stück = 2 Mk. 50 Pf.; 2,0 1 Stück = 10 Pf.; 10 Stück = 75 Pf.; 100,0 Stück = 3 Mk.

Handverkauf: 0,5 ein Röhrchen = 50 Pf.; 1,0 ein Röhrchen = 60 Pf.

Drogisten verboten.

Lebhaft rote Stücke, walzenförmig und hart.

Gleiche Teile feingepulvertes Quecksilberchlorid und Natriumchlorid gemischt, rotgefärbt mit einem Teerfarbstoff (mit einer wässerigen Lösung einer roten Anilinfarbe); dann geformt in Zylindergestalt durch Druck. Jeder Zylinder 1,0 oder 2,0 ist doppelt so lang als dick (und enthält also 0,5 oder 1,0 Sublimat).

Leicht löslich nach dem Pulvern in Wasser. Die wässerige Lösung rötet nicht blaues Lackmuspapier. — Nur teilweise löslich in 20 Teilen Weingeist, und in Äther.

Sublimatpastillen dürfen nur so abgegeben werden: Jede einzelne Pastille eingewickelt in schwarzes Papier mit weißer Aufschrift „Gift". Sodann müssen die Pastillen getan werden in verschlossene Glasbehälter mit der Aufschrift „Gift".

Sehr vorsichtig und vor Licht und Feuchtigkeit geschützt aufzubewahren.

Die Verabreichung geschehe nur in gelbbraunen Gläsern! Zu Hause unter Verschluß zu halten.

Äußerlich. Für den Arzt zur Bereitung einer Sublimatlösung, $^1/_2$ ‰ bis 1 $^1/_{00}$ — 1 Pastille auf 1 Liter.

Zur Desinfektion der Hände und des Operationsfeldes vor chirurgischen Operationen.

Zu antiseptischen Umschlägen.

Zu Scheidenspülungen 0,1—1,0 auf 1 Liter physiologische Kochsalzlösung. Die ausfließende Flüssigkeit darf nicht in Mastdarm oder prolabierte Schleimhaut des Anus kommen, sonst leicht Vergiftung.

Waschungen mit 0,1 % Lösung von Sublimat bei Herpes tonsurans, Favus, Pityriasis versicolor.

Vergiftungssymptome. Brennender metallischer Geschmack, Stomatitis, Salivation. Gastroenteritis, blutiges Erbrechen, dysenterischer Durchfall, Tenesmus. Nephritis, Anurie oder Dysurie. Konvulsionen. Schwäche. Kollaps.

Antidota. Magenspülung. Rizinusöl. Milch, Eiweißlösung ohne Kochsalz, Mehlbrei, Eisenpulver, Kampfer, Kohle, etwas Opium. Bettwärme. Bei Kollaps Excitantien. Kein Kochsalz!

Größte Einzelgabe —. Größte Tagesgabe —.

384. *Pastilli Santonini* — *Santoninpastillen.*

Früher: Trochisci Santonini, Santoninzeltchen. Wurmzeltchen, Wurmkuchen.

Arzneitaxe —. (Santoninpastillen gelten allgemein als Artikel für den Handverkauf.)

Handverkauf: 0,1 10 Stück = 50 Pf.; 0,05 10 Stück = 40 Pf.; 0,025 10 Stück = 30 Pf. — Santoninpastillen von nicht mehr als je 0,05 Santonin im Handverkauf abzugeben, ist erlaubt.

Drogisten verboten.

Kegelförmige Zeltchen.

Sie (die bezeichneten offizinellen Santoninpastillen) enthalten je 0,025 Gramm Santonin.

Aufzubewahren in gelbbraunen Gläsern.

Innerlich. Als Anthelminticum, insbesondere gegen Ascaris lumbricoïdes. Für Kinder bis zu 1 Jahr eine halbe Pastille von 0,025, also 0,012 Santonin enthaltend, nach dem Essen, nicht nüchtern! Größeren Kindern ebenfalls nicht nüchtern 1—2 Pastillen, also 0,025—0,05. — Die einfache Maximaldose beträgt für Santoninum, Nr. 445 = 0,1, also = 4 Pastillen à 0,025. — Für gewöhnliche Fälle 1—4 Pastillen à 0,025 pro die. Anders: Nur für ältere Kinder. Vorsicht betreffs längeren Gebrauches. Santonin-Intoxikation: Erbrechen, grüner Urin, Benommenheit, Gelbsehen, vgl. unten Vergiftungssymptome.

426. ℞ Zehn Stück Santoninpastillen à 0,025.
Vorschrift: Kindern bis zu 1 Jahr $^1/_2$ Pastille nach der Mahlzeit. — Kleinen Kindern über 1 Jahr 1—2 Pastillen nach der Mahlzeit. — Größeren Kindern 3 Pastillen nach der Mahlzeit.

Vergiftungssymptome. Gelbsehen, Violettsehen, Flimmern vor den Augen, Mydriasis. Salivation, Erbrechen, Durchfall. Verkehrte Empfindungen in Geruch und Geschmack. Dyspnoe. Benommenheit, Schwindel, Kopfschmerz. Zuckungen im Gesicht, Konvulsionen. Grüner Urin.

Antidota. Magenausspülung, Brechmittel, Abführmittel. Kalte Übergießung. Chloralum hydratum. Inhalation von Chloroform gegen die Krämpfe. Excitantien gegen Herzschwäche.

Größte Einzelgabe 4 Pastillen à 0,025. Größte Tagesgabe 12 Pastillen à 0,025.

Pâte Géraudel im Handverkauf 1 Dose = 1 Mk. 25 Pf.

Pechpflaster ist Drogisten erlaubt zu verkaufen.

Pegu Katechu — Catechu.
Pelletierinum sulfuricum, nicht offizinell. Arzneitaxe —. Handverkaufstaxe —. (0,1 = 10—70 Pf.) Gegen Bandwurm, ein Fläschchen mit 0,4 pro dosi. Anders: 0,3—0,4 mit Acidum tannicum 0,5 zu 30,0 Aqua. Nach 1/2 Stunde Abführmittel aus Senna.
Pelletierinum tannicum, nicht offizinell. Arzneitaxe: 0,1 = 10 Pf. Handverkaufstaxe —. Gegen Bandwurm. 0,5—1,0 als Pulver pro dosi, in Wasser. Nach 1/2 Stunde Abführmittel. Anders: 1,5.
Penicillium = Pinsel. Dasselbe Penicillus und Penicillum. Detur cum Penicillio = mit einem Haarpinsel.
Penicillum, i. n. } = der Pinsel.
Penicillus, i. m. }
Pepsin — Pepsinum.
Pepsinessenz im Handverkauf 1 Flasche = 1 Mk. 50 Pf.

385. *Pepsinum* — *Pepsin.*

Pepsinum siccum. (Es gibt auch Pepsinum in lamellis.)
Arzneitaxe: 1,0 = 5 Pf.; 10,0 = 35 Pf.
Handverkauf: 2,0 = 10 Pf.; 10,0 = 30 Pf.

Fast weißes, feines Pulver. Nur wenig hygroskopisch. Geruch eigentümlich, brotartig. Geschmack süßlich, hinterher etwas bitterlich.

1 Teil gibt mit 100 Teilen Wasser eine schwach trübe Lösung, die kaum sauer reagiert.

Aufzubewahren geschützt vor Feuchtigkeit.

Pepsin nicht mit Alkalien, Alkohol, Metallsalzen, Tinkturen.

Es ist ungemein selten, daß der Magen kein Pepsin oder zu wenig Pepsin enthält. Man pflegt es anzunehmen bei chronischem Magenkatarrh der Potatoren, Dyspepsie von Kindern und Greisen, Chlorose, Tuberkulose.

Pepsin verliert seine Wirksamkeit durch längeres Aufbewahren. Statt seiner Vinum Pepsini, Nr. 600.

Innerlich. Als eiweißverdauendes Ferment zur Unterstützung der Verdauung 0,2—1,0, täglich mehrmals in Pulvern oder gelöst in 100,0—250,0 Wasser, und versetzt mit Acidum hydrochloricum dilutum 2—4 Tropfen, zu trinken vor der Mahlzeit oder sogleich nach dem Essen. Bei Dyspepsie, chronischem Magenkatarrh. Auch in Kapseln, Mixtur, Dragées. Anders: 0,1—0,5, täglich mehrmals mit Salzsäure. Für Kinder 0,02—0,06 in Pulvern. 1,0 ad 100,0 in Mixtur.

Tinctura Pepsini:

427. ℞ (Berliner F. M.)
Pepsini 2,0
Acidi hydrochlorici 2,0
Tincturae Chinae compositae ad 30,0.
D. S. 20 Tropfen, täglich 3 mal in 1 Weinglase Wasser. 1 Dosis = 89 Pf.; 1/2 Dosis = 65 Pf.

Mixtura Pepsini:

428. ℞ (Berliner F. M.)
Pepsini 5,0
Acidi hydrochlorici 1,0
Tincturae Aurantii 5,0
Sirupi simplicis 20,0
Aquae destillatae ad 200,0.
D. S. 1 Eßlöffel zweistündlich. — 1 Dosis = 97 Pf.; 1/2 Dosis = 73 Pf.

1043. ℞ Pepsini 0,5.
F. Pulvis. D. t. doses 20. S. 1 Pulver zur Mahlzeit, täglich 3 mal.

Zu Vinum Pepsini, Nr. 600.
Größte Einzelgabe 1,0. Größte Tagesgabe 3,0.

Pepsinwein — Vinum Pepsini.
Peptonum, nicht offizinell. Arzneitaxe: Peptonum siccum 1,0 = 5 Pf. Handverkauf: Peptonum siccum 2,0 = 10 Pf.; 10,0 = 30 Pf.

1) Pepton Antweiler. 64 % Albumosen, 18 % Eiweiß. Geschmack nicht schlecht.

2) Pepton Denayer. Flüssiges Fleischpepton. 55 % Albumosen und Pepton.

3) Pepton Kemmerich. 14,6 % Albumosen, 32,6 % Pepton, 1 % Eiweiß, 0,3 % Fett, 10 % sonstige Nährstoffe. Handverkauf: Fleischpepton Kemmerich 100,0 = 1 Mk. 80 Pf.; 200,0 = 3 Mk. 40 Pf.

4) Pepton Koch. 16 % Albumosen, 18 % Pepton, 1,4 % Eiweiß, 1 % Fett, 16 % sonstige Nährstoffe. Handverkauf: Fleischpepton Koch 90,0 = 1 Mk. 75 Pf.; 200,0 = 3 Mk. 50 Pf.

5) Peptonum siccum Witte. Weißes Pulver. 60—70 % Albumosen.

Percha chartacea, foliacea, auch lamellata siehe Gutta Percha.

Percha cruda — Gutta Percha.

Percha lamellata = Guttaperchapapier, als Verbandstoff dienend, siehe Gutta Percha.

Perlasche — Kalium carbonicum.

Perlmoos oder Perltang — Carrageen.

Perlsalz — Natrium phosphoricum.

Perubalsam — Balsamum peruvianum.

Pestessig oder Pestilenzessig — Acetum amoraticum.

Pestilenzkraut — Folia Farfarae.

Petala Rosae — Flores Rosae.

Petroleo-benzinum — Benzinum Petrolei.

Petroleum. Vergiftung durch Petroleum.

Vergiftungssymptome. Benommenheit. Ohnmacht. Narkose.

Antidota. Magenentleerung. Frische Luft. Excitantien, Kaffee, Coffeïn.

Petroleumbenzin — Benzinum Petrolei.

Pfeffer, indischer, auch türkischer — Fructus Capsici.

Pfeffer, spanischer — Fructus Capsici.

Pfefferminzblätter — Folia Menthae piperitae.

Pfefferminzkampfer — Mentholum.

Pfefferminzkuchen — Rotulae Menthae piperitae.

Pfefferminzöl — Oleum Menthae piperitae.

Pfefferminzöl, chinesisches, auch japanisches — Mentholum.

Pfefferminzplätzchen — Rotulae Menthae piperitae.

Pfefferminzsirup — Sirupus Menthae.

Pfefferminzspiritus — Spiritus Menthae piperitae.

Pfefferminztropfen — Spiritus Menthae piperitae.

Pfefferminzwasser — Aqua Menthae piperitae.

Pflaster — Emplastra. Vgl. diese.

Arzneitaxe: Pflaster zu bereiten wird berechnet für 1 kg = 2 Mk. 50 Pf. — Anfertigung eines Pflasters = 25 Pf. — Streichen eines Pflasters bei einer Fläche bis 100 □cm = 20 Pf., einschließlich des etwa notwendigen Erweichens oder Schmelzens; bei größerem Pflaster jede weiteren 100 □cm = 10 Pf. Das erforderliche Leder oder Seidenzeug kostet je 100 □cm = 15 Pf.; Shirting oder Leinen je 100 □cm = 10 Pf.

Pflaster — Emplastra:

- Bleipflaster — Emplastrum Lithargyri.
- Bleiweißpflaster — Emplastrum Cerussae.
- Gummipflaster — Emplastrum Lithargyri compositum.
- Heftpflaster — Emplastrum adhaesivum.
- Mutterpflaster — Emplastrum fuscum camphoratum.
- Quecksilberpflaster — Emplastrum Hydrargyri.
- Seifenpflaster — Emplastrum saponatum.
- Spanischfliegenpflaster — Emplastrum Cantharidum ordinarium.
- Spanischfliegenpflaster für tierärztlichen Gebrauch — Emplastrum Cantharidum pro usu veterinario.
- Spanischfliegenpflaster, immerwährendes — Emplastrum Cantharidum perpetuum.

Pflaster, Hamburger, Nürnberger, auch schwarzes — Emplastrum fuscum camphoratum.

Pflasterkäfer — Cantharides.

Pharmako-katagraphologie = Kunst des Rezeptschreibens.

Phenacetin — Phenacetinum.

386. ***Phenacetinum*** — *Phenacetin.*
Para-acet-phenetidin.
Arzneitaxe: 1,0 = 5 Pf; 10,0 = 30 Pf.
Handverkauf —. Drogisten verboten.
Farblose, glänzende Kristallblättchen. Geruchlos. Geschmacklos. Schmelzpunkt 134—135°. — 0,1 Gramm Phenacetin soll nach dem Verbrennen keinen wägbaren Rückstand hinterlassen.
Löslich in 1400 Teilen kalten Wassers, in etwa 70 Teilen siedenden Wassers, in etwa 16 Teilen Weingeist. Die Lösungen reagieren neutral.
Vorsichtig aufzubewahren.

$C_2H_5O.C_6H_4.NH.COCH_3 = C_{10}H_{13}NO_2$. — 100 Teile enthalten 100 $C_{10}H_{13}NO_2$.
Äußerlich. Zum Einblasen in die Nase bei Pertussis. Auch mit Antipyrin und Salol.
Innerlich. Als Antipyreticum ähnlich wie Antifebrin. Es besitzt alle Vorzüge des Acetanilidum, und ist kaum halb so giftig, also Intoxikationen seltener. Für Erwachsene 0,25—0,75, im Mittel 0,5 in Pulvern, 1 Pulver dreistündlich. Für Kinder 0,15—0,3.
Als Antineuralgicum, Antalgeticum 0,2—0,5—1,0, täglich mehrmals, in Pulvern, Pastillen. Bei Neuralgie, besonders Trigeminus-Neuralgie, Occipital-Neuralgie, Supraorbital-Neuralgie, Infraorbital Neuralgie, Migräne, Influenza, Gelenkrheumatismus, Schmerzen bei Tabes, Ischias, Kopfschmerzen, Kopfdruck nach Alkoholgenuß, bei karzinomatösen Magenschmerzen. — Für Kinder etwa 0,05 auf das Lebensjahr.

429. ℞ Phenacetini 0,5.
D. t. doses 6. S. 1 Pulver zur Zeit nach Bericht. (Wenn nötig, noch 1 Pulver nach 1 Stunde.) — Als Antineuralgicum für Erwachsene.

430. ℞ Phenacetini 0,05
Sacchari 0,5.
M.f.Pulvis. D.t. doses 10. S. 1 Pulver täglich 3 mal. — Als Antineuralgicum für ein einjähriges Kind.

431. ℞ Phenacetini 1,0.
F. Pulvis. D. t. doses 10. S. ½ bis 1 Pulver, täglich bis höchstens 3 Pulver nach Bericht. — Bei Fieber, Gelenkrheumatismus, Neuralgie, karzinomatösen Magenschmerzen.

Antidota. Brechmittel. Kognak, Kaffee. Kalte Abreibungen, Hautreize. Schließlich Bettwärme.
Größte Einzelgabe 1,0. Größte Tagesgabe 3,0.
Phenazon (Antipyrin) „Sternmarke" — Pyrazolonum phenyldimethylicum.
Phenol, auch absolutes oder kristallisiertes — Acidum carbolicum.
Phenol, verflüssigtes — Acidum carbolicum liquefactum.
Phenylalkohol, auch Phenylsäure — Acidum carbolicum.
Phenyl-dimethyl-pyrazolon — Pyrazolonum phenyldimethylicum.
Phenyl-dimethyl-pyrazolon, salicylsaures — Pyrazolonum phenyldimethylicum salicylicum.
Phenyl-salicylat — Phenylum salicylicum.

387. ***Phenylum salicylicum*** — *Phenylsalicylat.*
(Früher:) Salol. Salicylsäure-Phenyläther (60 Salicylsäure + 40 Phenol.) Phenolsalol. Phenolum salicylicum.
Arzneitaxe: 1,0 = 5 Pf.; 10,0 = 20 Pf.
Handverkauf —. Drogisten verboten.
Weißes kristallinisches Pulver. Geruch und Geschmack schwach aromatisch. Es soll feuchtes blaues Lackmuspapier nicht röten. Schmelzpunkt annähernd 42°. — 0,1 Gramm soll nach dem Verbrennen keinen wägbaren Rückstand hinterlassen.
Fast unlöslich in Wasser. Löslich in 10 Teilen Weingeist, in 0,3 Teilen Äther, in Chloroform. (Unlöslich in Säuren.)

Aufzubewahren in gut verschlossenen Gefäßen.
$C_6H_4.OH.COO.C_6H_5 = C_{13}H_{10}O_3$. — 100 Teile enthalten 59,5 $C_7H_6O_3$; 40,5 $C_6H_5.OH$.

Salol wird nicht verändert im Magen. Wird im Duodenum gespalten durch Pankreassaft und Alkali in seine Komponenten Phenol und Salizylsäure, wirkt analog der Salizylsäure. Fast nie Nebenwirkungen. Daher statt Natrium salicylicum. Anders Kobert: Phenylsalicylat wird zum Teil schon im Magen zersetzt in Salizylsäure und Phenol. Die aus der Tagesgabe 8,0 abgeschiedene Menge Phenol beträgt 3,04. Das ist aber das Zehnfache der Maximaldose pro die für Karbolsäure, nämlich 0,3. Deshalb bezeichnet es Kobert als leichtsinnig, Phenylsalicylat innerlich zu geben, ohne das Antidot Natrium sulfuricum. Danach würde sich ergeben 432 ℞.

Äußerlich. Als Schnupfpulver bei Rhinitis atrophicans foetida.

Als Streupulver 0,1—1,0 zu 10,0 Amylum. Anders: 5—10 %. Auf Wunden und eiternde Geschwüre.

Als Salbe 0,1—1,0 zu 10,0 Lanolin. Bei Ekzem, Pruritus.

Zu Seifen 5 %. Salolseife wirkt antiparasitär, antiseptisch.

Zu Mundwasser und Gurgelwasser 0,5—1,0 auf 100,0 Spiritus. Anders: bis zu 3—10 %. Zusatz zum Wasser bis zur milchigen Trübung. Bei Angina, Stomatitis. Nicht für längere Zeit, Salol löst den Kalk der Zähne.

Zu Injektionen Emulsion von Salol 5,0, Gummi 2,5, Aqua 100,0.

Zu Bougies 5 %.

Als Salolgaze und Salolwatte. Zur Tamponade.

Als Salolkollodium.

Innerlich. Als Antipyreticum und Antirheumaticum. Gegen akuten Gelenkrheumatismus, subakute und chronische Arthritis, Muskelrheumatismus, Gicht, Podagra, rheumatische Neuralgien, Cystitis (beseitigt Trübung und Putrescenz und bewirkt saure Reaktion des Harns), Urticaria. Grüner Karbolharn. Für Erwachsene 1,0—2,0, täglich mehrmals. In Pulvern, Oblaten, Kapseln, Pastillen (Salol 0,5, Amylum 0,1). Für Kinder 0,5, täglich mehrmals, 4—6 mal. Anders: Für Kinder innerlich 0,1—0,2 bei Angina, Sommerdiarrhoe; dagegen bei Gonorrhoe 0,25—0,5 täglich 3 mal.

Gegen Gonorrhoe 0,5, täglich mehrmals. Abwechselnd mit Arbutin.

Bei Cystitis ist besser Urotropin, siehe dieses.

Als Überzug von Pillen, die sich nicht im Magen lösen sollen (?).

Gegen die rheumatische Form von Chorea (zum Unterschiede von einer hysterischen Form) hilft Salol spezifisch.

432. ℞ Phenyli salicylici 1,0
Natrii sulfurici sicci 0,5.
M. f. Pulvis. D. t. doses 6.
S. 1 Pulver zur Zeit in Oblate. — Gegen rheumatische Neuralgie.

433. ℞ Phenyli salicylici 10,0
Unguenti Adipis Lanae ad 100,0.
M. f. Unguentum. D. S. Äußerlich. — Gegen Ekzem, Pruritus.

434. ℞ Phenyli salicylici 1,0
F. Pulvis. D. t. doses 10.
S. 1/2—1 Pulver in Oblate, täglich 3 mal. — Gegen rheumatische Chorea.

435. ℞ Phenyli salicylici 0,5—1,0
F. Pulvis. D. t. doses 10.
S. 1 Pulver, täglich 3—6 mal. — Gegen Gelenk- und Muskelrheumatismus. Auch als Darmdesinficiens.

436. ℞ Phenyli salicylici 10,0
Talci 100,0.
M. f. Pulvis. D. S. Äußerlich. Täglich 2 mal aufzustreuen. — Bei Verbrennung, Excoriation, Ulcus cruris.

Pulpine:

437. ℞ Zinci oxydati 10,0
Phenyli salicylici 1,0
Olei Caryophyllorum 2,0.
M. f. Pasta. D. in vitro epistomate vitreo. S. Äußerlich. — Zum Einlegen in hohle Zähne.

438. ℞ Phenyli salicylici 0,5
Adipis Lanae anhydrici 0,2
Olei Cacao 2,0.
M. f. Supposstorium. D. t. doses 10. S. 1 Stück, täglich 4 mal. — Bei ruhrartigen Diarrhöen mit Dickdarmgeschwüren.

439. ℞ Phenyli salicylici 5,0
Unguenti Paraffini ad 50,0.
M. f. Unguentum. D. S. Äußerlich. Täglich 2 mal aufzulegen. — Bei Fußgeschwüren.

865. ℞ Phenyli salicylici 1,0.
F. Pulvis. D. t. doses 10.
S. 1—2 Pulver, täglich mehrmals nach Bericht. — Bei Fleischvergiftung.

1044. ℞ Phenyli salicylici 0,5
F. Pulvis. D. t. doses 10.
S. 1 Pulver in Oblate, täglich mehrmals. — Gegen Gonorrhoe.

Antidota. Excitantia, Diuretica.
Größte Einzelgabe 2,0. Größte Tagesgabe 8,0,

Philtra hießen die Liebestränke des klassischen Altertums.

Phlegmagoga nannte man „schleimentleerende" Abführmittel.

Phlegmerethistika (von φλέγμα = Schleim + ἐρεθίζω = reizen) sind Schleimhaut-Reizmittel, genauer Schleimreizmittel, welche vermehrte Schleimabsonderung hervorrufen.

Phlogistika (von φλόγωσις = Entzündung) sind Entzündung erregende Mittel.

Phloroglucinum, nicht offizinell. **Arzneitaxe:** 0,1 = 10 Pf.; 1,0 = 70 Pf. Handverkauf —.

Phosphor — Phosphorus.

Phosphorsäure — Acidum phosphoricum.

388. *Phosphorus* — *Phosphor.*

Arzneitaxe: 1,0 = 5 Pf.
Handverkauf: 10,0 = 40 Pf.; 500,0 = 3 Mk.

Weiße oder gelbliche Stücke, durchscheinend und wachsglänzend. Bei längerer Aufbewahrung wird Phosphor rot, bisweilen auch schwarz.

Phosphor entzündet sich leicht, raucht an der Luft unter Verbreitung eines eigentümlichen Geruches, leuchtet im Dunkeln. Er schmilzt unter Wasser bei 44°.

Unlöslich in Wasser. Leicht löslich in Schwefelkohlenstoff. Schwerer löslich in fetten und ätherischen Ölen (Milch). Wenig löslich in Weingeist und in Äther. (Also außer in Fetten und Ölen sonst kaum löslich für arzneiliche Darreichung.)

Sehr vorsichtig aufzubewahren unter Wasser und geschützt vor Licht. (In dickwandigen, geschlossenen Gläsern, umgeben von Sand, in einem Metallgefäß, frostfrei, auch vor Luft geschützt. Das Metallgefäß in einem Schrank mit einer Vertiefung rücksichtlich Brand und mit einer eisernen Türe. Der Schrank feuerfest eingemauert. — Brennender Phosphor wird gelöscht durch Sand.)

Phosphor wird zerschnitten mit einer Schere unter Wasser, oder mit einem nassen Messer, und die Teile gleich wieder in Wasser gelegt.

Äußerlich. Zu reizenden Linimenten und Salben 0,1 auf 5,0—10,0.

Innerlich. Bei Rachitis und Osteomalacie. Phosphor gelöst in Oleum Amygdalarum oder Oleum Olivarum 1 zu 500, verordnet als Tropfen, 0,0005, täglich mehrmals. Stets frisch bereitete Lösungen unter $^1/_2$ $^0/_0$, sonst kann sich Phosphor ausscheiden. Vorsicht!

Geschmackscorrigentien: Rotulae Menthae piperitae, Nr. 440, Oleum Citri, Nr. 355.

Auch in Lebertran, Gelatinekapseln, Pillen, Phosphorschokoladepastillen. In Lebertran 0,01 auf 100,0, 1 Teelöffel morgens und abends d. i. 1 Teelöffel = 0,0005 Phosphor.

Phosphor-Lebertran (Kassowitz):

440. ℞ Phosphori 0,01.
Olei Jecoris Aselli ad 100,0.
M. D. S. 1 Teelöffel morgens und abends (oder täglich 3 mal). — Bei Rachitis und Osteomalacie. — 1 Teelöffel = 0,0005 = $^1/_2$ Dosis maxima singula.

Aether phosphoratus:

441. ℞ Phosphori 1,0
Aetheris 72,0.
M. D. S. Tropfenweise unter Milch. — Aether 1,0 = 50 Tropfen; 72,0 = 3600 Tropfen. 1 Tropfen = c. 0,0003 Phosphor.

Vergiftungssymptome. Erbrechen von Massen mit Geruch nach Knoblauch, welche leuchten im Dunkeln. Darauf 2 Tage subjektives Wohlbefinden. Dann Magenschmerzen, Erbrechen von Massen mit Blut und Galle, Ikterus. Blut und Galle im Harn. Kopfweh, Fieber, Schlafsucht.

Antidota. Magenausspülung (Kalium permanganicum $^1/_2$ $^0/_0$ Lösung oder 5 $^0/_{00}$, weinglasweise) Brechmittel (Cuprum sulfuricum 1,0 in viel Wasser). — Oleum Terebinthinae zur Bildung von terpentinphosphoriger Säure, welche weniger giftig ist, 2,0—10,0 rein oder in Emulsion (wird neuerdings angezweifelt). Anders: 1,0—2,0 täglich mehrmals. Anders: 100mal so viel als Phosphor genommen wurde. Anders: 5—15 Tropfen in Haferschleim 1—2stündlich. Anders: 5—20 Tropfen, täglich mehrmals. In Gelatinekapseln, Schleim, Emulsion, Mixtur, Pillen. — Alkalische Getränke, kaltes Getränk, Gummischleim, Stärkekleister. — Keine Fette, keine fetten Öle, keine Milch!

Größte Einzelgabe 0,001. Größte Tagesgabe 0,003.

Physetika (von φυσάω = blasen) sind Mittel zur Entleerung von Darmgasen. Dasselbe Carminativa.

Physostigmin-salicylat — Physostigminum salicylicum.

Physostigminum. Physostigminum salicylicum, Nr. 389.
Physostigminum sulfuricum, Nr. 390.

389. *Physostigminum salicylicum* — *Physostigminsalicylat.*

Eserin.

Arzneitaxe: 0,01 = 20 Pf.; 0,1 = 1 Mk. 40 Pf.; 1,0 = 11 Mk. 10 Pf.

Handverkauf —. Drogisten verboten.

Farblose oder schwach gelbliche, glänzende Kristalle. (Reaktion meist sauer.)

Nach dem Verbrennen soll kein Rückstand hinterbleiben.

Löslich langsam in 85 Teilen Wasser. Die wässerige Lösung (1 = 100) verändert blaues Lackmuspapier nicht sofort. — Schnell löslich in 12 Teilen Weingeist.

Das trockene Physostigmin-salicylat hält sich längere Zeit unverändert, auch im Lichte. Die wässerige Lösung und die weingeistige Lösung färben sich rötlich in wenigen Stunden, selbst im zerstreuten Lichte.

Sehr vorsichtig aufzubewahren. (In gelbbraunen Gläsern geschützt vor Luftfeuchtigkeit. — Lösungen nicht vorrätig halten.)

$C_{15}H_{21}N_3O_2.C_7H_6O_3$. — 100 Teile enthalten 66,6 $C_{15}H_{21}N_3O_2$.

Physostigminsalze nicht mit Alkalien, Eisensalzen, Gerbsäure, Quecksilbersalzen, alkaloidfällenden Stoffen.

Mioticum. Physostigminum salicylicum bewirkt in $^1/_2$ ‰ Lösung Pupillenverengerung in 5—15 Minuten, und hierdurch Erniedrigung des intraocularen Druckes. Physostigmin reizt die peripheren Nervenenden des Oculomotoriusastes, welcher den Sphincter pupillae versorgt, (Atropin lähmt diese). (Anders: Physostigmin reizt den Musculus Sphincter iridis.)

Äußerlich. Gegen Glaukom, bei Hornhautgeschwüren, Atropin-Mydriasis, Akkommodationslähmung. $^1/_{10}$—$^1/_4$ % Lösung d. i. 0,01 zu 10,0—0,025 zu 10,0. Anders: 0,02—0,05 auf 10,0 Wasser, d. i. $^1/_5$—$^1/_2$ %. Zur Einträuflung ins Auge 1—2 Tropfen, täglich mehrmals. Anders: 1 % Lösung, 1 Tropfen.

Lösungen abzugeben in gelbbraunen Gläsern. Lösungen sind frisch farblos. In Licht und Wärme, Alkaleszenz der Lösung und des Glases werden sie bald rot, Rubreserin, unwirksam. Als Konservierungsmittel für Lösungen des Arztes dürfte (nach Halauer) wässerige schweflige Säure zu versuchen sein, 1—2 Tropfen auf 30,0 Lösung.

Innerlich. Als Tropfen in Lösung. Als Gegengift bei Vergiftung mit Atropin und Strychnin. 0,0005—0,001 pro dosi. Pillen.

Gegen Krampfarten, Chorea, Epilepsie, Tetanus, Darmatonie. Selten.

Auch die Augenheilkunde wendet es nicht innerlich oder subkutan an.

442. ℞ Physostigmini salicylici 0,06 bis 0,15 (0,1)
Aquae destillatae ad 30,0
Acidi sulfurosi aquosi guttam unam (I).
M. D. ad vitrum fuscum.
S. Äußerlich. Für den Arzt. — 1 Tropfen zum Beginn. (Nach mehr bisweilen Kopfschmerzen, Übelkeit.)

919. ℞ Physostigmini salicylici 0,01 bis 0,05
Aquae destillatae ad 10,0.
M. D. ad vitrum nigrum.
S. 1—2 Tropfen ins Auge einzuträufeln, täglich 2 mal. — Bei Glaukom, Atropin-Mydriasis, Hornhautgeschwüren. — 200 × 1 Tropfen (à 0,05) = 0,00005—0,00025 Physostigm. salic.; 2 Tropfen = 0,0001—0,0005; 4 Tropfen = 0,0002—0,001.

Vergiftungssymptome. Erbrechen und Durchfall. Salivation. Dyspnoe. Verengerte Pupillen. Herztätigkeit anfangs erhöht, hernach vermindert. Muskelschwäche. Elendwerden des Pulses. Kollaps.

Antidota. Brechmittel, Magenpumpe, Abführmittel. Acidum tannicum bis 0,3 als Pulver. Excitantien. Künstliche Respiration. Atropinum sulfuricum subkutan bis 0,001. Chloralum hydratum.

Größte Einzelgabe 0,001. Größte Tagesgabe 0,003.

Physostigmin-sulfat — Physostigminum sulfuricum.

390. *Physostigminum sulfuricum* — *Physostigminsulfat.*

Arzneitaxe: 0,01 = 20 Pf.; 0,1 = 1 Mk. 40 Pf.; 1,0 = 11 Mk. 10 Pf.

Handverkauf —. Drogisten verboten.

Weißes kristallinisches Pulver. Zerfließt an feuchter Luft.

Sehr leicht löslich in Wasser und in Weingeist. Die Lösungen verändern Lackmuspapier nicht.

Sehr vorsichtig, vor Licht und vor Feuchtigkeit geschützt, aufzubewahren. (In gelbbraunen Gläsern, geschützt auch vor Luft.)

Wird nur in der Tierbehandlung verwendet, deshalb keine Maximaldose!

Physostigminsalze nicht mit Alkalien, Eisensalzen, Gerbsäure, Quecksilbersalzen. — Sulfate nicht mit Bleisalzen, Baryumsalzen. Lösungen werden rot, Rubreserin vgl. vorige Nr. 389. Desgleichen betreffs Gebrauch.

Bei Pferden 0,1 pro dosi zur subkutanen Injektion. Auch sonst als Abführmittel.

Antidota wie bei Physostigminum salicylicum, Nr. 389.

Größte Einzelgabe —. Größte Tagesgabe —.

Pikrinsäure = Acidum picronitricum, siehe dieses. Trinitrophenol, Trinitrokarbolsäure $C_6H_2(NO_2)_3OH = C_6H_3N_3O_7$. Nicht offizinell. Arzneitaxe: 10,0 = 15 Pf. Handverkauf: 10,0 = 15 Pf. Nicht mit Eiweiß, Kohle, organischen Salzen, Pflanzenpulver, Schwefel.

Vergiftungssymptome. Magenschmerzen, Leibschmerzen. Erbrechen, Diarrhoe. Pikrin-Ikterus. Im spärlichen Harn Blut, Eiweiß. Pikrin-Urticaria. Delirien. Krämpfe.

Antidota. Magenpumpe. Salinische Abführmittel. Eiweiß. Opium.

Pikrotoxin, nicht offizinell. Kokkulin, Kokkolin, $C_{12}H_{14}O_5$, findet sich in den Kokkelskörnern.

Vergiftungssymptome. Erbrechen, Durchfall. Puls verlangsamt oder beschleunigt. Atmung flach. Benommenheit, Betäubung. Zittern, Zucken, Konvulsionen, klonische Krämpfe, bisweilen Tetanus. Salivation. Schweiß. Delirien.

Antidota. Magenreinigung, Acidum tannicum. Gegen Krämpfe chloroformieren; Chloralum hydratum. Excitantien. Künstliche Respiration.

Pili Gossypii — Gossypium depuratum.

Pillen — Pilulae:

- Aloepillen, eisenhaltige — Pilulae aloëticae ferratae.
- BLAUD'sche Pillen — Pilulae Ferri carbonici Blaudii.
- Jalapenpillen — Pilulae Jalapae.
- Kreosotpillen — Pilulae Kreosoti.
- Preise für Pillen siehe Pilulae.

Pillen, italienische — Pilulae aloëticae ferratae.

391. *Pilocarpinum hydrochloricum* — *Pilokarpinhydrochlorid.*

Arzneitaxe: 0,01 = 5 Pf.; 0,1 = 35 Pf.

Handverkauf —. Drogisten verboten.

Weiße Kristalle. Ziehen Feuchtigkeit an in der Luft. Geschmack schwach bitter.

Schmelzpunkt 193—195° Es soll nach dem Verbrennen keinen Rückstand hinterlassen.

Leicht löslich in Wasser. Die wässerige Lösung (1 = 100) reagiert schwach sauer. — Leicht löslich in Weingeist. Wenig löslich in Äther, in Chloroform.

Vorsichtig aufzubewahren. (In trockenen, gut verschlossenen Gläsern. Lösungen nicht vorrätig halten.)

$C_{11}H_{16}N_2O_2$.HCl. — 100 Teile enthalten 85,1 $C_{11}H_{16}N_2O_2$.

Pilocarpin hebt Atropinwirkung auf, und umgekehrt, siehe unten.

Pilocarpin reizt das Schwitzzentrum und die peripheren Enden der Schweißnerven, Schweißdrüsen, Speicheldrüsen, Tränendrüsen, Ohrenschmalzdrüsen, Nasenschleimhautdrüsen, Drüsen des Pharynx, des Larynx, der Bronchien, des Magens, des Darmes. Deshalb Speigefäß in Bereitschaft!

Indiziert bei Krupp, Pseudokrupp, kruppöser Bronchitis, allem trockenen Husten.

Kontraindiziert bei Patienten, die zu schwach sind, um genügend zu expektorieren, wegen Lungenödem.

Äußerlich. Als Diaphoreticum und Sialogogum. Meist subkutan 0,01 bis 0,02, oder 0,2 auf 10,0 Aqua destillata, davon ½—1 Spritze. Besonders bei Nephritis, Scharlachnephritis, Ascites. — Für Kinder unter 2 Jahren 0,005, für Säuglinge 0,001—0,002. Anders: bis 1 Jahr 0,001; bis 3 Jahre 0,002; bis 6 Jahre 0,003; bis 10 Jahre 0,004; bis 15 Jahre 0,005—0,01. — Zum Pilocarpin in der Spritze 4—5 Tropfen Äther zusetzen oder kleine Gabe Kognak vorher.

Bei Urämie gegen Gehirnödem und Ergüsse in die Ventrikel, subkutan. Bei Asthma uraemicum subkutan in maximaler Dose.

Als Mioticum. Es bewirkt Kontraktion der glatten Muskeln, irritiert weniger als Physostigminum salicylicum, Nr. 389. 0,1—0,2 auf 10,0 Aqua destillata, zum Einträufeln.

Als Haarwuchsmittel und gegen Tinea capitis = Kopfgrind als Salbe oder in 2 % weingeistiger Lösung.

Innerlich. Als Expectorans solvens bei allen Formen von trockenem Bellhusten, infolge von Erkältung oder infolge von Vergiftung mit Tollkirsche, Käsegift, Wurstgift usw. Bei Pneumonia fibrinosa, Bronchitis, Diphtherie, Eklampsie, renalem Hydrops, Pertussis, Rheumatismus, Urämie. Als Tropfen in Lösung. In Lösung 0,03—0,04 auf 100,0, 1 Eßlöffel zweistündlich. Anders: Für Erwachsene 0,03 auf 100,0 Aqua destillata mit Acidum hydrochloricum 2 Tropfen, 1 Teelöffel stündlich. — Für Kinder: 0,02 auf 100,0 mit Acidum hydrochloricum 2 Tropfen, 1 Teelöffel stündlich. Nach jeder inneren Gabe etwas Kognak oder Wein.

Vorsicht bei Herzkrankheiten. Pilocarpin macht neben Magenbewegungen und Darmbewegungen auch Uterusbewegungen, daher Gravidität besonders zu beachten.

Zur Anregung der Milchsekretion.

Gegen Atropinvergiftung. 0,01—0,02 in Lösung mit Salzsäure.

Wässerige Lösungen sind nicht lange haltbar. Sterilisieren nicht tunlich wegen Zersetzlichkeit, auch keine Alkaloïd fällende Zusätze.

443. ℞ Pilocarpini hydrochlorici 0,1
Aquae destillatae ad 10,0.
M. D. S. Äußerlich zu Händen des Arztes. — Zur subkutanen Injektion ½—1 Spritze d. i. 0,005—0,01. Zu schneller Hilfe bei Vergiftung usw. als Expectorans.

Ferner 1 Spritze als Schwitzmittel vgl. oben: Reizung des Schwitzzentrums und der peripheren Enden der Schweißnerven. Wirkung kann unterstützt werden durch Trinken warmer Flüssigkeit.

Mehrfache Anwendung kann unter Umständen Haarwuchs befördern infolge stärkerer Füllung der Hautgefäße.

Ferner bei Trigeminusneuralgie mit entzündlichen Ausschwitzungen in engem Knochenkanale kann eine Folge von Injektionen in der Nähe des Kanales die Ausschwitzung manchmal zum Schwinden bringen.

Ferner bei Iridocyclitis, retrobulbäre Neuritis, Ablatio retinae, zur Aufhellung frischer Trübungen des Glaskörpers.

Bei Ohrlabyrinthexsudaten, Gehirnödem, Erguß in die Ventrikel (Eklampsie, Urämie).

444. ℞ Pilocarpini hydrochlorici 0,06.
F. l. a. Pilulae 30. D. S. 1 Pille täglich 3mal. — Als Expectorans bei trockenem Bellhusten. — 1 Pille enthält 0,002 Pilocarp. hydrochl.

Vergiftungssymptome. Starker Schweiß, starke Sekretion von Speichel, Nasenflüssigkeit, Tränen. Übelkeit, Erbrechen, Durchfall. Puls langsam, darauf unregelmäßig. Miosis, Akkommodationskrampf. Schmerz in Urethra, Tenesmus der Blase. Gähnen, Schwindel, Kopfschmerz. Eventuell Abort. Lungenödem.

Antidota. Atropinum sulfuricum subkutan bis 0,001. Magenspülung (Lösung von Acidum tannicum, Kalium permanganicum). Excitantien. Diuretica. Vesicans auf die Brust. Gerbsäure, Morphium.

Größte Einzelgabe 0,02. Größte Tagesgabe 0,04.

Pilokarpinhydrochlorid — Pilocarpinum hydrochloricum.

Pilulae — Pillen.

Arzneitaxe. Pillen = Pilulae. Körner = Granulae. Granula als Singular, wie er in der Arzneitaxe bei der Bildung von dem Plural Granulae gedacht ist, ist kein Latein. Es heißt Granulum, i, n., deminutiv von granum, = das Körnchen; also Granula, pluralis = die Körner.

Pillen und Körner anzufertigen kostet je d. h. Mischen, Anstoßen, Zusammenschmelzen, Formen, Bestreuen, einschließlich des erforderlichen Pulvers zum Bestreuen	bis zu 50 Stück = 30 Pf. bis zu 100 Stück = 50 Pf. jede weiteren 100 Stück = 20 Pf.

Überziehen von Pillen mit Kollodium, Aloëtinktur usw. kostet für je 50 Stück oder Teile davon = 25 Pf.
Überziehen mit Gelatine, Keratin, Tolubalsam usw., sowie mit Silber für je 50 Stück oder Teile davon = 50 Pf.
Überziehen mit Gold für je 50 Stück oder Teile davon = 1 Mk.

Eine Pferdepille anzufertigen, d. h. Mischen, Anstoßen, Formen, Bestreuen, einschließlich des erforderlichen Pulvers zum Bestreuen kostet = 20 Pf. Jedes weitere Stück = 5 Pf.

Handverkauf —. Drogisten verboten.

Herstellung. Die Arzneistoffe werden sorgsam gemischt, nötigenfalls mit einem geeigneten Bindemittel. Sie werden dann zu einer bildsamen Masse angestoßen, und in kugelförmige Gestalt gebracht, selten in eiförmige oder walzenförmige Gesalt.

Ist ein bestimmtes Bindemittel überhaupt nicht verordnet, oder in unzureichender Menge, so hat als solches zu dienen eine Mischung von gleichen Teilen gepulvertem Süßholz und gereinigtem Süßholzsaft (mit oder ohne Zusatz eines Gemisches von 1 Teil Glyzerin und 2 Teilen Wasser). Wenn tunlich, so werden die Bindemittel in einer solchen Menge genommen, daß das Gesamtgewicht einer einzelnen trockenen Pille 0,1 g beträgt. — Enthält die Pillenmasse Körper, welche sich leicht zersetzen mit organischen Körpern, z. B. Silbernitrat, so sind weißer Ton und Glyzerin als Bindemittel zu benutzen. — Zur Verdickung einer Pillenmasse, welche Balsame, ätherische Öle oder fette Öle in erheblicher Menge enthält, schmelze man diese zusammen mit (1—2 Teilen) gelbem Wachs.

Zum Bestreuen der Pillen ist Bärlappsamen zu verwenden, wenn nicht etwas Anderes vorgeschrieben ist.

Zum Lackieren der Pillen benutzt man eine alkoholische Lösung von Tolubalsam.

Zum Überziehen mit weißem Leim benutzt man eine Lösung von 1 Teil weißem Leim in 3 Teilen Wasser, hergestellt im Wasserbade.

Zum Versilbern benutzt man reines Blattsilber.

Pillen sind Kügelchen von 0,1—0,12—0,15.

Abgerundete Gewichtszahlen:

15 Pillen wiegen 2,0	**50 Pillen wiegen 6,0**	Man verschreibt, vgl. Arzneitaxe 50, 100 Stück gewöhnlich. — Man muß beachten, ob die Quantität des Arzneimittels nicht zu groß ist für eine bestimmte Anzahl von Pillen!
20 „ „ 2,5	60 „ „ 8,0	
25 „ „ 3,0	80 „ „ 10,0	
30 „ „ 4,0	**100** „ „ **12,0**	
40 „ „ 5,0	120 „ „ 15,0	

Pilulae conspergantur **Lycopodio** oder **Talco** = Pillen bestreuen mit Bärlappsamen oder Talk.

Pilulae obducantur **Balsamo Tolutano** = Pillen überziehen mit Tolubalsam — ist elegant und wohlriechend. 50 Stück = 50 Pf. — Herstellung: Fester Tolubalsam 10 + Alcohol absolutus 10 + Aether 80. Für 100 Pillen 2,0 Lack. Im Porzellanmörser rollen, bis sie sich trennen, trocknen $^1/_2$ Stunde an der Luft. Dies wiederholen 2—3mal.

Pilulae obducantur lege artis **Keratino** = Pillen keratinieren, überziehen mit Hornsubstanz — komplizierte Herstellung. 50 Stück = 50 Pf. — Herstellung: Cera alba 1 + Sebum benzoatum 3, vgl. unter Cera alba. Auf 100 Pillen 0,1 Keratin gelöst in 1,0 Liquor Ammonii caustici und 1,0 Wasser. Rollen im Porzellanmörser, trocknen. Wiederholung 5—6mal.

Pilulae obducantur **Argento foliato** = überziehen mit Blattsilber. 50 Stück = 50 Pf. Nicht bei Entwicklung von Schwefelwasserstoff. Vgl. Asa foetida.

Pilulae obducantur lege artis Graphite depurato = mit grobem Graphitpulver abrollen zu Metallglanz.

Pilulae obducantur **Oleo Cacao**; conspergantur Amylo = überziehen mit Kakaobutter und bestreuen mit Stärke.

Pilulae obducantur **Gelatina** = gelatinieren. Dauert 12 Stunden. Wenn mit kalter Gelatinelösung, meist essigsäurehaltig. 50 Stück = 50 Pf. — Herstellung: Warme Lösung von 2 Gelatine in 5 Wasser. Aufspießen der einzelnen Pillen an langen Nadeln, oder Wälzen in erwärmter Porzellanschale, rasches Ausschütten auf Wachspapier, trocknen lassen.

Pilulae obducantur Mucilagine Gummi arabici et Amylo saccharato, oder kurz: Pilulae obducantur **Saccharo** = Pillen dragieren oder kandieren. Dauert 12 Stunden. Dragées = dragierte Pillen. Kandieren führt man aus bei großen Mengen und in besonderen Maschinen.

Pilulae obducantur **Sandaraca** = überziehen mit Sandarak.

Pilulae obducantur **Lacca in Tabulis** = mit Schellack überziehen. — Anderer Lack: Mastix 5 + Benzoe 5 + Alcohol absolutus 10 + Aether 80. Für 100 Pillen 2,0 Lack. Lackieren wie oben unter Tolubalsam.

Pilulae obducantur **Collodio** = mit Kollodium überziehen. 50 Stück = 25 Pf. — Herstellung: In einer Schale, die mit Collodium befeuchtet, werden die Pillen geschwenkt, bis sie nicht mehr zusammenbacken.

Pilulae obducantur **Liquore Natrii silicici** = mit Wasserglas überziehen.

Pilulae obducantur **Argento foliato et Collodio**; conspergantur Amylo = übersilbern, überziehen mit Kollodium, und dann bestreuen mit Stärke — Perlmutteraussehen.

Pilulae obducantur **Mucilagine Gummi arabici**; conspergantur **Talco** — Perlmutterglanz, aber nicht Unlöslichkeit im Magen.

Pilulae obducantur **Salolo** = überziehen mit Salol, das in Äther gelöst ist. Schwer löslich im Magen.

Sacchari et Gummi arabici āā quant. sat. = Mischung von Zucker und Gummi arabicum zu gleichen Teilen als Constituens für schlecht klebende, pulverförmige Substanzen.

Zu Pillen **nicht** Radix Althaeae pulverata mit Mucilago Gummi arabici, weil die Pillen oft steinhart werden.

Wasserlösliche Salze geben schlecht bindende Pillenmassen. 5 oder 6 Salz + 1 Traganth + sehr wenig Wasser, wenn größere Menge Pillen erforderlich.

Tinkturen werden im Pillenmörser verdampft und dann die Massen angestoßen.

Fluidextrakte werden eingedampft nach Möglichkeit, der Rückstand (eventuell durch Glyzerin flüssig erhalten) verdickt mit Traganth.

Geruchscorrigentien zum Pillenbestreuen.

Cortex Cinnamomi pulveratus, Nr. 129.
Elaeosacchara.
Pasta Cacao aromatica pulverata.
Rhizoma Iridis pulveratum, Nr. 436.

Geschmackscorrigentien zum Pillenbestreuen.
Radix Liquritiae pulverata, Nr. 421.
Saccharum, Nr. 442.

Farbencorrigentien zum Pillenbestreuen.
Magnesia usta, Nr. 310 — weiß.
Magnesium carbonicum, Nr. 311 — weiß.

Pilulae. Pilulae aloëticae ferratae, Nr. 392.
Pilulae Ferri carbonici Blaudii, Nr. 393.
Pilulae Jalapae, Nr. 394.
Pilulae Kreosoti, Nr. 395 — werden frisch bereitet zur Abgabe.

392. *Pilulae aloëticae ferratae* — *Eisenhaltige Aloepillen.*

Pilulae italicae nigrae. Italienische Pillen.

Arzneitaxe: 25 Stück = 25 Pf.; 100,0 = 75 Pf.

Handverkauf: 30 Stück ad scatulam = 25 Pf. — Drogisten verboten.

Schwarze glänzende Pillen von 0,1.

1 Teil getrocknetes Ferrosulfat (Nr. 193) + 1 Teil gepulverte Aloe werden gemischt, und dann verarbeitet mit Seifenspiritus. Aloëtinktur gibt den Pillen ein glänzendes schwarzes Aussehen.

Jede Pille enthält also 0,05 Ferrum sulfuricum siccum + 0,05 Aloe. Die Pillen müssen hart angestoßen werden, sonst werden sie runzlig, und in der Hand gehalten erweicht zum Ausrollen.

Innerlich. 1—2 Pillen, täglich 3mal. Bei Chlorose mit Obstipation, Verdauungsstörungen und Amenorrhoe. Anders: 1—5 Pillen pro dosi. Anders: 1—4 Pillen pro dosi.

445. ℞ Für 25 Pf. eisenhaltige Aloëpillen im Handverkauf (=30 Stück) in Schachtel. — Vorschrift. 1—2 Stück, täglich 3mal. — Gegen Chlorose mit Obsipation, Amenorrhoe.

Pilulae aloëticae:

446. ℞ (Berliner F. M.)
Aloës 5,0
Saponis jalapini 3,0.
Spiritus qu. s. M. f. Pilulae Nr. 50.
D. S. Täglich 3—6 Stück. — 1 Dosis = 90 Pf.

Größte Einzelgabe —. Größte Tagesgabe 6 Pillen.

Pilulae asiaticae sind Pillen aus Acidum arsenicosum mit etwa zehnfacher Menge von Piper nigrum, letzteres zur Absonderung von Salzsäure im Magen und Lösung des Arseniks. Vgl. Nr. 9, Acidum arsenicum, 6. ℞, 7. ℞.

Pilulae bechicae Heimii siehe Nr. 419, Radix Ipecacuanhae, 490. ℞.

393. *Pilulae Ferri carbonici Blaudii* — *Blaud'sche Pillen.*

Pilulae martiales Blaudii. (P. R. Blaud, Arzt in Beaucaire.)

Arzneitaxe —. Massa Pilularum Ferri carbonici 1,0 = 10 Pf.

Handverkauf: Pilulae Ferri Blaudii 50 Stück ad scatulam = 60 Pf.; 100,0 ad scatulam = 1 Mk. — Drogisten verboten.

Pillen von 0,25.

9 Teile getrocknetes Ferrosulfat + 3 Teile Zuckerpuler + 7 Teile feinzerriebenes Kaliumcarbonat + 0,7 Teile gebrannte Magnesia + 1,3 Teile feingepulverte Eibischwurzel werden angestoßen zu einer Pillenmasse mit ungefähr 4 Teilen Glyzerin. Es werden Pillen geformt im Gewichte von 0,25. Sie werden bestreut mit Bärlappsamen.

Jede Pille enthält 0,025 Ferrum carbonicum.

Durch Austausch entsteht im Magen Ferrocarbonat und Natriumsulfat bzw. Magnesiumsulfat.

Innerlich. Gegen Chlorose zu längerem Gebrauch. 1—5 Pillen, täglich mehrmals.

447. ℞ Für 1 Mk. BLAUD'sche Pillen im Handverkauf (= 100 Stück in Schachtel). — Vorschrift: 1—5 Pillen, täglich mehrmals. — Als Antichloroticum.

448. ℞ (KOBERT.)
Ferri sulfurici Spiritu praecipitati 12,5
Kalii carbonici 12,5
Magnesiae ustae 5,0
Glycerini 3,0
Gummi arabici 1,0.
M. f. Pilulae 200. — Werden selbst nach Jahren nicht hart.

1046. ℞ (KOBERT.)
Ferri sulfurici 15,0
Kalii carbonici 15,0.
M. f. ope Olei Cacao Pilulae 200. — Bleiben ebenfalls löslich.

1047. ℞ (KOBERT.)
Ferri sulfurici 10,0
Sacchari 10,0
Kalii carbonici 5,0
Magnesiae ustae 1,0.
M. f. ope Glycerini qu. s. Pilulae 200. — Langsam aufsteigen von 3 Pillen bis 12 Pillen pro die, und ebenso langsam absteigen.

Pilulae Ferri carbonici sive ferratae Valetti = VALLET'sche Pillen = Eisenpillen. Arzneibuch für das Deutsche Reich, Ausgabe III: 50 Teile Ferrosulfat gelöst in 200 Teilen siedendem Wasser werden filtriert in eine geräumige Flasche. In der Flasche befindet sich vorher bereits eine klare Lösung von 35 Teilen Natriumbicarbonat in 500 Teilen lauwarmen Wassers. Der Inhalt der Flasche wird dann vorsichtig gemischt, darauf gefüllt mit heißem Wasser, lose verschlossen, und beiseite gestellt zum Absetzen.

Nach dem Absetzen wird die Flüssigkeit über dem Niederschlage entfernt, und die Flasche wieder mit heißem Wasser gefüllt, lose verschlossen, beiseite gestellt zum Absetzen.

Dies Verfahren wird fortgesetzt, solange Baryumnitratlösung noch eine Trübung in einer Probe der Flüssigkeit hervorruft. Endlich wird der Niederschlag von der Flüssigkeit möglichst befreit, in eine Porzellanschale getan, gemischt mit 8 Teilen mittelfein gepulvertem Zucker und 26 Teilen gereinigtem Honig. Die Mischung wird im Dampfbade rasch auf das Gewicht von 54 Teilen gebracht. Je 10,0 der Masse werden mit gepulverter Eibischwurzel verarbeitet zu 100 Pillen, und bestreut mit Zimt.

Jede Pille enthält = 0,02 Eisen. — Sehr mildes Eisenmittel. 2—6 Pillen, täglich mehrmals. Arzneitaxe —. Handverkauf 100 Stück in Schachtel = 1 Mk.; 50 Stück = 60 Pf.

Größte Einzelgabe 5 Pillen. Größte Tagesgabe 15 Pillen.

Pilulae haemostaticae enthalten Ergotin und Pulvis Secalis cornuti āā.

Pilulae helveticae Brandtii = RICHARD BRANDT's Schweizerpillen sollen bestehen aus:

Extr. Selini palustr. 1,5.
Extr. Achilleae moschat. 1,0.
Extr. Aloës 1,0.
Extr. Absinthii 1,0.
Extr. Trifolii fibrini 0,5.
Extr. Gentianae 0,5.
Rad. Gentianae pulv. 50,0.
Trifol. pulv. 50,0.

2 Pillen morgens nüchtern. — Im Handverkauf 1 Dose = 1 Mk. A. BRANDT's verbesserte Schweizerpillen. — Konkurrenzfabrikat, enthält Cascara sagrada.

Pilulae hydragogae Heimii siehe unter Nr. 240, Gutti, 265. ℞

394. *Pilulae Jalapae* — *Jalapenpillen.*

Pilulae purgantes.

Arzneitaxe —.

Handverkauf: 10 Stück ad scatulam 25 Pf. — Drogisten verboten.

Pillen von 0,1.

3 Teile Jalapenseife + 1 Teil Jalapenwurzel, feingepulvert, werden zu einer Pillenmasse angestoßen unter Zusatz von Weingeist. Es werden Pillen geformt vom Gewicht 0,1 Gramm. Sie werden bestreut mit Bärlappsamen. Vor der Aufbewahrung werden sie ausgetrocknet an einem warmen Orte.

Innerlich. Als starkes Laxans, Catharticum drasticum. 2—5 Stück bis 10 Stück pro dosi. Anders: 2—6 Stück pro dosi. — Dürfen auch ohne Rezept abgegeben werden.

449. ℞ Für 25 Pf. Jalapenpillen im Handverkauf (= 10 Stück in Schachtel). — Vorschrift: 2—5 Pillen auf einmal. — Als Abführmittel.

Größte Einzelgabe 10 Pillen. Größte Tagesgabe —.

Pilulae italicae nigrae — Pilulae aloëticae ferratae.

395. *Pilulae Kreosoti* — *Kreosotpillen.*

Arzneitaxe —. Werden frisch zur Abgabe bereitet und nach dem Rezept taxiert.

Handverkauf —. Drogisten verboten.

Pillen von 0,15.

10 Teile Kreosot + 19 Teile feingepulvertes Süßholz werden gut miteinander verrieben. Dann werden sie zu einer Pillenmasse verarbeitet mit 1 Teil Glyzerin. Es werden Pillen geformt von 0,15 Gramm. Sie werden bestreut mit Zimtpulver.

Jede Pille enthält 0,05 Kreosot. (Maximaldose für Kreosot, einzelne = 0,5 also entsprechend 10 Pillen; pro die 1,5, also entsprechend 30 Pillen.)

Aufzubewahren in gut verschlossenem Gefäße.

Innerlich. Bei chronischer Lungentuberkulose. 1—2—3 Pillen, täglich mehrmals nach der Mahlzeit. Allmählich steigernd bis 10 Pillen täglich.

450. ℞ (Hochstetter.)
Kreosoti 2,5
Sacchari 2,5
Radicis Liquiritiae pulveratae 4,0.
M. f. Pilulae 50. Obducantur Collodio. S. 2—4 Pillen, täglich 3mal.

451. ℞ (Reymann): Kreosotum, Sapo medicatus, Radix Liquiritiae pulverata.

452. ℞ (Schmidt-Beerfelden:) Kreosotum, Glycerinum, Succus Liquiritiae, Radix Liquiritiae pulverata, Radix Althaeae pulverata.

Größte Einzelgabe 10 Pillen. Größte Tagesgabe 30 Pillen.

Pilulae laxantes oder purgantes — Pilulae Jalapae.

Pilulae odontalgicae = Pillen in hohle Zähne, gegen Zahnschmerzen. Enthalten Opium und Atropin. Arzneitaxe —. Handverkauf: 10 Stück = 20 Pf.

Pilze. Vergiftung durch Pilze.

Vergiftungssymptome. Vornehmlich cerebrale Symptome. Kopfschmerz, Krämpfe, Delirien, Koma, Lethargie. Gefahr durch Zirkulationsstörung. Gastroenteritis.

Antidota. Magenausspülung (Lösung von Acidum tannicum), Brechmittel. Abführmittel. Excitantien, Kaffee, Alcoholica. Kühlblase auf den Kopf. Strychnininjektion bei drohender Herzlähmung. Atropininjektion.

Pimpinella siehe Radix Pimpinellae.

Pimpinellenwurzel — Radix Pimpinellae.

Pinangnuß — Semen Arecae.

Pinselungen siehe unter Mundwässer.

Piper hispanicum oder indicum oder turcicum — Fructus Capsici.

Piperazinum, nicht offizinell. Diäthylen-diamin. Arzneitaxe: 0,1 = 10 Pf.; 1,0 = 70 Pf. Handverkauf —. Farblose Kristalle, löslich in Wasser. Harnsäurelösend. Bei harnsaurer Diathese, Gicht, Nierensteinen, Blasensteinen, Nierenkolik. Sicherer Urotropin.

Pix. Pix liquida, Nr. 396.
Aqua Picis, Nr. 68.

396. *Pix liquida* — *Holzteer.*

Arzneitaxe: 10,0 = 5 Pf.; 100,0 = 20 Pf.

Handverkauf: 100 = 10 Pf.; 500,0 = 40 Pf.

1,0 = 24 Tropfen. 1 Tropfen = 0,041 (Eschbaum).

Braunschwarze, dickflüssige Masse, durchscheinend, etwa körnig durch kleine Kristalle, welche man erkennt bei mikroskopischer Betrachtung. Geruch eigentümlich.

Holzteer wird gewonnen durch trockene Destillation aus dem Holze von Abietineen, besonders der Pinus silvestris und der Larix sibirica.

Völlig löslich in absolutem Alkohol, zum Teil löslich in Terpentinöl, braungelb.

In Wasser gegossen sinkt Holzteer unter. Teerwasser, erhalten durch Schütteln von 1 Teil Holzteer mit 10 Teilen Wasser, ist gelblich. Es riecht und schmeckt nach Teer. Reaktion sauer.

Holzteer enthält hauptsächlich höhere Homologe der Guajacols, ferner Kresol, Xylenol, Essigsäure, Paraffine u. a.

Bei zu starker äußerlicher Einwirkung Nephritis.

Antisepticum.

Äußerlich. Bei chronischem Ekzem, Pityriasis, Prurigo, Psoriasis, Scabies. 1—2 zu 3 Lanolin. Anders: 1 zu 5—10. Als Liniment 1 zu 2—5. Auch als Salbenmull, Öl, Spiritus oder Tinktur. Nicht bei starker Entzündung und Nässen.

Bei chronischer Bronchitis tropfenweise auf Watte zum Inhalieren; besser Aqua Picis, Nr. 68.

Als Teerseife zu Waschungen. 20%. Anders: 5%. Bei Ekzem.

Zu Pflastern 1 zu 2 Cera flava.

Innerlich. 0,1—1,0, täglich mehrmals in Pillen bei Katarrhen. Pillen mit Cera flava + Saccharum āā; keratiniert wegen Geruch.

453. ℞ Picis liquidae 10,0
Spiritus 10,0
Saponis viridis 10,0.
M. f. Linimentum. D. S. Äußerlich. — Bei Pityriasis, Psoriasis, chronischem Ekzema squamosum.

Sapo Picis liquidae:

454. ℞ (Berliner F. M.)
Picis liquidae 40,0
Saponis kalini venalis 60,0
Spiritus 60,0
Aquae destillatae ad 200,0.
M. D. S. Äußerlich. — 1 Dosis = 90 Pf.; ½ Dosis = 70 Pf.

Adrian's Goudron glyceriné: Pix liquida 1, Vitellum Ovi 1, Glycerinum 2.

Zu Aqua Picis, Nr. 68.

Größte Einzelgabe 1,0. Größte Tagesgabe 3,0.

397. *Placenta Seminis Lini* — *Leinkuchen.*

Arzneitaxe: grosso modo pulverata 100,0 = 15 Pf.; 200,0 = 20 Pf.; 500,0 = 40 Pf.

Handverkauf: grosso modo pulverata 100,0 = 10 Pf.; 500,0 = 40 Pf.

Graue, harte Preßrückstände der Leinsamen (bei Gewinnung des Leinöls).

Bei der Gewinnung des fetten Öles aus den gepulverten Leinsamen (durch Pressung) bleiben Preßrückstände, die sogenannten Leinkuchen. Betrachtet man das Pulver der Preßkuchen unter dem Mikroskop, so erkennt man Stückchen der Samenschalen des Leines. Diese sollen hellgelb sein (nicht schwarzbraun). Stärkekörner sollen nicht zu erkennen sein.

Ein Auszug des Pulvers, hergestellt mit siedendem Wasser, soll ein schleimiges Filtrat liefern von fadem Geschmack.

Aufzubewahren sorgfältig ausgetrocknet in Blechkästen (vor Milben und Kerbtieren).

Äußerlich. Zu Kataplasmen. 1 Teil Leinkuchen mit 2 Teilen heißen Wassers gerührt zu einem dicken Brei. — Zur Sterilisierung einmal aufgekocht.

455. ℞ Für 20 Pf. Leinkuchen im Handverkauf (= 200,0).
Vorschrift: Die Hälfte mit 2—3 Tassen heißen Wassers gerührt zu einem dicken Brei. — Als Kataplasma.

456. ℞ Placentae Seminis Lini 200,0.
Amyli Tritici 100,0.
M. f. Species. D. S. Äußerlich nach Bericht. — Bei einem Furunkel.

Größte Einzelgabe —. Größte Tagesgabe —.

Plagulae = Kompressen. Dasselbe Splenia.

Plätzchen sind Drogisten zu verkaufen verboten, ausgenommen Pfefferminzplätzchen, Rotulae Menthae piperitae.

Plätzchen, Zucker- — Rotulae Sacchari.

Plumaceola = Bäuschchen.

Plumbum.

Alle Bleipräparate nur kurze Zeit; Saturnismus chronicus! Schwärzung des Zahnfleisches, Kolik, Pulsverlangsamung, Extensorenlähmung der Unterarme. Vgl. Bleivergiftung unten. — Nicht essen mit Händen, die mit Bleipräparaten verunreinigt.

Plumbum aceticum, Nr. 398.
Plumbum aceticum crudum, Nr. 399.
Liquor Plumbi subacetici, Nr. 305.
Aqua Plumbi, Nr. 69.
Unguentum Plumbi, Nr. 587.

Cerussa (= Plumbum carbonicum); Nr. 106 (weißes Pulver).
Emplastrum Cerussae, Nr. 152.
Unguentum Cerussae, Nr. 577.
Unguentum Cerussae camphoratum, Nr. 578.

Lithargyrum (= Plumbum oxydatum), Nr. 306 (gelbliches Pulver).
Emplastrum Lithargyri, Nr. 155.
Emplastrum Lithargyri compositum, Nr. 156.
Unguentum diachylon, Nr. 579.

Minium (= Plumbum hyperoxydatum), Nr. 321 (rotes Pulver).
Emplastrum fuscum camphoratum, Nr. 153.

Unguentum Plumbi tannici, Nr. 588.

Vergiftung durch Blei.

Vergiftungssymptome. Trockenheit im Munde. Schmerzen im Schlunde, im Epigastrium, Erbrechen, Kolik, Speichelfluß. Später Lähmung der Extensoren, Störungen in Zirkulation und Respiration, Kollaps.

Antidota. Magenpumpe, Brechmittel. Schwefelsaure und phosphorsaure Alkalien. Abführmittel (Rizinusöl). Später Opium. Eiweiß. Milch. Warme Bäder.

Plumbum aceticum.

Plumbum aceticum, Nr. 398.
Plumbum aceticum crudum, Nr. 399.

398. *Plumbum aceticum* — *Bleiacetat.*

Essigsaures Bleioxyd. Neutrales essigsaures Blei. Bleizucker. Saccharum Saturni depuratum.

Arzneitaxe: 10,0 = 5 Pf.

Handverkauf: Plumbum aceticum purum 30,0 = 10 Pf.; 100,0 = 25 Pf.

Farblose, durchscheinende Kristalle, welche schwach verwittern, oder weiße kristallinische Massen. Geruch nach Essigsäure. (Geschmack süßlich, dann zusammenziehend.)

Löslich in 2,3 Teilen Wasser. Die kalt gesättigte wässerige Lösung bläut rotes Lackmuspapier, und schmeckt süßlich zusammenziehend. Sie nimmt schwach saure Reaktion an beim Verdünnen mit Wasser. — Löslich ferner in 29 Teilen Weingeist.

Vorsichtig aufzubewahren. (In gut verschlossenen Gefäßen, Stöpsel eingerieben mit gelbem Vaselin.)

$Pb(CH_3 \cdot COO)_2 = Pb(C_2H_3O_2)_2 + 3H_2O$. — 100 Teile enthalten 58,8 Pb; 31,7 $C_2H_3O_2$.

Lösungen werden leicht zerlegt durch die Kohlensäure der Luft unter Bildung von kohlensaurem Blei.

Nicht mit Gerbsäurelösungen. Nicht mit Zincum sulfuricum, schwefelsauren Salzen, Alaun.

Alle Bleipräparate nur kurze Zeit; Saturnismus chronicus!

Äußerlich. Als Adstringens.

Zu Injektionen 0,1 (bis 0,5) auf 100,0. — Zu Injektionen in die Urethra 0,05—0,1 auf 100,0. Bei Cystitis, Fluor albus, Gonorrhoe.

Als Klysma 0,1—0,3 auf 50,0. Bei Dickdarmkatarrh. — Für Kinder bei Dysenterie, Enteritis follicularis 0,5 % Lösung.

Als Pulver für den Kehlkopf bei Tuberkulose desselben 1,0 zu 5,0—10,0 Saccharum.

Als Augenwasser 0,05—0,5 auf 100,0.

Zu Suppositorien 0,05—0,1.

Zu Salben 1,0—2,0 zu 10,0. — Für Kinder bei Conjunctivitis 0,05—0,1 ad 10,0 Vaselin.

Innerlich. Als Adstringens und Stypticum. Nur wenige Tage der Giftigkeit wegen.

Bei Dickdarmkatarrh, Darmblutungen 0,005—0,01—0,05, täglich mehrmals. Pulver in Kapseln, Pillen, Lösung, Emulsion. — Für kleine Kinder 0,0035—0,01, täglich 3—4 mal.

Bei Blutungen der Lunge, des Magens, des Uterus 0,005—0,03—0,05, täglich mehrmals. Pulver, Pillen, Lösung. Meist mit Opium.

Bei Tuberkulose des Darmes, Diarrhöen, Hypersekretion der Bronchien. Lösungen leicht zersetzlich, siehe oben.

457. ℞ Plumbi acetici 0,01—0,05
in Capsula ceratinosa. D.t. doses 6.
S. 1 Kapsel, täglich bis 3 mal. — Bei Darmkatarrh mit Durchfall.

Unguentum contra Decubitum:

458. ℞ (Berliner F. M.)
Zinci sulfurici 2,5 (vgl. oben!)
Plumbi acetici 5,0
Tincturae Myrrhae 1,0
Vaselini americani ad 50,0.
M. f. Unguentum. D. S. Äußerlich. — 1 Dosis = 81 Pf.; ½ Dosis = 71 Pf.

Liquor Burowii:

741. ℞ Plumbi acetici 7,0
Aluminis 20,0 (vgl. oben!)
Aquae destillatae ad 200,0.
M. D. S. Äußerlich. Die Hälfte zu verdünnen mit 1 Liter Wasser zu Umschlägen. — Bei akutem Ekzem mit starker Entzündung, Schmerz und Spannung.

Auch mit Aqua Plumbi. — Ferner gegen Jucken bei Erythema exsudativum multiforme (Hebra), Erythema nodosum. Bei Sycosis coccogenes.

Vergiftungssymptome. Trockenheit im Munde. Schmerzen im Schlunde, im Epigastrium, Erbrechen, Kolik, Speichelfluß. Später Lähmung der Extensoren, Störungen der Zirkulation und Respiration, Kollaps.

Antidota. Magenpumpe, Brechmittel. Schwefelsaure und phosphorsaure Alkalien. Abführmittel (Rizinusöl). Später Opium. Eiweiß. Milch. Warme Bäder.

Größte Einzelgabe 0,1. (In Rußland mit Recht 0,06.) **Größte Tagesgabe 0,3.**

399. *Plumbum aceticum crudum* — *Rohes Bleiacetat.*

Arzneitaxe: 100,0 = 20 Pf.; 200,0 = 30 Pf.; 500,0 = 60 Pf.; grosso modo pulveratum 100 = 30 Pf.; 200,0 = 45 Pf.; 500,0 = 85 Pf.

Handverkauf: 50,0 = 10 Pf.; 100,0 = 15 Pf.; 500,0 = 50 Pf.

(Farblose, durchscheinende Kristalle, welche schwach verwittern, oder weiße kristallinische Massen. Geruch nach Essigsäure.)

Löslich in 3 Teilen Wasser. Die Lösung darf opalisieren.

Vorsichtig aufzubewahren. (In gut verschlossenen Gefäßen, Stöpsel eingerieben mit gelbem Vaselin.)

Nicht mit schwefelsauren Salzen, Alaun.

Alle Bleipräparate nur kurze Zeit; Saturnismus chronicus.

Äußerlich. Als Adstringens, Desinficiens zu Umschlägen, Waschungen, Bädern.

0,005—0,5 wie Plumbum aceticum, Nr. 398.

Weil es nur äußerlich gebraucht wird, deshalb sind keine Maximaldosen festgesetzt worden wie bei dem vorigen Präparate.

Vergiftung siehe voriges Präparat.

Zu Liquor Plumbi subacetici, Nr. 305.

Größte Einzelgabe —. Größte Tagesgabe —.

Plumbum carbonicum oder hydrico-carbonicum oder subcarbonicum — Cerussa.

Plumbum hydrico-aceticum solutum — Liquor Plumbi subacetici.

Plumbum hyperoxydatum oder oxydato-hyperoxydatum oder oxydatum rubrum — Minium.
Plumbum oxydatum — Lithargyrum.
Pockensalbe — Unguentum Tartari stibiati.
Pockholz — Lignum Guajaci.
Podophyllharz — Podophyllinum.
Podophyllin — Podophyllinum.

400. *Podophyllinum* — *Podophyllin.*

Resina Podophylli. Calomel vegetabile.

Arzneitaxe: 1,0 = 10 Pf.

Handverkauf —. Drogisten verboten.

Gelbes amorphes Pulver, oder eine gelbliche oder bräunlichgraue amorphe Masse, die locker und zerreiblich ist. (Geschmack scharf bitter.)

Podophyllin besteht aus einem Gemenge verschiedener Stoffe: Es wird mit Wasser abgeschieden aus dem weingeistigen Extrakte der Wurzel von Podophyllum peltatum.

Bei 100° nimmt es allmählich dunklere Färbung an, ohne zu schmelzen. — Geschüttelt mit Wasser liefert es nach dem Filtrieren ein fast farbloses Filtrat, welches neutral ist, und bitter schmeckt.

Löslich in 10 Teilen Weingeist zu einer braunen Flüssigkeit, in welcher durch Wasser eine Fällung entsteht. — Nur teilweise löslich in Äther. Löslich in 100 Teilen Ammoniakflüssigkeit zu einer gelbbraunen Flüssigkeit, welche mit Wasser klar mischbar ist. Beim Neutralisieren scheiden sich aus der Flüssigkeit braune Flocken ab.

Vorsichtig aufzubewahren.

Podophyllinum: Podophyllotoxin $C_{23}H_{24}O_9 + 2\,H_2O$ (Säureanhydrid), Picropodophyllin, Podophyllinsäure, Podophylloquercetin, Fett. Das Podophyllotoxin wirkt lokal reizend auf Schleimhäute und Unterhautzellgewebe.

Abführmittel wesentlich wie Jalape.

Innerlich. Als mildes Laxans und Cholagogum 0,005—0,01—0,05, täglich 1—2 mal. Pulver, Pillen, oder gelöst in Wein, Alkohol. Bei habitueller Obstipation, Gallensteinkolik. Für längeren Gebrauch. — Pillen mit etwas Spiritus; Zusatz von Pflanzenpulver oder mineralischem Pulver bis zur Hälfte.

Als Drasticum 0,05—0,1 einmal.

Nicht für Kinder! — Macht keine Verstopfung, aber große Gaben Übelkeit und Erbrechen.

Nicht subkutan wegen Entzündung von Niere und Schleimhaut des Darmes durch Ausscheidung dieser, gleichzeitig Krämpfe, zentrale Lähmung, Coordinationsstörungen.

459. ℞ Podophyllini pulverati 0,06
Sacchari 1,0.
M. f. Pulvis. D. t. doses 2. S. 1 Pulver täglich 1 mal nach Bericht. — Als Drasticum.

Antidota. Kein besonderes bekannt, also allgemeine und symptomatische Behandlung. Gegen Conjunctivitis kühle Umschläge.

Größte Einzelgabe 0,1. Größte Tagesgabe 0,3.

Polychrestsalz — Tartarus natronatus.
Poma Aurantiorum immatura — Fructus Aurantii immaturi.
Poma Colocynthidis — Fructus Colocynthidis.
Pomadae labiales = Lippepomaden. Vgl. Cetaceum Nr. 107, 137. ℞.
Pomadum = Pomade.
Pomeranzen, unreife — Fructus Aurantii immaturi.
Pomeranzen-Elixir — Elixir Aurantii compositum.
Pomeranzen-Elixir, zusammengesetztes — Elixir Aurantii compositum.
Pomeranzen-Schale — Cortex Aurantii Fructus.
Pomeranzen-Schalen-Sirup — Sirupus Aurantii Corticis.
Pomeranzen-Schalen-Tinktur — Tinctura Aurantii.

Pomeranzen-Tinktur — Tinctura Aurantii.
porphyrisare = Verreiben auf einer Porphyrplatte. Porphyr, gemengt kristallinische Gesteine, Felsarten von vorwiegendem Feldspatgehalt.
Potio laxativa oder Viennensis — Infusum Sennae compositum.

401. *Potio Riveri* — *River'scher Trank.*

Arzneitaxe —. Wird zur Abgabe bereitet, nach dem Rezept taxiert. Handverkauf —.

4 Teile Citronensäure werden gelöst in einer Flasche in 190 Teilen Wasser. Darauf werden hinzugefügt in kleinen Kristallen 9 Teile Natriumcarbonat. Sie werden langsam gelöst durch wässeriges Umschwenken. Dann wird das Glas verschlossen.

Nur auf Verordnung zu bereiten.

Innerlich. Als Temperans. 1—5 Eßlöffel. Anders: Eßlöffelweise bis weinglasweise. Bei fieberhaften Zuständen. 1 Eßlöffel stündlich bis zweistündlich. — Für Kinder 1 Teelöffel bis 1 Kinderlöffel stündlich bis zweistündlich.

460. ℞ Potionis Riveri 100,0.
M. D. S. 1 Eßlöffel stündlich. — Bei akuter Dyspepsie, fieberhaften Zuständen.

Größte Einzelgabe 100,0. Größte Tagesgabe —.

Pottasche — Kalium carbonicum crudum.
Pottasche, reine — Kalium carbonicum.
Potus Riveri — Potio Riveri.
Potus Viennensis — Infusum Sennae compositum.
Poudre de Riz im Handverkauf 15,0 = 10 Pf.; 100,0 = 40 Pf.
p. p. = pro paupere = für einen Armen. Vermerk auf Rezepten.
Praecipitare = ausfällen aus einer wässerigen Lösung.
Praecipitat bedeutet Niederschlag.
Praecipitat, roter (s) — Hydrargyrum oxydatum.
Praecipitat, weißer (s) — Hydrargyrum praecipitatum album.
Praecipitat-Salbe, rote — Unguentum Hydrargyri rubrum.
Praecipitat-Salbe, weiße — Unguentum Hydrargyri album.
Protectiva (von protegere = schützen) sind schützende Mittel.
Dextrin, Gelatine, Kleister, Leim. — Fasciae = Binden. Plagulae, Splenia = Kompressen.

Calcium sulfuricum ustum, Nr. 96.
Cautschuc, Nr. 103.
Collodium, Nr. 122.
Collodium elasticum, Nr. 123.
Colophonium, Nr. 125.
Dammar, Nr. 142.
Gelatina alba, Nr. 235.
Gossypium depuratum, Nr. 237.
Gutta percha, Nr. 239.
Liquor Natrii silicici, Nr. 304.
Tela depurata, Nr. 521.
Traumaticinum, nicht offizinell, siehe unter Nr. 239, Gutta percha.

Provenceröl — Oleum Olivarum.
Pruriginantia (von prurio = jucken) sind Mittel, welche den dritten Grad der Hautreizung hervorrufen, Dermatitis pustulosa, z. B. Oleum Crotonis, Unguentum Tartari stibiati. Der moderne Arzt wird diese Mittel nicht anwenden, muß aber ihre traurigen Folgen in der Volksmedizin kennen. (Erster Grad der Hautreizung: Dermatitis erythematosa siehe Rubefacientia. Zweiter Grad: Dermatitis vesiculosa siehe Vesicantia. Vierter Grad: Dermatitis escharotica durch Ätzmittel.)
Ptyalagoga (von πτύαλον = Speichel) sind Mittel zur vermehrten Bildung von Speichel. Dasselbe Salivantia und Sialagoga.
Puder, gelber oder Pudermehl — Lycopodium.
Pugillus alte Bezeichnung für 3 Finger voll = 2—5 Gramm.
Pulpa = Mus oder Brei.
Pulpa Cassiae fistulosae = Kassienmus, nicht offizinell. Arzneitaxe —. Handverkaufstaxe —. Abführmittel.

Pulpa Prunorum = Pflaumenmus.
Pulpa Tamarindorum. Pulpa Tamarindorum cruda, Nr. 402.
Pulpa Tamarindorum depurata, Nr. 403.

402. *Pulpa Tamarindorum cruda* — *Tamarindenmus.*

Rohes Tamarindenmus.

Arzneitaxe —.

Handverkauf: 100,0 = 10 Pf.; 500,0 = 40 Pf.

Braunschwarze, weiche, etwas zähe Masse. (Geruch nicht dumpfig.) Geschmack rein und stark sauer.

(Das Mus der Hülsen,) das schwarzbraune Fruchtfleisch von Tamarindus indica. Beigemengt sind in geringer Menge die Samen, die pergamentartigen Samenfächer (die Hartschicht der Fruchtfächer), die derben Gefäßbündel der Frucht, Trümmer der braungrauen, spröden Rinde (der äußeren Hüllschicht).

Pulpa Tamarindorum: Citronensäure, Weinsäure, Apfelsäure, 14—30 % Zucker, Gummi, Pectin. — Der gegorene Fruchtbrei enthält auch Ameisensäure, Buttersäure, Essigsäure.

Tamarindenmus darf nicht gärend und schimmelig sein.

Innerlich. Als Laxans, zu Electuarien. Decoct (in Porzellangefäßen) 5,0—25,0 zu 100,0.

Als kühlendes Getränk. Decoct 5,0 zu 100,0.

Tamar indien, ein französisches Geheimmittel, enthält: Tamarindenmus, Senna und andere Abführmittel. Handverkauf: Tamar Indien Grillon 1 Dose = 2 Mk.

Tamarindenkonserven im Handverkauf 1 Dose = 80 Pf.

Tamarindenessenz im Handverkauf 1/1 Flasche = 1 Mk. 75 Pf.; 1/2 Flasche = 1 Mk.

Saccharitae tamarindinatae lenientes, Kanoldt's Tamarindenkonserven, enthalten Tamarindenmus und Senna. Im Handverkauf 1 Dose = 80 Pf.

Kanoldt's Tamarindenlikör im Handverkauf 1 Flasche = 1 Mk.

Größte Einzelgabe 25,0. Größte Tagesgabe —.

403. *Pulpa Tamarindorum depurata* — *Gereinigtes Tamarindenmus.*

Arzneitaxe: 100,0 = 45 Pf.

Handverkauf: 20,0 = 10 Pf.; 100,0 = 30 Pf.

Schwarzbraunes dickes Mus. Geschmack angenehm, sauer (kühlend).

Tamarindenmus (Nr. 402) wird gleichmäßig erweicht mit heißem Wasser. Durch ein Sieb gerieben, welches zur Herstellung grober Pulver dient. Eingedampft zur Konsistenz eines dicken Extraktes in einem Porzellangefäße im Wasserbade. Auf 5 Teile des noch warmen Muses wird hinzugefügt je 1 Teil gepulverter Zucker.

Gereinigtes Tamarindenmus enthält: Weinstein und Pflanzensäuren (Apfelsäure, Citronensäure, Weinsäure).

Es darf nicht in Gärung übergegangen sein.

Äußerlich. Zum Klistier.

Innerlich. Als Laxans 5,0—20,0. Anders: 1 Teelöffel bis 1 Eßlöffel. — Für Kinder 3,0—10,0. — Als Decoct (im Porzellangefäß) 5,0—25,0 auf 100,0. In wässeriger Lösung 25,0—60,0. Mixturen, Electuarien, Konserven, Molken.

Konserven und Liköre vgl. Nr. 402. Pulpa Tamarindorum cruda.

461. ℞ Für 30 Pf. gereinigtes Tamarindenmus im Handverkauf (= 100,0).
Vorschrift: 1 Teelöffel bis 1 Eßlöffel zur Zeit. — Als Abführmittel.

Zu Electuarium e Senna, Nr. 144.

Größte Einzelgabe 25,0. Größte Tagesgabe —.

Pulver. { Pulvis grossiusculus = grobes Pulver.
Pulvis subtilis = mittelfeines Pulver.
Pulvis subtilissimus = feines Pulver.

Arzneitaxe: Pulver zu bereiten wird berechnet:

Feine Pulver für 1 Kilogramm = 1 Mk.
Grobe Pulver (und Teegemische) für 1 Kilogramm = 50 Pf.

Die Mengung eines feinen Pulvers bis 100,0 kostet = 10 Pf., größere Mengen = 15 Pf., einschließlich des etwa nötigen Zerreibens.

Die Mengung eines groben Pulvers (oder eines Teegemisches) bis 100,0 kostet = 5 Pf., größere Mengen = 10 Pf.

Bei einer Teilung oder in vervielfältigter Gabe erfolgte Verabreichung feiner oder grober Pulver und Teegemische wird berechnet jede Gabe = 5 Pf., für Abwägen einschließlich jeder Art Papierkapseln oder Papierbeutel.

Pulverkästchen, das Stück 10 Pf.

Bei Verwendung von Brieftaschen darf ein Preis dafür nicht in Anrechnung gebracht werden.

Handverkauf —.

Pulver, äußerliche,
verschreibt man in Gemäßheit der angegebenen Arbeitspreise, sonstigen Preise und des Zweckes. Dazu flüssige Zusätze zur Geruchsverbesserung höchstens 0,1 auf 1,0 (10 %), vgl. unten.

Pulvis ad pulvinaria medicata = Pulver zu Kräuterkissen.
Pulvis adspersorius = Streupulver, Puderpulver.
Pulvis causticus = Ätzpulver.
Pulvis collutorius = Waschpulver.
Pulvis dentifricius = Zahnpulver.
Pulvis fumalis = Räucherpulver.
Pulvis genitalis = Genitalpulver.
Pulvis sternutatorius = Schnupfpulver, Niespulver.
Pulvis tinctorius = Schminkpulver.

ad chartam = in Papierbeutel, Düte.
ad scatulam = in Schachtel.
ad ollam (griseam oder albam) = in (grauer oder weißer) Kruke.
ad vitrum collo amplo = in Gläsern mit weiter Öffnung, bzw. epistomate ligneo oder epistomio vitreo clausum = mit Holzstöpsel oder Glasstöpsel, bei flüchtigen oder hygroskopischen Stoffen.

Geruchscorrigentien bei äußerlichen Pulvern:

Benzoë, Nr. 83.
Mixtura oleoso-balsamica, Nr. 322.
Myrrha, Nr. 327.
Oleum Anisi, Nr. 345.
Oleum Calami, Nr. 347.
Oleum Caryophyllorum, Nr. 352.
Oleum Menthae piperitae, Nr. 365.
Oleum Rosae, Nr. 371.
Rhizoma Iridis, Nr. 436.
Styrax, Nr. 508.

Pulver, innerliche.
1 innerliches Pulver mittlerer Größe 0,5—1,0.

Nicht abgeteilte Pulver wie bei äußerlichen Pulvern nach Preis und Zweck.

Bei Zusatz von Seifen, Balsamen, weichen Harzen dient als Vehikel: Gummi arabicum.

Bei Zusatz von Extrakten dient als Vehikel: Radix Liquiritae.

Bei Zusatz von Metallsalzen, Tinkturen dient als Vehikel: Pulvis gummosus.

Dispensierte Pulver
sind gewogene. Jede einzelne Dosis wird gewogen. Formel: Dispensentur tales doses II—XII, XX usw., abgekürzt D. t. doses, wenn mehr als ein Stück verschrieben wird.

Dividierte Pulver
sind solche, bei deren Herstellung die gewogene Gesamtmenge abgeteilt wird nach dem Augenmaß, also weniger genau, in die einzelnen vorgeschriebenen Dosen. Formel: Divide in partes aequales II—X usw. Dieses Dividieren ist verboten in Deutschland.

Ad Chartam = Pulver in couvertförmigen Papierkapseln.

ad Chartam ceratam = in Wachspapierkapseln — für ätherische, flüchtige, hygroskopische, fettige Pulversubstanzen.

Dentur cum Oblatis = mit Oblatentafeln, woraus man Stücke schneidet, oder auch fertige kleine Scheiben — bei schlecht schmeckenden Pulvern. Die Oblate wird flüchtig in Wasser getaucht, das Pulver darauf getan und eingewickelt.

Dentur ad Chartam japonicam = in Usegopapier verpackt durch den Apotheker.

Dentur cum Charta japonica = mit Usegopapier zum Einpacken der Pulver durch den Patienten. Erst nach dem Einpacken wird in Wasser getaucht.

Dentur ad Capsulas amylaceas = Pulver in runden oder ovalen Kapseln aus Oblatenmasse. Flüchtig in Wasser getaucht hinuntergeschluckt.

Dentur ad Capsulas keratinosas = Pulver in Dünndarmkapseln zur Vermeidung von Lösung im Magen, von Erbrechen.

Tabulettae oder tablettae compressae = comprimierte Pulver.

Geschmackscorrigentien für innerliche Pulver.

Cortex Aurantii Fructus, Nr. 126.
Cortex Cinnamomi, Nr. 129.
Elaeosacchara.
Fructus Vanillae, Nr. 231.
Pasta Cacao aromatica, nicht offizinell, siehe Pasta.
Pasta Cacao saccharata, nicht offizinell, siehe Pasta.
Pasta Cacao saccharinata, nicht offizinell, siehe Pasta.
Pulvis Cacao sine Oeo, nicht offizinell, siehe Pasta.
Radix Liquiritiae, Nr. 421.
Rhizoma Zingiberis, Nr. 439.
Saccharinum, nicht offizinell, siehe dieses.
Saccharum, Nr. 442.
Saccharum Lactis, Nr. 443.
Semen Myristicae, Nr. 459.
Succus Liquiritiae depuratus, Nr. 511.

Pulver — Pulveres:
Brausepulver — Pulvis aërophorus.
Brausepulver, abführendes — Pulvis aërophorus laxans.
Brausepulver, englisches — Pulvis aërophorus anglicus.
Brustpulver — Pulvis Liquiritiae compositus.
DOVER'sches Pulver — Pulvis Ipecacuanhae opiatus.
Gummipulver, zusammengesetztes — Pulvis gummosus.
Kinderpulver — Pulvis Magnesiae cum Rheo.
Salizylstreupulver — Pulvis salicylicus cum Talco.

Pulver, Kurella'sches — Pulvis Liquiritiae compositus.
Pulverare = Pulver bereiten.
Pulverholzrinde — Cortex Frangulae.
Pulvermischungen sind Drogisten verboten.
Pulvinaria medicata = Kräuterkissen.
Pulvis aërophorus. Pulvis aërophorus, Nr. 404.
Pulvis aërophorus anglicus, Nr. 405.
Pulvis aërophorus laxans, Nr. 406.

404. *Pulvis aërophorus* — *Brausepulver.*

Arzneitaxe: 10,0 = 10 Pf.
Handverkauf: 15,0 = 10 Pf.; 100,0 = 50 Pf. — Drogisten erlaubt.

Trockenes Pulver, das sich leicht löst in Wasser unter starkem Aufbrausen; beim Aufbrausen entwickelt sich Kohlensäure. (Hygroskopisch.)

26 Teile Natriumbicarbonat + 24 Teile Weinsäure + 50 Teile Zucker werden gemischt in mittelfein gepulvertem und trockenem Zustande.

Aufzubewahren in gut verschlossenen Gefäßen. —

Innerlich. Als Antemeticum, Diureticum, Temperans.

Als Reizmittel für die Schleimhaut des Magens durch die Kohlensäure. Messerpitzenweise in Wasser bis 1—2 teelöffelweise auf 1 Glas Wasser. Kühlend und gelind abführend. Bei Dyspepsie, Kopfschmerzen. — Zusatz von etwas Elaeosaccharum.

In diesem fertigen Brausepulver kommen also auf 26 Teile Natrium bicarbonicum 24 Teile Acidum tartaricum, d. i. auf 2 Teile Natriumbicarbonat 1,846 Weinsäure. Das ist ungefähr so viel, als zur Abstumpfung nötig ist. Denn 2,0 Natriumbicarbonat brauchen zur Abstumpfung 1,79 Weinsäure. Es bleibt also ein kleiner Überschuß von Weinsäure 0,056. Dagegen reagiert das englische Brausepulver, Nr. 405, stark alkalisch.

Zu verschreiben ad vitrum.

462. ℞ Für 10 Pf. Brausepulver im Handverkauf (= 15,0).
Vorschrift: 1 Teelöffel auf 1 Glas kaltes Wasser.

463. ℞ Oleï Menthae piperitae 0,3
Pulveris aërophori ad 50,0.
M. f. Pulvis. D. ad vitrum.
S. 1 Teelöffel auf 1 Glas Zuckerwasser. — Als Antemeticum; gegen Vomitus Gravidarum.

Größte Einzelgabe 10,0. Größte Tagesgabe —.

405. *Pulvis aërophorus anglicus* — *Englisches Brausepulver.*

Soda Powder.

Arzneitaxe —. (Gilt allgemein als Handverkaufsartikel.)

Handverkauf: 1 Dosis = 5 Pf.; 12 Doses in Schachtel = 75 Pf.

Drogisten verboten.

Es werden getrennt verabfolgt je 2,0 mittelfein gepulvertes Natriumbicarbonat — in gefärbter Papierkapsel, 1,5 mittelfein gepulverte Weinsäure — in weißer Papierkapsel.

Solche Dosis auf 1 Glas Zuckerwasser.

Innerlich. Als Antemeticum, Diureticum, Temperans, leicht abführend wie Nr. 404, Pulvis aërophorus. 1 Dosis (2 Kapseln) zur Zeit, auf 1 Glas Zuckerwasser. In ein halbvoll gefülltes Glas Wasser schüttet man das Natriumbicarbonat der farbigen Papierkapsel, und löst es durch Umrühren. Darauf wird die Weinsäure der weißen Kapsel hinzugeschüttet und umgerührt. Sofortiges Aufbrausen. Während des Brausens zu trinken. — Wenn man die gesamte Kohlensäure im Magen entwickeln will, werden die beiden Kapseln schnell nacheinander eingenommen. — Es bildet sich Natriumtartrat.

Die Lösung reagiert stark alkalisch. Denn 2,0 Natriumbicarbonat brauchen zur Abstumpfung 1,79 Weinsäure; also 0,29 Weinsäure mehr als da ist. 1,5 Weinsäure brauchen nur 1,68 Natriumbicarbonat zur Sättigung, also 0,32 Natriumbicarbonat weniger, als da ist. Siehe dagegen Pulvis aërophorus, Nr. 404.

Zum Nachtrinken hinter Morphium und andere schlecht schmeckende Arzeneien.

464. ℞ Für 50 Pf. Englisches Brausepulver im Handverkauf (= 10 Dosen).
Vorschrift: Den Inhalt der farbigen Kapseln in 1 halbvolles Glas Zuckerwasser, umgerührt zur Lösung. Dann den Inhalt der weißen Kapsel hinzu. Während des Brausens zu trinken.

Größte Einzelgabe 1 Dosis. Größte Tagesgabe 6 Dosen.

Pulvis aërophorus cum Magnesia citrica — Magnesium citricum effervescens.

406. *Pulvis aërophorus laxans* — *Abführendes Brausepulver.*

Seydlitzpulver.

Arzneitaxe —. Gilt allgemein als Artikel zum Handverkauf, ist aber dem freien Verkehr entzogen.

Handverkauf: 1 Dosis = 20 Pf.; 3 Doses = 50 Pf.; 6 Doses mit Schachtel = 1 Mk. 25 Pf. — Drogisten verboten.

Es werden getrennt verabfolgt je

{ 7,5 mittelfein gepulvertes Kalium-Natrium-Tartrat, gemischt mit
{ 2,5 mittelfein gepulvertem Natriumbicarbonat —
{ in einer gefärbten Papierkapel.

2,0 mittelfein gepulverte Weinsäure — in einer weißen Papierkapsel.

Schmeckt schlecht und abführende Wirkung mäßig.

Innerlich. Als Laxans und Diureticum. 1 Dosis = 2 Kapseln zur Zeit. — Die Lösung in Wasser reagiert alkalisch.

465 ℞. Für 50 Pf. Abführendes Brausepulver im Handverkauf (= 3 Dosen = 6 Pulver).

Vorschrift: Den Inhalt der farbigen Kapsel in ein halbvolles Glas Zuckerwasser, umgerührt zur Lösung. Dann den Inhalt der weißen Kapsel hinzu. Während des Brausens zu trinken.

Größte Einzelgabe 1 Dosis. Größte Tagesgabe 3 Dosen.

Pulvis aërophorus Seidlitzensis — Pulvis aërophorus laxans.

Pulvis antacidus — Pulvis Magnesiae cum Rheo.

Pulvis antepilepticus niger, ruber, albus im Handverkauf: 3,0 = 10 Pf.; 10,0 = 30,0 Pf.

Pulvis aromaticus, nicht offizinell. Arzneitaxe: 10,0 = 25 Pf.; Handverkauf: 5,0 = 10 Pf.; 10,0 = 20 Pf.

1048. ℞ Corticis Cinnamomi 5,0
Fructus Cardamomi 3,0
Rhizomatis Zingiberis 2,0.

Pulvis Bahia — Chrysarobinum.

Pulvis contra insecta im Handverkauf: 15,0 = 10 Pf.; 100,0 = 50 Pf.; 500,0 = 2 Mk.

Pulvis contra pediculos im Handverkauf: 15,0 = 10 Pf.; 100,0 = 40 Pf.

Pulvis dentifricius = Zahnpulver. Siehe letzteres im Rezeptverzeichnis.

Pulvis Diatragacanthae — Pulvis gummosus.

Pulvis Doweri — Pulvis Ipecacuanhae opiatus.

Pulvis effervescens — Pulvis aërophorus.

Pulvis emolliens — Species emollientes.

Pulvis Glycyrrhizae compositus — Pulvis Liquiritiae compositus.

Pulvis Goa — Chrysarobinum.

407. *Pulvis gummosus* — *Zusammengesetztes Gummipulver.*

Arzneitaxe: 1,0 = 5 Pf.; 10,0 = 20 Pf.

Handverkauf: 5,0 = 10 Pf.; 10,0 = 20 Pf. — Drogisten verboten.

Gelbweißes trockenes Pulver. Geruch (und Geschmack vorwiegend) nach Süßholz.

Es werden gemischt: 50 Teile feingepulvertes arabisches Gummi + 30 Teile feingepulvertes Süßholz + 20 Teile mittelfein gepulverter Zucker.

Aufzubewahren gut verschlossen.

Innerlich. Als Constituens für Pulver und Pillen. Namentlich bei Zusatz von flüssigen Medikamenten, Tinkturen zu Pulvern ist Pulvis gummosus ein passendes Vehikel. Ferner Vehikel für schwere Metallsalze zu Pulvern, z. B. Cuprum sulfuricum.

466. ℞ Camphorae tritae 0,05
Pulveris gummosi 0,5.
M. f. Pulvis. D. t. doses 10 ad Chartam ceratam. S. 1 Pulver stündlich. — Bei drohendem Kollaps.

467. ℞ Corticis Quillajae pulverati 3,0
Pulveris gummosi 30,0.
M. f. Pulvis. D. S. Messerspitzenweise unter heiße Milch, täglich mehrmals. — Als Expectorans.

Größte Einzelgabe 3,0. Größte Tagesgabe 10,0.

Pulvis haemorrhoïdalis:

468. ℞ Foliorum Sennae pulveratorum 4,0
Magnesiae ustae 4,0
Sulfuris depurati 4,0
Tartari depurati 4,0
Sacchari 4,0.

M. f. Pulvis. D. S. Teelöffelweise.

Vgl. 595 ℞ (Berliner F. M.) Pulvis haemorrhoïdalis unter Nr. 518. Tartarus depuratus.

Vgl. auch Nr. 409, Pulvis Liquiritiae compositus.

Pulvis infantum oder pro infantibus — Pulvis Magnesiae cum Rheo.

Pulvis inspersorius salicylicus — Pulvis salicylicus cum Talco.

Pulvis insufflatorius = Einblasepulver.
Pulvis Ipecacuanhae compositus — Pulvis Ipecacuanhae opiatus.

408. *Pulvis Ipecacuanhae opiatus* — *Dover'sches Pulver.*

Pulvis Doweri, Pulver des englischen Arztes Thomas Dower (nicht Dover).
Arzneitaxe: 1,0 = 5 Pf.; 10,0 = 25 Pf.
Handverkauf —. Drogisten verboten.
Hellbräunliches Pulver. Geruch (und Geschmack vorwiegend) nach Opium (aber auch nach Radix Ipecacuanhae).
Es werden gemischt: 10 Teile mittelfein gepulvertes Opium + 10 Teile feingepulverte Brechwurzel + 80 Teile feingepulverter Milchzucker.
Vorsichtig aufzubewahren.

Innerlich. Als Sedativum, Expectorans, Antalgeticum, Antispasmodicum. In Pulvern 0,1—1,0, täglich mehrmals. Auch in Pillen, Tabletten. Bei schmerzhaftem Hustenreiz, Bronchitis acuta, Diarrhoe, Krämpfen. — Für Säuglinge ganz zu meiden, für größere Kinder nur mit Vorsicht. 0,01—0,05, dreistündlich. Anders: bis 2 Jahre 0,005; bis 4 Jahre 0,01; bis 10 Jahre 0,02—0,03; bis 15 Jahre 0,05.

180. ℞ Pulv. Ipecac. opiatus mit Cortex Quillajae siehe unter Nr. 135, Cortex Quillajae.

469. ℞ Pulveris Ipecacuanhae opiati 0,3—0,5.
F. Pulvis. D. t. doses 10. S. 1 Pulver, täglich bis 3 mal. — Bei Unterleibskrämpfen, Bronchitis acuta, Krämpfen.

Vergiftungssymptome. Übelkeit, Erbrechen. Kopfschmerz. Schlafsucht, Narkose. Anästhesie. Kopf heiß, Haut blaß. Cheyne-Stokes'sches Atmen. Verlangsamter Puls. Miosis. Mitunter tetanische Krämpfe, besonders bei Kindern.

Antidota. Magenspülung. Klistiere (Essig). Kühlblase auf den Kopf, Wärmflasche an Hände und Füße, oder in warmes Wasser. Hautreize, Senfteig, kalte Übergießung. Excitantien, starker Kaffee, Coffeïn. Gerbsäure. Künstliche Respiration. Atropinum sulfuricum subkutan (maximale Dosis). Kalium permanganicum Lösung 1 zu 25, 1 Spritze halbstündlich bis einstündlich bis zur Rückkehr des Bewußtseins. Anders: 1 auf 100.

Größte Einzelgabe 1,5. Größte Tagesgabe 5,0.

409. *Pulvis Liquiritiae compositus* — *Brustpulver.*

Pulvis pectoralis Kurellae, Kurella'sches Brustpulver. Hämorrhoidalpulver. Kanzleipulver.
Arzneitaxe: 10,0 = 10 Pf.; 100,0 = 60 Pf.
Handverkauf: 15,0 = 10 Pf.; 100,0 = 50 Pf.; 500,0 = 2 Mk.
Drogisten verboten.
Grünlichgelbes, trockenes Pulver. (Geruch nach Fenchel.)
Es werden gemischt: 50 Teile mittelfein gepulverter Zucker + 15 Teile fein gepulverte Sennesblätter + 15 Teile fein gepulvertes Süßholz + 10 Teile mittelfein gepulverter Fenchel + 10 Teile gereinigter Schwefel.

Aufzubewahren in gut verschlossenen Gefäßen, vor Licht geschützt.
Nicht mit Kalium chloricum wegen Explosion (Schwefel).
Innerlich. Als Abführmittel 1 Teelöffel, täglich 1—3 mal. Besonders bei Hämorrhoiden. Für längeren Gebrauch. Morgens nüchtern. — Für Kinder messerspitzenweise, täglich mehrmals.
Bei Husten ebenfalls teelöffelweise für Erwachsene, messerspitzenweise für Kinder.

470. ℞ Für 50 Pf. Kurella'sches Brustpulver im Handverkauf (= 100,0).
Vorschrift: 1 Teelöffel morgens nüchtern, angerührt mit Wasser. — Bei Hämorrhoiden, Obstipation.

471. ℞ Pulveris Liquiritiae compositi 10,0
Sirupi Mannae 30,0.
M. f. Electuarium. D. ad ollam.
S. $^1/_2$ Teelöffel, täglich 3 mal. — Gegen Obstipation bei Kindern.

1049. ℞ Für 10 Pf. Brustpulver im Handverkauf (= 15,0).
Vorschrift: 1 Messerspitze, täglich 1—2 mal, angerührt mit Wasser. — Zur Ableitung von Bronchitis skrofulöser Kinder nach dem Darm. — Überhaupt als Abführmittel.

Größte Einzelgabe 3,0. Größte Tagesgabe 10,0.

Pulvis Magnesiae compositus — Pulvis Magnesiae cum Rheo.

410. *Pulvis Magnesiae cum Rheo* — *Kinderpulver.*

Pulvis pro infantibus oder antacidus. RIBKE'sches Kinderpulver.
Pulvis Magnesiae compositus. Digestivpulver = Verdauungspulver.
Arzneitaxe: 10,0 = 20 Pf.
Handverkauf: 7,5 = 10 Pf.; 100,0 = 1 Mk. — Drogisten verboten.

Trockenes Pulver, anfangs gelblich, später rötlichweiß. Geruch nach Fenchelöl.

Es werden gemischt: 50 Teile fein gepulvertes Magnesiumcarbonat + 35 Teile Fenchel-Ölzucker + 15 Teile fein gepulverter Rhabarber.

Aufzubewahren in gut verschlossenen Gefäßen, vor Licht geschützt.

Innerlich. Als mildes Laxans bei Störungen der Verdauung, Verstopfung, Säurebildung. Für Kinder, besonders Säuglinge 0,1—0,5 oder messerspitzenweise, täglich mehrmals, in die Nahrung verrührt, in Milch, oder in Wasser. Das Einrühren erfordert etwas Geduld.

Nicht über 10,0 verschreiben.

472. ℞ Pulveris Magnesiae cum Rheo 10,0.
D. S. 1 Messerspitze, in Milch eingerührt, täglich mehrmals. — Bei Obstipation oder Neigung zur Säurebildung im Darmkanal für Kinder.

HUFELAND'sches Kinderpulver (noch offizinell in Rußland): Magnesium carbonicum, Radix Liquiritiae, Radix Valerianae, Rhizoma Iridis, Crocus, Fructus anisi.

Größte Einzelgabe 2,0. Größte Tagesgabe 6,0.

Pulvis pectoralis Kurellae — Pulvis Liquiritiae compositus.

Pulvis Plummeri (Plumeri) siehe unter Nr. 505, Stibium sulfuratum aurantiacum, 570 ℞.

Pulvis puerorum — Pulvis Magnesiae cum Rheo.

411. *Pulvis salicylicus cum Talco* — *Salizylstreupulver.*

Arzneitaxe: 10,0 = 5 Pf.; 100,0 = 30 Pf.
Handverkauf: 40,0 = 10 Pf.; 100,0 = 20 Pf.; 500,0 = 80 Pf.
Drogisten erlaubt.
Weißes trockenes Pulver.

Es werden gemischt: 3 Teile feingepulverte Salizylsäure + 10 Teile feingepulverte Weizenstärke + 87 Teile feingepulverter Talk.

Äußerlich. Als Streupulver. Gegen Hyperhidrosis, besonders Fußschweiß. Bei Wundsein, Neigung zu Ekzemen.

473. ℞ Für 80 Pf. Salizylstreupulver im Handverkauf (= 500,0).
Vorschrift: Fußstreupulver. — Gegen Fußschweiß.

Größte Einzelgabe —. Größte Tagesgabe —.

Purgantia = Reinigungsmittel, Abführmittel. Dasselbe Kathartika. Weiteres siehe unter Abführmittel.

412. *Pyrazolonum phenyldimethylicum* — *Phenyldimethylpyrazolon.*

„Antipyrin".

Arzneitaxe: pulveratum 1,0 = 5 Pf. — Antipyrinum pulveratum 1,0 = 10 Pf.; 10,0 = 95 Pf.
Handverkauf —. Drogisten verboten.

Farblose tafelförmige Kristalle (kristallinisches Pulver). Geruch kaum wahrnehmbar. Geschmack mild bitter (schwach bitter).

Schmelzpunkt 113°. — 0,1 Gramm soll nach dem Verbrennen keinen wägbaren Rückstand hinterlassen.

1 Teil löst sich in weniger als 1 Teil kalten Wassers (3 zu 2).

Die wässerige Lösung (1 = 2) soll neutral reagieren, farblos sein, frei sein von scharfem Geschmack. — 1 Teil löst sich in etwa 1 Teil Weingeist, in 1 Teil Chloroform, in etwa 50 Teilen Äther. — Die wässerige Lösung (1 = 100) gibt eine reichliche, weiße Fällung mit Gerbsäurelösung.

Aufzubewahren gegen Feuchtigkeit geschützt.

$C_3H_4N_2O$ = Pyrazolonring. — $C_6H_5N_2 . C_5H_7O = C_{11}H_{12}N_2O$. — 100 Teile enthalten 100 $C_{11}H_{12}N_2O$.

Antipyrin nicht mit Kalomel, Karbolsäure, Chloralhydrat, Eisensalzen, Gerbsäure, Jod, Naphthol, Natrium salicylicum, salpetriger Säure (Amylium nitrosum, Spiritus Aetheris nitrosi). Antipyrin verflüssigt sich beim Verreiben mit Natrium salicylicum.

Antipyrin wird leicht resorbiert. Ausgeschieden nach einmaliger Gabe in 12—15 Stunden. Nach längerem Einnehmen in 24 Stunden. Der Harn ist zuweilen etwas rot. Zuweilen Erbrechen, sofort oder nach Eintritt der Wirkung. Zuweilen auch masernartige, juckende Exantheme, Nierenreizung, Kollaps.

Abfall des Fiebers nach 15 Minuten. In einer Stunde oft schon 1—2° C bei mittleren Dosen. Zu nachhaltiger Wirkung nach 1 Stunde zweite Gabe, nach wieder 1 Stunde dritte und letzte Gabe, Dauer 15—24 Stunden. Meist während der Fieberlosigkeit Wohlbefinden.

Gegen akuten Gelenkrheumatismus fast spezifisch wie Salizylsäure, bisweilen das Eine besser als das Andere. Ferner bei Kopfschmerz, Hemikranie, Neuralgie, bei neuralgischen Gefäßspasmen, Blasenschmerzen, Prostataleiden, zur Linderung der Geburtswehen, bei Influenza, lancinierenden Tabesschmerzen, Keuchhusten, Diabetes insipidus, Prurigo, Urticaria, Chorea, Spasmus glottidis, Angina, Enuresis nocturna.

Äußerlich. Als Streupulver bei äußeren Blutungen.

Subkutan 0,25—0,5 in Lösung 1 zu 1, oder 1 zu 2 Aqua destillata, aber schmerzhaft: Lösung unter Erwärmen.

Als Klysma bei Fieber.

Als Suppositorien 0,4 auf 1,6 Oleum Cacao, täglich 3 mal. Bei Hämorrhoiden.

Zum Einblasen als 50% Pulver. Zur lokalen Anästhesierung von Rachen und Kehlkopf.

Innerlich. Als Antipyreticum. In Lösung 6,0 auf 120,0. Anders: 2,0 auf 1 Tasse Wasser. Oder als Pulver in Oblaten, Wein, Wasser 2—3 größere Gaben in einstündigen Pausen: 2,0 + 2,0 + 1,0 oder 2,0. Vorsichtiger noch: 1,0 + 1,0 + 2,0 + 2,0. Noch vorsichtiger: Beginn mit 0,5.

Als Anodynum 1,0.

Kleine Gaben bei Phthise, Schwachen.

Für Säuglinge: so viel Monate — so viel Zentigramm. Täglich 3 mal. Im ersten Jahr: 0,75 pro die.

Für ältere Kinder: so viel Jahre — so viel Dezigramm. Täglich 3 mal. Pro die 1,0—3,0. Anders: So viel Jahre — so vielmal 0,03 – 0,05 (Liebreich). Anders: (Seiffert):

Als Antipyreticum Maximaldosen, täglich 3 mal:

½ Jahr bis 1 Jahr	0,1—0,2.		6 Jahre bis 8 Jahre	0,5—0,6.
1 „ „ 3 „	0,2—0,3.		10 „ „ 12 „	0,6—0,7.
4 „ „ 5 „	0,3—0,4.			

Bei Pertussis: So viel Monate — so viel Zentigramm. Täglich 3 mal.
So viel Jahre — so viel Dezigramm. Täglich 3 mal.

1 Jahr = 0,1; 2 Jahre = 0,2; 3 Jahre = 0,3; 4 Jahre = 0,4; 5 Jahre = 0,5. Für ältere Kinder auch 0,5.

Bei Angina für kleinere Kinder 0,3—0,5, täglich 2mal; für größere Kinder 0,6—0,7, täglich 2mal.

Bei Chorea für Kinder 0,5, täglich 3mal.

Bei Spasmus glottidis für Kinder 0,1—0,15 stündlich.

Bei Enuresis nocturna 0,5 je um 6 und 9 Uhr abends.

474. ℞ Pyrazolini phenyldimethylici 0,5.
F. Pulvis. D. t. doses 10. S. 1 Pulver zur Zeit. — Bei Trigeminus-Neuralgie, Kopfschmerzen, tabischen Schmerzen, Migräne.

Overlach's „Migraenin": Antipyrin 85, Coffeïn 9, Acidum citricum 6. — Arzneitaxe: Migräninum 1,0 = 25 Pf.; 10,0 = 1 Mk. 90 Pf. Handverkauf —.

475. ℞ Pyrazoloni phenyldimethylici 0,5.
F. Pulvis. D. t. doses 10. S. 1 Pulver bis 3 Pulver stündlich nach Bericht. — Bei Fieber, Schmerzen, Gelenkrheumatismus, Neuralgien.

476. ℞ Pyrazoloni phenyldimethylici 1,0.
F. Pulvis. D. t. doses 6. S. ½ Pulver, nach 1 Stunde 1 Pulver, dann stündlich 2 Pulver. — Als Antipyreticum, Antirheumaticum, Antineuralgicum.

477. ℞ Pyrazoloni phenyldimethylici (bis zu) 5,0.
Aquae destillatae ad 45,0.
M. D. S. 1 Eßlöffel stündlich (auf 3 mal). — Als Antipyreticum, Antirheumaticum, Antineuralgicum.

782. ℞ Pyrazoloni phenyldimethylici 0,5.
F. Pulvis. D. t. doses 10. S. 1 Pulver abends 2mal nach Bericht. — Gegen Enuresis nocturna um 6 und 9 Uhr.

783. ℞ Pyrazoloni phenyldimethylici 0,1
Sacchari 0,5.
M. f. Pulvis. D. t. doses 5. S. 1 Pulver, 3mal nach je 1 Stunde gemäß Bericht. Wenn nötig, noch je 1 Pulver weiter. — Als Antipyreticum für ein Kind von 1 Jahr.

953. ℞ Pyrazoloni phenyldimethylici 0,5.
F. Pulvis. D. t. doses 10. S ½—1 Pulver in Wasser oder Wein stündlich, bis zu 5 Pulver für den Tag. — Bei Puerperalfieber, besonders bei Schüttelfrost.

Antidota. Brechmittel, kalte Abreibungen, Bettwärme, frische Luft. Hautreize. Excitantien, Kaffee.

Größte Einzelgabe 2,0. Größte Tagesgabe 6,0.

413. *Pyrazolonum phenyldimethylicum salicylicum* — *Salizylsaures Phenyldimethylpyrazolon.*

Salipyrin. Antipyrinum salicylicum, salizylsaures Antipyrin. Antipyrinsalicylat. Salipyrazolin. Salazolon.

Arzneitaxe: 1,0 = 5 Pf. — Salipyrinum pulveratum 1,0 = 10 Pf.; 10,0 = 65 Pf. Handverkauf —. Salipyrinum 1,0 = 10 Pf. — Drogisten verboten.

Weißes grobkristallinisches Pulver, oder sechseitige Tafeln. Geschmack schwach (herb-)süßlich.

Schmelzpunkt 91—92°. — 0,1 Gramm soll nach dem Verbrennen keinen wägbaren Rückstand hinterlassen.

Löslich in etwa 200 Teilen kalten Wassers, in 25 Teilen siedenden Wassers. Leicht löslich in Weingeist. Weniger leicht löslich in Äther. — Die wässerige Lösung (1 = 200) wird weiß getrübt durch Gerbsäurelösung.

$C_6H_5N_2 . C_5H_7O . C_7H_6O_3 = C_{11}H_{12}N_2O . C_7H_6O_3$.

Das Präparat wird elektrisch beim Reiben. Beim Mischen mit Natrium bicarbonicum wird es allmählich schmierig. Weitere unverträgliche Mischungen (siehe bei vorigem Präparat): Kalomel, Karbolsäure, Chloralhydrat, Eisensalze, Gerbsäure, Jod, Naphthol, Natrium salicylicum, salpetrige Säure (Amylium nitrosum, Spiritus Aetheris nitrosi).

Ähnlich wie Antipyrin, Nr. 412, siehe dieses. (Aber in 2—3mal so großen Dosen nach Cloetta-Filehne).

Innerlich. Als Antipyreticum, Antirheumaticum, Antineuralgicum. 1,0—2,0 in Oblaten, täglich mehrmals. Bis 8,0 pro die. Anders: Als Antipyreticum wenig wert. — Bei Influenza, Gelenkrheumatismus, Menstruationsbeschwerden, Gebärmutterschmerzen, rheumatischen Zahnschmerzen, Nervenstörungen, Neuralgien der Myelitiker, lancinierenden Schmerzen im Kreuz, Lumbago, Paralysis agitans. — Für Kinder 0,25—0,5, täglich mehrmals.

478. ℞ Pyrazoloni phenyldimethylici salicylici 1,0 (bis 2,0).
F. Pulvis. D. t. doses (5 bis) 10. S. 1 Pulver, täglich mehrmals. — Bei Influenza, Erkältungsfieber.

479. ℞ Für 20 Pf. Salipyrin im Handverkauf (= 2,0).
Vorschrift: Die Hälfte morgens und abends. — Bei Influenza.

480. ℞ Pyrazoloni phenyldimethylici salicylici 1,0.
F. Pulvis. D. t. doses 10. S. 1 Pulver in Oblate, täglich bis 3 mal. — Gegen menstruelle Beschwerden, menstruelle zu starke Blutungen.

916. ℞ Pyrazoloni phenyldimethylici salicylici 0,5—1,0
Pastae Cacao saccharatae pulveratae 0,5.
M. f. Pulvis. D. t. doses 10. S. 1 Pulver, täglich bis 5 mal. — Bei Neuralgien der Myelitiker, lancinierenden Schmerzen im Kreuz, Lumbago, Influenza, Paralysis agitans, rheumatischen Zahnschmerzen, Uterusschmerzen, menstruelle Beschwerden mit Uterusblutungen.

Größte Einzelgabe 2,0. Größte Tagesgabe 6,0.

Pyrogallol — Pyrogallolum.

414. *Pyrogallolum* — *Pyrogallol.*

Pyrogallussäure, Acidum pyrogallicum. Trioxybenzol, Trihydroxybenzol.

Arzneitaxe: 1,0 = 10 Pf.; 10,0 = 55 Pf.

Handverkauf: 1,5 = 10 Pf.; 10,0 = 50 Pf.

Weiße glänzende Blättchen oder Nadeln, sehr leicht. Geschmack bitter. (Sehr leicht zersetzlich.)

Schmelzpunkt 131—132°. Bei vorsichtigem Erhitzen sublimiert Pyrogallol ohne Rückstand.

Löslich in 1,7 Teilen Wasser zu einer klaren, farblosen Flüssigkeit, neutral. Dieselbe wird an der Luft allmählich braun, und nimmt saure Reaktion an. — Löslich in 1 Teil Weingeist, löslich in 1,2 Teilen Äther.

Vor Licht geschützt aufzubewahren. (In gut verschlossenen gelbbraunen Gläsern, Stöpsel eingerieben mit gelbem Vaselin.)

Pyrogallol macht braune Flecke. Zu entfernen durch Ammoniumpersulfat.

$C_6H_3(OH)_3$. — 100 Teile enthalten 100 $C_6H_3(OH)_3$.

Vorsicht selbst bei äußerer Verwendung. Siehe Vergiftungssymptome unten. Solche entstehen schon nach Einreibung des ganzen Körpers mit Salbe von 5—10%. Deshalb größere Hautpartien nicht auf einmal behandeln. Nicht gern auf den Kopf; dafür besser Naphthol.

Vorsicht bei Schleimhäuten.

Die Wäsche wird verdorben wie bei Chrysarobin.

Harn täglich untersuchen auf Eiweiß und Methämoglobin!

Äußerlich. Gegen Epithelialkarzinom, Lupus, Psoriasis, Herpes tonsurans, Favus, Pityriasis, Ekzema marginatum. Bei Psoriasis weniger sicher als Chrysarobin, aber vorzuziehen bei Effloreszenzen im Gesicht. Vgl. oben. Als Salbe 1,0 zu 10,0—20,0. Lösungen 1—2 auf 100. Pyrogallol-Traumaticin 10%.

Bei Lupus 10% Salbe, täglicher Verbandwechsel. Das kranke Gewebe ist zerstört nach 4—6 Tagen. Auf die mißfarbige Wundfläche 1—2% Salbe zur Zerstörung von Resten (Veiel). Bei Lupus auch starke Lösung in Äther, darüber Traumaticin.

Bei Favus in alkoholischer Lösung 1%. Auch als Glyzerinleim. — Zusatz von Alkali verstärkt die Wirkung.

Als Salbenmull 40%.

Als Streupulver bei Ulcus molle, 3 Tage hintereinander (für 24 Stunden).

481. ℞ Für 50 Pf. Pyrogallol im Handverkauf (= 10,0).
Vorschrift: Als Streupulver bei Ulcus molle.

482. ℞ Pyrogalloli 5,0
Adipis Lanae cum Aqua ad 50,0.
M. f. Unguentum. D. S. Äußerlich nach Bericht. — Bei schwerer Psoriasis 6 Tage 2 mal täglich aufzutragen. Am 7. Tage abgewaschen. Dann wiederholt.

483. ℞ (Vidal.)
Pyrogalloli 10,0
Amyli Tritici 40,0.
M. f. Pulvis. D. S. Äußerlich. Streupulver nach Bericht. — Mit einem Kautschukballon zu streuen auf die ulcerierte Fläche 1—2 mm dick. Darüber Watte. — Trocken und luftdicht aufzubewahren. — Bei ausgebreiteten phagedänischen Geschwüren.

Am besten ist, nicht über 5,0 auf einmal zu verordnen.

Vergiftungssymptome. Erbrechen, Durchfall. Frost. Kopfschmerz, Teilnahmlosigkeit, Schläfrigkeit. Cyanose. Spärlicher Harn dunkelbraun, Methämoglobinurie.

Antidota. Abwaschen der Salbe von der Haut mit Alkohol, Äther. — Brechmittel, Abführmittel (Natrium sulfuricum siccum), Magenspülung. Diuretische Salze. Transfusion, Aderlaß und Kochsalzinfusion, Äther subkutan. Sinapismen oder Blutegel auf die Nierengegend. Einatmung von Sauerstoff, künstliche Respiration. Excitantien, Alkohol. — Keine Alkalien!

Größte Einzelgabe —. Größte Tagesgabe —.

Pyrogallussäure — Pyrogallolum.
Pyxis. (ἡ πυξίς ἰδος = die Büchse (aus Buchsbaumholz). Ad pyxidem = in irdenem Gefäße.
Quassia siehe Lignum Quassiae.
Quassiaholz — Lignum Quassiae.
Quecksilber — Hydrargyrum.
Quecksilber, blausaures — Hydrargyrum cyanatum.
Quecksilber, versüßtes — Hydrargyrum chloratum.
Quecksilber-bichlorid — Hydrargyrum bichloratum.
Quecksilber-chloramid — Hydrargyrum praecipitatum album.
Quecksilber-chlorid — Hydrargyrum bichloratum.
Quecksilber-chlorid, ätzendes — Hydrargyrum bichloratum.
Quecksilber-chlorür — Hydrargyrum chloratum.
Quecksilber-chlorür, durch Dampf bereitetes — Hydrargyrum chloratum vapore paratum.
Quecksilber-chlorür, mildes — Hydrargyrum chloratum.
Quecksilber-cyanid — Hydrargyrum cyanatum.
Quecksilber-jodid — Hydrargyrum bijodatum.
Quecksilber-jodid, rotes — Hydrargyrum bijodatum.
Quecksilber-oxyd — Hydrargyrum oxydatum.
Quecksilber-oxyd, gefälltes oder präcipitiertes — Hydrargyrum oxydatum via humida paratum.
Quecksilber-oxyd, gelbes — Hydrargyrum oxydatum via humida paratum.
Quecksilber-oxyd, rotes — Hydrargyrum oxydatum.
Quecksilber-Pflaster — Emplastrum Hydrargyri.
Quecksilber-praecipitat, gelber — Hygrargyrum oxydatum via humida paratum.
Quecksilber-praecipitat, roter — Hydrargyrum oxydatum.
Quecksilber-praecipitat, weißer — Hydrargyrum praecipitatum album.
Quecksilber-Salbe, graue — Unguentum Hydrargyri cinereum.
Quecksilber-Salbe, rote — Unguentum Hydrargyri rubrum.
Quecksilber-Salbe, weiße — Unguentum Hydrargyri album.
Quecksilber-salicylat — Hydrargyrum salicylicum.
Quecksilber-sublimat, auch **ätzendes** — Hydrargyrum bichloratum.
Quendel — Herba Serpylli.
Quendel, römischer — Herba Thymi.
Quillaja-Rinde — Cortex Quillajae.
Radix, dīcis, f. = die Wurzel.
Radix Aconiti — Tubera Aconiti.
Radix Acori Calami — Rhizoma Calami.

415. *Radix Althaeae* — *Eibischwurzel.*

Arzneitaxe: concisa et grosso modo pulverata 100,0 = 50 Pf.; 200,0 = 75 Pf.; 500,0 = 1 Mk. 45 Pf.; pulverata 10,0 = 10 Pf.

Handverkauf: concisa et grosso modo pulverata 25,0 = 10 Pf.; 100,0 = 30 Pf.; 500,0 = 1 Mk. 20 Pf.

Wurzel von weißlicher Oberfläche und weißlichem Querschnitt. (Geruch fehlt oder schwach. Geschmack süßlich, schleimig. Gibt beim Kauen viel Schleim ab.)

. Wurzeläste, Hauptwurzelzweige und Nebenwurzeln von Althaea officinalis (bis über 20 cm lang und 1,5 cm dick). Sie sind befreit von der gelblich grauen Korkschicht. Die Oberfläche ist weißlich und längswulstig, mit bräunlichen Narben und mit dünnen, verfilzten Bastbündelchen. Rinde und Holz sind reich an Stärke. In der Rinde und in dem Holze liegen Gruppen von Sklerenchymfasern, angeordnet in Tangentialreihen; ferner liegen in Holz und Rinde Oxalatzellen und Schleimzellen. Die Schleimmassen bilden Schichten der Zellwand. Die Fläche des Querschnittes soll weißlich sein, mit Ausnahme des hellbräunlichen Kambiums.

Eibischwurzel soll mit 10 Teilen kalten Wassers einen schwachgelblichen, schleimigen Auszug geben. Geruch eigentümlich, aber schwach, nicht säuerlich, nicht ammoniakalisch. Geschmack eigenartig, fade.

Die Wurzel darf nicht stark verholzt sein und nicht mißfarbig.

Radix Althaeae: 25% Schleim wie Folia Althaeae, Zucker, viel Stärkemehl, Pectin, Spur von fettem Öl, Asparagin. — Kalt bereiteter wässeriger Auszug ist klar und schleimig, ohne Stärkemehl. Wässerige Abkochung ist trübe und enthält Kleister.

Äußerlich. Zu Umschlägen.

Zu Mund- und Gurgelwässern.

Zum Klistier.

Innerlich. Gepulvert als Constituens für Pulver und Pillen. — Gepulvert zu Pillen als Bindemittel in geringer Menge; die Pillenmassen federn gummiartig beim Ausrollen, und die Pillen werden vielfach hohl. Die Pillenmassen müssen mit Wasser angestoßen werden, nicht mit Mucilago Gummi arabici.

Als Emolliens. Infus 5,0—10,0 auf 100,0 Colatur kalt bereitet.

Als Vehikel zu Mixturen.

Zu Decocten als reizmilderndes Expectorans bei Katarrh der Luftwege.

„Decoctum Althaeae“ ist wie Decoctum Seminum Lini eine veraltete Bezeichnung. Es wird statt eines Decoctes ein kalt bereiteter Auszug angefertigt. Zerschnittene Eibischwurzel wird übergossen mit kaltem Wasser, und dann stehen gelassen ohne Umrühren $^1/_2$ Stunde. Der schleimige Auszug wird ohne Pressung getrennt von dem Rückstand. (Vgl. Decocta und Bemerkung von Mylius daselbst.)

Maceratio Althaeae:
484. ℞ (Berliner F. M.)
Macerationis Radicis Althaeae 15,0 ad 179,0
Acidi hydrochlorici 1,0
Sirupi simplicis ad 200,0.
M. D. S. 1 Eßlöffel zweistündlich.
— 1 Dosis = 67 Pf.; $^1/_2$ Dosis = 55 Pf.

Zu Species pectorales, Nr. 488.

Zu Sirupus Althaeae, Nr. 465.

Größte Einzelgabe —. Größte Tagesgabe 10,0 ad Infusum.

416. *Radix Angelicae* — *Angelikawurzel.*

Engelwurz.

Arzneitaxe: concisa et grosso modo pulverata 10,0 = 5 Pf.; pulverata 10,0 = 10 Pf.

Handverkauf: concisa et grosso modo pulverata 25,0 = 10 Pf.; 100,0 = 25 Pf.; 500,0 = 1 Mk.

Braungraue Wurzel, oder bis rötlich. Geruch und Geschmack sehr aromatisch.

Der getrocknete Wurzelstock mit Wurzelästen von Archangelica officinalis. Der braungraue bis rötliche Wurzelstock, Rhizom, ist kurz, bis 5 cm dick, und trägt gewöhnlich Blattreste. Die ebenfalls braungrauen bis rötlichen Wurzeläste sind sehr zahlreich, bis 30 cm lang, und am Ursprung bis 1 cm dick. Ferner sind sie längsfurchig und querhöckerig. Die Rinde ist höchstens so stark als das gelbliche Holz. Sie zeigt auf dem Querschnitt radiale Reihen von ansehnlichen, intercellularen Sekretbehältern. Diese enthalten ein Sekret von aromatischem Geruch und Geschmack (Balsambehälter).

Bei der Wurzel im Handel pflegen die Äste abwärts gebogen zu sein, zu einem Zopfe vereinigt. Sie lösen sich in dünne Fasern auf. Bisweilen tragen sie an der Oberfläche rotbraune Harzkörner. Die Wurzeln schneiden sich weich, wachsartig, und brechen glatt ab.

Aufzubewahren in dichtschließenden Blechbüchsen, nachdem die Wurzel (wegen Wurmfraß) im Trockenschrank getrocknet, geschnitten und gesiebt, und dann nachgetrocknet ist.

Radix Angelicae: Angelikacampfer (Angelicin), Angelikasäure, Angelikabitter, 1 % ätherisches Öl = Oleum Angelicae (hauptsächlich Phellandrēn), Apfelsäure, Pectin, Gerbsäure, Wachs, Hydrocarotin, Baldriansäure, umbelliferonhaltiges Harz usw.

Schon 0,2 des ätherischen Öles wirken stark diuretisch (Kobert).

Äußerlich. Zu aromatischen Bädern 150,0—250,0.

Zu Kräuterkissen.

Innerlich. Als Nervinum, Stomachicum. 0,5—2,0, täglich mehrmals. Pulver, Electuarien. Infus 2,5—10,0 auf 100,0; im Mittel 5 %.

Alkoholischer Auszug.

Als Sedativum statt Baldrian und Kamillen.

485. ℞ Für 10 Pf. Angelikawurzel im Handverkauf (= 25,0).
Vorschrift: 1 Eßlöffel für 1 Tasse als Tee. — Als Sedativum.

540. ℞ Siehe unter Species diureticae, Nr. 484.

Zu Spiritus Angelicae compositus, Nr. 492.

Größte Einzelgabe 2,0. Größte Tagesgabe 6,0.

Radix Archangelicae — Radix Angelicae.
Radix Calami aromatici — Rhizoma Calami.
Radix Calumbae oder Columbo — Radix Colombo.

417. *Radix Colombo* — *Colombowurzel.*

Radix Calumba oder Calumbae.

Arzneitaxe: concisa 10,0 = 5 Pf.; pulverata 10,0 = 10 Pf.

Handverkauf —. Drogisten verboten.

Braungraue Wurzel, innen grünlichgelb, in Querscheiben zerschnitten. Geschmack (sehr) bitter (schleimig. Geruch fehlt).

Die getrocknete (fußlange) Wurzel von Jatrorrhiza palmata (= Wurzel des Arztes, — ῥίζα = Wurzel, ἰατρός = Arzt. Auch Jateorrhiza Calumba oder Columba), in frischem Zustande in Querscheiben zerschnitten. Die Scheiben sind 3—6 cm breit, in der Mitte 2 cm dick. Seltener kommen Längsviertel vor. Graubrauner runzeliger Kork bedeckt mit Rinde. Die Rinde ist 5 mm breit, und wird abgegrenzt durch eine dunkle feine Kambiumzone. Die Mitte der Scheiben ist oft sehr grobfaserig, und gewöhnlich auf beiden Seiten, oben und unten, uneben eingesunken. Das Gewebe der Droge besteht der Hauptmasse nach aus Parenchymzellen. In diesen liegen Stärkekörner, exzentrisch geschichtet, lang höchstens 0,09 mm. In der Rinde treten zwischen den Parenchymzellen vereinzelt verholzte Sklerenchymzellen auf. Diese enthalten zum Teil Oxalatkristalle. Im Querschnitte des Holzes ziehen gelbe Stränge von kurzgliederigen Netzfasertracheen. Diese bilden unregelmäßige Radialreihen, unterbrochen von Parenchym.

Mit 5 Teilen Wasser gibt Colombowurzel einen blaßgelben Auszug. Derselbe ist sehr bitter.

Radix Colombo: Schleim, ca. 2 % Berberin $C_{20}H_{17}NO_4 + 6 H_2O$, ca. 1 % Columbin $C_{21}H_{22}O_7$, Columbosäure $C_{21}H_{22}O_6$, 33 % Amylum usw.

Innerlich. Amarum mucilaginosum. 0,5—2,0, täglich mehrmals, Pulver. Infus oder Decoct 2,0—10,0 auf 100,0 Colatur. Bei Katarrhen des Darmes mit Diarrhöen, Dysenterie, in der Rekonvaleszenz von Ruhr, Diarrhöen der Phthisiker. — Für Kinder 0,05—0,5, täglich mehrmals, in Pulver. Als Infus oder Decoct 1,0—5,0 ad 100,0 bei Diarrhoe.

486. ℞ Decocti Radicis Colombo 20,0 ad 180,0
(Extracti Opii 0,1)
Sirupi Aurantii Corticis 20,0.
M.D.S. 1 Eßlöffel einstündlich bis zweistündlich. — Als Antidiarrhoïcum bei schwerem Durchfall, Darmtuberkulose.

487. ℞ Radicis Colombo pulveratae 0,5
Sacchari 0,5.
F. Pulvis. D. t. doses 10.
S. 1 Pulver täglich mehrmals. — Gegen schweren Durchfall.

841. ℞ Radicis Colombo 1,0—5,0
F. Decoctum ad 100,0
Sirupi simplicis 20,0.
M.D.S. 1 Kinderlöffel zweistündlich. — Bei chronischem Magenkatarrh für Kinder.

Größte Einzelgabe 2,0. Größte Tagesgabe 6,0.

Radix Filicis Maris auch Filicis Maris mundata — Rhizoma Filicis.
Radix Galangae minoris — Rhizoma Galangae.

418. *Radix Gentianae* — *Enzianwurzel.*

Arzneitaxe: concisa et grosso modo pulverata 10,0 = 5 Pf.; 100,0 = 30 Pf.; 200,0 = 45 Pf.; 500,0 = 90 Pf.; pulverata 10,0 = 5 Pf.

Handverkauf: 40,0 = 10 Pf.; 100,0 = 20 Pf.; 500,0 = 70 Pf.; concisa et grosso modo pulverata 40,0 = 10 Pf.; 100,0 = 20 Pf.; 500,0 = 80 Pf.; subtiliter pulverata 20,0 = 10 Pf.; 100,0 = 30 Pf.

Braune oder gelbrötliche Wurzeln, innen braungelb oder hellbraun. Geschmack bitter, Geruch kräftig eigenartig.

Die getrockneten Wurzelstöcke und Wurzeläste der Gentiana lutea, Gentiana pannonica, Gentiana purpurea, Gentiana punctata. Die Wurzel der Gentiana lutea hat an Länge bis über 60 cm, und an Dicke oben gegen 4 cm. Die übrigen Arten sind schwächer. Alle Wurzeln sind stark längsrunzelig, oben aber mehr geringelt. Sie sind ferner mehrköpfig und wenig verzweigt. Der Bruch ist glatt, nicht holzig oder faserig. Die Bruchfläche soll gelblich sein bis hellbraun. Das Gewebe der Droge ist frei von Sklerenchym. Es enthält nur kleine Oxalatkristalle. Selten sind vereinzelte Stärkekörnchen. Das Holz enthält neben den Netzfasertracheen auch Siebröhren.

Radix Gentianae: eine Spur ätherisches Öl, fettes Öl, Harz, Gummi, Schleim, Schleimzucker, Gentianose und Saccharose, ferner 0,1—1 % (aus der frischen Wurzel) Enzianbitter oder Gentiopikrin oder Gentiomarin $C_{20}H_{30}O_{12}$ (ein Glykosid), Enziansäure oder Gentianasäure oder Gentisin $C_{13}H_8O_2 . OCH_3 . (OH)_2$.

Innerlich. Amarum purum = einfacher Bitterstoff, Stomachicum. Infus als Bittertee, Decoct 5,0—10,0—20,0 auf 200,0. Pulver 0,25—1,0, täglich mehrmals.

Als Pillenconstituens.

In der Vieharznei vielfach zur Anregung der Verdauung.

Zu Extractum Gentianae, Nr. 173.
Zu Tinctura Aloës composita, 529.
Zu Tinctura amara, Nr. 530.
Zu Tinctura Chinae composita, Nr. 540.
Zu Tinctura Gentianae, Nr. 548.

Größte Einzelgabe 1,0. Größte Tagesgabe 3,0.

Radix Gentianae rubrae — Radix Gentianae.
Radix Glycyrrhizae mundata, auch Glycyrrhizae russica — Radix Liquiritiae.
Radix Hellebori albi — Rhizoma Veratri.
Radix Hydrastis — Rhizoma Hydrastis.

419. *Radix Ipecacuanhae — Brechwurzel.*

Radix Ipecacuanha grisea. Ruhrwurzel. Ipekakuanha = brechenerregendes Unkraut, Brasilien. „Vegetabilischer Brechweinstein.“

Arzneitaxe: concisa 1,0 = 10 Pf.; 10,0 = 60 Pf.; pulverata 1,0 = 10 Pf. Handverkauf —. Drogisten verboten.

Graue oder bräunlichgraue Wurzeln, wurmförmig, geringelt, innen hellgrau. Geschmack bitter (widerlich. Geruch schwach).

Die getrockneten, verdickten Wurzeln, Wurzeläste der Uragoga Ipecacuanha (Psychotria Ipecacuanha, Cephaëlis Ipecacuanha). Sie sind bis 15 cm lang, in der Mitte höchstens 5 mm dick, nach beiden Seiten aber dünner. Sie sind außerdem wurmförmig gekrümmt und meist unverzweigt. Die Rinde ist dicht, und ziemlich regelmäßig geringelt durch Wülste, welche die Rinde mehr oder weniger weit umfassen. Die Rinde ist außen dunkelgraubraun, innen weißlich. Sie ist von körnigem Bruche und riecht dumpf und schmeckt widerlich bitter. Sie ist bedeckt von einer braunen Korkschicht, und besteht aus Siebröhren und aus Parenchymzellen. Die Parenchymzellen enthalten Stärkekörner, meist zusammengesetzte, und Bündel von nadelförmigen Oxalatkristallen. Der Holzzylinder ist hellgelblich, dünn hart und leicht trennbar. Das Holz besteht allein aus dickwandigen, verholzten Ersatzfasern, die in der Längsrichtung der Wurzel gestreckt sind und schräg gestellte, spaltenförmige Tüpfel haben, und aus Tracheen. Die Glieder der Tracheen sind den Ersatzfasern ähnlich, aber mit gehöften Tüpfeln. Die Glieder der Tracheen sind meist verbunden durch runde Löcher, welche seitlich und den Enden genähert liegen.

Die größten Einzelkörner der Stärke in den Parenchymzellen sollen einen Durchmesser haben, der 0,012 mm nicht überschreitet.

Vorsichtig aufzubewahren. (In gut verschlossenen Gefäßen.)

Radix Ipecacuanhae: Bis über 3% Emetin, $C_{15}H_{22}NO_2$, Ipecacuanhagerbsäure, Harz, viel Amylum, Cephaëlin $C_{14}H_{20}NO_2$, eine Spur eines flüchtigen Öles von unangenehmem Geruch und von scharfem Geschmack, Cholin. — Emetin (Expectorans) und Cephaëlin (Emeticum) sind amorphe bittere Alkaloide. Die Rinde enthält 6—16 mal mehr von den brechenerregenden Alkaloiden als das Holz der Wurzel.

Manche Menschen haben Idiosynkrasie gegen Ipecacuanha. Husten, Atemnot. Kollaps ist geringer als nach Tartarus stibiatus. Brechweinstein, Nr. 520.

Äußerlich. Als Klysma. 0,5—1,0 auf 100,0 bei Dysenterie. Anders: 4 auf 150.

Als Streupulver mit Saccharum āā. Gegen Fußgeschwüre, hartnäckige Ausschläge.

Als Salbe mit Oleum Olivarum und Adeps suillus āā. Das Wurzelpulver wirkt in Salbe wie Pockensalbe.

Innerlich. Als Emeticum. Wirkt milder als Tartarus stibiatus, deshalb bevorzugt bei Kindern, Greisen, heruntergekommenen Konstutionen. Für Erwachsene 0,25—0,5—1,0 als Pulver, viertelstündlich bis zur Wirkung. Anders: 0,2—2,0 als Pulver oder Schüttelmixtur. Auch mit Tartarus stibiatus. Infus 0,1—1,0 auf 100,0. Russische Maximaldose: 1,87 pro dosi, 2,5 pro die. Für Kinder als Emeticum 0,25—0,5 in Pulvern. Anders: Bis 1 Jahr 0,05; bis 4 Jahre 0,1; bis 10 Jahre 0,1—0,25; bis 15 Jahre 0,2—0,4 als Infus oder Schüttelmixtur.

Als Expectorans zur Vermehrung der Sekretion der Bronchialschleimhaut und als Diaphoreticum 0,005—0,02, täglich mehrmals als Pulver, Trochisci, bevorzugt als Infus. Für Kinder 0,2—0,3 ad 100,0 Infus. — Auch mit anderen Expectorantien.

Der Staub des Pulvers wirkt entzündend (Emetin) auf Schleimhäute, macht insbesondere Conjunctivitis.

488. ℞ Radicis Ipecacuanhae 1,0
Tartari stibiati 0,1.
M. f. Pulvis. D. t. doses 10. S. Zu Händen des Arztes. $^1/_2$ Pulver alle 10 Minuten. Nachtrinken warmer Flüssigkeit. — Brechpulver zum Vorrätighalten für den Arzt.

489. ℞ Radicis Ipecacuanhae 0,01
Sacchari qu. s.
F. Pastilli. D. t. doses 20. S. 1 Pastille täglich bis 3mal. — Als Expectorans.

Pilulae solventes oder **Pilulae bechicae Heimii:**

490. ℞ (Berliner F. M.)
Extracti Helenii 5,0
Radicis Ipecacuanhae pulveratae 1,0
Foliorum Digitalis pulveratorum 1,0
Opii pulverati 0,6
Radicis Liquiritiae pulveratae 3,0.
M. f. Pilulae N. 50. D. S. 1 Pille täglich 3mal. — 1 Dosis = 1 Mk. 31 Pf.; $^1/_2$ Dosis = 1 Mk.

Infusum Ipecacuanhae:

491. ℞ (Berliner F. M.)
Infusum Radicis Ipecacuanhae 0,5 ad 175,0
Liquoris Ammonii anisati 5,0
Sirupi simplicis ad 200,0.
D. S. 1 Eßlöffel 2stündlich. — 1 Dosis = 65 Pf., $^1/_2$ Dosis = 60 Pf. — (13 × 1 Eßlöffel = ca. 0,038 Rad. Ipec. infusae).

492. ℞ Radicis Ipecacuanhae 0,25
F. Infusum ad 80,0
Elixiri e Succo Liquiritiae 3,0
Sirupi Althaeae ad 100,0.
M. D. S. 1 Teelöffel 2stündlich (unter warme Milch). — Bei Bronchitis. — (20 × 1 Teelöffel = 0,012 Rad. Ipec. infusae.)

569. ℞ (Berliner F. M.) Pilulae contra Tussim siehe unter Nr. 505, Stibium sulfuratum aurantiacum.

599. ℞ (Berliner F. M.) Pulvis emeticus siehe unter Nr. 520, Tartarus stibiatus.

893. ℞ Radicis Ipecacuanhae 0,2—0,3
F. Infusum ad 80,0
Sirupi Liquiritiae 20,0.
M. D. S. 1 Teelöffel 1stündlich bis 2stündlich. — Bei Pseudokrupp. — (20 × 1 Teelöffel = 0,01—0,015 Rad. Ipec. infusae.)

Zu Pulvis Ipecacuanhae opiatus, Nr. 408.
Zu Sirupus Ipecacuanhae, Nr. 472.
Zu Vinum Ipecacuanhae, Nr. 599 (10 %).
Vergiftungssymptome. Starkes Erbrechen. Kollaps.
Antidota. Kohlensaures Getränk, Eis. Opium.
Größte Einzelgabe 0,1 (ad usum emeticum 5,0).
Größte Tagesgabe 0,5 (ad infusum 2,0).

Radix Ireos oder Iridis florentinae — Rhizoma Iridis.
Radix Jalapae — Tubera Jalapae.
Radix Kalumbae — Radix Colombo.
Radix Krameriae — Radix Ratanhiae.

420. *Radix Levistici* — *Liebstöckelwurzel.*

Arzneitaxe: concisa et grosso modo pulverata 10,0 = 5 Pf.; 100,0 = 30 Pf.; pulverata 10,0 = 5 Pf.

Handverkauf: concisa et grosso modo pulverata 30,0 = 10 Pf.; 100,0 = 20 Pf.; 500,0 = 80 Pf.

Hellbraungraue Wurzel, innen weiß. Geruch eigenartig aromatisch. (Geschmack süßlich brennend.)

Die getrockneten Wurzeln und Rhizome von Levisticum officinale (Angelica Levisticum). Die Wurzeln sind bedeckt von rötlich gelbem Korke. Sie sind längsrunzelig, oben quergeringelt, oft noch von Blattresten gekrönt. Meist sind sie der Länge nach gespalten in Stücke von 30—40 cm Länge und 4 cm Dicke. Innen ist das Rindengewebe mehr weißlich, und zeigt hier und dort braunes oder rotgelbes Harz. In der weißlichen Rinde sind intercellulare Sekretgänge, 0,04—0,16 mm weit, welche ein aromatisches Sekret enthalten. Das Holz der Wurzel ist gelb. Das Rhizom ist nicht gekammert.

Dünne Querschnitte quellen stark auf in Wasser, und der Durchmesser der Holzzylinder bleibt zurück hinter der Breite der schwammigen Rinde.

Aufzubewahren in dicht schließenden Blechbüchsen, nachdem die Wurzel im Trockenschrank getrocknet, geschnitten, gesiebt und nachgetrocknet ist.

Radix Levistici: 0,6% ätherisches Öl = Oleum Levistici, Apfelsäure, Harze, Zucker, Amylum etc. — 0,2 Oleum Levistici vermag schon eine sehr erhebliche Diurese zu bewirken.

Innerlich. Als Diureticum 0,5—2,0, täglich mehrmals. Infus 10,0—15,0 auf 150,0. Volksmittel.

Zu Species diureticae, Nr. 484.

Größte Einzelgabe 2,0. Größte Tagesgabe 6,0.

Radix Legustici — Radix Levistici.

421. *Radix Liquiritiae* — *Süßholz.*

Radix Glycyrrhizae glabrae. Lakritzenwurzel. Spanisches Süßholz.

Arzneitaxe: concisa et grosso modo pulverata 10,0 = 5 Pf.; 100,0 = 40 Pf.; 200,0 = 60 Pf.; 500,0 = 1 Mk. 20 Pf.; pulverata 10,0 = 5 Pf.

Handverkauf: concisa et grosso modo pulverata 25,0 = 10 Pf.; 100,0 = 30 Pf.; 500,0 = 1 Mk. 20 Pf.; subtiliter pulverata 20,0 = 10 Pf.; 100,0 = 40 Pf.

Gelbe Wurzeln. Geschmack von Rinde und Holz süß (später nachhaltig kratzend. Manchen Erwachsenen widerlich. Frische Wurzel wirkt nicht so, und nicht Nausea. Geruch eigentümlich erdartig bzw. fehlt).

Die getrockneten (einfachen) geschälten Wurzeln und Wurzelausläufer, unterirdische Achsen, der in Rußland wachsenden Glycyrrhiza glabra, var. glandulifera. (Gewöhnlich nicht über 30 cm lang, und meist beträchtlich dicker als 1 cm.) Auf dem Querschnitt zeigt Holz und Rinde ein sehr lockeres, grobstrahliges Gefüge. Die gelbe Farbe kommt allen verholzten Elementen der Droge zu. (Bruch sehr langfaserig. Das Holz ist leicht schneidbar.)

Radix Liquiritiae: Süßholzzucker = Glycyrrhizin, Zucker, Bitterstoff, Harz, Spuren von Gerbstoff, Amylum, Asparagin, Wachs, Eiweiß.

Glycyrrhizin ist Expectorans. Es geht in den Harn über, und reizt dabei die Niere spezifisch. Vgl. Radix Ononidis, Nr. 422, welches ebenfalls Glycyrrhizin enthält.

Innerlich. Als Expectorans, Saccharinum.

Gepulvert zu Pillen und Pulvern. Pillenconstituens und Pillenconspergens

Als Geschmackscorrigens für Species, besonders Radix Althaeae und andere Expectorantien.

Als Infus 10,0—20,0 auf 200,0. Anders: 15%.

Als Kaumittel.

Als Diureticum.

493. ℞ Stibii sulfurati aurantiaci 0,6
Radicis Liquiritiae pulveratae 30,0.
M. f. Pulvis. D. ad scatulam
S. 1 Messerspitze, täglich bis 3 mal. — Gegen Bronchitis. — 1 Messerspitze = 0,05 Stib. sufur. aur.

494. ℞ Corticis Quillajae pulverati 0,1
Radicis Liquritiae pulveratae 1,0.
M. f. Pulvis. D. t. doses 10. S. 1 Pulver täglich 3 mal. — Als Expectorans.

1050. ℞ Für 30 Pf. geschnittenes Süßholz im Handverkauf (= 100,0).
Vorschrift: 1 Eßlöffel für 1 Tasse Wasser als Tee. — Als Diureticum.

Zu Species Lignorum, Nr. 487.

Zu Species pectorales, Nr. 488.

Zu Succus Liquiritiae, Nr. 510.

Zu Sirupus Liquiritiae, Nr. 473.

Zu Pulvis Liquiritiae compositus, Nr. 409.

Zu Pulvius gummosus, Nr. 407.

Größte Einzelgabe —. Größte Tagesgabe 15,0 ad Infusum.

Radix Liquiritiae oder Liquiritiae russica — Radix Liquiritiae.

422. *Radix Ononidis* — *Hauhechelwurzel.*

Arzneitaxe: concisa 10,0 = 5 Pf.; 100,0 = 30 Pf.

Handverkauf: concisa et grosso modo pulverata 30,0 = 10 Pf.; 100,0 = 25 Pf.; 500,0 = 1 Mk.

Graue oder graubraune Wurzel, innen grauweiß. Geruch schwach, erinnert an Süßholz. Geschmack kratzend, etwas herbe oder süßlich.

Die getrockneten, langen, wenig verzweigten Hauptwurzeln und die kurzen unterirdischen Achsen der Ononis spinosa. Länge 30 cm, Dicke vorwiegend 1—2 cm. Die Wurzeln sind oft der Länge nach zerklüftet und zerfasert, abgeplattet, meist stark gekrümmt, gedreht um ihre Achse. Nach oben löst sich die Wurzel in zahlreiche Stengeltriebe auf. Die Borke ist schwarz. Die primären Gefäßstränge haben eine exzentrische Lage. Der Querschnitt zeigt sehr unregelmäßige Umrisse, und die fest haftende Rinde von weniger als 1 mm Dicke. Das zähe weißliche Holz ist deutlich radial gestreift durch zahlreiche Markstrahlen von sehr verschiedener Breite und von ungleicher Länge.

Radix Ononidis: Glycyrrhizin (früher Ononid genannt), (das Glykosid) Ononin, Onocol (Onocerin) $C_{26}H_{44}O_2$, Harz, Gerbstoff, citronsaurer Kalk, Zucker usw. — Glycyrrhizin geht in den Harn über und reizt dabei die Niere spezifisch. Vgl. Radix Liquiritiae, Nr. 421.

Innerlich. Als Diureticum. Species, Decoct 10,0—15,0 auf 100,0; 1 Eßlöffel 2stündlich. Bei cardialem und renalem Hydrops, Steinbeschwerden. 1,0—2,0, täglich mehrmals, Pulver. Infus 20%, tassenweise.

495. ℞ Für 25 Pf. geschnittene Heuhechelwurzel im Handverkauf (= 100,0). Vorschrift: 1 gehäuften Eßlöffel für 1 Tasse Wasser als Tee. — Als Diureticum.

Zu Species diureticae, Nr. 484.
Zu Species Lignorum, Nr. 487.
Größte Einzelgabe 2,0. Größte Tagesgabe 6,0.

423. *Radix Pimpinellae* — *Bibernellwurzel.*

Arzneitaxe: concisa 10,0 = 10 Pf.

Handverkauf: concisa et grosso modo pulverata 15,0 = 10 Pf.; 100,0 = 50 Pf.; 500,0 = 1 Mk. 80 Pf.; subtiliter pulverata 10,0 = 10 Pf.; 100,0 = 70 Pf.

Braungelbe Wurzeln, innen weißgelb. Geruch und Geschmack höchst eigenartig, Geruch aromatisch, Geschmack süßlich, hinterher scharf beißend.

Die getrockneten Rhizome, Wurzelstöcke, und Wurzeln von Pimpinella Saxifraga und Pimpinella magna. Der Wurzelstock ist verzweigt (mehrköpfig) und geringelt durch Blattnarben. Er trägt bisweilen Reste von Stengeln und Blattstielen. Die Wurzeln, in welche der Wurzelstock nach unten übergeht, sind runzelig und höckerig, bis 20 cm lang, und bis 1,5 cm dick. Die Rinde zeigt sich auf dem Querschnitt weiß, nach außen großlückig, und in Radialreihen, strahlenförmig, durchzogen von zahlreichen Reihen braungelber intercellularer Sekretbehälter (Balsamräume). Der Holzzylinder ist gelb und ungefähr so breit als die weiße Rinde. Die Wurzeln sind leicht schneidbar.

Radix Pimpinellae: Ätherisches Öl, Harz, Pimpinellin.
Aufzubewahren in Blechbüchsen.
Äußerlich. Als Gargarisma. Infus 5,0—10,0 auf 100,0. Anders: 20%.
Als Kaumittel.
Zu Zahnpulver.

Innerlich. Als Expectorans 0,25—1,5—2,0, täglich mehrmals. Pulver, Pillen, Boli. Infus 5,0—20,0 auf 100,0.
Zu Tinctura Pimpinellae, Nr. 555.
Größte Einzelgabe 2,0. Größte Tagesgabe 6,0.

Radix Pimpinellae albae, auch Pimpinellae minoris — Radix Pimpinellae.
Radix Polygalae virginianae — Radix Senegae.

424. *Radix Ratanhiae* — *Ratanhiawurzel.*

Arzneitaxe: concisa 10,0 = 5 Pf.; pulverata 10,0 = 10 Pf.

Handverkauf: concisa 20,0 = 10 Pf.; 100,0 = 40 Pf.; subtiliter pulverata 10,0 = 10 Pf.; 100,0 = 60 Pf.

Braunrote Wurzeln. Geschmack der Rinde sehr herbe.

Die getrockneten Wurzeln, Wurzeläste, der Krameria triandra, lang 20 cm und mehr, dick bis ungefähr 3 cm. Die Rinde ist dunkelbraunrot, auf dem

Bruche kurzfaserig, nicht warzig, und ungefähr 1 mm dick. Sie gibt auf Papier einen braunen Strich. An dickeren Ästen blättert die Rinde querrissig ab. Sie hat einen sehr herben Geschmack, nicht das Holz. Das Holz ist außen braunrot, innen weißlich.

Radix Ratanhiae: Ratanhiagerbsäure, Ratanhin, Tyrosin, Amylum usw. — Die Rinde enthält 20% Gerbsäure.

Lösungen nicht mit Metallsalzen, Alkalien, Glykosiden.

Äußerlich. Als Adstringens bei Angina, Erkrankungen des Zahnfleisches. Decoct 1 zu 10 als Gargarisma.

Zu Zahnpulver.

Zu Klistieren. Decoct 12%. — Bei Ruhr.

Innerlich. Als Adstringens. 0,5—1,5, täglich mehrmals. Pillen, Pulver. Decoct 5,0—15,0 auf 150,0; 1 Eßlöffel 2stündlich. — Anders: 15%. Bei Magenbeschwerden, chronischer Diarrhoe, atonischen Blutungen. — Für Kinder 3,0—5,0 ad 100,0 Decoct, bei Diarrhoe, Nierenblutung.

842. ℞ Radicis Ratanhiae 3,0—5,0
F. Decoctum ad 100,0
Sirupi simplicis 20,0.
M. D. S. 1 Kinderlöffel 2stündlich. — Bei Diarrhoe, Nierenblutung für Kinder.

Zu Tinctura Ratanhiae, Nr. 556.

Größte Einzelgabe 1,5. Größte Tagesgabe 5,0.

Radix Rhabarbari — Radix Rheï.

425. *Radix Rheï* — *Rhabarber.*

Richtiger: Rhizoma Rheï.

Arzneitaxe: Radix Rheï concisa et grosso modo pulverata. 10,0 = 30 Pf.; 100,0 = 2 Mk. 45 Pf.; pulverata 1,0 = 5 Pf.; 10,0 = 35 Pf.

Handverkauf: Radix Rheï 4,0 = 10 Pf.; 10,0 = 25 Pf.; 100,0 = 2 Mk.; 500,0 = 8 Mk.; concisa 4,0 = 10 Pf.; 10,0 = 25 Pf; 100,0 = 2 Mk.; 500,0 = 8 Mk.; subtiliter pulverata 4,0 = 10 Pf.; 10,0 = 25 Pf.; 100,0 = 2 Mk.

Drogisten verboten.

Bräunlich gelbe Wurzel. Geruch eigenartig, schwach aromatisch, Geschmack bitter (herbe).

Getrocknete Rhizome, befreit vom größten Teile der Rinde (geschälte Wurzelstöcke) von einer Rhëum-Art Hochasiens, wahrscheinlich von Rheum palmatum (früher: Rheumarten, vorzüglich wohl Rheum officinale). Sie sind oft unregelmäßig zerschnitten. Zerschlägt man die Stücke, und schafft so eine frische Bruchfläche, so zeigt sich das sehr dichte Gewebe folgendermaßen. Die Bruchfläche ist rötlich. Die Grundmasse ist glänzend weiß und körnig, nicht faserig. Die Markstrahlen sind braunrot. Sie bilden in der Nähe der Oberfläche Strahlenkreise von höchstens 1 cm Durchmesser. Nur in der sehr schmalen äußersten Schicht zeigen sie regelmäßig radiale Anordnung. In den inneren Teilen verlaufen sie regellos.

Charakteristisch für den Rhabarber ist die große Zahl von kleinen, offenen Leitbündeln in der Markregion. Diese Leitbündel haben ein ringförmiges Kambium, einen strahligen Bau, und innen liegende Siebröhren.

Rhabarberpulver ist tief orangegelb. Man soll darin nur erkennen können die Stücke von Fasertracheen, die Reste von Parenchymzellen, die Reste von Siebröhren, die Kristalldrusen, bis 0,1 mm groß, die rundlichen Stärkekörner, 0,003—0,018 mm groß.

Aufzubewahren in Blechbüchsen, besonders das Pulver, gut verschlossen, vor Licht geschützt.

Radix Rheï: „Cathartinsäure“, Chrysophansäure oder Chrysophan $C_{14}H_5.CH_3.(OH)_2O_2$, eisengrünende Rhabarbergerbsäure, Harze, Phaeoretin, Erythroretin, Aporetin, Amylum, Zucker, Emodin $C_{14}H_4.CH_3.(OH)_3O_2$, „Bitterstoff“, aromatischer Stoff, Calciumoxalat.

Lösungen nicht mit Tartarus stibiatus, Zincum sulfuricum, Plumbum aceticum und anderen Metallsalzen, Alkalien, Alkaloiden, Glykosiden.

Äußerlich. Als Streupulver bei atonischen Geschwüren.
Zum Klistier. 15,0 auf 80,0.

Innerlich. Als Stomachicum. In kleinen Gaben wirkt Rhabarber stomachisch und längere Zeit gegeben verstopfend! Bei leichten Magenkatarrhen mit Appetitlosigkeit, Krankheiten der Leber und Milz. 0,1—0,2, täglich mehrmals als Pulver, Pillen, Infus. — Für Kinder 0,05—0,1, täglich mehrmals als Pulver. Als Infus 1,0—2,0 ad 100,0.

Als Laxans. In größeren Gaben wirkt Rhabarber stomachisch und abführend. Hinterläßt aber Neigung zur Verstopfung. 0,5—2,0, täglich einmal bis mehrere Male in Pulvern, in Wein. Anders: 1,0—2,0—3,0 als Pulver. Stuhl erfolgt nach 8—10 Stunden. Als Infus 2,0—4,0 auf 100,0 Colatur. — Für Kinder 0,3—1,0 in Pulvern. — Auch in Verbindung mit Adstringentien, Bitterstoffen bzw. anderen Abführmitteln.

Stuhl breiig ohne Nebenerscheinungen. Für Rekonvaleszenten, Schwache, Anämische wird Rhabarber bevorzugt vor Sennesblättern. Nach Rhabarber weniger Kolik als nach Sennesblättern.

Zu Infusen und Species ist Rhabarber weniger geeignet als Folia Sennae, Nr. 215.

Rhëum tortum = gedrechselter Rhabarber
Cubuli Rheï = Rhabarberwürfel } als Stomachicum.

376. ℞ (Berliner F. M.) Pulvis stomachicus siehe unter Nr. 331 Natrium bicarbonicum.

496. ℞ Für 25 Pf. fein gepulverten Rhabarber im Handverkauf (= 10,0). — Vorschrift: 1kleine Messerspitze abends vor dem Zubettegehen. — Als Abführmittel.

Infusum Rheï:

497. ℞ (Berliner F. M.)
Infusum Radicis Rheï 8,0 ad 175,0
Natrii bicarbonici 10,0
Oleï Menthae piperitae guttas IV
Sirupi simplicis ad 200,0.
M. D. S. 1 Eßlöffel zweistündlich. — 1 Dosis = 98 Pf.; 1/2 Dosis = 85 Pf. — 13 × 1 Eßlöffel = 0,6. Rad. Rheï.

Pilulae Rheï:

498. ℞ (Berliner F. M.)
Radicis Rheï pulveratae 10,0
Glycerini 5,0.
M. f. Pilulae Nr. 50. D. S. Nach Vorschrift (3—5 Stück täglich). 1 Dosis = 80 Pf.; 1/2 Dosis = 65 Pf. — 1 Pille enthält 0,2 Radicis Rheï; 3 Pillen = 0,6; 5 Pillen = 1,0.

Pulvis antihaemorrhoïdalis:

499. ℞ Radicis Rheï pulveratae 10,0
Natrii bicarbonici pulverati 10,0
Oleï Foeniculi guttas V
Sacchari ad 100,0.
M. D. ad vitrum. S. 1 Teelöffel in Wasser, morgens und abends. — 20 × 1 Teelöffel = c. 0,5 Rad. Rheï + 0,5 Natr. bicarb.

Zu Extractum Rheï, Nr. 177.
Zu Pulvis Magnesiae cum Rheo, Nr. 410.
Zu Sirupus Rheï, Nr. 478.
Zu Tinctura Aloës composita, Nr. 529.
Zu Tinctura Rheï aquosa, Nr. 557.
Zu Tinctura Rheï vinosa, Nr. 558.
Größte Einzelgabe 2,0. Größte Tagesgabe 4,0.

Radix Salep — Tubera Salep.
Radix Salsaparillae oder Sarsae oder Sassaparillae — Radix Sarsaparillae.

426. *Radix Sarsaparillae* — *Sarsaparille.*

Richtiger Rhizoma Sarsaparillae. Zarzaparilla = Stachelrebe. Wegen der mehligen Rinde nennt man die offizinelle Honduras-Sarsaparille aus Zentral-Amerika eine „fette“ Sorte; es gibt aber noch andere fette Sorten.

Arzneitaxe: concisa 10,0 = 20 Pf.; 100,0 = 1 Mk. 50 Pf.; 200,0 = 2 Mk. 25 Pf.; pulverata 10,0 = 25 Pf.

Handverkauf: 7,5 = 10 Pf.; 100,0 = 1 Mk.; 500,0 = 5 Mk.

Bräunlichgraue Wurzeln, innen weiß. Geschmack schleimig, dann kratzend.

Die getrockneten bräunlich grauen (bisweilen beinahe gelbrötlichen) Wurzeln von mittelamerikanischen Smilaxarten, eingeführt unter dem Namen

Honduras-Sarsaparille. Nur die Wurzeln dürfen gebraucht werden mit Ausschluß des Wurzelstocks. Die Wurzeln sind lang bis ungefähr 70 cm und dick 4 mm. Sie sind ziemlich gleichmäßig zylindrisch, zum Teil mit wenig Längsfurchen. Gewöhnlich sind sie nicht verästelt. Auf dem Querschnitt sieht man die Endodermis als schmalen, braunen, dichtgeschlossenen Kreis, umgeben von einem weit breiteren, rein weißen Rindengewebe. Dies Rindenparenchym ist reich an Stärkemehl. Die Stärkekörner sind unverquollen.

Radix Sarsaparillae: Mehrere Glykoside: 0,2 % Parillin (oder Parillinsäure, Salseparin, Smilacin), Sassasaponin (Sarsaparill-Saponin), Smilacin, Harz, ätherisches Öl, viel Amylum.

Innerlich. Als Excitans, Diaphoreticum, Antidyscrasiacum. Decoct 50,0—100,0 auf 1000,0—2000,0 mit beliebigen Zusätzen. Vgl. Decoctum Sarsaparillae compositum, Nr. 143. Anders: 10,0—30,0 auf 250,0—500,0 (¼ Liter bis ½ Liter) tägliche Abkochung, warm zu trinken. Anders: 30,0—50,0 auf 500,0. Anders: 15,0—60,0 auf 300,0. Als Pulver 1,0—2,5, täglich mehrmals. Bei Syphilis, Gicht, Rheumatismus, Skrofulose, chronischen Hautausschlägen.

Zu Decoctum Sarsaparillae, Nr. 143.

Größte Einzelgabe 2,5. Größte Tagesgabe 7,5.

Radix Sassafras — Lignum Sassafras.

Radix Scillae oder Squillae — Bulbus Scillae.

427. *Radix Senegae* — *Senegawurzel.*

Arzneitaxe: concisa 1,0 = 5 Pf.; 10,0 = 35 Pf.; pulverata 1,0 = 5 Pf.; 10,0 = 40 Pf.

Handverkauf: concisa 3,0 = 10 Pf.; 100,0 = 2 Mk.

Drogisten verboten.

Graugelbliche Wurzel. Geruch (schwach, eigentümlich) etwas ranzig. Geschmack scharf kratzend.

Die getrockneten unterirdischen Teile, der Wurzelkopf und die Wurzel von Polygala Senega. Der Wurzelkopf ist knorrig und trägt zahlreiche Stengelreste und Knöspchen mit rötlichen Niederblättchen. Die gelbliche Wurzel ist oben geringelt, und hat wenige, auseinander fahrende, einfache Äste. Die Wurzel ist höchstens 1,5 cm dick, die Äste sind bis 20 cm lang. Die Rinde ist gelblich, und nicht über 1 mm dick. Der Holzzylinder ist marklos, und an vielen Stellen eingerissen und ausgehöhlt. Einzelne Wurzeläste jeder Pflanze sind zickzackförmig gebogen, und zeigen an der Innenseite jeder Biegung eine kielförmige Erhebung der Rinde. An der Außenseite dagegen zeigen sie, wenn die Rinde abgeschält ist, eine Abflachung des gelben Holzes oder eine Spaltung desselben. Die Wurzel enthält kein Stärkemehl. Die Tracheen der Wurzel sind kurzgliedrig, haben kreisförmig durchbrochene Zwischenwände und behöfte Tüpfel, welche schräg gestellt und spaltenförmig sind.

Radix Senegae: Senegin (Saponin, Polygalin, Polygalasäure), Harz, Fett, bitterer Farbstoff, Gerbstoff, Gummi. Senegin schmeckt kratzend, und verursacht das Schäumen.

Wird Senegawurzel gepulvert, so reizt der Staub stark zum Niesen und Husten.

Innerlich. Als Expectorans, stark reizend, hustenerregend und Sekretion befördernd, in späteren Stadien akuter Katarrhe und Pneumonien, bei chronischer Bronchitis alter Leute, Emphysem. 0,5—1,0, täglich mehrmals. Als Infus 10,0—15,0 auf 150,0; 1 Eßlöffel stündlich. Als Decoct 5,0—20,0 auf 200,0. In Pulvern, Pillen 0,1—0,5—1,5—2,0, täglich mehrmals. — Für Kinder 2,0—5,0 ad 100,0 Infus oder Decoct als Expectorans.

Nicht bei Phthisis, hohem Fieber, Blutspeien; nicht bei Wunden und Geschwüren im Rachen, Magen, Darm. Nicht subkutan oder intravenös. Nicht für länger wegen Verdauungsstörungen. — Der Staub des Pulvers ist schädlich für die Schleimhäute der Augen. Vgl. oben.

Decoctum Senegae:

500. ℞ (Berliner F. M.)
Decoctum Radicis Senegae 10,0 ad 175,0
Liquoris Ammonii anisati 5,0
Sirupi simplicis ad 200,0.
M. D. S. 1 Eßlöffel zweistündlich.
— 1 Dosis = 85 Pf.; ½ Dosis = 68 Pf.

843. ℞ Radicis Senegae 2,0—5,0
F. Decoctum ad 100,0
Sirupi simplicis 20,0.
M. D. S. 1 Kinderlöffel zweistündlich. — Als Expectorans für Kinder. Bei Bronchitis acuta nach Ablauf des Fiebers.

Zu Sirupus Senegae, Nr. 480.

Größte Einzelgabe 2,0. Größte Tagesgabe 6,0.

Radix Smilacis — Radix Sarsaparillae.

428. *Radix Taraxaci cum herba* — *Löwenzahn.*

Arzneitaxe: concisa 100,0 = 25 Pf.

Handverkauf: concisa 30,0 = 10 Pf.; 100,0 = 25 Pf.

Gelbe Wurzel, längliche, sägeförmig gespaltene und gezähnte Blätter und gelbe Blüten.

Die ganze Pflanze Taraxacum vulgare (Taraxacum officinale). Sie wird im Frühjahr gesammelt vor der Blütezeit, und dann getrocknet. Die Hauptachse und ihre Zweige endigen in einer Blütenstandsknospe (Kompositenblüte). Die Querschnittfläche des Rhizoms ist im allgemeinen gelblich. Das Holz ist rein gelb.

Radix Taraxaci cum herba: Taraxacin, Taraxacerin, Leontodin, Inulin, Zucker, Pectose, Gerbstoff, Albumin usw.

Innerlich. Als Diaphoreticum, Adstringens, Stomachicum, Digestivum. Decoct 10,0—20,0 auf 200,0; oder 7,5—15,0 auf 150,0.

Zu Extractum Taraxaci, Nr. 182.

Größte Einzelgabe —. Größte Tagesgabe 10,0 ad Decoctum.

429. *Radix Valerianae* — *Baldrian.*

Baldrianwurzel. Rhizoma Valerianae.

Arzneitaxe: concisa et grosso modo pulverata 10,0 = 10 Pf.; 100,0 = 60 Pf.; 200,0 = 90 Pf.; pulverata 10,0 = 10 Pf.

Handverkauf: concisa et grosso modo pulverata 20,0 = 10 Pf.; 100,0 = 40 Pf.; 500,0 = 1 Mk. 50 Pf.; subtiliter pulverata 10,0 = 10 Pf.; 100,0 = 60 Pf.

Graubraune Wurzeln. Geruch eigenartig kräftig (frisch ähnlich wie Terpentin und wie Kampfer). Geschmack gewürzhaft, süßlich und wenig bitter.

Getrockneter Wurzelstock mit Wurzeln kultivierter Pflanzen von Valeriana officinalis. Der Wurzelstock ist aufrecht und fast knollig, bis 5 cm lang und 2 cm dick. Das Rhizom verjüngt sich am Grunde. An der Spitze trägt es eine Knospe mit Resten der zweizeilig alternierenden Laubblätter. Seitlich trägt es kurze, beblätterte Zweige oder Reste von Ausläufern. Am unteren Ende ist der Wurzelstock abgestorben und reichlich besetzt mit Wurzeln. Stärkere Wurzelstöcke sind innen querfächerig. Die Wurzeln sind graubraun oder bräunlichgelb, lang bis über 20 cm und dick ungefähr 2 mm. Sie besitzen noch die primäre Rinde, welche stärkehaltig ist. Ihre verkorkte, einschichtige Hypodermis enthält allein das gewürzig riechende Sekret der Droge. Auf dem Querschnitt zeigt sich die weißliche Rinde 4 mal so breit als der dünne Holzzylinder.

Aufzubewahren in gut verschlossenen Blechgefäßen.

Radix Valerianae: 0,8 % ätherisches Öl = Oleum Valerianae aethereum, Fettsäuren (die Droge in Japan, Kesso genannt: Methyl-Äthyl-Essigsäure $CH_3.C_2H_5.CHCOOH$), ein Alkaloid Chatinin u. a. Das ätherische Öl besteht aus bis 80 % Pinēn und andere Terpene, Valerēn (Camphēn), Borneol, Borneolester der riechenden Fettsäuren, von denen die wichtigste ist die Isovaleriansäure $(CH_3)_2.CH.CH_2.COOH$. — Die Ester zersetzen sich beim Trocknen und Aufbewahren, die Fettsäuren werden frei; das ätherische Öl geht bald über in Baldriansäure. Das Öl wirkt reflexvermindernd.

Äußerlich. Zu krampfstillenden Klysmen. Infus 1 Eßlöffel auf 1 Tasse Wasser.

Zu Niespulvern.

Innerlich. Als Antispasmodicum, Excitans, Nervinum, Antihystericum. 0,5—5,0 als Infus, täglich mehrmals. 1 Eßlöffel auf 2 Tassen Wasser. Auch mit anderen Pflanzenpräparaten. Gegen Chorea, Epilepsie, Krämpfe, Würmer, Hysterie. Pro die zum Infus 10,0—30,0.

Zu Pulvern, Pillen, Boli, Electuarien 0,5—2,5, täglich mehrmals. Anders: 0,5—4,0, täglich mehrmals.

Species nervinae:

501. ℞ (Berliner F. M.)
Foliorum Trifolii fibrini concisorum 40,0
Foliorum Menthae piperitae concisorum 30,0
Radicis Valerianae concisae 30,0.
M. D. S. 1 Eßlöffel auf 1 Tasse Tee. — 1 Dosis = 1 Mk. 5 Pf.; $^1/_2$ Dosis = 65 Pf.

502. ℞ Für 40 Pf. Baldrian im Handverkauf (= 100,0).
Vorschrift: 2 Teelöffel auf 1 Tasse als Tee. — Zur Beruhigung, Schmerzstillung, gegen Vasospasmen, Blutandrang nach dem Kopfe, zur Unterstützung der Bromide bei Epilepsie und Vasospamen der Gehirngefäße.

Species nervinae:

503. ℞ Radicis Valerianae concisae 100,0
Foliorum Rosmarini concisorum 20,0.
M. f. Species. D. S. 2 Teelöffel auf 1 Tasse als Tee. Mit dem heißen Wasser (1 Tasse) zu übergießen, und nach 2 Stunden zu trinken. — Bei Hysterie.

504. ℞ Radicis Valerianae pulveratae 2,0
Asae foetidae 2,0
Opii 1,5.
M. f. ope Spiritus Pilulae 50.
D. S. 1 Pille dreistündlich (täglich bis 5 mal). — Gegen hysterische Krämpfe. — 1 Pille = 0,04 Rad. Val. + 0,04 Asae foet. + 0,03 Op.; 5 Pillen = 0,2 Rad. Val. + 0,2 Asae foet. + 0,15 Opium.

896. ℞ Radicis Valerianae pulveratae 1,0.
F. Pulvis. D. t. doses 10.
S. 1 Pulver täglich 5—10 mal. — Bei Diabetes insipidus.

1006. ℞ Asae foetidae 2,0
Radicis Valerianae 3,5
Opii 0,5.
M. f. ope Spiritus lege artis Pilulae 50. D. S. 1 Pille dreistündlich. Gegen hysterische Krämpfe. — 1 Pille = 0,04 Asae foet. + 0,07 Rad. Valer. + 0,01 Opium.

Zu Spiritus Angelicae compositus, Nr. 492.
Zu Tinctura Valerianae, Nr. 562.
Zu Tinctura Valerianae aetherea, Nr. 563.
Größte Einzelgabe 4,0. Größte Tagesgabe 12,0.

Radix Valerianae minoris oder Valerianae montanae oder silvestris — Radix Valerianae.
Radix Veratri albi — Rhizoma Veratri.
Radix Zedoariae — Rhizoma Zedoariae.
Radix Zingiberis — Rhizoma Zingiberis.
Radlauer's Antinervin siehe unter Nr. 1, Acetanilidum.
Radlauer's antiseptische Mundperlen siehe unter Nr. 525, Thymolum.
Raspare = raspeln. Produkt: Rasura.
Ratanha — Radix Ratanhiae.
Ratanhia. Radix Ratanhiae, Nr. 424.
Tinctura Ratanhiae, Nr. 556.
Ratanhiatinktur — Tinctura Ratanhiae.
Ratanhiawurzel — Radix Ratanhiae.
Räuberessig — Acetum aromaticum.
Rauchende Salpetersäure — Acidum nitricum fumans.
Reduziertes Eisen — Ferrum reductum.
Refrigerantia (von frigor = Kühlung) = lokal kühlende Mittel sowie erfrischende und durstlöschende Mittel gegen Fieber.

Aether, Nr. 37.
Aethylum chloratum, Äthylchlorid, nicht offizinell. Siehe dieses.
Bolus alba, Nr. 87 (statt Lehm).
Hautpasten siehe Pasta.
Mentholum, Nr. 319.
Methylum chloratum, Methylchlorid, nicht offizinell. Siehe dieses.
Spiritus, Nr. 489.
Unguentum leniens, Nr. 585.
Unguenta refrigerantia siehe diese.

Réglisse, weißer Lederzucker = Pasta gummosa.
Reiben. Preis für anhaltendes Reiben nach Arzneitaxe, z. B. Reiben von Quecksilber mit Fett, in jeder Menge für die Stunde = 1 Mk.
Reichelt's Brustpastillen im Handverkauf 1 Dose = 60 Pf.
Reizsalbe — Unguentum Cantharidum.
Relaxantia (von relaxare = schlaff machen) = Schlaffmachungsmittel, Gegensatz zu Adstringentia. Sie vermindern die Resistenz, und rufen unter Wasseraufnahme eine Quellung hervor.
Resina Benzoës — Benzoë.
Resina Colophonii — Colophonium.
Resina Dammar — Dammar.
Resina elastica — Cautschuc.
Resina empyreumatica liquida — Pix liquida.
Resina Euphorbii — Euphorbium.
Resina Gutti — Gutti.

430. *Resina Jalapae* — *Jalapenharz.*

Arzneitaxe: 1,0 = 10 Pf.
Handverkauf —. Drogisten verboten.

Braunes Harz. Durchscheinend an den glänzenden Bruchrändern. Leicht zerreiblich.

1 Teil grobgepulverte Jalapenknollen (Nr. 568) wird ausgezogen mit 4 Teilen Weingeist, 24 Stunden bei 35—40° unter wiederholtem Umschütteln. Dann ausgepreßt.

Der Rückstand wird in gleicher Weise behandelt mit 2 Teilen Weingeist.

Die Auszüge werden gemischt, filtriert. Der Weingeist wird abdestilliert. Das zurückgebliebene Harz wird abgewaschen mit warmem Wasser, so lange, bis das Wasser sich nicht mehr färbt. Das Harz wird dann ausgetrocknet im Dampfbade unter Umrühren, bis es nach dem Erkalten zerreiblich ist.

Leicht löslich in Weingeist.

Angerieben mit 10 Teilen Wasser soll Jalapenharz ein fast farbloses Filtrat geben.

Vorsichtig aufzubewahren.

Resina Jalapae: Convolvulin, Weichharz, Extraktivstoff.

Abführmittel. Macht bei größeren Dosen Kolikschmerzen, Tenesmus, Übelkeit. Stuhlgang bei mäßigen Dosen nach 3 Stunden.

Innerlich. Als Abführmittel 0,025—0,2 in Pillen, Pulvern, alkoholischer Lösung, Emulsion. — Pillen mit Hülfe von etwas Spiritus, Zusatz von Pflanzenpulver oder mineralischem Pulver bis zur Hälfte.

Als Drasticum 0,3—0,5—1,0. Zusatz von Aloe, abführenden Extrakten.

505. ℞ Resinae Jalapae pulveratae 0,3
Sacchari 0,3.
F. Pulvis. D. t. doses 5.
S. 1 Pulver morgens nach Bericht. — Als Drasticum.

506. ℞ Resinae Jalapae 5,0
Radicis Liquiritiae pulveratae et Succi Liquiritiae depurati qu. s. ut f. ope Spiritus Pilulae 50.
D. S. 3 Pillen morgens nach Vorschrift. — Als Drasticum. — 1 Pille = 0,1 Resina Jalapae.

Zu Sapo jalapinus, Nr. 446.
Größte Einzelgabe 0,5 (Rußland 0,18).
Größte Tagesgabe 1,0 (Rußland 0,5).

Resina Jalapae saponata — Sapo jalapinus.
Resina Lacca siehe Lacca in tabulis, Schellack.
Resina Podophylli — Podophyllinum.
Resolventia = Auflösende Mittel.
Resorbentia = Resorptionbefördernde Mittel.
Resorbinum, nicht offizinell. Arzneitaxe: 10,0 = 15 Pf. Handverkauf —. Kühlende Salbengrundlage aus Mandelöl, Wachs, Gelatine, Seife, Lanolin, viel Wasser. Soll leicht in die Haut dringen. Gegen Jucken bei Pruritus

nervosus und senilis (mit 5—10 % Tumenol); gegen Prurigo, als Constituens für Naphthol- und Schwefelsalben.

Resorcin — Resorcinum.

431. *Resorcinum* — *Resorcin.*

Meta-Dioxybenzol.

Arzneitaxe: 1,0 = 5 Pf.; 10,0 = 40 Pf.; (resublimatum 1,0 = 10 Pf. 10,0 = 95 Pf.).

Handverkauf —. Drogisten verboten.

Farblose oder schwach gefärbte Kristalle. Geruch kaum merklich, eigenartig (schwach phenolartig). Geschmack süßlich kratzend.

Resorcin verflüchtigt sich beim Erwärmen. Schmelzpunkt 110—111°.

Leicht löslich in etwa 1 Teil Wasser. Die wässerige Lösung (1 = 20) soll ungefärbt sein, soll Lackmuspapier nicht verändern, und soll keinen Phenolgeruch verbreiten beim Erwärmen. — Leicht löslich in etwa 1 Teil Weingeist. Leicht löslich in Äther, in Glyzerin.

Vor Licht geschützt aufzubewahren. (Auch vor Luft geschützt.)

Meta-Dihydroxy-benzol. $C_6H_4(OH)_2$. — 100 Teile enthalten 100 $C_6H_4(OH)_2$.

Resorcin ist viel ungiftiger als Karbolsäure und Pyrogallol, hat als Antisepticum den Vorteil, nicht zu reizen, und nicht leicht schwere Intoxikationserscheinungen hervorzurufen, ist aber nicht harmlos. — Resorcin in schwacher Konzentration wirkt keratoplastisch, in starker Konzentration keratolytisch.

Braune Resorcinflecken auf der Haut entfernt man mit Citronensäurelösung.

Äußerlich. Als Umschlag bei frischen Ekzemen. 1—10 % Lösung.

Zu Waschungen ½—1 % Lösungen.

Zur Injektion in Urethra und Blase 1—3 % Lösung. Bei Gonorrhoe.

Zu subkutaner Injektion 5—20 %, ½—1 Spritze.

Zum Ausspülen der Nase bei Nasendiphtherie 0,5—1 % Lösung.

Zu Salben bei Hautkrankheiten, besonders Akne, Sykosis, Psoriasis, Pityriasis versicolor, Ekzem, Herpes tonsurans. 5,0—10,0 auf 30,0. Anders: 5,0 auf 10,0—30,0 Lanolin, Vaselin. Anders: 0,5—4,0 auf 10,0 Lanolin. — Für Kinder 5—10 %. — Resorcinseife 1 Stück = 85 Pf. — Lassar'sche Resorcinpaste vgl. unten.

Zum Ätzen. Rein oder konzentrierte Lösung. Gegen spitze Kondilome Auflegen von Wattebäuschen getränkt in 3 % Lösung. Zum Bestreuen von Kondylomen.

Zur Inhalation ½ % Lösung.

Zum Einpinseln des Kehlkopfes bei Pertussis 1—2 % Lösung.

Zum Klysma 1,0 auf 200,0 Wasser. — Für Kinder 0,1—0,5 % Lösung bei chronischem Dickdarmkatarrh mit Zersetzung des Auswurfs.

Resorcinwatte und Resorcingaze.

Innerlich. Als Antisepticum bei abnormen Gärungszuständen des Magens bei Erwachsenen, bei Darmkatarrh der Kinder, akutem und chronischem, 0,3—0,5, täglich mehrmals. Pulver in Oblaten, wässerige Lösung, Wein. — Bei Fieber 2,0—3,0. Stärkere Gaben bis 9,0 pro die nur mit Vorsicht. — Für Kinder erste Monate 0,1 pro die, spätere Monate 0,2; 1 Jahr 0,3; 2 Jahre 0,4. Bei Cholera infantum, Soor im Ösophagus.

Bei unstillbarem Erbrechen 1,0—3,0 pro dosi.

507. ℞ Resorcini 10,0
Aquae destillatae ad 500,0.
M. D. S. 1 Eßlöffel, täglich mehrmals, sowie zur Magenausspülung. 1 Eßlöffel = 0,3 Resorc.

508 ℞ Resorcini 20,0
Unguenti Zinci 18,0
Terrae siliceae 2,0.
M. f. Pasta. D. ad ollam. S. Äußerlich. — Bei Erysipel. — Vorschrift: Rasieren der Haare. Aufstreichen der Pasta. Percha lamellata über den Verband.

Milde Resorcin-Schälpaste:

509. ℞ (Lassar).
Resorcini 10,0
Zinci oxydati 25,0
Amyli Tritici 25,0
Paraffini liquidi ad 100,0.
M. f. Pasta. D. S. Auflegen und die Nacht über liegen lassen. — Bei Acne vulgaris, Acne rosacea.

510. ℞ (Lassar).
Resorcini 0,6
Glycerini 7,5
Olei Olivarum 7,5
Vaselini flavi 7,5
Adipis Lanae cum Aqua 7,5.
M. f. Unguentum. D. in tuba.
S. Pro usu medici. — Für Ärzte mit Neigung zu artifiziellen Ekzemen. Nach dem Waschen werden die noch feuchten Hände mit der Salbe bestrichen, und dann erst abgetrocknet.

Resorcin-Salicyl-Spiritus:

511. ℞ Spiritus 150,0
Olei Ricini 4,0—10,0
Resorcini 6,0
Acidi salicylici 2,0—4,0
Spiritus Colonii ad 200,0.
M. D. S. Äußerlich. — Bei Seborrhoe, nach der Salbenbehandlung.

1051. ℞ Resorcini 15,0—20,0
Ope Magnesii carbonici et Gelatinae albae qu. s.
f. Pasta ad 100,0.
D. S. Äußerlich. — Bei Acne rosacea gegen rote Nase.

Stärkere Resorcin-Schälpaste:

1052. ℞ (Lassar).
Resorcini 20,0
Zinci oxydati 20,0
Amyli Tritici 20,0
Paraffini liquidi 40,0.
M. f. Pasta. D. S. Auflegen und die Nacht über liegen lassen. — Bei Acne vulgaris, Acne rosacea. — Nach Abheilung eventuell Wiederholung.

Vergiftungssymptome. Starker Schweiß, Dyspnoe. Konvulsionen. Opisthotonus. Bewußtlosigkeit.

Antidota. Brechmittel. Aqua Calcariae, Calcaria saccharata. Eiweiß, Milch. Natrium sulfuricum. (Resorcin erscheint wie Hydrochinon im Harn als gepaarte Schwefelsäuren, daher Natriumsulfat Antidot.)

Größte Einzelgabe 2,0. Größte Tagesgabe 9,0.

Respiratoria = Mittel gegen Erkrankungen der Atmungsorgane.

Revulsiva (von revello, velli, vulsum, ĕre = wegreißen, losreißen, vertilgen) sind Mittel zur Hervorbringung von Gegenreizen; ableitende Mittel.

Rhabarber — Radix Rhei.

Rhabarber, chinesischer oder echter oder ostindischer — Radix Rhei.

Rhabarberextrakt — Extractum Rhei.

Rhabarberextrakt, zusammengesetztes — Extractum Rhei compositum.

Rhabarbersirup — Sirupus Rhei.

Rhabarbertinktur, wässerige — Tinctura Rhei aquosa.

Rhabarbertinktur, weinige — Tinctura Rhei vinosa.

Rhabarberwein — Tinctura Rhei vinosa.

Rhabarberwurzel — Radix Rhei.

Rhamnus cathartica. Fructus Rhamni catharticae, Nr. 230.
Sirupus Rhamni catharticae, Nr. 477.

Rhamnus frangula siehe Cortex Frangulae.

Rheum.
Radix Rhei, Nr. 425.
Extractum Rhei, Nr. 177.
Extractum Rhei compositum, Nr. 178.
Sirupus Rhei, Nr. 478.
Tinctura Rhei aquosa, Nr. 557.
Tinctura Rhei vinosa, Nr. 558.
Pulvis Magnesiae cum Rheo, Nr. 410.
Tinctura Aloës composita, Nr. 529.

Rhizoma siehe folgende und auch unter Radix.

Rhizoma.
Rhizoma Calami, Nr. 432.
Rhizoma Filicis, Nr. 433.
Rhizoma Galangae, Nr. 434.
Rhizoma Hydrastis, Nr. 435.
Rhizoma Iridis, Nr. 436.
Rhizoma Veratri, Nr. 437.
Rhizoma Zedoariae, Nr. 438.
Rhizoma Zingiberis, Nr. 439.

432. *Rhizoma Calami* — *Kalmus.*

Rhizoma Calami aromatici. Radix Calami.

Arzneitaxe: concisum et grosso modo pulveratum 100,0 = 30 Pf.; 200,0 = 45 Pf.; pulveratum 10,0 = 5 Pf; non decorticatum concisum 100,0 = 25 Pf.; 200,0 = 35 Pf.; 500,0 = 70 Pf.

Handverkauf: concisum 50,0 = 10 Pf.; 100,0 = 15 Pf.; 500,0 = 60 Pf.; decorticatum subtiliter pulveratum 20,0 = 10 Pf.; 100,0 = 30 Pf.

Bräunliche Wurzel, innen grauweiß. Geruch eigenartig aromatisch. Geschmack bitter.

Der Wurzelstock von Acorus Calamus, befreit von Wurzeln, Stengeln und Blattscheiden, geschält, gespalten der Länge nach, und dann getrocknet. Das Rhizom ist lang bis 20 cm, dick ungefähr 1,5 cm. (Früher: nicht geschält. Auf der oberen Seite wechseln mit braunen Stammstücken graue dreieckige Felder ab. Die Felder sind entstanden durch Blattnarben. Auf der unteren Seite erheben sich aus der braunen, längsrunzeligen Rinde nur wenig die dunkelbraunen Wurzelnarben. Die Wurzelnarben sind scharfrandig und stehen in Zickzacklinien). Die Bruchfläche ist porös. Ein Querschnitt ist elliptisch, bräunlich, durchschnittlich breit 1,5 cm. Auf demselben zeigt sich eine äußere Schicht, meist dunkler, dann eine bräunliche Linie, dann das innere, gefäßbündelreiche Gewebe. Dasselbe ist breiter als die äußere Schicht. Bei mikroskopischer Betrachtung des Querschnitts erkennt man ein Maschennetz. Dieses bilden die einschichtigen Gewebeplatten, welche die großen Luftlücken umgeben. Die einschichtigen Gewebeplatten bestehen aus stärkehaltigen Parenchymzellen. In den Knotenpunkten des Maschennetzes liegen die verkorkten Sekretzellen, welche ein farbloses Sekret enthalten.

Zur Verwendung für Bäder darf ungeschälter Kalmus abgegeben werden.

Rhizoma Calami: Oleum Calami = ätherisches Kalmusöl, ein Bitterstoff Acorin, Weichharz, Amylum.

Amarum aromaticum.

Äußerlich. Als Zusatz zu Bädern. Infus 500,0 auf 2 Liter. — Zu hautreizenden Bädern für skrofulöse Kinder mit atrophischer Haut und schlechter Ernährung.

Als Kaumittel bei Zahnschmerz oder üblem Mundgeruch.

Zu Zahnpulver bei blutendem Zahnfleisch.

Als Streupulver.

Innerlich. Als Stomachicum, Digestivum, Carminativum. 0,5—2,0, täglich mehrmals in Pulver. Als Confectio Calami = überzuckerter Kalmus.

Als Infus 10,0—20,0 auf 200,0. Anders: 5,0—15,0 auf 150,0.

Zu Kalmusschnaps. Bei Diarrhoe mit Übelkeit.

Zur Einleitung einer Wurmkur einige Tage vorher Kalmuszucker als Naschwerk für Kinder.

512. ℞ Für 1 Mk. 20 Pf. zerschnittenen Kalmus im Handverkauf (=1 kg).
Vorschrift: 1—2 Pfund in einem Beutel in das Badewasser gehängt. — Bei Skrofulose mit atrophischer Haut.

Zu Extractum Calami, Nr. 162.

Zu Oleum Calami, Nr. 347.

Zu Tinctura Calami, Nr. 535.

Größte Einzelgabe 2,0. Größte Tagesgabe 6,0.

433. *Rhizoma Filicis — Farnwurzel.*

Rhizoma Filicis maris. Wurmfarnwurzel.

Arzneitaxe: grosso modo pulveratum 100,0 = 40 Pf.; 200,0 = 60 Pf.; pulveratum 10,0 = 10 Pf.

Handverkauf: 100,0 = 30 Pf.; subtiliter pulveratum 15,0 = 10 Pf.; 100,0 = 50 Pf.

Drogisten verboten.

Braune Wurzel. Geruch nicht erheblich (doch unangenehm). Geschmack süßlich, kratzend, etwas herbe.

Das ungeschälte Rhizom von Aspidium Filix mas mit Blattresten, aber möglichst befreit von Wurzeln und Spreuschuppen. Es wird im Herbst gesammelt, und getrocknet bei gelinder Wärme. Die Blattreste, Blattbasen, sind braun, kantig und gekrümmt, ungefähr 3 cm lang, und ungefähr 1 cm dick. Auf dem Querbruch zeigen sie ein grünliches, mehliges Gewebe, und darin ungefähr 8 (6—10) Gefäßbündel, scharf umschrieben. Ihre Spreuschuppen sind am Rande spitz gezähnt, und tragen höchstens am Grunde 2 Drüsen. Der Wurzelstamm selbst hat eine wenig größere Zahl Gefäßbündel als die Blattbasen.

Aufzubewahren in gut verschlossenen Gefäßen, vor Licht geschützt, besonders das Pulver.

Rhizoma Filicis: Filixsäure, Filixrot, 6—8% fettes Öl, 0,4% ätherisches Filixöl, Zucker, Filixgerbsäure, Harz, Bitterstoff. — Filixsäure $C_{36}H_{42}O_{13}$ ist im Darm leicht löslich, aber schwer zu resorbieren, außer bei Anwesenheit von Fett oder Öl. Deshalb nicht gleichzeitig Rizinusöl und andere Öle, sonst Intoxikationen. — Das Rhizom muß alljährlich frisch angeschafft werden.

Innerlich. Gegen Bandwurm und Anchylostomum duodenale in frischem Zustande. 3,0, täglich mehrmals als Pulver. Anders: 4,0—10,0—15,0—20,0 nüchtern als Bandwurmmittel (besser aber Extractum Filicis, Nr. 171). Pulver, 50% Decoct, Electuarium, Schüttelmixtur. In 3—4 Dosen mit viertelstündigen Pausen. Nach 1 Stunde Abführmittel. Anders: 12,0—20,0 in 3 (bis 4) Dosen mit ¼stündlichen Zwischenräumen. — Pillen mit Bolus alba, oder mit Wachs und Zucker.

513. ℞ Rhizomatis Filicis recentis pulverati 10,0.
D. S. Je ⅓ nach Vorschrift zu nehmen. — Gegen Bandwurm. Morgens nüchtern, Bettruhe. Nach 2 Stunden Abführmittel (kein Rizinusöl).

514. ℞ Rhizomatis Filicis recentis pulverati 2,0
Extracti Filicis 1,0.
M. f. l. a. Pilulae 30. D. S. Nach Vorschrift.

Zu Extractum Filicis, Nr. 171.

Vergiftungssymptome. Brechdurchfall, Darmblutung, Ohnmacht, Somnolenz, Krämpfe, Amaurose.

Antidota. Nach den Symptomen.

Größte Einzelgabe 20,0. Größte Tagesgabe 20,0.

434. *Rhizoma Galangae* — *Galgant.*

Galanga minor.

Arzneitaxe: concisum et grosso modo pulveratum 10,0 = 5 Pf.; pulveratum 10,0 = 5 Pf.

Handverkauf: 40,0 = 10 Pf.; 100,0 = 15 Pf.; 500,0 = 60 Pf.; concisum et grosso modo pulveratum 30,0 = 10 Pf.; 100,0 = 25 Pf.; 500,0 = 1 Mk.; subtiliter pulveratum 20,0 = 10,0 Pf.; 100,0 = 40 Pf.

Rotbraune Wurzelstücke. Geruch gewürzig (ähnlich den Kardamomen). Geschmack brennend (ingwerartig).

Von dem getrockneten, reichverzweigten Rhizom der Alpinia officinarum. Die Droge besteht aus Stücken dieses derbholzigen Wurzelstocks, lang 5—10 cm, dick bis 2 cm. Die Stücken tragen meist noch Reste der oberirdischen festen Stengel und der schwammigen Wurzeln. Die Oberfläche des Rhizoms ist mattbraun, und besetzt mit ringförmigen, welligen Resten von Scheidenblättern. Bei den dicksten Teilen der Rhizomstücke erkennt man auf einem Querschnitte eine dicke Rinde und einen dunkleren zentralen Zylinder von geringerem Durchmesser. Die dicke Rinde ist durchzogen von zahlreichen, zestreut stehenden Leitbündeln. Außen schließt die Rinde ab mit der Epidermis. In dem zentralen Zylinder stehen die Leitbündel dicht gedrängt. Die Stärkekörner des Galgants sind keulenförmig. Ihr Kern liegt in dem dickeren Ende.

Rhizoma Galangae: 7% ätherisches Öl, fettes Öl, Harz, Stärke, Gummi. Das ätherische Öl besteht aus Galangin oder Galangol $C_{15}H_{10}O_5$, Kämpferid $C_{16}H_{12}O_6$, Alpinin $C_{17}H_{12}O_6$. Nach Testoni ist Alpinin eine Mischung von Galangin und Kämpferid, und er fand noch Methylgalangin $C_{16}H_{12}O_5$.

Innerlich. Als Aromaticum und Stomachicum. Es regt die Schleimhaut des Mundes, Magens und Darmkanals an. 0,5—1,0, täglich mehrmals in Pulvern. Als Infus 5,0—10,0 auf 150,0.

Als Kaumittel.

515. ℞ Für 10 Pf. Galgant im Handverkauf (= 40,0).
Vorschrift: Als Kaumittel zur Anregung der Schleimhaut des Mundes.

Zu Tinctura aromatica, Nr. 532.

Größte Einzelgabe 1,0. Größte Tagesgabe 3,0.

435. *Rhizoma Hydrastis* — *Hydrastisrhizom.*

Golden seal, Goldsiegel.

Arzneitaxe: concisum 10,0 = 25 Pf.

Handverkauf —.

Dunkelbraungraue Wurzel, innen gelb. Geruch schwach. Geschmack bitter.

Wurzelstock nebst Wurzeln von Hydrastis canadensis, getrocknet. Das Rhizom ist bis 5 cm lang, und durchschnittlich 6 (5—8) mm dick. Querbruch grünlich gelb. Das Rhizom ist wenig verzweigt, hin und hergebogen, längsrunzelig, dicht quergeringelt, stellenweise fast knollig. Es ist besetzt mit dicken, kurzen Stengelresten, und ringsum mit Wurzeln. Die Korkschicht ist braun und dünn; sie verdeckt nicht völlig das innere Gewebe. Dieses hat eine schöne gelbe Farbe. Auf dem Querbruch des Rhizoms zeigt sich die Rinde breit. Sie umfaßt (meist 14) Holzbündel, die von breiten Markstrahlen auseinander gehalten werden. Innerhalb der Holzbündel ist ein ansehnliches Mark. — Die ringsumsitzenden Wurzeln des Rhizoms sind zahlreich und spröde, oft mehrere Zentimeter lang und nur 1 mm dick. Auf dem Querbruch sind sie gelb. — Bei mikroskopischer Betrachtung des Querschnittes sieht man innerhalb der nicht sehr dicken Korkschicht die Hauptmasse des Rhizoms aus Parenchymzellen gebildet, welche mit Stärkekörnern erfüllt sind, 0,003—0,02 mm groß. Um das große Mark geordnet liegen die Leitbündel, 10—20 an der Zahl, meist 14. Der Holzteil der Leitbündel enthält Tüpfeltracheen und kurze Sklerenchymfasern mit schräg gestellten Spaltentüpfeln.

1 Teil Hydrastisrhizom gibt mit 100 Teilen Wasser einen gelben Auszug von bitterem Geschmack.

Rhizoma Hydrastis: 2,5—4% Hydrastin $C_{21}H_{21}NO_6$, Berberin $C_{20}H_{17}NO_4$ (beides Alkaloide), ätherisches Öl, Eiweiß, Amylum, Zucker, Gummi, Fett, Harz, Phytosterin, Xanthopuccin, Canadin (ein Blutgift).

Hydrastin reizt das vasomotorische Zentrum, und verengt dadurch die Arterien des ganzen Körpers. Ein Zersetzungsprodukt davon Hydrastinin ist noch brauchbarer; es reizt außer dem Zentrum auch die peripheren Vasomotoren.

$$\underset{\text{Hydrastin}}{C_{21}H_{21}NO_6} + O + H_2O = \underset{\text{Opiansäure}}{C_{10}H_{10}O_5} + \underset{\text{Hydrastinin.}}{C_{11}H_{13}NO_3}$$

Vgl. Hydrastininum hydrochloricum, Nr. 264.

Innerlich. Als Tonicum. 0,5—1,0, in Pulvern, Pillen, Decoct, täglich mehrmals. Bei Metrorrhagien.

Zu Extractum Hydrastis fluidum, Nr. 174.

Größte Einzelgabe 1,0. Größte Tagesgabe 3,0.

436. *Rhizoma Iridis* — *Veilchenwurzel.*

Arzneitaxe: concisum 10,0 = 5 Pf.; pulveratum 10,0 = 5 Pf.

Handverkauf: concisum 20,0 = 10 Pf.; 100,0 = 30 Pf.; 500,0 = 1 Mk. 20 Pf.; subtiliter pulveratum 20,0 = 10 Pf.; 100,0 = 40 Pf.; 500,0 = 1 Mk. 50 Pf.

Weiße Wurzelstücke. Geruch veilchenartig. Geschmack schwach kratzend.

Die Rhizome von Iris germanica, Iris pallida, und Iris florentina, befreit von Wurzeln, Stengeln, Blättern und von ihrer Außenschicht, ihrer Korkschicht. Die Rhizome bestehen aus 3—5 Jahrestrieben, die durch Einschnürung geschieden sind. Die Jahrestriebe reihen sich in einfacher Reihenfolge aneinander, oder in gabliger Verzweigung, und haben an ihrem Ende tiefe Stengelnarben. Auf dem Querschnitt zeigt sich eine äußere Zone, nicht über 2 mm breit, dann eine feine Endodermis, und innerhalb dieser ein blaßgelbliches Gewebe mit zahlreichen Gefäßbündeln.

Das Arzneipräparat sind weiße Stücke, von oben nach unten zusammengedrückt, bis 15 cm lang, bis 4 cm dick. Sie sind grobgeringelt. Unterseits sind sie braun punktiert, die bräunlichen Narben, wo die Wurzeln ausgetreten und abgeschnitten sind. Auf der Oberseite zeigt sich eine feine Querpunktierung, mindestens an einzelnen Stellen. Diese rührt von den Leitbündeln der Blätter her. Das Parenchym ist stärkereich. Es enthält verkorkte Oxalatzellen. In diesen liegt meist nur ein prismatischer Kristall, eingebettet in Schleim, lang bis 0,25 mm. Sklerenchymelemente fehlen.

Rhizoma Iridis: 0,1—0,2% ätherisches Öl, scharfes Weichharz, Amylum, Gummi, Gerbstoff etc. — Das ätherische Öl besteht größtenteils aus Myristinsäure, und sein Geruch wird bedingt durch eine geringe Menge von Iron.

Äußerlich. Zum Daraufbeißen für Kinder vor dem Durchbrechen der Zähne.

Als Zusatz zu Zahnpulver, Schnupfpulver, Sreupulver, Räucherpulver.

Als Zusatz zu Waschpulver, zu Seifen.

Als Geruchscorrigens das indifferenteste für Dermatotherapie.

Innerlich. Zum Bestreuen von Pillen.

Als Geschmackscorrigens, Aromaticum; Zusatz zu Pulvern, Species, Electuarien.

Gegen Katarrhe 1,0—2,0, täglich mehrmals, als Pulver, Species.

Rasierpulver oder Waschpulver.

734. ℞ Rhizomatis Iridis pulverati 20,0
Saponis medicati pulverati 100,0
Olei Lavandulae 1,0.
M. f. Pulvis. D. ad vitrum. S. Äußerlich.

Zu Species pectorales, Nr. 488.

Größte Einzelgabe 2,0. Größte Tagesgabe 6,0.

437. *Rhizoma Veratri* — *Weiße Nieswurzel.*

Arzneitaxe: grosso modo pulveratum 10,0 = 5 Pf.; pulveratum 10,0 = 5 Pf.

Handverkauf —. Drogisten verboten.

Dunkelbraunes Rhizom mit gelblichen Wurzeln. Geschmack anhaltend scharf und bitter.

Der dunkelbraune Wurzelstock des Veratrum album, ringsum besetzt mit den gelblichen Wurzeln. Der Wurzelstock steht aufrecht, und ist lang bis 8 cm, und dick bis 2,5 cm. Sein derbes, weißliches Gewebe ist reich an Stärkemehl. Die Wurzeln sind höchstens 30 cm lang, und ungefähr 3 mm dick. Auf der weißlichen Querschnittfläche der Droge zeigt sich außen eine schwarze, dünne Parenchymschicht. Darunter die Rinde, 2—3 mm dick, durchzogen von Leitbündeln. Die Rinde reicht bis zu der bräunlichen Zylinderscheide, die einschichtig und verkorkt ist. In der Peripherie des Leitbündelzylinders liegen zahlreiche Leitbündel, größtenteils konzentrisch und unregelmäßig gekrümmt.

Das Pulver erregt Niesen.

Vorsichtig aufzubewahren.

Rhizoma Veratri: Verschiedene Alkaloide: Jervin, Protoveratrin, Veratroïdin, Veratralbin, Pseudojervin, Rubijervin; ein Glykosid: Veratramarin, Chelidonsäure (Jervasäure), Veratrinsäure, Sabadillsäure, Harz, Fett, Gerbsäure, Amylum etc. Nach Rundquist enthalten die stärkeführenden Parenchymzellen des innersten Teiles der Rinde hauptsächlich die Alkaloide, am meisten die ältesten Teile des Rhizoms und der Wurzeln.

Rhizoma Veratri soll kein echtes Veratrin enthalten(?), sondern Protoveratrin. Die Wirkung auf die sensiblen Nervenenden ist ähnlich wie beim echten Veratrin. Benutzung auch lieber nicht! Vgl. Veratrinum, Nr. 593.

Äußerlich. Als Rubefaciens. Salben 1,0—2,0 zu 20,0 Fett.

Zu Schnupfpulvern. 1 zu 5 Zucker.

Zu Waschwasser gegen Scabies.

Innerlich. Als Narcoticum bei Neuralgien. 0,025—0,05—0,15. Pillen, Pulver. Decoct 0,25—1,0 auf 100,0.

Antidota. Magenspülung. Diuretische Salze. Coffeïnum. Opium. Atropinum sulfuricum subkutan bis 0,001. Inhalation von Chloroform während der Krämpfe. Acidum tannicum. Camphora. Wein.

Zu Tinctura Veratri, Nr. 564.

Größte Einzelgabe 0,3. Größte Tagesgabe 1,2.

438. *Rhizoma Zedoariae* — *Zitwerwurzel.*

Zedoaria longa.

Arzneitaxe: concisum 10,0 = 5 Pf.; pulveratum 10,0 = 5 Pf.

Handverkauf: 40,0 = 10 Pf.; 100,0 = 20 Pf.; 500,0 = 80 Pf.; subtiliter pulveratum 20,0 = 10 Pf.; 100,0 = 40 Pf.

Wurzelscheiben oder Längsviertel, außen und innen grau. Geruch und Geschmack erinnert an Kampfer. Geschmack brennend und zugleich bitter.

Das knollige Rhizom von der Curcuma Zedoaria. Auf der grauen Außenseite erkennt man zahlreiche Wurzelnarben. Auf dem hellgrauen (nicht gelben) Querschnitt zeigt sich eine äußere Zone, die Rinde, 2—5 mm, dann eine scharf abgegrenzte Endodermis, und innerhalb derselben der Leitbündelzylinder, ein bei den Scheiben etwas eingesunkenes Gewebe. Das innere Gewebe hängt mit der äußeren Zone nur lose zusammen. Das Parenchym enthält große, flache Stärkekörner, exzentrisch geschichtet.

Die Querscheiben des Arzneipräparates sind ungefähr 1 cm dick. Der Querdurchmesser der Rhizomstücke ist 2,5—4 cm.

Rhizoma Zedoariae: ca. 1 % ätherisches Öl (Zitweröl), ein scharfes Harz.

Innerlich. Als Amarum aromaticum, Carminativum, Anthelminticum. 0,5—1,5, täglich mehrmals. Zu Electuarien, Pulvern, Pillen. Als Infus 5,0—15,0 auf 150,0.

Zu Tinctura Aloës composita, Nr. 529.

Zu Tinctura amara, Nr. 530.

Größte Einzelgabe 1,5. Größte Tagesgabe 5,0.

439. *Rhizoma Zingiberis — Ingwer.*

Arzneitaxe: concisum et grosso modo pulveratum 10,0 = 5 Pf.; pulveratum 10,0 = 10 Pf.

Handverkauf: 20,0 = 10 Pf.; 100,0 = 40 Pf.; 500,0 = 1 Mk. 50 Pf.; concisum 20,0 = 10 Pf.; 100,0 = 45 Pf.; 500,0 = 1 Mk. 80 Pf.; subtiliter pulveratum 10,0 = 10 Pf.; 100,0 = 60 Pf.

Graue Wurzel, innen hellgrau oder weißlich. Geruch kräftig aromatisch. Geschmack brennend, gewürzig.

Das Rhizom von Zingiber officinale. Es ist in einer Ebene verzweigt. Etwa 2 cm breit, von den Seitenflächen her zusammengedrückt, längsrunzelig, und weitläufig geringelt durch leistenförmige Narben von Niederblättern. Bedeckt ist das Rhizom von einer grauen Korkschicht. Befreit ist es von dieser Korkschicht höchstens an den Seitenflächen durch Abschaben. Auf dem Querbruch zeigt sich eine äußere Schicht, die Rinde, 1 mm breit, dann eine feine Endodermislinie, und innerhalb derselben ein helleres Gewebe. Aus der hellgrauen oder weißlichen Bruchfläche ragen zahlreiche Gefäßbündel hervor, die Bündel des Leitbündelzylinders. Gleichmäßig im gesamten Gewebe des Rhizoms eingestreut sind viele hellbräunliche Sekretzellen (braune Ölräume).

Rhizoma Zingiberis: 2—3 % ätherisches Öl (bedingt den Geruch), Gingerol (bedingt den Geschmack), ein nicht scharf schmeckendes Harz, scharfes Harz (Zingiberin), Amylum.

Äußerlich. Als Kaumittel. Bei Zungenlähmung, zur Vermehrung der Absonderung des Speichels, gegen schlechten Geschmack, übelriechenden Atem. Als Gargarisma. Infus 10,0 auf 150,0.

Zu Zahntinkturen.

Innerlich. Als Aromaticum, Digestivum. 1 Messerspitze, täglich mehrmals. Bei Dyspepsie, Flatulenz, Verdauungsschwäche. Anders: 0,25—1,5, täglich mehrmals. Pillen, Pastillen, Pulver, Electuarien. Wässerige oder spirituöse Maceration 5—20 auf 100.

Zu Tinctura Zingiberis, Nr. 565.

Zu Tinctura aromatica, Nr. 532.

Größte Einzelgabe 1,5. Größte Tagesgabe 5,0.

Rhophetika oder Rophetika (von ῥοφέω = schlürfen, schlucken) sind einsaugende Mittel. Sie ziehen Flüssigkeiten in kapillare Räume, und machen dadurch Körperteile trockener, z. B. Schwamm, Watte, Jute, Hanf, verschiedene Wolle, Torfmoos, Amylum, Saccharum.

Ricinusöl — Oleum Ricini.
Riechsalz ist Drogisten zu verkaufen erlaubt.
Rinde, faule — Cortex Frangulae.
Rinde, peruvianische — Cortex Chinae.

Rinden (und Fruchtschalen) — Cortices:

Cascarillrinde — Cortex Cascarillae.
Chinarinde — Cortex Chinae.
Citronenschale — Cortex Citri Fructus.
Condurangorinde — Cortex Condurango.
Eichenrinde — Cortex Quercus.
Faulbaumrinde — Cortex Frangulae.
Granatrinde — Cortex Granati.
Pomeranzenschale — Cortex Aurantii Fructus.
Seifenrinde — Cortex Quillajae.
Zimt, chinesischer — Cortex Cinnamomi.

River'scher Trank — Potio Riveri.
Roborantia (von robur = Stärke) sind Stärkungsmittel, Mittel zur Beförderung der Ernährung. Vgl. Plastika, Tonika.
Rochellesalz — Tartarus natronatus.
Rohe Salpetersäure — Acidum nitricum crudum.
Rohe Schwefelsäure — Acidum sulfuricum crudum.
Roher Holzessig — Acetum pyrolignosum crudum.
Rohes Bleiacetat — Plumbum aceticum crudum.
Rohes Kresol — Cresolum crudum.
Rohes Kupfersulfat — Cuprum sulfuricum crudum.
Rohes Zinkoxyd — Zincum oxydatum crudum.
Rohrzucker — Saccharum.
Roob Juniperi inspissatus — Succus Juniperi inspissatus.
Roob Sambuci = Holundermus, nicht offizinell.
Rophetika siehe Rhophetika.

Rosa. Flores Rosae, Nr. 200.
Oleum Rosae, Nr. 371.
Aqua Rosae, Nr. 70.
Mel rosatum, Nr. 318.

Rosenblätter — Flores Rosae.
Rosenblüten — Flores Rosae.
Rosenhonig — Mel rosatum.
Rosenöl — Oleum Rosae.
Rosenwasser — Aqua Rosae.
Rosmarinbutter — Unguentum Rosmarini compositum.
Rosmarinöl — Oleum Rosmarini.
Rosmarinsalbe — Unguentum Rosmarini compositum.
Rosmarinus. Oleum Rosmarini, Nr. 372.
Unguentum Rosmarini compositum, Nr. 589.
Roßhufblätter — Folia Farfarae.
Rote Quecksilbersalbe — Unguentum Hydrargyri rubrum.
Rotter's antiseptische Pastillen. Arzneitaxe —. Handverkauf 1 Glas = 40 Pf. Zincum sulfocarbolicum 0,5 + Zincum chloratum 0,5 + Acidum boricum 0,4 + Acidum salicylicum 0,1 + Thymolum 0,01 + Acidum citricum 0,01. — 4 Stück auf 1 Liter Wasser. Milde und doch kräftige aseptische Flüssigkeit.
Rotulae. Rotulae Menthae piperitae, Nr. 440.
Rotulae Sacchari, Nr. 441.

440. *Rotulae Menthae piperitae* — *Pfefferminzplätzchen.*

Arzneitaxe —. (Gelten allgemein als Handverkaufsartikel.)

Handverkauf: 20,0 = 10 Pf.; 100,0 = 30 Pf.; 500,0 = 1 Mk. 20 Pf.; (anglicae 10,0 = 10 Pf.; 100,0 = 70 Pf.). — Drogisten erlaubt.

Weiße kleine Zuckerplätzchen. Geruch und Geschmack nach Pfefferminz; Geschmack zugleich süß.

200 Teile Zuckerplätzchen (Nr. 441) werden benetzt mit einer Lösung von 1 Teil Pfefferminzöl in 2 Teilen Weingeist. Dann werden sie kurze Zeit an der Luft ausgebreitet zum Verdunsten des Weingeistes.

Aufzubewahren in gut verschlossenen Gefäßen.

Innerlich. Als Geschmackscorrigens nach schlecht schmeckenden Arzneien z. B. Jodkaliumlösung.

Als Analepticum bei dyspeptischen Zuständen, Ohnmachtsanwandlungen, Erfrischungsmittel auf Reisen u. dgl.

Als Desodorans des Mundes.

516. ℞ Für 30 Pf. Pfefferminzplätzchen im Handverkauf (= 100,0).
Vorschrift: Als Geschmackscorrigens nach Kalium jodatum.

Größte Einzelgabe —. Größte Tagesgabe 100,0.

441. *Rotulae Sacchari* — *Zuckerplätzchen.*

Arzneitaxe —.

Handverkaufstaxe —.

Kleine weißliche Plätzchen. Geschmack süß.

Mittelfein gepulverter Zucker wird gemischt mit wenig Wasser. Die Mischung wird soweit erwärmt, daß eine halbflüssige, nicht durchsichtige Masse entsteht. Diese wird geformt in Gestalt von kleinen Kugelabschnitten.

Zur Herstellung von Pfefferminzplätzchen, Baldrianplätzchen, Kamillenplätzchen u. a.

1053. ℞ Rotularum Sacchari 200,0
quatiantur cum Olei Valerianae 1,0
soluti in Spiritus 2,0
Rotulae siccatae dentur ad vitrum. S. Baldrianplätzchen. Nach Bericht.

Zu Rotulae Menthae piperitae, Nr. 440.

Größte Einzelgabe —. Größte Tagesgabe 100,0.

Rubefacientia (von ruber = rot + facere = machen) sind lokale Hautrötungsmittel, welche den untersten Grad der Hautreizung hervorrufen, Dermatitis erythematosa (von ἐρύϑημα = Röte). 2. Grad: Dermatitis bullosa siehe Vesicantia; 3. Grad: Dermatitis pustulosa siehe Pruriginantia; 4. Grad: Dermatitis escharotica durch Ätzmittel.

Rutschpulver = Talcum.

Sabina siehe Sadebaum.

Saccharina = Lösungen von Zucker.

Saccharin-Tabletten im Handverkauf 1 Röhrchen = 25 Pf.; 1 Glas = 2 Mk. 50 Pf.

Saccharinum = Sacharin, nicht offizinell. Arzneitaxe 1,0 = 10 Pf.; 10,0 = 60 Pf. Handverkaufstaxe —. Ortho-sulfamin-benzoësäureanhydrid, $C_6H_4.COSO_2NH$. 300—500mal süßer als Zucker, d. h. es kann mit 300—500mal mehr Wasser verdünnt werden als wie Zucker, ehe es den süßen Geschmack verliert. Leicht widerlich bei längerem Gebrauch. Chinin, Strychnin und andere sehr bittere Stoffe lassen sich nicht angenehm machen durch Saccharin. Löslich in 400 Teilen kalten Wassers, leicht löslich in Weingeist. Das freie Saccharin entkalkt die Zähne.

Saccharinum solubile und Crystallose = Natriumsalz der Sulfamin-benzoësäure. Viel löslicher in Wasser als Saccharin. Für diabetes mellitus und Fettsucht. Schmeckt besser als Saccharin, und vorzuziehen zur Bereitung von Kompotts.

Saccharitae = Verzuckerungen.

Saccharomyces Cerevisiae = Hefe, nicht offizinell. Arzneitaxe —. Handverkaufstaxe —. Pharmakotherapeutisch verwerflich. Das ungeformte Ferment, Invertin, ist im Darmkanal so wie so, also überflüssig. Das geformte Ferment, das alkoholbildende, bildet im Darmkanal schädliche Fuselstoffe.

Saccharum. Saccharum, Nr. 442. | Sirupus simplex, Nr. 482.
Rotulae Sacchari, Nr. 441. | Saccharum Lactis, Nr. 443.

442. *Saccharum* — *Zucker.*

Rohrzucker. Saccharum album.

Arzneitaxe: pulveratum 10,0 = 5 Pf.; 100,0 = 20 Pf.

Handverkauf: albissimum subtiliter pulveratum 50,0 = 10 Pf.; 100,0 = 15 Pf.; 500,0 = 60 Pf.

Weiße kristallinische Stücke, oder weißes kristallinisches Pulver. Geruchlos. Geschmack süß (eben nach Zucker).

0,5 Zucker sollen nach dem Verbrennen keinen wägbaren Rückstand hinterlassen. — 1 Teil Zucker muß mit 0,5 Wasser, ohne Rückstand, einen farblosen Sirup geben, welcher geruchlos ist, rein süß schmeckt, und sich mit Weingeist in jedem Verhältnis mischt. Wässerige und weingeistige Lösungen dürfen Lackmuspapier nicht verändern.

Das Pulver wird leicht feucht.

$C_{12}H_{22}O_{11}$. — 100 Teile enthalten 100 $C_{12}H_{22}O_{11}$, Rohrzucker. [Traubenzucker $C_6H_{12}O_6$].

Soll Zucker gemischt werden mit Flüssigkeiten, welche den Zucker lösen würden, z. B. Tinctura Opii, so tut man etwas gepulverten Zucker in den Mörser, die Flüssigkeit darauf, erwärmt gelinde, damit Spiritus und Wasser verdunsten. Dann läßt man kalt werden und mischt den übrigen Zucker hinzu. Desgleichen bei nicht trockenen Extrakten.

Äußerlich. Zu Kehlkopfpulvern, Schlundpulvern, Schnupfpulvern.

Zu Klistieren bei Neugeborenen. Zuckerwasser mit Milch.

Innerlich. Als Geschmackscorrigens, Vehikel.

Als Pulverconstituens.

Zu Elaeosacchara.

Zu Pastillen.

Als Zuckerwasser bei Vergiftungen durch Metallsalze, Ätzlaugen, Mineralsäuren. Reichliches Trinken von Zuckerwasser.

Zur Bereitung der Sirupe.

Zu Sirupus Althaeae, Nr. 465.
Zu Sirupus Amygdalarum, Nr. 466.
Zu Sirupus Aurantii Corticis, Nr. 467.
Zu Sirupus Cerasorum, Nr. 468.
Zu Sirupus Cinnamomi, Nr. 469.
Zu Sirupus Ipecacuanhae, Nr. 472.
Zu Sirupus Mannae, Nr. 474.
Zu Sirupus Menthae, Nr. 475.
Zu Sirupus Papaveris, Nr. 476.
Zu Sirupus Rhamni catharticae, Nr. 477.
Zu Sirupus Rhei, 478.
Zu Sirupus Rubi Idaei, Nr. 479.
Zu Sirupus Senegae, Nr. 480.
Zu Sirupus Sennae, Nr. 481.
Zu Sirupus simplex, Nr. 482. Siehe diesen betreffs der anderen Sirupi.

Größte Einzelgabe —. Größte Tagesgabe 100,0.

Saccharum album — Saccharum.

Saccharum hordeatum = Gerstenzucker im Handverkauf 30,0 = 10 Pf.; 100,0 = 25 Pf.; 500,0 = 1 Mk.

443. *Saccharum Lactis* — *Milchzucker.*

Arzneitaxe: pulveratum 10,0 = 5 Pf.; 100,0 = 35 Pf.; 200,0 = 55 Pf.; 500,0 = 1 Mk. 10 Pf.

Handverkauf: subtiliter pulveratum 30,0 = 10 Pf.; 100,0 = 25 Pf.; 500,0 = 1 Mk.

Weiße kristallisierte Massen in Trauben oder Platten, oder ein weißes Pulver. Geruchlos. Geschmack schwach süß.

Löslich in 7 Teilen kalten Wassers, in 1 Teile siedenden Wassers, zu einer Flüssigkeit, die schwach süß schmeckt, und nicht siruptartig ist.

0,2 Milchzucker soll nach dem Verbrennen keinen wägbaren Rückstand hinterlassen.

$C_{12}H_{22}O_{11} + H_2O$. — 100 Teile enthalten 95 $C_{12}H_{22}O_{11}$.

Innerlich. Als Constituens für Pulver, da Milchzucker nicht leicht Wasser anzieht, für hygroskopische oder schwerlösliche Pulver, z. B. Kampfer, Kalomel.

Als Beförderungsmittel des Stuhlgangs für kleine Kinder und als Zusatz zur Milch, 1—2 Eßlöffel pro die. Zur Versüßung der Milch für künstliche Ernährung der Säuglinge 1 Messerspitze auf 100 ccm.

Als Diureticum 10,0—20,0, gelöst in 1 Liter Wasser pro die zu trinken; oder in warmer Milch. Anders: bis 100,0 aufgelöst in 2 Liter einer Flüssigkeit, im Laufe des Tages zu trinken.

517. ℞ Camphorae tritae 0,2
Sacchari Lactis 0,3.
M. f. Pulvis. D. t. doses 10 ad Chartam ceratam. S. 1 Pulver zweistündlich. — Als Excitans bei Kollaps, Herzschwäche, Vergiftung mit Narcoticis.

518. ℞ Für 25 Pf. Milchzucker im Handverkauf (=100,0).
Vorschrift: Eßlöffelweise als Abführmittel.

519. ℞ Für 25 Pf. Milchzucker im Handverkauf (=100,0).
Vorschrift: Aufzulösen in 2 Liter reinen Wassers. Im Laufe des Tages zu trinken. — Als Diureticum.

Saccharum, Nr. 442, löslich zu Sirup in 0,5 kalten Wassers, Saccharum Lactis, Nr. 443, löslich in 7 Teilen kalten Wassers, also schwerer löslich, zugleich weniger süß. — Löfflund's Milchzucker ist bakterienfrei.

Größte Einzelgabe —. Größte Tagesgabe 100,0.

Saccharum Malti = Malzzucker, Maltose. Hauptbestandteil des Malzextraktes.
Arzneitaxe —. Handverkaufstaxe —.

Saccharum Saturni crudum — Plumbum aceticum crudum.

Saccharum Saturni depuratum oder purum — Plumbum aceticum.

Saccharum tabulatum im Handverkauf 30,0 = 10 Pf.; 100,0 = 25 Pf.; 500,0 = 1 Mk.

Sadebaum. Vergiftung durch Sadebaum (Juniperus Sabina):

Vergiftungssymptome. Das ätherische Öl der Früchte und Zweigspitzen bewirkt Gastroenteritis. Harn mit Blut und Eiweiß.

Bei Gravidität fast immer Abort, in großen Gaben Tod.

Antidota. Magenentleerung, Abführmittel. Schleimige Getränke. Eisstückchen.

Safran — Crocus.

Safranhaltige Opiumtinktur — Tinctura Opii crocata.

Säfte = Sirupi. (Vgl. Säfte = Succi.)

Arzneitaxe: Säfte kosten 10,0 = 10 Pf. Die aus teureren Waren hergestellten Säfte:

Sirupus Aurantii Corticis
Sirupus Citri (nicht offizinell)
Sirupus Croci (nicht offizinell)
Sirupus Ferri jodati
Sirupus Violae (nicht offizinell)
} kosten 10,0 = 15 Pf.

Sirupus simplex kostet 10,0 = 5 Pf.; 100,0 = 30 Pf.

Säfte — Succi:

Süßholzsaft — Succus Liquiritiae.
Süßholzsaft, gereinigter — Succus Liquiritiae depuratus.
Wacholdermus — Succus Juniperi inspissatus.

Sagradawein im Handverkauf 1/1 Flasche = 2 Mk. 25 Pf.; 1/2 Flasche = 1 Mk. 50 Pf.

Saint-Germaintee — Species laxantes.

Sal, sălis = das Salz ist masculinum und neutrum. Ablativ singularis sale und auch sali. Pluralis sales, mascul.

Sal amarum — Magnesium sulfuricum.

Sal Ammoniaci depuratum — Ammonium chloratum.

Sal anglicum — Magnesium sulfuricum.

Sal Carolinum = Karlsbader Salz. Arzneitaxe: 10,0 = 35 Pf.; 100,0 = 2 Mk. 60 Pf.
Handverkauf: 10,0 = 25 Pf.; 125,0 = 2 Mk.; 250,0 = 4 Mk.

Sal Carolinum artificiale — Sal Carolinum factitium.

444. *Sal Carolinum factitium* — *Künstliches Karlsbader Salz.*

Sal Thermarum Carolinensium arteficiale.

Arzneitaxe: 100,0 = 40 Pf.; 200,0 = 65 Pf.; 500,0 = 1 Mk. 25 Pf.; Sal Carolinum factitium crystallisatum 100,0 = 10 Pf.; 200,0 = 20 Pf.; 500,0 = 35 Pf.

Handverkauf: 30,0 = 10 Pf.; 100,0 = 25 Pf.; 500,0 = 1 Mk.; Sal Carolinum factitium crystallisatum 100,0 = 10 Pf.; 500,0 = 30 Pf.

Weißes, trockenes Pulver. (Geschmack nach faulen Eiern wegen des getrockneten Natriumsulfats.)

Es werden gemischt in mittelfein gepulvertem Zustande 44 Teile getrocknetes Natriumsulfat + 2 Teile Kaliumsulfat + 18 Teile Natriumchlorid + 36 Teile Natriumbicarbonat.

6,0 künstliches Karlsbader Salz, gelöst in 1 Liter Wasser, geben ein Wasser, ähnlich dem natürlichen Karlsbader Wasser.

Äußerlich. Zu Klistieren 1—3 Eßlöffel.
Zu Bädern.
Innerlich. Als leichtes Abführmittel 1—3 Teelöffel. Als Ersatz des Karlsbader Wassers bei chronischen Magenkatarrhen, Magenerweiterung, Magengeschwüren, Leberanschoppung, Icterus catarrhalis, Gallensteinkolik, manche Fälle von Diabetes mellitus vgl. unter Antidiabetika. Täglich 1,0—3,0 gelöst in $^1/_3$—$^1/_2$ Liter Wasser, längere Zeit. — 6,0 gelöst in 1 Liter warmen Wassers. — Bei einer Kur ist häufig das Abführen erst zu erreichen durch kühleres Trinken, sowie durch Vermehren der Dosis auf 10,0—12,0. — Gewöhnlich 1—2 Teelöffel gelöst in $^1/_4$ Liter (2 Tassen) warmen Wassers nüchtern zu trinken während $^1/_2$ Stunde, 1 Stunde vor dem Essen, dabei reichliche Bewegung. Zu meiden Fettes, Saures, Schwerverdauliches. Möglichst auch keine Alcoholica. — Für Kinder teelöffelweise gelöst in Wasser, bei Magendarmkatarrh mit Obstipation, Magengeschwür, Diabetes mellitus. — Kontraindikation: Stärkere Entzündung des Darmkanals.

520. ℞ Für 25 Pf. künstliches Karlsbader Salz im Handverkauf (=100,0). — Vorschrift: 1 Teelöffel aufzulösen in 1 Liter warmen Wassers. Tagsüber warm zu trinken becherweise (200,0). Morgens früh nüchtern. Dabei Spazierengehen. Reizlose Diät.

966. ℞ Salis Carolini factitii 100,0.
D.S. 1 Teelöffel in $^1/_4$ Liter Wasser täglich nüchtern. — Bei Ulcus ventriculi.

Sal Carolinum naturale = das natürliche Karlsbader Sprudelsalz kostet im Handverkauf 10,0 = 20 Pf., kristallisiert und pulverförmig, 1 Kilo = 16 Mk.; in Dosen 50,0 = 1 Mk. — Das künstliche Karlsbader Salz ist billiger als das Karlsbader „Sprudelsalz“ (vorwiegend Chlornatrium), ähnlicher dem Karlsbader Wasser zusammengesetzt und wirksamer. Dagegen gleichwertig Karlsbader „Quellsalz“. — Wegen besseren Geschmacks vorzuziehen ist das Sandow'sche künstliche Karlsbader Sprudelsalz, 1 Flasche = 1 Mk.

Größte Einzelgabe —. Größte Tagesgabe 12,0.

Sal commune depuratum, auch culinare depuratum — Natrium chloratum.
Sal de duobus — Kalium sulfuricum.
Sal de Staßfurt (Badesalz) im Handverkauf 10 kg = 80 Pf.; 500,0 = 5 Pf.
Sal essentiale Tartari — Acidum tartaricum.
Sal Glauberi, oder mirabile Glauberi — Natrium sulfuricum.
Sal lixivii de Koesen im Handverkauf 500,0 = 25 Pf.
Sal lixivii de Kreuznach im Handverkauf 500,0 = 40 Pf.
Sal lixivii de Wittekind im Handverkauf 500,0 = 20 Pf.
Sal marinum im Handverkauf 5 kg = 1 Mk. 20 Pf.; 500,0 = 15 Pf.
Sal mirabile Glauberi dilapsum, auch siccum — Natrium sulfuricum siccum.
Sal mirabile perlatum. — Natrium phosphoricum.
Sal Nitri — Kalium nitricum.
Sal polychrestum — Tartarus natronatus.
Sal polychrestum Seignetti — Tartarus natronatus.
Sal sedativum Hombergii — Acidum boricum.
Sal Seidlitzense — Magnesium sulfuricum.
Sal Sodae crudum — Natrium carbonicum crudum.
Sal Sodae depuratum — Natrium carbonicum.
Sal Staßfurt (Badesalz) 10 kg = 80 Pf.; 500,0 = 5 Pf.
Sal Tartari — Kalium carbonicum.
Sal Tartari crystallisatum — Kalium bicarbonicum.
Sal Thermarum Carolinensium factitium — Sal Carolinum factitium.
Sal volatile narcoticum — Acidum boricum.
Sal volatile siccum — Ammonium carbonicum.
Salbe, einfache — Unguentum cereum.
Salbe, flüchtige — Linimentum ammoniatum.
Salbe, graue, auch neapolitanische — Unguentum Hydrargyri cinereum.
Salbe, Hebra'sche — Unguentum diachylon.
Salbe, scharfe — Unguentum Cantharidum.

Salbe, scharfe, zum tierärztlichen Gebrauch — Unguentum Cantharidum pro usu veterinario.
Salbeiblätter — Folia Salviae.
Salben.
Arzneitaxe: Salben zu bereiten für 1 kg, Mischen ohne Schmelzen = 1 Mk., Mischen mit Schmelzen = 2 Mk. 50 Pf. — Für die Anfertigung einer Salbe oder Paste durch Mischen, Kochen oder Schmelzen bis 100,0 = 25 Pf.; größere Mengen = 50 Pf. — Bei einer Teilung oder bei einer Verabreichung in vervielfältigter Gabe wird berechnet für Abwägen und Einwickeln einer jeden Gabe = 5 Pf.
Salben — Unguenta:
Bleipflastersalbe — Unguentum diachylon (indifferent).
Bleisalbe — Unguentum Plumbi (Heilsalbe).
Bleiweißsalbe — Unguentum Cerussae (Heilsalbe).
Bleiweißsalbe, kampferhaltige — Unguentum Cerussae camphoratum.
Borsalbe — Unguentum Acidi borici.
Brechweinsteinsalbe — Unguentum Tartari stibiati (Reizsalbe).
Cold cream — Unguentum leniens (indifferent).
Gerbsäure Bleisalbe — Unguentum Plumbi tannici.
Glyzerinsalbe — Unguentum Glycerini (indifferent).
Kaliumjodidsalbe — Unguentum Kalii jodati.
Königssalbe — Unguentum basilicum (Reizsalbe).
Paraffinsalbe — Unguentum Paraffini (indifferent).
Quecksilbersalbe, graue — Unguentum Hydrargyri cinereum.
Quecksilbersalbe, rote — Unguentum Hydrargyri rubrum.
Quecksilbersalbe, weiße — Unguentum Hydrargyri album (Heilsalbe).
Rosmarinsalbe — Unguentum Rosmarini compositum (Reizsalbe).
Spanischfliegensalbe — Unguentum Cantharidum (Reizsalbe).
Spanischfliegensalbe für tierärztlichen Gebrauch — Unguentum Cantharidum pro usu veterinario.
Terpentinsalbe — Unguentum Terebinthinae (Reizsalbe).
Wachssalbe — Unguentum cereum.
Wollfettsalbe — Unguentum Adipis Lanae.
Zinksalbe — Unguentum Zinci (Heilsalbe).
Salben-Grundlagen siehe unter Unguenta.
Salep. Tubera Salep, Nr. 569.
Mucilago Salep, Nr. 326.
Salep — Tubera Salep.
Salepknollen, auch Salepwurzel — Tubera Salep.
Salepschleim — Mucilago Salep.
Salicylsäure — Acidum salicylicum.
Salicylsaures Phenyldimethylpyrazolon — Pyrazolonum phenyldimethylicum salicylicum.
Salicylstreupulver — Pulvis salicylicus cum Talco.
Salicyltalg — Sebum salicylatum.
Salicyl-Vaseline im Handverkauf $^1/_1$ Dose = 60 Pf.; $^1/_2$ Dose = 30 Pf.
Salipyrin — Pyrazolonum phenyldimethylicum salicylicum.
Salivantia (von saliva = Speichel) sind Mittel zur vermehrten Bildung von Speichel. Dasselbe Sialogoga und Ptyalagoga.
Salmiak — Ammonium chloratum.
Salmiak, gereinigter — Ammonium chloratum.
Salmiakgeist oder Salmiakspiritus — Liquor Ammonii caustici.
Salol — Phenylum salicylicum.
Salophenum, nicht offizinell. Arzneitaxe 1,0 = 25 Pf.; 10,0 = 1 Mk. 95 Pf. Handverkaufstaxe —. Salicylsäure-acetyl-paramido-phenoläther. Antirheumaticum (für Salol), Antineuralgicum bei Influenza, Kopfschmerz, Muskelschmerzen, Ischias. Pro dosi 1,0; pro die 4,0—6,0.

1054. ℞ Salopheni 1,0.
F. Pulvis. D. t. doses 4. S. 1 Pulver zur Zeit nach Bericht. — Gegen Kopfschmerzen, Muskelschmerzen.

Salpeter, oder rhombischer Salpeter — Kalium nitricum.

Vergiftungssymptome. Heftiges Erbrechen und Durchfall, Kolik. Puls klein, langsam, unregelmäßig. Schmerzhafte Konvulsionen.

Antidota. Entleerung von Magen und Darm. Diuretica. Schwitzen, protrahierte Bäder. Opium. Eisstückchen, Eiswasser. Excitantien. Pilocarpinum hydrochloricum. Alkali-Carbonate (Natrium bicarbonicum.) — Keine Säuren!

Salpeter, kubischer — Natrium nitricum.

Salpeter-Ätherweingeist, oder Salpeternaphtha oder versüßte Salpetersäure — Spiritus Aetheris nitrosi.

Salpetergeist, versüßter — Spiritus Aetheris nitrosi.

Salpeterhaltiges Silbernitrat — Argentum nitricum cum Kalio nitrico.

Salpeterpapier — Charta nitrata.

Salpetersäure — Acidum nitricum.

Vergiftungssymptome. Mundwinkel gelb, Zunge gelb, ebenso die Schleimhaut des Mundes und Rachens angeätzt (weiß bei verdünnter Säure). Erbrechen von gelben, schwarzen Massen; Geruch nach Salpetersäure. Leibschmerzen, Tenesmus, blutige Stühle. Anurie.

Antidota. Alkalische und schleimige Getränke, Seifenwasser in Mengen. Magnesia usta oder kohlensaures Kalkwasser. Eis, Eiswasser, Milch. Laue Bäder mit kalten Übergießungen. Kampfer. Excitantien.

Salpetersäure, rauchende — Acidum nitricum fumans.

Salpetersäure, rohe — Acidum nitricum crudum.

Salpetrige Säure, nicht mit Alkaloiden, Antipyrin, Bromiden, Jodiden. Vgl. Spiritus Aetheris nitrosi, Nr. 491, Amylium nitrosum, Nr. 56.

Vergiftungssymptome. Hustenreiz. Larynxkatarrh, Bronchialkatarrh. Dyspnoe. Auswurf schleimig, blutig. Glottisödem.

Antidota. Frische Luft. Künstliche Respiration. Excitantien.

Salpetrigsäure-Amyläther — Amylium nitrosum.

Salvey, auch schmale Salvey — Folia Salviae.

Salz, Berliner, auch Bullrich'sches Salz — Natrium bicarbonicum.

Salz, Braunschweiger — Natrium sulfuricum.

Salz, Eger, auch englisches — Magnesium sulfuricum.

Salz, flüchtiges englisches — Ammonium carbonicum.

Salz, Karlsbader, künstliches — Sal Carolinum factitium.

Salz, Rocheller — Tartarus natronatus.

Salz, Seidlitzer — Magnesium sulfuricum.

Salze, organische, nicht mit freien, stärkeren Säuren.

Salzmischungen sind Drogisten zu verkaufen verboten.

Salzsäure — Acidum hydrochloricum.

Vergiftungssymptome. Auf der Haut außen gewöhnlich keine Verschorfung. Im Munde und Rachen Pseudodiphtherie. Erbrechen braun, grün, riechend nach Salzsäure, rauchend, weiße Nebel aus dem Munde. Kollaps.

Antidota. Magensonde nur mit großer Vorsicht! Schleim, Eiweiß, süße Milch, Wasser, Seifenwasser. Magnesia usta. Excitantien.

Bei Einatmung von Salzsäuredämpfen. Frische Luft. Dämpfe von Alkohol, Ammoniak, Wasser einatmen.

Salzsäure, oxydierte — Aqua chlorata.

Salzsäure, verdünnte — Acidum hydrochloricum dilutum.

Sambucus siehe Flores Sambuci.

Samen — Semina:

Arekanuß — Semen Arecae.
Bärlappsamen — Lycopodium.
Bockshornsamen — Semen Foenugraeci.
Brechnuß — Semen Strychni.
Leinsamen — Semen Lini.
Mohnsamen — Semen Papaveris.
Muskatnuß — Semen Myristicae.
Senfsamen — Semen Sinapis.
Senfsamen, weißer — Semen Erucae.
Strophanthussamen — Semen Strophanthi.
Zeitlosensamen — Semen Colchici.
Zitwersamen — Flores Cinae.

Sandaraca = Sandarakharz, nicht offizinell. Arzneitaxe —. Handverkauf: 15,0 = 10 Pf.; 100,0 = 50 Pf.; 500,0 = 2 Mk.; subtiliter pulveratum 10,0 = 10 Pf.;

100,0 = 70 Pf. Als Zusatz zur Odontoïde (Ätherauflösung des Mastixharzes zu provisorischen Zahnfüllungen).

Sandelöl — Oleum Santali.

Sanguinalpillen, Krewel im Handverkauf 1 Flasche = 2 Mk.

Sanguis Draconis oder Resina Draconis = Drachenblut, nicht offizinell. Arzneitaxe —. Handverkaufstaxe —. Von der Palme Daemonorops Draco, roter Farbstoff, früher zu Mundwässern, Zahntinkturen.

Sanguis Hirci. Arzneitaxe —. Handverkauf: 15,0 = 10 Pf.; 100,0 = 40 Pf.

Sanguisugae — Hirudines.

Santonin — Santoninum. Vergiftung siehe Santoninum.

Santonina — Santoninum.

Santoninpastillen — Pastilli Santonini.

445. *Santoninum* — *Santonin.*

Arzneitaxe: 1,0 = 15 Pf.

Handverkauf —; Trochisci Santonini 10 Stück à 0,025 = 30 Pf.; 10 Stück à 0,05 = 40 Pf.; 10 Stück à 0,1 = 50 Pf. Vgl. Pastilli Santonini, Nr. 384.

Drogisten verboten.

Farblose, glänzende Kristallblättchen. Geschmack bitter.

Santonin wird am Licht gelb. (Es wird im direkten Sonnenlicht zersetzt zu unwirksamem Photosantonin $C_{23}H_{24}O_6$). — Schmelzpunkt 170°. — 0,2 Santonin soll nach dem Verbrennen keinen Rückstand hinterlassen.

Löslich in etwa 5000 Teilen Wasser, in 44 Teilen Weingeist, in 4 Teilen Chloroform. Lösungen neutral. (Leicht löslich in fetten Ölen; in Rizinusöl 0,05 zu 10,0 oder 0,5 %.)

Vorsichtig und vor Licht geschützt aufzubewahren (in gelbbraunen Gläsern).

$C_{15}H_{18}O_3$. — 100 Teile enthalten 100 $C_{15}H_{18}O_3$.

Im Darm wandelt sich Santonin langsam um in Santonin-Natrium. Dies wird resorbiert. Der Harn färbt sich gelb.

Äußerlich. Zu Klistieren gegen Oxyuris vermicularis 0,05 in 100,0 Wasser oder Schleim.

In Suppositorien gegen Oxyuris vermicularis.

Innerlich. Als Anthelminticum, besonders gegen Askariden. Bei kleineren Kindern pro dosi 0,01, täglich 2—3 mal nach dem Essen, in Latwergen, Pillen, als Pulver mit Kalomel, als Pastillen, mit Schokolade. Anders: Bis zu 2 Jahren 0,01 pro die; bis 4 Jahre 0,015; bis 10 Jahre 0,02; bis 15 Jahre 0,03 pro die. — Für Erwachsene 0,025 bis 0,1, täglich 2—3 mal, in Pillen, Pulvern, Pastillen, Electuarien, in Oleum Amygdalarum oder Oleum Ricini. Anders: 0,025—0,05, mehrere aufeinanderfolgende Abende.

Bei längerem Gebrauch Vorsicht wegen Intoxikation. Gelbsehen tritt schon auf innerhalb der festgesetzten Maximaldosen.

Nicht nüchtern!

Flores Cinae, Nr. 196, wirken sicherer als ihr Alkaloid Santonin.

521. ℞ Santonini 0,03—0,05
Olei Ricini ad 15,0.
M. D. S. Nach dem Essen auf einmal zu nehmen. — Gegen Ascaris lumbricoïdes.

522. ℞ Santonini 0,05
Olei Papaveris ad 50,0.
M. D. S. Äußerlich nach Bericht. — Zum Klistier gegen Oxyuris vermicularis.

Zu Pastilli Santonini, Nr. 384 (je 0,025 Santonin).

Vergiftungssymptome. Gelbsehen, Violettsehen, Flimmern vor den Augen, Mydriasis. Salivation, Erbrechen, Durchfall. Verkehrte Empfindungen in Geruch und Geschmack. Dyspnoe. Benommenheit, Schwindel, Kopfschmerz. Zuckungen im Gesicht, Konvulsionen. Grüner Urin.

Antidota. Magenausspülung, Brechmittel, Abführmittel. Kalte Übergießung. Chloralum hydratum. Inhalation von Chloroform gegen die Krämpfe. Gegen Herzschwäche Excitantien.

Größte Einzelgabe 0,1. (Schweiz 0,05). **Größte Tagesgabe 0,3.** (Schweiz 0,25).

Santoninzeltchen — Pastilli Santonini.

Santonsäure, auch Santoninsäure — Santoninum.

Sapo, onis, m. = die Seife.

Sapo centrifugatus, nicht offizinell. Natronseife, entspricht dem Sapo medicatus. Als Grundsubstanz für Seifenrezepte (Liebreich).

Sapo neutralis = neutrale Seife.

Sapo superadipatus oder superadiposus = überfettete Natrongrundseife. Überfettete Seife ist Seife mit einem Überschuß von Fett, um den häufig anhängenden Rest von Kalilauge oder Natronlauge zu binden. (1 Stück = 50 Pf.)

Sapo unguinosus = überfettete Kaligrundseife.

Sapo superacidosus = Seife mit Überschuß an Fettsäure (statt an Neutralfett).

Das salbenartige der Seifen kann durch Glyzerin vermehrt werden. Solches Gemisch ist Mollin. Mollinum nicht offizinell. Arzneitaxe —. Handverkaufstaxe —. (10,0 = 10—15 Pf.) Stark alkalisch und reizend, zersetzt die meisten beigemischten Arzneistoffe. Besteht aus Kokosseifen und Fetten.

Die Seifen eignen sich für oberflächliche, schuppende Dermatosen, und für solche Dermatosen, welche eine Folge sind von der Sekretion der Schweißdrüsen und Talgdrüsen, wobei Salben nicht passen. Bei akuten Prozessen meist nicht geeignet. — Lanolin ist schwer verseifbar.

Über Mineralquellenseifen siehe Balnea medicata, Seifenbäder.

Sapones dentifricii = Zahnseifen, feste viereckige Stücke oder Präparate in Büchsen zum Reinigen der Zähne. Sie sind etwas fester als Pastae dentifriciae = Zahnpasten; siehe diese.

Effunde in ollam albam, fiat refrigerando sapo.

Geruchscorrigentien zu Seifen:
1 Tropfen auf 5,0—10,0 Seife:
Balsamum peruvianum, Nr. 79.
Mixtura oleoso-balsamica, Nr. 322.
Oleum Rosae, Nr. 371
und andere ätherische Präparate.

Hautmittel zu Seifen:
Acidum arsenicosum, Nr. 9. 1—3 %.
Acidum carbolicum, Nr. 13. 3—5 %.
Acidum salicylicum, Nr. 26. 5—10 %.
Acidum tannicum, Nr. 30. 3 %.
Adeps Lanae cum Aqua, Nr. 35. 5—10 %.
Balsamum peruvianum, Nr. 79. 3 %.
Borax, Nr. 88. 5 %.
Calcium carbonicum praecipitatum, Nr. 94. 5—20 %.
Camphora, Nr. 97. 5 %.
Chrysarobinum, Nr. 117. 5 und 10 %.
Glycerinum, Nr. 236. 5—65 %.
Hydrargyrum, Nr. 254. 33—50 %.
Hydrargyrum bichloratum, Nr. 255. 1 % mit Sapo superacidosus.
Hydrargyrum praecipitatum album, Nr. 262. 5 %.
Jodoformium, Nr. 266. 5 %.
Lithargyrum, Nr. 306. 10 %.
Mentholum, Nr. 319. 5 %.
Naphtholum, Nr. 329. 5 und 10 %.
Phenylum salicylicum, Nr. 387. 5 %.
Pix liquida, Nr. 396. 5 %.
Sulfur praecipitatum, Nr. 514. 10 %.
Zincum oxydatum, Nr. 604. 10 %.

Seifengemische werden gemacht leni calore.

Kaliseifen ad ollam!

Der Apotheker berechnet herzustellende Seifen nach Gemäßheit der Pflaster oder Salben. Arzneitaxe: Anfertigung eines Pflasters = 25 Pf. Für 1 kg 2 Mk. 50 Pf. Anfertigung einer Salbe durch Mischen, Kochen oder Schmelzen bis 100,0 = 25 Pf.; größere Mengen 50 Pf. Mischen ohne Schmelzen für 1 kg = 1 Mk.; mit Schmelzen für 1 kg = 2 Mk. 50 Pf.

Zentrifugierte Seifen kosten im Handel 1 Stück = 40—75 Pf.; überfettete Seifen = 75 Pf. bis 1 Mk. 50 Pf.

Sapo. Sapo jalapinus, Nr. 446.
Sapo kalinus, Nr. 447.
Sapo kalinus venalis, Nr. 448.
Sapo medicatus, Nr. 449.

446. *Sapo jalapinus* — *Jalapenseife.*

Arzneitaxe: 1,0 = 10 Pf.; 10,0 = 60 Pf.

Handverkauf —.

Gelblichgraues, trockenes Pulver.

Es werden gemischt 1 Teil Jalapenharz, fein gepulvert + 1 Teil medizinische Seife. (Veränderte Herstellung; früher: 4 Teile Jalapenharz + 4 Teile medizinische Seife, gelöst in 8 Teilen verdünntem Weingeist, eingedampft im Dampfbade auf 9 Teile, unter beständigem Umrühren. Braungelbe Seife.)

Innerlich. Als Abführmittel. 0,1—0,4, täglich mehrmals in Pillen. — Pillen mit Spiritus oder Tinkturen; Pflanzenpulver āā Jalapenseife. — Auch mit Kalomel, Aloë, Rhabarber.

Als Drasticum. 0,5—2,0 (täglich mehrmals).

446. ℞ Berliner F. M. Pilulae aloeticae siehe unter Nr. 392, Pilulae aloëticae ferratae.

523. ℞ Saponis jalapini 2,0
Aloës 2,0
Gutti 2,0.
M. f. Ope Spiritus Pilulae 50.
D. S. 1—2 Pillen mehrmals, täglich bis 5 Pillen. — Als Drasticum bei Hydrops. — 1 Pille = 0,04 Sap. jal. + 0,04 Aloe + 0,04 Gutti; 2 Pillen = je 0,08; 5 Pillen = je 0,2.

Zu Pilulae Jalapae, Nr. 394.

Größte Einzelgabe 2,0. Größte Tagesgabe 2,0.

Sapo kalinus. Sapo kalinus, Nr. 447.
Sapo kalinus venalis, Nr. 448.

447. *Sapo kalinus* — *Kaliseife.*

Sapo kalinus albus.

Arzneitaxe: 10,0 = 5 Pf.; 100,0 = 30 Pf.; 200,0 = 40 Pf.; 500,0 = 85 Pf.

Handverkauf: 40,0 = 10 Pf.; 100,0 = 20 Pf.; 500,0 = 80 Pf.

Gelbbräunliche, durchsichtige Masse, weich und schlüpfrig. Geruch schwach, seifenartig.

Es werden 20 Teile Leinöl erwärmt im Wasserbade in einem geräumigen und tiefen Zinngefäße oder Porzellangefäße. Dann wird hinzugefügt unter Umrühren eine Mischung aus 27 Teilen Kalilauge + 2 Teilen Weingeist. Die somit erhaltene Mischung wird weiter erwärmt bis zur vollständigen Verseifung.

Kaliseife ist löslich in Wasser und in Weingeist.

Wird Sapo kalinus verordnet ohne den ausdrücklichen Zusatz venalis, so darf nur die hier beschriebene Kaliseife abgegeben werden, und nicht die folgende Schmierseife.

Aufzubewahren an einem trockenen Orte.

Äußerlich. Als Antiparasiticum. Bei Pediculosis, Scabies. — Bei Scabies wirkt sicherer Styrax, Nr. 508, und Balsamum peruvianum, Nr. 79.

Als erweichendes Mittel bei chronischen Hautkrankheiten, Ekzem, Pityriasis, Psoriasis. Als Zusatz zu dermatologischen Mitteln.

Zu Einreibungen wie Sapo kalinus venalis, Nr. 448.

Zur Desinfektion 15,0 in 10 Liter Wasser.

Innerlich. In der Veterinärmedizin. Zu Pillenmassen mit Aloë u. a.

Zu Liquor Cresoli saponatus, Nr. 294.

Größte Einzelgabe —. Größte Tagesgabe —.

448. *Sapo kalinus venalis* — *Schmierseife.*

Sapo viridis, grüne Seife. Sapo niger.

Arzneitaxe: 100,0 = 20 Pf.; 200,0 = 35 Pf.; 500,0 = 65 Pf.

Handverkauf: 50,0 = 10 Pf.; 100,0 = 15 Pf.; 500,0 = 60 Pf.

Gelbbraune oder grünliche, durchsichtige Masse, schlüpfrig (salbenartig. Geruch widrig).

Klar oder fast klar löslich in Wasser.

Aufzubewahren an einem trockenen Orte.

Äußerlich. Zur Desinfektion der Hände, des Fußbodens usw.

Zu Einreibungen bei skrofulösen Drüsenschwellungen, bei Pleuritis, Peritonitis, täglich walnußgroß mit lauwarmem Wasser einzureiben, oder 2 mal wöchentlich in größerer Menge.

Zu Bädern, besonders vor einer Kur gegen Krätze, Syphilis; zur Erweichung von Borken bei Hautkrankheiten.

524. ℞ Für 60 Pf. Schmierseife im Handverkauf (= 500,0).
Vorschrift: 100,0 zum Bade.

912. ℞ Für 15 Pf. Schmierseife im Handverkauf (= 100,0).
Vorschrift: Zum Abwaschen nach Entfernung der erweichten Massen. — Bei Favus.

Größte Einzelgabe —. Größte Tagesgabe —.

449. *Sapo medicatus* — *Medizinische Seife.*

Arzneitaxe: 10,0 = 10 Pf.
Handverkauf: 15,0 = 10 Pf.; 100,0 = 50 Pf.

Eine weiße Seife. Nicht ranzig. Sie ist zum Gebrauch fein zu pulvern. (Trocken, neutral.)

Es werden erhitzt im Wasserbade 120 Teile Natronlauge. Dann wird hinzugefügt nach und nach ein geschmolzenes Gemenge von 50 Teilen Schweineschmalz + 50 Teilen Olivenöl. Dies Ganze wird $^1/_2$ Stunde erhitzt unter Umrühren. Darauf werden der Mischung hinzugefügt 12 Teile Weingeist. Ist die Masse gleichförmig geworden, so werden nach und nach hinzugesetzt 200 Teile Wasser. Man erhitzt weiter, nötigenfalls unter Zusatz von kleinen Mengen Natronlauge, bis ein durchsichtiger Seifenschleim sich gebildet hat, welcher in heißem Wasser löslich ist ohne Abscheidung von Fett. Dann wird hinzugefügt eine filtrierte Lösung von 25 Teilen Natriumchlorid + 3 Teilen Soda in 80 Teilen Wasser. Die ganze Masse wird weiter erhitzt unter Umrühren, bis sich die Seife vollständig abgeschieden hat. Die erkaltete, von der Mutterlauge getrennte Seife wird mehrmals ausgewaschen mit geringen Mengen Wasser. Dann wird sie ausgepreßt, vorsichtig, aber stark. Darauf zerschnitten in Stücke. Endlich getrocknet an einem warmen Orte.

Medizinische Seife ist löslich in Wasser und in Weingeist.

Das Seifenpulver ist nachgetrocknet aufzubewahren in luftdicht verschlossenen Flaschen.

Nicht mit Salzen von Aluminium, Calcium, Magnesium, überhaupt nicht mit den meisten Metallsalzen.

Äußerlich. Als Grundlage für Arzneiseifen.
Als Erweichungsmittel für die Haut.
Zu Pflastern.
Zu Salben.
Zu Zahnpulvern 1,0—5,0 ad 30,0.
Zu Suppositorien, Glyzerinsuppositorien und anderen.
Zu Klistieren. 3,0—5,0 geschabt.

Innerlich. Als Laxans, Cholagogum. 0,3—0,8, täglich mehrmals in Pillen.

Als Pillenconstituens. — Pillen mit Hilfe von Spiritus oder Tinkturen; Pflanzenpulver āā medizinische Seife.

Im Notfalle gegen Säurevergiftung.

525. ℞ Radicis Rhei pulveratae 3,0
Foliorum Sennae pulveratorum 3,0
Saponis medicati 6,0.
M. f. ope Mucilaginis Gummi arabici Pilulae 100.
D. ad scatulam. S. 2 Pillen vor Schlafenszeit. — Bei chronischer Obstipation. — 1 Pille = 0,03 Rad. Rhei + 0,03 Fol. Sennae + 0,06 Sapo medic.

Kalodont:

526. ℞ Saponis medicati 20,0
Calcii carbonici praecipitati pro usu externo 20,0
Glycerini 20,0
Olei Menthae piperitae Guttas VI
Carmini 0,3.
M. f. Massa aequalis. D. in tuba stannea. S. Zahnpasta (1 Mk. 25 Pf.)

Zu Emplastrum saponatum, Nr. 157.
Zu Extractum Rheï compositum, Nr. 178.
Zu Linimentum saponato-camphoratum, Nr. 289.
Zu Sapo jalapinus, Nr. 446.

Größte Einzelgabe 0,8. Größte Tagesgabe 2,5.

Sapo medicinalis, auch natrico-oleosus — Sapo medicatus.

Sapo niger oder viridis — Sapo kalinus venalis.

Sapolanolinum, nicht offizinell. Arzneitaxe —. Handverkaufstaxe —. Adeps Lanae anhydricus 2 + Sapo kalinus 2,5. Vehikel für Hautmittel.

Saponimenta = seifenhaltige Linimente. Siehe Linimenta.

Saponimentum diachylon = Saponiment, dickflüssiger gemacht durch Bleipflaster und Rizinusöl, um ungelöste Substanzen aufzunehmen, welche spezifisch schwer sind.

Sarg's Glycerin im Handverkauf $^{1}/_{4}$ Kilo = 1 Flasche = 1 Mk.
Sarg's Glycerinseife, flüssig, im Handverkauf 1 Flasche = 1 Mk.
Sarsaparill-Abkochung — Decoctum Sarsaparillae compositum.
Sarsaparilla. Radix Sarsaparillae, Nr. 426.
Decoctum Sarsaparillae compositum, Nr. 143.
Sarsaparille — Radix Sarsaparillae.
Sarsaparillwurzel — Radix Sarsaparillae.
Sassafras siehe Lignum Sassafras.
Sassafrasholz — Lignum Sassafras.
Saturationen — Saturationes.

Saturationes — *Saturationen.*

Saturatio = Sättigung.

Saturationen werden bereitet wie der RIVER'sche Trank, Potio Riveri, Nr. 401 (welcher eine offizinelle Saturation darstellt). — Wird eine Saturation verordnet ohne Angabe der Bestandteile, so ist RIVER'scher Trank abzugeben.

Man versteht unter Saturation die Auflösung eines kohlensauren Salzes der Alkalien (seltener der alkalischen Erden) in einer Flüssigkeit, die eine Säure enthält, meist eine organische Säure, welcher stärker ist als die Kohlensäure. Dabei entsteht ein Salz der vorher freien Säure. Die Kohlensäure wird zurückgehalten durch schnelles Verschließen der Flasche (wenigstens teilweise). Häufig aber platzt die Arzneiflasche, oder die Arznei strömt größtenteils ins Zimmer beim Öffnen, und der Rest zersetzt sich in der überschüssigen Säure. Kohlensaure Wasser aber sind heute überall zu haben. — Die meisten Saturationen werden gemacht mit Acetum, Acidum citricum oder Acidum tartaricum.

Digitalispräparate, Jodkalium, Eisensalze, Lithionsalze und andere in kohlensaurer Lösung schmecken weniger schlecht, und werden besser vertragen.

Bei Herstellung der Saturationen muß erst die Säure in das Glas gegossen werden, und dann allmählich das kohlensaure Salz zugesetzt werden; nicht umgekehrt die Säure zusetzen zum Alkali. Sonst Bildung von Bicarbonat, und plötzliches Abgeben von Kohlensäure bei mehr Zusatz von Säure.

Sättigungsverhältnis zwischen Säuren (Acetum, Acetum Scillae, Acidum citricum, Acidum tartaricum, Succus Citri) siehe je unter Ammonium carbonicum, Kalium carbonicum, Kalium bicarbonicum, Magnesium carbonicum, Natrium carbonicum crystallisatum, Natrium bicarbonicum.

Arzneitaxe: Saturationen kosten zu bereiten je 20 Pf., ausschließlich des erforderlichen Lösens der Salze. — Also künstliches kohlensaures Wasser, Selterswasser, auch billiger. Handverkauf: Selterser Wasser $^{1}/_{2}$ Flasche = 20 Pf.; $^{1}/_{3}$ Flasche = 15 Pf.; $^{1}/_{6}$ Flasche = 10 Pf.

Saturnismus = Bleivergiftung. Siehe Bleipräparate.
Sauer, Haller'sches — Mixtura sulfurica acida.
Sauertropfen, weiße — Mixtura sulfurica acida.
Säuren, arsenige — Acidum arsenicosum.

Säuren — Acida:

Ameisensäure — Acidum formicicum.
Arsenige Säure — Acidum arsenicosum.
Benzoësäure — Acidum benzoïcum.
Borsäure — Acidum boricum.
Bromwasserstoffsäure — Acidum hydrobromicum.
Chromsäure — Acidum chromicum.
Citronensäure — Acidum citricum.
Essigsäure — Acidum aceticum.
Essigsäure, verdünnte — Acidum aceticum dilutum.
Gerbsäure — Acidum tannicum.
Kampfersäure — Acidum camphoricum.
Karbolsäure — Acidum carbolicum.
Karbolsäure, verflüssigte — Acidum carbolicum liquefactum.
Milchsäure — Acidum lacticum.
Phosphorsäure — Acidum phosphoricum.
Salizylsäure — Acidum salicylicum.
Salpetersäure — Acidum nitricum.
Salpetersäure, rauchende — Acidum nitricum fumans.
Salpetersäure, rohe — Acidum nitricum crudum.
Salzsäure — Acidum hydrochloricum.
Salzsäure, verdünnte — Acidum hydrochloricum dilutum.

Schwefelsäure — Acidum sulfuricum.
Schwefelsäure, rohe — Acidum sulfuricum crudum.
Schwefelsäure, verdünnte — Acidum sulfuricum dilutum.
Trichloressigsäure — Acidum trichloraceticum.
Weinsäure — Acidum tartaricum.

Säuren nicht mit Alkalien, alkalischen Flüssigkeiten, Glykosiden, Salzen schwächerer Säuren (Natrium benzoïcum, Natrium salicylicum).

Vergiftung durch Säuren:

Vergiftungssymptome. Anätzung, Entzündung, Schmerzen im Munde, im Magen, im Leibe. Durst, beschwerliches Schlucken. Erbrechen brauner Massen, Durchfall. Meteorismus. Temperaturabfall. Kollaps.

Antidota. Milde Alkalien. Seifenwasser. Magnesia, Kreide. Eis, Milch, schleimige Getränke. Narcotica. — Keine Magensonde, keine Brechmittel!

Scatula = Schachtel.

Arzneitaxe: Pappschachteln kosten das Stück bis zum Inhalt von 100,0 = 10 Pf.; 200,0 = 20 Pf.; größere = 30 Pf. — Pulverkästchen kosten das Stück = 10 Pf. — (Bei der Verwendung von Brieftaschen darf ein Preis dafür nicht in Anrechnung gebracht werden.)

Handverkauf: Convolutkästchen = 10 Pf.; Pulver- und Pillenschachteln mit Falz bis 100,0 inkl. = 10 Pf.; bis 200,0 = 20 Pf.; größer = 30 Pf.

ad scatulam = in runder Schachtel mit Falz, d. h. mit doppeltem Rand; in viereckiger Schachtel sogen. Convolutkästchen zum Durchschieben.

ad scatulam ordinariam = in runder Schachtel ohne Falz.

ad scatulam elegantem / ad scatulam stanniolatam } = in ovaler Schachtel, welche innen ausgelegt ist mit Stanniol.

Schachteln siehe Scatula. Preise desgleichen.

Scheibler's Mundwasser im Handverkauf 1/1 Flasche = 1 Mk.; 1/2 Flasche = 50 Pf.

Scheidewasser — Acidum nitricum crudum.

Schierling — Herba Conii.

Vergiftungssymptome. Trockenheit im Munde und Halse. Speichelfluß, Schwindel, Übelkeit, Erbrechen. Lähmung der Beine, dann Lähmung der Arme, zuletzt Lähmung der Respiration.

Antidota. Brechmittel, Magenpumpe, Tannin, Diuretica, Abführmittel, Essigklistier. Äußerliche Reizmittel. Excitantien, Coffeïn. Frische Luft, künstliche Respiration lange Zeit.

Schierling, gefleckter — Herba Conii.

Schlangengift.

Vergiftungssymptome. Entzündung der Bißstelle, Schwellung, Schmerzen, bläuliche Verfärbung. Dann Schwellung eventuell der ganzen Extremität und Blutextravasate in die Haut. Darauf Schwellung des Körpers. Schwindel, Mattigkeit. Dyspnoe, Schlingbeschwerden. Lähmung des Herzens, der Respiration, allgemeine Lähmung.

Antidota. Abbinden des Gliedes und Immobilisation. Aussaugen der Wunde, Karbolsäure, Inzisionen in die Umgebung, Kauterisation mit Glüheisen. Injektion in die Wunde mit Kalium permanganicum, Ammoniak. Magenspülung. Innerlich Excitantien, Kognak, Alkohol.

Schleime siehe Mucilagines. Arzneitaxe: Bereitung eines Schleimes kostet = 15 Pf.

Schleimhaut-Mittel.

Acidum boricum, Nr. 11.
Acidum tannicum, Nr. 30.
Alumen, Nr. 45.
Argentum nitricum, Nr. 73.
Cuprum sulfuricum, Nr. 140.
Hydrargyrum bichloratum, Nr. 255.
Kalium permanganicum, Nr. 277.
Zincum sulfuricum, Nr. 606.

Schmalz — Adeps suillus.

Schmalze — Adipes:

Benzoëschmalz — Adeps benzoatus.
Schweineschmalz — Adeps suillus.

Schmierseife — Sapo kalinus venalis.

Schöpsentalg — Sebum ovile.

Schotenpfeffer — Fructus Capsici.

Schottenzucker — Saccharum Lactis.
Schwämme siehe Pilze.
Schwefel — Sulfur sublimatum.
Schwefel, gefällter, oder präzipitierter — Sulfur praecipitatum.
Schwefel, gereinigter — Sulfur depuratum.
Schwefel, gewaschener — Sulfur depuratum.
Schwefel, sublimierter — Sulfur sublimatum.
Schwefelalkali — Kalium sulfuratum.
Schwefelantimon, graues oder schwarzes — Stibium sulfuratum nigrum.
Schwefelantimon, rotes — Stibium sulfuratum aurantiacum.
Schwefeläther — Aether.
Schwefeläther-Weingeist — Spiritus aethereus.
Schwefelblüten, oder Schwefelblumen — Sulfur sublimatum.
Schwefelblumen, gereinigte oder gewaschene — Sulfur depuratum.
Schwefelkalium, oder rohe Schwefelleber, auch Schwefelkalium oder rohe Schwefelleber zu Bädern — Kalium sulfuratum.
Schwefelkohlenstoff, Carboneum sulfuratum, ein Reagens. Farblose flüchtige Flüssigkeit, neutral. Siedepunkt 46°. Spez. Gew. 1,272. Arzneitaxe —. Handverkauf: Carboneum sulfuratum crudum. 50,0 = 10 Pf.; 100,0 = 15 Pf.; 500,0 = 50 Pf.

Vergiftungssymptome. Nach Einnehmen wie Einatmen Sehstörung, Schwindel, Kopfschmerzen. Erbrechen. Durchfall. Koma.

Bei chronischer Vergiftung Psychosen, Excitation und dann Depression.

Antidota. Frische Luft bzw. Magenspülung. Excitantien.

Schwefelleber — Kalium sulfuratum.
Schwefelmehl — Sulfur sublimatum.
Schwefelmilch — Sulfur praecipitatum.
Schwefelsaure Salze nicht mit Bleisalzen und nicht mit Baryumsalzen.
Schwefelsäure — Acidum sulfuricum.

Vergiftungssymptome. Anätzung, Schwarzfärbung von Mundwinkeln und Zunge (weiß bei verdünnter Säure), Verschorfung, Ablösung der Schleimhaut im Mund. Große Schmerzen, Hustenreiz, Laryngitis. Erbrechen von schwarzen sauren Massen, ähnlich Kaffeesatz. Krämpfe.

Antidota. Fette Öle, Eiweiß, süße Milch; dann schleimige, alkalische Getränke, Seifenwasser, Magnesia usta, Soda, Kreide. Eisstückchen. Narcotica. Excitantien. Eventuell Tracheotomie. — Nicht sofort Wasser bei Vergiftung mit konzentrierter Säure!

Schwefelsäure, konzentrierte reine, auch rektifizierte — Acidum sulfuricum.
Schwefelsäure, englische — Acidum sulfuricum crudum.
Schwefelsäure, rohe — Acidum sulfuricum crudum.
Schwefelsäure, verdünnte — Acidum sulfuricum dilutum.
Schwefelspießglanz — Stibium sulfuratum nigrum.
Schwefelwasserstoff. (Kloakengase) Vergiftung.

Vergiftungssymptome. Augen gerötet tun weh. Nasenkatarrh. Rachenkatarrh, Husten, Dyspnoe. Herzklopfen, Angst, kalter Schweiß, Übelkeit, Mattigkeit. Schwindel, Kopfschmerzen, Benommenheit. Asphyxie.

Antidota. Frische Luft. Kalte Übergießung. Künstliche Atmung. Kochsalzinfusion.

Schweflige Säure. Vergiftung durch Inhalation.

Vergiftungssymptome. Wie bei Salpetersäure und Salzsäure macht Einatmen von Schwefliger Säure Hustenreiz usw., längeres Einatmen katarrhalische Pneumonie; bei konzentrierter Säure Spasmus glottidis bzw. Oedema pulmonis, wenn die Dämpfe weiterhin durch die Stimmritze eindringen, mit rotbraunem Sputum.

Antidota. Frische Luft. Narcotica. Excitantia. Künstliche Respiration.

Schweinefett — Adeps suillus.
Schweineschmalz — Adeps suillus.
Schwertelwurzel — Rhizoma Iridis.
Scilla. Bulbus Scillae, Nr. 91.
Acetum Scillae, Nr. 6.
Oxymel Scyllae, Nr. 379.
Tinctura Scyllae, Nr. 559.

450. ***Scopolaminum hydrobromicum*** — *Skopolaminhydrobromid.*

Bromwasserstoffsaures Skopolamin.

Arzneitaxe: 0,01 = 10 Pf.

Handverkauf —. Drogisten verboten.

Farblose, ansehnliche Kristalle, rhombisch. (Geschmack bitter, kratzend.) Nach dem Verbrennen soll kein Rückstand hinterbleiben.

Leicht löslich in Wasser und in Weingeist zu einer farblosen Flüssigkeit, die bitter und zugleich kratzend schmeckt. Die Lösungen röten blaues Lackmuspapier schwach. — Wenig löslich in Äther, in Chloroform.

Sehr vorsichtig aufzubewahren. (In gelbbraunen Gläsern.)

Skopolamin $C_{17}H_{21}NO_4 + H_2O$. Skopolaminhydrobromid $C_{17}H_{21}NO_4.HBr + 3\,H_2O$.

Äußerlich. Als Mydriaticum. Wirkung etwa 5mal stärker als nach Atropin, aber von kürzerer Dauer. Wirkt nicht erhöhend auf den intraokularen Druck, setzt ihn vielmehr herab; keine entzündliche Reizung. Ersatz für Atropin, wo dasselbe nicht vertragen wird. Zu Einträuflungen 0,01—0,02 auf 10,0 Wasser. Anders: 0,005—0,03 auf 5,0. 1—2 Tropfen, tags einige Male. — Vorsicht! Leicht Intoxikation.

Subkutan 0,0001—0,0005 auf einmal als Sedativum bei Aufregungszuständen von Geisteskranken, Maniakalischen. 0,01 auf 10,0, $^1/_4$—$^1/_2$ Spritze = 0,00025 bis 0,0005.

Ferner bei Blepharospasmus, Chorea, im Excitationsstadium von Delirium tremens, Paralysis agitans, Tremor senilis, Intentionszittern.

Bei Asthma übertrifft es die Wirkungen des Atropin.

Innerlich. Wie subkutan bei aufgeregten Geisteskranken, Manie, 0,0002 bis 0,0005 (bis 0,001). Als Tropfen in Lösung oder Pillen.

Gegen Atemnot, Trigeminusneuralgie, Krämpfe, Paralysis agitans.

527. ℞ Scopolamini hydrobromici 0,02
Aquae destillatae ad 10,0.
M. D. S. Äußerlich für den Arzt. — Als Ersatz für Atropin. 1 Tropfen = 0,0001 Scopol. hydrobr. —
Zur subkutanen Injektion bei Manie, Delirium tremens im Excitationsstadium. 1 Spritze = 0,002; $^1/_2$ Spritze = 0,001; $^1/_4$ Spritze = 0,0005.

926. ℞ Scopolamini hydrobromici 0,01
Aquae destillatae ad 10,0.
M.D. in Tropfglas. S. 1—10 Tropfen in Wasser, Wein. — Als Sedativum bei Manie, Tremor senilis, Tremor intentionis, Paralysis agitans, Delirium tremens. — 200 × 1 Tropfen = 0,00005; 5 Tropfen = 0,00025; 10 Tropfen = 0,0005.

Vergiftungssymptome. Erweiterung der Pupillen, Sehstörungen. Trockenheit des Mundes und Schlundes, großer Durst. Übelkeit, Erbrechen. Sehr trockene, rote, heiße Haut. Beschleunigter Puls, beschleunigte Atmung. Rausch, heitere Delirien. Starke Jaktation, Sopor.

Antidota. Brechmittel, Magenspülung. Tannin. Morphium subkutan. Pilokarpin. Physostigmin. Chloralhydrat. Alcoholica. Kaffee. Warmes Bad, kalte Übergießungen, kalte Umschläge um den Kopf.

Größte Einzelgabe 0,001. (Früher 0,0005.)

Größte Tagesgabe 0,003. (Früher 0,002.)

Sebum = Talg.
Sebum ovile, Nr. 451.
Sebum salicylatum, Nr. 452.

Sebum bovinum = Rindstalg.

Sebum cervinum = Hirschtalg. Selten echt.

451. ***Sebum ovile*** — *Hammeltalg.*

Sebum vervecinum. Schafstalg, Schöpstalg. Unschlitt, Inselt.

Arzneitaxe: 10,0 = 10 Pf.; 100,0 = 60 Pf.

Handverkauf: Sebum tabulatum 15,0 = 10 Pf.; 100,0 = 40 Pf.; 500,0 = 1 Mk. 60 Pf.; (benzoatum 10,0 = 10 Pf.; 100,0 = 60 Pf.; carbolisatum 10,0 = 10 Pf.; 100,0 = 60 Pf.).

Weiße, feste Massen von Fett. Geruch eigenartig, nur schwach; nicht ranzig, nicht widerlich oder brenzlich.

Talg von gesunden Schafen, gewonnen durch Ausschmelzen des fetthaltigen Zellgewebes. — Schmelzpunkt bei 47—50°.

Aufzubewahren in Blechkasten, trocken und kühl.

Wird leicht oxydiert, ranzig, und reizt dann ähnlich wie Schweinefett.

Äußerlich. Als Salbenconstituens, zu festen Salben, zu Salbenmull. Als Einreibung für die Füße zur Verhütung des Wundwerdens.

Zu Pflastern.

Zu Seifen.

Zu Suppositorien.

Zu Sebum salicylatum, Nr. 452.

Größte Einzelgabe —. Größte Tagesgabe —.

Sebum ovillum — Sebum ovile.

452. *Sebum salicylatum* — *Salizyltalg.*

Arzneitaxe: 10,0 = 15 Pf.; 100,0 = 1 Mk. 5 Pf.

Handverkauf: 10,0 = 10 Pf.; 100,0 = 60 Pf.; 1/1 Dose = 50 Pf.; 1/2 Dose = 25 Pf. — Drogisten erlaubt.

Weiße Masse von Fett. Geruch nicht ranzig.

Es werden 97 Teile Hammeltalg geschmolzen im Wasserbade. Darin werden gelöst 2 Teile Salizylsäure + 1 Teil Benzoësäure.

Wird nicht so leicht ranzig wie Sebum ovile, Nr. 451.

Äußerlich. Gegen Schweiße. Bei Exkoriationen, besonders wunden Füßen. Auch bei Neigung zu Ekzemen.

Größte Einzelgabe —. Größte Tagesgabe —.

Secale. Secale cornutum, Nr. 453.
Extractum Secalis cornuti, Nr. 179.
Extractum Secalis cornuti fluidum, Nr. 180.

453. *Secale cornutum* — *Mutterkorn.*

Arzneitaxe: 10,0 = 15 Pf.; ad dispensationem grosso modo pulveratum 1,0 = 10 Pf.; 10,0 = 60 Pf.; 100,0 = 2 Mk. 50 Pf.

Handverkauf —. Drogisten verboten.

Mattdunkelviolette bis schwarze Gebilde wie vergrößerte Roggenkörner, innen weiß. Geruch eigentümlich. Geschmack (schwach) fade (unangenehm). Der Geruch entwickelt sich nach Übergießen des Mutterkorns mit 10 Teilen heißen Wassers. Der Geruch darf nicht ammoniakalisch und nicht ranzig sein.

Mutterkorn ist ein Pilz; das Sklerotion von Claviceps purpurea, gesammelt von der Roggenpflanze (Secale cereale = Roggen) kurz vor ihrer Fruchtreife und in der Ruheperiode des Pilzes. Seine Form ist länglich, an beiden Enden verjüngt, oft etwas gebogen, und gerundet dreikantig. Länge 1—3 cm (höchstens 4 cm), Dicke 2,5—5 mm (6 mm). Sein Gefüge ist derb. Seine schwarzen Flächen werden heller am Grunde. Sie sind oft eingesunken, und gewöhnlich sind sie aufgerissen bis tief in das innere Gewebe. Dies innere Gewebe ist weiß oder rötlich. Es ist gleichmäßig, parenchymartig. Bei mikroskopischer Untersuchung erscheint es farblos bis auf die violette Rindenschicht.

Vor der Aufbewahrung soll das Mutterkorn nachgetrocknet werden über Kalk, und darauf in gut schließende Gefäße getan werden, in Blechgefäße oder Glasgefäße wegen Ranzigwerden des Öls. Zum Beispiel man trocknet den Vorrat nach dem Einkauf, und füllt ihn in Gläser à 15 Gramm, verkorkt und versiegelt. — Man mahlt in Mutterkornmühlen oder Gewürzmühlen.

Aufbewahrt werden soll es nicht länger als ein Jahr. (Nur frisches Mutterkorn ist wirksam. Auch durch Pulvern und dann Aufbewahren verliert es an Wirksamkeit.) Deshalb soll das Mutterkorn nicht gepulvert vorrätig gehalten werden. Es muß frisch bereitetes Pulver abgegeben werden, grob gepulvert, wenn nicht anders verlangt wird. (Am wirksamsten ist frisches Mutterkorn im Juli und August; im November bedeutend weniger wirksam; im März fast unwirksam.)

Secale cornutum: (nach Dragendorff) 1) wirksame Bestandteile: Sklerotinsäure, Skleromucin, Sklererythrin, Skleroxanthin, Sklerojodin, 2) unwirksame Bestandteile: Mehrere Alkaloide, Cholestearin, Mykose, Mannit, Pilzcellulose, Milchsäure, fettes Öl usw. — (nach Kobert). Die Asche enthält 12—23 % Phosphorsäure, welche präformiert sind in der Droge als saure Salze von Calcium, Kalium, Magnesium, Natrium; Sklererythrin, Farbstoff — hierauf beruht der üblichste Nachweis in Brot und Mehl; Sklerojodin, Farbstoff; Sklerokristallin, Farbstoff; Skleroxanthin, Farbstoff; Neutrale Triglyceride und Fettsäuren, bis 39 % — daher ranzig werden und geringe Haltbarkeit (Methylamin und verwandte organische Ammonderivate entwickeln sich gelegentlich beim Verderben, und immer beim Erwärmen mit fixen freien Alkalien); Mykose oder Trehalose, eine Zuckerart — deshalb gären im Sommer oft wässerige Mutterkornextrakte; noch andere unwirksame Bestandteile; **Ergotinsäure** (weniger rein auch Sklerotinsäure genannt, und mit Mannan vermischt Skleromuzin genannt). Mannan ist ein gummiartiges Kohlehydrat im Mutterkorn; **Sphacelinsäure** — ist keine Säure, sondern ein Harz (gereinigt Spasmotoxin oder Sphacelotoxin genannt, meist nicht mehr wirksam) — die Ursache des Ergotismus gangraenosus. Dieses Harz schwindet beim Lagern, nach 12 Monaten kaum noch eine Spur; **Cornutin**, ein Alkaloid (in Frankreich Ergotinin genannt, nach Jacobj Chrysotoxin) — Träger der therapeutischen Wirkung. Kleine Dosen reizen bei Hochschwangeren das Lendenzentrum des Uterus im Rückenmark, und machen dadurch Uteruskontraktionen.

Cornutinum citricum in sterilisierten Lösungen in zugeschmolzenen Phiolen zu 0,005 oder in Pillen zu je 0,002 Cornutinum purum. Maximaldose 0,005.

Infuse nicht mit Sirup, weil leicht zersetzlich.

Äußerlich. Gegen Blutungen. Als Streupulver oder als Injektion in 6 % Infus. — Wässerige Mutterkornextrakte sind sauer; man darf sie daher nur subkutan geben, wenn sie vorher neutralisiert sind.

Innerlich. Zum Hervorbringen von Zusammenziehung des Uterus. In der Nachgeburtsperiode und nach Abort (nach Entfernung der Placenta). 0,25—0,5—1,0, täglich mehrmals. Pillen, Pulver, Kapseln. Als Infus 2,0—5,0 (bis 10,0) auf 100,0, Schüttelmixtur. 1 Eßlöffel einstündlich bis zweistündlich. Als Decoct ebenso. Als Pulver gewöhnlich 0,5 einmal, und wenn der Uterus nach 10—15 Minuten nicht kontrahiert ist, nochmals 0,5. Pulver ad Chartam ceratam.

Als Haemostaticum. Zum Hervorbringen von dauernder Kontraktion der Gefäße, bei Blutungen der Nase, der Lunge, des Magens, des Uterus, bei Fibromyoma uteri, Metritis, bei Purpura. Dosen wie oben. Als Haemostaticum für Kinder: 2,0—5,0 ad 100,0 Infus, bei Blutungen des Darmes, der Lungen, des Magens, der Nieren.

Bei Arteriosklerose, Blasenlähmung, Blasenschwäche. 0,2—0,3, täglich 2—3 mal.

528. ℞ Secalis cornuti recentis pulverati 0,5.
F. Pulvis. D. t. doses 4.
S. 1 Pulver zur Zeit in Oblate nach Bericht. — Zu Uteruskontraktionen. Wenn der Uterus nach 10—15 Minuten nicht kontrahiert ist, noch 1 Pulver.

529. ℞ Secalis cornuti 0,5
Pastae Cacao aromaticae 0,5.
M. f. Pulvis. D. t. doses 6 ad Chartam ceratam. S. 1 Pulver täglich bis 3 mal. — Bei Metrorrhagien.

844. ℞ Secalis cornuti 2,0—5,0
F. infusum ad 100,0
Sirupi Cinnamomi 20,0.
M. D. S. 1 Teelöffel halbstündlich bis stündlich. — Als Haemostaticum für Kinder bei Blutungen des Darmes, des Magens, der Lunge, der Nieren.

1055. ℞ Cornutini puri 0,05
Boli albae et
Aquae Glycerini qu. s., ut fiant Pilulae 50. D. S. Bis 10 (bis 20) Stück pro Tag. — Zur Verstärkung der Nachwehen, Verkleinerung des Uterus, Eintritt weißer Lochien in den ersten (8) Tagen des Wochenbettes; bei mala involutio uteri. — Das Wirksamwerden erkennt man schon an Pulsverlangsamung. — 1 Pille = 0,001 Cornutin. pur.

Zu Extractum Secalis cornuti, Nr. 179.
Zu Extractum Secalis cornuti fluidum, Nr. 180.

Vergiftungssymptome. Salivation. Übelkeit, Erbrechen. Durchfall. Atmung und Puls langsam. Puls klein. Kribbeln in Fingern und Zehen. Kopfschmerzen, Schwindel, Delirien, Sopor.

Antidota. Abführmittel. Brechmittel, Ipecacuanha. Opium, Morphium. Excitantien. Acidum tannicum.

Größte Einzelgabe 1,0. Größte Tagesgabe 5,0 (ad infusum 10,0).

Sedativa (von sedare = beruhigen) sind beruhigende Mittel, Beruhigungsmittel. Dasselbe Anodyna. Weiteres unter Hypnotika.

Sedativsalz — Acidum boricum.

Seemoos — Carrageen.

Seidlitzpulver — Pulvis aërophorus laxans.

Seife, grüne oder schwarze — Sapo kalinus venalis.

Seife, indifferente ist Drogisten zu verkaufen erlaubt.

Seife, medizinische — Sapo medicatus.

Seifen — Sapones:

Jalapenseife — Sapo jalapinus.
Kaliseife — Sapo kalinus.
Medizinische Seife — Sapo medicatus.
Schmierseife — Sapo kalinus venalis.

Seifenbalsam — Linimentum saponato-camphoratum.

Seifengeist — Spiritus saponatus.

Seifenpflaster — Emplastrum saponatum.

Seifenrinde — Cortex Quillajae.

Seifenspiritus — Spiritus saponatus.

Seignettesalz — Tartarus natronatus.

Seihtuch = Colatorium.

Semen, inis, neutrum = der Same.

Semen.

Semen Arecae, Nr. 454.
Semen Colchici, Nr. 455.
Semen Erucae, Nr. 456.
Semen Foenugraeci, Nr. 457.
Semen Lini, Nr. 458.
Semen Myristicae, 459.
Semen Papaveris, Nr. 460.
Semen Sinapis, Nr. 461.
Semen Strophanthi, Nr. 462.
Semen Strychni, Nr. 463.

Semen Amygdali amarum — Amygdalae amarae.

Semen Amygdali dulce — Amygdalae dulces.

Semen Anisi, auch Anisi vulgaris — Fructus Anisi.

454. *Semen Arecae* — *Arekanuß.*

Betelnuß.

Arzneitaxe: pulveratum 100,0 = 50 Pf.
Handverkauf: pulveratum 20,0 = 10 Pf.; 100,0 = 40 Pf.

Braune kugelige oder kegelförmige Samen. Geschmack schwach zusammenziehend (etwas herbe. Geruch schwach).

Die Samen der Areca Catechu. Hoch bis 3 cm. Größter Querdurchmesser 1,5—3 cm. Gewicht häufig ungefähr 3,0, nicht selten aber auch 10,0. Der Grund ist kreisförmig, ziemlich glatt, und oft faserig beschopft. Die Oberfläche der Nuß ist braun, höchstens stellenweise noch bedeckt von einer dünnen, gelblichen (weißlichen), abblätternden Gewebeschicht. Die oberflächliche Schicht des Samens ist sehr dünn, und läßt sich nicht abtrennen. Sie wird durchzogen von einem helleren Adernetze. Das Gewebe des Kerns ist weiß und hart, und zierlich durchzogen von dunkelbraunen Adern und Streifen. Diese bilden das hellere Adernetz auf der oberflächlichen Schicht. Anders ausgedrückt: Das hellere Adernetz der braunen Oberfläche entspricht den braunen Leisten von Ruminationsgewebe, welche in das harte weiße Endosperm eindringen. Der halbkreisförmige Nabel an der ebenen Fläche des Samens wird durchzogen von zahlreichen Leitbündeln. Im Grunde des Kerns (neben dem Nabel, unter der Mitte der ebenen Fläche) ist in der Regel eine Höhlung, welche gewöhnlich den kleinen Embryo nicht mehr erkennen läßt.

Das feine Pulver der Arekanuß ist braun.

Semen Arecae: Arecolin $C_8H_{13}NO_2$ (BOMBELON's Arekan) in der Nuß enthalten als Tannat, Arecaïn $C_7H_{11}NO_2 + H_2O$, andere Alkaloide, eisengrünenden Gerbstoff, Fett, ätherisches Öl. Kein Katechu.

Äußerlich. Als Zahnpulver, verkohlt.

Innerlich. Nicht für Menschen! Veterinär gegen Bandwürmer. Gegen Bandwurm der Schafe: Vorbereitungskur; innerlich 4,0—6,0 in Pulver. Nach 1 Stunde Oleum Ricini.

Größte Einzelgabe —. Größte Tagesgabe —.

Semen Cardamomi, auch Cardamomi minoris — Fructus Cardamomi.

Semen Carvi — Fructus Carvi.

Semen Cinae, auch Contra oder contra vermes — Flores Cinae.

Semen Coffeae tostum = Kaffee.

455. *Semen Colchici* — *Zeitlosensamen.*

Arzneitaxe —. Keine Angabe, weil es für sich „nicht verlangt wird".

Handverkauf —. Drogisten verboten.

Braune kugelige kleine Samen. Geschmack sehr bitter.

Der Samen von Colchicum autumnale. Die nahezu kugeligen Samen sind etwas zugespitzt durch den Nabelwulst, und dick bis 3 mm. Sie sind anfangs klebrig von ausgeschiedenem Zucker, grubig punktiert, oder fein runzelig. Der einseitige weiche Wulst des Samenstielrestes ist verhälnismäßig dick. Die braune Samenschale ist hart, dünn, und besteht aus zusammengefallenen Zellen. Die Samenschale umschließt ein graues, strahliges Endosperm und den sehr kleinen (0,5 mm langen) Keimling. Das graue Endosperm ist zusammengesetzt aus dickwandigen Zellen, welche Fett führen, und ist versehen mit kreisförmigen Tüpfeln.

Vorsichtig aufzubewahren. (In Blechgefäßen oder Glasgefäßen, am besten nicht über 1 Jahr.)

Semen Colchici: bis 0,28% Colchicin $C_{22}H_{25}NO_6$, Colchiceïn $C_{21}H_{23}NO_6 + \frac{1}{2}H_2O$, Sabadillsäure, fettes Öl usw. — Die Knollen enthalten 1,5% Colchicin. Colchicin ist der Methylester des Colchiceïn.

Zeitlosen-Samen ist schwer zu pulvern.

Innerlich. Als Narcoticum, Antirheumaticum, Diureticum, Drasticum 0,05—0,25, täglich mehrmals. Pillen, Pulver, Infus. Bei Gicht und chronischem Gelenkrheumatismus. Macht leicht Diarrhoe. — Gebräuchlicher sind Tinctura und Vinum Colchici, aber nur frisch wirksam.

Zu Tinctura Colchici, Nr. 542.

Zu Vinum Colchici, Nr. 597.

Vergiftungssymptome. Brennen im Munde, Durst. Große Schmerzen im Leibe, Erbrechen, Durchfälle, mit Schleimhautfetzen und auch Blut. Puls unregelmäßig und klein. Delirien. Kollaps. Konvulsionen. Respirationslähmung.

Antidota. Magenspülung, Brechmittel. Tannin. Warme Umschläge, Senfteig auf den Magen. Schleim mit etwas Opium, Haferschleim, warme Milch. Excitantien. Eventuell künstliche Respiration. Diuretica. Extractum Belladonnae.

Größte Einzelgabe 0,2. Größte Tagesgabe 1,0.

Semen Cydoniae = Quittenkerne, nicht offizinell. Arzneitaxe: 10,0 = 15 Pf. Handverkauf: 10,0 = 10 Pf.; 100,0 = 70 Pf. Schleimiges Vehikel.

456. *Semen Erucae* — *Weißer Senfsamen.*

Arzneitaxe —.

Handverkauf: 40,0 = 10 Pf.; 100,0 = 15 Pf.; 500,0 = 50 Pf.; subtiliter pulveratum 15,0 = 10 Pf.; 100,0 = 40 Pf.; 500,0 = 1 Mk. 50 Pf.

Gelbrötliche, kugelige, kleine Samen, Geschmack beim Kauen brennend scharf.

Der Samen von Sinapis alba. Die annähernd kugeligen Samen sind ungefähr 2 mm dick. Die Samenschale ist hellrötlichgelb und zartgrubig punktiert, manchmal weißschülferig. — Bei mikroskopischer Untersuchung zeigt der Querschnitt der Samenschale eine Epidermis aus Schleimzellen, darunter 2 Schichten von Zellen. Die Wände dieser Zellen sind kollenchymatisch verdickt in den Ecken. Die Keimblätter sind hellgelb und gefaltet.

Semen Erucae: 30—36% fettes Öl, ein eiweißartiges Ferment Myrosin, ein Glykosid Sinalbin $C_{30}H_{42}N_2S_2O_{15}$, Erucin. Sinalbin und Myrosin geben mit Wasser saures schwefelsaures Sinapin und Sinalbinsenföl (Schwefelcyan-Acrinyl) $C_7H_7O.NCS$; das Sinalbin wird durch das Myrosin in der wässerigen Lösung gespalten in die angegebenen Bestandteile (Sinapin und Sinalbinsenföl) und in Glykose. Das Sinalbinsenföl zersetzt sich beim Erwärmen, ist daher nicht zu destillieren, und deshalb kann Semen Erucae zu Spiritus Cochleariae Nr. 494 verwendet werden zur Wiedergewinnung des Fermentes Myrosin, welches dem Löffelkraute beim Trocknen verloren gegangen ist.

Äußerlich. Zu Umschlägen. Milder als Semen Sinapis.

Innerlich. Als Carminativum, Digestivum, Excitans. 1,0—3,0, täglich mehrmals, in kaltem Wasser.

Zu Spiritus Cochleariae, Nr. 494.

Größte Einzelgabe 3,0. Größte Tagesgabe 9,0.

Semen Foeniculi — Fructus Foeniculi.

Semen Foeni graeci — Semen Foenugraeci.

457. *Semen Foenugraeci* — *Bockhornsamen.*

Semen Faenugraeci. — Hornkleesamen.

Arzneitaxe: grosso modo pulveratum 100,0 = 15 Pf.; 200,0 = 20 Pf.; 500,0 = 40 Pf.

Handverkauf: grosso modo pulveratum 100,0 = 10 Pf.; 500,0 = 40 Pf.

Bräunliche eckige Samen. Geruch eigenartig. Geschmack eigenartig (schleimig) und bitterlich.

Die graugelblichen bis bräunlichen Samen von Trigonella Foenum graecum. Sie sind flach rautenförmig oder unregelmäßig gerundet. Länge 3—5 mm, Dicke bis 2 mm. Die Raute wird durch eine Furche, die oft nahezu diagonal läuft, geteilt in zwei mehr oder weniger ungleiche Hälften. In der kleineren Hälfte steckt das dicke Würzelchen des gelben Keimes. Es ist heraufgebogen in die Ebene der Kotyledonen und an deren Rändern. Der Keim läßt sich herauslösen, wenn man den Samen einweicht in Wasser. Er liegt unter der gelblichen, dünnen und zähen Samenschale in einer ungefärbten, derben und schleimigen Haut. Anders ausgedrückt: Die körnig rauhe Samenschale umschließt das glasige Endosperm, welches aus Kleinzellen besteht, und darin liegt der gelbe Keimling. Alle Gewebe enthalten kein Stärkemehl.

Aufzubewahren ist das Pulver in Blechkästen.

Semen Foenugraeci: unangenehm riechendes ätherisches Öl, 6% fettes Öl, 28% Schleim, 22% Aleuron, ein Alkaloid Trigonellin $C_7H_7NO_3$, Bitterstoff, Gerbsäure.

Der Same läßt sich schwer pulvern, und kommt daher meist gemahlen in den Handel.

Äußerlich. Zu Kataplasmen.

Innerlich. Als Amarum, Nutriens 0,25—1,0. Pulver, Species. Bei Verdauungsstörungen.

In der Veterinärmedizin. Namentlich zu Viehpulvern für Schafe.

Größte Einzelgabe —. Größte Tagesgabe —.

458. *Semen Lini* — *Leinsamen.*

Arzneitaxe: 100,0 = 15 Pf.; 200,0 = 25 Pf.

Handverkauf: 100,0 = 10 Pf.; 500,0 = 40 Pf.

Kleine braune, eiförmige, platte Samen. Geschmack mild, ölig, schleimig, nicht ranzig.

Die Samen von Linum usitatissimum. Sie sind eiförmig, zusammengedrückt: oder ander ausgedrückt: sie haben zwei gewölbte, spitzeiförmige Flächen, sind stumpfgenabelt, 4—6 mm lang. Die gelbliche bis braune Samenschale ist glänzend und dünn. Die Epidermis der Samenschale besteht aus Schleimzellen. Das innere Gewebe des Eiweißes, das dünne Endosperm, sowie der Keim sind weiß oder blaßgrünlich, und enthalten kein Stärkemehl, aber fettes Öl.

Aufzubewahren, von Staub befreit durch das Sieb, in Holzkästen. Das Pulver am besten in Blechgefäßen.

Semen Lini: 26 % (20—30 %) fettes Öl im Endosperm und Embryo, 6 % Schleim in den Epidermiszellen, 25 % Proteïnstoffe u. a.

Leinsamen wird mit der Zeit ranzig, und sollte jedes Jahr neu beschafft werden.

Äußerlich. Zu Kataplasmen. 1 Teil auf 2 Teile heißen Wassers. Heil oder grob gepulvert. — Semen Lini gemahlen oder zerstoßen = Farina Seminum Lini. Vgl. auch Placenta Seminis Lini, Nr. 397.

Zu Klistieren.

Zu Gurgelwässern.

Innerlich. Als Emolliens innerlich Infuse kalt bereitet; Geschmack unangenehm.

Bei Katarrhen des Darmes und der Harnwege 15,0—30,0 auf 200,0—400,0. Siehe unter Decocta über die veraltete Bezeichnung Decoctum Seminum Lini. — Anders: Als Decoct 10,0 auf 100,0 Colatur, 1 Eßlöffel 3 stündlich. Bei akuten Reizzuständen der Harnwege, Gonorrhoe, Nachtripper.

Zu Decoctum Seminis Lini, Species Lini wird der Leinsamen ungestoßen verwendet. Zu Species emollientes und als Pulvis Seminis Lini wird der Leinsamen als grobes Pulver benutzt.

949. ℞ Für 40 Pf. Leinsamen im Handverkauf (= 500,0).
Vorschrift: Zerstoßen oder gemahlen zu Kataplasmen (5 Markstück groß) auf den Tragus des Ohres 2—3 Stunden, täglich mehrmals. Nicht zu heiß und öfters erneuert. Ohrmuschel und Umgebung vorher mit gelbem Vaselin bestrichen und Ohreingang mit Watte verstopft.

Zu Species emollientes, Nr. 485.

Größte Einzelgabe —. Größte Tagesgabe 30,0 ad infusum frigidum.

Semen Lycopodii — Lycopodium.

459. *Semen Myristicae* — *Muskatnuß.*

Nuces Moschatae.

Arzneitaxe: pulveratum 1,0 = 5 Pf.

Handverkauf: 6,0 = 10 Pf.; 10,0 = 15 Pf.; pulveratum 3,0 = 10 Pf.; 10,0 = 25 Pf.

Braune kugelige Samen. Geruch aromatisch. Geschmack zugleich bitter.

Die bräunlichen, hellgraubestäubten Samenkerne von Myristica fragrans, befreit von ihrer (frisch roten, getrocknet gelben) Samenschale (Macis oder Muskatblüte). Sie sind stumpf- und kurz-eiförmig, lang gegen 3 cm, dick bis 2 cm. Nach Entfernung des hellgrauen Kalkstaubes zeigen sie eine braune Oberfläche, die runzlig ist, durchzogen von einem dichten Netze schmaler Furchen und gewöhnlich auch von breiten, flachen Längsfurchen. Auf einer Schnittfläche sieht man in das weißliche mehlige Gewebe braune Streifen eindringen, und so erscheint sie unregelmäßig gefeldert oder gefleckt. Anders ausgedrückt: Man erkennt auf einer Querschnittfläche ein Endosperm, welches Fett und Stärke führt, und in dem Endosperm braune Leisten von Ruminationsgewebe, welche ein aromatisches Sekret führen.

Aufzubewahren in Blechgefäßen.

Semen Myristicae: Oleum Nucistae oder Oleum Nucis Moschatae oder Oleum Myristicae, Muskatnußöl oder Muskatbutter (= Nr. 366), ein Gemenge bestehend aus 25—30 % fettem Öl und 8—10 % ätherischem Öl. — Oleum Myristicae aethereum enthält Terpene, Cymēn $C_{10}H_{14}$, und sauerstoffhaltige Verbindungen.

Äußerlich. Zu würzigen Umschlägen.

Innerlich. Als Digestivum, Carminativum, Excitans. 0,5—1,0, täglich mehrmals. Pillen, Pulver, Emulsion.

Größere Gaben machen Intoxikation.

Zu Spiritus Melissae compositus, Nr. 500.

Größte Einzelgabe 1,0. Größte Tagesgabe 3,0.

Semen Nucistae — Semen Myristicae.

460. *Semen Papaveris* — *Mohnsamen.*

Arzneitaxe: 10,0 = 5 Pf.
Handverkauf: 40,0 = 10 Pf.; 100,0 = 20 Pf.; 500,0 = 60 Pf.
Kleine weiße Samen von Nierenform. Geschmack mild ölig.

Die Samen von Papaver somniferum. Sie sind weißlich, nierenförmig, 1 mm lang. Die beiden Flächen sind sehr gewölbt und zierlich netzförmig gerippt mit sechseckigen Maschen. Die Samenschale ist dünn und zähe. Das innere Gewebe des Eiweißes und des Keimes ist weiß. Der Keimling liegt etwas gebogen innerhalb des weißen Endosperms.

Aufzubewahren in gut verschlossenen Gefäßen von Blech, Glas u. dgl. gegen Wurmfraß.

Semen Papaveris: bis 50 % fettes Öl (= Nr. 369. Oleum Papaveris — Mohnöl). Eiweiß. Keine Opiumalkaloide. (Kein Morphin), keine Stärke.

Semen Papaveris wird am besten jährlich neu zubeschafft, da das Mohnöl mit der Zeit ranzig wird.

Äußerlich. Als Gargarisma. Emulsion 10 ad 100.
Als Injektion in die Urethra bei Gonorrhoe.
Zu Umschlägen.

Innerlich. Als reizmilderndes Mittel bei Durchfällen, Blasenleiden, Nierenleiden. In Emulsion 5,0—15,0 auf 150,0, 1 Eßlöffel zweistündlich. Billiger als Mandeln. Vorher muß der Mohnsamen abgewaschen werden (von Staub) mit kaltem Wasser.

Emulsio communis seu Papaveris:

1056. ℞ (Berliner F. M.)
Emulsionem Seminis Papaveris 20,0 ad 185,0
Sirupi simplicis ad 200,0.
F. l. a. Emulsio. D. S. 1 Eßlöffel zweistündlich. — 1 Dosis = 68 Pf.; ½ Dosis = 55 Pf.

Zu Oleum Papaveris, Nr. 369.
Größte Einzelgabe —. Größte Tagesgabe 10,0 ad emulsionem.

Semen Papaveris album — Semen Papaveris.
Semen Phaseoli, nicht offizinell. Arzneitaxe: pulveratum 100,0 = 20 Pf. Handverkauf: subtiliter pulveratum 40,0 = 10 Pf.; 100,0 = 20 Pf.; 500,0 = 60 Pf.
Semen Quercus tostum = Eichelkaffee, nicht offizinell. Arzneitaxe: grosso modo pulveratum 100,0 = 15 Pf.; 200,0 = 25 Pf. Handverkauf: pulveratum 100,0 = 10 Pf.; 500,0 = 40 Pf.
Semen sanctum oder santonicum — Flores Cinae.

461. *Semen Sinapis* — *Senfsamen.*

Schwarzer Senf, Semen Sinapis nigrae. Das Pulver „Senfmehl".
Arzneitaxe: grosso modo pulveratum 100,0 = 30 Pf.; 200,0 = 45 Pf.; 500,0 = 90 Pf.
Handverkauf: 40,0 = 10 Pf.; 100,0 = 20 Pf.; 500,0 = 60 Pf.; grosso modo pulveratum 30,0 = 10 Pf.; 100,0 = 25 Pf.; 500,0 = 80 Pf.
Kleine rotbraune, kugelige Samen. Geschmack beim Kauen anfangs mild ölig (bitter ölig) und schwach säuerlich, dann brennend scharf. (Geruch scharf nach Senföl, tritt erst auf beim Anrühren des Samens mit Wasser.)

Die Samen von Brassica (s. Sinapis) nigra. Die Samen sind feinnetzig, grubig, annähernd kugelig, 1 mm dick. Die rotbraune, manchmal weißschülfrige Samenschale ist dünn. Sie läßt das Keimwürzelchen erkennen, welches in die Rinne der zusammengefalteten, grünlich gelben Keimblätter hinaufgebogen ist.

Senfpulver soll bei mikroskopischer Untersuchung keine fremdartigen Elemente erkennen lassen. Es soll frei sein inbesondere von Stärkekörnern, von Oxalatkristallen. Die Aleuronkörner, welche in Weingeist beobachtet werden, sollen unregelmäßige Umrisse haben, bis 0,017 mm lang, und bis 0,008 mm breit sein, und sollen zahlreiche, sehr kleine Globoide enthalten.

Semen Sinapis: 24—30% fettes Öl, myronsaures Kalium = Sinigrin (ein Glykosid), Myrosin (ein Ferment). Keine Stärke. Myronsäure und Myrosin geben mit Wasser Oleum Sinapis aethereum (Schwefelcyanallyl), 0,6—1,1%, mindestens 5%.

$$\underset{\text{Myronsaures Kalium}}{C_{10}H_{18}KNS_2O_{10}} = \underset{\text{Glykose}}{C_6H_{12}O_6} + \underset{\text{Allylsenföl}}{C_3H_5NCS} + \underset{\text{saures schwefelsaures Kalium.}}{KHSO_4}$$

Aufzubewahren ist der grobgepulverte Samen, Senfmehl, getrocknet in Blechbüchsen. Bei längerem Aufbewahren verliert er an Wirksamkeit durch Luftfeuchtigkeit.

Äußerlich. Als Rubefaciens. Gepulverter Senfsamen als Hautreiz zu Senfteigen. Sinapismus = Senfteig.

Senfteig: Frisches Senfmehl gemischt mit gewöhnlichem Mehl āā, versetzt mit lauwarmem (nicht heißem) Wasser. Als Kataplasma auf die Haut gebracht, ruft auf der Haut Hyperämie hervor in einigen Minuten. Die Haut kann eventuell bedeckt werden mit feiner Gaze. 5—15 Minuten, bis Röte und Brennen entsteht.

Zu warmen Senfbädern. Zu Vollbädern 100,0—300,0. Zu Fußbädern 50,0—100,0. Vorher stehen lassen 15 Minuten angerührt mit lauwarmem Wasser.

Zu Mundwässern und Gurgelwässern. Infus 5—10%.

Zu Pflastern.

Innerlich. 0,5—1,0 in Pulvern.

Als Emeticum 5,0—10,0. Anders: 1,0—4,0, täglich mehrmals in Pulvern bei narkotischen Vergiftungen. Infus 2—10 ad 100.

530. ℞ Semen Sinapis pulveratum
Amylum Tritici āā.
Vorschrift: Angerührt mit lauwarmem Wasser, in einem leinenen Tuch fingerdick auf die Haut gelegt, liegen bleiben 1/4—1 Stunde. — Sinapismus.

940. ℞ Für 65 Pf. grob gepulverten Senfsamen im Handverkauf (= ca. 250,0). — Vorschrift: Das Ganze zu einem Vollbad nach Bericht. — Bei Cholera, Meningitis.

Zu Charta sinapisata, Nr. 109.
Zu Oleum Sinapis, Nr. 374.
Größte Einzelgabe 4,0. Größte Tagesgabe 10,0.

Semen Sinapis albae — Semen Erucae.
Semen Sinapis nigrae, auch Sinapeos — Semen Sinapis.

462. *Semen Strophanthi* — *Strophanthussamen.*

Arzneitaxe: 10,0 = 30 Pf.
Handverkauf —. Drogisten verboten.

Graugrünliche oder graubräunliche, gurkenkernähnliche, rauhe Samen. Geschmack bitter. (Geruch schwach narkotisch.)

Samen einer Strophanthusart, vermutlich von Strophanthus Kombé (und Strophanthus hispidus, befreit von ihrer Granne. Es kommen im Handel grünbraune und weiße Samen vor. Ihre Form ist lanzettlich, schmal und flach, bis 1,7 cm lang, bis 5 mm breit, bis 3 mm dick. Sie sind leicht, und dicht besetzt mit seidenglänzenden Haaren. Die Haare sind einzellig, einfach, weich, weißlich, gelblich bis grünlich, vereinzelt auch bräunlich, und sind gerichtet nach der Spitze des Samens hin. Bei der Betrachtung gegen die Richtung der Haare erscheinen die Samen hellgrünlichbraun, sonst mehr grau. Auf der Mitte der einen flachen Seite beginnt die Raphe, welche oben in der Bruchfläche der Granne endigt. Die Spitze der unpräparierten Samen nämlich ist fein ausgezogen und trägt einen (bis 9 cm) langen, dünnen Stiel und darauf einen zarten Pappus (Haarkrone). Die behaarte Samenschale hat ein durchscheinendes Gewebe, durchzogen von feinen Spiralgefäßen. Sie läßt sich abziehen, wenn man den Samen in Wasser einweicht. Diese dünne Samenschale besteht aus zusammengefallenen, dünnwandigen Zellen. Nur die Epidermiszellen, aus deren Mitte die Haare entspringen, haben verdickte Radialwände, und zwar leistenförmig verdickte. Das dünne, häutige Endosperm ist leicht ablösbar. In demselben stecken die beiden flachen, netzaderigen Keimblättchen samt dem kurzen Würzelchen an der Spitze. Der Keim ist rein weiß. Das dünne weiße Endosperm und der gerade weiße Keimling sind in reifen Samen stärkefrei, oder sie enthalten rundliche Stärkekörner, nicht über 0,008 mm groß. Das Gewebe des Keimlings soll keine Oxalatdrusen enthalten.

Vorsichtig aufzubewahren. (In gut verschlossenen Blechbüchsen, vor Licht geschützt.)

Semen Strophanti: Ein Glykosid Strophanthin $C_{40}H_{66}O_{19}$, 24 % grünes fettes Öl, Phloroglucin. — Das Strophanthin wirkt wesentlich wie Digitalis bei Kompensationsstörungen im Blutkreislauf. Weniger zuverlässig (?), weniger energisch, weniger nachhaltig. Aber es wirkt schneller, und es cumuliert nicht. Zu längerem Gebrauch.

Innerlich. Als Ersatzmittel für Digitalis, bei Kompensationsstörungen des Herzens, kardialer Dyspnoe, Herzklopfen.

Gebraucht wird nur die Tinctura Strophanthi, Nr. 560, siehe diese. Deshalb hat das Arzneibuch für das Deutsche Reich keine Maximaldose bei Semen Strophanthi. Die Tinktur hat als größte Einzelgabe 0,5, als größte Tagesgabe 1,5.

Zu Tinctura Strophanthi, Nr. 560.

Antidota. Liquor Ammonii anisatus. Senfteig. Kampfer. Wein.

Größte Einzelgabe 0,05. (Nach CLOETTA und FILEHNE.)

Größte Tagesgabe 0,2. (Nach CLOETTA und FILEHNE.)

463. *Semen Strychni — Brechnuß.*

Arzneitaxe: pulveratum 10,0 = 5 Pf.

Handverkauf —. Drogisten verboten.

Graue, glänzende Samen vom Aussehen alter Knöpfe. Geschmack äußerst bitter.

Die scheibenförmigen Samen der Strychos Nux vomica, häufig verbogen. Sie haben einen Breitendurchmesser von 2—2,5 cm, und sind 3—5 mm dick. Sie sind dicht besetzt mit graugelben, bisweilen grünlich schimmernden Haaren. Die Haare sind schräg stehend, weich und glänzend. Weicht man die Samen in Wasser ein, so lassen sie sich zerlegen längs der, oft etwas zugeschärften, Randlinie in die beiden Hälften. Diese beiden Hälften haben ein hornartiges Endosperm, und schließen die 2 zarten Keimblättchen ein (5 mm lang) und das keulenförmige Würzelchen. Dieses gerade Würzelchen kehrt der Keimling dem Samenrande zu, und dadurch wird eine zäpfchenartige Erhöhung desselben hervorgebracht. Die Wände der Endospermzellen sind dick und ungetüpfelt. Der Inhalt der Zellen ist stärkefrei.

Vorsichtig aufzubewahren. (In Blechgefäßen oder Glasgefäßen.)

Semen Strychni: bis 4 % Strychnin $C_{21}H_{22}N_2O_2$, Brucin $C_{23}H_{26}N_2O_4$ = Dimethoxystrichnin. (Anders: Strychnin + Brucin 2,3—5,3 %, Brucin etwas mehr als Strychnin), Igasurin, Igasursäure, fettes Öl, Harz, Eiweiß. — Brucin ist therapeutisch wertlos, da ein lähmendes Stadium der Reizwirkung vorausgeht.

Nicht mit Gerbsäure, Alkalien.

Es findet sich Gewöhnung an Strychnin beim Menschen. Aber auch Accumulation von Gaben, welche 2—3 Tage und weniger auseinander liegen. Das Gift wird zurückgehalten in der Leber und im Zentralnervensystem.

Die Brechnüsse sind schwer zu pulvern; sie müssen vorher in Scheiben geschnitten und getrocknet werden.

Innerlich. Als Narcoticum, als Stomachicum bei Magenschmerzen, Verdauungsschwäche, Diarrhöen, bei Blasenlähmung, bei Paralysen, Nervenleiden, Trunksucht. 0,02—0,1. Pluver, Pillen, Decoct. Veraltet.

Zu Extractum Strychni, Nr. 181.

Zu Tinctur Strychni, Nr. 561.

Vergiftungssymptome. Cyanose. Schreckhaftigkeit und Zusammenfahren, Muskelzuckungen, Trismus, Tetanus (schon auf geringe äußere Reize). Dyspnoe. Stillstand der Atmung durch Krampf des Diaphragma.

Antidota. Magenausspülung mit Lösung von Acidum tannicum. Chloralum hydratum Injektion oder Klistier 2,0. Inhalation von Chloroform, Äther, Amylium nitrosum. Morphium subkutan. Künstliche Respiration. — Bromkalium. Kaffee. Kein Kampfer!

Größte Einzelgabe 0,1. Größte Tagesgabe 0,2.

Semen Trigonellae — Semen Foenugraeci.
Semen Zinae — Flores Cinae.
Semina Coffeae tosta = Gerösteter Kaffee.
Senega. Radix Senegae, Nr. 427.
Sirupus Senegae, Nr. 480.
Senegasirup — Sirupus Senegae.
Senegawurzel — Radix Senegae.
Senf, grüner oder schwarzer — Semen Sinapis.
Senfgeist — Spiritus Sinapis.
Senföl — Oleum Sinapis.
Senföl, ätherisches — Oleum Sinapis.
Senfpapier — Charta sinapisata.
Senfsamen — Semen Sinapis.
Senfsamen, weißer — Semen Erucae.
Senfspiritus — Spiritus Sinapis.
Senna. Folia Sennae, Nr. 215.
Sirupus Sennae, Nr. 481.
Electuarium e Senna, Nr. 144.
Infusum Sennae compositum, Nr. 265.
Pulvis Liquiritiae compositus, Nr. 409.
Species laxantes, Nr. 486.
Sennaaufguß, zusammengesetzter — Infusum Sennae compositum.
Sennalatwerge — Electuarium e Senna,
Sennasirup — Sirupus Sennae.
Sennesblätter — Folia Sennae.
Sennesblätterlatwerge oder Sennesblättermus — Electuarium e Senna.
Sericum = Seide, zum Nähen. Wird langsam resorbiert. Zum Gebrauch kocht man sie aus. Oder man bewahrt sie sterilisiert auf in 2—5% Karbolsäurelösung; in Jodoform, in Sublimat. — Handverkauf: Karbol-Nähseide Nr. 1—4 1 Flasche = 1 Mk.; 1 Rolle, 10 Meter, unpräpariert in Karton = 45 Pf.
Serpyllum siehe Herba Serpylli.

464. *Serum antidiphthericum* — *Diphtherie-Heilserum.*

Arzneitaxe:	(Arzneitaxe:) Für öffentliche Armenpflege:
Nr. 0 = 1 Mk. 20 Pf.	= 1 Mk. 5 Pf.
„ I = 2 „ 60 „	= 2 „ 15 „
„ II = 4 „ 25 „	= 3 „ 50 „
„ III = 6 „ 25 „	= 5 „ 15 „
500fach 1 ccm = 2 Mk. 25 Pf.	= 1 „ 75 „
„ 2 „ = 4 „ 25 „	= 3 „ 50 „
„ 3 „ = 6 „ 25 „	= 5 „ 25 „
„ 4 „ = 8 „ 50 „	= 7 „ — „
„ 6 „ = 12 „ 50 „	= 10 „ 50 „

Handverkauf —. Drogisten verboten.

1) Flüssiges Diphtherie-Heilserum ist eine gelbliche klare Flüssigkeit, welche höchstens einen geringen Bodensatz hat. Geruch nach dem Konservierungsmittel, Phenol oder Trikresol.

2) Festes Diphtherie-Heilserum sind gelbe durchsichtige Blättchen, oder gelblich weißes Pulver, welches sich mit 10 Teilen Wasser löst zu einer Flüssigkeit, die in Farbe und Aussehen dem flüssigen Serum entspricht.

Diphtherie-Heilserum ist Blutserum von Pferden, die immunisiert sind gegen das Diphtherie-Gift. Er wird geprüft durch das königlich preußische Institut für experimentelle Therapie in Frankfurt am Main,
(1) auf seinen Gehalt an Immunisierungs-Einheiten (= I. E.),
(2) auf Keimfreiheit,
(3) auf Gehalt an Konservierungsmitteln (Phenol oder Trikresol),
dann zum Verkauf zugelassen, und darauf von den dazu berechtigten Fabrikationsstätten in den Handel gebracht in flüssiger Form und in fester Form.

Beide, flüssiges und festes Diphtherie-Heilserum, werden nur in Fläschchen abgegeben, deren Verschluß staatlich plombiert ist, und welche eine Aufschrift haben mit Angaben über

I) die Fabrikationsstätte,
II) den Antitoxingehalt eines Kubikzentimeters,
III) den ganzen Inhalt des Fläschchens,
IV) die Kontrollnummer,
V) den Tag der Kontrolle.

Dieselben Angaben enthält die lichtdichte Verpackung, in welcher die Fläschchen abgegeben werden.

Die Plomben tragen auf der einen Seite einen Adler oder einen Löwen, auf der anderen Seite die Zahl der Immunisierungs-Einheiten (I. E.) des Gesamtinhaltes.

1) Flüssiges Diptherie-Heilserum
wird abgegeben in Fläschchen von verschiedener Form und Farbe. Der Inhalt entspricht dem Werte von 100—3000 I. E. Die gebräuchlichsten Abfüllungen sind:

Nr. 0 = 200 I. E.
Nr. I = 600 I. E. (resp. 500 I. E.)
Nr. II = 1000 I. E.
Nr. III = 1500 I. E.

Als hochwertiges Serum gilt solches Diphtherie-Heilserum, welches mehr als 300 I. E. enthält in 1 ccm.

2) Festes Diphtherie-Heilserum
ist getrocknetes, hochwertiges Diphtherie-Heilserum. Es enthält mindestens 5000 I. E. in 1 g, und enthält keinerlei antiseptische oder sonstige differente Zusätze.

Es wird abgegeben in Einzeldosen von je
250 I. E. und
1000 I. E.
in weißen Fläschchen mit Glasstöpseln von 2 ccm oder 6 ccm Inhalt.

Die Lösung soll jedesmal frisch bereitet werden mittels sterilisierten Wassers von 1 ccm auf je 250 I. E. in dem Originalfläschchen. Sie soll in den Originalfläschchen abgegeben werden, und soll klar sein bis auf kleine Eiweißflöckchen.

Nicht abgegeben werden darf in den Apotheken:
1) Serum mit starker, bleibender Trübung oder mit stärkerem Bodensatz;
2) Serum einer bestimmten Kontrollnummer, dessen Einziehung verfügt wurde.

An einem kühlen (aber frostfreien) **Orte und vor Licht geschützt aufzubewahren.**

Immunisierungs-Einheit = I. E. = diejenige Menge Diphtherie-Antitoxin, welche imstande ist, 2500 g lebenden Meerschweinchens zu schützen gegen die 10fach tödliche Menge Diphtherietoxin.

Herstellungsstätten:
1) Farbwerke vormals Meister, Lucius u. Brüning in Höchst am Main;
2) Chemische Fabrik auf Aktien, vormals E. Schering in Berlin;
3) Chemische Fabrik von E. Merck in Darmstadt;
4) Serum-Laboratorium Ruete-Enoch in Hamburg.

Die Serumtherapie muß möglichst frühzeitig einsetzen. Es müssen sogleich große Gaben gegeben werden, und keine Verzettelungen stattfinden.

Subkutane Injektion mit reiner Spritze unter die Haut der Brust unter Clavicula, der Oberschenkel, des Rückens, bis ins Unterhautzellgewebe.

Nr. 0 (200 I. E.)
Nr. I (500 resp. 600 I. E.) } prophylaktisch mit 14tägiger Schutzwirkung.
Nr. II (1000 I. E.) für leichtere Fälle.
Nr. III (1500 I. E.) für schwerere Fälle.

Festes Diphtherie-Heilserum wird seltener verwendet. Man tut destilliertes Wasser in ein Reagenzglas, steckt einen Wattepfropf in die Öffnung, bringt das

Wasser zum Kochen und läßt es 2 Minuten kochen. So erhält man sterilisiertes Wasser, läßt dies abkühlen, entfernt den Wattebausch, und tut das Wasser in das Originalfläschchen zur Bereitung der Lösung.

Beobachtete Nebenwirkungen: Scharlachähnliche Exantheme, Urticaria, Nierenreizung, Fieber, Gelenkanschwellung.

Größte Einzelgabe, Größte Tagesgabe (1500 Immunisierungs-Einheiten zu subkutaner Injektion).

Serum Bovis sterilisatum siccum pulverisatum = Serum von Kühen sterilisiert und pulversiert, nicht offizinell. Als Vehikel für Wundstreupulver.

Serum Lactis = Molke.

Setaceum = Haarseil.

Sevum — Sebum.

Seydlitz'sches Pulver = Pulvis aërophorus laxans.

Shampooing water = Kopfwasser.

Sialogoga (von σιαλος = Speichel) sind Mittel zur vermehrten Bildung von Speichel. Dasselbe Salivantia und Ptyalagoga.

Silber, salpetersaures — Argentum nitricum.

Silberglätte — Lithargyrum.

Silberglätteessig — Liquor Plumbi subacetici.

Sibernitrat — Argentum nitricum.

Silbernitrat, geschmolzenes — Argentum nitricum.

Silbernitrat, salpeterhaltiges — Argentum nitricum cum Kalio nitrico.

Silberoxyd, salpetersaures — Argentum nitricum.

Silbersalpeter — Argentum nitricum.

Sibersalze. Vergiftung durch dieselben.

Vergiftungssymptome. Schleimhaut des Mundes weißgefärbt. Leibschmerzen, Gastroenteritis, Erbrechen weißer Massen (werden schwarz am Licht). Schwindel, Bewußtlosigkeit. Parese, auch völlige Lähmungen. Konvulsionen.

Antidota. Brechmittel meist nicht nötig, weil Erbrechen schon vorhanden. Eiweiß, Milch. Kochsalz, nicht zu reichlich.

Silberschaum — Argentum foliatum.

Silkwormgut heißt eigentlich Seidenraupendarm, besteht aber aus dem Inhalt der Spinndrüsen der Seidenraupe. Die lebende Raupe wird zerrissen, und der Inhalt einer Spinndrüse ausgezogen zu einem nicht gedrehten, glatten, aseptischen Faden. Er erstarrt dabei und ist ohne Kapillarspalten (für Mikroben wie bei Seidenfäden). Jede Raupe hat 2 Drüsen. Die Fäden werden langsamer resorbiert als Seidenfäden. Nähmaterial, besonders für Laparatomien.

Siliqua dulcis oder Fructus Ceratoniae = Johannisbrot.

Siliqua Vanillae — Fructus Vanillae.

Sinapis.

Semen Sinapis, Nr. 461.
Oleum Sinapis, Nr. 374.
Spiritus Sinapis, Nr. 504.
Charta sinapisata, Nr. 109.

Siphoninpflaster im Handverkauf 1 Stück = 1 Mk.

Sirup, einfacher — Sirupus simplex.

Sirup, weißer — Sirupus simplex.

Sirupe. Vgl. Sirupi, folgender Titel.

Arzneitaxe: Säfte sind zu berechnen 10,0 = 10 Pf.; die aus teueren Waren hergestellten Sirupus Aurantii Corticis, Sirupus Citri, Sirupus Croci, Sirupus Ferri jodati, Sirupus Violae kosten 10,0 = 15 Pf.; Sirupus simplex 10,0 = 5 Pf.; 100,0 = 30 Pf.

Handverkaufstaxe —.

Sirupe — Sirupi:

Brechwurzelsirup — Sirupus Ipecacuanhae.
Eibischsirup — Sirupus Althaeae.
Eisenjodürsirup — Sirupus Ferri jodati.
Eisenzuckersirup — Sirupus Ferri oxydati.
Himbeersirup — Sirupus Rubi Idaei.
Kirschensirup — Sirupus Cerasorum.
Kreuzdornbeerensirup — Sirupus Rhamni catharticae.
Mandelsirup — Sirupus Amygdalarum.
Mannasirup — Sirupus Mannae.

Mohnsirup — Sirupus Papaveris.
Pfefferminzsirup — Sirupus Menthae.
Pomeranzenschalensirup — Sirupus Aurantii Corticis.
Rhabarbersirup — Sirupus Rhei.
Senegasirup — Sirupus Senegae.
Sennasirup — Sirupus Sennae.
Süßholzsirup — Sirupus Liquiritiae.
Weißer Sirup — Sirupus simplex.
Zimtsirup — Sirupus Cinnamomi.

Sirupi — *Sirupe.*

Arzneitaxe: Vgl. Sirupe, vorhergehender Titel.

Drogisten verboten.

Herstellung. Sofern nicht ein anderes Verfahren vorgeschrieben wird, wird Zucker nach den angegebenen Verhältnissen aufgelöst in Wasser, oder in anderen bestimmten Flüssigkeiten. Dieses Auflösen geschieht bei gelinder Wärme. Die Lösung wird einmal aufgekocht. Endlich wird durchgeseiht oder filtriert. Vor diesem Durchseihen oder Filtrieren wird aber das Gewicht, welches der Sirup haben soll, hergestellt durch Zusatz von Wasser.

Jeder Sirup muß klar sein, ausgenommen der Mandelsirup, Nr. 466.

Klare Sirupe gewinnt man durch Zusatz von dünn gerührtem Hühnereiweiß, 1 Gramm auf 1 Liter Sirup, so lange er kalt ist, dann kochen, und abschäumen. Zusatz nicht zu den Sirupen mit Spiritus. Zum Durchseihen feines Müllertuch. Kochen nicht in Zinnkesseln über freiem Feuer.

Die roten Sirupe verfärben sich bei Zusatz von Natrium bicarbonicum, Liquor Ammonii anisatus und von anderen Alkalien.

Betreffs Farbencorrigentien siehe die einzelnen Sirupe Nr. 465—482.

Rote Sirupe — ohne pharmakologische Wirkung:

Sirupus Cerasorum (Kirsche) Nr. 468.
Sirupus Malvae arboreae (Stockrose).
Sirupus Mori (Maulbeere).
Sirupus Phytolaccae (Kermesbeere).
Sirupus Rhoeados (Klatschmohn).
Sirupus Ribis rubri (Johannisbeere).
Sirupus Rubi Idae (Himbeere), Nr. 479.
Abführend: Sirupus Rhamni catharticae, Nr. 477.

Sirupus.

Sirupus Althaeae, Nr. 465.
Sirupus Amygdalarum, Nr. 466.
Sirupus Aurantii Corticis, Nr. 467.
Sirupus Cerasorum, Nr. 468.
Sirupus Cinnamomi, Nr. 469.
Sirupus Ferri jodati, Nr. 470.
Sirupus Ferri oxydati, Nr. 471.
Sirupus Ipecacuanhae, Nr. 472.
Sirupus Liquiritiae, Nr. 473.
Sirupus Mannae, Nr. 474.
Sirupus Menthae, Nr. 475.
Sirupus Papaveris, Nr. 476.
Sirupus Rhamni catharticae, Nr. 477.
Sirupus Rheï, Nr. 478.
Sirupus Rubi Idaei, Nr. 479.
Sirupus Senegae, Nr. 480.
Sirupus Sennae, Nr. 481.
Sirupus simplex, Nr. 482.

Sirupus albus — Sirupus simplex.

465. *Sirupus Althaeae* — *Eibischsirup.*

Arzneitaxe: 10,0 = 10 Pf.; 100,0 = 60 Pf.

Handverkauf: 20,0 = 10 Pf.; 100,0 = 40 Pf. — Drogisten verboten.

Klarer, etwas gelblicher Sirup.

2 Teile Eibischwurzel, grob zerschnitten, werden abgewaschen mit Wasser. Dann werden sie ausgezogen mit 1 Teil Weingeist und + 50 Teilen Wasser, 3 Stunden bei 15—20°, ohne Umrühren. Dann wird durchgeseiht ohne Pressung. Aus 37 Teilen der so erhaltenen Flüssigkeit + 63 Teilen Zucker werden bereitet 100 Teile Sirup.

Aufzubewahren in völlig ausgetrockneten Flaschen mit Korkstopfen. Leicht zersetzlich in der Wärme.

Als Farbencorrigens wasserhell in neutralen, sauren und alkalischen Mischungen.

Innerlich. Als Expectorans teelöffelweise. Auch mit Sirupus Ipecacuanhae, Nr. 472. Besonders für Kinder bei Katarrhen der Respirationsorgane.

Als Zusatz zu expektorierenden Mixturen 20,0 zu 100,0.

531. ℞ Für 40 Pf. Eibischsirup im Handverkauf (= 100,0).
Vorschrift: 1 Teelöffel zur Zeit als Expectorans für Kinder.

Größte Einzelgabe —. Größte Tagesgabe 20,0 ad mixturam.

466. *Sirupus Amygdalarum* — *Mandelsirup.*

Arzneitaxe: 10,0 = 10 Pf.
Handverkauf: 15,0 = 10 Pf.; 100,0 = 50 Pf. — Drogisten verboten.
Weißlicher, nicht klarer Sirup.

Es werden geschält 15 Teile süße Mandeln und 3 Teile bittere Mandeln. Dann abgewaschen. Darauf angestoßen zu einer Emulsion mit 40 Teilen Wasser. Endlich durchgeseiht.

Aus 40 Teilen der so erhaltenen Flüssigkeit + 60 Teilen Zucker werden bereitet 100 Teile Sirup.

Aufzubewahren in völlig ausgetrockneten Flaschen mit Korkstopfen.

Als Farbencorrigens milchig in neutralen und alkalischen Mischungen. In saurer Mischung zersetzt sich der Sirup unter Ölabscheidung.

Vor der Dispensation muß der Sirup kräftig durchgeschüttelt werden.

Innerlich. Als Reizmilderungsmittel teelöffelweise.

Als Ersatz von Emulsion süßer Mandeln, mit Wasser verdünnt; siehe unten.

Als geschmacksverbessernder Zusatz zu Mixturen 20,0 zu 100,0.

Emulsio Amygdalarum im Handverkauf = 1 Teil Sirupus Amygdalarum + 5 Teile Aqua. 150,0 cum vitro = 50 Pf.; 500,0 = 1 Mk.

Größte Einzelgabe —. Größte Tagesgabe 20,0 ad mixturam.

Sirupus amygdalinus — Sirupus Amygdalarum.

467. *Sirupus Aurantii Corticis* — *Pomeranzenschalensirup.*

Arzneitaxe: 10,0 = 15 Pf.
Handverkauf: 15,0 = 10 Pf.; 100,0 = 50 Pf. — Drogisten verboten.
Klarer, gelblichbrauner Sirup. (Geschmack bitter aromatisch.)

1 Teil Pomeranzenschalen, grob zerschnitten, werden ausgezogen mit 9 Teilen Weißwein, 2 Tage bei 15—20°, unter wiederholtem Umrühren. Dann filtriert.

Aus 8 Teilen der so erhaltenen Flüssigkeit + 12 Teilen Zucker werden bereitet 20 Teile Sirup.

Aufzubewahren in völlig ausgetrockneten Flaschen mit Korkstopfen.

Als Farbencorrigens goldgelb in neutralen und sauren Mischungen; etwas dunkler in alkalischen Mischungen.

Innerlich. Als Amarum aromaticum, Geschmackscorrigens für aromatische und bittere Mixturen z. B. für Lösungen von Chloralum hydratum, Nr. 115.

Als Zusatz zu Mixturen 20,0 ad 150,0.

Auch zum Getränk mit Wasser.

Größte Einzelgabe —. Größte Tagesgabe 20,0 ad mixturam.

Sirupus Aurantii Florum = Pomeranzenblütensirup. Arzneitaxe: 10,0 = 10 Pf. Handverkauf: 20,0 = 10 Pf.; 100,0 = 40 Pf.

Sirupus Balsami peruviani = Perubalsamsirup. Arzneitaxe: 10,0 = 10 Pf. Handverkaufstaxe —.

Sirupus Balsami tolutani = Tolubalsamsirup. Arzneitaxe —. Handverkaufstaxe —.

Sirupus Capitum Papaveris — Sirupus Papaveris.

Sirupus Cerasi — Sirupus Cerasorum.

468. *Sirupus Cerasorum* — *Kirschensirup.*

Arzneitaxe: 10,0 = 10 Pf.
Handverkauf: 40,0 = 10 Pf.; 100,0 = 20 Pf.; 500,0 = 80 Pf.
Klarer, dunkelpurpurroter Sirup.

Es werden zerstoßen schwarze saure Kirschen mit ihren Kernen. Dann läßt man sie stehen in einem bedeckten Gefäße bei ungefähr 20°, unter wiederholtem Umrühren, und zwar so lange, bis eine abfiltrierte Probe von 1 Raumteil sich ohne Trübung mischt mit ½ Raumteil Weingeist. Ist dies der Fall, dann wird abgepreßt und filtriert.

Aus 7 Teilen der so erhaltenen Flüssigkeit und 13 Teilen Zucker werden bereitet 20 Teile Sirup.

Aufzubewahren in Mineralwasserflaschen, gut verschlossen und verpicht; große Mengen läßt man vorher erkalten unter dichtem Pergamentpapierverschluß, dann füllt man sie in Glasballons. Lichtschutz ratsam.

Als Farbencorrigens dunkelrot in neutralen Mischungen, weinrot in sauren Mischungen. Der Sirup wird aber misfarbig bläulichgrün in alkalischen Mischungen. — Also nicht mit Natrium bicarbonicum, Liquor Ammonii anisatus und anderen Alkalien. Nicht mit Metallsalzen.

Innerlich. Als Geschmackscorrigens. Zusatz zu säuerlichen und abführenden Mixturen 20,0 zu 150,0.

Zum Getränk mit Wasser.

Größte Einzelgabe —. Größte Tagesgabe 20,0 ad mixturam.

469. *Sirupus Cinnamomi* — *Zimtsirup.*

Arzneitaxe: 10,0 = 10 Pf.

Handverkauf: 15,0 = 10 Pf.; 100,0 = 40 Pf. — Drogisten verboten.

Klarer, rötlichbrauner Sirup.

1 Teil chinesischer Zimt, grob gepulvert, wild ausgezogen mit 5 Teilen Zimtwasser, 2 Tage bei 15—20°, unter wiederholtem Umschütteln. Dann filtriert.

Aus 4 Teilen der so erhaltenen Flüssigkeit + 6 Teilen Zucker werden bereitet 10 Teile Sirup.

Aufzubewahren in völlig ausgetrockneten Flaschen mit Korkstopfen. Ziemlich haltbar.

Als Farbencorrigens rötlichgelb in neutralen und sauren und alkalischen Mischungen.

Innerlich. Als Geschmackscorrigens, besonders für aromatische, bittere und widerliche Mixturen. Zusatz zu Mixturen 20,0 zu 150,0.

Größte Einzelgabe —. Größte Tagesgabe 20,0 ad mixturam.

Sirupi Citri. Arzneitaxe: 10,0 = 15 Pf. Handverkauf: 15,0 = 10 Pf.; 100,0 = 50 Pf.

Sirupus communis = Melasse oder brauner Sirup.

Sirupus Corticum, auch Corticum Aurantiorum — Sirupus Aurantii Corticis.

Sirupus Croci. Arzneitaxe: 10,0 = 15 Pf. Handverkaufstaxe —.

Sirupus Diacodii — Sirupus Papaveris.

Sirupus domesticus — Sirupus Rhamni catharticae.

Sirupus emulsivus — Sirupus Amygdalarum.

Sirupus ferratus — Sirupus Ferry oxydati.

470. *Sirupus Ferri jodati* — *Eisenjodürsirup.*

Arzneitaxe: 10,0 = 15 Pf.; 100,0 = 1 Mk. 15 Pf.

Handverkauf —. Drogisten verboten.

1,0 = 14 Tropfen. 1 Tropfen = 0,074 (Eschbaum).

Klarer, farbloser Sirup, höchstens gelblich.

Es werden übergossen 41 Teile Jod mit 50 Teilen Wasser. In diese Mischung werden nach und nach eingetragen 12 Teile gepulvertes Eisen unter fortwährendem Umrühren und, wenn nötig, unter Abkühlen. Es entsteht eine grünliche Lösung. Diese wird filtriert durch ein kleines Filter in 850 Teile kalten weißen Sirup. Darauf wird das Gewicht des Sirups auf 1000 Teile gebracht durch Auswaschen des Filters mit destilliertem Wasser.

100 Teile Eisenjodürsirup enthalten 5 Teile Eisenjodür. (Vgl. Liquor Ferri jodati, Nr. 296. Eisenjodür FeJ_2, Ferrojodid, Ferrum jodatum, enthält 82% Jod.)

Aufzubewahren in kleinen weißen Flaschen mit Glasstöpsel oder mit Korkstopfen unterlegt mit Pergamentpapier, im direkten Sonnenlicht.

Als Corrigens wasserhell in neutralen Mischungen. Der Sirup zersetzt sich aber in sauren und alkalischen Mischungen. Auch nicht mit Gerbsäure!

Innerlich. Bei Skrofulose, skrofulöser Anämie und Katarrhen. 1,0—5,0 bis 6,0, täglich mehrmals. Auch verdünnt mit Sirupus simplex, Nr. 482. Namentlich für skrofulöse und syphilitische Kinder. Anders: Tropfenweise bis teelöffelweise in Milch.

Kobert: Das Präparat zersetzt sich im Darm und ist nicht rationell.

532. ℞ Sirupi Ferri jodati 50,0.
D. S. 1 Teelöffel in Milch täglich mehrmals. — Bei Skrofulose.

Größte Einzelgabe 6,0. Größte Tagesgabe 18,0.

471. *Sirupus Ferri oxydati* — *Eisenzuckersirup.*

Sirupus Ferri oxydati solubilis. Eisensirup.

Arzneitaxe: 10,0 = 10 Pf.; 100,0 = 70 Pf.
Handverkauf: 20,0 = 10 Pf.; 100,0 = 40 Pf.; 500,0 = 1 Mk. 20 Pf.
Drogisten verboten.

Klarer, dunkelrotbrauner Sirup.

Es werden gemischt 1 Teil Eisenzucker (Ferrum oxydatum saccharatum, Nr. 187) + 1 Teil Wasser + 1 Teil weißer Sirup.

100 Teile Eisensirup enthalten 1 Teil Eisen.

Aufzubewahren in völlig ausgetrockneten Flaschen mit Korkstopfen.

Als Farbencorrigens dunkelbraun in neutralen und alkalischen Mischungen. Der Sirup zersetzt sich in sauren Mischungen.

Innerlich. Gegen Chlorose tropfenweise bis teelöffelweise. Anders: 1,5—10,0, täglich mehrmals. Anders: Nur rein 1/2—2 Teelöffel, täglich 3—4 mal. Gegen Arsenvergiftung 3 Teelöffel 1/4 stündlich, später weniger.

Größte Einzelgabe 10,0. Größte Tagesgabe 30,0.

Sirupus Foeniculi. Arzneitaxe: 10,0 = 10 Pf.; Handverkauf: 15,0 = 10 Pf.; 100,0 = 40 Pf.

Sirupus Fragrariae = Erdbeersirup.

Sirupus Glycyrrhizae — Sirupus Liquiritiae.

472. *Sirupus Ipecacuanhae* — *Brechwurzelsirup.*

Arzneitaxe: 10,0 = 10 Pf.
Handverkauf —. Drogisten verboten.

Klarer, gelblicher Sirup.

1 Teil Brechwurzel, fein zerschnitten, wird ausgezogen mit 5 Teilen Weingeist + 40 Teilen Wasser, 2 Tage bei 15—20°, unter wiederholtem Umrühren. Dann filtriert.

Aus 40 Teilen der so erhaltenen Flüssigkeit + 60 Teilen Zucker werden bereitet 100 Teile Sirup.

Aufzubewahren in völlig ausgetrockneten Flaschen mit Korkstöpsel. Recht haltbar.

Als Farben-Corrigens wasserhell in neutralen und sauren Mischungen; bräunlich in alkalischen Mischungen.

Innerlich. Als Zusatz zu expektorierenden Mixturen 20,0 zu 150,0.
Als Brechmittel mit Sirupus Althaeae āā, für Kinder teelöffelweise.
Als Zusatz zu Brechmittelmixturen.

Vergiftung durch Ipecacuanha siehe Radix Ipecacuanhae, Nr. 419.

Größte Einzelgabe —. Größte Tagesgabe 20,0 ad mixturam.

473. *Sirupus Liquiritiae* — *Süßholzsirup.*

Arzneitaxe: 10,0 = 10 Pf.
Handverkauf: 15,0 = 10 Pf.; 100,0 = 40 Pf. — Drogisten verboten.

Klarer, brauner Sirup.

4 Teile Süßholz, grob zerschnitten, werden ausgezogen mit 1 Teil Ammoniakflüssigkeit + 20 Teilen Wasser, 12 Stunden bei 15—20°, unter wiederholtem Umrühren. Dann ausgepreßt. Die abgepreßte Flüssigkeit wird einmal zum Sieden erhitzt. Dann eingedampft im Wasserbade auf 2 Teile. Dann versetzt

mit 2 Teilen Weingeist, und stehen gelassen 12 Stunden. Darauf wird die Mischung filtriert. Das Filtrat wird auf 20 Teile gebracht durch Zusatz von weißem Sirup.

Aufzubewahren in völlig ausgetrockneten Flaschen mit Korkstöpsel. Sehr haltbar.

Als Farbencorrigens gelbbraun in neutralen, sauren und alkalischen Mischungen.

Innerlich. Als Corrigens 15,0—30,0.

Als Zusatz zu expektorierenden Mixturen 15,0 zu 120,0 oder 20,0 zu 150,0.

Größte Einzelgabe —. Größte Tagesgabe 20,0 ad mixturam.

Sirupus Malvae arboreae = Stockrosensirup.

474. *Sirupus Mannae — Mannasirup.*

Kindersäftchen.

Arzneitaxe: 10,0 = 10 Pf.

Handverkauf: 15,0 = 10 Pf.; 100,0 = 50 Pf.; Sirupus Mannae cum Rheo 15,0 = 10 Pf.; 100,0 = 50 Pf. — Drogisten verboten.

Klarer, gelblicher Sirup.

10 Teile Manna werden gelöst in einem Gemische von 2 Teilen Weingeist + 33 Teilen Wasser. Dann filtriert.

Aus dem Filtrate und 55 Teile Zucker werden bereitet 100 Teile Sirup.

Aufzubewahren in kleinen Gläsern, heiß eingefüllt, Korkstopfen überbunden und mit Paraffin überzogen samt Flaschenhals. Mannasirup ist wenig haltbar.

Als Corrigens wasserhell in neutralen und sauren Mischungen; etwas weniger hell in alkalischen Mischungen.

Innerlich. Als Corrigens.

Als gelindes Abführmittel, besonders für Kinder 1 Teelöffel stündlich bis zur Wirkung. Besser mit anderen Sirupen, Sirupus Rheï, Nr. 478, oder Sirupus Sennae, Nr. 481, oder Sirupus Rhamni catharticae, Nr. 477. Mixtur 30,0 zu 100,0.

845. ℞ Für 10 Pf. Mannasirup im Handverkauf (= 15,0).
Vorschrift: 1 Teelöffel stündlich bis zur Wirkung. — Gelindes Abführmittel für kleine Kinder.

846. ℞ Für 10 Pf. Sirupus Mannae cum Rheo im Handverkauf (= 15,0). — Vorschrift: 1 Teelöffel morgens und abends. — Abführmittel für kleine Kinder.

847. ℞ Sirupi Mannae 10,0
Sirupi Rheï 10,0.
M. D. S. 1 Teelöffel, täglich mehrmals. — Abführmittel für kleine Kinder.

Größte Einzelgabe —. Größte Tagesgabe 30,0 ad mixturam.

Sirupus mannatus — Sirupus Mannae.

475. *Sirupus Menthae — Pfefferminzsirup.*

Sirupus Menthae piperitae.

Arzneitaxe: 10,0 = 10 Pf.

Handverkauf: 15,0 = 10 Pf.; 100,0 = 40 Pf. (Sirupus Menthae crispae 15,0 = 10 Pf.; 100,0 = 40 Pf.) — Drogisten verboten.

Klarer, grünlichbrauner Sirup.

2 Teile Pfefferminzblätter, mittelfein zerschnitten, werden durchfeuchtet mit 1 Teil Weingeist. Darauf ausgezogen mit 10 Teilen Wasser, 1 Tag bei 15—20° unter wiederholtem Umrühren. Sodann wird ausgepreßt und filtriert.

Aus 7 Teilen der so erhaltenen Flüssigkeit + 13 Teilen Zucker werden bereitet 20 Teile Sirup.

Aufzubewahren in völlig ausgetrockneten Flaschen mit Korkstöpsel. Man halte nur kleine Mengen vorrätig.

Als Farbencorrigens grünlichbraun in neutralen, sauren und alkalischen Mischungen.

Innerlich. Als Geschmackscorrigens, als Carminativum. Zusatz zu Mixturen 20,0 zu 150,0.

Größte Einzelgabe —. Größte Tagesgabe 20,0 ad mixturam.
Sirupus Menthae piperitae — Sirupus Menthae.
Sirupus Mori = Maulbeersirup. Arzneitaxe: 10,0 = 10 Pf. Handverkauf: 15,0 = 10 Pf.; 100,0 = 40 Pf.

476. *Sirupus Papaveris* — *Mohnsirup.*

Sirupus Diacodii. Beruhigungssaft.
Arzneitaxe: 10,0 = 10 Pf.
Handverkauf: 15,0 = 10 Pf.; 100,0 = 40 Pf. — Drogisten verboten.
Klarer, bräunlichgelber Sirup.

10 Teile Mohnköpfe, mittelfein zerschnitten, werden durchfeuchtet mit 7 Teilen Weingeist. Dann ausgezogen mit 70 Teilen Wasser, 24 Stunden bei 15—20°, unter wiederholtem Umrühren. Darauf ausgepreßt. Die abgepreßte Flüssigkeit wird einmal zum Sieden erhitzt. Dann eingedampft im Wasserbade auf 35 Teile. Dann filtriert.

Aus dem Filtrate + 65 Teilen Zucker werden bereitet 100 Teile Sirup. (100 Teile enthalten also das Extrakt aus 10 Teilen unreifer Mohnköpfe; 0,02 % Morphin. Vgl. Nr. 229, Fructus Papaveris immaturi.)

Aufzubewahren in kleinen Flaschen, heiß eingefüllt, sorgfältig verschlossen, Kork mit Paraffin überzogen. Wenig haltbar.

Innerlich. Als schwaches Narcoticum, Sedativum teelöffelweise.

Als Zusatz zu beruhigenden Mixturen, besonders für Kinder. — Da 100,0 enthalten 0,02 Morphin, so 50,0 = 0,01 Morphin; 150,0 = 0,03 Morphin = größte Einzelgabe für Morphin; 500,0 = 0,1 Morphin = größte Tagesgabe für Morphin.

Größte Einzelgabe 5,0. Größte Tagesgabe 15,0.

Sirupus Phytolaccae = Kermesbeerensirup. Arzneitaxe —. Handverkaufstaxe —.

477. *Sirupus Rhamni catharticae* — *Kreuzdornbeerensirup.*

Sirupus Spinae cervinae oder domesticus.
Arzneitaxe: 10,0 = 10 Pf.
Handverkauf: 15,0 = 10 Pf.; 100,0 = 40 Pf. — Drogisten verboten.
Klarer, violettroter Sirup. (Geschmack unangenehm.)

Frische Kreuzdornbeeren werden zerstoßen. Danach läßt man sie in einem bedeckten Gefäße stehen bei ungefähr 20°, unter wiederholtem Umrühren. Dies dauert so lange, bis von einer abfiltrierten Probe 1 Raumteil sich ohne Trübung mischt mit $^1/_2$ Raumteil Weingeist. Dann wird abgepreßt und filtriert.

Aus 7 Teilen der so erhaltenen Flüssigkeit + 13 Teilen Zucker werden bereitet 20 Teile Sirup.

Aufzubewahren in Mineralwasserflaschen, heiß eingefüllt, gut verschlossen und verpicht. Große Mengen läßt man vorher erkalten unter dichtem Pergamentverschluß, und füllt sie dann in Glasballons. Schutz vor Licht ratsam.

Als Farbencorrigens dunkelviolettrot in neutralen Mischungen, weinrot in sauren Mischungen, smaragdgrün in alkalischen Mischungen. — Der Sirup wird mit der Zeit blasser, endlich braungrün.

Innerlich. Als Abführmittel für Kinder $^1/_2$—1 teelöffelweise. Für Erwachsene eßlöffelweise, 1—4 Eßlöffel. Mixtur 10,0—20,0 zu 100,0.

*533. ℞ Für 40 Pf. Kreuzdornbeerensirup im Handverkauf (= 100,0).
Vorschrift: 1 Eßlöffel zur Zeit. — Sicheres Abführmittel von unangenehmem Geschmacke.

848. ℞ Für 10 Pf. Kreuzdornbeerensirup im Handverkauf (= 15,0).
Vorschrift: $^1/_2$—1 Teelöffel zur Zeit. — Abführmittel für Kinder.

Größte Einzelgabe 15,0. Größte Tagesgabe 60,0.

478. *Sirupus Rheï* — *Rhabarbersirup.*

Rhabarbersaft.
Arzneitaxe: 10,0 = 10 Pf.
Handverkauf: 15,0 = 10 Pf.; 100,0 = 40 Pf. — Drogisten verboten.
Klarer, braunroter Sirup.

10 Teile Rhabarber, in Scheiben zerschnitten, + 1 Teil Kaliumcarbonat + 1 Teil Natriumborat werden ausgezogen mit 80 Teilen Wasser, 12 Stunden bei 15—20°, unter wiederholtem Umrühren. Darauf gelinde ausgedrückt. Die gewonnene Flüssigkeit wird zum Aufkochen erhitzt. Erkalten lassen, filtriert.

Aus 60 Teilen der so erhaltenen Flüssigkeit + 20 Teilen Zimtwasser + 120 Teilen Zucker werden bereitet 200 Teile Sirup.

Aufzubewahren in kleinen, ganz gefüllten Flaschen, wohl verschlossen. Leicht verderblich.

Als Farbencorrigens hellbraunrot in neutralen Mischungen, braunrot in alkalischen Mischungen. Der Sirup zersetzt sich flockig in sauren Mischungen.

Innerlich. Als leichtes Abführmittel für Kinder. Teelöffelweise bis eßlöffelweise.

Als Adjuvans für Abführmittel.

Als Stomachicum.

Als Corrigens.

534. ℞ Für 40 Pf. Rhabarbersirup im Handverkauf (= 100,0).
Vorschrift: 1 Teelöffel zur Zeit. — Leichtes Abführmittel für kleine Kinder.

Größte Einzelgabe 15,0. Größte Tagesgabe 50,0.

Sirupus Rhoeados = Klatschmohnsirup. Arzneitaxe: 10,0 = 10 Pf.; Handverkauf: 15,0 = 10 Pf.; 100,0 = 40 Pf.

Sirupus Ribis = Stachelbeersirup. Arzneitaxe: 10,0 = 10 Pf. Handverkauf: 30,0 = 10 Pf.; 100,0 = 25 Pf.; 500,0 = 1 Mk.

Sirupus Ribis rubri = Johannisbeersirup. Arzneitaxe —. Handverkaufstaxe —.

479. *Sirupus Rubi Idaei* — *Himbeersirup.*

Arzneitaxe: 10,0 = 10 Pf., 100,0 = 60 Pf.

Handverkauf: 40,0 = 10 Pf.; 100,0 = 20 Pf.; 500,0 = 80 Pf.

Klarer, roter Sirup. (Geruch und Geschmack angenehm.)

Frische Himbeeren werden zerdrückt. Dann läßt man sie stehen in einem bedeckten Gefäße bei ungefähr 20°, unter wiederholtem Umrühren. Dies dauert so lange, bis von einer abfiltrierten Probe 1 Raumteil sich ohne Trübung mischt mit $^1/_2$ Raumteil Weingeist. Dann wird abgepreßt und filtriert.

Aus 7 Teilen der so gewonnenen Flüssigkeit + 13 Teile Zucker werden bereitet 20 Teile Sirup.

Amylalkohol soll sich nicht rotfärben beim Schütteln mit Himbeersirup.

Aufzubewahren im Dunkeln in völlig ausgetrockneten Flaschen mit Korkstopfen.

Als Farbencorrigens rot in neutralen Mischungen, hellweinrot in sauren Mischungen. Der Sirup wird aber mißfarbig grünviolett in alkalischen Mischungen. Also nicht mit Natrium bicarbonicum, Liquor Ammonii anisatus und anderen Alkalien. Nicht mit Metallsalzen.

Innerlich. Als Geschmackscorrigens. Als Zusatz zu Mixturen, namentlich säuerlichen. 30,0 zu 150,0.

Als kühlendes Getränk verdünnt mit Wasser oder kohlensaurem Wasser, auch mit Acidum hydrochloricum dilutum, Nr. 20, oder Acidum phosphoricum, Nr. 25.

Größte Einzelgabe —. Größte Tagesgabe 30,0 ad mixturam.

Sirupus Sacchari — Sirupus simplex.

480. *Sirupus Senegae* — *Senegasirup.*

Arzneitaxe: 10,0 = 10 Pf.

Handverkauf: 10,0 = 10 Pf.; 100,0 = 70 Pf. — Drogisten verboten.

Klarer, gelblicher Sirup.

1 Teil Senegawurzel, mittelfein zerschnitten, wird ausgezogen mit 1 Teil Weingeist + 9 Teilen Wasser, 2 Tage lang bei 15—20°, unter wiederholtem Umrühren. Dann wird ausgepreßt und filtriert.

Aus 8 Teilen der so erhaltenen Flüssigkeit + 12 Teilen Zucker werden bereitet 20 Teile Sirup.

Aufzubewahren in völlig ausgetrockneten Flaschen mit Korkstöpsel. Ziemlich haltbar.

Als Farbencorrigens hellbraun in neutralen und sauren Mischungen, gelbbraun in alkalischen Mischungen.

Innerlich. Als Expectorans. Für Kinder teelöffelweise.

Als Zusatz zu expectorierenden Mixturen 25,0 zu 100,0.

Größte Einzelgabe —. Größte Tagesgabe 25,0 ad mixturam.

481. *Sirupus Sennae* — *Sennasirup.*

Arzneitaxe: 10,0 = 10 Pf.

Handverkauf: 15,0 = 10 Pf.; 100,0 = 40 Pf. — Drogisten verboten.

Klarer, brauner Sirup.

10 Teile Sennesblätter, mittelfein zerschnitten, + 1 Teil gequetschter Fenchel werden durchfeuchtet mit 5 Teilen Weingeist. Dann ausgezogen mit 60 Teilen Wasser 12 Stunden bei 15—20°, unter wiederholtem Umrühren. Darauf wird durchgeseiht ohne Pressung. Das Durchgeseihte wird einmal zum Sieden erhitzt. Sodann stehen gelassen in einem bedeckten Gefäße zum Erkalten. Darauf filtriert.

Aus 35 Teilen der so erhaltenen Flüssigkeit + 65 Teilen Zucker werden bereitet 100 Teile Sirup.

Wird Sennasirup mit Manna verordnet, so sind Sennasirup + Mannasirup zu gleichen Teilen gemischt zu verabfolgen.

Aufzubewahren in kleinen gut verschlossenen Flaschen.

Als Farbencorrigens braun in neutralen, sauren und alkalischen Mischungen.

Innerlich. Als schwach abführendes Mittel, namentlich für Kinder teelöffelweise.

Als Zusatz zu abführenden Mixturen.

Sirupus Sennae cum Manna.

535. ℞ Sirupi Sennae 10,0
Sirupi Mannae 10,0.
M. D. S. 1 Teelöffel stündlich bis zur Wirkung.

536. ℞ Für 40 Pf. Sennasirup im Handverkauf (= 100,0).
Vorschrift: Teelöffelweise. — Abführmittel für kleine Kinder.

Größte Einzelgabe 5,0. Größte Tagesgabe —.

Sirupus Sennae cum Manna siehe bei Sirupus Sennae.

482. *Sirupus simplex* — *Weißer Sirup.*

Sirupus Sacchari.

Arzneitaxe: 10,0 = 5 Pf.; 100,0 = 30 Pf.

Handverkauf: 50,0 = 10 Pf.; 100,0 = 15 Pf.; 500,0 = 60 Pf.

Drogisten erlaubt zu verkaufen.

1,0 = 12 Tropfen. 1 Tropfen = 0,082 (Eschbaum).

Klarer, farbloser Sirup.

Aus 3 Teilen Zucker + 2 Teilen Wasser werden bereitet 5 Teile Sirup.

Aufzubewahren in völlig ausgetrockneten Flaschen mit Korkstöpsel.

Innerlich. Als Geschmackscorrigens zu Mixturen, Latwergen. 20,0—30,0 zu 150,0—200,0.

Größte Einzelgabe —. Größte Tagesgabe 30,0 ad mixturam.

Sirupus Spinae cervinae — Sirupus Rhamni catharticae.

Sirupus Violae. Arzneitaxe: 10,0 = 15 Pf. Handverkauf: 10,0 = 10 Pf.; 100,0 = 75 Pf. Als Farbencorrigens blau in neutralen Mischungen, rot in sauren, grün in alkalischen.

Sirupus Zingiberis. Arzneitaxe: 10,0 = 10 Pf. Handverkaufstaxe —.

Skopolaminhydrobromid — Scopolaminum hydrobromicum.

Skorbutkraut — Herba Cochleariae.

Soda — Natrium carbonicum crudum.

Soda depurata — Natrium carbonicum.

Soda, getrocknete — Natrium carbonicum siccum.

Soda, reine — Natrium carbonicum.

Soda tartarisata — Tartarus natronatus.
Sodalösung, kaustische — Liquor Natri caustici.
Solutio = Lösung. Man verschreibt Solutiones, Mixturae 15,0; 100,0; 200,0. Drogisten verboten. Arzneitaxe: Lösungen werden berechnet von Salzen, Gummi, Seifen, Honig in Flüssigkeiten, sowie von Balsamen, Ölen für 1 kg = 1 Mk., einschließlich des Macerierens und Filtrierens; desgleichen, wenn Erwärmung erforderlich ist = 1 Mk. 50 Pf.
Solutio Ammoniaci — Liquor Ammonii caustici.
Solutio Calcis — Aqua Calcariae.
Solutio Cupri Fehling siehe Fehling'sche Lösung. Arzneitaxe —. Handverkauf 7,5 = 10 Pf.; 100,0 = 1 Mk.
Solutio Fowleri, auch arsenicalis oder mineralis Fowleri — Liquor Kalii arsenicosi.
Solutio Lugol siehe unter Jodum, Nr. 267.
Solutio Vlemingkx = Liquor Calcii sulfurati = Liquor Calcariae sulfuratae = Calcium oxysulfuratum solutum. Vornehmlich gegen Scabies, auch gegen Acne rosacea, Prurigo, Psoriasis. Einpinselung des Rückens abends gegen Akne des Rückens. Herstellung: Frisch gelöschter Kalk + Sulfur depuratum + Aqua gekocht. Enthält CaS_5 = Calciumpentasulfid, CaS_2O_3 = Calciumthiosulfat u. a. Das Calciumpentasulfid löst die Hornschicht der Haut zum Teil auf; daher Vorsicht! Kur für Krankenhäuser mit geschulten Heildienern: Abends warmes Bad mit etwas grüner Seife. Einreiben des ganzen Körpers mit Ausnahme des Kopfes (am Ofen stehend) mit Solutio Vlemingkx 150,0—180,0 vermittelst eingetauchten Lappens. Trocken werden lassen. In ein Laken gehüllt ins Bett. Morgens schon Heilung, eventuell vorsichtshalber abends Wiederholung. In den ersten Tagen nicht waschen. — Kleidung inzwischen desinfiziert durch Erhitzen auf 100°. — Alle Patienten der Wohnung zugleich behandeln. Die Wohnung reinigen und desinfizieren lassen. — Bei Prurigo 1 mal täglich aufgepinselt, trocknen lassen (am Ofen) 10 Minuten, dann warmes Bad 1 Stunde. — Arzneitaxe —. Handverkaufstaxe —.
Solventia (von solvere = lösen) sind Mittel zur Lösung des Auswurfs.
Somatose, nicht offizinell. Gelbliches körniges Pulver, geruchlos. Geschmack unbedeutend. 80 % Albumose, 0,2—3 % echtes Pepton. Nährpräparat, hergestellt aus Fleisch, vermag den Bedarf an Eiweiß zu decken. Zu nehmen unter Milch, Kaffee, Schokolade, schleimige Suppe. Auch Somatose-Biskuits, Somatose-Kakao, Somatose-Schokolade.
Somnifera = Schlafmittel. Dasselbe Hypnotika. Weiteres siehe unter Hypnotika.
Spanische Fliegen — Cantharides.
Spanischer Pfeffer — Fructus Capsici.
Spanischfliegen-Kollodium — Collodium cantharidatum.
Spanischfliegenöl — Oleum cantharidatum.
Spanischfliegenpflaster — Emplastrum Cantharidum ordinarium.
Spanischfliegenpflaster für tierärztlichen Gebrauch — Emplastrum Cantharidum pro usu veterinario.
Spanischfliegenpflaster, immerwährendes — Emplastrum Cantharidum perpetuum.
Spanischfliegensalbe — Unguentum Cantharidum.
Spanischfliegensalbe für tierärztlichen Gebrauch — Unguentum Cantharidum pro usu veterinario.
Spanischfliegentinktur — Tinctura Cantharidum.
Spanischpfeffertinktur — Tinctura Capsici.
Spathsalbe — Unguentum Cantharidum pro usu veterinario.

Species — Teegemische.

Arzneitaxe: Teegemische (wie grobe Pulver) zu bereiten kostet für 1 kg = 50 Pf. Mengung (eines groben Pulvers oder) eines Teegemisches bis 100,0 = 5 Pf.; größere Mengen = 10 Pf. Bei einer Teilung oder in vervielfältigter Gabe erfolgenden Verabreichung (feiner oder grober Pulver und) von Teegemischen wird jede Gabe berechnet = 5 Pf. für Abwägen einschließlich jeder Art von Papierkapseln oder Papierbeutel.

Handverkauf —. Drogisten verboten.

Herstellung. Die Arzneimittel werden möglichst gleichmäßig zerkleinert, durch Schneiden, Raspeln, Stoßen. Das feine Pulver, welches dabei entsteht, wird entfernt. Weichere Früchte oder ähnliche Stoffe werden leicht gequetscht.

1) Zu Aufgüssen oder Abkochungen werden die Pflanzenteile je nach der Ausziehbarkeit grob oder mittelfein zerschnitten.

2) Zu Kräuterbeuteln — fein zerschnitten.

3) Zu Umschlägen — grob gepulvert.

Man verschreibt Teegemische: 1) zum Trinken etwa 30,0—60,0; 2) zu Breiumschlägen 250,0—500,0; zu Bädern 250,0—500,0.

Species.

Species aromaticae, Nr. 483.
Species diureticae, Nr. 484.
Species emollientes, Nr. 485.
Species laxantes, Nr. 486.
Species Lignorum, Nr. 487.
Species pectoralis, Nr. 488.

Species ad cataplasma — Species emollientes.
Species ad decoctum lignorum — Species Lignorum.
Species ad infusum pectorale, oder Althaeae compositae — Species pectorales.
Species ad suffiendum = Räucherspecies, ungenauer Räucherpulver.

483. *Species aromaticae* — *Gewürzhafte Kräuter.*

Species cephalicae oder pro cucupha.

Arzneitaxe: 10,0—10 Pf.; 100,0 = 60 Pf.; 200,0 = 90 Pf.; 500,0 = 1 Mk. 80 Pf.

Handverkauf: 20,0 = 10 Pf.; 100,0 = 40 Pf.; 500,0 = 1 Mk. 60 Pf.

Drogisten verboten.

Es werden fein zerschnitten: 2 Teile Pfefferminzblätter, 2 Teile Quendel, 2 Teile Thymian, 2 Teile Lavendelblüten, 1 Teil Gewürznelken, und nach Zusatz von 1 Teil grob gepulverten Kubeben gemengt.

Aufzubewahren in gut verschlossenen Glasgefäßen oder Blechgefäßen.

Äußerlich. Als Species aromaticae pro balneo, Zusatz zu Bädern, Infus 100,0—250,0—500,0 zu ½ Liter Wasser, dem Bade zugesetzt. Bei Neuralgie, Rheumatismus, Skrofulose.

Zu erweichenden und schmerzstillenden Kräuterkissen.

Als Revulsivum, ableitendes Mittel. Decoct 20,0—30,0 (= 1 Handvoll) zu 1—2 Liter Essig. Eine Flanelldecke in das warme Decoct, dieselbe ausgerungen, um den Kranken gelegt; bei Asphyxie, Lungenödem, Kollaps.

Zu feuchten Umschlägen. Infus 5—15 zu 100.

Innerlich. Als Excitans. Infus 15 zu 100. Selten verwendet.

537. ℞ Für 80 Pf. gewürzhafte Kräuter im Handverkauf (= 200,0).

Vorschrift: Je 1 Hälfte in kleinen leinenen Beutel genäht, als Kräuterkissen erwärmt aufzulegen. — Bei Zahnschmerzen.

538. ℞ Für 1 Mk. 60 Pf. gewürzhafte Kräuter zum Bade im Handverkauf (= 500,0), und für 15 Pf. zerschnittenen Kalmus im Handverkauf (= 100,0).

Vorschrift: Die Hälfte von beiden Bestandteilen in einem Beutel in kochendes Wasser getan, ziehen lassen, auspressen, dem Kinderbade die Flüssigkeit zusetzen. — Für skrofulöse oder rachitische Kinder.

Größte Einzelgabe —. Größte Tagesgabe 15,0 ad infusum.

Species cephalicae — Species aromaticae.

484. *Species diureticae* — *Harntreibender Tee.*

Arzneitaxe: 100,0 = 50 Pf.

Handverkauf: 20,0 = 10 Pf.; 100,0 = 40 Pf.; 500,0 = 1 Mk. 50 Pf.

Drogisten verboten.

Es werden grob zerschnitten: 1 Teil Liebstöckelwurzel, 1 Teil Hauhechelwurzel, 1 Teil Süßholz, und nach Zusatz von 1 Teil gequetschten Wacholderbeeren gemengt.

Aufzubewahren in Blechkästen mit Deckel, oder in Pappgefäßen oder Holzgefäßen, welche ausgeklebt sind mit Pergamentpapier.

Innerlich. Als Diureticum bei Hydrops, wo die Nieren normal, und bei Vergiftungen. Infus 1 Eßlöffel auf 2 Tassen Wasser. Decoct 2 Eßlöffel mit 6 Tassen Wasser, eingekocht auf 4 Tassen, tagsüber zu trinken. — Volksmittel bei Wassersucht.

Kobert: Man kann noch mit Vorteil hinzusetzen Radix Angelicae.

539. ℞ Für 10 Pf. harntreibenden Tee im Handverkauf (= 20,0).

Vorschrift: 1 Teelöffel (5 ccm) auf 1 Tasse als Tee, täglich bis 3mal.

540. ℞ Specierum diureticarum 100,0
Radicis Angelicae 5,0.
M. f. Species. D. S. 1 Eßlöffel auf 2 Tassen Wasser als Tee. — Als Diureticum acre.

541. ℞ Specierum diureticarum 100,0
Fructus Anisi 10,0.
M. f. Species. D. S. 1 Teelöffel auf 1 Tasse als Tee, täglich 3mal. — Gegen Harnverhaltung.

Größte Einzelgabe —. Größte Tagesgabe 20,0 ad infusum sive decoctum.

485. *Species emollientes — Erweichende Kräuter.*

Species ad cataplasma.

Arzneitaxe: 100,0 = 50 Pf.; 200,0 = 75 Pf.

Handverkauf: 20,0 = 10 Pf.; 100,0 = 40 Pf.; 500,0 = 1 Mk. 60 Pf.

Drogisten verboten.

Es werden grobgepulvert: 1 Teil Eibischblätter, 1 Teil Malvenblätter, 1 Teil Steinklee, 1 Teil Kamillen, 1 Teil Leinsamen, und dann gemengt.

Aufzubewahren in Blechkästen oder in Pappgefäßen oder Holzgefäßen, welche ausgeklebt sind mit Pergamentpapier.

Äußerlich. Zu Kataplasmen. Mit warmem Wasser angerührt zu einem steifen Brei. Nicht mit Milch statt Wasser.

542. ℞ Für 1 Mk. 60 Pf. Erweichende Kräuter im Handverkauf (= 500,0). — Vorschrift: Mit heißem Wasser angerührt zum Brei. Die eine Hälfte in Leinen aufgelegt; wenn abgekühlt, die andere warm erhaltene Hälfte, und so fort. — Auf die Backe bei Zahngeschwulst, auf Furunkel. — Durch neue Kräuter zu ersetzen, sobald die alten unbrauchbar werden (am nächsten Tage), oder ein anderes Mittel, z. B. Placenta Seminis Lini.

Größte Einzelgabe —. Größte Tagesgabe —.

Species Guajaci compositae — Species Lignorum.

486. *Species laxantes — Abführender Tee.*

Modifizierter St. Germain-Tee. (Hier gewöhnliche Sennesblätter, beim wirklichen St. Germain-Tee Sennesblätter, welche extrahiert sind mit Spiritus, dadurch befreit von Harz, und daher weit milder wirkend.)

Arzneitaxe: 10,0 = 20 Pf.; 100,0 = 1 Mk. 75 Pf.

Handverkauf: 10,0 = 10 Pf.; 100,0 = 75 Pf. — Drogisten verboten.

Es werden gequetscht 50 Teile Fenchel und 50 Teile Anis, dann werden beide gleichmäßig durchfeuchtet mit einer Lösung von 25 Teilen Kaliumtartrat in 50 Teilen Wasser. Darauf $^1/_2$ Stunde stehen gelassen. — Dann ebenfalls gleichmäßig durchtränkt mit einer Lösung von 15 Teilen Weinsäure in 15 Teilen Wasser. — Darauf getrocknet und gemengt mit 160 Teilen mittelfein zerschnittenen Sennesblättern + 100 Teilen Holunderblüten.

Aufzubewahren in gut verschlossenen Blechbüchsen oder Blechkästen.

Innerlich. Als Laxans. Infus 5,0—10,0 auf 150,0, auf 1mal oder auf 2mal auszutrinken. Anders: 1—2 Teelöffel auf 1 Tasse Wasser. Für längeren Gebrauch.

543. ℞ Für 75 Pf. Abführenden Tee im Handverkauf (= 100,0).
Vorschrift: 1 Teelöffel für 1 Tasse als Tee. Nach Belieben mit Fruchtsaft.

100,0 nach der Arzneitaxe = 1 Mk. 75 Pf.; 1 Mk. weniger im Handverkauf = 75 Pf. Man wird also nach dem Handverkauf verordnen, kein eigentliches lateinisches Rezept schreiben.

Größte Einzelgabe —. Größte Tagesgabe 10,0 ad infusum.

Species laxantes St. Germain, auch laxativae — Species laxantes.

487. *Species Lignorum* — *Holztee.*

Species ad decoctum lignorum.

Arzneitaxe: 100,0 = 35 Pf.; 200,0 = 50 Pf.
Handverkauf: 30,0 = 10 Pf.; 100,0 = 25 Pf.; 500,0 = 1 Mk.
Drogisten verboten.

Es werden grob zerschnitten: 5 Teile Guajakholz, 3 Teile Hauhechelwurzel, 1 Teil Süßholz, 1 Teil Sassafrasholz, und dann gemengt.

Aufzubewahren in Holzkästen.

Innerlich. Als Diaphoreticum, auch Diureticum. Decoct 50,0 zu 1000,0. Oder 2 Eßlöffel mit $^{3}/_{4}$ Liter Wasser einzukochen bis auf $^{1}/_{2}$ Liter, tagsüber zu trinken. Anders: 20,0—50,0 auf 500,0 als Abkochung, täglich. Anders: 2 Eßlöffel mit 6 Tassen Wasser einzukochen auf 4 Tassen, tagsüber zu trinken.

Auch mit Folia Sennae, Nr. 215, bei Hautkrankheiten, Syphilis, chronischem Rheumatismus, Skrofeln. Decoct 1 Teil Folia Sennae mit 10 Teilen Species Lignorum; oder 1 Teelöffel Folia Sennae mit 2 Eßlöffeln Species Lignorum, eingekocht mit 6 Tassen Wasser bis auf 4 Tassen, tagsüber zu trinken.

544. ℞ Für 25 Pf. Holztee im Handverkauf (= 100,0).
Vorschrift: 1 Teelöffel auf 1 Tasse Wasser, abgekocht. Täglich mehrere Tassen warm im Bett. — Zu Schwitzkuren, bei Skrofulose, Syphilis.

545. ℞ Foliorum Sennae 10,0
Specierum Lignorum 100,0.
M. f. Species. D. ad Chartam.
S. 2 Eßlöffel mit 6 Tassen Wasser eingekocht auf 4 Tassen, tagsüber zu trinken. — Bei chronischen Hautkrankheiten, chronischem Rheumatismus, Syphilis.

546. ℞ Foliorum Sennae 20,0
Specierum Lignorum 100,0.
M. f. Species. D. ad Chartam.
S. 1 Teelöffel auf 1 Tasse als Tee, täglich 2mal. — Bei Skrofulose mit Verstopfung.

Größte Einzelgabe —. Größte Tagesgabe 50,0 ad decoctum.

488. *Species pectorales* — *Brusttee.*

Species ad infusum pectorale.

Arzneitaxe: 100,0 = 50 Pf.; 200,0 = 75 Pf.; 500,0 = 1 Mk. 50 Pf.; cum Fructibus 100,0 = 50 Pf.; 200,0 = 75 Pf.

Handverkauf: 25,0 = 10 Pf.; 100,0 = 30 Pf.; 500,0 = 1 Mk. 50 Pf.; cum Fructibus 25,0 = 10 Pf.; 100,0 = 30 Pf.; 500,0 = 1 Mk. 50 Pf.

Drogisten verboten.

Es werden grob zerschnitten: 8 Teile Eibischwurzel, 3 Teile Süßholz, 1 Teil Veilchenwurzel, 4 Teile Huflattigblätter, 2 Teile Wollblumen, und nach Zusatz von 2 Teilen gequetschtem Anis gemengt.

Aufzubewahren in Blechkästen.

Innerlich. Als Tee bei Katarrh der Luftwege. Infus 5,0—15,0 ad 150,0. Anders: 1 Eßlöffel auf 2—3 Tassen Wasser.

Species pectorales cum Fructibus (nicht offizinell) enthält außerdem Caricae = Feigen, Dactyli = Datteln, Fructus Ceratoniae = Johannisbrot, Hordeum perlatum = Gerstengraupen, Jujubae = Brustbeeren, Passulae = Rosinen. Geschmack und Wirkung besser als Species pectorales (sine fructibus).

547. ℞ Für 30 Pf. Brusttee im Handverkauf (= 100,0).
Vorschrift: 1 Teelöffel auf 1 Tasse als Tee. Nach Bedürfnis tassenweise oder schluckweise. — Bei Phthisis und anderem Husten.

548. ℞ Für 30 Pf. Brusttee mit Früchten (Species pectorales cum Fructibus im Handverkauf (= 100,0).
Vorschrift: 1 Eßlöffel für 2 Tassen als Tee.

Größte Einzelgabe —. Größte Tagesgabe 50,0 ad infusum.

Species pro cucupha — Species aromaticae.
Species purgativae — Species laxantes.
Species purificantes, oder sudorificae — Species Lignorum.
Speckstein — Talcum. (Speckstein ist eine Modifikation des Talkes.)
Sperma Ceti — Cetaceum.
Sphagnum palustre = Torfmoos; in Kissen auf Wunden.
Spießglanz — Stibium sulfuratum nigrum.
Spießglanz, roher — Stibium sulfuratum nigrum.
Spießglanzschwefel, grauer — Stibium sulfuratum nigrum.
Spießglanzschwefel, pomeranzenfarbiger — Stibium sulfuratum aurantiacum.
Spießglanzweinstein — Tartarus stibiatus.

489. *Spiritus* — *Weingeist.*

Spiritus Vini rectificatissimus, fortior, concentratus, Alkohol.
Vergleich von Alcohol absolutus, Spiritus, Spiritus dilutus siehe bei Alcohol absolutus, Nr. 43.

Arzneitaxe: 100,0 = 45 Pf.; 200,0 = 65 Pf.
Handverkaufstaxe —.
1,0 = Spiritus vom spez. Gew. 0,832 = 42 Tropfen. 1 Tropfen = 0,024 (Eschbaum).

Klare, farblose Flüssigkeit, flüchtig und leicht entzündlich. Gibt eine Flamme von geringer Leuchtkraft. Verändert Lackmuspapier nicht. Geruch eigenartig, soll nicht fremdartig sein. Geschmack brennend.

Spez. Gew. 0,830—0,834 (1 Liter = 830,0). 100 Teile enthalten 91,2—90 Raumteile (Volumprocent) Alkohol, oder 87,2—85,6 Gewichtsteile Alkohol (das übrige Wasser).

Mischbar mit Wasser ohne Trübung.

Aufzubewahren in sorgfältig verschlossenen Gefäßen, kühl (auch vor Licht geschützt, nach der amerikanischen Pharmakopoe).

5 C_2H_6O + 2 Aqua. — 100 Teile enthalten etwa 86 C_2H_6O.

Nicht mit Brom wegen Explosion.

Alkohol ist kein indifferentes Mittel, sondern ein Reizmittel, und wird daher als Auflösungsmittel nur verwandt für reizende Substanzen. — Spiritus mit gleichen Teilen Wasser als Lösungsmittel für Desinficientien sehr zweckmäßig.

Äußerlich. Zu hautreizenden und desinfizierenden Waschungen. Bei Neuralgie, Rheumatismus.

Zum Waschen und Betupfen von Frostbeulen.
Zum Waschen der Brustwarzen während der Gravidität.
Zur Pinselung bei Diphtherie.

Zu Umschlägen bei entzündlichen Prozessen aller Art, besonders bei Erysipel. Bedeckung mit durchlöchertem Guttaperchapapier, siehe Percha lamellata unter Nr. 239, Gutta percha. Jedoch meistens besser Spiritus dilutus, Nr. 495.

Zur Einreibung mit Kochsalz.
Zu Bädern 1—2 Kilogramm.
Zu Gurgelwasser.
Zu Zahntinkturen.
Zur Injektion 1 zu 5 Wasser.

Innerlich. Als Excitans, Antipyreticum bei Fieber.
Bei Ohnmacht, Kollaps, Herzschwäche bei akuten Infektionskrankheiten.
Zur Formung von trockenen Harzen und Gummiharzen zu Pillen.

Mixtura alcoholica seu Aqua Vitae:

549. ℞ (Berliner F. M.)
Spiritus 40,0
Tincturae Chinae compositae 3,0
Aquae destillatae ad 200,0.
M. D. S. 1 Eßlöffel 2stündlich. —
1 Dosis = 51 Pf.; $^1/_2$ Dosis = 39 Pf.

Spiritus Vini gallici:

550. ℞ (Berliner F. M.)
Tincturae aromaticae 0,4
Spiritus Aetheris nitrosi 0,5
Tincturae Ratanhiae guttas VI
Spiritus 100,0
Aquae destillatae ad 200,0.
1 Dosis = 90 Pf.; $^1/_2$ Dosis = 68 Pf.

Zu Tinctura Aloës, Nr. 528.
Zu Tinctura Benzoës, Nr. 534.
Zu Tinctura Cantharidum, Nr. 536.
Zu Tinctura Capsici, Nr. 537.
Zu Tinctura Colocynthidis, Nr. 543
Zu Tinctura Ferri chlorati aetherea, Nr. 545.
Zu Tinctura Jodi, Nr. 549.
Zu Tinctura Myrrhae, 551.
Zu Tinctura Rheï aquosa, Nr. 557.

Vergiftungssymptome. Bewußtlosigkeit. Totale Anästhesie. Erbrechen. Reaktionslose verengte Pupillen. Koma. Klebrige kalte Haut. Schaum vor dem Mund. Geruch nach Alkohol und Aldehyd. Kleiner langsamer Puls. Stertoröses Atmen. Bisweilen Delirien und Krämpfe.

Antidota. Magenentleerung. Kalte Übergießungen. Kalte Umschläge auf den Kopf. Vorsichtiges Riechen und Einatmen von Ammoniak. Hände und Füße erwärmen durch warmes Wasser oder Einwickeln. Senfteig auf die Waden. Klistiere von Kochsalzlösung, 1 Eßlöffel auf 2 Tassen Wasser. Schwarzer Kaffee, kohlensaures Wasser.

Größte Einzelgabe —. Größte Tagesgabe 20,0 ad mixturam.

Spiritus.

Spiritus, Nr. 489.
„ aethereus, Nr. 490.
„ Aetheris nitrosi, Nr. 491.
„ Angelicae compositus, Nr. 492.
„ camphoratus, Nr. 493.
„ Cochleariae, Nr. 494.
„ dilutus, Nr. 495.
„ e Vino, Nr. 496.
Spiritus Formicarum, Nr. 497.
„ Juniperi, Nr. 498.
„ Lavandulae, Nr. 499.
„ Melissae compositus, Nr. 500.
„ Menthae piperitae, Nr. 501.
„ saponato-camphoratus, Nr. 502.
„ saponatus, Nr. 503.
„ Sinapis, Nr. 504.

Spiritus — Spiritus:

Ätherweingeist — Spiritus aethereus.
Ameisenspiritus — Spiritus Formicarum.
Angelikaspiritus, zusammengesetzter — Spiritus Angelicae kompositus.
Kampferspiritus — Spiritus camphoratus.
Karmelitergeist — Spiritus Melissae compositus.
Lavendelspiritus — Spiritus Lavandulae.
Löffelkrautspiritus — Spiritus Cochleariae.
Opodoldok, flüssiger — Spiritus saponato-camphoratus.
Pfefferminzspiritus — Spiritus Menthae piperitae.
Salpetergeist, versüßter — Spiritus Aetheris nitrosi.
Seifenspiritus — Spiritus saponatus.
Senfspiritus — Spiritus Sinapis.
Wacholderspiritus — Spiritus Juniperi.
Weinbranntwein — Spiritus e Vino.
Weingeist — Spiritus.
Weingeist, verdünnter — Spiritus dilutus.

490. *Spiritus aethereus* — *Ätherweingeist.*

Liquor anodynus Hoffmanni. Hoffmannstropfen.
Arzneitaxe: 10,0 = 10 Pf.; 100,0 = 70 Pf.
Handverkauf: 15,0 = 10 Pf.; 100,0 = 50 Pf.; 500,0 = 2 Mk.
Drogisten erlaubt.
1,0 = 43 Tropfen. 1 Tropfen = 0,023 (Eschbaum).
Klare, farblose Flüssigkeit. Völlig flüchtig. Neutral. (Leicht brennbar.).
Es werden gemischt 1 Teil Äther + 3 Teile Weingeist. — Spez. Gew. 0,805—0,809.

Aufzubewahren in gut verschlossenen, nicht ganz gefüllten Gefäßen.
N i c h t mit Brom wegen Explosion.

Äußerlich. Als Riechmittel.
Zum Einreiben von Stirn und Schläfen bei Ohnmacht.
Zum Klistier 2,0—3,0.
Innerlich. Als Analepticum, belebendes Mittel 10—30 (40) Tropfen, täglich mehrmals auf ein Stück Zucker oder in Zuckerwasser. Anders: 0,25 bis 1,0, täglich mehrmals. — Für Kinder 5—10 Tropfen. — Auch mit schwarzem Tee, mit Tinctura Valerianae siehe Tinctura Valerianae aetherea, Nr. 563.
Als Linctus, 5 % Mixtur.
Auch zur Schmerzstillung im Darmkanal.

551. ℞ Für 50 Pf. Ätherweingeist im Handverkauf (= 100,0).
Vorschrift: 10—20 Tropfen innerlich oder im Klistier. — Als Excitans.

849. ℞ Für 10 Pf. Ätherweingeist im Handverkauf (= 15,0).
Vorschrift: 5—10 Tropfen in Zuckerwasser. — Als Analepticum für Kinder.

850. ℞ Camphorae 1,0
Spiritus aetherei 20,0.
M. D. S. 10 Tropfen stündlich nach Bericht. — Bei Pneumonie mit Herzschwäche, bei alten Leuten.

Größte Einzelgabe 1,0. Größte Tagesgabe 3,0.
Spiritus Aetheris — Spiritus aethereus.
Spiritus Aetheris chlorati, nicht offizinell. Arzneitaxe: 10,0 = 10 Pf. Handverkauf —.
Spiritus Aetheris ferratus, oder Ferri chlorati aethereus — Tinctura Ferri chlorati aetherea.

491. *Spiritus Aetheris nitrosi* — *Versüßter Salpetergeist.*

Spiritus nitrico-aethereus. Spiritus nitroso-aethereus. Spiritus Nitri dulcis. Salpetrigsäure—Aethyl—Ester (nicht zu verwechseln mit Spiritus Aetheris chlorati = versüßter Salzgeist).
Arzneitaxe: 10,0 = 10,0.
Handverkauf —.
1,0 = 40 Tropfen. 1 Tropfen = 0,025 (Eschbaum).
Klare, farblose Flüssigkeit, oder gelblich. Völlig flüchtig. Geruch angenehm, ätherisch (apfelartig). Geschmack süßlich, brennend.
3 Teile Salpetersäure werden vorsichtig überschichtet mit 5 Teilen Weingeist. Darauf stehen gelassen 2 Tage, ohne Umschütteln. Dann wird die Mischung in einer Glasretorte der Destillation im Wasserbade unterworfen. Das Destillat wird aufgefangen in einer Vorlage, welche 5 Teile Weingeist enthält. So lange noch etwas übergeht, wird destilliert. Sobald aber gelbe Dämpfe auftreten in der Retorte, wird abgebrochen.
Das Destillat wird neutralisiert mit gebrannter Magnesia. Dann stehen gelassen 24 Stunden. Darauf wird es rektifiziert im Wasserbade bei anfänglich sehr gelinder Erwärmung. Es wird aufgefangen in einer Vorlage, welche 2 Teile Weingeist enthält. Sobald das Gesamtgewicht der Flüssigkeit in der Vorlage 8 Teile beträgt, wird die Destillation unterbrochen. — Spez. Gew. 0,840—0,850.
Klar mischbar mit Wasser.

Aufzubewahren in kleinen sorgfältig verschlossenen Fläschchen, voll gefüllt, vor Licht geschützt, kühl.
Versüßter Salpetergeist enthält $C_2H_5NO_2$ = Äthylester der salpetrigen Säure in nicht konstanter Menge.
Salpetrige Säure nicht mit Alkaloiden, Antipyrin, Brom (wegen Explosion), Bromiden, Jodiden. (Salpetersäure nicht mit ätherischen Ölen, Glyzerin, Harzen, Kohlehydraten, Substanzen der Benzolgruppe, z. B. Phenolen wegen Explosion. Konzentrierte Salpetersäure kann durch Berührung direkt Cellulose entflammen, Stroh, Sägespäne, Holz.)
Äußerlich. Als Riechmittel. Auch mit Amylium nitrosum.
Zu Gurgelwasser bei Aphthen, Rachenentzündung.
Innerlich. Als Analepticum, Diureticum 15—30 Tropfen, täglich mehrmals. Macht aber bleibende gelbe Flecke auf Leinwand. Anders: 0,25—1,0, täglich mehrmals in Zuckerwasser, als Linctus, in Mixtur mit Balsamum Copaivae.

550. ℞ (Berliner F. M.) Spiritus Vini gallici siehe unter Nr. 489, Spiritus.

552. ℞ Spiritus Aetheris nitrosi 20,0. D. S. 10—20 Tropfen täglich mehrmals. — Als Diureticum.

Größte Einzelgabe 1,0. Größte Tagesgabe 3,0.

492. *Spiritus Angelicae compositus* — *Zusammengesetzter Angelikaspiritus.*

Arzneitaxe: 10,0 = 10 Pf.; 100,0 = 75 Pf.
Handverkauf: 15,0 = 10 Pf.; 100,0 = 50 Pf.; 500,0 = 2 Mk.
1,0 = 37 Tropfen. 1 Tropfen = 0,027 (Eschbaum).
Klare, farblose Flüssigkeit. (Geruch kräftig aromatisch.)

Es werden ausgezogen 16 Teile Angelikawurzel, mittelfein zerschnitten, + 4 Teile Baldrian, mittelfein zerschnitten, + 4 Teile gequetschte Wacholderbeeren, und zwar ausgezogen mit einer Mischung von 75 Teilen Weingeist + 125 Teilen Wasser. Das Ausziehen dauert 24 Stunden bei 15—20°, unter wiederholtem Umschütteln.

Von diesem Gemisch werden abdestilliert 100 Teile.

In dem Destillate werden gelöst 2 Teile Kampfer. — Spez. Gew. 0,890—0,900.

Nicht mit Brom wegen Explosion.

Äußerlich. Zu belebenden, „nervenstärkenden" Einreibungen und Bädern bei Anästhesie, Lähmungen, Rheumatismus.

Zu Mundwässern.

Zu Bädern 100,0—200,0.

Innerlich. Als Excitans 10—30 Tropfen. Anders: 0,5—2,0 zu erregenden Mixturen.

Als Stomachicum 10—20 Tropfen.

553. ℞ Für 50 Pf. zusammengesetzten Anglikaspiritus im Handverkauf (= 100,0). — Vorschrift: Zu nervenstärkenden Einreibungen.

554. ℞ Spiritus Angelicae compositi 100,0. D. S. 10—20 Tropfen, täglich 2 mal. — Als Stomachicum.

Größte Einzelgabe —. Größte Tagesgabe 2,0 ad mixturam.

Spiritus aromatici = spirituöse Destillationsprodukte von aromatischen Drogen.

Spiritus caeruleus siehe Spiritus coeruleus.

493. *Spiritus camphoratus* — *Kampferspiritus.*

Arzneitaxe: 100,0 = 50 Pf.; 200,0 = 75 Pf.
Handverkauf: 20,0 = 10 Pf.; 100,0 = 40 Pf.; 500,0 = 1 Mk. 50 Pf.
Drogisten erlaubt zu verkaufen.
1,0 = 38 Tropfen. 1 Tropfen = 0,026 (Eschbaum).
Klare, farblose Flüssigkeit. Geruch und Geschmack stark nach Kampfer und Weingeist.

1 Teil Kampfer wird gelöst in 7 Teilen Weingeist. Dann werden zugesetzt 2 Teile Wasser. — Spez. Gew. 0,885—0,889.

Der Kampfer kann in Flocken ausgefällt werden durch Wasser.

Nicht mit Brom wegen Explosion.

Äußerlich. Zu hautreizenden Einreibungen bei Anästhesie, Lähmungen, Neuralgie. Muskelrheumatismus. Auch gemischt mit anderen aromatischen Spirituosen, mit Spiritus Formicarum, Spiritus Sinapis.

Als Zusatz zu Gargarismen. 5—15 auf 100.

Zu Linimenten.

Zu Waschungen 2,0—5,0 auf 50,0.

Zu Ohrtropfen auf Baumwolle.

Innerlich. Als Excitans 10—30 Tropfen täglich mehrmals. Anders: 0,5—1,0 in Mixtur.

150. ℞ (Berliner F. M.) Spiritus Chloroformii siehe unter Nr. 116, Chloroformium.

555. ℞ Für 40 Pf. Kampferspiritus im Handverkauf (= 100,0). Vorschrift: Zu Einreibungen.

Zu Spiritus saponato-camphoratus, Nr. 502.
Größte Einzelgabe 1,0. Größte Tagesgabe 3,0.
Spiritus Carmelitorum — Spiritus Melissae compositus.

494. *Spiritus Cochleariae — Löffelkrautspiritus.*

Arzneitaxe: 10,0 = 10 Pf.; 100,0 = 75 Pf.
Handverkauf: 15,0 = 10 Pf.; 100,0 = 50 Pf.; 500,0 = 2 Mk.
Drogisten verboten.
Klare, farblose Flüssigkeit. Geruch eigenartig. Geschmack scharf.
In eine Destillierblase werden getan 4 Teile getrocknetes Löffelkraut + 1 Teil gestoßener weißer Senfsamen + 40 Teile Wasser, und stehen gelassen 3 Stunden. Darauf wird das Ganze durchmischt mit 15 Teilen Weingeist. Dann wird destilliert, bis 20 Teile übergegangen sind. — Spez. Gew. 0,908 – 0,918.

Bei der Aufbewahrung sinkt der Senfölgehalt, besonders in nicht vollen Flaschen, innerhalb eines Jahres bedeutend.

Nicht mit Brom wegen Explosion.

Äußerlich. Als Zusatz zu Gargarismen. 1 Teelöffel auf 1 Glas Wasser. Anders: 50,0 auf 200,0.

Zu Zahnmitteln, Zahnfleischtinkturen, Mundtinkturen, rein oder verdünnt mit Wasser. — Als Reizmittel für die Schleimhaut des Mundes wie zur Rötung der äußeren Haut. Bei anämischem Zahnfleisch.

Innerlich. Gegen Skorbut 2,0—4,0, täglich mehrmals.

556. ℞ Für 50 Pf. Löffelkrautspiritus im Handverkauf (= 100,0).
Vorschrift: 1 Teelöffel auf 1 Glas Wasser als Mund- und Gurgelwasser.

Größte Einzelgabe 4,0. Größte Tagesgabe 12,0.

Spiritus coeruleus oder caeruleus = Blauer Nervenspiritus. Enthält Ammoniak. Spiritus Lavandulae, Spiritus Rosmarini, Aerugo. Suggestiv durch schöne blaue Farbe? Arzneitaxe: 10,0 = 10 Pf.; 100,0 = 80 Pf. Handverkauf: 15,0 = 10 Pf.; 100,0 = 50 Pf.; 500.0 = 2 Mk.

Spiritus Coloniensis = Kölnisches Wasser. Ersatz der echten Eau de Cologne, zum Einreiben, bei Damen beliebt. Enthält 6 ätherische Öle, Alkohol, Moschus. Arzneitaxe —. Handverkaufstaxe —. (Eau de Cologne im Handverkauf 1/1 Flasche = 1 Mk. 50 Pf.; 1/2 Flasche = 75 Pf.)

495. *Spiritus dilutus — Verdünnter Spiritus.*

Spiritus Vini rectificatus.

Arzneitaxe: 100,0 = 40 Pf.; 200,0 = 60 Pf.
Handverkaufstaxe —.
1,0 Spiritus dilutus vom spez. Gew. 0,894 = 37 Tropfen. 1 Tropfen = 0,027 (Eschbaum).
Klare, farblose Flüssigkeit. Geruch soll nicht fremdartig sein.
Es werden gemischt 7 Teile Weingeist + 3 Teile Wasser. — Spez. Gew. 0,892—0,896. — 100 Teile enthalten 69—68 Raumteile Alkohol, oder 61—60 Gewichtsteile Alkohol.

---

3 C_2H_6O + 5 Aqua. — 100 Teile enthalten etwa 60,6 C_2H_6O.

Nicht mit Brom wegen Explosion.

Äußerlich. Zu Umschlägen bei entzündlichen Prozessen aller Art, besonders bei Erysipel. Bedeckung mit durchlöchertem Guttaperchapapier, siehe Percha Camellata unter Nr. 239, Gutta percha.

Zu hautreizenden Waschungen bei Neuralgie, Rheumatismus.
Zu Mundwässern und Gurgelwässern.
Zu Zahntinkturen.
Zu Bädern. 1 1/2 Kilogramm.

Innerlich. Als Excitans bei Kollaps, Ohnmacht, Schwächezuständen, Herzschwäche bei akuten Infektionskrankheiten. 1/2—2 Teelöffel unverdünnt oder mit Wasser. Selten.

Zu vielen Tinkturen.
Zu Tinctura Absinthii, Nr. 526.
Zu Tinctura Aconiti, Nr. 527.
Zu Tinctura Aloës composita, Nr. 529.
Zu Tinctura amara, Nr. 530.
Zu Tinctura Arnicae, Nr. 531.
Zu Tinctura aromatica, Nr. 532.
Zu Tinctura Aurantii, Nr. 533.
Zu Tinctura Calami, Nr. 535.
Zu Tinctura Catechu, Nr. 538.
Zu Tinctura Chinae, Nr. 539.
Zu Tinctura Chinae composita, Nr. 540.
Zu Tinctura Cinnamomi, Nr. 541.
Zu Tinctura Colchici, Nr. 542.
Zu Tinctura Digitalis, Nr. 544.
Zu Tinctura Gallarum, Nr. 547.
Zu Tinctura Gentianae, Nr. 548.
Zu Tinctura Lobeliae, Nr. 550.
Zu Tinctura Opii benzoïca, Nr. 552.
Zu Tinctura Opii crocata, Nr. 553.
Zu Tinctura Opii simplex, Nr. 554.
Zu Tinctura Pimpinellae, Nr. 555.
Zu Tinctura Ratanhiae, Nr. 556.
Zu Tinctura Scillae, Nr. 559.
Zu Tinctura Strophanti, Nr. 560.
Zu Tinctura Strychni, Nr. 561.
Zu Tinctura Valerianae, Nr. 562.
Zu Tinctura Veratri, Nr. 564.
Zu Tinctura Zingiberis, Nr. 565.

Vergiftung durch Alkohol siehe unter Nr. 489, Spiritus.
Größte Einzelgabe 8,0. Größte Tagesgabe —.

Spiritus e Saccharo = Rum.

496. ***Spiritus e Vino*** — *Weinbranntwein.*

Spiritus Vini gallici. Spiritus Vini Cognac. Kognak. Franzbranntwein. Der Name Kognak ist nicht als offizinell gewählt, weil man nicht bloß französische sondern auch deutsche Weindestillate zulassen wollte.

Arzneitaxe: 10,0 = 20 Pf.; 100,0 = 1 Mk. 40 Pf.

Handverkaufstaxe —. Cognac gallicus 1 Flasche = 700,0 = 6 Mk. 50 Pf.; 100,0 = 1 Mk. 25 Pf.; Cognac germanicus 1 Flasche = 700,0 = 3 Mk. 50 Pf.; 100,0 = 60 Pf. Daneben Spiritus Vini Cognac 1 Flasche = $^7/_{10}$ Liter = 6 Mk. 50 Pf.; $^1/_2$ Liter = 5 Mk.; $^1/_4$ Liter = 2 Mk. 50 Pf.; 100,0 = 1 Mk. 25 Pf.; 30,0 = 50 Pf.; Spiritus Vini Cognac germanicus 1 Flasche = $^7/_{10}$ Liter = 3 Mk. 50 Pf.; $^1/_4$ Liter = 1 Mk. 50 Pf.; $^1/_{10}$ Liter = 60 Pf.; Spiritus Vini Gallici 20,0 = 10 Pf.; 100,0 = 40 Pf.; 500,0 = 1 Mk. 50 Pf.

1,0 = 32 Tropfen. 1 Tropfen = 0,031 (Eschbaum).

Klare, gelbe Flüssigkeit. Geruch und Geschmack nach Wein und Alkohol.

Destillationsprodukt des Weines. — 100 Teile enthalten 37—41 Teile Alkohol.

Nicht mit Brom wegen Explosion.

Äußerlich. Zum Pinseln bei Diphtherie.

Zur Einreibung mit Kochsalz bei gichtischen Schmerzen.

Innerlich. Als Analepticum, Antifebrile. $^1/_2$—1 Teelöffel bis 2 Teelöffel, täglich mehrmals. Auch mit Wasser, Milch, Eigelb, Zucker. Bei Herzschwäche in akuten Infektionskrankheiten, Ohnmacht.

Als Narcoticum. Im Excitationsstadium des Delirium tremens.

Für Kinder bei Cholera infantum u. ä. in Wasser, Zuckerwasser pro die: $^1/_2$ Monat bis zu 1,5; 1 Monat bis zu 2,0; 2 Monat bis zu 5,0; 1 Jahr bis zu 10,0.

557. ℞ Spiritus e Vino 30,0.
D. S. 20—30 Tropfen in Milch, täglich 2 mal. — Bei erschöpfenden Krankheiten von Kindern.

558. ℞ Für 60 Pf. deutschen Cognac im Handverkauf (= 100,0).
Vorschrift: Unter Milch (bis zu gleichen Teilen) nach Bericht. — Als Anthidroticum.

895. ℞ Für 1 Mk. 50 Pf. deutschen Cognac im Handverkauf (= 250,0).
Vorschrift: 1 Likörglas nach Bericht. — Als Narcoticum bei Delirium tremens im Exzitationsstadium.

1023. ℞ (Runge)
Spiritus e Vino 60,0
Aquae destillatae 60,0
Vitellum Ovi unius.
M. D. S. 1 Eßlöffel stündlich. — Gegen schwere puerperale Wundinfektion.

Größte Einzelgabe 10,0. Größte Tagesgabe 60,0.

Spiritus ex Oryza = Arrak (Arac).

497. *Spiritus Formicarum* — *Ameisenspiritus.*

Arzneitaxe: 100,0 = 35 Pf.
Handverkauf: 20,0 = 10 Pf.; 100,0 = 30 Pf.; 500,0 = 1 Mk. 20 Pf.
Drogisten zu verkaufen erlaubt.
Klare, farblose Flüssigkeit. Reaktion sauer.
Es werden gemischt 35 Teile Weingeist + 13 Teile Wasser + 2 Teile Ameisensäure (also 4 %). — Spez. Gew. 0,894—0,898.

Nicht mit Brom wegen Explosion.
Äußerlich. Zu hautreizenden Einreibungen. Bei Muskelrheumatismus, Neuralgien. Auch mit Spiritus Sinapis, Nr. 504.
Zu Waschungen.
Innerlich. 1,0—3,0, täglich mehrmals. Gegen Ascites, Gicht, Rheumatismus. Veraltet.

559. ℞ Für 30 Pf. Ameisenspiritus im Handverkauf (= 100,0).
Vorschrift: Zur Einreibung eines beschränkten Hautteiles.

560. ℞ Spiritus Formicarum 100,0
Spiritus saponati 100,0.
M.D.S. Äußerlich zur Einreibung. — Gegen Muskelrheumatismus.

Größte Einzelgabe —. Größte Tagesgabe —.

Spiritus Jasmini. Arzneitaxe —. Handverkauf: 5,0 = 10 Pf.; 10,0 = 20 Pf.

498. *Spiritus Juniperi* — *Wacholderspiritus.*

Arzneitaxe: 10,0 = 10 Pf.; 100,0 = 60 Pf.
Handverkauf: 20,0 = 10 Pf.; 100,0 = 40 Pf.; 500,0 = 1 Mk. 50 Pf.
Drogisten verboten.
1,0 = 36 Tropfen. 1 Tropfen = 0,028 (Eschbaum).
Klare, farblose Flüssigeit. Geruch und Geschmack nach Wacholderbeeren und Spiritus.
Es werden ausgezogen 1 Teil gequetschte Wacholderbeeren mit 3 Teilen Weingeist + 3 Teilen Wasser, 24 Stunden bei 15—20°, unter wiederholtem Umrühren. Von diesem Gemisch werden abdestilliert 4 Teile. — Spez. Gew. 0,895—0,905.

Nicht mit Brom wegen Explosion.
Äußerlich. Zu hautreizenden Einreibungen. Bei Neuralgien, Rheumatismus, bei Neigung zu kalten Füßen.
Zu Waschungen.
Zu Umschlägen.
Innerlich. Als Zusatz zu diuretischen Mixturen 1,0—2,5 oder 20—50 Tropfen. Anders: 1,0—3,0, täglich mehrmals.

561. ℞ Für 40 Pf. Wacholderspiritus im Handverkauf (= 100,0).
Vorschrift: Zum Einreiben nach Bericht. — Gegen kalte Füße.

Größte Einzelgabe 3,0. Größte Tagesgabe 9,0.

499. *Spiritus Lavandulae* — *Lavendelspiritus.*

Arzneitaxe: 10,0 = 10 Pf.; 100,0 = 60 Pf.
Handverkauf: 20,0 = 10 Pf.; 100,0 = 40 Pf.; 500,0 = 1 Mk. 50 Pf.
Drogisten verboten.
1,0 = 36 Tropfen. 1 Tropfen = 0,028 (Eschbaum).
Klare, farblose Flüssigkeit. Geruch angenehm nach Lavendel.
1 Teil Lavendelblüten werden ausgezogen mit 3 Teilen Weingeist + 3 Teilen Wasser, 24 Stunden bei 15—20°, unter wiederholtem Umrühren. Von diesem Gemische werden abdestilliert 4 Teile. — Spez. Gew. 0,895—0,905.

Nicht mit Brom wegen Explosion.
Äußerlich. Zu aromatischen hautreizenden Einreibungen. Auch mit anderen spirituösen Flüssigkeiten.

1057. ℞ Spiritus Lavandulae 100,0
Spiritus saponati 100,0.
M. D. S. Äußerlich zur Einreibung. — Z. B. bei Neigung zu kalten Füßen. — Billiger einzeln im Handverkauf.
Zu Liquor Kalii arsenicosi, Nr. 301.
Größte Einzelgabe —. Größte Tagesgabe —.

500. *Spiritus Melissae compositus* — *Karmelitergeist.*

Aqua Carmelitarum.
Arzneitaxe: 10,0 = 10 Pf.
Handverkauf: 15,0 = 10 Pf.; 100,0 = 50 Pf.; 500,0 = 2 Mk.
Drogisten zu verkaufen erlaubt.
1,0 = 37 Tropfen. 1 Tropfen = 0,027 (Eschbaum).
Klare, farblose Flüssigkeit. Geruch und Geschmack gewürzig.
Es werden mittelfein zerschnitten oder grob zerstoßen: 14 Teile Melissenblätter, 12 Teile Citronenschalen, 6 Teile Muskatnuß, 3 Teile chinesischer Zimt, 3 Teile Gewürznelken.
Dann übergossen mit 150 Teilen Weingeist und 250 Teilen Wasser. Von diesem Gemische werden abdestilliert 200 Teile. — Spez. Gew. 0,900—0,910.

Nicht mit Brom wegen Explosion.
Äußerlich. Als wohlriechender Zusatz zu aromatischen Mundwässern, Einreibungen und Waschungen.
Als Parfum, Riechmittel. — Bei Hysterie.
Innerlich. Als Stomachicum 10—20 Tropfen.
Als Carminativum, Mittel gegen Kolik 20—30 Tropfen, täglich mehrmals. 1,0—2,0. — Anders: 20—40 Tropfen auf Zucker oder in Zuckerwasser bei Übelkeit, Urticaria; veraltet.

563. ℞ Für 50 Pf. Karmelitergeist im Handverkauf (= 100,0).
Vorschrift: Zur Einreibung nach Bericht. — Bei kalten Füßen.

564. ℞ Spiritus Melissae compositi 50,0.
D. S. 10—20 Tropfen täglich mehrmals. — Als Stomachicum.

Größte Einzelgabe 1,5. Größte Tagesgabe 5,0.

501. *Spiritus Menthae piperitae* — *Pfefferminzspiritus.*

Spiritus Menthae piperitae anglicus.
Arzneitaxe: 10,0 = 25 Pf.; 100,0 = 1 Mk. 95 Pf.
Handverkauf: 5,0 = 10 Pf.; 10,0 = 20 Pf. (Spiritus Menthae crispae 5,0 = 10 Pf.; 10,0 = 20 Pf.) — Drogisten verboten.
1,0 = 42 Tropfen. 1 Tropfen = 0,024 (Eschbaum).
Klare, farblose Flüssigkeit. Geruch und Geschmack kräftig nach Pfefferminzöl.
Es werden gemischt 1 Teil Pfefferminzöl + 9 Teile Weingeist. — Spez. Gew. 0,836—0,840.

Nicht mit Brom wegen Explosion.
Äußerlich. Zu Mundwässern.
Innerlich. Als Carminativum, Antispasmodicum. Bei Kardialgie, Flatulenz, Kolik, Übelkeit. 20—30 Tropfen, täglich mehrmals, auf Zucker, in Tee. 1,0—1,5 als Zusatz zu Mixtur. Anders: 5—10 auf 100 Mixtur.
Als Zusatz zu Choleratropfen.
Größte Einzelgabe 1,5. Größte Tagesgabe 5,0.

Spiritus Menthae piperitae anglicus — Spiritus Menthae piperitae.
Spiritus Mindereri — Liquor Ammonii acetici.
Spiritus nervinus camphoratus — Spiritus saponato-camphoratus.
Spiritus Nitri — Acidum nitricum.
Spiritus Nitri dulces — Spiritus Aetheris nitrosi.
Spiritus Nitri fumans — Acidum nitricum fumans.
Spiritus nitrico-aethereus oder nitroso aethereus — Spiritus Aetheris nitrosi.
Spiritus Rabellii — Mixtura sulfurica acida.

Spiritus Resedae. Arzneitaxe —. Handverkauf: 5,0 = 10 Pf.; 10,0 = 20 Pf.
Spiritus Rosae. Arzneitaxe —. Handverkauf: 5,0 = 10 Pf.; 10,0 = 20 Pf.
Spiritus Rosmarini. Arzneitaxe: 10 = 10 Pf.; 100,0 = 60 Pf. Handverkauf: 20,0 = 10 Pf.; 100,0 = 40 Pf.; 500,0 = 1 Mk. 50 Pf.
Spiritus Rubefaciens — Spiritus Sinapis.
Spiritus Salis Ammoniaci anisatus — Liquor Ammonii anisatus.
Spiritus Salis Ammoniaci causticus — Liquor Ammonii caustici.

502. *Spiritus saponato-camphoratus* — *Flüssiger Opodeldok.*

Früher: Linimentum saponato-camphoratum liquidum.
Arzneitaxe: 10,0 = 10 Pf.; 100,0 = 65 Pf.
Handverkauf: 15,0 = 10 Pf.; 100,0 = 50 Pf.; 500,0 = 2 Mk.
Drogisten verboten.
Klare, gelbe Flüssigkeit.

Es werden gemischt: 60 Teile Kampferspiritus, 175 Teile Seifenspiritus, 12 Teile Ammoniakflüssigkeit, 1 Teil Thymianöl, 2 Teile Rosmarinöl, und dann filtriert.

Nicht mit Brom wegen Explosion.

Äußerlich. Zu ableitenden, reizenden Einreibungen. Bei Neuralgie, Rheumatismus. Unverdünnt.

565. ℞ Für 50 Pf. flüssigen Opodeldok im Handverkauf (= 100,0).
Vorschrift: Zum Einreiben bei Neuralgie, Rheumatismus.

Fester Opodeldok = Opodeldok ist Linimentum saponato-camphoratum, Nr. 289.

Größte Einzelgabe —. Größte Tagesgabe —.

Spiritus saponato-kalinus siehe unter Nr. 502. Spiritus saponatus.

503. *Spiritus saponatus* — *Seifenspiritus.*

Arzneitaxe: 100,0 = 45 Pf.; 200,0 = 70 Pf.; 500,0 = 1 Mk. 40 Pf.
Handverkauf: 20,0 = 10 Pf.; 100,0 = 40 Pf.; 500,0 = 1 Mk. 40 Pf.
Drogisten erlaubt.
1,0 = 34 Tropfen. 1 Tropfen = 0,029 (Eschbaum).

Klare, gelbe Flüssigkeit. Reaktion alkalisch. Schäumt stark beim Schütteln mit Wasser.

In einer verschlossenen Flasche werden beiseite gestellt: 6 Teile Olivenöl, 7 Teile Kalilauge, 7,5 Teile Weingeist, häufig umgeschüttelt, bis die Verseifung vollendet ist, und eine Probe sich klar mischen läßt mit Wasser und Weingeist.

Darauf wird hinzugefügt: 22,5 Teile Weingeist und 17 Teile Wasser. Dann wird die Mischung filtriert. — Spez. Gewicht 0,925—0,935.

Nicht mit Brom wegen Explosion.

Äußerlich. Zu reizenden und erweichenden Einreibungen bei Neuralgie, Rheumatismus.

Zu Bädern 50,0—100,0.

Zu Umschlägen bei chronischem, trockenem Ekzem.

Innerlich. Zum Anstoßen von Pillenmassen, die enthalten Seife, Harz, Aloe, Extractum Aloës. Vorsichtig zusetzen, damit die Pillen nicht zu weich werden.

560. ℞ Spiritus saponatus + Spiritus Formicarum vgl. unter Nr. 497, Spiritus Formicarum.

566. ℞ Spiritus saponati 100,0
Olei Rosmarini 2,0
M. D. S. Äußerlich. — Bei neuralgischen Schmerzen.

Spiritus saponato-kalinus Hebrae: Sapo kalinus, Spiritus, Spiritus Lavandulae āā. Vermag in Lösung zu halten Äther, Benzin, Chloroform, Oleum Terebinthinae, Pix liquida. Arzneitaxe: Spiritus Saponis kalini 100,0 = 45 Pf.; 200,0 = 70 Pf.; 500,0 = 1 Mk. 40 Pf. Handverkauf: 20,0 = 10 Pf.; 100,0 = 40 Pf.; 500,0 = 1 Mk. 40 Pf.

Zu Pilulae aloëticae ferratae, Nr. 392.

Zu Spiritus saponato-camphoratus, Nr. 502.
Größte Einzelgabe —. Größte Tagesgabe —.

Spiritus Saponis — Spiritus saponatus.

504. *Spiritus Sinapis* — *Senfspiritus.*

Senfgeist.

Arzneitaxe: 100,0 = 70 Pf.; 200,0 = 1 Mk.

Handverkauf: 15,0 = 10 Pf.; 100,0 = 60 Pf.; 500,0 = 2 Mk. 50 Pf. — Im Handverkauf mit Etikette mit Namen und Bezeichnung „Äußerlich".

Drogisten verboten.

Klare, farblose Flüssigkeit. Geruch nach Senföl.

Es werden gemischt: 1 Teil Senföl und 49 Teile Weingeist. — Spez. Gewicht 0,833—0,837.

Nicht mit Brom wegen Explosion.

Äußerlich. Als Rubefaciens, Derivans, kräftiger Hautreiz. — Mit Senfspiritus getränkter Flanell oder Watte auf die Haut gelegt.

Zu hautrötenden Einreibungen an schmerzhaften Stellen, besonders bei Pleurodynie, Zahnweh. 10—30 Tropfen. Auch mit Spiritus Formicarum, Nr. 497. Auch auf Löschpapier gegossen aufgelegt und bedeckt.

Innerlich. 0,1—0,5 in einhüllenden Flüssigkeiten gegen Katarrh der Luftwege; veraltet.

567. ℞ Für 10 Pf. Senfspiritus im Handverkauf (= 15,0).
Vorschrift: Auf Löschpapier gegossen auf die Haut gelegt und bedeckt. — Ersatz für Charta sinapisata, Nr. 109.

Größte Einzelgabe —. Größte Tagesgabe —.

Spiritus sulfurico-aethereus — Spiritus aethereus.

Spiritus Terebinthinae — Oleum Terebinthinae.

Spiritus theriacalis — Spiritus Angelicae compositus.

Spiritus Vini — Spiritus.

Spiritus Vini Cognac — Spiritus e Vino.

Spiritus Vini dilutus, auch rectificatus — Spiritus dilutus.

Spiritus Vini rectificatissimus — Spiritus.

Spiritus violarum. Arzneitaxe —. Handverkauf: 5,0 = 10 Pf.; 10,0 = 20 Pf.

Spiroylsäure, auch Spirsäure — Acidum salicylicum.

Splenia = Kompressen. Dasselbe Plagulae.

Spongiae ceratae = Wachsschwämme, hergestellt durch Eintauchen in Wachs; veraltet. Arzneitaxe —. Handverkauf: 1,0 = 10 Pf.; 10,0 = 60 Pf.

Spongiae compressae = Preßschwämme. Arzneitaxe —. Handverkauf: 7,5 = 10 Pf. (?); 10,0 = 90 Pf. — Vorher desinfizieren durch Lösung von Sublimat, ätherische Lösung von Jodoform.

Spranger's Magentropfen im Handverkauf 1 Flasche = 60 Pf.

Spranger's Salbe im Handverkauf 1 Dose = 50 Pf.

Sputum = das Ausgespuckte. Von Kindern wird jedoch der „Auswurf" hinuntergeschluckt. In manchen Fällen ist nur exspektative Behandlung nötig, z. B. bei Pneumonia fibrinosa oder crouposa.

Stäbchen, Cereoli, Bacilli siehe diese. — Drogisten verboten.

Stahltropfen, apfelsaure — Tinctura Ferri pomati.

Standtke's aromatischer Lebertran im Handverkauf 1/1 Flasche = 2 Mk.; 1/2 Flasche = 1 Mk. 20 Pf.

Standtke's aromatisches Rizinusöl im Handverkauf 1/1 Flasche = 1 Mk. 20 Pf.; 1/2 Flasche = 75 Pf.

Stangenpomade. Grundsubstanz 7 Wachs + 1 Walrat + 9 Olivenöl.

Starkes Kampferöl — Oleum camphoratum forte.

Steatinum extensum = Salbenmull (von Unna). Benzoetalg auf Mull mit Unguentum diachylon, Hydrargyri cinereum etc.

Stechapfelblätter — Folia Stramonii.

Stein, göttlicher — Cuprum aluminatum.

Steinklee — Herba Meliloti.

Steinkohlenkampfer — Naphthalinum.

Steinkohlenteerkreosot — Acidum carbolicum.
Steinsalz, gereinigtes — Natrium chloratum.
Sterilisieren. Arzneitaxe: Für Sterilisieren eines Arzneimittels, einer Arzneimischung, eines Arzneigefäßes wird berechnet = 30 Pf.
Stibio-Kali-tartaricum — Tartarus stibiatus.
Stibium. Stibium sulfuratum aurantiacum, Nr. 505.
Stibium sulfuratum nigrum, Nr. 506.
Tartarus stibiatus, Nr. 520.
Vinum stibiatum, Nr. 601.
Stibium persulfuratum — Stibium sulfuratum aurantiacum.
Stibium sulfuratum.
Stibium sulfuratum aurantiacum, Nr. 505.
Stibium sulfuratum nigrum, Nr. 506.

505. *Stibium sulfuratum aurantiacum* — *Goldschwefel.*

Stibium persulfuratum. Sulfidum stibicum. Fünffach Schwefelantimon, Antimonpentasulfid. Sulfur auratum Antimonii. Sulfur stibiatum aurantiacum. Sulfur auratum, Sulfuraurat.

Arzneitaxe: 10,0 = 15 Pf.

Handverkauf —. Drogisten verboten.

Orangerotes feines Pulver. Fast geruchlos.

Beim Erhitzen in einem engen Probierrohr sublimiert Schwefel, während zurückbleibt schwarzes Schwefelantimon.

Vor Licht geschützt aufzubewahren. (Völlig trocken in gelbbraunen Gläsern, Stöpsel eingerieben mit gelbem Vaselin.)

Sb_2S_5, Antimonpentasulfid.

Unlöslich in Wasser und Alkohol.

Nicht in Schüttelmixturen, weil leicht zersetzlich, nicht mit sauren Pflanzensäften.

Goldschwefel haftet leicht am Mörser beim Reiben, deshalb lose zu reiben, nicht mit starkem Druck.

Innerlich. Als Epectorans bei Katarrhen der Luftwege, Bronchitis 0,01—0,05—0,1—0,2, täglich mehrmals. Pillen, Pulver. Es soll expectorierend wirken analog dem Antimon in Tartarus stibiatus, Brechweinstein, Nr. 520. Selten gebraucht. Nach größeren Gaben Übelkeit und Erbrechen. Auch in Pastillen, Electuarien.

Pulvis alterans Plummeri = Plummer'sches Pulver: Stibium sulfuratum aurantiacum 1, Hydrargyrum chloratum 1, Saccharum 10. Bei längerem Aufbewahren tritt Umsetzung ein. Brechenerregend.

265. ℞ (Berliner F. M.) Pilulae hydragogae Heimii siehe unter Nr. 240, Gutti.

493. ℞ mit Radix Liquiritiae siehe bei dieser, Nr. 421.

568. ℞ Stibii sulfurati aurantiaci 0,03
Pulveris gummosi 0,5.
M. f. Pulvis. D. t. doses 10.
S. 1 Pulver zur Zeit trocken auf die Zunge zu nehmen. — Bleibt am Gaumen und Rachen stundenlang hängen und erregt mechanisch Räuspern und Husten.

Pilulae contra Tussim.

569. ℞ (Berliner F. M.)
Morphini hydrochlorici 0,1
Radicis Ipecacuanhae pulveratae 0,3
Stibii sulfurati aurantiaci 0,5
Sacchari pulverati 2,5
Radicis Liquiritiae pulveratae 2,5.
Aquae destillatae qu. s. M. f. Pilulae Nr. 50. D. S. 1 Pille, täglich 3 mal. — 1 Dosis = 85 Pf.

Pulvis Plumeri.

570. ℞ (Berliner F. M.)
Hydrargyri chlorati 0,05
Stibii sulfurati aurantiaci 0,05
Sacchari pulverati 0,5.
Radicis Althaeae pulveratae 0,2.
M. f. Pulvis. D. t. doses Nr. 10.
S. 1 Pulver täglich 3 mal. 1 Dosis = 1 Mk.; 1/2 Dosis = 75 Pf. — Früher beliebt bei Skrofulose, aber leicht zersetzlich. Wird (statt rot) grau und feucht, und macht dann Erbrechen. — Pulvis alterans Plummeri ohne Radix Althaeae.

571. ℞ Stibii sulfurati aurantiaci 0,05
Radicis Liquiritiae pulveratae 0,5.
M. f. Pulvis. D. t. doses 10. S. 1 Pulver täglich 3 mal. — Als Expectorans.

Vergiftungssymptome. Sehr starkes Erbrechen. Brennender Schmerz im Leibe, im Magen und in den Därmen, wässerige Durchfälle. Kalter Schweiß. Heftiger Durst. Schwindel. Kollaps. Klonische und tonische Krämpfe.

Antidota. Eisstückchen, viel Wasser. Milch, schleimige Getränke, Eiweißwasser, Seifenwasser. Tannin, gerbsäurehaltige Abkochungen. Opium. Äther. Digitalis. Strophanthus. Kampfer. Kaffee. Wein. Eventuell vorsichtig Magenpumpe.

Größte Einzelgabe 0,1. Größte Tagesgabe 0,3.

506. *Stibium sulfuratum nigrum* — *Spießglanz.*

Stibium sulfuratum nigrum crudum. Antimontrisulfid. Schwefelspießglanz.

Arzneitaxe: grosso modo pulveratum 100,0 = 20 Pf.; 200,0 = 30 Pf.; (laevigatum 10,0 = 5 Pf.).

Handverkauf: grosso modo pulveratum 50,0 = 10 Pf.; 500,0 = 60 Pf.

Grauschwarze, strahlig kristallinische Stücke, oder ein Pulver daraus bereitet.

2,0 fein gepulverter Spießglanz mit 20 ccm Salzsäure gelinde erwärmt, und schließlich gekocht unter Umrühren, sollen sich auflösen bis auf einen Rückstand von nicht mehr als 0,02.

Aufzubewahren in Blechkästen. Größere Vorräte in Holzfässern, trocken.

Sb_2S_3.

Nicht mit Kalium chloricum durch Verreiben im Mörser zu mischen wegen Explosion.

Innerlich. In der Veterinärmedizin. Als Antaphrodisiacum, Stomachicum.

Früher bei skrofulösen Hautausschlägen 0,3—1,0 in Pulvern, Pillen, Pastillen; veraltet.

Vergiftungssymptome. Sehr starkes Erbrechen. Brennender Schmerz im Leibe, im Magen und Därmen, wässerige Durchfälle. Kalter Schweiß. Heftiger Durst. Schwindel. Kollaps. Klonische und tonische Krämpfe.

Antidota. Eisstückchen, viel Wasser. Milch, schleimige Getränke, Eiweißwasser, Seifenwasser. Tannin, gerbsäurehaltige Abkochungen. Opium. Äther. Digitalis. Strophanthus. Kampfer. Kaffee. Wein. Eventuell vorsichtig Magenpumpe.

Größte Einzelgabe —. Größte Tagesgabe —.

Stibium sulfuratum nigrum crudum — Stibium sulfuratum nigrum.

Stiefmütterchen — Herba Violae tricoloris.

Stifte = Stili.

Ätzstifte siehe unter Styli caustici. Einreibestifte: Crayons.

Mückenstifte aus einem festen Fett und Anethol, Anisol, Eugenol u. a.

Froststifte aus einem festen Fett und Kampfer.

Migränestifte aus einem festen Fett und Menthol.

Salbenstifte, Stili unguentes (von Unna) aus Salben geformt mit festem Fett für circumscripte Hautkrankheiten. Salbenstifte sind feste Salben, Cerata, in Form von Stangenstiften. In allen Formen müssen die Salbenstifte 24 Stunden stehen bleiben, bzw. Eisschrank, Winterkälte.

Pastenstifte (von Unna), härter als Salbenstifte, für sezernierende Flächen.

Stigmata Maïdis = Maisgriffel oder Maisnarben, nicht offizinell. Gegen chronische Cystitis. Infus, Decoct 5,0—10,0 auf 100,0. Arzneitaxe —. Handverkaufstaxe —. (10,0 = 10 Pf.; 100,0 = 60 Pf.)

Stilus siehe Stifte.

Stimulantia (von stimulus = Stachel) sind Mittel zur Anregung der Gehirntätigkeit, der psychomotorischen Centra, der Centra für Atmung, Vasomotoren. Ebenso Excitantia und Analeptika.

Stinkasant — Asa foetida.

Stipites von stipes, itis, m = Stamm, Stock, Stange.

Stipites Laminariae = Laminaria-Quellstifte. Quellen während einiger Stunden. Sie werden vor dem Gebrauche bis zu 1 Minute in eine kochende wässerige Sublimatlösung von 0,1 % geworfen, oder sie werden getränkt mit Ätherlösung von Jodoform. Arzneitaxe —. Handverkaufstaxe —.

Stockfisch-Lebertran — Oleum Jecoris Aselli.

Stomachika (von ὁ στόμαχος = Mündung, Magenmund, Magen), sind Mittel für den Magen. Sie sollen seine motorische, sekretorische und resorbierende Funktion steigern oder mindern, Appetit erregen, Säure abstumpfen, Verdauung befördern, Druck oder Übelkeit beseitigen usw.

Salate: Löwenzahnsalat (gegen schwache Verdauung), Salat von Feldwegwart (Sonnenwende, Zichorie, Cichorium Intybus), Salat von Endivien (Cichorium Endivia), Kopfsalat (Lactuca sativa), Brunnenkresse (Nasturtium officinale).

Gewürze, Magenschnäpse mit Enzian, Kümmel, Pomeranzen. Portwein, Chinawein.

Pfefferminzkuchen, Kauen von Ingwerzucker.

Amara:

Cortex Condurango, Nr. 131.
Elixir amarum, Nr. 145.
Extractum Cardui benedicti, Nr. 163.
Extractum Condurango fluidum, Nr. 168.
Extractum Gentianae, Nr. 173.
Extractum Taraxaci, Nr. 182.
Extractum Trifolii fibrini, Nr. 183.
Folia Trifolii fibrini, Nr. 217.
Herba Cardui benedicti, Nr. 242.
Herba Centaurii, Nr. 243.
Lichen islandicus, Nr. 283.
Lignum Quassiae, Nr. 285.
Radix Colombo, Nr. 417.
Radix Gentianae, Nr. 418.
Radix Taraxaci cum herba, Nr. 428.
Tinctura amara, Nr. 530.
Tinctura Gentianae, Nr. 548.
Vinum Chinae, Nr. 596.
Vinum Condurango, Nr. 598.

Aromatika:

Angosturabitter, Benedictiner, Boonekamp of Magbitter, Chartreuse, Curaçao, Ingwerlikör, Confectio Zingiberis, Hopfen.
Aqua Cinnamomi, Nr. 63.
Balsamum Nucistae, Nr. 78.
Cortex Aurantii Fructus, Nr. 126.
Cortex Cascarillae, Nr. 127.
Cortex Cinnamomi, Nr. 129.
Cortex Citri Fructus, Nr. 130.
Crocus, Nr. 137.
Elixir amarum, Nr. 145.
Elixir Aurantii compositum, Nr. 146.
Extractum Absinthii, Nr. 159.
Extractum Calami, Nr. 162.
Extractum Cascarillae, Nr. 164.
Fructus Anisi, Nr. 220.
Fructus Auranti immaturi, Nr. 221.
Fructus Cardamomi, Nr. 223.
Fructus Carvi, Nr. 224.
Fructus Foeniculi, Nr. 226.
Fructus Lauri, Nr. 228.
Fructus Vanillae, Nr. 231.
Herba Absinthii, Nr. 241.
Oleum Calami, Nr. 347.
Rhizoma Calami, Nr. 432.
Rhizoma Galangae, Nr. 434.
Rhizoma Zedoariae, Nr. 438.
Rhizoma Zingiberis, Nr. 439.
Semen Myristicae, Nr. 459.
Sirupus Aurantii Corticis, Nr. 467.
Sirupus Cinnamomi, 469.
Tinctura Absinthii, Nr. 526.
Tinctura aromatica, Nr. 532.
Tinctura Aurantii, Nr. 533.
Tinctura Calami, Nr. 535.
Tinctura Cinnamomi, Nr. 541.
Tinctura Zingiberis, 565.

Acria:

Kochsalz, Zwiebeln, Schalotten, Perlzwiebeln, Knoblauch, Schnittlauch, Porée, Rettich, Meerrettich, Radieschen, Senf oder Mostrich, Pfeffer, Nelkenpfeffer, Gewürznelken, spanischer Pfeffer, Paprika.
Heringe, Sardellen und anderes scharf Gesalzenes.
Alkohol, Wein.
Caryophylli, Nr. 101.
Fructus Capsici, Nr. 222.
Kreosotum, Nr. 282.
Natrium chloratum, Nr. 336.
Tinctura Capsici, Nr. 537.

Physiologika:

Wasser, Salz, Pankreaspräparate.
Acidum hydrochloricum dilutum, Nr. 20.
Pepsinum, Nr. 385.
Vinum Pepsini, Nr. 600.

Alkalische Mineralwässer, früher auch genannt vulkanische Mineralquellen.

I. Säuerlinge (hauptsächlich Kohlensäure, Anregung der Sekretion und Bewegung des Magens und Dünndarms.

Apollinarisbrunnen. 1 mittlere Flasche = 30 Pf.; 1 kleine Flasche = 23 Pf.; 1 großer Krug = 35 Pf.; 1 kleiner Krug = 26 Pf.

Harzer Sauerbrunnen. 1 mittlere Flasche = 40 Pf.; eine kleine Elasche = 30 Pf.

Taunusbrunnen. 1 große Flasche = 70 Pf.; 1 mittlere Flasche = 50 Pf.

II. Alkalische Säuerlinge, alkalisch-salinische Mineralquellen (reicher an kohlensaurem Natron und doppeltkohlensaurem Natron. Anregung der Sekretion der Schleimhäute des Intestinaltraktus sowie des Respirationstraktus und Urogenitaltraktus nach Übergang ins Blut, Verflüssigung des Mucins, Steigerung der Alkaleszenz des Blutes und der Säfte, des Stoffwechsels). Gegen Dyspepsia acida, Gastroxynsis, Gastro-duodenal-katarrh, Katarrh der Blase mit saurer Konkrementbildung, Gicht, Leberdiabetes, Ulcus ventriculi, trockenen Katarrh des Respirationstraktus.

Kalte: Bilin. 1 große Flasche = 75 Pf.; 1 mittlere Flasche = 50 Pf., 1 kleine Flasche = 40 Pf.
Geilnau. 1 kleine Flasche = 60 Pf.
Gießhübl. 1 mittlere Flasche = 40 Pf.; 1 kleine Flasche = 30 Pf.
Krondorf. 1 mittlere Flasche = 40 Pf.; 1 kleine Flasche = 30 Pf.
Preblau. 1 mittlere Flasche = 75 Pf.
Salzbrunn. Kronenquelle. 1 mittlere Flasche = 65 Pf.
Vals, Eau de. 1 große Flasche = 1 Mk. 25 Pf.

Warme: Neuenahr. 1 mittlere Flasche = 75 Pf.
Vichy, grande ville und célestine. 1 große Flasche = 1 Mk., 1 kleine Flasche = 80 Pf.

III. Alkalisch-muriatische Säuerlinge (Kohlensäure, kohlensaures und doppeltkohlensaures Natron, Kochsalz. Leichtere Lösung der Albuminate, stärkere Anregung des Darmes und Stoffwechsels, Hebung der Ernährung. — Indikationen wie bei den alkalischen Säuerlingen. Sie werden oft besser vertragen. Außerdem gegen Ernährungsstörungen bei Skrofulose, Exsudatreste in Bauch und Brust).

Ems. Kränchen, Kesselbrunnen. 1 große Flasche = 80 Pf.; 1 kleine Flasche = 55 Pf.; 1 großer Krug = 70 Pf.; 1 kleiner Krug = 50 Pf.
Gleichenberg. 1 mittlere Flasche = 85 Pf.
Roisdorf. 1 großer Krug = 70 Pf.; 1 kleiner Krug = 50 Pf.; 1 große Flasche = 75 Pf.; 1 kleine Flasche = 55 Pf.
Selters. 1 kleine Flasche = 32 Pf.; 1 großer Krug = 50 Pf.; 1 kleiner Krug = 40 Pf.

IV. Erdige Mineralquellen (Kalksalze, Magnesiumsalze, Kohlensäure, meistens Kochsalz, bei einigen Eisen. — Gegen Dyspepsie mit Magensäure, chronischen Darmkatarrh mit Durchfall, Bronchialkatarrh mit starker Sekretion, Konkrementbildung in den Harnwegen).

Driburg. 1 mittlere Flasche = 85 Pf.; 1 kleine Flasche = 65 Pf.
Fachingen. 1 mittlere Flasche = 50 Pf.
Inselbad, Ottilienquelle. 1 mittlere Flasche = 80 Pf.
Lippspringe. 1 mittlere Flasche = 75 Pf.
Marienbad, Rudolfquelle. 1 mittlere Flasche = 80 Pf.
Wildungen. 1 mittlere Flasche = 70 u. 75 Pf.

Mineralwasser, künstliche und natürliche sind Drogisten zu verkaufen erlaubt, ausgenommen solche mit Antimon, Arsenik, Baryum, Chrom, Kupfer, freier Salpetersäure, freier Salzsäure, freier Schwefelsäure.

Storax — Styrax.

Storaxbalsam, auch flüssiger Storax — Styrax.

Strahl's Hauspillen Nr. 0—4 im Handverkauf 1 Dose = 2 Mk.

Stramonium siehe Folia Stramonii.

Streupulver — Lycopodium.

Strobuli Lupuli = Hopfenzapfen. Arzneitaxe —. Handverkauf: concisi 10,0 = 10 Pf.; 100,0 = 70 Pf.

Strophanthus. Semen Strophanti, Nr. 462.
Tinctura Strophanti, Nr. 560.

Strophanthussamen — Semen Strophanthi.

Strophanthustinktur — Tinctura Strophanthi.
Strychnin siehe Strychninum nitricum.
Strychninnitrat — Strychninum nitricum.

507. ***Strychninum nitricum*** — *Strychninnitrat.*

Salpetersaures Strychnin.
Arzneitaxe: 0,1 = 5 Pf.
Handverkauf: 1,0 = 20 Pf.; 10,0 = 1 Mk. 25 Pf. — Drogisten verboten.
Farblose Kristallnadeln. Geschmack sehr bitter.
Nach dem Verbrennen soll kein Rückstand hinterbleiben.

Löslich in 90 Teilen kalten Wassers, in 3 Teilen siedenden Wassers. Löslich in 70 Teilen kaltem Weingeist, in 5 Teilen siedendem Weingeist. Die Lösungen reagieren neutral. — Fast unlöslich in Äther, Chloroform, Schwefelkohlenstoff.

Sehr vorsichtig aufzubewahren.

$C_{21}H_{22}N_2O_2 . HNO_3$. — 100 Teile enthalten 81,1 $C_{21}H_{22}N_2O_2$.

Nicht mit Alkalien, alkaloidfällenden Stoffen, Gerbsäure.

Strychnin wirkt erregend auf das Zentralnervensystem, besonders auf die Reflextätigkeit. Es reizt das vasomotorische Zentrum, die Hirnrinde, die Zentren der Sinnesempfindungen, namentlich die des Hörens und Sehens, Medulla oblongata, Rückenmark. Es braucht deshalb nicht in der Nähe des Auges, des Ohres, der gelähmten Skelettmuskeln injiziert zu werden.

Äußerlich. Zu subkutaner Injektion bei peripherischen Lähmungen. 0,001—0,005. — Für Kinder von 3—10 Jahren bei diphtherischen Lähmungen 0,0005—0,002.

Zu subkutaner Injektion bei akuter Vergiftung mit Chloroform, Chloralhydrat 0,003—0,005 pro dosi. Anders: 0,0005—0,002. Beim Bisse von Giftschlangen mit lähmend wirkendem Gift. Bei Sehstörungen, Amblyopie, Amaurose, Atrophie des Nervus opticus.

Zu Salben 0,05—0,3 auf 10,0.

Zu Suppositorien bei diphtherischen Lähmungen. Für Kinder von 5—10 Jahren 0,002—0,005.

Innerlich. 0,001—0,005, täglich 3 mal in Pillen, Pulvern. Lösungen in Wasser oder Spiritus, als Tropfen. Bei Amaurose, Amblyopie, Lähmung der Blase, diphtherischen Lähmungen, Tabes, Kehlkopfparalysen, hysterische Paralysen, Delirium tremens. Vorsicht! Leicht Intoxikation, besonders Krämpfe, Tetanus, Trismus, Dyspnoe. 0,03 kann schon töten. — Für Kinder 0,0005 bis 0,001—0,002 täglich 1 mal.

572. ℞ Strychnini nitrici 0,1
Aquae destillatae 10,0.
M. D. S. Zu Händen des Arztes. — Zur subkutanen Injektion bei Vergiftung mit Chloroform, Chloralhydrat. Als Angiotonicum. — 1 Spritze = 0,01 (Maximaldose).

860. ℞ Strychnini nitrici 0,01—0,02
Aquae destillatae ad 10,0.
M. D. S. Zur subkutanen Injektion 1 Spritze mehrmals. — Bei Vergiftung mit Chloralhydrat. — 1 Spritze = 0,001 bis 0,002.

Vergiftungssymptome. Cyanose, Muskelzuckungen, Trismus, Tetanus (schon auf geringe äußere Reize). Dyspnoe, Stillstand der Atmung durch Krampf des Diaphragma.

Antidota. Magenausspülung mit Lösung von Acidum tannicum. Chloralhydrat (Injektion oder Klistier 2,0). Inhalation von Chloroform, Äther, Amylium nitrosum. Morphium subkutan. Künstliche Respiration. Bromkalium. Kaffee. Kein Kampfer!

Größte Einzelgabe 0,01. Größte Tagesgabe 0,02.

Strychnium siehe Strychninum.
Strychnos. Semen Strychni, Nr. 463.
Extractum Strychni, Nr. 181.
Tinctura Strychni, Nr. 561.
Strychninum nitricum, Nr. 507.

Strychnossamen — Semen Strychni.
Strychnossamenextrakt, auch weingeistiges ⚫ Extractum Strychni.
Stuhlzäpfchen siehe Suppositoria.
Stuppa = Flachswerg, Notersatz für Zupfcharpie, Linteum carptum.
Sturmhut (Aconitum Napellus). Vergiftung.

Vergiftungssymptome. Brennen im Mund, Knirschen mit den Zähnen, Salivation, Unempfindlichkeit der Zunge, Nausea, Erbrechen, Durchfall, Kolik. Haut kalt, blaß. Unempfindlichkeit der Finger und Zehen, Ameisenkriechen. Mydriasis, Vergehen des Sehens, des Hörens, der Sprache. Schwindel, Kopfschmerz, Gesichtsschmerz. Dyspnoe. Puls verlangsamt auf 40 Schläge, später unregelmäßig. Sopor. Krämpfe mit oder ohne Bewußtlosigkeit.

Antidota. Magenpumpe, Acidum tannicum, Brechmittel. Künstliche Respiration. Digitalis, Strophanthus. Jodwasser, LUGOL'sche Lösung. Opium. Excitantia.

Sturmhutknollen — Tubera Aconiti.
Sturmhuttinktur — Tinctura Aconiti.

Styli caustici — *Ätzstifte.*

Arzneitaxe: Ätzstifte (wie Wundstäbchen und Suppositorien) anzufertigen kostet für 1—3 Stück = 30 Pf., einschließlich des Einwickelns; jedes weitere Stück 10 Pf.

Handverkauf —. Drogisten verboten.

Stifte oder Stäbchen, welche verschieden nach Stoff und Zweck hergestellt werden

1) durch Drehen oder Schleifen von Kristallen;

2) durch Ausgießen oder Aufsaugen von geschmolzenen Substanzen in Formen und Röhren;

3) durch Kneten oder Ausrollen bildsamer Massen, wenn nötig unter Zusätzen (Weizenmehl, Gummipulver, Glyzerin, Wasser).

Wenn Form und Größe nicht anders verordnet werden, so sollen Ätzstifte so abgegeben werden: walzenförmig, lang 4—5 cm, dick 4—5 mm.

Andere Stifte siehe unter Stifte.

Styptika (von στύφειν = verdichten, festmachen) sind lokale Blutung stillende Mittel; wie Hämostatika.

508. *Styrax* — *Storax.*

Früher Styrax liquidus, flüssiger Storax. Balsamum Styracis.

Arzneitaxe: 10,0 = 10 Pf.; 100,0 = 95 Pf.; 200,0 = 1 Mk. 40 Pf.

Handverkauf: (depuratus) 10,0 = 10 Pf.; 100,0 = 70 Pf. (Styrax calamitus 20,0 = 10 Pf.; 100,0 = 30 Pf.)

Braune, halbflüssige (klebrige) Masse, von der Konsistenz eines dicken Extraktes. In dünner Schicht durchsichtig. (Geruch angenehm. Geschmack scharf aromatisch, kratzend.)

Aus der inneren Rinde von Liquidambar orientalis wird durch Auskochen und Pressen eine graue klebrige Masse gewonnen, die wohlriechend ist. Sie fließt nur träge vom Spatel. Zum Gebrauch wird Storax im Wasserbade erwärmt, und so befreit von dem größten Teile des anhängenden Wassers. Dann wird er aufgelöst in 1 Teil Weingeist. Filtriert. Wieder eingedampft, bis der Weingeist verflüchtigt ist, und ist so gereinigt. Dann stellt er die oben erwähnte braune, halbflüssige Masse dar.

Gereinigter Storax löst sich klar in 1 Teil Weingeist. Nach Zusatz von mehr Weingeist trübt sich die Lösung. — Löslich bis auf einige Flocken in Äther, Benzol, Schwefelkohlenstoff. (Löslich in Chloroform.)

Aufzubewahren gereinigt, Styrax depuratus, in Blechgefäß oder anderem Gefäß, das sich erwärmen läßt auf dem Dampfapparat. Meist wird er verdünnt mit Spiritus oder Oleum Olivarum angewandt.

Styrax: 5 % ätherisches Öl (Styrol, Vinylbenzol C_8H_8), Zimtsäure, Zimtsäureäthylester, Zimtsäure-Phenylpropyl-Ester, Storesinol $C_{16}H_{26}O_2$ (teils frei, teils als Zimtsäure-Ester), Vanillin, Styracin, Wasser, Kochsalz.

Äußerlich. Gegen Scabies, allein 10,0—20,0, oder gemischt mit Ölen oder Fetten. Styrax und Leinöl āā, zusammen 60,0 zu 2 Einreibungen. — Behandlung wie bei Perubalsam: Zuerst Seifenbad, dann 2—3 Tage je 1 Einreibung, dann Reinigungsbad mit Seifenwasser. — Anders: Styrax 25,0, Oleum Olivarum 50,0 zu 2 Einreibungen an 1 Tage. Oder als Mollinum Styracis. — Für Kinder 10,0—15,0 bei Scabies. — Auch mit Perubalsam 1 (zu Styrax 2).

Zu Pflastern.

Zu Räucherkerzen.

Balsamum peruvianum. Arzneitaxe: 10,0 = 40 Pf.; 100,0 = 3 Mk. 5 Pf.
Styrax. Arzneitaxe: 10,0 = 10 Pf.; 100,0 = 95 Pf.
Balsamum peruvianum. Handverkauf: 10,0 = 35 Pf.; 100,0 = 2 Mk. 50 Pf.
Styrax. Handverkauf: 10,0 = 10 Pf.; 100,0 = 70 Pf.

Für Linimente aus Styrax und Balsamum peruvianum mit Öl darf nötigenfalls nur schwach erwärmt werden, sonst scheidet unlösliches Harz aus.

Innerlich. 0,5—1,0 täglich 2—3 mal. Anders: 0,5—2,0, täglich mehrmals. In Kapseln, Pillen, Boli, alkoholischer Lösung. Bei Katarrhen. Veraltet.

Linimentum Styracis.

573. ℞ (Berliner F. M.)
Styracis liquidi 50,0 (Kobert: 35,0)
Spiritus 25,0 (Kobert: 10,0)
Olei Ricini 25,0 (Kobert: 5,0).
M. D. S. Äußerlich. — 1 Dosis = 1 Mk. 10 Pf.; 1/2 Dosis = 73 Pf.

574. ℞ Styracis 2,5
Cerae flavae et
Sacchari āā qu. s., ut f. Pilula 50.
D. ad vitrum. S. 4 Pillen täglich 2 mal. Bei Katarrhen. — 1 Pille = 0,05 Styrax; 4 Pillen = 0,2.

575. ℞ Styracis 20,0
Olei Olivarum 10,0.
M. D. S. Äußerlich zum Einreiben. — Gegen Scabies, Morpiones (Pediculi pubis).

728. ℞ Styracis 30,0
Olei Olivarum 8,0
Spiritus 4,0.
M. D. S. Äußerlich nach Bericht. — Flüssige Einreibung gegen Scabies.

729. ℞ Styracis 30,0
Saponis kalini 40,0
Adipis Lanae cum Aqua 30,0.
M. D. S. Äußerlich nach Bericht. — Zum Einreiben gegen Scabies.

Größte Einzelgabe 1,0. Größte Tagesgabe 3,0.

Styrax liquidus — Styrax.

Sublimare = hochheben. Sublimation ist eine Darstellungsweise, wodurch starre flüchtige Körper getrennt werden von nicht flüchtigen. Produkt: das Sublimat. Unterschied von Destillat: das Produkt, Sublimat, ist nicht flüssig wie das Destillat, sondern starr.

Sublimat, auch ätzendes — Hydrargyrum bichloratum.

Sublimatpastillen — Pastilli Hydrargyri bichlorati.

Sublimatum corrosivum — Hydrargyrum bichloratum.

Succi = Säfte (Roob), sind wässerige Extrakte.

Succus = Saft. Neuerdings auch als allein richtig bezeichnet sūcus, i, masc. Saft wird hergestellt durch Einkochen mit Zucker oder ohne Zucker.

Succi recenter expressi = Kräutersäfte aus frischen Pflanzenteilen ohne Einengung zu sofortigem Gebrauch.

Succus. Succus Juniperi inspissatus, Nr. 509.
Succus Liquiritiae, Nr. 510.
Succus Liquiritiae depuratus, Nr. 511.

Succus Glycyrrhizae crudus — Succus Liquiritiae.

Succus Glycyrrhizae depuratus — Succus Liquiritiae depuratus.

509. *Succus Juniperi inspissatus* — *Wacholdermus.*

Roob Juniperi. Extractum Juniperi.

Arzneitaxe: 10,0 = 5 Pf.; 100,0 = 30 Pf.

Handverkauf: 30,0 = 10 Pf.; 100,0 = 25 Pf.; 500,0 = 1 Mk.

Drogisten zu verkaufen erlaubt.

Trübbraunes dünnes Extrakt. Geschmack süß gewürzhaft, nicht brenzlich.

1 Teil frische Wacholderbeeren, gequetscht, wird übergossen mit 4 Teilen heißen Wassers. Stehen lassen 12 Stunden, unter wiederholtem Umrühren.

Dann ausgepreßt. Durchgeseiht. Die erhaltene Flüssigkeit wird eingedampft zu einem dünnen Extrakte.

Trübe löslich in 1 Teil Wasser.

Innerlich. Als Diureticum. Teelöffelweise so, wie das Mus ist, oder bestreut mit Zucker, täglich 3—4 mal. Bei nephritischer Hydropsie von Kindern.

Als Zusatz zu diuretischen Mixturen 15,0—30,0. Anders: 20,0—50,0 zu 200,0. Anders: 20 %. Zu Electuarien.

576. ℞ Für 25 Pf. Wacholdermus im Handverkauf (= 100,0).
Vorschrift: 1 Teelöffel, täglich 3 mal. — Bei nephritischem Hydrops von Kindern.

Größte Einzelgabe 10,0. Größte Tagesgabe 30,0.

Succus Liquiritiae. Succus Liquiritiae, Nr. 510.
Succus Liquiritiae depuratus, Nr. 511.

510. *Succus Liquiritiae* — *Süßholzsaft.*

Extractum Glycyrrhizae crudum. Succus Liquiritiae crudus. Lakritz.

Arzneitaxe: 10,0 = 10 Pf.; pulveratus 10,0 = 10 Pf.

Handverkauf: 20,0 = 10 Pf.; 100,0 = 40 Pf.; 500,0 = 1 Mk. 60 Pf.; pulveratus 10,0 = 10 Pf.; 100,0 = 60 Pf. — Drogisten zu verkaufen erlaubt.

Glänzend schwarzes trockenes Extrakt, in Form von Stangen oder Massen. Geschmack süß.

Ausgekocht aus den unterirdischen Teilen, der Wurzel, von Glycyrrhiza glabra, und gepreßt.

Aufzubewahren in gut verschlossenen Blechbüchsen oder Blechkästen, trocken.

Succus Liquiritiae: 10 % (5—30 %) Glycyrrhizin $C_{44}H_{63}NO_{18}$; Asparagin, Amylum, 15 % Zucker, Mannit, Gummi etc. — Glycyrrhizin ist ein Glykosid, an Ammoniak und Kalk gebunden (saures glycyrrhizinsaures Ammon).

Löslich in Wasser zu $^3/_4$. Das Lösliche eingedampft = Succus Liquiritiae depuratus, Nr. 511, dickes Extrakt. -- Solutio Succi Liquiritiae wird in eine Mischung eingegossen an letzter Stelle, nicht früher.

Innerlich. Als Expectorans. Solution: 3,0—5,0 auf 100,0. Zu Mixturen. Auch mit Anis.

Als Salmiakpastillen.

Zu Pillen mit Wasser; Zusatz von Pulver ãã.

57. ℞ Succus Liquiritiae. mit Ammonium chloratum siehe unter Nr. 51, Ammonium chloratum.

Zu Succus Liquiritiae depuratus, Nr. 512.

Größte Einzelgabe —. Größte Tagesgabe 5,0 ad mixturam 100,0.

511. *Succus Liquiritiae depuratus* — *Gereinigter Süßholzsaft.*

Extractum Glycyrrhizae depuratum.

Arzneitaxe: 1,0 = 5 Pf.; 10,0 = 25 Pf.

Handverkauf: in bacillis 10,0 = 10 Pf.; 100,0 = 60 Pf.; 500,0 = 2 Mk. 40 Pf. Drogisten verboten.

Braunes dickes Extrakt.

Süßholzsaft (Nr. 510) wird ausgezogen mit kaltem Wasser. Die klare Flüssigkeit wird eingedampft.

Klar löslich in Wasser.

Innerlich. Als Expectorans und Corrigens. 10,0—15,0 auf 100,0—150,0. Anders: 5,0—8,0 auf 150,0—200,0 Mixtur. Anders: 5,0 zu 120,0. Bei Katarrh der Luftwege. — Als geschmackverbessernd zu salzigen Mixturen 3—5 auf 100.

Als Pillenconstituens. Zu Pillen mit Pulver ãã oder 2 zu 1.

Als Cachou, d. i. ein Präparat aus Succus Liquiritiae, Salmiak, Zucker, ätherisches Öl (Anisöl oder Fenchelöl oder Pfefferminzöl); es ist in Form von kleinen Rhomben oder Oblongen gebracht. Arzneitaxe —. Handverkauf: 10,0 = 10 Pf.; 100,0 = 75 Pf.; 500,0 = 3 Mk.; Cachou aromatique 1 Dose = 50 Pf.

Zu Elixir e Succo Liquiritiae, Nr. 147.

Größte Einzelgabe —. Größte Tagesgabe 15,0 ad mixturam.

Sudorifica (von sudor = Schweiß) sind schweißtreibende Mittel. Dasselbe Diaphoretika und Hidrotika. Weiteres unter Diaphoretika.
Sulfas kalicus — Kalium sulfuricum.
Sulfas Magnesiae — Magnesium sulfuricum.
Sulfate nicht mit Baryumsalzen, Bleisalzen, Calciumsalzen.
Sulfonal — Sulfonalum.
Sulfonalum. Sulfonalum, Nr. 512.
Methylsulfonalum (Trional), Nr. 320.

512. *Sulfonalum* — *Sulfonal.*

Arzneitaxe: pulveratum 1,0 = 5 Pf.; 10,0 = 40 Pf.
Handverkauf —. Drogisten verboten.
Farblose primatische Kristalle. Geruchlos. Geschmacklos.

Sulfonal ist in der Wärme vollkommen flüchtig. Schmelzpunkt 125—126°.— 0,1 Sulfonal, erhitzt im Probierrohre mit gepulverter Holzkohle, entwickelt den penetranten Merkaptangestank. Nach dem Verbrennen von 0,1 Sulfonal soll kein wägbarer Rückstand hinterbleiben.

Sulfonal ist löslich in 500 Teilen kalten Wassers, in 15 Teilen siedenden Wassers. Beim Lösen in siedendem Wasser (1 = 50) soll sich kein Geruch entwickeln. — Löslich in 65 Teilen kaltem Weingeist, in 2 Teilen siedendem Weingeist. Löslich in 135 Teilen Äther. — Die Lösungen reagieren neutral.
Vorsichtig aufzubewahren.

Vor der Dispensation muß Sulfonal in höchst feines Pulver zerrieben werden wegen der Schwerlöslichkeit.

$\frac{CH_3}{CH_3}>C<\frac{SO_2.C_2H_5}{SO_2.C_2H_5} = C_7H_{16}S_2O_4$. — 100 Teile enthalten 100 $C_7H_{16}S_2O_4$.
Diäthylsulfon-dimethylmethan.

Hypnoticum mit cumulierender Wirkung auf den nächsten Tag. Keine Nebenwirkung auf das Herz. Vorsichtig und nicht länger als 3 Tage hintereinander gebraucht ohne Schaden. Sonst Intoxication.

Haemato-porphyrinurie (Urin kirschsaftähnlich), Störung des Verdauungstraktus und des Zentralnervensystems. Fortlaufend den Urin beobachten und aussetzen bei Auftreten von Haematoporphyrin. Besser Methylsulfonalum (Trional), Nr. 320. Dieses wird schneller resorbiert, wirkt oft schon nach 1/4 Stunde und wirkt stärker; auch die Nachwirkungen sind geringer.

Innerlich. Als mildes Hypnoticum 0,5—1,0—2,0 in Pulvern, Oblaten, abends 1 Stunde vor Schlafenszeit, in viel warmer Flüssigkeit, Tee, Bouillon, Wein. — Anders: Pulver wird nicht gut vertragen. — In gepreßten Tabletten; dieselben müssen rasch zerfallen in Wasser. — Bei Fieber, Nachtschweiß, Diabetes mellitus.

Bei Gehirnkranken 3,0—4,0 pro die.

577. ℞ Sulfonali 0,5.
F. Pulvis. D. t. doses 4. S. 1 Pulver 1 Stunde vor Schlafenszeit nach Bericht. — Wenn nötig, noch 1 Pulver. Zu lösen in heißem Wasser, und unter schwachem Tee oder Wein warm zu trinken.

Vergiftungssmyptome bei akuter Vergiftung. Unempfindlichkeit. Tiefer Schlaf bis mehrere (5) Tage. Zuckungen. Temperaturabfall.

Antidota. Magenpumpe, Abführmittel, lauwarmes Klistier, künstliche Respiration. Bettwärme. Petersilienaufguß und andere Diuretica. Blutegel auf die Processus mastoidei hinter den Ohren. Natrium bicarbonicum in kohlensaurem Wasser. Kaffee, Coffeïn.

Vergiftungssymptome bei chronischer Vergiftung. Schläfrigkeit. Mattigkeit, Taumeln, Ataxie, Lähmungen. Hyperästhesien. Kopfschmerzen. Ptosis. Erbrechen. Exantheme.

Antidota. Aussetzen des Mittels und Kalium aceticum vgl. Nr. 300.
Größte Einzelgabe 2,0. Größte Tagesgabe 4,0.

Sulfur. Sulfur depuratum, Nr. 513.
Sulfur praecipitatum, Nr. 514.
Sulfur sublimatum, Nr. 515.

Sulfur auratum — Stibium sulfuratum aurantiacum.

Sulfur auratum Antimonii — Stibium sulfuratum aurantiacum.

Sulfur auratum diaphoreticum — Stibium sulfuratum aurantiacum.

513. *Sulfur depuratum* — *Gereinigter Schwefel.*

Flores Sulfuris loti.

Arzneitaxe: 10,0 = 5 Pf.; 100,0 = 35 Pf.

Handverkauf: 40,0 = 10 Pf.; 100,0 = 15 Pf.; 500,0 = 60 Pf.

Gelbes trockenes Pulver. Geruchlos. Geschmacklos.

10 Teile frisch gesiebter Schwefel (Nr. 515) werden angerührt mit 7 Teilen Wasser + 1 Teil Ammoniakflüssigkeit. Dann stehen gelassen 1 Tag, unter wiederholtem Durchmischen. Darauf vollständig ausgewaschen. Getrocknet bei mäßiger Wärme. Zerrieben.

Gereinigter Schwefel soll mit Wasser befeuchtet blaues Lackmuspapier nicht röten. 100 Teile sollen nach dem Verbrennen höchstens 1 Teil Rückstand hinterlassen.

Aufzubewahren nach sorgfältigem Trocknen in luftdicht verschlossenen Gefäßen, nicht im Sonnenlichte.

Nicht mit Salpeter und Kohle wegen Explosion. Schwefelpräparate sind zu vermeiden, wenn vorher Bleipräparate äußerlich gebraucht sind, Schwarzfärbung durch Schwefelblei.

Der reine Schwefel ist unlöslich in Wasser. Spurenweise löslich in fetten Ölen. Etwas mehr löslich in Alkohol, zu 0,035 %. Etwas löslich in Äther. Leichter löslich in ätherischen Ölen. Am leichtesten löslich in Schwefelkohlenstoff. Löslich in Alkali unter Sulfidbildung.

Schwefel in fein verteiltem Zustande bildet mit Eiweiß in Berührung Schwefelwasserstoff, SH_2, bzw. Hydrosulfide mit anwesenden Basen.

Schwefel in fein verteiltem Zustande wirkt auf der Haut reizend, und destruierend auf pflanzliche Parasiten, teilweise auch auf tierische Parasiten.

Schwefel wirkt in großen Gaben und bei kranker Schleimhaut im Magen lokal reizend und verdauungsstörend. Durch den Darm geht der Schwefel zum größten Teile wieder ab; ein Teil wird verändert, zu Schwefelalkalimetall; Natriumhydrosulfid, welches reizt (konzentriert ätzen kann), Peristaltik erregend, abführend wirkt. Stuhl meist breiig.

Äußerlich. Zu Salben 1 zu 3—10. Anders: 1—2 zu 5 Unguentum Paraffini. Anders: 1 zu 4 Fett. Gegen parasitäre und chronische Hautkrankheiten, Ekzem, Favus, Pityriasis versicolor, Psoriasis. — Bei Akne ist besser Sulfur praecipitatum, Nr. 514. — Auch mit Sapo kalinus 1 zu 2 bei Scabies.

Als Mundantisepticum bei stinkender Eiterung des Zahnfleisches.

Innerlich. Als Laxans 0,5—5,0 pro dosi, 4,0—8,0 pro die in Pulvern, Pillen, Boli, Pastillen, Schüttelmixtur, Latwerge. Gewöhnlich nicht allein, sondern als Zusatz zu Laxantien. — Bei Hämorrhoiden messerspitzenweise.

Als Diaphoreticum 0,5—1,0.

Solutio Vlemingkx siehe diese.

468. ℞ Pulvis haemorrhoïdalis siehe dieses.

595. ℞ (Berliner F.M.) Pulvis haemorrhoïdalis siehe unter Nr. 518, Tartarus depuratus.

Kanzleipulver:

578. ℞ Sulfuris depurati 10,0
Tartari depurati 20,0
Elaeosacchari Citri 30,0
Sacchari 30,0.
M. f. Pulvis. D. S. Teelöffelweise.
— Antihaemorrhoïdale.

891. ℞ Sulfuris depurati 100,0.
D. S. Äußerlich nach Bericht. — Bei stinkender Eiterung des Zahnfleisches.

Zu Pulvis Liquiritiae compositus, Nr. 409.

Größte Einzelgabe 5,0. Größte Tagesgabe 8,0.

Sulfur depuratum lotum, auch Sulfur lotum — Sulfur depuratum.

514. ***Sulfur praecipitatum*** — *Schwefelmilch.*

Lac Sulfuris.

Arzneitaxe: 10,0 = 5 Pf.

Handverkauf: 20,0 = 10 Pf.; 100,0 = 30 Pf.

Gelblichweißes, feines Pulver, nicht kristallinisch (feinkörniger als Sulfur sublimatum, Nr. 515).

Schwefelmilch, mit Wasser befeuchtet, soll blaues Lackmuspapier nicht röten. 1,0 Schwefelmilch soll nach dem Verbrennen keinen wägbaren Rückstand hinterlassen.

Aufzubewahren nach sorgfältigem Trocknen in luftdicht verschlossenen Gefäßen, nicht im Sonnenlicht.

Nicht mit Salpeter und Kohle wegen Explosion.

Schwefelmilch ist leichter löslich als Sulfur sublimatum, Schwefel oder Schwefelblumen, Nr. 515, und wirkt deshalb intensiver.

Äußerlich. Zu Waschwasser bei Hautkrankheiten, besonders bei Akne 3,0—5,0 auf 100,0. — Schwefelseife 10%.

Als Paste.

Als Salbe. 1 zu 9 Unguentum Paraffini bei Akne, Seborrhoe, Sykosis parasitaria. Anders: 1 zu 5 Fett.

Zu Zahnpulver bei fauligen Geschwüren am Zahnfleisch Sulfur praecipitatum mit Calcium carbonicum praecipitatum pro usu externo.

Innerlich. Als Laxans, stärker durch feine Verteilung als Sulfur depuratum, Nr. 513. 1,0—2,0 täglich mehrmals, in Pulvern, Pillen, Latwergen. Auch mit anderen Mitteln, Schüttelmixturen, Tartarus depuratus, Magnesium carbonicum, Radix Rhei.

321. ℞ Sulfur praecipitatum mit Acidum salicylicum, Zincum oxydatum, Paste siehe unter Nr. 117. Chrysarobinum.

579. ℞ Sulfuris praecipitati 10,0
Spiritus 50,0
Glycerini 1,5
Spiritus Lavandulae ad 100,0.
M.D.S. Äußerlich zum Einpinseln. — Gegen Comedonen.

580. ℞ Sulfuris praecipitati 20,0
Magnesii citrici 20,0.
M. D. ad vitrum. S. 1 Teelöffel zur Zeit. — Bei Bleikolik.

Pasta Zinci sulfurata = Zink-Schwefel-Paste:

581. ℞ (Unna)
Zinci oxydati 4,0
Sulfuris praecipitati 6,0
Terrae siliceae 2,0
Adipis benzoïnati 28,0.
M. f. Pasta. D. S. Äußerlich. — Bei akutem nässendem Ekzem mit nicht zu heftiger Entzündung. — Bei Seborrhoe des Gesichts.

582. ℞ Sulfuris praecipitati 10,0
Kalii carbonici 10,0
Spiritus 10,0
Glycerini 10,0.
M. D. S. Äußerlich nach Bericht. — Gegen Comedonen. Täglich mehrmals aufzutragen. Nach 2—3 Tagen werden die Comedonen ausgequetscht mittels Comedonenquetscher.

Zeissl'sche Paste:

583. ℞ Sulfuris praecipitati 5,0
Glycerini 5,0
Spiritus 5,0
Acidi acetici 1,0.
M.f. Pasta. D.S. Äußerlich. Abends mit Borstenpinsel auftragen und über Nacht liegen lassen. — Bei leichten Fällen von Akne.

Schwefelspiritus:

584. ℞ Sulfuris praecipitati 20,0
Spiritus saponati ad 100,0.
M. D. S. Äußerlich. — Zur Nachbehandlung bei Akne.

Kummerfeld'sches Waschwasser:

1033. ℞ Camphorae 1,0
Gummi arabici 2,0 (6,0)
Sulfuris praecipitati 12,0
Aquae Calcariae 96,0 (100,0; 150,0)
Aquae Rosae 96,0 (150,0; ad 200,0).
M. D. S. Äußerlich. — Gegen seborrhoisches Ekzem des behaarten Kopfes. — Vgl. Aqua cosmetica Kummerfeldi 589. ℞ unter Nr. 515, Sulfur sublimatum.

Größte Einzelgabe 2,0. Größte Tagesgabe 6,0.

Sulfur stibiatum aurantiacum — Stibium sulfuratum aurantiacum.

515. *Sulfur sublimatum* — *Schwefel.*

Flores Sulfuris, Schwefelblumen.

Arzneitaxe: 100,0 = 10 Pf.; 200,0 = 15 Pf.
Handverkauf: 100,0 = 10 Pf.; 500,0 = 40 Pf.

(Stangenschwefel, geruchlos und geschmacklos. Oder gelbes feines kristallinisches Pulver, häufig klumpig, etwas feucht. Geruch eigentümlich säuerlich. Geschmack häufig auch sauer. Reaktion sauer infolge von anhaftender Schwefelsäure und schwefliger Säure.)

(Wird beim Reiben negativ elektrisch.)

(Unlöslich in Wasser, sehr wenig löslich in Weingeist, Äther.)

100 Teile sollen nach dem Verbrennen höchstens 1 Teil Rückstand hinterlassen.

Nicht mit Salpeter und Kohle wegen Explosion.

Äußerlich. In Salben 1—3 zu 10 Fett oder Sapo kalinus, auch mit Spiritus. Gegen parasitäre Hautkrankheiten, Scabies, Sykosis parasitaria, Acne rosacea. Zu Räucherungen.

Innerlich. Als Excitans, Diaphoreticum, Laxans wie Sulfur depuratum.

585. ℞ Sulfuris sublimati 2,0
Amyli Oryzae 5,0
Unguenti Zinci 20,0.
M. f. Pasta. D. S. Äußerlich. — Paste für rote Nase.

Unguentum Wilkinsonii seu contra Scabiem:

586. ℞ (Berliner F. M.)
Cretae albae praeparatae 10,0 (2,5)
Sulfuris sublimati 15,0 (20,0)
Olei Rusci 15,0 (Olei Fagi 20,0)
Saponis Kalini venalis 30,0 (40,0)
Adipis 30,0 (40,0)
M. f. Unguentum. D. S. Äußerlich. 1 Dosis = 1 Mk. — Einzureiben 3 Tage. In Klammern andere Komposition. Ist billiger als die Naphtholsalben, vgl. Nr. 329, Naphtholum, aber reizt mehr und beschmutzt mehr. — Auch bei Trichophytie, Herpes tonsurans, hartnäckiger Sykosis coccogenes, Ichthyosis.

587. ℞ Sulfuris sublimati 15,0
Cretae albae praeparatae 10,0.
Vaselini qu. s. ut f. Pasta.
D. S. Äußerlich nach Bericht. — Bei Acne vulgaris. Abends aufzulegen. Morgens abseifen. Tags einpudern. Wiederholung wie vorher.

Schwefelpomade:

588. ℞ Sulfuris sublimati 10,0
Olei Amygdalarum 10,0
Adipis benzoati 80,0

Als Cosmeticum. Das sich bildende Schwefelalkali begünstigt die Abstoßung der Hornschicht, die Bildung neuer Epidermis und Verengerung der Hautgefäße.

Aqua cosmetica Kummerfeldi = Kummerfeld'sches Waschwasser.

589. ℞ Sulfuris sublimati 1,0
Glycerini 5,0
Spiritus camphorati 2,0
Spiritus Lavandulae 5,0
Eau de Cologne 5,0
Aquae destillatae 60,0.
M. D. S. Äußerlich. — Schüttelmixtur bei Sommersprossen und anderen Schönheitsfehlern. — Vgl. 1033. ℞ unter Nr. 514 Sulfur praecipitatum. — Aqua cosmetica Kummerfeld im Handverkauf 150,0 inklusive Flasche = 75 Pf.

724. ℞ (Berliner F. M.) Unguentum rubrum sulfuratum siehe unter Hydrargyrum sulfuratum rubrum.

877. ℞ Sulfuris sublimati 10,0
Camphorae 1,0
Aquae Calcariae 100,0
Aquae Rosae 100,0.
M. D. S. Äußerlich nach Bericht. — Gegen Comedonen. Täglich mehrmals aufzutragen. Nach 2—3 Tagen werden die Comedonen ausgequetscht mit Comedonenquetscher. Vgl. 582. ℞ unter Nr. 514, Sulfur praecipitatum.

Größte Einzelgabe —. Größte Tagesgabe —.

Sulzberger Tropfen im Handverkauf 1/1 Flasche = 60 Pf.; 1/2 Flasche = 40 Pf.
Summitates = oberste Teile von blühenden Gewächsen, meist Kräutern.
Summitates Absinthii — Herba Absinthii.
Summitates Centaurii — Herba Centaurii.
Summitates Meliloti — Herba Meliloti.

Summitates Sabinae, Frondes oder Folia Sabinae = Sadebaumspitzen. Volksätzmittel für spitze Kondylome. Arzneitaxe: concisae et grosso modo pulveratae 10,0 = 5 Pf.; 100,0 = 25 Pf.; pulveratae 10,0 = 5 Pf. Handverkauf: 100,0 = 20 Pf.; 500,0 = 80 Pf.; grosso modo pulveratae 100,0 = 25 Pf.; 500,0 = 1 Mk. — Drogisten verboten.

Suppositoria — *Suppositorien.*

Arzneitaxe: Suppositorien anzufertigen (wie Ätzstifte, Wundstäbchen) kostet einschließlich des Einwickelns 1—3 Stück = 30 Pf.; jedes weitere Stück = 10 Pf.

Handverkaufstaxe —. Drogisten verboten.

(Zäpfchen für Rectum, Vagina, Urethra, Nase, Ohr. In der Kälte fest, im Körper zerfließen sie.)

Formen. 1) Stäbchen oder Walzen.
2) Kegel.
3) Eiform.
4) Kugel.

Masse. Wenn nichts anderes vorgeschrieben ist, so ist die Grundmasse Kakaobutter. Dieser werden die Arzneistoffe zugemischt, entweder unmittelbar zugemischt, oder angerührt mit einer geeigneten Flüssigkeit. Nur wenn es ausdrücklich vorgeschrieben ist, dürfen stark wirkende oder feste Arzneistoffe unvermischt in Hohlzäpfchen eingefüllt werden.

{Stuhlzäpfchen = Suppositoria analia.
In der Regel Kegelform, 3—4 cm lang. 1—1,5 cm unten. 2,0—3,0 schwer.

{Vaginalkugeln = Globuli vaginales. Scheidenzäpfchen = Suppositoria vaginalia. 4,0—6,0 schwer.

(Stuhlzäpfchen und Vaginalkugeln oder Vaginalzäpfchen werden am besten eingeführt im Liegen, da sie sonst leicht herausfallen.)

Glumae suppositoriae cacaotinae = Suppositorienhülsen aus Kakaobutter.

Glumae suppositoriae gelatinosae = Suppositorienhülsen aus Gelatine (mit Deckel = Operculum).

Amygdalae aurium Gruberi = Ohrsuppositorien in Österreich. Grundsubstanz Gelatine.

Herstellung.

1) Füllung in Hülsen mit Deckel, aus Kakaobutter, Gelatine siehe oben. Das Arzneimittel muß vorher vermischt werden mit etwas Adeps suillus.
2) Pressen einer trockenen Substanz mit Kakaobutter oder Kokosöl. Vorzug vor gefüllten Suppositorien: gleichmäßige Mischung und desgleichen Wirkung.
3) Schmelzen mit Kakaobutter oder Gelatine und Glyzerinwasser, Ausgießen in Formen.

Rektalkapseln oder Hülsen zu Analsuppositorien aus Kakaobutter zu 1,0; 0,5; 0,25 ccm. — Dieselben aus Gelatine fassen mehr.

Gepreßte Suppositorien von 1,0; 2,0; 3,0; 4,0.

Geschmolzene Suppositorien. Kakaobutter 2,5 pro Zäpfchen. Ebensoviel oder weniger Gelatine und Glyzerinwasser qu. satis.

Wenn das Medikament bei Zäpfchen aus Kakaobutter ein trockenes, schlecht klebendes Pulver ist, so schreibt man: Fiat ope Olei Ricini oder ope Adipis Lanae anhydrici qu. sat. massa plastica, e qua formentur compressione suppositoria analia (nasalia, bacilli usw.) 3—x.

Wenn das Medikament ein flüssiger Balsam ist oder ein nicht trockenes Extrakt, so schreibt man: Fiat ope Cerae albae qu. sat.

Bougies sind stäbchenförmige Zäpfchen für die Urethra, für den unteren Nasengang, für Fistelgänge. Länge nach Zentimetern, Dicke nach Millimetern. Wenn Kakaobutter hierzu nicht paßt, dann Gelatine, oder Gemische aus Gummi arabicum und Traganth mit Glycerin qu. sat.

Misce leni calore; effunde in formas stanneas. Sepone in loco frigido. Fiant suppositoria analia x. Dentur ad vitrum — Formel für Suppositorien, welche durch Schmelzen hergestellt werden. Oder abgekürzt: M. fiant lege artis Suppositoria x.

Man verschreibt gemäß Arzneitaxe, wenn angebracht, nicht weniger als 3 Stück, und über 3 Stück in beliebiger Zahl.

Suppositorien — Suppositoria.
Süß, Scheele'sches — Glycerinum.
Süße Mandeln — Amygdalae dulces.
Süßholz — Radix Liquiritiae.
Süßholz, geschältes, auch russisches — Radix Liquiritiae.
Süßholzsaft — Succus Liquiritiae.
Süßholzsaft, gereinigter — Succus Liquiritiae depuratus.
Süßholzsirup — Sirupus Liquiritiae.
Süßholzwurzel — Radix Liquiritiae.
Süßmandelöl — Oleum Amygdalarum.
Syrupi siehe Sirupi.
Tabak. Vergiftung durch denselben.

Vergiftungssymptome. Geruch nach Nikotin. Übelkeit, Erbrechen, Kolik, Durchfall. Salivation. Kopfschmerz, Schwindel, kalter Schweiß, Schwäche. Dyspnoe. Puls klein und langsam, darauf beschleunigt, und weiterhin unregelmäßig. Miosis. Konvulsionen. Lähmungen.

Antidota. Magenausspülung mit Lösung von Acidum tannicum. Kaffee, Tee, Kognak. Liquor Ammonii anisatus. Künstliche Respiration. Riechen auf Ammoniak. Opium.

Tabak, indischer — Herba Lobeliae.
Tabak, virginischer — Folia nicotianae.
Tabakblätter — Folia Nicotianae.
Tabletten siehe Pastilli.
Tabulae siehe Pastilli. Tabulae = Täfelchen, flache, meist rautenförmige Täfelchen.

H e r s t e l l u n g. Die Arzneistoffe werden meistens vorher erwärmt, und dann gemischt mit Bindemitteln oder Zusätzen zur Veränderung des Geschmackes. Darauf werden sie in die Gestalt der Täfelchen gebracht.

{ **Tabulatae compressae** oder
{ **Tabulettae** oder Tablettae **compressae** = Comprimirte Pulver in runder Scheibenform. Sie werden mittels einer Compressionsmaschine hergestellt, entweder allein durch Druck (wenn sie ohne hygroskopische oder ölige Stoffe sind), oder außerdem mit Hilfsmitteln: Erwärmen, Trocknen, Anylum, Gummi, Saccharum — alle Zusätze bis zu 5 %.

Comprimantur lege artis; fiant tablettae = die Pulver sollen kunstgerecht comprimirt werden zu Tabletten.

Obducantur Gelatina = die comprimierten Pulver sollen überzogen werden mit Gelatine. Nicht häufig.

Adde Gummi arabici (Amyli, Sacchari) quant. sat., ut fiant compressione tablettae.

Tablettae auch = kleine Pastillen aus Kakaomasse.

Tachyuretika = Mittel, welche schnelles Harnen veranlassen, die Absonderungsgeschwindigkeit steigern, die Verlegung der Harnkanälchen beseitigen, bei Scharlachnephritis, Oxalvergiftung: kohlensaures Wasser, Sekt, Schaumwein, Bier, Alkohol.

Täfelchen siehe Pastilli.

516. *Talcum* — *Talk.*

Speckstein. (Talcum ist phanero-kristallinisch, Speckstein ist kryptokristallinisch.) Magnesiumsilicat, Magnesia silicata. Talcum venetum = venetianische Kreide ist die feinste Sorte Talk.

A r z n e i t a x e: pulveratum 100,0 = 10 Pf.

H a n d v e r k a u f: Talcum Venetum 100,0 = 10 Pf.; 500,0 = 25 Pf.; pulveratum 100,0 = 10 Pf.; 500,0 = 30 Pf.

Weißes feines Pulver, welches sich fettig anfühlt.

Es verändert sich nicht bei Glühhitze im Probierrohr.

Talcum besteht wesentlich aus $3\,MgSiO_3 + H_2SiO_3$.

Wird gebraucht zum Einstreuen in Billroth-Battist, Guttaperchapapier und ähnlichen Stoffen, um das Zusammenkleben zu verhüten, zum Einstäuben der Pillenmaschine, des Pastillenstechers.

Äußerlich. Als Streupulver, besonders mit Acidum salicylicum. Bei Fußschweiß, Intertrigo, Brandwunden.

Als Cosmeticum zu Puder und Schminken.

Zu Zahnpulvern.

Innerlich. Als Streupulver auf klebrige Pillen.

590. ℞ Bismuti subgallici 10,0
Talci pulverati ad 100,0.
M. D. S. Äußerlich. Streupulver. — Bei akutem vesikulösem nässendem Ekzem, Intertrigo.

591. ℞ (Pharmacopoea Helvetica.)
Talci 85,0
Aluminis usti 15,0.
M. D. S. Äußerlich nach Bericht. — Als Fußstreupulver.

592. ℞ Talci 25,0
Amyli Oryzae 45,0
Tannoformii 30,0.
M. D. S. Äußerlich nach Bericht. — Fußstreupulver (teuer).

Zu Pulvis salicylicus cum Talco, Nr. 411.

Größte Einzelgabe —. Größte Tagesgabe —.

Talcum venetum — Talcum.
Talg — Sebum ovile.
Talg, Hammel- — Sebum ovile.
Talg, Salicyl- — Sebum salicylatum.
Talk — Talcum.
Talkstein, gepulverter — Talcum.
Tamar Indien Grillon im Handverkauf 1 Dose = 2 Mk.
Tamarinden — Pulpa Tamarindorum cruda.
Tamarinden, gereinigte — Pulpa Tamarindorum depurata.
Tamarinden-Conserven im Handverkauf 1 Dose = 80 Pf.
Tamarinden-Essenz im Handverkauf 1/1 Flasche = 1 Mk. 75 Pf.; 1/2 Flasche = 1 Mk.
Tamarindenmus — Pulpa Tamarindorum cruda.
Tamarindenmus, gereinigtes — Pulpa Tamarindorum depurata.
Tamarindi. Pulpa Tamarindorum cruda, Nr. 402.
Pulpa Tamarindorum depurata, Nr. 403.
Tamarindi praeparati — Pulpa Tamarindorum depurata.
Tannalbinum, nicht offizinell, statt Acidum tannicum, Nr. 30. Arzneitaxe: 1,0 = 10 Pf.: 10,0 = 95 Pf.; 100,0 = 7 Mk. 60 Pf. Handverkauf: —.
Tannenzapfenöl — Oleum Terebinthinae.
Tannigenum = Tannigen, nicht offizinell. Diacetylgerbsäure $C_{14}H_8.(CH_3CO)_2O_9$. Statt Acidum tannicum, Nr. 30. Arzneitaxe: 1,0 = 20 Pf.; 10,0 = 1 Mk. 40 Pf. Handverkauf —. Pulver, schmeckt nicht tintenartig. Nicht löslich in Wasser. Wird erst im Darm zerlegt in Tannin und Essigsäure.

1058. ℞ Tannigeni 0,2—0,5.
F. Pulvis. D. t. doses 10. S. 1 Pulver täglich 3 mal.

Bei Dysenterie, tuberkulösem Durchfall, chronischen Darmleiden.

Tannin — Acidum tannicum.
Tanninbleisalbe — Unguentum Plumbi tannici.
Tannoformum (Gerbsäure und Formaldehyd), nicht offizinell. Arzneitaxe: 1,0 = 10 Pf.; 10,0 = 70 Pf.; 100,0 = 5 Mk. 75 Pf. Handverkauf: —. Weißrötliches Pulver. Als Streupulver.
Taraxacum. Radix Taraxaci cum herba, Nr. 428.
Extractum Taraxaci, Nr. 182.
Tartarus. (Tartarus eigentlich = Unterwelt, bezeichnet den Weinstein, der sich unten absetzt in Weinfässern.)
Tartarus boraxatus (Boraxweinstein), Nr. 517.
Tartarus depuratus (Weinstein), Nr. 518.
Tartarus natronatus (Seignettesalz), Nr. 519.
Tartarus stibiatus (Brechweinstein), Nr. 520.
Tartárus antimoniatus oder emeticus — Tartarus stibiatus.

517. *Tartarus boraxatus* — *Boraxweinstein.*

Kalium-Natrium tartaricum boraxatum, saures borweinsaures Natronkali. Kalium tartaricum boraxatum. Borax tartarisatus. Cremor Tartari solubilis.

Arzneitaxe: 10,0 = 15 Pf. Handverkauf —.

Weißes amorphes Pulver. Geschmack und Reaktion sauer. Wird an der Luft feucht. Beim Erhitzen bläht sich Boraxweinstein unter Entwicklung von Dämpfen, welche nach Karamel riechen, und hinterläßt einen kohlehaltigen alkalischen Rückstand.

In einer Porzellanschale werden 2 Teile Natriumborat gelöst im Wasserbade, in 15 Teilen Wasser. Die Lösung wird versetzt mit 5 Teilen mittelfein gepulvertem Weinstein. Bis sich der Weinstein gelöst hat, bleibt die Mischung stehen im Wasserbade unter häufigem Umrühren. Dann wird filtriert. Die erhaltene Flüssigkeit wird eingedampft bei gelinder Temperatur zu einer zähen Masse, welche nach dem Erkalten zerreiblich ist. Die zähe Masse zieht man in Bänder aus, trocknet sie völlig aus, und pulvert sie mittelfein, solange sie noch warm ist

Löslich in 1 Teil Wasser. Die wässerige Lösung wird nicht verändert durch verdünnte Essigsäure oder durch kleine Mengen verdünnte Schwefelsäure; dagegen wird durch Weinsäurelösung nach einiger Zeit ein kristallinischer Niederschlag hervorgerufen.

Aufzubewahren gut geschützt vor Feuchtigkeit, sonst ballt sich das Pulver zu Klumpen.

$C_8H_7K_2Na.(BO)_3.O_{12}$. — 100 Teile enthalten 42,4 Borax = $Na_2B_4O_7$.

Nicht in abgeteilten Pulvern!

Diffundiert gut, kaum abführend (Cloetta-Filehne).

Äußerlich. Bei Krebsgeschwüren, Hautjucken. Lösung 4%.

Innerlich. Als Diureticum sehr wirksam. 0,5—2,0, täglich mehrmals; pro die 8,0—12,0. Solution. 1 Messerspitze gelöst in Wasser, täglich mehrmals.

Als Zusatz zu diuretischen Mixturen. Kobert: 10,0—20,0 zu 180,0 einer diuretischen Flüssigkeit, 1 Eßlöffel 2stündlich; größere Gaben machen Durchfall.

Als mildes Laxans. Teelöffelweise gelöst in Wasser. 5,0—7,5—10,0, täglich mehrmals. Mixtur.

593. ℞ Infusum Florum Sambuci 15,0 ad 180,0.
Tartari boraxati 10,0 (bis 20,0).
M. D. S. 1 Eßlöffel 2stündlich. — Als Diureticum, unter Umständen vielleicht steinlösend.

Größte Einzelgabe 2,0. Größte Tagesgabe 12,0.

518. *Tartarus depuratus* — *Weinstein.*

Kalium bitartaricum, Kalium hydrotartaricum, saures weinsaures Kalium. Cremor Tartari.

Arzneitaxe: pulveratus 10,0 = 10 Pf.; 100,0 = 60 Pf.; 200,0 = 90 Pf.

Handverkauf: pulveratus 15,0 = 10 Pf.; 100,0 = 50 Pf.; 500,0 = 2 Mk.

Weißes kristallinisches Pulver. Geschmack säuerlich (kühlend).

Weinstein knirscht zwischen den Zähnen. Beim Erhitzen verkohlt er, unter Verbreitung von Karamelgeruch, zu einer grauschwarzen Masse. Diese Masse gibt eine alkalische Flüssigkeit beim Auslaugen mit Wasser. Filtriert man die alkalische Flüssigkeit, und setzt überscüssige Weinsäure hinzu, so entsteht unter Aufbrausen ein kristallinischer Niederschlag, welcher in Natronlauge leicht löslich ist.

Löslich in 192 Teilen kalten Wassers, in 20 Teilen siedenden Wassers. (Die Lösung schmeckt angenehm säuerlich.) Löslich unter Aufbrausen in Kaliumcarbonatlösung. Löslich in Natronlauge. — Nicht löslich in Weingeist.

$KHC_4H_4O_6$. — 100 Teile enthalten 25 K_2O; 80 $C_4H_6O_6$.

Weinstein wird schwer resorbiert vom Darmkanal. Der größte Teil geht wieder ab mit dem Stuhl. Ein Teil wird resorbiert, umgewandelt zu kohlensaurem Salz. Daher reagiert der Urin neutral oder alkalisch bei längerem Gebrauch.

Äußerlich. Zu Bädern 100,0.

Zu Zahnpulvern.

Innerlich. Als mildes Abführmittel. Teelöffelweise oder 2,0—8,0, mehrmals, in Electuarien. Auch mit Folia Sennae, Nr. 215, Sulfur praecipitatum, Nr. 514, mit Sulfur depuratum, Nr. 513, bei Hämorrhoiden. — Für Kinder als Abführmittel 0,5—3,0. Anders: Erwachsenen 20,0 auf 2mal zu nehmen; Kindern 2,0.

Als leichtes Diureticum 0,5—2,0, täglich mehrmals in Pulvern, Schüttelmixturen, Species, Electuarien, Boli. Gegen Wassersucht. Für Kinder 0,02 bis 0,5, täglich 3—4mal als Diureticum.

Als Zusatz zu abführenden und diuretischen Mixturen.

Zu Brausepulvern.

Pulvis temperans:

594. ℞ Kalium nitricum 1
Tartarus depuratus 3
Saccharum 6. — 1—4 Teelöffel täglich.

Pulvis haemorrhoïdalis:

595. ℞ (Berliner F. M.)
Foliorum Sennae pulveratorum 10,0
Magnesiae ustae 10,0
Sacchari pulverati 10,0
Sulfuris depurati 10,0
Tartari depurati 10,0.

M. f. Pulvis. D. S. 1 gestrichenen Teelöffel täglich 3mal. — 1 Dosis = 75 Pf.; $^1/_2$ Dosis = 60 Pf.

596. ℞ Tartari depurati 10,0
Pulpae Tamarindorum depuratae 20,0.

M. f. Electuarium. D. S. 1—2 Teelöffel abends. — Als Diureticum und Laxans bei Nephritis.

597. ℞ Tartari depurati 30,0
Sacchari Lactis pulverati 30,0.

M. D. S. 1 Teelöffel zur Zeit bis zur Wirkung. — Als mildes Abführmittel.

Zu Tartarus boraxatus, Nr. 517.

Zu Tartarus natronatus, Nr. 519.

Größte Einzelgabe 5,0. Größte Tagesgabe 10,0.

519. *Tartarus natronatus* — *Kalium-Natrium-Tartrat.*

Sal polychrestum Seignetti, Seignettesalz. Natro-Kalium tartaricum. Rochellesalz.

Arzneitaxe: 10,0 = 5 Pf.; 100,0 = 45 Pf.; pulveratus 10,0 = 10 Pf.; 100,0 = 70 Pf.

Handverkauf: pulveratus 20,0 = 10 Pf; 100,0 = 40 Pf.

Farblose durchsichtige (Kristalle) Säulen. Geschmack mild salzig.

Kalium-Natrium-Tartrat schmilzt im Wasserbade zu einer farblosen Flüssigkeit. Bei stärkerem Erhitzen verliert diese Flüssigkeit das Wasser, und verwandelt sich in eine schwarze Masse, unter Verbreitung von Karamelgeruch. Die schwarze Masse gibt durch Auslaugen mit Wasser eine alkalisch reagierende Flüssigkeit. Nach dem Verdunsten hinterläßt diese Flüssigkeit einen weißen Rückstand, welcher die Flamme gelb färbt.

Löslich in 1,4 Teilen Wasser, neutral. In der neutralen Flüssigkeit erzeugt Essigsäure einen weißen, kristallinischen Niederschlag. Natronlauge löst den Niederschlag leicht.

Aufzubewahren vor Verwitterung geschützt.

$KNa.C_4H_4O_6 + 4 H_2O$. — 100 Teile enthalten 16,6 K_2O; 11 Na_2O; 52,3 $C_4H_4O_6$.

Innerlich. Als Temperans und mildes Laxans. 0,5—2,5, täglich mehrmals. Pulver, Electuarien, Lösung.

Als stärkeres Laxans 15,0—30,0 in Fleischbrühe.

598. ℞ Für 40 Pf. Seignettesalz oder Kalium-Natrium-Tartrat im Handverkauf (= 100,0). — Vorschrift: 1 Teelöffel bis 1 Eßlöffel in Bouillon. — Als Abführmittel.

Zu Infusum Sennae compositum, Nr. 265.

Zu Pulvis aërophorus laxans, Nr. 406.

Größte Einzelgabe —. Größte Tagesgabe 30,0.

520. *Tartarus stibiatus* — *Brechweinstein.*

Stibio-Kalium tartaricum oder Stibium Kalio-tartaricum. Tartarus emeticus. Tartarus antimoniatus. Weinsaures Antimonylkalium.

Arzneitaxe: 10,0 = 10 Pf.; pro uso vetirinario 10,0 = 5 Pf.; 100,0 = 45 Pf.
Handverkauf: pro uso veterinario 100,0 = 40 Pf. — Drogisten verboten.

Weiße Kristalle, oder kristallinisches Pulver. (Reaktion schwach sauer. Geschmack süßlich, dann styptisch-metallisch.)

Brechweinstein verwittert allmählich (und wird undurchsichtig). Beim Erhitzen verkohlt er.

Löslich in 17 Teilen kalten Wassers, in 3 Teilen siedenden Wassers. Die wässerige Lösung schmeckt widerlich süßlich und reagiert schwach sauer. Unlöslich in Weingeist.

Vorsichtig aufzubewahren. (In dicht verschlossenen Gefäßen. — Lösungen nicht vorrätig halten.)

$C_4H_4K.(SbO).O_6 + {}^1/_2 H_2O$ oder $2\,KSbO.C_4H_4O_6 + H_2O$. — 100 Teile enthalten 43,4 Sb_2O_3.

Gleichzeitig keine stärkeren Säuren, Basen, Gerbstoffe, z. B. Chinadecocte, Infusum Digitalis, Infusum Sennae, Leim, Schwefelmetalle. Nicht oft wiederholte Darreichung wegen Vergiftung ähnlich wie durch Arsen.

Neutrale und schwach alkalische Lösung in gehöriger Verdünnung wird zerlegt durch die Magensäure unter Freiwerden von Antimonoxyd, und reizt dabei die sensiblen Vagusenden in der Magenwandung. Also reflektorische Wirkung. Resorbiert wird sehr wenig, das meiste wieder ausgebrochen, eventuell durch Durchfall ausgeschieden.

Bei 0,01 vermehrte Sekretion von Speichel, Übelkeit, Brechreiz, mitunter schon Erbrechen.

Bei 0,05 fast immer schon Erbrechen. Zugleich dünnflüssiger Stuhl, Schwächegefühl, Blässe, Schweiß. Die erbrechenerregende Wirkung geht, wie gesagt, aus von den nervösen Elementen des Magens. Aber auch vom Darm aus kann Erbrechen erregt werden.

Kontraindikation: Neigung zu Diarrhoe, drohender Kollaps; Pneumonie, erniedrigter Blutdruck; auch nicht bei kleinen Kindern.

Auf der Haut eingerieben erzeugt Brechweinstein von den Talgdrüsen aus nach einigen Tagen einen pustulösen Ausschlag, und kann tiefgehende Eiterung veranlassen.

Äußerlich. Zu Klysmen 0,1—0,2 auf 100,0 Wasser.

Innerlich. Als Expectorans solvens 0,001—0,005, täglich mehrmals. Pillen, Pulver, Solution. Mit anderen expectorierenden Drogen oder Mucilaginosis. Selten.

Als Emeticum. Erwachsenen 0,03—0,05—0,1 pro dosi mit Gummi arabicum (gegen Durchfall) oder mit gepulverter Radix Ipecacuanhae, Nr. 419. Pillen, Pulver, Solution. — Nicht für kleine Kinder. Für ältere Kinder 0,0075—0,015 als Emeticum.

Pulvis emeticus:

599. ℞ (Berliner F. M.)
Tartari stibiati 0,1
Radicis Ipecacuanhae pulveratae 1,5.
M. f. Pulvis. D. t. doses Nr. 2. — 1 Dosis = 70 Pf.

Mixtura solvens stibiata:

600. ℞ (Berliner F. M.)
Tartari stibiati 0,05
Ammonii chlorati 5,0
Succi Liquiritiae depurati 2,0
Aquae destillatae ad 200,0.
M. D. S. 1 Eßlöffel zweistündlich. — 1 Dosis = 80 Pf.; $^1/_2$ Dosis = 70 Pf. 13×1 Eßlöffel = ca. 0,0038 Tart. stib. — Vgl. Mixtura solvens (dasselbe ℞ ohne Tart. stib.) unter Nr. 51. Ammonium chloratum, 61. ℞.

880. ℞ Tartari stibiati 0,5
Aquae destillatae ad 10,0.
M. D. ad vitrum collo amplo.
S. Äußerlich zur Injektion. $^1/_2$—1 Spritze. — Zur Einspritzung in Atherombälge zur bakterienfreien Vereiterung derselben (bei Weigerung gegen die Exzision).

Zu Vinum stibiatum, Nr. 601.
Zu Unguentum Tartari stibiati, Nr. 590.

Vergiftungssymptome. Sehr starkes Erbrechen. Brennender Schmerz im Leibe, in Magen und Därmen, wässerige Durchfälle. Kalter Schweiß. Heftiger Durst. Schwindel, Kollaps, klonische und tonische Krämpfe.

Antidota. Eisstückchen, viel Wasser. Milch, schleimige Getränke, Eiweißwasser, Seifenwasser. Tannin, gerbsäurehaltige Abkochungen. Opium. Äther. Digitalis. Strophanthus. Kampfer. Kaffee. Wein. Eventuell vorsichtig Magenpumpe.

Größte Einzelgabe 0,2 (ad usum emeticum). **Größte Tagesgabe 0,6.**

Tartarus tartarisatus — Kalium tartaricum.
Tartarus vitriolatus depuratus — Kalium sulfuricum.
Tasse = 1 Tassenkopf voll = 120,0 (100,0—150,0) = 1 Weinglas voll.
Tausendgüldenkraut — Herba Centaurii.
Taxierung eines Rezeptes. Am Rande werden notiert 1) Preise für die einzelnen Ingredientien. 2) Die Arbeitspreise. 3) Die Gefäßpreise. Summiert, abgerundet. Arzneitaxe: Wenn der Rezeptpreis weniger als 1 Mk., so wird abgerundet, 1—4 Pf. auf 5 Pf., 6—9 Pf. auf 10 Pf. Wenn mehr als 1 Mk., so wird abgerundet 1 Mk. 1—4 Pf. auf 1 Mk., 1 Mk. 6—9 Pf. auf 1 Mk. 5 Pf. Keine Abrundung bei Rezepten für öffentliche Armenpflege. — Pulverkästchen, Gläser mit eingeriebenen Glasstöpseln, Tropfgläser, feste Deckel jeder Art zu Salbenkruken, weiße Kruken dürfen nur berechnet werden auf ärztliche Anweisung. Für Augensalben ist die Abgabe weißer Kruken zulässig.
Tecturae = Tecturen, die doppelten Papierhütchen über dem Stöpsel der Arzneiflaschen.
Tee, abführender — Species laxantes.
Tee, harntreibender — Species diureticae.
Tee-Extrakt aus Blättern vom Teestrauch ist Drogisten zu verkaufen erlaubt.
Teegemische — Species:

Brusttee — Species pectorales.
Holztee — Species Lignorum.
Kräuter, erweichende — Species emollientes.
Kräuter, gewürzhafte — Species aromaticae.
Tee, abführender — Species laxantes.
Tee, harntreibender — Species diureticae.

Teer — Pix liquida.
Teerwasser — Aqua Picis.
Tela = Mull; Krüllgaze zur Ausfüllung.

521. *Tela depurata* — *Gereinigter Mull.*

Hydrophiler Mull, Verbandmull, Gaze.

Mull, ein Gewebe hergestellt aus Baumwolle, hinsichtlich der Reinheit entsprechend den Anforderungen an gereinigte Baumwolle, Nr. 237, soll frei oder fast frei sein von harten Flocken und braunen Samenteilen.

Wenn nicht anderes vorgeschrieben ist, soll der Mull zu Verbandzwecken 100 cm breit sein.
1 □Meter soll wenigstens 30,0 schwer sein,
1 □Zentimeter soll wenigstens 24 Faden enthalten.

Äußerlich. Zum Wundverband. Auch mit Antisepticis.

Binden im Handverkauf.

Antiseptische Binden	6	cm breit,	5	m lang	= 25	Pf.
	8	„ „	5	„ „	= 30	„
	10	„ „	5	„ „	= 40	„
Kalikobinden	6	„ „	5	„ „	= 30	„
	8	„ „	5	„ „	= 35	„
	10	„ „	5	„ „	= 40	„

Cambricbinden, gebleicht	5 cm breit, 5 m lang	= 20 Pf.
	6 „ „ 5 „ „	= 25 „
	8 „ „ 5 „ „	= 30 „
	10 „ „ 5 „ „	= 40 „
Flanellbinden prima	5 „ „ 5 „ „	= 95 „
	6 „ „ 5 „ „	= 1 Mk. 10 Pf.
	8 „ „ 5 „ „	= 1 „ 35 „
	10 „ „ 5 „ „	= 1 „ 60 „
Flanellersatzbinden, Baumwollgewebe	5 „ „ 5 „ „	= 60 Pf.
	6 „ „ 5 „ „	= 65 „
	8 „ „ 5 „ „	= 75 „
	10 „ „ 5 „ „	= 85 „
Gazebinden	5 „ „ 5 „ „	= 15 „
	6 „ „ 5 „ „	= 15 „
	8 „ „ 5 „ „	= 20 „
	10 „ „ 5 „ „	= 20 „
	12 „ „ 5 „ „	= 25 „
Gipsbinden	6/5 in Blechdose	= 45 „
	6/5 „ „ 3 Stück	= 1 Mk. 20 Pf.
	6/5 „ Karton 10 „	= 3 „ 50 „
Gipsbinden mit überschüssigem Gips	8/5 „ Blechdose	= 55 Pf.
	10/5 „ „	= 65 „
Hydrophile Binden (Mullbinden) .	6 cm breit, 5 m lang	= 15 „
	8 „ „ 5 „ „	= 20 „
	10 „ „ 5 „ „	= 25 „
	12 „ „ 5 „ „	= 30 „
Leinenbinden	5 „ „ 4 „ „	= 60 „
	6 „ „ 5 „ „	= 90 „
PRIESSNITZ'sche Halsbinden		
für Erwachsene		= 1 Mk. 50 Pf.
für Kinder		= 1 „ 35 „
Seidenabfallbinden, Ersatz für Gummibinden, Gummistrümpfe . . .	6 cm breit, 5 m lang	= 75 Pf.
	8 „ „ 5 „ „	= 1 Mk.
	10 „ „ 5 „ „	= 1 „ 25 Pf.
Trikotbinden, schlauchförmig . . .	6 „ „ 5 „ „	= 80 Pf.
	8 „ „ 5 „ „	= 1 Mk.
	10 „ „ 5 „ „	= 1 „ 25 Pf.

Gazen im Handverkauf:

Borgaze 1 m = 45 Pf.
1/2 „ = 30 „

Cambric, 120 cm breit, Qualität I 10 m = 6 Mk.

Karbolgaze, 90 cm breit 1/2 m = 35 Pf.
1 „ = 55 „
5 „ = 2 Mk.
10 „ = 4 „

Dermatolgaze 10 % 1/2 „ = 40 Pf.
1 „ = 70 „
5 „ = 3 Mk. 10 Pf.
10 „ = 6 „

Dermatolgaze 20 % 1/2 „ = 60 Pf.
1 „ = 1 Mk.
5 „ = 3 „ 85 Pf.
10 „ = 7 „ 50 „

Hydrophiler Stoff, 90 cm breit, Qual. III 10 m = 1 Mk. 80 Pf.
„ II 10 „ = 2 „
„ I 1 „ = 45 Pf.
5 „ = 1 Mk. 60 Pf.
10 „ = 3 „

Jodoformgaze 10 %	½ m	= 45 Pf.
	1 „	= 80 „
	5 „	= 3 Mk. 10 Pf.
	10 „	= 6 „
Jodoformgaze 20 %	½ „	= 60 Pf.
	1 „	= 1 Mk.
	5 „	= 3 „ 85 Pf.
	10 „	= 7 „ 50 „
Jodoformgaze 30 %	1 „	= 1 „ 20 „
	5 „	= 4 „ 60 „
	10 „	= 9 „ 10 „
Jodoformgaze 50 %	1 „	= 1 „ 65 „
	5 „	= 6 „ 35 „
	10 „	= 12 „ 50 „
Salizylgaze . . .	½ „	= 35 Pf.
nach Prof. Paul Bruns jr.	1 „	= 60 „
	5 „	= 2 Mk. 60 Pf.
	10 „	= 5 „
Sublimatgaze . . .	½ „	= 30 Pf.
nach Prof. v. Bergmann	1 „	= 50 „
	5 „	= 2 Mk. 25 Pf.
	10 „	= 4 „
Borsäure, Lint	250 Gramm	= 2 „ 50 „
	1 m	= 1 „ 10 „
Englisch-Lint	1 Pfd. englisch	= 4 „ 50 „
	1 m	= 75 Pf.

Größte Einzelgabe —. Größte Tagesgabe —.

Temperantia (von temperare = mäßigen) sind Mittel zur Mäßigung des beschleunigten Pulses zur Verlangsamung der Herzarbeit. Dasselbe Antitachykardiaka. Weiteres siehe unter Herz- und Gefässmittel.

Terebinthina. Terebinthina, Nr. 522.
Oleum Terebinthinae, Nr. 375.
Oleum Terebinthinae rectificatum, Nr. 376.
Unguentum Terebinthinae, Nr. 591.

522. *Terebinthinae* — *Terpentin.*

Gemeiner Terpentin.

Arzneitaxe: 10,0 = 5 Pf.; 100,0 = 15 Pf.; Terebinthina cocta 10,0 = 5 Pf.; Terebinthina laricina 100,0 = 50 Pf.

Handverkauf: 50,0 = 10 Pf.; 100,0 = 15 Pf.; 500,0 = 50 Pf.; cocta 50,0 = 10 Pf.; 100,0 = 15 Pf.; 500,0 = 50 Pf.; laricina 20,0 = 10 Pf.; 100,0 = 40 Pf.; 500,0 = 1 Mk. 50 Pf.

Dickflüssiges Gemenge von Harz und Terpentinöl. Geruch eigentümlich. Geschmack bitter.

Balsame verschiedener Pinusarten, Harzsaft von Abietineen (vorzüglich von Pinus Pinaster und Pinus Laricio). — 100 Teile enthalten 70—85 Teile Harz + 30—15 Teile Terpentinöl. Gewöhnlich ist darin eine kristallinische Ausscheidung. Dieselbe schmilzt auf dem Wasserbade. Dann ist Terpentin klar, gelblich braun. Beim Erkalten trübt er sich aber wieder.

Klar löslich in 5 Teilen Weingeist. Die Lösung rötet stark mit Wasser benetztes blaues Lackmuspapier.

Aufzubewahren empfehlenswert in Mulfinger's Terpentintopf mit Stützen zum Auflegen des Spatels; verhindert ein Beschmutzen der Außenseite des Gefäßes.

Terebinthina: 15—30 % Oleum Terebinthinae (aethereum) und 70—85 % gemeines Fichtenharz, Resina Pini communis.

Äußerlich. Als äußeres Reizmittel. Auf Papier oder Leder.

Als Salbe 1 zu 3—5. Anders: 1 zu 4 Fett.

Als Liniment mit Eigelb āā.

Innerlich. 0,3—1,0, täglich mehrmals in Pillen, Boli, Emulsion, Electuarium. Gegen Katarrh, innere Blutungen, Würmer, Steinbeschwerden. — Pillen mit Cera flava + Saccharum āā.

Als Zusatz zu Pflastern:

Zu Emplastrum Cantharidum ordinarium, Nr. 149.
Zu Emplastrum Cantharidum perpetuum, Nr. 150.
Zu Emplastrum Cantharidum pro usu veterinario, Nr. 151.
Zu Emplastrum Lithargyri compositum, Nr. 156.

Als Zusatz zu Salben:

Zu Unguentum basilicum, Nr. 573.
Zu Unguentum Cantharidum pro usu veterinario, Nr. 575.
Zu Unguentum Terebinthinae, Nr. 591.

Größte Einzelgabe —. Größte Tagesgabe —.

Terebinthina communis — Terebinthina.
Terpentin — Terebinthina.
Terpentin, dicker — Terebinthina.
Terpentin, gemeiner — Terebinthina.
Terpentin, weißer — Terebinthina.
Terpentingeist — Oleum Terebinthinae.
Terpentinöl — Oleum Terebinthinae.
Terpentinöl, gereinigtes — Oleum Terebinthinae rectificatum.
Terpentinpflaster — Terebinthina.
Terpentinsalbe — Unguentum Terebinthinae.
Terpentinspiritus — Oleum Terebinthinae.
Terpinhydrat — Terpinum hydratum.
Terpinolum, nicht offizinell. Ölige Flüssigkeit. Geruch nach Hyazinthen. Leicht löslich in Weingeist, Äther. Wie Terpinum hydratum, Nr. 523, als Expectorans 0,2—0,6 in Kapseln. Anders: 0,1 in Pillen, täglich 10mal, bei Bronchialkatarrh. Arzneitaxe — (1,0 = 10 Pf.; 10,0 = 15—25 Pf.). Handverkauf —.

523. *Terpinum hydratum* — *Terpinhydrat.*

Arzneitaxe: 1,0 = 5 Pf.; 10,0 = 35 Pf.

Handverkauf —. Drogisten verboten.

Farblose glänzende Kristalle, rhombisch. Fast geruchlos. Geschmack schwach gewürzig und etwas bitterlich.

Terpinhydrat soll kaum terpentinartig riechen. Es soll Lackmuspapier nicht verändern, selbst nicht in heißer wässeriger Lösung. Beim Erhitzen sublimiert es in feinen Nadeln. Es schmilzt bei 116°, und verliert Wasser. Darauf geht der Schmelzpunkt zurück auf 102°. Bei Luftzutritt erhitzt, verbrennt es endlich mit leuchtender Flamme. — 0,1 soll nach dem Verbrennen keinen wägbaren Rückstand hinterlassen.

Löslich in etwa 250 Teilen kalten Wassers in 32 Teilen siedenden Wassers. Löslich in mehr als 10 Teilen kaltem Weingeist, in 2 Teilen siedendem Weingeist. Löslich in mehr als 100 Teilen Äther. Löslich in ungefähr 200 Teilen Chloroform. Löslich in 1 Teil siedender Essigsäure.

Aufzubewahren in gut verschlossenen Gefäßen.

$C_{10}H_{16} + 3 H_2O$. — 100 Teile enthalten 68,4 $C_{10}H_{16}$.

Es wirkt diuretisch. Expectorierend in kleinen Dosen. In größeren Dosen zur Verminderung der Sekretion bei Bronchialkatarrhen.

Innerlich. 0,1—0,5, täglich mehrmals. Anders: 0,2—0,6, täglich mehrmals. In Pillen, Pulvern, Kapseln, Pastillen, in alkoholisch-wässeriger Lösung, in Schleim. Als Expectorans und danach zur Beschränkung der Sekretion, und als Diureticum. Bei Bronchitis, Bronchoblennorrhoe, Pertussis, Gangraena pulmonum, Nephritis chronica, Ascites, Herzschwäche. Anders: 0,5 in Pulver oder gelöst in Alkohol (1 zu 10), täglich mehrmals, als Unterstützungsmittel anderer Diuretica nicht unwirksam. Nicht bei leerem Magen.

601. ℞ Terpini hydrati 0,3
Sacchari 0,3.
M. f. Pulvis. D. t. doses 10.
S. 1 Pulver, täglich 3 mal; nicht bei leerem Magen. — Als Expectorans.

Pilulae expectorantes:

602. ℞ (Berliner F. M.)
Terpini hydrati 5,0
Radicis Liquiritiae pulveratae 1,5
Succi Liquiritiae depurati 3,0.
M. f. Pilulae Nr. 50. D. S. 2 Pillen, täglich 3 mal. — 1 Dosis = 95 Pf.

603. ℞ Terpini hydrati 0,5
Theobromini natrio-salicylici 0,5.
M. f. Pulvis. D. t. doses 6.
S. 1 Pulver, täglich 3 mal; nicht bei leerem Magen. — Als Diureticum acre.

Terpin-Wein:

604. ℞ Terpini hydrati 6,0 (4,5)
Vini albi ad 1000,0 (1 Weinflasche = 750,0).
M. f. Solutio. D. S. 1 kleines Weinglas, täglich bis 3 mal; nicht bei leerem Magen. — Bei Blasen- und Brustkrankheiten. — 1 Weinglas (= 100,0) = 0,6 Terp. hydrat.

Größte Einzelgabe 0,5. Größte Tagesgabe 1,5.

Terra argillacea alba — Bolus alba.
Terra Catechu — Catechu.
Terra foliata Tartari crystallisata — Natrium aceticum.
Terra japonica — Catechu.
Terra silicea = Kieselgur, Infusorienerde oder Bergmehl geschlämmt.
Tetanica sind Tetanus erzeugende Mittel (in giftigen Gaben).
Teufelsdreck — Asa foetida.
Theïn — Coffeïnum.
Theobrominnatriosalicylat — Theobrominum natrio-salicylicum.
Theobromino-Natrium cum Natrio salicylico — Theobrominum natrio-salicylicum.
Theobromino-Natrium salicylicum — Theobrominum natrio-salicylicum.

524. *Theobrominum natrio-salicylicum* — *Theobromin-natrio-salicylat.*

Besser Theobromino-Natrium cum Natrio salicylico. Diuretin.

Arzneitaxe: 1,0 = 20 Pf.; 10,0 = 1 Mk. 45 Pf.
(Diuretinum: 1,0 = 25 Pf.; 10,0 = 1 Mk. 80 Pf.)
Handverkauf —. Drogisten verboten.

Weißes amorphes Pulver. Geruchlos. Geschmack süß salzig, zugleich etwas laugenhaft. (Reaktion alkalisch. Hygroskopisch.)

Löslich in 1 Teil Wasser, besonders leicht beim Erwärmen. Die wässerige Lösung (1 = 5) ist farblos und bläut rotes Lackmuspapier.

Vorsichtig aufzubewahren. (Gut ausgetrocknet in Glasgefäßen, Stöpsel eingerieben in gelbem Vaselin.)

Das Diuretin ist ein Doppelsalz basischer Natur:

Theobrominum-natrium + Natriumsalicylat.

$C_7H_7N_4O_2Na + C_6H_4.(OH).COONa$. Es hat daher stark alkalische Reaktion. Diuretin enthält fast 50 % Theobromin. — Sztankay: 1 Molekül Theobromin-Natriumhydroxyd + 1 Molekül Natriumsalicylat.

Es wirkt direkt auf das Nierenparenchym, Nierenepithelien. Weniger erregend als Coffeïn.

Nicht mit Kohlensäure, organischen Säuren, sauren Salzen, sonst Ausfällung.

Innerlich. Als Diureticum. Bei renalem Hydrops, chronischer Nephritis, Wassersucht infolge von Herzfehlern. In Mixturen. Als Corrigens Pfefferminz oder Fenchel, Oleum Cinnamomi. Als Pulver. In Kaffee oder Schokolade. Auch mit Digitalis oder abwechseld mit Digitalis. Anders: In wässeriger Lösung; Pulver unzweckmäßig. 1,0, täglich 4—6 mal. — Für Kinder 0,15—0,35, täglich mehrmals.

Die Hauptwirkung tritt nicht gleich am ersten Tage ein. — Es wird gut vertragen. Selten Kopfschmerz, Schwindel. Magendrücken. Andere Nebenwirkungen: Aufregungszustände, Delirien, Erbrechen.

605. ℞ Infusum Foliorum Digitalis 1,0 ad 150,0.
Theobromini natrio-salicylici 4,0.
M. D. S. 1 Eßlöffel zweistündlich. — Bei renalem Hydrops.

Antidota. Brechmittel, Abführmittel. Gegen die Nierenreizung warme Sitzbäder, Blutegel, oder kalte Umschläge auf die Nierengegend.

Größte Einzelgabe 1,0. Größte Tagesgabe 6,0.

Theriakgeist — Spiritus Angelicae compositus.
Thermalsolen sind warme Solbäder.
Thiolum, nicht offizinell. Deutsches Ichthyol, billiger als Ammonium sulfoichthyolicum, und geruchlos; flüssig und trocken.

Thiolum siccum als Zusatz zu Streupulvern, braunes Pulver leicht löslich. Arzneitaxe: 1,0 = 20 Pf.; 10,0 = 1 Mk. 60 Pf. Handverkauf —.

Thiolum liquidum ist eine 40% wässerige Lösung, eine dunkelbraune Flüssigkeit, wird mit Pinsel aufgetragen. Arzneitaxe: 1,0 = 10 Pf.; 10,0 = 65 Pf. Handverkauf —.

Dagegen Ammonium sulfo-ichthyolicum = Ichthyol. Arzneitaxe: 1,0 = 10 Pf.; 10,0 = 85 Pf.; 100,0 = 6 Mk. 75 Pf. Handverkauf: 1,0 = 10 Pf.; 10,0 = 60 Pf.

Thymian — Herba Thymi.
Thymian, wilder — Herba Serpylli.
Thymianöl — Oleum Thymi.
Thymol — Thymolum.
Thymol-Mundwasser im Handverkauf 1 Flasche = 2 Mk.

525. *Thymolum* — *Thymol.*

Acidum thymicum. Thymiankampfer.

Arzneitaxe: 1,0 = 10 Pf.; 10,0 = 60 Pf.
Handverkauf: 1,5 = 10 Pf.; 10,0 = 50 Pf.

Ansehnliche farblose, durchsichtige Kristalle. Geruch nach Thymian. Geschmack aromatisch. (Wenig giftig.)

Schmelzpunkt 50—51°. Siedepunkt 228—230°. Thymol sinkt unter in Wasser, aber geschmolzenes Thymol schwimmt auf dem Wasser. Beim Erhitzen im Wasserbade soll sich 0,1 Thymol verflüchtigen, ohne einen wägbaren Rückstand zu hinterlassen; mit Wasserdämpfen ist es leicht flüchtig.

Löslich in etwa 1100 Teilen Wasser, neutral. Löslich in weniger als 1 Teil Weingeist, oder Äther, oder Chloroform. Löslich in 2 Teilen Natronlauge. (Löslich in Paraffinum liquidum. Löslich in fetten Ölen zu Emulsionen.)

Aufzubewahren in gut verschlossenen Gläsern, kühl.

$C_6H_3.CH_3.C_3H_7OH = C_{10}H_{14}O$. — 100 Teile enthalten 100 $C_{10}H_{14}O$, Methyl-Isopropyl-Phenol.

Thymol wird stark elektrisch beim Reiben im Porzellanmörser. Mit äquivalenten Mengen von Chloralhydrat, Kampfer, Menthol, Phenol zusammengerieben, entsteht ein Gemisch, das sich allmählich verflüssigt. Lösung: Thymolum 1 + Spiritus 10 + Glycerin 20 kann beliebig mit Wasser verdünnt werden.

Äußerlich. Als Antisepticum zu 1‰ und stärker. Vgl. Löslichkeit oben (1 zu 1100 Wasser). 2,0 zu 100,0 Oleum Olivarum.

Zum Wundverband 1 zu 1000—3000.

Zu Gurgelwasser und Mundwasser. Bei Angina tonsillaris, Soor 0,5—1,0 zu 1000,0. Anders: 1 zu 100. Vgl. Löslichkeit.

Radlauer's antiseptische Mundperlen aus Thymol, Saccharin, Menthol. Eucalyptol, Vanillin ãã 0,001 und ätherischen Ölen. 1 Schachtel = 1 Mk. Als Ersatz von Gurgelwasser besonders für Kinder, welche schwer gurgeln können (Radlauer's Kronenapotheke in Berlin W.).

Zu Zahnpulvern und Zahntinkturen 1 zu 100.

Zu Inhalationen ½‰ = 0,1 zu 200,0, täglich mehrmals. Bei Bronchitis, Bronchoblennorrhoe, Pertussis.

Zur Schmerzstillung bei Brandwunden 1 zu 100 Oleum Lini zum Einpinseln. Oder wässerige Lösung 1 zu 1000 mit Natrium bicarbonicum zum Verbande.

Zu desinfizierenden Einspritzungen in die Urethra bei männlichem Tripper. 1 zu 1000, täglich 3mal.

Zu Bädern 1 zu 1000.

Zu Waschungen bei Hautjucken 1 zu 100 Spiritus.

Als Ätzmittel zum Nervtöten bei Zahncaries.

Innerlich. Als Desinficiens, Antiparasiticum, Dünndarmantisepticum, bei abnormen Gärungen, Magenerweiterung, Katarrhen des Magens. 0,05—0,1, täglich mehrmals. Pulver. 0,05—0,1 zu 100,0 spirituöser Lösung.

Gegen Anchylostomum duodenale 1,0—2,0 in Oblaten zweistündlich; bis 4,0 pro die. Anders: 1,0 halbstündlich. Anders: 2,0—4,0 pro die geteilt in 4—6 Dosen. Pulver in Oblaten. Anders: Gegen Eingeweidewürmer 2,0—8,0. als Einzelgabe in Pulvern, Oblaten, spirituöser Lösung. Anders: 1,0—2,0 pro die — Für Kinder 0,1—0,8 pro dosi gegen Anchylostomum duodenale, Ascariden.

Als Antipyreticum 0,5—1,0. Bei Gelenkrheumatismus, Diphtherie, Gonorrhoe. Vorsicht! Leicht Gastro-enteritis.

606. ℞ Thymoli 1,0
in Capsula gelatinosa.
D. t. doses 2. S. Nach Bericht. — Gegen Anchylostomum duodenale. Auch gegen Trichocephalus. Vermeiden von Milch, Butter, Fett bei der Kur.

607. ℞ Thymoli 1,0
Olei Lini 100,0.
M. D. S. Äußerlich zum Einpinseln. — Bei Brandwunden.

608. ℞ Thymoli 0,5
Aquae destillatae ad 550,0
Natrii bicarbonici 5,0.
M. D. S. Äußerlich zum Verbande.

609. ℞ Magnesium carbonicum oder
Calcium carbonicum praecipitatum 30,0
Thymolum bis zu 1,0. — Zahnpulver.

Miller'sches Mundwasser:

610. ℞ Thymoli 0,25
Acidi benzoïci 3,0
Tincturae Eucalypti globuli 15,0
Spiritus 80,0
Olei Gaultheriae 1,0.
M. Solutionem filtra. D. S. Äußerlich. 1 Teelöffel auf 1 Glas Wasser. — Rotfärbbar mit Carmin 2,0 in Liquor Ammonii caustici qu. s.

1059. ℞ Für 50 Pf. Thymol im Handverkauf (= 10,0).
Vorschrift: Aufzulösen in 1 Eßlöffel Spiritus. — Als Zusatz zu Irrigationen bei Ozaena.

Antidota gegen Vergiftung mit Thymol siehe Acidum carbolicum.

Größte Einzelgabe 2,0. Größte Tagesgabe 4,0.

Thymus. Herba Thymi, Nr. 250.
Oleum Thymi, Nr. 377.
Thymolum (der sauerstoffhaltige Anteil von Oleum Thymi, Nr. 525).

Thyreoïdea-Präparate:

1) Jodothyrin früherer Name für Thyrojodin, siehe dieses 6).

2) Thyraden Knoll, von Knoll & Co., Ludwigshafen am Rhein.* Extractum thyreoïdeae Huat mit einem Jodgehalt von 0,07 %. Trockenes Pulver mit Milchzucker. Geruch und Geschmack gut. Haltbar. 1 Teil Thyraden = 2 Teile frischer Schilddrüse. — Für Erwachsene 1,0—1,5 pro die. Steigerung bis maximum 5,0 pro die. 1,0 = 15 Pf. Für Kinder ¼—½ der Gabe für Erwachsene. — Thyraden in Pillen und in Tabletten in Gläsern zu 50—100 Stück. Jede Pille oder Tablette entspricht 0,3 frischer Schilddrüse.

Merkmal zu starker Gaben: Gefühl von Blutwallungen im Kopfe, Herzklopfen, Schwächegefühl in den Beinen, Verdauungsstörungen, Schlaflosigkeit.

3) Thyreoïdinum siccatum Merck, von E. Merck, chemische Fabrik in Darmstadt. Schilddrüsenpräparat vom Schaf, gewonnen durch Trocknen. Bräunliches grobkörniges Pulver. Geruch eigenartig.

a) Thyreoïdinum siccatum: Glandula thyreoïdea siccata pulverata — nicht lange haltbar, vor Feuchtigkeit zu schützen, kleine Quantitäten zu beziehen. 0,1 pro die. Allmähliche Steigerung bis 0,3 pro die. 1,0 = 15—20 Pf.

Glandula thyreoïdea in Tabletten à 0,1 in Gläsern zu 50—100 Stück. 0,1 entspricht 0,6 frischer Drüse, 1 Tablette pro die. Allmähliche Steigerung bis maximum 3 Tabletten pro die.

b) Thyreoïdinum depuratum Notkin. Als Pulver, leicht löslich in Wasser. In Tabletten à 0,01 in Gläsern zu 50 und 100 Stück.

950. ℞ (MERCK).
Thyreoïdini depurati Notkin (MERCK) 0,25
Kaolini 3,0
Vanillini 0,01
Mucilaginis Tragacanthae qu. s., ut f. Pilulae 25.
D. S. 1—2 Pillen täglich.

951. ℞ (MERCK).
Thyreoïdini depurati Notkin (MERCK) 0,05
Aquae destillatae 10,0.
M. D. S. 1 Pravazspritze zur subkutanen Injektion. — Um der Fäulnis vorzubeugen, muß 0,02 Karbolsäure hinzugefügt werden, oder 1 Tropfen Chloroform.

c) Opo-Thyreoïdin Merck, nach POEHL hergestellt, nicht durch Trocknen. Mit Milchzucker 1 zu 5. 1,0 = 5,0 frischer Drüse. 0,05—0,1; pro die 0,15—0,6.

4) Thyreoïdinum siccum von Dr. CARL DÖPPER, Schwanenapotheke in Köln am Rhein,
von Dr. M. FREUND, Concordia-Apotheke in Berlin,
von HOFFMANN-La ROCHE in Basel,
von der STRUVE'schen Untermarkt-Apotheke in Görlitz,
mit Milchzucker. 1,0 entspricht 1,0 Drüse. Tabletten à 0,1 und 0,3 frischer Drüse. 1 Glas zu 100 Stück à 0,3 = ca. 2—3 Mk.

5) Thyreoïd-Tabloids von BURROUGHS WELLCOME & Co. in London. Mit Milchzucker. 1,0 entspricht 1,0 Drüse. Tabloid = 0,1 und 0,3 Substanz der Thyreoïdea des Schafes. 1 Flacon zu 100 Stück à 0,3 = 2 Mk. 50 Pf.; 1 Flacon zu 100 Stück à 0,1 = 1 Mk. 25 Pf. 1 Tabloid à 0,1 pro die mit Milch, Suppe, Wein. Steigerung bis maximum 15 Tabloids à 0,1 = 5 Tabloids à 0,3 pro die.

6) Thyrojodinum = Jodothyrinum von den Farbenfabriken vormals Friedrich BAYER & Co. in Elberfeld. Aus der Thyreoïdea des Hammels. Weißes Pulver mit Milchzucker und mit 0,03 % Jod, also 1,0 Thyrojodin enthält 0,0003 Jod. Haltbar. Geschmack nach Milchzucker. Als Pulver, 0,1 = 10 Pf.; 1,0 = 85 Pf. Als Tabletten à 0,3 entsprechend 0,3 frischer Drüse. Für Erwachsene 0,3 täglich 1—3 mal. Maximum pro die 2,0—4,0; nach 4—6 Tagen aussetzen auf einige Tage. Für Kinder 0,3 täglich 1—2 mal. — 1 Glas à 0,3 zu 25 Stück = 5 Mk. 20 Pf.; 1 Glas à 0,3 zu 50 Stück = 10 Mk.; 1 Glas à 0,3 zu 100 Stück = 19 Mk. 20 Pf.

Tinctura — Tinktur.

Arzneitaxe: Tinkturen (und Elixire), bei denen der Preis der verwendeten Waren für 1 kg nicht mehr als 7 Mk. beträgt, kosten 10,0 = 15 Pf.; 100,0 = 1 Mk. Beträgt der Preis mehr, so werden berechnet für die Bereitung von 100,0 = 1 Mk.; 1000,0 = 5 Mk.

Handverkauf —. Drogisten verboten.

Tinkturen sind Auszüge aus Pflanzenstoffen oder aus Tierstoffen und zwar 1) weingeistige oder
2) weinige oder
3) wässerige.

Herstellung. Wenn nicht anderes vorgeschrieben wird, werden die Arzneistoffe mittelfein zerschnitten oder grob gepulvert, und dann übergossen mit der Flüssigkeit, welche sie ausziehen soll. Darauf wird das Gemisch in gut verschlossener Flasche stehen gelassen, 1 Woche bei ungefähr 15—20° an einem schattigen Orte. Währenddessen wird es wiederholt umgeschüttelt. Nach 1 Woche wird die Flüssigkeit durchgeseiht.

Wenn es nötig ist, wird die Flüssigkeit durch Auspressen getrennt von dem nicht gelösten Rückstande, und dann nach dem Absetzen filtriert. Eine Verdunstung der Flüssigkeit während des Filtrierens ist möglichst zu vermeiden.

Tinkturen sollen klar abgegeben werden.

Aufzubewahren in verschlossenen Flaschen, nicht in direktem Sonnenlicht, bei gleichmäßiger mittlerer Temperatur.

Tinctura.

526. *Tinctura Absinthii* — *Wermuttinktur.*

Arzneitaxe: 10,0 = 15 Pf.
Handverkauf: 15,0 = 10 Pf.; 100,0 = 50 Pf.; 500,0 = 2 Mk.
Drogisten verboten.
1,0 = 37 Tropfen. 1 Tropfen = 0,027 (Eschbaum).

Klare Flüssigkeit, im durchfallenden Licht dunkelbraungrün, später rötlichbraun, im auffallenden Licht braun. Geruch nach dem Wermutkraut. Geschmack sehr bitter.

Bereitung aus 1 Teil Wermut (Herba Absinthii, Nr. 241), mittelfein zerschnitten, + 5 Teilen verdünntem Weingeist.

Aufzubewahren in wohlverschlossener Flasche bei mittlerer Temperatur, nicht im direkten Sonnenlicht.

Innerlich. Als Amarum, Stomachicum 10—20—50 Tropfen, täglich mehrmals.

611. ℞ Für 10 Pf. Wermuttinktur im Handverkauf (= 15,0).
Vorschrift: 25 Tropfen, täglich 3 mal. — Zur Anregung der Verdauung.

Größte Einzelgabe 2,0. Größte Tagesgabe 6,0.

527. *Tinctura Aconiti* — *Akonittinktur.*

Eisenhuttinktur.
Arzneitaxe: 10,0 = 15 Pf.
Handverkauf —. Drogisten verboten.
1,0 = 37 Tropfen. 1 Tropfen = 0,027 (Eschbaum). [1,0 Tinctura Aconiti ex herba recente = 34 Tropfen. 1 Tropfen = 0,029 (Eschbaum)].

Klare, braungelbe Flüssigkeit. Geruch nicht hervortretend. Geschmack anfangs schwach bitter, später nachhaltig brennend-kratzend.

Bereitung aus 1 Teil Akonitknollen, grob gepulvert, + 10 Teilen verdünntem Weingeist.

Vorsichtig aufzubewahren.

Akonitpräparate nicht mit Zucker, Sirup, Honig und anderen organischen Substanzen. Glyzerin erlaubt.

Früher gebraucht gegen Rheumatismus und Neuralgie.

Innerlich. Als Antineuralgicum 5—10 Tropfen, täglich 2—3 mal. Anders: 0,25—0,5, täglich mehrmals. Gegen chronischen Rheumatismus.

612. ℞ Tincturae Aconiti 10,0.
D. S. 5—10 Tropfen, täglich bis 3 mal. — Gegen Nervenschmerzen. (10 Tropfen rund gerechnet als = 0,5 wäre die einfache Maximaldose, 3 mal = größte Tagesdose).

Vergiftungssymptome. Brennen im Mund, Knirschen mit den Zähnen, Salivation, Unempfindlichkeit der Zunge. Nausea, Erbrechen, Durchfall, Kolik. Haut kalt, blaß. Unempfindlichkeit der Finger und Zehen, Ameisenkriechen. Mydriasis. Vergehen des Sehens, des Hörens, der Sprache. Schwindel, Kopfschmerz, Gesichtsschmerz. Dyspnoe. Puls verlangsamt auf 40 Schläge, später unregelmäßig. Sopor. Krämpfe mit und ohne Bewußtlosigkeit.

Antidota. Magenpumpe, Acidum tannicum, Brechmittel. Künstliche Respiration. Digitalis, Strophanthus. Jodwasser, Lugol'sche Lösung. Opium. Excitantia.

Größte Einzelgabe 0,5. Größte Tagesgabe 1,5.

Tinctura Aconiti tuberis — Tinctura Aconiti.

Tinctura Alcannae im Handverkauf: 15,0=10 Pf.; 100,0=50 Pf.

Tinctura Aloës.

Tinctura Aloës, Nr. 528.
Tinctura Aloës composita, Nr. 529.

528. *Tinctura Aloës* — *Aloetinktur.*

Arzneitaxe: 10,0 = 15 Pf; 100,0 = 1 Mk.
Handverkauf: 15,0 = 10 Pf.; 100,0 = 40 Pf; 500,0 = 1 Mk. 50 Pf.
Drogisten verboten.
1,0=42 Tropfen. 1 Tropfen = 0,024 (Eschbaum).
Klare, dunkelgrünlichbraune Flüssigkeit. Geschmack sehr bitter.
Bereitung aus 1 Teil Aloë (Nr. 44), grob gepulvert, + 5 Teilen Weingeist.

Aufzubewahren in wohlverschlossenen Flaschen bei mittlerer Temperatur, nicht im direkten Sonnenlicht.

Äußerlich. Zu Verbandwasser 2,0—5,0 auf 100,0.
Zum Klysma 2,0—5,0 auf 100,0.
Zu Pflastern.

Innerlich. Als Abführmittel tropfenweise. Zu vermeiden bei Gravidität.

Als stärkeres Purgans 10—30 Tropfen, täglich 2—3 mal. Anders: 5 bis 20 Tropfen.

Als Stomachicum mit bitteren Tinkturen 5—25 Tropfen.
Als Emmenagogum.

613. ℞ Für 10 Pf. Aloetinktur im Handverkauf (= 15,0).
Vorschrift: 10 Tropfen, täglich mehrmals. — Bei anhaltender Obstipation.

Zu Pilulae aloëticae ferratae, Nr. 392.
Größte Einzelgabe 1,0. Größte Tagesgabe 3,0.

529. *Tinctura Aloës composita* — *Zusammengesetzte Aloetinktur.*

Elixir ad longam vitam sive suecicum.

Arzneitaxe: 10,0 = 15 Pf.
Handverkauf: 10,0 = 10 Pf.; 100,0 = 75 Pf.; 500,0 = 3 Mk.
Drogisten verboten.
1,0 = 37 Tropfen. 1 Tropfen = 0,027 (Eschbaum).
Klare, gelblich-rotbraune Flüssigkeit. Geruch aromatisch nach Aloe und Safran. Geschmack gewürzig, stark bitter.

Bereitung aus 6 Teilen Aloe, grob gepulvert, + 1 Teil Rharbarber mittelfein zerschnitten, + 1 Teil Enzianwurzel, mittelfein zerschnitten, + 1 Teil Zitwerwurzel, mittelfein zerschnitten, + 1 Teil Safran, + 200 Teilen verdünntem Weingeist.

Aufzubewahren in wohlverschlossenen Flaschen bei mittlerer Temperatur, nicht im direkten Sonnenlicht.

Äußerlich. Zu Klistieren 2,0—6,0.

Zu reizenden Verbandwässern 2,0—6,0 auf 100,0.

Innerlich. Als Amarum und Laxans. 10—30 Tropfen pro dosi. Anders: 5—30 Tropfen, täglich mehrmals. Anders: $^1/_2$—1 Teelöffel, täglich 1—2 mal oder mehrmals.

614. ℞ Für 75 Pf. zusammengesetzte Aloetinktur im Handverkauf (= 100,0). Vorschrift: $^1/_2$—1 Teelöffel zur Zeit. — Stomachisch und digestiv wirkender Magenschnaps, besonders bei Verdauungsbeschwerden alter Potatoren.

Größte Einzelgabe 5,0. Größte Tagesgabe 15,0.

530. *Tinctura amara* — *Bittere Tinktur.*

Tinctura Gentianae composita. Essentia amara. (Tinctura amara ist nicht zu verwechseln mit Gouttes amères de Baumé.)

Arzneitaxe: 10,0 = 15 Pf.; 100,0 = 1 Mk.

Handverkauf: 15,0 = 10 Pf.; 100,0 = 50 Pf.; 500,0 = 2 Mk.

Drogisten verboten.

1,0 = 37 Tropfen. 1 Tropfen = 0,027 (Eschbaum).

Klare, grünlichbraune Flüssigkeit. Geruch aromatisch. Geschmack bitter, gewürzhaft.

Bereitung aus 3 Teilen Enzianwurzel, mittelfein zerschnitten, + 3 Teilen Tausendgüldenkraut, mittelfein zerschnitten, + 2 Teilen Pomeranzenschalen, mittelfein zerschnitten, + 1 Teile unreifen Pomeranzen, grob gepulvert, + 1 Teile Zitwerwurzel, mittelfein zerschnitten, + 50 Teilen verdünntem Weingeist.

Aufzubewahren in wohlverschlossenen Flaschen bei mittlerer Temperatur, nicht im direkten Sonnenlicht.

Innerlich. Als Amarum, Stomachicum. 1,0—2,0 pro dosi, 10,0—12,0 pro die. Anders: 20—30—50 Tropfen, täglich mehrmals. Anders: 15 bis 50 Tropfen, täglich mehrmals.

Als Zusatz von Magentinkturen. Mit Acidum hydrochloricum, oder mit Tinctura Chinae composita āā.

615. ℞ Für 50 Pf. bittere Tinktur im Handverkauf (= 100,0).
Vorschrift: 20—30 Tropfen, täglich 3 mal.

616. ℞ Tincturae amarae 20,0
Aquae destillatae 80,0.
M. D. S. 1 Teelöffel, täglich 3 mal.
— Als Stomachicum amarum — 1 Teelöffel = 1,0 Tinct. amar.

Tinctura amara acida:

617. ℞ (Berliner F. M.)
Acidi hydrochlorici 5,0
Tincturae amarae 25,0.
M. D. S. 15 Tropfen, täglich 3 mal. — 1 Dosis = 58 Pf.; $^1/_2$ Dosis = 39 Pf.

Zu Elixir amarum, Nr. 145.

Größte Einzelgabe 2,0. Größte Tagesgabe 12,0.

Tinctura Ambrae, nicht offizinell. Arzneitaxe: 1,0 = 35 Pf.; (cum Moscho 1,0 = 35 Pf.). Handverkaufstaxe —.

878. ℞ Tincturae Moschi 1,0
Tincturae Ambrae 1,0.
M. D. S. 10 Tropfen zweistündlich. — Gegen Spasmus glottidis.

531. *Tintura Arnicae* — *Arnikatinktur.*

Arzneitaxe: 10,0 = 15 Pf.; 100,0 = 1 Mk.

Handverkauf: 15,0 = 10 Pf.; 100,0 = 40 Pf.; 500,0 = 1 Mk. 50 Pf.

Drogisten zu verkaufen erlaubt.

1,0 = 37 Tropfen. 1 Tropfen = 0,027 (ESCHBAUM).

Klare, bräunlichgelbe Flüssigkeit. Geruch nach Arnikablüten. Geschmack bitterlich.

Bereitung aus 1 Teile Arnikablüten (Flores Arnicae, Nr. 194) + 10 Teilen verdünntem Weingeist.

Aufzubewahren in wohlverschlossenen Flaschen bei mittlerer Temperatur, nicht im direkten Sonnenlicht.

Äußerlich. Zum Wundverband unverdünnt. Dagegen: „Arnikatinktur macht bei einiger Konzentration beinahe auf jeder Haut kolossales Ekzem mit erbsengroßen bis bohnengroßen confluierenden Eiterblasen".

Zu Einreibungen bei Neuralgie, Kontusionen.

Zu Umschlägen 1 mit 3 Aqua oder Aqua Plumbi. 1 Teelöffel Tinctura Arnicae + 1 Teelöffel Liquor Plumbi subacetici (Nr. 305) auf 1 Liter Wasser.

Innerlich. Als mildes Excitans 10—40 Tropfen, täglich mehrmals.

Als Diureticum und Diaphoreticum 10—30 Tropfen, täglich mehrmals.

Größte Einzelgabe 1,0. Größte Tagesgabe 3,0.

Tincturae Arnicae florum — Tinctura Arnicae.

532. *Tinctura aromatica* — *Aromatische Tinktur.*

Arzneitaxe: 10,0 = 15 Pf.; 100,0 = 1 Mk.; (acida 10,0 = 15 Pf.).

Handverkauf: 15,0 = 10 Pf.; 100,0 = 60 Pf.; (acida 15,0 = 10 Pf.; 100,0 = 60 Pf.).

Drogisten verboten.

1,0 = 37 Tropfen. 1 Tropfen = 0,027 (ESCHBAUM).

Klare, braunrote Flüssigkeit. Geruch und Geschmack kräftig gewürzig.

Bereitung aus 5 Teilen chinesischem Zimt, grob gepulvert, + 2 Teilen Ingwer, mittelfein zerschnitten, + 1 Teil Galgant, mittelfein zerschnitten, + 1 Teil Gewürznelken, mittelfein zerschnitten, + 1 Teil Malabar-Kardamomen, gequetscht, + 50 Teilen verdünntem Weingeist.

Aufzubewahren in wohlverschlossenen Flaschen bei mittlerer Temperatur, nicht im direkten Sonnenlicht.

Innerlich. Als Stomachicum, Carminativum. 15 oder 20—50 Tropfen, täglich mehrmals. — Auch mit Acidum hydrochloricum.

550. ℞ (Berliner F. M.) Spiritus Vini gallici siehe unter Nr. 489, Spiritus.

618. ℞ Für 10 Pf. aromatische Tinktur im Handverkauf (= 15,0).
Vorschrift: 25 Tropfen täglich bis 3 mal. — Als verdauungsanregend und blähungtreibend.

619. ℞ Tincturae aromaticae 25,0
Acidi hydrochlorici 1,0.
M. D. S. 25 Tropfen, täglich 3 mal. — Bei Dyspepsie.

Zu Elixir amarum, Nr. 145.

Größte Einzelgabe 2,0. Größte Tagesgabe 6,0.

Tinctura Asae foetidae, nicht offizinell. Arzneitaxe: 10,0 = 15 Pf.; 100,0 = 1 Mk.. Handverkauf: 15,0 = 10 Pf.; 100,0 = 60 Pf.

533. *Tinctura Aurantii* — *Pomeranzentinktur.*

Arzneitaxe: 10,0 = 15 Pf. (Tinctura Aurantii Fructus immaturi 10,0 = 15 Pf.)

Handverkauf: 15,0 = 10 Pf.; 100,0 = 60 Pf. (Tinctura Aurantii Fructus immaturi 15,0 = 10 Pf.; 100,0 = 50 Pf. — Drogisten verboten.

1,0 = 37 Tropfen. 1 Tropfen = 0,027 (ESCHBAUM). (Ebenso Tinctura Aurantii Fructus immaturi.)

Klare, rötlich gelbbraune Flüssigkeit. Geruch und Geschmack nach Pomeranzenschalen.

Bereitung aus 1 Teil Pomeranzenschalen, mittelfein zerschnitten, + 5 Teilen verdünntem Weingeist.

Aufzubewahren in wohlverschlossenen Flaschen bei mittlerer Temperatur, nicht im direkten Sonnenlicht.

Innerlich. Als Amarum aromaticum, Stomachicum. 15—50 Tropfen, täglich mehrmals, auf Zucker, in Wein. — Auch mit anderen Amaris.

Als Geschmackscorrigens. Zusatz zu Mixturen. 12,0 auf 150,0.

620. ℞ Für 10 Pf. Pomeranzentinktur im Handverkauf (= 15,0).
Vorschrift: 25 Tropfen, täglich mehrmals. — Als Stomachicum.

Zu Vinum Chinae, Nr. 596.

Größte Einzelgabe 2,0. Größte Tagesgabe 6,0.

Tinctura Aurantii corticis — Tinctura Aurantii.

534. *Tinctura Benzoës* — *Benzoetinktur.*

Arzneitaxe: 10,0 = 15 Pf.; 100,0 = 1 Mk.

Handverkauf: 10,0 = 10 Pf.; 100,0 = 75 Pf.; 500,0 = 3 Mk. (Tinctura Benzoës composita 7,5 = 10 Pf.; 100,0 = 1 Mk.)

Drogisten zu verkaufen erlaubt.

1,0 = 42 Tropfen. 1 Tropfen = 0,024 (Eschbaum). (Tinctura Benzoës composita ebenso.)

Klare rötlichbraune Flüssigkeit. Geruch und Geschmack nach Benzoe (vanilleartig). Mit Wasser gibt sie eine milchähnliche Mischung von stark saurer Reaktion.

Bereitung aus 1 Teil Benzoë (Benzoëharz, Nr. 83), grob gepulvert, + 5 Teilen Weingeist.

Aufzubewahren in wohlverschlossenen Flaschen bei mittlerer Temperatur, nicht in direktem Sonnenlichte.

Äußerlich. Zu Mundwässern und Gurgelwässern, Zahntinkturen.

Zu kosmetischen Waschwassern.

Zu Räucheressenzen, Räucherspiritus.

Zu Salben. Zum Aufstreichen auf wunde Hautstellen, Brustwarzen.

Innerlich. Als excitierendes Expectorans bei stockender Expectoration, besonders bei Kollaps wie Acidum benzoïcum. 20—40 Tropfen pro dosi.

621. ℞ Tincturae Benzoës 50,0
Olei Caryophyllorum 3,0
Olei Cinnamomi 3,0
Olei Lavandulae 4,0.
M. D. S. Räucheressenz.

622. ℞ Für 10 Pf. Benzoëtinktur im Handverkauf (= 10,0).
Vorschrift: 20—40 Tropfen bei stockender Expectoration.

623. ℞ Für 75 Pf. Benzoëtinktur im Handverkauf (= 100,0).

Vorschrift: Als Zusatz zum Waschwasser etwa $^1/_3$ Teelöffel.

Lac virginis:

930. ℞ Tincturae Benzoës 10,0
Aquae Rosae ad 100,0—150,0.
M. D. S. Äußerlich. — Als Zusatz zu kosmetischem Waschwasser etwa 1 Eßlöffel.

1031. ℞ Lassar's Haarkuröl siehe unter Nr. 255. Hydrargyrum bichloratum.

Größte Einzelgabe 1,5. Größte Tagesgabe —.

535. *Tinctura Calami* — *Kalmustinktur.*

Kalmusspiritus.

Arzneitaxe: 10,0 = 15 Pf.; 100,0 = 1 Mk. (Tinctura Calami composita 10,0 = 15 Pf.)

Handverkauf: 15,0 = 10 Pf.; 100,0 = 50 Pf.; 500,0 = 2 Mk. (Tinctura Calami composita 15,0 = 10 Pf.; 100,0 = 60 Pf.) — Drogisten verboten.

1,0 = 37 Tropfen. 1 Tropfen = 0,027 (Eschbaum).

Klare, bräunlichgelbe Flüssigkeit. Geruch nach Kalmuswurzel. Geschmack bittergewürzig und brennend.

Bereitung aus 1 Teil Kalmus (Rhizoma Calami, Nr. 432), mittelfein zerschnitten, + 5 Teilen verdünntem Weingeist.

Aufzubewahren in wohlverschlossenen Flaschen bei mittlerer Temperatur, nicht im direkten Sonnenlichte.

Äußerlich. Zu Mundwässern, Gurgelwässern.

Zu Zahntinkturen. Wirkt kräftig anregend auf das Zahnfleisch.

Zu hautreizenden Bädern für skrofulöse Kinder mit atrophischer Haut und schlechter Ernährung 100,0.

Innerlich. Als Stomachicum, Carminativum. $^{1}/_{2}$ Teelöffel täglich mehrmals. Anders: 15—50 Tropfen, täglich mehrmals.

Als Zusatz zu anderen Stomachicis. Mit Tinctura aromatica, Nr. 532, oder Tinctura amara, Nr. 530.

624. ℞ Für 50 Pf. Kalmustinktur im Handverkauf (= 100,0).
Vorschrift: Das Ganze in das Badewasser getan. — Bei Skrofulose mit atrophischer Haut.

625. ℞ Für 10 Pf. Kalmustinktur im Handverkauf (= 15,0).
Vorschrift: 15—50 Tropfen, täglich mehrmals. — Bei Magenschwäche, Nervenschwäche.

Größte Einzelgabe 2,0. Größte Tagesgabe 6,0.

Tinctura Camphorae — Spiritus camphoratus.

536. *Tinctura Cantharidum* — *Spanischfliegentinktur.*

Arzneitaxe: 10,0 = 15 Pf.; 100,0 = 1 Mk.
Handverkauf: 10,0 = 10 Pf.; 100,0 = 70 Pf. — Drogisten verboten.
1,0 = 42 Tropfen. 1 Tropfen = 0,024 (Eschbaum).

Klare, grünlichgelbe Flüssigkeit. Geruch nach spanischen Fliegen. Geschmack brennend.

Bereitung aus 1 Teil spanischen Fliegen, grob gepulvert, + 10 Teilen Weingeist.

Vermischt mit 1 Teil Wasser bekommt die Tinktur eine milchige Trübung.

Vorsichtig aufzubewahren.

Äußerlich. Stark hautrötend. Zu Einreibungen verdünnt.

Zu Salben und Linimenten 1 zu 5—10. Bei Haarausfall als Pomade mit 10 Fett. Zu Haaröl.

Zu Haarwasser 1 zu 10—50. Anders: 8 %.

Als Injektion 5 % bei Fisteln.

Innerlich. Gegen Blasenlähmung, sexuelle Schwäche, Impotenz 2 bis 6 Tropfen, täglich 3—4mal in schleimigem Decoct, Haferschleim. Selten gebraucht. Anders: 0,1—0,4 in Schleim. Als Emulsion. Als Pulver auf Milchzucker.

Als Prophylacticum gegen Lyssa, ebenso.

Vorsicht! Albuminurie.

Vergiftungssymptome. Schmerz und Brennen im Munde und Rachen, Schlingbeschwerden, Blasenbildung im Mund und auf der Zunge. Salivation. Großer Durst. Schmerzen im Magen, Erbrechen, Durchfall. Nierenkolik, Blasenkrampf, Strangurie, Schmerzen in der Urethra, Priapismus; Urin wenig, blutig und eiweißhaltig. Kopfweh, Betäubung. Delirien. Klonische und tonische Krämpfe.

Antidota. Brechmittel, Magenpumpe. Schleimige Getränke mit Opium, Eis. Alkalien, alkalische Wässer (Fachingen, Vichy). Warme Sitzbäder und Ausspülung der Blase. Kein Fett, Öl, Milch! Kein Kampfer! — Ätzwunden zu verbinden mit Kampferglyzerin.

Größte Einzelgabe 0,5. Größte Tagesgabe 1,5.

537. *Tinctura Capsici* — *Spanischpfeffertinktur.*

Arzneitaxe: 10,0 = 15 Pf.
Handverkauf: 15,0 = 10 Pf.; 100,0 = 50 Pf.

Drogisten verboten. Dem freien Verkehr aber überlassen in Mischungen mit Ätherspiritus, Kampferspiritus, Seifenspiritus, Salmiakgeist in Gefäßen mit der Bezeichnung der Bestandteile des Inhalts zum Gebrauch für Tiere. (Restitutionsfluid.)

1,0 = 42 Tropfen. 1 Tropfen = 0,024 (Eschbaum).

Klare, rötlichgelbe Flüssigkeit. Ohne besonderen Geruch. Geschmack brennend scharf.

Bereitung aus 1 Teil spanischem Pfeffer, mittelfein zerschnitten, + 10 Teilen Weingeist.

Aufzubewahren in wohlverschlossenen Flaschen bei mittlerer Temperatur, nicht im direkten Sonnenlicht.

Tinctura Capsici enthält Capsaïcin und Capsicol.

Außerlich. Zu Gargarismen 1,0—2,0 auf 100,0. Anders: 1—10 auf 100.
Zu hautreizenden Einreibungen.
Zu Haarölen.
Zu Zahnpillen und Zahnlatwergen.

Innerlich. Als Stomachicum, Magenreizmittel. 5—20 Tropfen in Schleim. Anders: 3—10 auf 100.
Gegen Gicht, Lähmung.

Pain-Expeller pflegt zu enthalten Tinctura Capsici, Spiritus camphoratus, Ammonium chloratum.

Antidota. Entfernung des Giftes. Butter, Milch, schleimiges Getränk.

Größte Einzelgabe 0,5. Größte Tagesgabe —.

Tinctura Capsici annui — Tinctura Capsici.

Tinctura Cardamomi, nicht offizinell. Arzneitaxe —. Handverkaufstaxe —. Die Tinktur mit Salpetersäure + Salzsäure 2 + 1 + 1 explodierte nach einigen Stunden.

Tinctura carminativa. Arzneitaxe: 10,0 = 15 Pf. Handverkauf: 15,0 = 10 Pf.; 100,0 = 50 Pf.

Tinctura Caryophylli. Arzneitaxe: 10,0 = 15 Pf. Handverkauf: 15,0 = 10 Pf.; 100,0 = 50 Pf.

Tinctura Cascarillae. Arzneitaxe: 10,0 = 15 Pf. Handverkauf: 15,0 = 10 Pf.; 100,0 = 50 Pf. Antidiarrhoicum.

662. ℞ Tinctura Antidiarrhoica (Berliner F. M.) siehe unter Nr. 561, Tinctura Strychni.

Tinctura Cassiae cinnamomeae — Tinctura Cinnamomi.

Tinctura Castorei (canadensis). Arzneitaxe: 10,0 = 70 Pf. Handverkauf: 1,0 = 10 Pf.; 10,0 = 70 Pf.

Tinctura Castorei aetherea. Arzneitaxe: 10,0 = 75 Pf. Handverkauf: 1,0 = 10 Pf.; 10,0 = 75 Pf.

Tinctura Castorei sibirici. Arzneitaxe: 1,0 = 25 Pf. Handverkaufstaxe —.

Tinctura Castorei sibirici aetherea. Arzneitaxe: 1,0 = 25 Pf. Handverkaufstaxe —.

538. *Tinctura Catechu* — *Katechutinktur.*

Arzneitaxe: 10,0 = 15 Pf.
Handverkauf: 15,0 = 10 Pf.; 100,0 = 50 Pf. — Drogisten verboten.
1,0 = 37 Tropfen. 1 Tropfen = 0,027 (Eschbaum).

Dunkelrotbraune Flüssigkeit. Durchsichtig nur in dünner Schicht. Ohne hervortretenden Geruch. Geschmack sehr zusammenziehend. Reaktion sauer.

Bereitung aus 1 Teil Katechu, grob gepulvert, + 5 Teilen verdünntem Weingeist.

Aufzubewahren in wohlverschlossenen Flaschen bei mittlerer Temperatur, nicht im direkten Sonnenlicht.

Nicht mit Metallsalzen, Alkaloiden, Glykosiden.

Äußerlich. Als kräftiges Adstringens zu Gurgelwässern und Mundwässern 1—2%. 1 Teelöffel auf 1/4 Liter Wasser.
Zu Pinselungen des Zahnfleisches bei Skorbut unverdünnt.
Auch mit anderen Adstringentien.
Zur Injektion 1 zu 10—50. Anders: 2,0—10,0 auf 100,0.
Zu Klistieren.
Zu Verbandwasser.

Innerlich. Gegen Diarrhoe 15—30 Tropfen, täglich mehrmals. Meist mit anderen Adstringentien, Opium. 5,0—20,0 auf 100,0.

626. ℞ Für 50 Pf. Katechutinktur im Handverkauf (= 100,0).
Vorschrift: 1 Teelöffel auf 1/4 Liter Wasser. — Gurgelwasser.

Größte Einzelgabe 1,5. Größte Tagesgabe 5,0.

Tinctura Chinae. Tinctura Chinae, Nr. 539.
Tinctura Chinae composita, Nr. 540.

539. *Tinctura Chinae* — *Chinatinktur.*

Arzneitaxe: 10,0 = 15 Pf.; 100,0 = 1 Mk.
Handverkauf: 15,0 = 10 Pf.; 100,0 = 50 Pf. — Drogisten verboten.
1,0 = 37 Tropfen. 1 Tropfen = 0,027 (Eschbaum).
Klare, rotbraune Flüssigkeit. Geschmack stark bitter.
Bereitung aus 1 Teil Chinarinde, grob gepulvert, + 5 Teilen verdünntem Weingeist.

Aufzubewahren in wohlverschlossenen Flaschen bei mittlerer Temperatur, nicht im direkten Sonnenlichte.
Nicht mit Metallsalzen, Alkaloiden, Glykosiden.
Innerlich. Als Tonicum oder als Zusatz zu tonisierenden Arzneien.
Als Stomachicum 1,0—5,0, täglich mehrmals. Anders: 20 Tropfen bis 1 Teelöffel, am besten in Wein.

627. ℞ Für 50 Pf. Chinatinktur im Handverkauf (= 100,0).
Vorschrift: 20 Tropfen bis 1 Teelöffel in Wein, täglich 3 mal. — Zur Anregung von Appetit und Verdauung bei Rekonvaleszenten.

Gößte Einzelgabe 5,0. Größte Tagesgabe 15,0.

540. *Tinctura Chinae composita* — *Zusammengesetzte Chinatinktur.*

Elixir roborans Whytii oder Robert Whytt.
Arzneitaxe: 10,0 = 15 Pf.; 100,0 = 1 Mk.
Handverkauf: 15,0 = 10 Pf.; 100,0 = 60 Pf. — Drogisten verboten.
1,0 = 37 Tropfen. 1 Tropfen = 0,027 (Eschbaum).
Klare, rotbraune Flüssigkeit. Geruch nach Zimt und Pomeranzenschale. Geschmack gewürzhaft und stark bitter.
Bereitung aus 6 Teilen Chinarinde, grob gepulvert, + 2 Teilen Pomeranzenschalen, mittelfein zerschnitten, + 2 Teilen Enzianwurzel, mittelfein zerschnitten, + 1 Teil chinesischem Zimt, grob gepulvert, + 50 Teilen verdünntem Weingeist.

Aufzubewahren in wohlverschlossenen Flaschen bei mittlerer Temperatur, nicht im direkten Sonnenlicht.
Nicht mit Metallsalzen, Alkaloiden, Glykosiden.
Innerlich. Als Roborans, Tonicum oder als Zusatz zu tonisierenden Arzneien.
Als Stomachicum 1,0—5,0. Anders: 20 Tropfen bis 1 Teelöffel, täglich mehrmals, $^1/_2$ Stunde vor dem Essen. Allein oder in Wein, oder mit anderen Stomachicis. Als Zusatz zu stärkenden Mixturen 5,0—30,0 zu 100,0.

Mixtura vinosa:
628. ℞ (Berliner F. M.)
Tincturae Chinae compositae 4,0
Sirupi simplicis 25,0
Spiritus 25,0
Aquae destillatae ad 200,0.
M. D. S. 1 Eßlöffel zweistündlich. — 1 Dosis = 59 Pf.; $^1/_2$ Dosis = 48 Pf.

658. ℞ (Berliner F. M.) Tinctura stomachica siehe unter Nr. 558, Tinctura Rheï vinosa.

Größte Einzelgabe 5,0. Größte Tagesgabe 15,0.

Tinctura Chinae simplex — Tinctura Chinae.

541. *Tinctura Cinnamomi* — *Zimttinktur.*

Arzneitaxe: 10,0 = 15 Pf.; 100,0 = 1 Mk.
Handverkauf: 15,0 = 10 Pf.; 100,0 = 50 Pf.; 500,0 = 2 Mk.
Drogisten verboten.
1,0 = 37 Tropfen. 1 Tropfen = 0,027 (Eschbaum).
Klare, rotbraune Flüssigkeit. Geschmack nach Zimt, süßlich gewürzhaft, etwas herbe.
Bereitung aus 1 Teil chinesischem Zimt, grob gepulvert, + 5 Teilen verdünntem Weingeist.

Aufzubewahren in wohlverschlossenen Flaschen bei mittlerer Temperatur, nicht im direkten Sonnenlicht.

Äußerlich. Als Zusatz zu Mundwasser.

Als Zusatz zu Zahntinkturen.

Innerlich. Bei Uterusblutungen, Menorrhagie teelöffelweise.

Als Stomachicum 20—50—60 Tropfen, täglich mehrmals, auf Zucker, in Wein. Anders: 1,0—3,0.

Als Antidiarrhoicum.

629. ℞ Für 10 Pf. Zimttinktur im Handverkauf (= 15,0).
Vorschrift: 25 Tropfen, täglich 3 mal. — Als Stomachicum.

Größte Einzelgabe 3,0. Größte Tagesgabe 9,0.

Tinctura Cinnamomi composita — Tinctura aromatica.

542. *Tinctura Colchici* — *Zeitlosentinktur.*

Arzneitaxe: 10,0 = 15 Pf.

Handverkauf —. Drogisten verboten.

1,0 = 37 Tropfen. 1 Tropfen = 0,027 (Eschbaum).

Klare, gelbe Flüssigkeit. Ohne hervortretenden Geruch. Geschmack bitter.

Bereitung aus 1 Teile Zeitlosensamen, grob gepulvert, + 10 Teilen verdünntem Weingeist.

Vorsichtig aufzubewahren. (Gegen Licht geschützt, sonst wird die Tinktur fast wirkungslos.)

Innerlich. 10—20 Tropfen, täglich 4—5 mal. Anders: 10—40 Tropfen. Anders: 0,5—2,0, täglich 3 mal, allein oder in Mixtur. Bei Arthritis, chronischem Rheumatismus.

630. ℞ Tincturae Colchici 10,0.
D. S. 10—20 Tropfen, täglich 2—3 mal. — Bei Gicht, chronischem Gelenkrheumatismus.

Vergiftungssymptome. Brennen im Munde, Durst. Große Schmerzen im Leibe, Erbrechen, Durchfälle mit Schleimhautfetzen und auch Blut. Puls unregelmäßig und klein. Delirien. Kollaps. Konvulsionen. Respirationslähmung.

Antidota. Magenspülung, Brechmittel. Tannin. Warme Umschläge. Senfteig auf den Magen. Schleim mit etwas Opium, Haferschleim, warme Milch. Excitantien. Eventuell künstliche Respiration. Diuretica. Extractum Belladonnae.

Größte Einzelgabe 2,0. Größte Tagesgabe 6,0.

Tinctura Colchici seminis — Tinctura Colchici.

543. *Tinctura Colocynthidis* — *Koloquinthentinktur.*

Arzneitaxe: 10,0 = 15 Pf.

Handverkauf —. Drogisten verboten.

1,0 = 42 Tropfen. 1 Tropfen = 0,024 (Eschbaum).

Klare, gelbe Flüssigkeit. Ohne besonderen Geruch. Geschmack sehr bitter.

Bereitung aus 1 Teile Koloquinthen (Nr. 225. Fructus Colocynthidis), grob zerschnitten, + 10 Teilen Weingeist.

Vorsichtig aufzubewahren.

Klar mischbar mit Wasser in allen Verhältnissen.

Äußerlich. Zu Salben 1 zu 3—5. Zur Zerteilung von Geschwülsten. Anders: Als Salbe oder Liniment 1 zu 4—5 Fett oder fettes Öl.

Innerlich. Drasticum, selten gebraucht. 5—20 Tropfen, täglich 3 mal, in Schleim. Anders: 0,2 oder 0,25—1,0, täglich 3 mal, in Schleim oder Verdünnung.

Als Zusatz zu diuretischen Mixturen.

631. ℞ Tincturae Colocynthidis 3,0
Mucilaginis Gummi arabici 45,0.
M. D. S. 1 Teelöffel täglich bis 3 mal. — Als Drasticum. — 1 Teelöffel =0,3 Tinct. Colocynth.

Antidota. Magenspülung und kalte Klistiere. Schleimige Getränke oder einhüllendes öliges Getränk. Hautreize. Opium.

Größte Einzelgabe 1,0. Größte Tagesgabe 3,0.

Tinctura Croci. Arzneitaxe: 10,0 = 50 Pf. — Handverkauf: 2,0 = 10 Pf.; 10,0 = 40 Pf.

544. *Tinctura Digitalis* — *Fingerhuttinktur.*

Digitalis-Tinctur.

Arzneitaxe: 10,0 = 15 Pf. (Tinctura Digitalis aetherea 10,0 = 15 Pf.)

Handverkauf —. Drogisten verboten.

1,0 = 37 Tropfen. 1 Tropfen = 0,027 (Eschbaum). [Tinctura Digitalis aetherea 1,0 = 43 Tropfen. 1 Tropfen = 0,023. Eschbaum.]

Klare, dunkelgrünbraune Flüssigkeit. Geruch nach Fingerhutblättern. Geschmack bitter.

Bereitung aus 1 Teile Fingerhutblättern (Nr. 206. Folia Digitalis) + 10 Teilen verdünntem Weingeist.

Vorsichtig aufzubewahren.

Nicht mit Zucker, Honig, Sirup und anderen organischen Substanzen; Glyzerin erlaubt. Nicht mit Gerbsäure, Alkalien, Eisensalzen, überhaupt Metallsalzen (Bleiacetat), Jod. Siehe Folia Digitalis.

Bei Kompensationsstörungen im Blutkreislauf.

Äußerlich. Als Einreibung oder Fomentation 4,0 auf 500,0 heißes Wasser. Bei Hydrops.

Innerlich. 5—15—20 Tropfen, täglich mehrmals. Bei Kompensationsstörungen, Herzschwäche, cardialer Dyspnoe, Hydrops. — Anders: 10 bis 30 Tropfen. — Anders: 0,5—1,0, täglich mehrmals. — Bei nervösem Herzklopfen. — Für Kinder 2—10 Tropfen mehrmals, bei cardialer Dyspnoe, Herzklopfen, Hydrops. — Anders: 5 Tropfen ad 90 Mixtur, 1 Teelöffel zweistündlich.

Auch mit Tinctura Strophanthi, Nr. 560, āā, mit Aqua Amygdalarum amararum, Nr. 59, mit Tinctura Scillae, Nr. 559.

632. ℞ Tincturae Digitalis 10,0.
D. S. 10 Tropfen, täglich 3 mal. — Bei Hydrops.

Vergiftungssymptome. Erbrechen, Durchfall. Harter verlangsamter Puls, später unregelmäßig, darauf klein und frequent. Meistenteils erweiterte Pupillen. Schwäche. Koma. Konvulsionen.

Antidota. Magenspülung, Brechmittel, Darmentleerung. Hautreize, Sinapismus. Excitantia: Kognak, Wein. Liquor Ammonii anisatus. Ruhe. Morphium.

Größte Einzelgabe 1,5. Größte Tagesgabe 5,0.

Tinctura Eucalypti, nicht offizinell. Arzneitaxe: 10,0 = 15 Pf. Handverkaufstaxe —. Zu Mundwässern, Gurgelwässern.

Tinctura Ferri acetici aetherea, nicht offizinell. Arzneitaxe: 10,0 = 15 Pf.; Handverkauf: 15,0 = 10 Pf.; 100,0 = 50 Pf.

545. *Tinctura Ferri chlorati aetherea* — *Ätherische Chloreisentinktur.*

Spiritus Ferri chlorati (auch sesquichloratus) aethereus. Spiritus aethereus ferratus. Tinctura Ferri muriatici aetherea. Tinctura tonico-nervina Bestuscheffi. Tinctura aurea Lamotti. Liquor anodynus martialis.

Arzneitaxe: 10,0 = 15 Pf.; 100,0 = 1 Mk.

Handverkauf —. Drogisten verboten.

1,0 = 43 Tropfen. 1 Tropfen = 0,023 (Eschbaum).

Klare, gelbe Flüssigkeit. Geruch ätherisch. Geschmack brennend und eisenartig.

1 Teil Eisenchloridlösung + 2 Teile Äther + 7 Teile Weingeist werden in eine weiße Flasche getan, welche so groß ist, daß die Mischung sie nicht ganz füllt, und die Flasche wird gut verkorkt. Dann wird die Flasche so lange den Sonnenstrahlen ausgesetzt, bis der Inhalt völlig entfärbt ist. Darauf

bringt man die Flasche an einen schattigen Ort, und öffnet sie bisweilen. Dies währt so lange, bis der Inhalt wieder gelb aussieht. — Spez. Gewicht 0,850—0,860. — 100 Teile enthalten 1 Teil Eisen (meist als Oxychlorid).

Aufzubewahren in verschlossenen Flaschen bei mittlerer Temperatur, gegen Licht geschützt.

Nicht āā Glycerin mit Kalium chloricum wegen Explosion.

Innerlich. Als Excitans. Erwachsenen 10—15 Tropfen. Anders: 20 bis 30 Tropfen, täglich mehrmals. Anders: 0,5—1,5—2,0 (=12—50 Tropfen), täglich mehrmals. Auch in Mixturen, mit Sirup, Weißwein. — Für Kinder 0,1—0,5, täglich mehrmals, bei Anämie, Rachitis.

Früher Geheimmittel zur Verjüngung und gegen sexuelle Erschöpfung.

633. ℞ Tincturae Ferri chlorati aethereae 50,0.
D. S. 10—30 Tropfen in Wein, täglich 3 mal — Als Excitans bei anämischen Nervenleiden.

634. ℞ Tincturae Ferri chlorati aethereae 5,0
Vini Xerensis 100,0.
M. D. S. 1 Eßlöffel, täglich 3 mal.— Als Excitans bei anämischen Nervenleiden. — 1 Eßlöffel = 0,7 Tinct. Ferr. chlorat. aeth.

Größte Einzelgabe 1,5. Größte Tagesgabe 5,0.

Tincturae Ferri muriatici aetherea — Tinctura Ferri chlorati aetherea.

Tinctura Ferri oxydati composita, nicht offizinell. Arzneitaxe —. Handverkauf: 100,0=40 Pf.; 250,0 cum vitro=80 Pf.; 500,0 cum vitro=1 Mk. 50 Pf.

546. *Tinctura Ferri pomati* — *Apfelsaure Eisentinktur.*

Tinctura Martis pomata. Tinctura Malatis Ferri.

Arzneitaxe: 10,0=15 Pf.; 100,0=1 Mk.

Handverkauf: 15,0 = 10 Pf.; 100,0 = 50 Pf.

Drogisten verboten.

1,0 = 20 Tropfen. 1 Tropfen = 0,05 (Eschbaum).

Klare, schwarzbraune Flüssigkeit. Geruch nach Zimt. Geschmack mild nach Eisen.

1 Teil apfelsaures Eisenextrakt (Nr. 170) wird gelöst in 9 Teilen Zimtwasser. Die Lösung wird filtriert.

Mischbar mit Wasser in jedem Verhältnis ohne Trübung.

Aufzubewahren in wohlverschlossenen Flaschen bei mittlerer Temperatur, nicht im direkten Sonnenlicht.

Mildes Eisenpräparat gegen Chlorose. 100 Teile enthalten etwa 1 Teil Eisen.

Innerlich. Als Tonicum. 10—30 Tropfen, täglich mehrmals. Anders: 1,0—2,5, täglich mehrmals. Anders: 1,0—3,0, oder 20—60 Tropfen, täglich mehrmals. — Für Kinder 10—15 Tropfen, täglich mehrmals, bei Anämie, Chorea.

Auch mit Elixir amarum, Nr. 145; Elixir Aurantii compositum, Nr. 146; Tinctura Chinae composita, Nr. 540. Auch in Malagawein.

635. ℞ Für 50 Pf. apfelsaure Eisentinktur im Handverkauf (= 100,0).
Vorschrift: 20 Tropfen, täglich 3 mal. — Als mildes Eisenmittel.

Größte Einzelgabe 3,0. Größte Tagesgabe 9,0.

Tinctura Foeniculi composita im Handverkauf 15,0 = 10 Pf.; 100,0 = 50 Pf.

Tinctura Galangae im Handverkauf 15,0 = 10 Pf.; 100,0 = 50 Pf.

547. *Tinctura Gallarum* — *Galläpfeltinktur.*

Arzneitaxe: 10,0 = 15 Pf.

Handverkauf: 15,0 = 10 Pf.; 100,0 = 50 Pf. — Drogisten verboten.

1,0 = 37 Tropfen. 1 Tropfen = 0,027 (Eschbaum).

Klare, gelblichbraune Flüssigkeit. Geschmack stark zusammenziehend und herb. Reaktion sauer.

Bereitung aus 1 Teil Galläpfel (Gallae, Nr. 234), grob gepulvert, + 5 Teilen verdünntem Weingeist.

Mischbar mit Wasser in jedem Verhältnis ohne Trübung. — Durch Eisenchloridlösung wird in ihr ein blauschwarzer Niederschlag hervorgerufen

Aufzubewahren in wohlverschlossenen Flaschen bei mittlerer Temperatur, nicht im direkten Sonnenlicht.

Äußerlich. Zur Injektion 2—5 auf 100.

Zum Bepinseln und Einreiben von Frostbeulen.

Zum Bepinseln und Verband bei leicht blutenden atonischen Geschwüren.

Zum Bepinseln des Zahnfleisches bei Skorbut, Stomatitis.

Als Zusatz zu adstringierenden Mundwässern.

Als mildernder Zusatz zu Tinctura Jodi, Nr. 549, āā.

Innerlich. Als Adstringens 0,75—1,5, täglich mehrmals.

Bei Vergiftung durch Alkaloide 0,75—2,0, oder 15—40 Tropfen, täglich mehrmals.

636. ℞ Für 50 Pf. Galläpfeltinktur im Handverkauf (= 100,0).

Vorschrift: Zum Bepinseln und Verband. Bei leichtblutend atonischen Geschwüren.

637. ℞ Für 10 Pf. Galläpfeltinktur im Handverkauf (= 15,0).

Vorschrift: 15—30 Tropfen, täglich mehrmals. — Bei Vergiftung durch Alkaloide.

917. ℞ Tincturae Gallarum 10,0
Tincturae Ratanhiae 10,0.
M. D. cum penicillio. S. Zum Bepinseln des Zahnfleisches. — Bei Gingivitis.

Größte Einzelgabe 1,5. Größte Tagesgabe 5,0.

548. *Tinctura Gentianae* — *Enziantinktur.*

Arzneitaxe: 10,0 = 15 Pf.

Handverkauf: 15,0 = 10 Pf.; 100,0 = 50 Pf. — Drogisten verboten.

1,0 = 37 Tropfen. 1 Tropfen = 0,027 (Eschbaum).

Klare, gelblichbraunrote Flüssigkeit. Geruch nach Enzianwurzel. Geschmack stark bitter.

Bereitung aus 1 Teil Enzianwurzel, mittelfein zerschnitten, + 5 Teilen verdünntem Weingeist.

Klar mischbar mit Wasser in allen Verhältnissen.

Aufzubewahren in wohlverschlossenen Flaschen bei mittlerer Temperatur, nicht im direkten Sonnenlicht.

Innerlich. Als Amarum purum, einfacher Bitterstoff, 20—30 Tropfen, täglich mehrmals. Vor dem Essen auf Zucker oder in Wein. Anders: 1,0—2,5, täglich mehrmals. Anders: 1,0—3,0, täglich mehrmals.

Auch mit anderen Stomachicis.

638. ℞ Für 50 Pf. Enziantinktur im Handverkauf (= 100,0).

Vorschrift: 20—30 Tropfen, täglich 3 mal. — Zur Anregung des Appetits und der Verdauung.

639. ℞ Tincturae Gentianae 20,0
Aquae destillatae 80,0
M. D. S. 1 Teelöffel, täglich 3 mal. — Als Stomachicum amarum. — 1 Teelöffel = 1,0 Tinct. Gent.

Größte Einzelgabe 3,0. Größte Tagesgabe 9,0.

Tinctura Gentianae composita — Tinctura amara.

Tinctura Gingivalis = Zahnfleischtinktur, Zahntinktur.

Tinctura Guajaci Ligni, nicht offizinell. Arzneitaxe: 10,0 = 15 Pf. Handverkauf: 15,0 = 10 Pf.; 100,0 = 50 Pf.

Tinctura Guajaci Resinae, nicht offizinell. Arzneitaxe: 10,0 = 15 Pf. Handverkauf —. (ammoniaca Arzneitaxe: 10,0 = 15 Pf. Handverkauf —.

Tinctura Hellebori albi — Tinctura Veratri.

549. *Tinctura Jodi* — *Jodtinktur.*

Arzneitaxe: 10,0 = 20 Pf.; 100,0 = 1 Mk. 70 Pf.

Handverkauf: 5,0 = 10 Pf.; 100,0 = 1 Mk. (decolorata 5,0 = 10 Pf.; 100,0 = 1 Mk. — Drogisten verboten.

1,0 = 42 Tropfen. 1 Tropfen = 0,024 (Eschbaum).

Klare, dunkelrotbraune Flüssigkeit. Geruch nach Jod.

Jodtinktur ist zu bereiten ohne Erwärmen in einer Flasche, die mit einem Glasstöpsel verschlossen wird. Die Bereitung geschieht aus 1 Teil Jod, zerrieben, + 10 Teilen Weingeist. — Spez. Gew. 0,895—0,898. — Die Tinktur verflüchtigt sich in der Wärme ohne Rückstand.

Vorsichtig aufzubewahren. (In Flaschen mit Glasstopfen und Glaskappe, nicht in der Nähe von Mitteln, die durch Jod veränderlich.)

Tinctura Jodi nicht mit folgenden Zusätzen wegen Explosion:

1) Liquor Ammonii caustici (Jodstickstoffbildung).

2) Liquor Ammonii caustici + Collodium, alle 3 āā.

3) Sehr vielen ätherischen Ölen und deren alkoholischer Lösung.

Jod ist löslich in dem Cholesterinfett der Epidermis, und durchdringt sie, geht bis ins Corium mit seinen Gefäßen, weiter aber nicht, z. B. nicht in die Gelenkkapsel des Knies. — „Der Nutzen der Jodpinselung ist mäßig, die Beschwerden nicht klein, die Spuren dauernd und entstellend." — Jodflecken zu entfernen durch Ammoniak. — Bei ungeschickter Anwendung auch Albuminurie und Schnupfen. — Tinctura Jodi innerlich nicht bei Kalomel aufs Auge; Quecksilberjodid ätzt.

Äußerlich. Als Hautreizmittel. Mit Pinsel aufgetragen bewirkt sie Abblätterung der Epidermis nebst brauner Verfärbung. Nicht zu oft, sonst Entzündung. Als Resorbens zu Pinselungen bei Epididymitis, Lupus, schlecht heilenden Geschwüren, Pityriasis versicolor, Synovitis, Struma, Tendovaginitis. — Auch mit Tinctura Gallarum, Nr. 547, āā, Minderung der Wirkung. — Bei einfachen Formen von Trichophytie, Herpes tonsurans Einpinselung täglich 2mal.

Zur Pinselung bei Hypertrophie der Tonsillen, Pharyngitis chronica, Tinctura Jodi und Glycerin āā.

Zu Injektionen in krankhaft veränderte Hohlräume, Geschwülste. Rein oder verdünnt mit 2—10 Wasser. — Mit Kalium jodatum, Nr. 275, behufs adhäsiver Entzündung. Bei Hydrocele, Struma. Bei Cysticercus cellulosae Injektion von 1 Tropfen Tinctura Jodi in den Tumor der Haut, nachdem der Inhalt aufgesaugt worden.

Innerlich. Stark verdünnt 2—4 Tropfen, täglich mehrmals. In Schleim, Haferschleim, oder Sirup. Versucht bei Hyperemesis gravidarum, sonstigem Erbrechen, akutem Magendarmkatarrh.

640. ℞ Für 1 Mk. Jodtinktur im Handverkauf (= 100,0).
Vorschrift: Einige Tropfen unter 1 Glas Wasser, schluckweise zu trinken — Bei den Crises gastriques.

641. ℞ Tincturae Jodi 50,0
D. cum penicillio. S. Äußerlich zu Händen des Arztes. — Zur Bepinselung der Portio und des Cervicalkanales bei unstillbarem Vomitus gravidarum.

Solutio Jodi Lugol:

642. ℞ (Berliner F. M.)
Kalii jodati 5,0
Tincturae Jodi 20,0
Aquae destillatae ad 200,0.
D. S. Äußerlich. 1 Eßlöffel auf 1 Irrigator Wasser. — 1 Dosis = 1 Mk. 34 Pf.; 1/2 Dosis = 85 Pf.

Tinctura Jodi fortior:

1060. ℞ Jodum 1
Alcohol absolutus 8.

Vergiftungssymptome. Im Munde Schmerz, Braunfärbung, ebenso im Rachen. Im Magen Schmerz, Erbrechen brauner oder blauer Massen mit Geruch nach Jod, Kolik, Durchfall. Schnupfen, Nasenbluten. Dyspnoe, Lungenbluten, Glottisödem. Kopfschmerz, Schwindel. — Urticaria, Akne, Pemphigus. Albuminurie, Hämoglobinurie.

Antidota. Magenspülung. Dünner Stärkekleister, Hafergrütze und andere schleimige Getränke, Zucker, Eiweiß, Milch, Eis. Magnesia. Natrium bicarbonicum. Natrium thiosulfuricum in Lösung 2 zu 150.

Größte Einzelgabe 0,2. Größte Tagesgabe 0,6.

Tincturae Jodinae — Tinctura Jodi.

Tinctura Ipecacuanhae, nicht offizinell. Arzneitaxe: 10,0 = 20 Pf. Handverkaufstaxe —.

1061. ℞ Tincturae Ipecacuanhae 10,0.
D. S. 5—15 Tropfen unter heißes Zuckerwasser, täglich mehrmals. — Als Expectorans.

Tinctura Lignorum, nicht offizinell. Arzneitaxe —. Handverkauf: 15,0 = 10 Pf.; 100,0 = 50 Pf.

550. *Tinctura Lobeliae* — *Lobelientinktur.*

Arzneitaxe: 10,0 = 15 Pf.
Handverkauf —. Drogisten verboten.
1,0 = 37 Tropfen. 1 Tropfen = 0,027 (Eschbaum).

Klare, braungrüne Flüssigkeit. Geruch wenig hervortretend. Geschmack widerlich kratzend.

Bereitung aus 1 Teil Lobelienkraut, mittelfein zerschnitten, + 10 Teilen verdünntem Weingeist. (Schmiedeberg empfiehlt Lobeliensamen als zweckmäßiger statt Lobelienkraut. Der Samen ist aber nicht offizinell.)

Vorsichtig aufzubewahren.

Lobelientinktur opalisiert bei Zusatz von $^1/_4$ Raumteil Wasser, mehr noch nach Zusatz von $^1/_2$ Raumteil Wasser. Bei Zusatz von 1 Teil Wasser wird sie beinahe undurchsichtig. Bei Zusatz von noch mehr Wasser klärt sie sich wieder auf, besonders leicht mit Natrium carbonicum.

Lobelientinktur ist nur wirksam aus frischem Kraut.

Innerlich. Als Antiasthmaticum. 10—20 Tropfen, täglich 3 mal. Anders: 0,5—1,0, täglich 3 mal. — Auch mit Tinctura Digitalis, Nr. 544, oder mit Tinctura Opii simplex, Nr. 554.

648. ℞ Tincturae Lobeliae 10,0.
D. S. 10 Tropfen täglich 3 mal. — Gegen Asthma.

Vergiftungssymptome. Erbrechen, Schweiß, Durchfall.

Antidota. Brechmittel, als solches viel warmes Wasser, Gerbsäure, Kampfer, Morphium, Wein und andere Excitantien.

Größte Einzelgabe 1,0. Größte Tagesgabe 3,0.

Tinctura Lycopodii = Bärlapptinktur, nicht offizinell. Arzneitaxe —. Handverkaufstaxe —. Gegen Enuresis nocturna. Bis zu 40 Tropfen, täglich 3 mal.

Tinctura Malatis Ferri — Tinctura Ferri pomati.

Tinctura Martis pomati — Tinctura Ferri pomati.

Tinctura Meconii — Tinctura Opii simplex.

Tinctura Meconii benzoïca — Tinctura Opii benzoïca.

Tinctura Meconii crocata — Tinctura Opii crocata.

Tinctura Menthae crispae, nicht offizinell. Arzneitaxe: 10,0 = 15 Pf. Handverkauf: 15,0 = 10 Pf.; 100,0 = 50 Pf.

Tinctura Menthae piperitae, nicht offizinell. Arzneitaxe: 10,0 = 15 Pf. Handverkauf: 15,0 = 10 Pf.; 100,0 = 50 Pf.

Tinctura Moschi, nicht offizinell. Arzneitaxe: 1,0 = 20 Pf. Handverkauf: 0,5 = 10 Pf.; 1,0 = 20 Pf.

878. ℞ Tincturae Moschi 1,0
Tincturae Ambrae 1,0.
M. D. S. 10 Tropfen zweistündlich. — Gegen Spasmus glottidis.

551. *Tinctura Myrrhae* — *Myrrhentinktur.*

Arzneitaxe: 10,0 = 15 Pf.; 100,0 = 1 Mk.
Handverkauf: 15,0 = 10 Pf.; 100,0 = 50 Pf.; 500,0 = 2 Mk.
Drogisten erlaubt zu verkaufen.
1,0 = 42 Tropfen. 1 Tropfen = 0,024 (Eschbaum).

Klare, rötlichgelbe Flüssigkeit. Geruch nach Myrrhe. Geschmack bitter, brennend gewürzig.

Bereitung aus 1 Teil Myrrhe, grob gepulvert, + 5 Teilen Weingeist.

Die Tinktur wird milchig getrübt durch Wasser.

Aufzubewahren in wohlverschlossenen Flaschen bei mittlerer Temperatur, nicht im direkten Sonnenlicht.

Äußerlich. Zu Verbandwässern 3—15 auf 100.

Zu Zahntinkturen 1 zu 5—10.

Zu Mundwässern, Gargarismen 1 zu 20—50. Anders: 2—10 auf 100. — Auch mit anderen Adstringentiis und Antisepticis.

Zum Bepinseln des Zahnfleisches bei Skorbut, unverdünnt, oder mit Honig, 1 zu 2 bis 8 Mel.

Zum Bepinseln auf schlaffe oder jauchige Geschwüre, unverdünnt.

Zu Salben 1 zu 5—10. Anders: 1—3 zu 10.

Zu Linimenten.

Zu Injektionen bei kariösen Geschwüren, Gonorrhoe 1—10 auf 100.

Innerlich. 1,0—2,0, täglich mehrmals, bei Bronchialkatarrh. Veraltet.

644. ℞ Tincturae Myrrhae 20,0
Tincturae Ratanhiae 10,0.
M. D. cum penicillio. S. Äußerlich. — Zum Bepinseln des gelockerten Zahnfleisches bei Skorbut.

645. ℞ Tincturae Myrrhae 10,0
Aquae destillatae ad 100,0.
M. D. S. Äußerlich. — Als milde reizendes Verbandmittel bei schlecht heilenden Geschwüren.

646. ℞ Für 50 Pf. Myrrhentinktur im Handverkauf (= 100,0) und ein Haarpinsel. — Vorschrift: Zum Bepinseln auf schlaffe oder jauchige Geschwüre.

647. ℞ Für 50 Pf. Myrrhentinktur im Handverkauf (= 100,0).
Vorschrift: 1 Teelöffel auf 1 Glas Wasser als Mundwasser.

Größte Einzelgabe 2,0. Größte Tagesgabe 6,0,

Tinctura Nucis vomicae oder Nucum vomicarum — Tinctura Strychni.

Tinctura Opii — Tinctura Opii simplex.

552. *Tinctura Opii benzoïca* — *Benzoësäurehaltige Opiumtinktur.*

Elixir paregoricum. Tinctura Opii camphorata.

Arzneitaxe: pulveratum 10,0 = 15 Pf.; 100,0 = 1 Mk.

Handverkaufstaxe —. Sie kann aber in den Apotheken ohne Rezept abgegeben werden, da sie nicht aufgeführt ist in der Verordnung über die Abgabe stark wirkender Arzneimittel. — Drogisten verboten.

1,0 = 37 Tropfen. 1 Tropfen = 0,027 (Eschbaum).

Klare, bräunlichgelbe Flüssigkeit. Geruch nach Anethol (Anisöl) und Kampfer. Geschmack kräftig gewürzhaft und süßlich. Reaktion sauer.

Bereitung aus 1 Teil Opium, mittelfein gepulvert, + 1 Teil Anethol + 2 Teilen Kampfer + 4 Teilen Benzoësäure + 192 Teilen verdünntem Weingeist. — 100 Teile enthalten das lösliche aus 0,5 Teilen Opium, oder annähernd 0,05 Teile Morphin.

Vorsichtig aufzubewahren.

Schwächste Opiumtinktur mit gleichzeitiger erregender Wirkung.

Tinctura Opii benzoïca	in 100	Teilen	0,5	Teile Opium.
Tinctura Opii crocata	„ 100	„	10,0	„ „
Tinctura Opii simplex	„ 100	„	10,0	„ „ , also die beiden letzten je 20 mal mehr.

Innerlich. Als Narcoticum und Expectorans 20—25(—50) Tropfen, täglich mehrmals. Anders: 1,0—2,5, täglich 3—4 mal. Anders: 1,0—3,0 oder 20—60 Tropfen, täglich mehrmals. — Auch als Zusatz zu expectorierenden Mixturen; mit Sirup. — Für Kinder 5—10 Tropfen. Anders: 0,1—0,5, täglich mehrmals als Expectorans.

648. ℞ Tincturae Opii benzoïcae 100,0.
D. S. 20 Tropfen, täglich 3 mal. — Bei Bronchialkatarrh, Husten.

649. ℞ Tincturae Opii benzoïcae 10,0
Sirupi Althaeae 30,0
Aquae destillatae ad 100,0.
M. D. S. Kühl aufzubewahren. 1 Teelöffel, täglich 3 mal. — Bei Bronchialkatarrh, Husten für Kinder. — 1 Teelöffel = 0,5 Tinct. Opii benz.

Vergiftung durch Opium siehe folgende Nr. 553 und 554.

Größte Einzelgabe 3,0. Größte Tagesgabe 9,0.

Tinctura Opii camphorata — Tinctura Opii benzoïca.

553. ***Tinctura Opii crocata*** — *Safranhaltige Opiumtinktur.*

Laudanum liquidum Sydenhami. Tinctura Meconii crocata.

Arzneitaxe: 1,0 = 5 Pf.; 10,0 = 40 Pf.

Handverkaufstaxe —. Lösungen, flüssige Gemische, welche in 100 Gewichtsteilen nicht mehr enthalten als 10 Gewichtsteile Tinctura Opii crocata, dürfen im Handverkaufe der Apotheken ohne Rezept abgegeben werden als Choleratropfen u. a. — Drogisten verboten.

1,0 = 29 Tropfen. 1 Tropfen = 0,034 (Eschbaum).

Klare, dunkelgelbrote Flüssigkeit, in Verdünnung rein gelb. Geruch nach Safran. Geschmack bitter (besser als Tinctura Opii simplex).

Bereitung aus 15 Teilen Opium, mittelfein gepulvert, + 5 Teilen Safran + 1 Teil Gewürznelken, mittelfein zerschnitten, + 1 Teil chinesischem Zimt, grob gepulvert, + 70 Teilen verdünntem Weingeist + 70 Teilen Wasser. — Spez. Gewicht 0,980—0,984. — 100 Teile enthalten nahezu das Lösliche aus 10 Teilen Opium, oder 1—1,2 Teilen Morphin.

Vorsichtig aufzubewahren. (Gegen Licht geschützt, sonst leidet die Farbe.)

Äußerlich. Zu Zahntropfen.

Als Augenwasser 1—5 zu 100 Aqua destillata.

Als Augentropfwasser 1 zu 1—2 Aqua desillata.

Als Augensalbe 1 zu 10 Vaselin.

Zu Salben und Linimenten 1 zu 5—20.

Zum Klysma 5—20 Tropfen. Anders: 0,1—1,0. Auch mit einem Decoct von Amylum 50—100.

Zur Injektion 1—5 zu 100.

Innerlich. Als Sedativum, Antispasmodicum, Antidiarrhoicum.

Bei Reizzuständen des Darmes 2—5 Tropfen, täglich mehrmals; auf Zucker. Anders: 2—10 Tropfen, täglich mehrmals. Anders: 0,1—1,5. In Mixturen.

Bei Bleikolik, Blutung, Perforation, Verschluß des Darmes. 0,1—1,0, täglich mehrmals. — Für Kinder so viel Tropfen pro die als Lebensjahre.

Als Hypnoticum 10—20 Tropfen.

650. ℞ Tincturae Opii crocatae 10,0.
D.S. 5—10 Tropfen, täglich bis 3 mal nach Bericht. – Als Antidiarrhoicum.

667. ℞ Lorenz'sche Choleratropfen siehe unter Nr. 563. Tinctura Valerianae aetherea.

Vergiftungssymptome. Übelkeit, Erbrechen. Kopfschmerz. Schlafsucht, Narkose, Anästhesie. Kopf heiß, Haut blaß. Cheyne-Stokes'sches Atmen. Verlangsamter Puls. Miosis. Mitunter tetanische Krämpfe, besonders bei Kindern.

Antidota. Magenspülung. Klistiere (Essig). Kühlblase auf den Kopf. Wärmflasche an Hände und Füße, oder in warmes Wasser. Hautreize, Senfteig, kalte Übergießung. Excitantien, starker Kaffee, Coffëin. Gerbsäure. Künstliche Respiration. Atropinum sulfuricum subkutan (maximale Dosen). Kalium permanganicum, Lösung 1 ad 25, 1 Spritze halbstündlich bis einstündlich bis zur Rückkehr des Bewußtseins. Anders: 1 auf 100.

Größte Einzelgabe 1,5 (Rußland 0,62). **Größte Tagesgabe 5,0** (Rußland 1,87).

554. ***Tinctura Opii simplex*** — *Einfache Opiumtinktur.*

Tinctura thebaïca.

Arzneitaxe: 1,0 = 5 Pf.; 10,0 = 25 Pf.; 100,0 = 1 Mk. 90 Pf.

Handverkaufstaxe —. In Apotheken dürfen aber Lösungen, flüssige Gemische wie Choleratropfen, im Handverkaufe abgegeben werden, falls sie nicht über 10 Gewichtsteile dieser Tinctur enthalten in 100 Teilen Gesamtflüssigkeit. Drogisten verboten.

1,0 = 29 Tropfen. 1 Tropfen — 0,034 (Eschbaum).

Klare, rötlichbraune Flüssigkeit. Geruch nach Opium. Geschmack bitter.

Bereitung aus 15 Teilen Opium, mittelfein gepulvert, + 70 Teilen verdünntem Weingeist + 70 Teilen Wasser. — Spez. Gewicht 0,974—0,978. — 100 Teile enthalten nahezu das Lösliche aus 10 Teilen Opium, oder 1—1,2 Teile Morphin.

Vorsichtig aufzubewahren.

Äußerlich. Zu Klistieren 5—20 Tropfen. Anders: 0,1—1,0. Auch mit einem Decoct von Amylum 50—100.

Zu Mundwässern und Gurgelwässern 0,5—2,0 auf 100,0.

Zu Augenwasser 1—5 zu 100 Aqua destillata.

Zu Augentropfwasser 1 zu 1 bis 2 Aqua destillata.

Zu Salben 1 zu 5—20. Zu Linimenten.

Zu Pinselsäften.

Zu Zahntropfen.

Zur Injektion in Urethra und Vagina 1—5 auf 100.

Zu Verbandwässern 2,0—5,0 auf 100,0.

Zu Inhalationen 0,05—1,0 auf 100,0 Aqua.

Innerlich. Als Narcoticum. Bei Reizzuständen des Darmes, des Peritoneums, bei Darmblutungen, Bleikolik, Ruhr. 2—10 Tropfen zweistündlich. Anders: 0,1—1,5. Anders: 0,6 = 10 Tropfen pro dosi.

Als Sedativum, Hypnoticum. Bei Psychosen. 10—20 Tropfen pro dosi.

Für Kinder möglichst zu meiden. 1—5 Tropfen ad 100,0. Anders: bis 1 Jahr 0,025—0,05 pro die; bis 2 Jahre 0,05—0,1; bis 5 Jahre 0,1—0,2; bis 10 Jahre 0,25; bis 15 Jahre 0,3—0,5 pro die. Bei diphtherischer Larynxstenose, Peritonitis, Dysenterie.

Tinctura anticholerina = Choleratropfen: Tinctura Opii simplex + Oleum Menthae piperitae + Tinctura Catechu + Tinctura Ratanhiae + Vinum Ipecacuanhae + Vinum camphoratum, oder Spiritus aethereus oder Tinctura Valeriana aetherea. Vgl. letztere, Nr. 563, 667 ℞ Lorenz'sche Choleratropfen.

651. ℞ Tincturae Opii simplicis 10,0.
D. S. 5—10 Tropfen, täglich bis 3mal nach Bericht. — Als Antidiarrhoïcum.

652. ℞ Tinctura Opii simplicis 5,0.
D.S. 5—10 Tropfen in lauwarmem Haferschleim nach Bericht. — Zum Klysma bei ruhrartigem Durchfall.

Niemeyer'sche Choleratropfen:

653. ℞ Tincturae Valerianae aethereae 32,0
Vini Ipecacuanhae 16,0
Tincturae Opii simplicis 5,0
Olei Menthae piperitae 1,0.

Vergiftungssymptome. Übelkeit, Erbrechen. Kopfschmerz. Narkose, Schlafsucht, Anästhesie. Kopf heiß, Haut blaß. Cheyne-Stokes'sches Atmen. Verlangsamter Puls. Miosis. Mitunter tetanische Krämpfe, besonders bei Kindern.

Antidota. Magenspülung. Klistiere (Essig). Kühlblase auf den Kopf. Wärmflasche an Hände und Füße, oder in warmes Wasser. Hautreize, Senfteig, kalte Übergießung. Excitantien, starker Kaffee, Coffeïn. Gerbsäure. Künstliche Respiration. Atropinum sulfuricum subcutan, maximale Dosen. Kalium permanganicum, Lösung 1 ad 25, 1 Spritze halbstündlich bis einstündlich bis zur Rückkehr des Bewußtseins. Anders: 1 auf 100.

Größte Einzelgabe 1,5 (Rußland 0,62). **Größte Tagesgabe 5,0** (Rußland 1,87).

Tinctura Patchouly, nicht offizinell. Arzneitaxe —. Handverkauf: 7,0 = 10 Pf.; 100,0 = 1 Mk.

555. *Tinctura Pimpinellae* — *Bibernelltinktur.*

Arzneitaxe: 10,0 = 15 Pf.

Handverkauf: 15,0 = 10 Pf.; 100,0 = 50 Pf. — Drogisten verboten.

1,0 = 37 Tropfen. 1 Tropfen = 0,027 (Eschbaum).

Klare, bräunlichgelbe Flüssigkeit. Geruch nach Bibernellwurzel. Geschmack widerlich kratzend.

Bereitung aus 1 Teil Bibernellwurzel (Radix Pimpinellae Nr. 423), mittelfein zerschnitten + 5 Teilen verdünntem Weingeist.

Aufzubewahren in wohlverschlossenen Flaschen bei mittlerer Temperatur, nicht im direkten Sonnenlicht.

Die Tinktur opalisiert bei Zusatz von $^1/_5$ Wasser, wird milchig bei Zusatz von $^4/_5$ Wasser. Wird wieder klar bei Zusatz von noch mehr Wasser. Etwas Natrium carbonicum verhindert die Trübung fast ganz.

Äußerlich. Zu Gargarismen 10 zu 100. Anders: 10—20 %.
Zu Pinselsäften.
Innerlich. Als Expectorans bei Larynxkatarrh, Bronchialkatarrh. gegen Heiserkeit. 1,0—2,5, täglich mehrmals. Anders: 1,0—3,0, täglich mehrmals auf Zucker. In Mixturen.
Bei Verdauungsbeschwerden ebenso.

645. ℞ Für 50 Pf. Bibernelltinktur im Handverkauf (= 100,0).
Vorschrift: $^1/_4$—$^1/_2$ Teelöffel mit Zucker täglich 3 mal. Bei Bronchialkatarrh, Larynxkatarrh, Verdauungsbeschwerden.

Größte Einzelgabe 3,0. Größte Tagesgabe 9,0.

Tinctura Pini composita, nicht offizinell. Arzneitaxe: 10,0 = 15 Pf.; Handverkauf: 15,0 = 10 Pf.; 100,0 = 50 Pf. — 1,0 = 37 Tropfen; 1 Tropfen = 0,027 (Eschbaum).

Tinctura Piperis, nicht offizinell. Arzneitaxe —. Handverkauf: 15 = 10 Pf.; 100,0 = 50 Pf.

Tinctura Piperis hispanici — Tinctura Capsici.

Tinctura Pomorum ferrata — Tinctura Ferri pomati.

Tinctura Pyrethri florum, nicht offizinell. Arzneitaxe —. Handverkauf: 15,0 = 10 Pf.; 100,0 = 50 Pf.; 500,0 = 2 Mk.

Tinctura Quassiae, nicht offizinell. Arzneitaxe —. Handverkauf: 15,0 = 10 Pf.; 100,0 = 50 Pf. — 1,0 = 37 Tropfen; 1 Tropfen = 0,027 (Eschbaum).

Tinctura Quebracho, nicht offizinell. Arzneitaxe: 10,0 = 15 Pf.; 100,0 = 1 Mk. Handverkaufstaxe —.

Tinctura Ratanhae — Tinctura Ratanhiae.

556. *Tinctura Ratanhiae* — *Ratanhiatinktur.*

Arzneitaxe: 10,0 = 15 Pf; 100,0 = 1 Mk.; saccharata 10,0 = 15 Pf.
Handverkauf —. Drogisten verboten.
1,0 = 37 Tropfen. 1 Tropfen = 0,027 (Eschbaum).
Klare, dunkelweinrote Flüssigkeit, in Verdünnung himbeerrot. Geruchlos. Geschmack stark zusammenziehend und herb.
Bereitung aus 1 Teil Ratanhiawurzel, mittelfein zerschnitten, + 5 Teilen verdünntem Weingeist.

Aufzubewahren in wohlverschlossenen Flaschen bei mittlerer Temperatur, nicht im direkten Sonnenlicht.
Nicht mit Metallsalzen, Alkaloiden, Glykosiden.
Die Tinktur wird getrübt bei Zusatz von $^1/_5$ Wasser, sie wird undurchsichtig durch mehr Wasser. Auch durch Zusatz von vielem Wasser wird sie kaum wieder klar, leichter mit Natrium carbonicum. Durch Verdünnung mit 15 Teilen Spiritus dilutus wird sie schön dunkelhimbeerrot.
Äußerlich. Als Adstringens zu Mundwässern und Gurgelwässern. 1 zu 20. Anders: 10 zu 100.
Zum Bepinseln des Zahnfleisches unverdünnt. Auch mit Tinctura Myrrhae, Nr. 551, āā. Bei Stomatitis mercurialis.
Zu Zahntinkturen.
Innerlich. Als Adstringens bei Diarrhöen. 20—30 Tropfen, täglich mehrmals. — Für Kinder 2—10 Tropfen. — Auch mit Tinctura Cinnamomi, Nr. 541, Tinctura Opii simplex, Nr. 554. — Anders: 1,0—2,5, täglich mehrmals.

655. ℞ Tincturae Ratanhiae 20,0
Aquae destillatae ad 200,0.
M. D. S. Äußerlich. — Gurgelwasser.

851. ℞ Tincturae Ratanhiae 10,0.
D. S. 1 Teelöffel auf 1 Glas Wasser zum Gurgeln. — Bei Angina lacunaris für größere Kinder.

852. ℞ Tincturae Ratanhiae 50,0.
D. cum penicillio. S. Äußerlich nach Bericht. — Zum Bepinseln des Zahnfleisches bei Stomatitis mercurialis bei Kindern.

Größte Einzelgabe 2,0. Größte Tagesgabe 6,0.

Tinctura regia — Tinctura aromatica.

Tinctura Rheï — Tinctura Rheï aquosa.

Tinctura Rheï. Tinctura Rheï aquosa, Nr. 557.
Tinctura Rheï vinosa, Nr. 558.

557. *Tinctura Rheï aquosa — Wässerige Rhabarbertinktur.*

Arzneitaxe: 10,0 = 15 Pf.; 100,0 = 1 Mk.
Handverkauf: 15,0 = 10 Pf.; 100,0 = 50 Pf. — Drogisten verboten.
1,0 = 19 Tropfen. 1 Tropfen = 0,053 (Eschbaum).

Dunkelrotbraune Flüssigkeit, durchsichtig nur in dünnen Schichten. Geruch und Geschmack nach Rhabarberwurzel.

10 Teile Rhabarber, in Scheiben zerschnitten, + 1 Teil Natriumborat + 1 Teil Kaliumcarbonat werden übergossen mit 90 Teilen zum Sieden erhitztem Wasser, und ausgezogen in verschlossenem Gefäße, 1/4 Stunde. Dann werden hinzugemischt 9 Teile Weingeist. Stehen lassen 1 Stunde. Darauf wird die Mischung durchgeseiht durch ein wollenes Tuch. Das Ungelöste wird gelinde ausgedrückt. Auf je 85 Teile der so erhaltenen Flüssigkeit werden zugemischt 15 Teile Zimtwasser.

Mischbar mit Wasser ohne Trübung.

Aufzubewahren in wohlverschlossenen Flaschen bei mittlerer Temperatur, nicht in direktem Sonnenlicht.

Die Tinktur schimmelt leicht; deshalb hält man nur kleine Vorräte.

Tinctura Rheï aquosa nicht mit Metallsalzen, Alkaloiden, Glykosiden.

Innerlich. Als Abführmittel 10,0—30,0. Anders: 2 Eßlöffel zweistündlich. Gewöhnlich als Zusatz zu abführenden Arzneien. Anders: Für Kinder 1 Teelöffel; für Erwachsene 1 Eßlöffel.

Als Stomachicum weniger häufig als Tinctura Rheï vinosa, Nr. 558. Teelöffelweise. Anders: Für Kinder 15—30 Tropfen; für Erwachsene 50—90 Tropfen. Anders: Für Kinder 10 Tropfen bis 1 Teelöffel, täglich 3—4mal.

656. ℞ Für 50 Pf. wässerige Rhabarbertinktur im Handverkauf (= 100,0). — Vorschrift: 1 Eßlöffel zur Zeit (täglich mehrmals). — Als Abführmittel für Erwachsene.

657. ℞ Für 10 Pf. wässerige Rhabarbertinktur im Handverkauf (15,0). Vorschrift: 1 Teelöffel zur Zeit (täglich mehrmals). — Als Abführmittel für Kinder. — Andere Vorschrift: 1 Teelöffel zur Zeit. — Bei Störungen der Magenverdauung für Erwachsene.

Größte Einzelgabe 30,0. Größte Tagesgabe.

Tinctura Rheï Darelli — Tinctura Rheï vinosa.

558. *Tinctura Rheï vinosa — Weinige Rhabarbertinktur.*

Tinctura (Rheï) Darelii oder Elixir (Rheï) Darelii. Rhabarberwein.
Arzneitaxe: 10,0 = 20 Pf.; 100,0 = 1 Mk. 50 Pf.
Handverkauf: 7,5 = 10 Pf.; 100,0 = 1 Mk.; 500,0 = 5 Mk.
Drogisten verboten.
1,0 = 21 Tropfen. 1 Tropfen = 0,049 (Eschbaum).

Klare, gelbbraune Flüssigkeit. Geruch nach Kardamomen. Geschmack süß und gewürzig.

Bereitung aus 8 Teilen Rhabarber, in Scheiben zerschnitten, + 2 Teilen Pomeranzenschalen, mittelfein zerschnitten, + 1 Teil Malabarkardamomen, gequetscht, + 100 Teilen Xereswein. Nach dem Filtrieren wird in diesem Auszuge aufgelöst der siebente Teil seines Gewichtes Zucker.

Mischbar mit Wasser unter kaum merkbarer Trübung.

Aufzubewahren in wohlverschlossenen Flaschen bei mittlerer Temperatur, nicht im direkten Sonnenlicht.

Nicht mit Metallsalzen, Alkaloiden, Glykosiden.

Innerlich. Als Abführmittel 3—4 Eßlöffel pro die. Anders: Für Kinder 1 Teelöffel, für Erwachsene 1 Eßlöffel.

Als Stomachicum häufiger gebraucht als Tinctura Rheï aquosa, Nr. 557. 1/2—2 Teelöffel vor der Mahlzeit, täglich mehrmals. Anders: Für Kinder

15—30 Tropfen; für Erwachsene 50—90 Tropfen. — Auch mit Tinctura Chinae composita, Nr. 540, āā, Elixir Aurantii compositum, Nr. 146.

Tinctura stomachica:

658. ℞ (Berliner F. M.)
Tincturae Chinae compositae 10,0
Tincturae Rheï vinosae 10,0
Tinctura Zingiberis 10,0
M. D. S. 30 Tropfen, täglich 3 mal. — 1 Dosis = 70 Pf.; $^1/_2$ Dosis = 46 Pf.

659. ℞ Für 1 Mk. weinige Rhabarbertinktur im Handverkauf (= 100,0).
Vorschrift: 1 Teelöffel vor der Mahlzeit. — Als Stomachicum für Erwachsene.
Vorschrift: 15—30 Tropfen ($^1/_2$ Teelöffel) vor der Mahlzeit. — Als Stomachicum für Kinder.

Größte Einzelgabe 15,0. Größte Tagesgabe 60,0.

Tinctura roborans — Tinctura Chinae composita.

Tinctura Rosmarini, nicht offizinell. Arzneitaxe —. Handverkauf: 15,0 = 10 Pf.; 100,0 = 50 Pf.

Tinctura Sacchari tosti, nicht offizinell. Arzneitaxe —. Handverkauf: 15,0 = 10 Pf.; 100,0 = 40 Pf.; 500,0 = 1 Mk. 50 Pf.

Tinctura Saponis — Spiritus saponatus.

559. *Tinctura Scillae* — *Meerzwiebeltinktur.*

Arzneitaxe: 10,0 = 15 Pf.; (kalina 10,0 = 15 Pf.)
Handverkauf —. Drogisten verboten.
1,0 = 36 Tropfen. 1 Tropfen = 0,028 (Eschbaum).
Klare, gelbe Flüssigkeit. Geruch nur schwach. Geschmack widerlich bitter.
Bereitung aus 1 Teil Meerzwiebel (Bulbus Scillae, Nr. 91), mittelfein zerschnitten, + 5 Teilen verdünntem Weingeist.

Aufzubewahren in wohlverschlossenen Flaschen bei mittlerer Temperatur, nicht im direkten Sonnenlicht.

Opalisiert schwach nach Zusatz von Wasser.

Äußerlich. Zu Einreibungen und Umschlägen bei Hydrops.

Innerlich. Als Diureticum 10—20 Tropfen, täglich mehrmals. Auch mit Tinctura Digitalis, Nr. 544, āā, bei Herzkrankheiten. Anders: 0,5—1,0, täglich mehrmals. — Für Kinder 5 Tropfen ad 90,0 Mixtur, 1 Teelöffel zweistündlich.

660. ℞ Tincturae Scillae 10,0
D. S. 10—20 Tropfen, täglich 3 mal. — Als Diureticum.

Antidota. Magenreinigung. Gummischleim, Gallerte, Honig, Eiweiß, Mandelöl. Kaffee, Kampfer.

Größte Einzelgabe 2,5. Größte Tagesgabe 10,0.

Tinctura Secalis cornuti, nicht offizinell. Arzneitaxe: 10,0 = 15 Pf. Handverkauf —.

Tinctura Seminis Colchici — Tinctura Colchici.

Tinctura Stramonii (1 Semen Stramonii, 10 Spiritus dilutus), nicht offizinell. Arzneitaxe: 10,0 = 15 Pf. Handverkauf —.

Guttae anti-emphysematosae oder Tinctura anti-emphysematosa = Emphysemtropfen.

1062. ℞ Tincturae Stramonii 5,0
Tincturae Opii simplicis oder benzoïcae 5,0
Liquoris Ammonii anisati 5,0.
M. D. ad vitrum fuscum. S. 5—15 Tropfen, täglich 3 mal, in heißem Zuckerwasser. — Gegen Emphysem, Asthma. — Bei vielen Patienten angesehen. Aber sehr leicht zersetzlich. Das Ammoniak befördert die Bildung von Oxydimorphin, welches unlöslich und unwirksam ist. Deshalb nur wenig zur Zeit verschreiben. Stets frisch zu bereiten.

560. *Tinctura Strophanthi* — *Strophanthustinktur.*

Arzneitaxe: 10,0 = 15 Pf.
Handverkauf —. Drogisten verboten.
1,0 = 37 Tropfen. 1 Tropfen = 0,027 (Eschbaum).
Klare, gelbbräunliche Flüssigkeit. Geschmack sehr bitter.

Bereitung aus 1 Teil Strophantussamen, mittelfein gepulvert, + 10 Teilen verdünntem Weingeist. (Frühere Vorschrift: 1 Teil Strophanthussamen, gequetscht und soweit als möglich von fettem Öle befreit vermittelst der Presse ohne Erwärmung, wird in ein mittelfeines Pulver verwandelt. 10 Teile verdünnter Weingeist wie oben. Beim Filtrieren der Tinktur ist darauf zu achten, daß das fette Öl, welches etwa noch ausgeschieden ist, von der Tinktur getrennt werde.

Vorsichtig aufzubewahren.

Innerlich. Bei Vitium Cordis, Kompensationsstörungen im Blutkreislauf, bei Ödemen mit Dyspnoe, Myocarditis. Wesentlich wie Digitalis, doch weniger zuverlässig und weniger energisch. Aber nicht cumulierend. Nach größeren Gaben Diarrhoe. 5—18 Tropfen, täglich 2mal. Anders: 4—10 Tropfen in Wasser, täglich 2—3mal. — Für Kinder 1/2 mal so viel Tropfen als Jahre, täglich 3mal. In Wasser, auf Zucker. Anders: Für Kinder unter 5 Jahren nicht! Von 5—10 Jahren 1 Tropfen, täglich 3mal, in Zuckerwasser 1 Stunde nach dem Essen; bis 15 Jahren 1 Tropfen, täglich 4mal. Steigen allmählich bis zu 3 Tropfen, täglich 4—5mal.

Auch mit Tinctura Digitalis, Nr. 544; Aqua Amygdalarum amararum, Nr. 59.

661. ℞ Tincturae Strophanthi 10,0.
D.S. 3 Tropfen in Wasser, täglich 3mal. — Bei Herzfehler, Hydrops.

Antidota. Liquor Ammonii anisatus. Kampfer. Senfteig. Wein.

Größte Einzelgabe 0,5. Größte Tagesgabe 1,5.

561. *Tinctura Strychni — Brechnußtinktur.*

Tinctura Nucis vomicae. Krähenaugentinktur.

Arzneitaxe: 10,0 = 15 Pf.; (aetherea 10,0 = 15 Pf.)

Handverkauf —. Drogisten verboten.

1,0 = 37 Tropfen. 1 Tropfen = 0,027 (Eschbaum).

Klare, gelbe Flüssigkeit. Geschmack sehr bitter.

Bereitung aus 1 Teil Brechnuß (Semen Strychni, Nr. 463), grob gepulvert, + 10 Teilen verdünntem Weingeist.

Vorsichtig aufzubewahren.

Nicht mit Gerbsäuren, Alkalien. Nicht mit Salpetersäure + Salzsäure wegen Explosion.

Die Tinktur opalisiert schwach nach Zusatz von 1/2 Raumteil Wasser, nach allmählichem Zusatz von 1—4 Raumteilen Wasser opalisiert sie stärker. Werden aber 2—3 Raumteile Wasser auf einmal zugesetzt, so bleibt die Mischung klar.

Äußerlich. Als Einreibung bei Bleikolik, Rheumatismus.

Innerlich. Bei Lähmungen; 2—10 Tropfen, täglich mehrmals. Anders: 0,1—0,5, bei Lähmungen nach Diphtherie. Bei Atonie des Magendarmkanales mit Stomachicis. Bei Verdauungsstörungen, Diarrhöen, Übelkeit, Vomitus gravidarum. — Für Säuglinge 1—2 Tropfen pro die; für ältere Kinder 2 bis 10 Tropfen pro die.

Tinctura antidiarrhoïca:

662. ℞ (Berliner F. M.)
Tincturae Strychni 2,0
Tincturae Opii simplicis 3,0
Tincturae Cascarillae 10,0.
M. D. S. 15 Tropfen, täglich 3mal (in Pfefferminztee). — 1 Dosis = 55 Pf.; 1/2 Dosis = 41 Pf.

Vergiftungssymptome. Cyanose. Muskelzuckungen, Trismus, Tetanus (schon auf geringe äußere Reize). Dyspnoe. Stillstand der Atmung durch Krampf des Diaphragma.

Antidota. Magenausspülung mit Lösung von Acidum tannicum. Chloralum hydratum (Injektion oder Klistier 2,0). Inhalation von Chloroform, Äther,

Amylium nitrosum. Morphium subcutan. Künstliche Respiration. — Bromkalium, Kaffee. Kein Kampfer!

Größte Einzelgabe 1,0. Größte Tagesgabe 2,0.

Tinctura thebaïca — Tinctura Opii simplex.

Tinctura tonico-nervina Bestuscheffii — Tinctura Ferri chlorati aetherea.

Tinctura Valerianae. Tinctura Valerianae, Nr. 562.
Tinctura Valerianae aetherea, Nr. 563.

562. *Tinctura Valerianae* — *Baldriantinktur.*

Arzneitaxe: 10,0 = 15 Pf.; 100,0 = 1 Mk.
Handverkauf: 15,0 = 10 Pf.; 100,0 = 50 Pf.; 500,0 = 2 Mk.
Drogisten zu verkaufen erlaubt.
1,0 = 37 Tropfen. 1 Tropfen = 0,027 (Eschbaum).

Klare, rötlichbraune Flüssigkeit. Geruch und Geschmack kräftig nach Baldrianwurzel.

Bereitung aus 1 Teil Baldrianwurzel, mittelfein zerschnitten, + 5 Teilen verdünntem Weingeist.

Aufzubewahren in wohlverschlossenen Flaschen bei mittlerer Temperatur, nicht im direkten Sonnenlicht.

Die Tinktur opalisiert schwach nach Zusatz von $^1/_5$ Raumteil Wasser. Nach Zusatz von $^1/_2$ Raumteil Wasser trüb bis undurchsichtig. Nach Zusatz von mehr Wasser wieder klar, leichter mit Natrium carbonicum.

Innerlich. Als Antispasmodicum 1,0—10,0 pro dosi.

Als Analepticum, Antiepilepticum, Antihystericum, Nervinum. 20 bis 30 Tropfen, täglich mehrmals. Anders: 1,0—2,5, täglich mehrmals. Anders: 30—60 Tropfen auf Zucker, täglich mehrmals.

Bei hysterischen Krampfzuständen, nervösem Husten, nervösem Schwindel. Auch mit Spiritus aethereus, Nr. 490, mit Tinctura Opii simplex, Nr. 554.

Tinctura excitans:

663. ℞ (Berliner F. M.)
Tincturae Castoreï (canadensis) 5,0
Tincturae Valerianae 10,0.
M. D. S. 10 Tropfen zweistündlich (auf Zucker). — 1 Dosis = 65 Pf.; $^1/_2$ Dosis = 41 Pf. — Bei hysterischen Ohnmachtsanfällen.

664. ℞ Für 50 Pf. Baldriantinktur im Handverkauf (= 100,0).
Vorschrift: 20—60 Tropfen auf Zucker. — Bei hysterischen Krämpfen, nervösem Husten, nervösem Schwindel.

665. ℞ Tincturae Valerianae 20,0
Aquae destillatae ad 100,0.
M. D. S. 1—2 Teelöffel, täglich bis 3 mal. — Als Antihystericum, Nervinum. — 1 Teelöffel = 1,0 Tinct. Valer.

Größte Einzelgabe 10,0. Größte Tagesgabe —.

563. *Tinctura Valerianae aetherea* — *Ätherische Baldriantinktur.*

Arzneitaxe: 10,0 = 15 Pf.; 100,0 = 1 Mk.
Handverkauf: 15,0 = 10 Pf.; 100,0 = 60 Pf.; 500,0 = 2 Mk. 40 Pf.
Drogisten zu verkaufen erlaubt.
1,0 = 43 Tropfen. 1 Tropfen = 0,023 (Eschbaum).

Klare, gelbe Flüssigkeit. Geruch und Geschmack nach Baldrian und Ätherweingeist.

Bereitung aus 1 Teile Baldrianwurzel, mittelfein zerschnitten (besser wäre mittelfein gepulvert), + 5 Teilen Ätherweingeist.

Aufzubewahren in wohlverschlossener Flasche bei mittlerer Temperatur, nicht im direkten Sonnenlicht.

Die Tinktur opalisiert schwach nach Zusatz von $^2/_5$ Raumteilen Wasser; nach Zusatz von 1—2 Raumteilen Wasser fast milchig. Nach mehr Wasser wieder klar.

Innerlich. Als Antispasmodicum. 1,0—10,0 pro dosi.

Als Antihystericum, Nervinum, Analepticum 20—30 Tropfen, täglich mehrmals. Anders: 1,0—2,5, täglich mehrmals. Anders: 30—60 Tropfen auf Zucker, täglich mehrmals.

Bei Cardialgien 20—30 Tropfen, täglich mehrmals. Auf Zucker. Auch mit Tinctura Opii benzoïca, Nr. 552, u. a.

Als Unterstützung der Bromide bei Formen von Epilepsie, bei denen man Vasospasmen der Gehirngefäße vermutet.

666. ℞ Für 60 Pf. Ätherische Baldriantinktur im Handverkauf (= 100,0). — Vorschrift: 30 bis 60 Tropfen auf Zucker. — Als Antihystericum.

Lorenz'sche Choleratropfen:

667. ℞ Tincturae Opii crocatae 6,0
Vini Ipecacuanhae 4,0
Tincturae Valerianae aethereae 12,0
Olei Menthae piperitae 1,0.
M. D. S. 15—25 Tropfen, täglich mehrmals in Campechenholztee. — Bei choleraartigen Durchfällen.

958. ℞ Tincturae Valerianae aethereae 10,0.
D. S. 5—10 Tropfen auf Zucker. — Bei Singultus.

Größte Einzelgabe 10,0. Größte Tagesgabe —.

Tinctura Vanillae, nicht offizinell. Arzneitaxe: 1,0 = 5 Pf. Handverkauf 2,0 = 10 Pf.; 10,0 = 30 Pf.

1,0 = 37 Tropfen. 1 Tropfen = 0,027 (Eschbaum).

564. *Tinctura Veratri* — *Nieswurzeltinktur.*

Tinctura Hellebori albi.

Arzneitaxe: 10,0 = 15 Pf.; 100,0 = 1 Mk.

Handverkauf —. Es darf aber in den Apotheken die Tinktur abgegeben im Handverkauf zu äußerlichem Gebrauch.

Drogisten verboten.

1,0 = 37 Tropfen. 1 Tropfen = 0,027 (Eschbaum).

Klare, dunkelrötlichbraune Flüssigkeit. Geschmack bitter und kratzend.

Bereitung aus 1 Teile weißer Nieswurzel (Rhizoma Veratri, Nr. 437), mittelfein zerschnitten, + 10 Teilen verdünntem Weingeist.

Vorsichtig aufzubewahren.

Äußerlich. Zu reizenden Einreibungen bei Neuralgien unverdünnt. Vorsicht in der Nähe von Schleimhäuten.

Zum Bestreichen von Chloasmaflecken unverdünnt.

Innerlich. Als Narcoticum bei Neuralgien. 10—15 Tropfen. Anders: 3—10 Tropfen in Schleim, täglich mehrmals.

Bei Lungenentzündung, Fieber; veraltet.

Antidota. Magenreinigung. Acidum tannicum, Kampfer, Wein. Atropinum sulfuricum subkutan bis 0,001. Opium bis 0,1 mehrmals. Diuretica, Coffeïnum. Inhalation von Chloroform.

Größte Einzelgabe 0,6. Größte Tagesgabe 2,5.

Tinctura Veratri albi — Tinctura Veratri.

565. *Tinctura Zingiberis* — *Ingwertinktur.*

Arzneitaxe: 10,0 = 15 Pf.

Handverkauf: 15,0 = 10 Pf.; 100 = 50 Pf.

Drogisten verboten.

1,0 = 37 Tropfen. 1 Tropfen = 0,027 (Eschbaum).

Klare, braungelbe Flüssigkeit. Geruch nach Ingwerwurzel. Geschmack brennend.

Bereitung aus 1 Teile Ingwer, mittelfein zerschnitten, + 5 Teilen verdünntem Weingeist.

Aufzubewahren in wohlverschlossenen Flaschen bei mittlerer Temperatur, nicht im direkten Sonnenlicht.

Die Tinktur opalisiert nach Zusatz von $^1/_{12}$ Raumteil Wasser. Nach Zusatz von $^1/_4$ Raumteil milchig. Wird nicht wieder klar durch mehr Wasser.

Innerlich. Als Aromaticum, Stomachicum, Digestivum. Bei Verdauungsschwäche, Dyspepsie, Flatulenz. 15—30 Tropfen, täglich mehrmals. Anders: 0,5—1,0, täglich mehrmals.

658. ℞ (Berliner F. M.) Tinctura stomachica siehe unter Nr. 558, Tinctura Rheï vinosa.

668. ℞ Für 10 Pf. Ingwertinktur im Handverkauf (= 15,0).
Vorschrift. 25 Tropfen in etwas Zuckerwasser, täglich 3 mal. — Zur Magenstärkung, gegen Flatulenz.

Größte Einzelgabe 1,0. Größte Tagesgabe 3,0.

Tincturae siehe Tinctura.

Tinkal, gereinigter — Borax.

Tinktur, schwedische — Tinctura Aloës composita.

Tinkturen — Tincturae:

Aconittinktur — Tinctura Aconiti.
Aloetinktur — Tinctura Aloës.
Aloetinktur, zusammengesetzte — Tinctura Aloës composita.
Arnikatinktur — Tinctura Arnicae.
Aromatische Tinktur — Tinctura aromatica.
Baldriantinktur — Tinctura Valerianae.
Baldriantinktur, ätherische — Tinctura Valerianae aetherea.
Benzoetinktur — Tinctura Benzoës.
Bibernelltinktur — Tinctura Pimpinellae.
Bittere Tinktur — Tinctura amara.
Brechnußtinktur — Tinctura Strychni.
Chinatinktur — Tinctura Chinae.
Chinatinktur, zusammengesetzte — Tinctura Chinae composita.
Chloreisentinktur, ätherische — Tinctura Ferri chlorati aetherea.
Eisentinktur, apfelsaure — Tinctura Ferri pomati.
Enziantinktur — Tinctura Gentianae.
Fingerhuttinktur — Tinctura Digitalis.
Galläpfeltinktur — Tinctura Gallarum.
Ingwertinktur — Tinctura Zingiberis.
Jodtinktur — Tinctura Jodi.
Kalmustinktur — Tinctura Calami.
Katechutinktur — Tinctura Catechu.
Koloquinthentinktur — Tinctura Colocynthidis.
Lobelientinktur — Tinctura Lobeliae.
Meerzwiebeltinktur — Tinctura Scillae.
Myrrhentinktur — Tincturae Myrrhae.
Nieswurzeltinktur — Tinctura Veratri.
Opiumtinktur, benzoësäurehaltige — Tinctura Opii benzoïca.
Opiumtinktur, einfache — Tinctura Opii simplex.
Opiumtinktur, safranhaltige — Tinctura Opii crocata.
Pomeranzentinktur — Tinctura Aurantii.
Ratanhiatinktur — Tinctura Ratanihae.
Rhabarbertinktur, wässerige — Tinctura Rheï aquosa.
Rhabarbertinktur, weinige — Tinctura Rheï vinosa.
Spanischfliegentinktur — Tinctura Cantharidum.
Spanischpfeffertinktur — Tinctura Capsici.
Strophanthustinktur — Tinctura Strophanthi.
Wermuttinktur — Tinctura Absinthii.
Zeitlosentinktur — Tinctura Colchici.
Zimttinktur — Tinctura Cinnamomi.

Arzneitaxe: Tinkturen (und Elixire), bei denen der Preis der verwendeten Waren für 1 kg nicht mehr als 7 Mk. beträgt, kosten 10,0 = 15 Pf.; 100,0 = 1 Mk.; bei denen der Preis der verwendeten Waren aber mehr beträgt, werden berechnet für Herstellung von 100,0 = 1 Mk.; 1000,0 = 5 Mk. — Übrigens vergleiche Tinctura.

Tisanen (von πτισάνη = Gerstentrank) sind Flüssigkeiten, welche tassenweise bzw. in größeren Mengen getrunken werden. Besonders in Frankreich üblich. Sie sind Macerationen oder Digestionen oder Infuse oder Decocte.

Tollkirsche. Vergiftung durch diese.

Vergiftungssymptome. Erweiterung der Pupillen, Sehstörungen. Trockenheit des Mundes und Schlundes, großer Durst. Übelkeit, Erbrechen. Sehr trockene, rote, heiße Haut. Beschleunigter Puls, beschleunigte Atmung. Rausch, heitere Delirien, starke Jactation, Sopor.

Antidota. Brechmittel, Magenausspülung. Tannin. Morphium (subkutan). Pilocarpin. Physostigmin. Chloralhydrat. Alcoholica. Kaffee. Warmes Bad, kalte Übergießungen, kalte Umschläge um den Kopf.

Tollkirschenblätter — Folia Belladonnae.
Tollkirschenextrakt — Extractum Belladonnae.
Tollkirschenkraut, auch Tollkraut — Folia Belladonnae.
Tollwut-Gift siehe Wutgift.
Tolubalsam — Balsamum tolutanum.
Ton, weißer — Bolus alba.
Tonerdelösung, essigsaure — Liquor Aluminii acetici.
Tonerdelösung, schwefelsaure — Aluminium sulfuricum.
Tonika (von τόνος = Spannung) sind Mittel, welche die Leitungsfähigkeit des Organismus anregen, und so angeregt längere Zeit erhalten sollen, z. B. zur besseren Ernährung (Nutrientia oder Plastika d. h. Körpersubstanz bildende) oder zur besseren Magentätigkeit (Stomachika) oder für die Nerventätigkeit (Excitantia) oder für die Kräftehebung (Roborantia, Confortantia).
Touristenpflaster, Jacobi im Handverkauf 1 Dose = 75 Pf.

566. *Tragacantha* — *Traganth.*

Trăgăcantha, ae, f. — Gummi Tragacanthae, Gummi Tragacanth.

Arzneitaxe: pulverata 1,0 = 5 Pf.

Handverkauf: 5,0 = 10 Pf.; 10,0 = 20 Pf.; 100,0 = 1 Mk. 20 Pf.; pulverata 3,0 = 10 Pf.; 10,0 = 25 Pf.

Weiße, durchscheinende, gestreifte Stücke, Blätter, bandartige Streifen oder sichelförmige Streifen von erhärtetem Schleim. Geruchlos. Geschmacklos.

Traganth wird gewonnen von Stämmen oder Stämmchen zahlreicher Astragalusarten in Kleinasien und Vorderasien. Solche Astragalusarten sind z. B. Astragalus ascendens, Astragalus brachycalyx, Astragalus gummifer, Astragalus leiocladus, Astragalus microcephalus, Astragalus pycnoclados, Astragalus verus. Auszuwählen sind die Sorten, welche bestehen aus weißen, durchscheinenden, gestreiften Stücken, wie oben angegeben. Diese Stücke sind ungefähr 1—3 mm dick, und mindestens 0,5 cm breit.

Mit Wasser übergossen, quillt Traganth stark auf. Gepulverter Traganth gibt mit 50 Teilen Wasser einen trüben, schlüpfrigen Schleim von fadem Geschmack. (Eine Lösung erhält man nicht durch Wasser.)

Tragacantha: Bassorin, Arabin, Amylum, Mineralbestandteile.

Traganth läßt sich schwer pulvern wegen seiner hornigen Beschaffenheit, am leichtesten getrocknet (bei 60°).

Äußerlich. Als Streupulver bei Blutungen.

Als Klistier 1,0—2,5 auf 100,0.

Innerlich. Reizmildernd gegen Diarrhoe 1,0—4,0, täglich mehrmals als Pulver, Emulsion.

Als Constituens für Pillen, wenn viel Pulver genommen ist, und das Gewicht wenig vermehrt werden soll. Es muß in richtiger Menge mit dem Pulver gemischt werden vor Zusatz von Flüssigkeit. Anstoßen mit Wasser, nicht mit Mucilago Gummi arabici.

Als Constituens für Pastillen. 1 zu 100 Pastillenmasse.

Als Suspensionsmittel für Pulver in Wasser. Siehe Emulsiones. 1,0 Tragacantha = 10,0 Gummi arabicum = 1 Vitellum Ovi (= Eidotter).

Traganthschleim wird bereitet, indem das Pulver auf einmal verrieben wird mit 15—20 Wasser. Der Traganth löst sich nicht völlig in Wasser. Der Schleim reagiert neutral, klebt nicht, klärt sich nach längerer Zeit durch Absetzen der Stärkekörnchen und Zellenreste. Er wird gefällt durch Spiritus, Liquor Plumbi subacetici, Lösung von Plumbum aceticum.

669. ℞ **Linimentum exsiccans** Pick = Bassorinfirnis. (Traganth 5, Glyzerin 2, Wasser 93) siehe unter Linimentum exsiccans.

Größte Einzelgabe 4,0. Größte Tagesgabe 12,0.

Traganth — Tragacantha.
Trank = eine flüssige Arzneimischung zu innerlichem Gebrauch = Mixtura.
Trank, River'scher — Potio Riveri.

Trank, Wiener — Infusum Sennae compositum.

Traubenzucker, $C_6H_{12}O_6$. Im Handverkauf: 100,0 = 10 Pf.; 500,0 = 40 Pf.; chemisch rein 100,0 = 1 Mk. 20 Pf.

Traumaticinum. Arzneitaxe: 10,0 = 20 Pf.; 100,0 = 1 Mk. 50 Pf.; Handverkauf: 10,0 = 20 Pf. Weiteres siehe unter Nr. 239, Gutta percha.

Trichlor-aldehyd-hydrat — Chloralum hydratum.

Trichloressigsäure — Acidum trichloraceticum.

Trifolium. Folia Trifolii fibrini, Nr. 217.
Extrum Trifolii fibrini, Nr. 183.

Trional — Methylsulfonalum.

Trochisci siehe Pastilli. τροχίσκος = kleines Rad, Rädchen. Trochisci haben die Form von flachgedrückten Kugeln oder Kegeln, Scheiben, Platten. Trochisci bedeutet dasselbe wie Pastilli, nämlich flache Plätzchen. Gewöhnlich = 1,0.

Herstellung: Unter Zusatz von Bindemitteln werden die Arzneistoffe angestoßen zu einer bildsamen Masse. Dann geformt.

Schokoladezeltchen. Schokolade wird gefertigt aus Kakao und Zucker. Damit werden die Arzneistoffe gemischt und geformt. Wenn nicht anderes vorgeschrieben wird, so wird 1 Schokoladezeltchen hergestellt = 1,0.

Trochisci contra vermes — Pastilli Santonini.

Trochisci minerales im Handverkauf:

de Bilin	1/1 Schachtel = 1 Mk. 25 Pf.;	1/2 Schachtel = 75 Pf.
„ Ems	„ „ = 75 Pf.;	„ „ = 50 Pf.
„ Karlsbad	„ „ = 1 Mk.;	„ „ = 60 Pf.
„ Soden	„ „ = 85 Pf.;	— —
„ Vichy	„ „ = 1 Mk. 60 Pf.;	„ „ = 80 Pf.

Trockenes Hühnereiweiß — Albumen Ovi siccum.

Tropacocaïnum hydrochloricum, nicht offizinell. Lokales Anaestheticum, für das Auge. Wirkt schneller als Cocaïn, weniger giftig. Lösungen in physiologischer Kochsalzlösung halten sich Monate. Anästhesie läßt sich verlängern durch wiederholtes Einträufeln. Bei Extraktion von Fremdkörpern. Arzneitaxe —. Handverkaufstaxe —.

81. ℞ Tropacocaïni hydrochlorici 0,2—0,3
Solutionis Natrii chlorati 0,08 in Aquae destillatae 10,0.
M. D. S. Äußerlich für den Arzt. 1—2 Tropfen einzuträufeln zur Anästhesierung des Auges. — 5—10 % Lösung anästhesiert sehr in die Tiefe.

Tropfen = Guttae. — Berechnung nach der Arzneitaxe, allgemeine Bestimmungen:

20 Tropfen von wässerigen Flüssigkeiten, fetten Ölen, ätherischen Ölen, Tinkturen und dergleichen = 1 Gramm.
25 Tropfen von Essigäther oder Ätherweingeist = 1 Gramm.
50 Tropfen Äther = 1 Gramm. — Alles übrige siehe unter Gutta.

Tropfen, Hoffmann'sche — Spiritus aethereus.

Tropfen, saure — Mixtura sulfurica acida.

Tropfen, schwedische — Tinctura Aloës composita.

Trypsinum, Trypsin, nicht offizinell. Zur Unterstützung der Eiweißverdauung im Darm. Arzneitaxe —. Handverkaufstaxe —.

Tuba. Tubae collapsibiles = Metalltuben.
Tubae stanneae = Zinntuben, für weiche Salben und Pasten.

Nicht für solche mit Argentum nitricum, Hydrargyrum. Praktischer Schutz gegen Staub, Eintrocknen, Ranzigwerden, sparsam und billiger als weiße Kruken.

Tuber, beris, n. (von tumeo) = Wurzelknolle.

Tubera. Tubera Aconiti, Nr. 567.
Tubera Jalapae, Nr. 568.
Tubera Salep, Nr. 569.

567. ***Tubera Aconiti*** — *Akonitknollen.*
Eisenhutknollen.

Arzneitaxe —. (Hat keine Preisangabe, weil es für sich als Arzneimittel „nicht verlangt" wird.)

Handverkauf —. Drogisten verboten.

Graubraune, rübenförmige Wurzelknollen. (Geruch verloren gegangen. Frisch ist er stark rettigartig.) Geschmack scharf würgend (frisch scharf bitter. Die Geschmacksprüfung muß vorsichtig gemacht werden; Kribbeln der Zungenspitze, bei sensiblen Naturen auch der Lippen, Nasenspitze, Wangen).

Die schwärzlichen Wurzelknollen von Aconitum Napellus, Eisenhut oder Sturmhut, gesammelt zu Ende der Blütezeit. Oben seitlich ist die Bruchnarbe ihres freien Achsenteils. Ihre Spitze wird eingenommen von einem kurzen Stengelstumpf, oder zeigt eine Knospe mit gut erkennbaren bräunlichen Scheidenblättern. Unten laufen sie meist allmählich aus in eine einfache schlanke Spitze, welche mehr oder weniger erhalten ist. Die graubraune oder schwärzliche Oberfläche ist stark längsrunzelig, und zeigt die Austrittsstellen zahlreicher Nebenwurzeln. Die Knollen sind 3—8 cm lang, oben ungefähr 2 cm dick, und trocken durchschnittlich etwa 6,0 schwer. Das innere Gewebe ist weißlich, und bricht mehlig oder körnig. Die weiße Querschnittfläche zeigt eine dünne, schwärzliche primäre Rinde, und eine breite, weiße sekundäre Rinde, ein sternförmiges Cambium, ein weißes stärkereiches Holz.

Vorsichtig aufzubewahren. (In Glasgefäßen oder Blechgefäßen. Gepulvert in Glasgefäßen. Vor Licht geschützt.)

Tubera Aconiti: das Alkaloïd Aconiti $C_{33}H_{45}NO_{12}$ etwa 0,04 %, andere Alkaloïde zusammen etwa 0,03 %, darunter Pseudo-Aconitin oder Nepalin $C_{36}H_{49}O_{12}$, neben den beiden Spaltungsprodukten der genannten Alkaloïde: Aconin und Pseudaconin, die schon in der Knolle enthalten; 25 % Stärke, etwas Fett und Harz, Zucker und Inosit. — Die Alkaloïde schwinden beim Trocknen der Wurzel allmählich.

Das Pulvern der Knollen muß vorsichtig geschehen. Der Staub reizt, Augen, Nase, Mund, selbst von der Epidermis aus stundenlang.

Aconitpräparate nicht mit Zucker, Sirup, Honig und anderen organischen Substanzen. Glyzerin erlaubt.

Innerlich. Früher gegen Rheumatismus und Neuralgie. 0,03—0,1.

Als Sedativum, Narcoticum, Diaphoreticum, Diureticum ebenfalls veraltet. 0,02—0,08, täglich mehrmals. Pulver, Pillen.

Zu Tinctura Aconiti, Nr. 527.

Vergiftungssymptome. Brennen im Mund, Knirschen mit den Zähnen, Salivation, Unempfindlichkeit der Zunge. Nausea, Erbrechen, Durchfall, Kolik. Haut kalt, blaß. Unempfindlichkeit der Finger und Zehen, Ameisenkriechen. Mydriasis, Vergehen des Sehens, Hörens, der Sprache. Schwindel, Kopfschmerz, Gesichtsschmerz. Dyspnoe. Puls verlangsamt auf 40 Schläge, später unregelmäßig. Sopor, Krämpfe mit und ohne Bewußlosigkeit.

Antidota. Magenpumpe, Acidum tannicum, Brechmittel. Künstliche Respiration. Digitalis. Strophanthus. Jodwasser, Lugol'sche Lösung. Opium. Excitantia.

Größte Einzelgabe 0,1. Größte Tagesgabe 0,3.

568. ***Tubera Jalapae*** — *Jalapenwurzel.*
Radix Jalapae.

Arzneitaxe: pulverata 10,0 = 10 Pf.

Handverkauf —. (Pillen nach Vorschrift des Arzneibuchs für das Deutsche Reich dürfen ohne Rezept in den Apotheken abgegeben werden.)

Drogisten verboten.

Graubraune Knollen. (Geruch gering, oft einigermaßen rauchartig, oder kaffeeähnlich.) Geschmack fade, dann kratzend (jedoch nicht zu sehr für bequemes Einnehmen).

Die knollig verdickten Nebenwurzeln von Exogonium Purga (Ipomoea Purga). Sie sind meist birnförmig oder etwas verlängert. Sie tragen oben kurze Stengelreste (nur wenige Millimeter dick), und laufen unten in eine meist kurze Spitze aus. Die schlanke Wurzelspitze und die Wurzelzweige sind größtenteils entfernt, aber ihre Bruchnarben sind noch zu erkennen. Die graubraune oder dunkelbraune Oberfläche ist runzelig und höckerig, sie ist gezeichnet durch kurze, quergestellte Lenticellen. Die Knollen sind verschieden groß, von weniger als 1 cm Durchmesser an bis über faustgroß. Das innere Gewebe ist weißlich oder bräunlich, sehr dicht und bricht glatt, ist mehlig oder hornartig, nicht holzig und nicht faserig. Weißlich und matt erscheint die Querbruchfläche, wenn das Stärkemehl nicht verquollen ist. Dunkelbraun und höckerig erscheint die Querbruchfläche, wenn die Droge bei höherer Temperatur getrocknet wurde. Die Querbruchfläche ist gezeichnet durch zahlreiche dunklere konzentrische Linien, oder durch kleine unregelmäßig verteilte Kreislinien. Diese rühren her von anomalen Kambien, welche nach innen Gefäßstränge abscheiden, nach außen Siebstränge und Sekretzellen abscheiden.

100 Teile Jalapenwurzel sollen mindestens 9 Teile Jalapenharz ausscheiden. Vgl. Nr. 430, Resina Jalapae.

Vorsichtig aufzubewahren. (In Blechgefäßen. Gepulvert in Glasgefäßen. Vor Licht geschützt.)

Tubera Jalapae: 7—22 % Resina Jalapae, gute Ware durchschnittlich 10—15 %, Amylum, Zucker, Gummi, Farbstoff. Resina Jalapae, Nr. 430, besteht wesentlich aus Convolvulin $C_{31}H_{50}O_{16}$ (d. i. ein in Wasser unlösliches Säureanhydrid, Glykosid), Jalapin $C_{34}H_{56}O_{16}$.

Beim Pulvern Vorsicht; der Staub reizt Augen, Nase, Gaumen.

Das Convolvulin wird nicht gelöst im Magen, erst im Dünndarm wirksam. Nach 2—3 Stunden einige Entleerungen, zuweilen mit etwas Kolik und Nausea. Vorsichtige Dosierung.

Innerlich. Als gelindes Abführmittel 0,3—0,5. Anders: 0,05—0,25—0,3, täglich mehrmals. Pillen, Boli, Pulver, Latwerge.

Als Drasticum 0,5—1,0—2,0.

Für Kinder 0,05— 0,2 pro dosi.

Auch mit Radix Rheï, Nr. 425; Hydrargyrum chloratum, Nr. 257.

Nicht bei entzündlichen Zuständen.

48. ℞ (Berliner F. M.) Pilulae laxantes siehe unter Nr. 44, Aloë.

276. ℞ (Berliner F. M.) Pulvis laxans siehe unter Nr. 257, Hydrargyrum chloratum.

670. ℞ Tuberum Jalapae pulveratorum 1,0.
F. Pulvis. D. t. doses 5. S. 1 Pulver morgens nach Vorschrift. — Als Drasticum.

671. ℞ Tuberum Jalapae pulveratorum 0,5.
Hydrargyri chlorati 0,25.
M. f. Pulvis. D. t. doses 5.
S. 1 Pulver morgens nach Bericht. — Als Drasticum.

Pulvis Jalapae compositus:

672. ℞ Tuberum Jalapae pulveratorum 10,0.
Tartari depurati pulverati 20,0.
M. f. Pulvis. D. ad scatulam.
S. 1 Messerspitze morgens. — Gegen Obstipation. — 12 mal 1 Messerspitze = 0,8 Tub. Jalap. + 1,6 Tart. depurat. — Brauchbares Mittel. Rußland, England, Amerika.

Zu Pilula Jalapae, Nr. 394.

Zu Resina Jalapae, Nr. 430.

Größte Einzelgabe 1,0 (Rußland 2,5). Größte Tagesgabe 5,0 (Rußland 3,7).

569. *Tubera Salep* — *Salep.*

Radix Salep.

Arzneitaxe: pulverata 10,0 = 20 Pf.; 100,0 = 1 Mk. 40 Pf.

Handverkauf: subtiliter pulveratum 5,0 = 10 Pf.; 100,0 = 1 Mk. 25 Pf.; 500,0 = 5 Mk.

Graue oder gelbliche, harte Knollen. (Geruch und Geschmack geht beim Trocknen verloren; frisch ist der Geruch schwach unangenehm, der Geschmack bitterlich. Das Pulver riecht jedoch eigenartig.)

Die grauen, hellbräunlichgrauen oder gelblichen kugeligen oder birnförmigen Knollen von verschiedenen Orchidaceen (Orchideen) Deutschlands und des Orients, aus der Abteilung der Ophrydeen (z. B. Anacamptis pyramidalis, Orchis mascula, Orchis militaris, Orchis Morio, Orchis ustulata, Platanthera bifolia). Zur Blütezeit (oder unmittelbar nachher) werden die Knollen ausgegraben. Diejenigen, welche den Stengel tragen, werden beseitigt. Die übrigen werden in siedendem Wasser gebrüht, dann abgerieben und getrocknet. Die Knollen zeigen am Scheitel die Narbe der Stengelknospe und sind bis gegen 4 cm lang und 0,5—2 cm dick. Die Oberfläche ist meist etwas rauh. Die Bruchfläche soll grau oder gelblich sein wie die Oberfläche, und das innere Gewebe sehr hart, hornartig.

Gepulverter Salep, mit 50 Teilen Wasser gekocht, gibt einen Schleim, der nach dem Erkalten ziemlich steif ist und fade schmeckt.

Tubera Salep: 48—50% Schleim (Bassorin), 27—30% Amylum, 1% Zucker, 5% Proteïn, 2% Asche.

Salep ist schwer zu pulvern. Die Knollen werden abgewaschen mit kaltem Wasser, getrocknet bei 30—40°, und dann mittelfein gepulvert.

Äußerlich. Zu Klistieren. 2,0. Anrühren mit wenig kaltem Wasser, dann weiter gerührt mit 120,0 heißem Wasser.

Innerlich. Infus von 1,0 zu 100,0 als nährendes, reizmilderndes Getränk bei akuten Darmkatarrhen, Diarrhöen, Dysenterie, Cholera; bei Harnbeschwerden. Anders: 4,0—10,0 pro die als Schleim, oder als Abkochung 0,25—1,0 auf 100,0.

Als Vehikel und Corrigens für Säuren und andere irritierende Substanzen.

Decoctum Salep = Mucilago Salep, siehe letztere, Nr. 326.

Salepschleim wird gefällt durch Spiritus, Liquor Plumbi subacetici. Er wird verdickt durch Borax. Er wird blaugefärbt durch Jodwasser.

974. ℞ Für 20 Pf. Saleppulver (=10,0).
Vorschrift: 1 Teelöffel angerührt mit kaltem Wasser, dazu ¼ Liter heißes Wasser, geschüttelt bis zur Abkühlung. Teelöffelweise bis eßlöffelweise. — Bei Catarrhus intestini.

Zu Mucilago Salep, Nr. 326.

Größte Einzelgabe 3,0. Größte Tagesgabe 10,0.

570. *Tuberculinum Kochi* — *Tuberkulin.*

Arzneitaxe —. (Hat keine Preisangabe in der preußischen Arzneitaxe. „Der Preis wird durch besondere gesetzliche Vorschrift geregelt.")

Handverkauf —. (Darf in der Apotheke nur abgegeben werden auf Rezept.) Drogisten verboten.

1,0 = 21 Tropfen. 1 Tropfen = 0,048 (Eschbaum).

Klare, braune Flüssigkeit. Geruch eigentümlich aromatisch.

Tuberkulin wird dargestellt nach den Angaben von R. Koch aus glyzerinhaltigen Fleischbrühe-Kulturen der Tuberkelbazillen, durch Eindampfen auf $^1/_{10}$ und folgendes Filtrieren.

100 Teile enthalten etwa 40 Teile Glyzerin + Bestandteile der Fleischbrühe + den wirksamen Stoff, das Toxin. Kein Zusatz von einem Antisepticum.

Leicht mischbar mit Wasser.

Tuberkulin unterliegt der staatlichen Prüfung betreffs gleichbleibenden Gehalt an dem spezifischen Toxin, und wird geliefert in staatlich plombierten Fläschchen. Es soll nur unverdünnt aufbewahrt werden.

Jedesmal frisch hergestellt werden sollen die vom Arzte verordneten Verdünnungen, und zwar mit sterilisiertem Wasser oder besser mit Karbollösung 0,5 auf 100,0 (½%).

Aufzubewahren an einem kühlen Orte und vor Licht geschützt. (Am besten im Keller. — Tuberkulin ist jahrelang haltbar.)

Tuberkulöse reagieren mit Fieber auf eine Injektion nach 12—15 Stunden.

Äußerlich. Gegen reine Tuberkulose, d. h. wo Mischinfektion nicht vorhanden ist. Es soll nach KOCH's Vorschlag angefangen werden mit minimalen Dosen, und langsam angestiegen werden, ohne daß Temperaturerhöhungen eintreten dürfen. Subkutane Injektion von 0,0005—0,001—0,01. Allmählich steigen bis 0,1. Vor jeder neuen Injektion sollen die vorherigen Reaktionserscheinungen abgeklungen sein. Gefahr der Miliartuberkulose!

In der Tierheilkunde anerkannt zur Erkennung versteckter Tuberkulose, um Rindviehstände rein zu bekommen (nach 3 Injektionen in genügenden zeitlichen Zwischenräumen). „Tuberkulosefreie" oder „geimpfte" Kühe. Nicht unfehlbar.

Größte Einzelgabe —. Größte Tagesgabe —.

Tuberkulin — Tuberculinum Kochi.

Tubuli = Röhrchen. Tubulus, i, m. (Demin. von tubus, i, m. = die Röhre) = Röhrchen.

ad tubulos vitreos = in kleinen Glaszylindern mit Korkstöpsel.

Tumenolum, nicht offizinell. Bei juckenden Ekzemen. Eine teerartige Substanz, gewonnen aus Mineralölen. Flüssiges Tumenolsulfon = Tumenolöl. Feste Tumenolsulfosäure = Tumenolpulver. Arzneitaxe: 1,0 = 10 Pf.; 10,0 = 75 Pf. Handverkaufstaxe —.

Turunda = Wicke oder Wieke, Scharpiebausch auf Wunden. turunda, ae f. (wahrscheinlich von tero = reiben, drehen).

Umschlagkräuter — Species emollientes.

Unguenta — Salben.

Arzneitaxe: Mischen ohne Schmelzen für 1 kg = 1 Mk. Mischen mit Schmelzen für 1 kg = 2 Mk. 50 Pf. — Für Anfertigen einer Salbe (oder Paste) durch Mischen, Kochen oder Schmelzen bis 100,0 = 25 Pf.; größere Mengen = 50 Pf. — Bei einer Teilung oder bei einer Verabreichung in vervielfältigter Gabe für Abwägen und Einwickeln einer jeden Gabe = 5 Pf.

Handverkauf —. Drogisten verboten.

Salbe ist eine gleichmäßige Masse, die nicht zerfließt bei gewöhnlicher Temperatur, aber bequem verreibbar ist. Konsistenz etwa wie Schweineschmalz. Salben sollen nicht ranzig riechen, und keine Schimmelbildung zeigen.

Zweck. Meist zum Einreiben der äußeren Haut. Man unterscheidet

1) Salbenconstituentia oder Salbengrundlagen, einfache und zusammengesetzte,

2) Zusätze von Arzneistoffen.

Bereitung. Die schwerer schmelzbaren Bestandteile werden für sich allein zuerst geschmolzen, oder unter geringem Zusatz der leichter schmelzbaren Körper. Die leichter schmelzbaren Körper werden der geschmolzenen Masse nach und nach zugesetzt. Unnötige Wärmebildung ist zu vermeiden.

1) Salben aus Wachs oder Harz + Fett oder Öl müssen nach dem Zusammenschmelzen der einzelnen Bestandteile fortwährend gerührt werden bis zum vollständigen Erkalten.

2) Pulverförmige Zusätze müssen als feinstes, nötigenfalls geschlämmtes Pulver verwandt werden, und zuvor gleichmäßig verrieben werden mit einer kleinen Menge der Salbengrundlage, die etwas erwärmt ist, wenn das nötig ist.

3) Wasserhaltige Zusätze werden den Salben beigemischt während des Erkaltens unter Umrühren.

4) Wasserlösliche Extrakte oder Salze müssen vor der Mischung mit dem Salbenkörper angerieben werden mit wenig Wasser, oder gelöst werden in Wasser. Eine Ausnahme bildet der Brechweinstein. Derselbe wird zugemischt als feines trockenes Pulver.

Salben sind aufzubewahren in wohlverschlossenen Porzellanbüchsen oder in gut glasierten Steingutbüchsen. Vor dem Einfüllen frischer Salbe muß der alte Rest entfernt werden, und das Gefäß gereinigt werden mit heißem Wasser.

Salbenquantum zu verschreiben 10,0—100,0.

Ausdruck für Salbenbereitung. M. (misce) f. (fiat) lege artis unguentum.

Excipienda = wirksame Substanzen, welche den Salbengrundlagen zugesetzt werden.

Zu Salben können zugesetzt werden

1) Ätherische Öle und Kampfer bis zu $^1/_{10}$ des Salbengewichtes.
2) Tinkturen und Chloroform bis zu $^1/_6$.

Bei Tinkturen in größerer Menge wird ein Teil der Flüsigkeit bei gelindester Wärme im Salbenmörser verdunstet.

3) Balsame, Dünne Extrakte, Dicke Extrakte, Lösliche Salze } bis zu $^1/_4$.
4) Trockene Extrakte, Harze, Seifen, Pulver (vegetabilische, künstliche, mineralische), Chrysarobin, Opium, Pyrogallol, Resorcin } bis zu $^1/_3$.
5) Ammonium sulfo-ichthyolicum, Caustische Alkalien } bis zu $^1/_2$.

Fett nimmt auf beliebig viel Öl, $^1/_5$ Wasser, $^1/_8$ Weingeist. Das Fett wird erst allein im Mörser fein gerieben, dann die Flüssigkeit zugesetzt.

Geruchs-Corrigentien für Salben:

Aqua coloniensis, nicht offizinell.
Balsamum peruvianum, Nr. 79.
Mixtura oleoso-balsamica, Nr. 322.
Oleum Rosae, Nr. 371.

Salben werden verabfolgt ad ollam
oder ad tubam stanneam.

1—3 mal täglich einzureiben ein Stück von der Größe eines Stecknadelknopfes, einer Linse, einer Erbse, einer Bohne usw.

Salbengrundlagen.

1) Einfache:

Adeps benzoatus, Nr. 33.	Cetaceum, Nr. 107.
Adeps Lanae anhydricus, Nr. 34.	Oleum Cocos, nicht offizinell.
Adeps Lanae cum Aqua, Nr. 35.	Sebum ovile, Nr. 451.
Adeps suillus, Nr. 36.	Vaselinum, nicht offizinell.

2) Zusammengesetzte:

Oleum Cacao oder Sebum ovile in mannigfachen Verhältnissen mit { Oleum Amygdalarum. Oleum Lini. Oleum Olivarum. Oleum Papaveris. Oleum Ricini. }

Balsamum Nucistae, Nr. 78.	Unguentum diachylon, Nr. 579.
Oleum Lauri, Nr. 361.	Unguentum leniens, Nr. 585.
Oleum Nucistae, Nr. 366.	Unguentum Paraffini, Nr. 586.
Unguentum cereum, Nr. 576.	

Unguenta refrigerantia oder Cremores refrigerantes = Kühlsalben. Fett und Wasser innig gemischt. Kühlung durch Verdunsten des Wassers auf der Haut, z. B. Unguentum leniens, Nr. 585.

Unguentum. Unguentum Acidi borici (Heilsalbe), Nr. 571.
Unguentum Adipis Lanae (indifferent), Nr. 572.
Unguentum basilicum (reizende Salbe), Nr. 573.
Unguentum Cantharidum (reizende Salbe), Nr. 574.
Unguentum Cantharidum pro usu veterinario, Nr. 575.
Unguentum cereum (indifferent), Nr. 576.
Unguentum Cerussae (Heilsalbe), Nr. 577.

Unguentum Cerussae camphoratum (reizende Salbe), Nr. 578.
Unguentum diachylon (indifferent), Nr. 579.
Unguentum Glycerini (indifferent), Nr. 580.
Unguentum Hydrargyri album (Heilsalbe), Nr. 581.
Unguentum Hydrargyri cinereum (spezifisch), Nr. 582.
Unguentum Hydrargyri rubrum (spezifisch), Nr. 583.
Unguentum Kalii jodati (spezifisch), Nr. 584.
Unguentum leniens (indifferent), Nr. 585.
Unguentum Paraffini (indifferent), Nr. 586.
Unguentum Plumbi (Heilsalbe), Nr. 587.
Unguentum Plumbi tannici (Heilsalbe), Nr. 588.
Unguentum Rosmarini compositum (reizende Salbe), Nr. 589.
Unguentum Tartari stibiati (reizende Salbe), Nr. 590.
Unguentum Terebinthinae (reizende Salbe), Nr. 591.
Unguentum Zinci (Heilsalbe), Nr. 592.

Unguentum acre — Unguentum Cantharidum.

Unguentum acre pro usu veterinario — Unguentum Cantharidum pro usu veterinario.

571. *Unguentum Acidi borici* — *Borsalbe.*

Arzneitaxe: 10,0 = 15 Pf.; 100,0 = 1 Mk. 5 Pf.; 200,0 = 1 Mk. 60 Pf.; 500,0 = 3 Mk. 15 Pf.

Handverkauf: 15,0 = 10 Pf.; 100,0 = 60 Pf.; 500,0 = 2 Mk. 50 Pf.

Drogisten verboten; erlaubt zum Gebrauch für Tiere.

Weiße Salbe.

Bereitung aus 1 Teil Borsäure, fein gepulvert, + 9 Teilen Paraffinsalbe.

Aufzubewahren in wohlverschlossenen Porzellanbüchsen oder gut glasierten Steingutbüchsen.

Äußerlich. Als nicht reizende Verbandsalbe, heilend und antiseptisch. Bei Verbrennungen, Decubitus, Intertrigo, aufgesprungenen Händen, Hautausschlägen.

Man verschreibt Salben 10,0—100,0.

673. ℞ Für 10 Pf. Borsalbe im Handverkauf (= 15,0).
Vorschrift: Auf Leinen gestrichen aufzulegen. — Bei Wundsein.

922. ℞ Für 60 Pf. Borsalbe im Handverkauf (= 100,0).
Vorschrift: Auf Leinen gestrichen aufzulegen. — Auf gangränöse Schorfe bei Herpes zoster.

Größte Einzelgabe —. Größte Tagesgabe —.

Unguentum ad decubitum — Unguentum Plumbi tannici.

Unguentum ad fonticulos — Unguentum Cantharidum.

572. *Unguentum Adipis Lanae* — *Wollfettsalbe.*

Unguentum Lanolini. Lanolinsalbe. Die Wollfettsalbe entspricht dem landläufigen gebräuchlichen „Lanolin".

Arzneitaxe: 10,0 = 10 Pf.; 100,0 = 60 Pf.

Handverkauf —. Drogisten verboten.

Gelblichweiße Salbe (frisch bereitet fast weiß).

20 Teile Wollfett (Adeps Lanae anhydricus, Nr. 34) werden gemischt bei gelinder Wärme im Wasserbade mit 5 Teilen Wasser. Darauf werden zugesetzt 5 Teile Olivenöl.

Aufzubewahren in wohlverschlossener Porzellanbüchse oder gut glasierter Steingutbüchse.

Äußerlich. Geschätzte Salbengrundlage, reizlindernde kühlende Salbe. Gegen Röte und Jucken der Haut, aufgesprungene Hände und Lippen. Zum Einreiben der Haut bei Massage, des Perineum bei Partus. Zum Klistier bei Hämorrhoidalbeschwerden.

Unguentum Lanolini:

674. ℞ (Paschki).
Lanolini (= Adipis Lanae cum Aqua) 66,0
Ceresini (= Paraffini solidi) 1,0
Paraffini liquidi 6,0
Aquae 65,0

675. ℞ Unguenti Adipis Lanae 100,0.
D. S. Zum Einreiben. — Auf aufgesprungene Hände.

Größte Einzelgabe —. Größte Tagesgabe —.

Unguentum album — Unguentum Cerussae.
Unguentum album camphoratum — Unguentum Cerussae camphoratum.
Unguentum album simplex — Unguentum Cerussae.

573. *Unguentum basilicum* — *Königssalbe.*

Unguentum Terebinthinae resinosum oder tetrapharmacum. Basilikumsalbe. Brunsiliensalbe. Harzsalbe.

Arzneitaxe: 10,0 = 10 Pf.; 100,0 = 90 Pf.

Handverkauf: 15,0 = 10 Pf.; 100,0 = 50 Pf.; 500,0 = 2 Mk. (fuscum 15,0 = 10 Pf.; 100,0 = 50 Pf.) — Drogisten verboten.

Gelbbraune Salbe.

Bereitung aus 9 Teilen Olivenöl + 3 Teilen gelbem Wachs + 3 Teilen Kolophonium + 3 Teilen Hammeltalg + 2 Teilen Terpentin.

Aufzubewahren in wohlverschlossenen Porzellanbüchsen oder gut glasierten Steingutbüchsen.

Äußerlich. Reizende Verbandsalbe, eitererregende Salbe. — An sich nur schwach reizend, aber häufig als Grundlage für andere Hautreizmittel.

Größte Einzelgabe —. Größte Tagesgabe —.

Unguentum Cantharidum.
Unguentum Cantharidum, Nr. 574.
Unguentum Cantharidum pro usu veterinario, Nr. 575.

574. *Unguentum Cantharidum* — *Spanischfliegensalbe.*

Unguentum epispasticum oder irritans oder vesicatorium. Ceratum cantharidatum. Unguentum ad fonticulos. Reizsalbe. Unguentum acre (pro hominibus; pro bestiis siehe Nr. 575.)

Arzneitaxe: 10,0 = 30 Pf.

Handverkauf: 5,0 = 10 Pf.; 10,0 = 20 Pf. — Drogisten verboten.

Gelbe Salbe.

Bereitung aus 3 Teilen Spanischfliegenöl + 2 Teilen gelbem Wachs.

Aufzubewahren in wohlverschlossenen Porzellanbüchsen oder gut glasierten Steingutbüchsen.

Äußerlich. Reizende Salbe. Zum Verbinden und in Eiterung erhalten von Zugpflasterstellen, wunden Stellen. Zur Beförderung von Eiterung bei verdächtigen Bißwunden. Zum Offenhalten von Fontanellen.

Größte Einzelgabe —. Größte Tagesgabe —.

575. *Unguentum Cantharidum pro usu veterinario* — *Spanischfliegensalbe für tierärztlichen Gebrauch.*

Unguentum acre pro usu veterinario (pro hominibus siehe Nr. 574). Spatsalbe. Hufsalbe. (Hufsalbe heißt aber auch eine Einfettesalbe für Hufe.)

Arzneitaxe: 10,0 = 15 Pf.; 100,0 = 1 Mk. 15 Pf.; 200,0 = 1 Mk. 75 Pf.; 500,0 = 3 Mk. 45 Pf.

Handverkauf: 7,5 = 10 Pf.; 100,0 = 1 Mk.; 500,0 = 3 Mk.

Drogisten verboten.

Grünlichschwarze Salbe.

2 Teile spanische Fliegen, mittelfein gepulvert, + 2 Teile Olivenöl + 2 Teile Schweineschmalz werden erwärmt im Wasserbade 10 Stunden, unter wiederholtem Umrühren. Dann werden zugesetzt 1 Teil gelbes Wachs + 2 Teile

Terpentin. Die geschmolzene Masse wird entfernt vom Wasserbade, und es wird zugesetzt 1 Teil Euphorbium, mittelfein gepulvert. Das Gemenge wird gerührt bis zum Erkalten.

Aufzubewahren in wohlverschlossenen Porzellanbüchsen oder in gut glasierten Steingutbüchsen.

Die Salbe schimmelt leicht. Dagegen 1 % Acidum salicylicum.

Äußerlich. Entsprechend dem Unguentum Cantharidum, Nr. 574, in der Tierarzneibehandlung.

Größte Einzelgabe —. Größte Tagesgabe —.

576. *Unguentum cereum* — *Wachssalbe.*

Unguentum simplex. Einfaches Cerat. Ceratsalbe.

Arzneitaxe: 10,0 = 15 Pf.; 100,0 = 1 Mk. 5 Pf.

Handverkauf: 15,0 = 10 Pf.; 100,0 = 60 Pf. — Drogisten verboten.

Gelbe Salbe.

Bereitung aus 7 Teilen Olivenöl + 3 Teilen gelbem Wachs.

Aufzubewahren in wohlverschlossenen Porzellanbüchsen oder gut glasierten Steingutbüchsen. — Richtig bereitet haltbar 1—2 Jahre.

Äußerlich. Reizmildernde und kühlende Salbe. Auch als indifferentes Salbenconstituens zur Aufnahme von Medikamenten.

Unguentum Chaenoceti Guldberg: Oleum Hyperoodontis (Döglingsöl, Entenwalöl) 4 + Cera 1. Salbengrundlage.

Größte Einzelgabe —. Größte Tagesgabe.

Unguentum Cerussae.

Unguentum Cerussae, Nr. 577.
Unguentum Cerussae camphoratum, Nr. 578.

577. *Unguentum Cerussae* — *Bleiweißsalbe.*

Cerussa ist ein Gemenge von kohlensaurem Bleioxyd und Bleioxydhydrat. Unguentum album oder album simplex. Unguentum Plumbi hydrico-carbonici. Unguentum Plumbi subcarbonici.

Arzneitaxe: 10,0 = 10 Pf.; 100,0 = 90 Pf.

Handverkauf: 15,0 = 10 Pf.; 100,0 = 50 Pf.; 500,0 = 2 Mk.

Drogisten verboten.

Blendend weiße Salbe.

Bereitung aus 3 Teilen Bleiweiß, fein gepulvert, + 7 Teilen Paraffinsalbe.

Aufzubewahren in wohlverschlossenen Porzellanbüchsen oder gut glasierten Steingutbüchsen.

Äußerlich. Austrocknende, mild heilende Salbe. Bei Decubitus, Frostbeulen, nässenden wunden Hautstellen.

Alle Bleipräparate nur kurze Zeit; Saturnismus chronicus.

676. ℞ Für 50 Pf. Bleiweißsalbe im Handverkauf (= 100,0).
Vorschrift: Mäßig dick aufzutragen. — Bei Pernionen, Epitheldefekten der äußeren Haut. — Milder als Unguentum Plumbi, Nr. 587.

Zu Unguentum Cerussae camphoratum, Nr. 578.

Größte Einzelgabe —. Größte Tagesgabe —.

578. *Unguentum Cerussae camphoratum* — *Kampferhaltige Bleiweißsalbe.*

Unguentum album camphoratum. Frostbeulensalbe.

Arzneitaxe: 10,0 = 15 Pf.

Handverkauf: 15,0 = 10 Pf.; 100,0 = 60 Pf. — Drogisten verboten.

Blendend weiße Salbe. Geruch nach Kampfer.

Bereitung aus 19 Teilen Bleiweißsalbe + 1 Teil Kampfer, fein zerrieben.

Aufzubewahren in wohlverschlossenen Porzellanbüchsen oder gut glasierten Steingutbüchsen.

Äußerlich. Reizende austrocknende Salbe. Bei Perniones. Zum Einreiben und Verband.

677. ℞ Für 60 Pf. kampferhaltige Bleiweißsalbe im Handverkauf (= 100,0). — Vorschrift. Mehrmals täglich aufzutragen.

Alle Bleipräparate nur kurze Zeit; Saturnismus chronicus.

Größte Einzelgabe —. Größte Tagesgabe.

Unguentum Cetacei rosatum — Unguentum leniens.

Unguentum Chrysarobini compositum von UNNA siehe Chrysarobinum.

Unguentum de Nihilo — Unguentum Zinci.

579. *Unguentum diachylon* — *Bleipflastersalbe.*

Unguentum diachylon Hebrae, HEBRA'sche Salbe. HEBRA nahm aber Leinöl, was keratoplastisch wirkt.

Arzneitaxe: 10,0 = 15 Pf.; 100,0 = 1 Mk.

Handverkauf: 15,0 = 10 Pf.; 100,0 = 50 Pf.; 500,0 = 2 Mk.

Drogisten verboten.

Fast weiße Salbe (meist gelblich und grieslich, nicht gleichmäßig).

1 Teil Bleipflaster + 1 Teil Olivenöl werden zusammengeschmolzen bei gelinder Wärme im Wasserbade. Dann umgerührt bis zum völligen Erkalten. Nach einigen Stunden nochmals durchgerührt.

Aufzubewahren in gut verschlossener Porzellanbüchse oder gut glasierter Steingutbüchse. Anders: Aufzubewahren unter Wasser.

Bleipflastersalbe ist anzusehen als eine überfettete Bleiseife. — Sie wird verhältnismäßig leicht ranzig.

Äußerlich. Austrocknende Salbe. Bei Hautkrankheiten, besonders bei nässenden, chronischen Ekzemen, Impetigo, Akne, Mentagra (Folliculitis barbae), Lichen. Gegen Fußschweiß. — Indifferente Salbengrundlage.

Unguentum diachylon carbolisatum:

678. ℞ (Berliner F. M.)
Acidi carbolici liquefacti 1,0.
Unguenti diachylon ad 50,0.
M. f. Unguentum. D. S. Äußerlich. — 1 Dosis = 1 Mk. 19 Pf.; 1/2 Dosis = 82 Pf.

679. ℞ Für 50 Pf. Bleipflastersalbe im Handverkauf (= 100,0).
Vorschrift: Aufzustreichen bei chronischem Ekzem, Acne, Acne mentagra, Lichen. — Messerrückendick auf Leinwand über Nacht bei Acne mentagra = Sykosis.

Unguentum Hebrae:

680. ℞ Emplastri Lithargyri 100,0.
Olei Lini 100,0.
M. f. Unguentum. D. S. Äußerlich. — Bei Hautkrankheiten.

Unguentum diachylon cum Vaselino:

1063. ℞ Emplastrum Lithargyri 1 + Vaselinum 1.

Alle Bleipräparate nur kurze Zeit; Saturnismus chronicus.

Größte Einzelgabe —. Größte Tagesgabe —.

Unguentum diachylon Hebrae oder Unguentum Hebrae — Unguentum diachylon.

Unguentum digestivum — Unguentum Terebinthinae.

Unguentum exsiccans im Handverkauf 15,0 = 10 Pf.; 100,0 = 60 Pf.

Unguentum emmolliens — Unguentum leniens.

580. *Unguentum Glycerini* — *Glyzerinsalbe.*

Glycerolatum simplex. Eissalbe. (Eissalbe heißt in manchen Gegenden Unguentum Plumbi.)

Arzneitaxe: 10,0 = 10 Pf.; 100,0 = 75 Pf.

Handverkauf: 15,0 = 10 Pf.; 100,0 = 60 Pf. — Drogisten verboten.

Weiße durchscheinende Salbe.

10 Teile Weizenstärke werden angerührt mit 15 Teilen Wasser. Dann werden zugemischt 90 Teile Glyzerin. Das Ganze wird erhitzt im Wasserbade unter Umrühren so lange, bis eine durchscheinende Gallerte entstanden ist.

Aufzubewahren in gut verschlossenen Porzellanbüchsen oder gut glasierten Steingutbüchsen.

Äußerlich. Reizmildernde Salbe. Bei frischen Hautausschlägen.

Als indifferentes Salbenconstituens, besonders zu Augensalben.

Zur Herstellung von Pillenmassen.

Anderes Unguentum Glycerini: Tragacantha, Amylum Tritici, Glycerinum, Aqua.

681. ℞ Für 60 Pf. Glyzerinsalbe im Handverkauf (= 100,0).
Vorschrift: Aufzustreichen bei frischen Hautausschlägen.

Größte Einzelgabe —. Größte Tagesgabe —.

581. *Unguentum Hydrargyri album* — *Weiße Quecksilbersalbe.*

Unguentum (Hydrargyri) praecipitati albi, weiße Präzipitatsalbe. Unguentum Hydrargyri amidato-bichlorati ($HgClNH_2$; meist beigemischt $HgCl_2 . (NH_3)_2$). Unguentum mercuriale album.

Arzneitaxe: 10,0 = 15 Pf.; 100,0 = 1 Mk. 15 Pf.

Handverkauf: venale 7,5 = 10 Pf.; 100,0 = 80 Pf. Eine Salbe, die 5 % weißen Präzipitat enthält statt 10 %. — Drogisten verboten.

Weiße Salbe.

Bereitung aus 1 Teile weißem Quecksilberpräzipitat (Hydrargyrum praecipitatum album, Nr. 262, Mercuri-ammoniumchlorid $HgCl . NH_2$) + 9 Teilen Paraffinsalbe. (Wenn der weiße Quecksilberpräzipitat zu viel Wasser enthält, verflüssigt sich die Salbe.)

Aufzubewahren in wohlverschlossenen Porzellanbüchsen oder gut glasierten Steingutbüchsen.

Äußerlich. Als mildes Causticum, Adstringens, Wundheilmittel. Bei Iritis.

Gegen Pediculi capitis, skrofulöse und syphilitische Geschwüre und Hautausschläge.

Heilend gegen Psoriasis, besonders des Kopfes. Bei Herpes tonsurans, Acne rosacea, Scabies. Bei parasitären und nicht parasitären Ekzemen. Bei beliebigen Geschwüren und kleinen Wunden, Exkoriationen.

Anderes Unguentum Hydrargyri album: Hydrargyrum praecipitatum album 1 + Vaselinum album 9.

682. ℞ Unguenti Hydrargyri albi 50,0.
D. S. Äußerlich nach Bericht. — Zur Wundheilung syphilitischer Geschwüre.

683. ℞ Unguenti Hydrargyri albi 30,0.
Unguenti Adipis Lanae 30,0.
M. f. Unguentum. D. S. Äußerlich nach Bericht. — Bei Ekzemen, Läusen, Psoriasis capitis.

Betreffs Vergiftung durch Quecksilber siehe Hydrargyrum, Nr. 254.

Größte Einzelgabe —. Größte Tagesgabe —.

Unguentum Hydrargyri amidato-bichlorati — Unguentum Hydrargyri album.

582. *Unguentum Hydrargyri cinereum* — *Graue Quecksilbersalbe.*

Unguentum Neapolitanum. Graue Salbe.

Arzneitaxe: 10,0 = 25 Pf.; 100,0 = 2 Mk. 5 Pf.

Handverkauf: venale 7,5 = 10 Pf.; 100,0 = 1 Mk.; 500,0 = 4 Mk. Nur eine Salbe mit nicht mehr als 10 % Quecksilber statt $33^1/_3$ %. — Es existiert ein Unfug, alle möglichen Salbenreste zum Handverkauf zu verarbeiten. Drogisten verboten.

Bläulich graue Salbe.

100 Teile Quecksilber werden verrieben mit einem Gemisch von 15 Teilen wasserfreiem Wollfett + 3 Teilen Olivenöl in nachfolgender Weise. Das Quecksilber wird in kleinen Mengen zugemischt, und erst dann immer ein weiterer Zusatz gemacht, wenn das unbewaffnete Auge keine Quecksilber-

kügelchen mehr erkennt. Ist das Ganze mit dieser Vorsicht verrieben, so wird hinzugefügt ein Gemisch von 112 Teilen Schweineschmalz + 70 Teilen Hammeltalg, welches zusammengeschmolzen und nahezu erkaltet ist. Dann wird sehr sorgfältig durchgemischt.

Quecksilberkügelchen sollen mit bloßem Auge nicht mehr zu erkennen sein. — 3,0 Salbe sollen nahezu 1,0 Quecksilber aufweisen, nach Entfernung des Fettes mittels Äther.

Aufzubewahren in wohlverschlossenen Porzellanbüchsen oder gut glasierten Steingutbüchsen.

Äußerlich. Zur sogenannten Schmierkur bei konstitutioneller Syphilis. Die meisten beginnen damit erst nach Ausbruch des Exanthems. Es werden täglich einmal eingerieben 2,0—5,0 $^1/_4$—$^1/_2$ Stunde, 4—5 Wochen lang, unter Umständen noch länger, und zwar abwechselnd in die Haut der oberen Extremitäten und der unteren Extremitäten (je an der inneren Fläche), der Brust, des Bauches (Ausnahme: Kopf). Nach dem Einreiben Einhüllen in Flanell. Ernährung gut. Dabei Mundpflege, Zähneputzen und Mundwasser täglich mehrmals zur Verhütung von Stomatitis mercurialis, und außerdem öfter (nach 5—6 Tagen) lauwarme Bäder behufs Reinigung und Aufnahmefähigkeit der Haut und zur Verhütung von Ekzema mercuriale. Die Ausscheidung erfolgt durch Magendarmkanal, Haut, Urin, Milch. — Für Kinder täglich zur Einreibung 0,2—1,0. Anders: 0,2—0,5 täglich 1 mal einzureiben.

Kobert: Betthüten im warmen Zimmer allein, mindestens 3 Wochen. Vorbereitung: Reinigungsbad.

1. Tag: Beide Unterschenkel
2. Tag: Beide Oberschenkel
3. Tag: Beide Unterarme
4. Tag: Beide Oberarme
5. Tag: Brust und Bauch
6. Tag: Rücken

} je 2,0 (bis 4,0) also in Summa wöchentlich 12,0 (bis 24,0); und im ganzen überhaupt 3 (Wochen) × 6 (Tage) = 18 mal 2,0 = 36,0.

Der eingeriebene Teil wird umwickelt, am folgenden Tage aber erst abgewaschen mit Seifenwasser. Unterbrechung bei Stomatitis oder Durchfall. So 3 mal 6 Tage, je am 7. Tage Vollbad und Aufstehen. An den Schmiertagen 1 Tasse Holztee täglich mehrmals.

Unguentum Hydrargyri cinereum in globulis = Graue Salbe mit festerem Talggemisch in Kugelform überzogen mit Oleum Cacao zu 1,0; 2,0; 3,0; 4,0.

Unguentum Hydrargyri cinereum in capsulis = Graue Salbe in elastischen Gelatinekapseln zu 0,5—5,0. Die Spitze wird angestochen und die Salbe herausgedrückt.

Die Einreibungskur verursacht leicht Erytheme und hartnäckige Ekzeme.

Lahr'sche Gelatinedärme. Jede Stange à 12 Teilstriche à 1,0.

Sapo mercurialis von Unna mit 33 oder 66 % Sapo Kalinus.

Ferner als Salbe gegen Pediculi, insbesondere Filzläuse.

Gegen entzündliche Schwellungen wie Mastitis, Parotitis.

Als Derivans bei Krupp, Pleuritis.

Zur subkutanen Injektion verdünnt.

684. ℞ Unguenti Hydrargyri cinerei 5,0
Unguenti Adipis Lanae 20,0.
M. f. Unguentum. D. S. Äußerlich nach Bericht. — Gegen Phthirius pubis (Filzlaus). Täglich 2 mal kräftig einzureiben in die Gegend der Schamhaare.

Arlt'sche Salbe:

685. ℞ Unguenti Hydrargyri cinerei 5,0
Extracti Belladonnae 0,5.
M. f. Unguentum. D. S. In Stirnhaut und Schläfenhaut einzureiben täglich 2—3 mal. — Bei Conjunctivitis mit heftigem Blepharospasmus.

Betreffs Vergiftung mit Quecksilber siehe Hydrargyrum, Nr. 254.

Größte Einzelgabe —. Größte Tagesgabe —.

Unguentum Hydrargyri oxydati flavi oder via humida parati = Pagenstecher'sche Salbe. Unguentum ophthalmicum, Augensalbe. Nicht offizinell.

686. ℞ (FUCHS)
Hydrargyri oxydati flavi 0,05 bis 0,15
Adipis 5,0.
M. f. Unguentum. D. S. Äußerlich nach Bericht. — Linsengroß in den Conjunctivalsack verreiben. Gegen Phlyktaenen.

Anders:
687. ℞ Hydrargyri oxydati flavi 1,0
Unguenti Adipis Lanae 30,0 bis 50,0.
M. f. Unguentum. D. S. Äußerlich nach Bericht. — Unguentum ophthalmicum.

583. *Unguentum Hydrargyri rubrum* — *Rote Quecksilbersalbe.*

Unguentum Hydrargyri praecipitati rubri oder oxydati rubri, rote Präzipitatsalbe.

Arzneitaxe: 10,0 = 15 Pf.; 100,0 = 1 Mk. 15 Pf.

Handverkauf: venale 7,5 = 10 Pf.; 100,0 = 80 Pf. Nur eine Salbe mit 5 % Quecksilberoxyd statt 10 %. — Drogisten verboten.

Rote Salbe.

Bereitung aus 1 Teile Quecksilberoxyd + 9 Teilen Paraffinsalbe.

Aufzubewahren in wohlverschlossenen Porzellanbüchsen oder gut glasierten Steingutbüchsen.

Äußerlich. Für syphilitische und torpide Geschwüre. Wirkt stärker als Unguentum Hydrargyri cinereum, Nr. 582.

Zu Augensalben (5—10fach verdünnt) ist besser geeignet Hydrargyrum oxydatum via humida paratum, Nr. 261.

Hydrargyrum oxydatum rubrum, via sicca paratum, Nr. 260, rotes Quecksilberoxyd, HgO, ist ein kristallinisches Pulver.

Hydrargyrum oxydatum flavum, via humida paratum, Nr. 261, gelbes Quecksilberoxyd, HgO, ist ein amorphes Pulver.

Betreffs Vergiftung durch Quecksilber siehe Hydrargyrum, Nr. 254.

Größte Einzelgabe —. Größte Tagesgabe —.

Unguentum irritans — Unguentum Cantharidum.

Unguentum Kali hydrojodici — Unguentum Kalii jodati.

584. *Unguentum Kalii jodati* — *Kaliumjodidsalbe.*

Jodkaliumsalbe. Kropfsalbe.

Arzneitaxe: 10,0 = 25 Pf.; 100,0 = 1 Mk. 90 Pf.

Handverkauf: 6,0 = 10 Pf.; 100,0 = 1 Mk. 25 Pf. — Drogisten verboten.

Sehr weiße Salbe.

20 Teile Kaliumjodid + 1/4 Teil Natriumthiosulfat werden aufgelöst unter Zusammenreiben in 15 Teilen Wasser. Dann wird die Auflösung versetzt mit 165 Teilen Schweineschmalz.

Wird Kaliumjodidsalbe zusammen mit freiem Jod verordnet, so ist sie jedesmal frisch zu bereiten unter Weglassung des Natriumthiosulfats.

Aufzubewahren in wohlverschlossener Porzellanbüchse oder gut glasierter Steingutbüchse.

Die Salbe zersetzt sich auf der Haut, und scheidet Jod ab, welches als solches wirkt.

Äußerlich. Als Resorbens. Bei Lymphadenitis, Struma. — Auch mit Jod.

295. ℞ (Berliner F. M.) Unguentum Jodi siehe unter Nr. 267, Jodum.

688. ℞ Für 1 Mk. 25 Pf. Kaliumjodidsalbe im Handverkauf (= 100,0).
Vorschrift: Linsengroß bis bohnengroß einzureiben, täglich 1 bis 2mal. — Bei geschwollenen Lymphdrüsen, Kropf.

Größte Einzelgabe —. Größte Tagesgabe —.

Unguentum labiale = Lippensalbe.

585. ***Unguentum leniens — Cold Cream.***

Unguentum refrigerans, kühlende Salbe. Unguentum emolliens. Unguentum Cetaceï rosatum, Walratsalbe.

Arzneitaxe: 10,0 = 25 Pf.

Handverkauf: 7,5 = 10 Pf.; 100,0 = 1 Mk.

Drogisten erlaubt, auch mit Glyzerin, Lanolin, Vaselin.

Weiße weiche Salbe. (Geruch nach Rosen.)

Bereitung aus 7 Teilen weißem Wachs + 8 Teilen Walrat + 57 Teilen Mandelöl + 28 Teilen Wasser, also 100 Teilen. Zu je 50 Gramm der schaumig gerührten Salbe wird zugemischt 1 Tropfen Rosenöl.

Aufzubewahren in wohlverschlossenen Porzellanbüchsen oder gut glasierten Steingutbüchsen.

Für den Handverkauf, besonders im Winter, besser mit Glyzerin und weniger Wasser.

Äußerlich. Reizmildernde, kühlende Salbe. Für aufgesprungene Hände und Lippen, Herpes labialis. — Als Salbengrundlage.

689. ℞ Für 50 Pf. Cold Cream im Handverkauf (= 37,5).
Aquae Rosae 30,0.
M. f. Unguentum. — Gebrauch wie Unguentum leniens.

Als Kühlsalbe.

Lanolin-Cold-cream:

690. ℞ Adipis Lanae anhydrici 10,0
Adipis benzoati 20,0

Cold Cream in England:

1042. ℞ Olei Rosae 0,5
Olei Cocos ad 30,0.

Größte Einzelgabe —. Größte Tagesgabe —.

Unguentum mercuriale album — Unguentum Hydrargyri album.

Unguentum mercuriale cinereum oder Neapolitanum — Unguentum Hydrargyri cinereum.

Unguentum minerale — Unguentum Paraffini.

Unguentum Naphtholi compositum Kaposi siehe unter Nr. 329, Naphtholum.

Unguentum nervinum — Unguentum Rosmarini compositum.

Unguentum nutritum — Unguentum Plumbi.

Unguentum ophthalmicum compositum im Handverkauf 5,0 = 10 Pf.; 10,0 = 20 Pf.

586. ***Unguentum Paraffini — Paraffinsalbe.***

Arzneitaxe: 10,0 = 10 Pf.; 100,0 = 70 Pf.; 200,0 = 1 Mk.; 500,0 = 2 Mk. 5 Pf.

Handverkauf: 15,0 = 10 Pf.; 100,0 = 50 Pf.; 500,0 = 2 Mk. — Paraffinsalbe darf nicht im Handverkauf der Apotheken abgegeben werden statt Vaselin.

Drogisten verboten.

Weiße (durchscheinende) Salbe. (Geruchlos.)

Bereitung aus einem Teile festem Paraffin + 4 Teilen flüssigem Paraffin. — Die Salbe soll sich verflüssigen zwischen 40 und 50°.

Aufzubewahren in wohlverschlossenen Porzellanbüchsen oder gut glasierten Steingutbüchsen.

Äußerlich. Als indifferentes Salbenconstituens. Zersetzt sich nicht, löst die meisten dermatologischen Mittel. — Es soll Vaselin ersetzen; gutes Vaselin ist jedoch vorzuziehen. Vaselin und Paraffinsalbe sind chemisch verschieden, und Vaselin hat seine besonderen Vorteile voraus, z. B. für Augensalben. Vgl. Vaselinum.

Zur Herstellung von Pasten.
Zu Unguentum Acidi borici, Nr. 571.
Zu Unguentum Cerussae, Nr. 577.
Zu Unguentum Hydrargyri album, Nr. 581.
Zu Unguentum Hydrargyri rubrum, Nr. 583.
Zu Unguentum Plumbi, Nr. 587.
Zu Unguentum Tartari stibiati, Nr. 590.

Größte Einzelgabe —. Größte Tagesgabe —.

Unguentum Plumbi. Unguentum Plumbi, Nr. 587.
Unguentum Plumbi tannici, Nr. 588.

587. ***Unguentum Plumbi*** — *Bleisalbe.*

Unguentum plumbicum oder nutritum oder saturninum oder tripharmacum. Ceratum Saturni, Bleicerat. Brandsalbe. Frostsalbe. Kühlsalbe. Eissalbe (Eissalbe heißt in manchen Gegenden auch Unguentum Glycerini).

Arzneitaxe: 10,0 = 15 Pf.; 100,0 = 95 Pf.

Handverkauf: 15,0 = 10 Pf.; 100,0 = 60 Pf.; 500,0 = 2 Mk. 50 Pf.

Drogisten erlaubt zum Gebrauch für Tiere.

Weiße Salbe.

Bereitung aus 1 Teil Bleiessig + 1 Teil Wollfett + 8 Teilen Paraffinsalbe.

Aufzubewahren in wohlverschlossenen Porzellanbüchsen oder gut glasierten Steingutbüchsen.

Äußerlich. Kühlende, austrocknende, mild heilende Salbe. Für Congelatio, Decubitus, Excoriationes, Frostbeulen, Verbrennungen ersten Grades, nässenden Hautausschlägen.

691. ℞ Für 60 Pf. Bleisalbe im Handverkauf (= 100,0).
Vorschrift: Mäßig dick auf Leinen gestrichen aufzulegen. — Bei Pernionen, Epitheldefekten der äußeren Haut.

Alle Bleipräparate nur kurze Zeit; Saturnismus chronicus.

Größte Einzelgabe —. Größte Tagesgabe —.

Unguentum Plumbi hydrico-carbonici, auch Plumbi subcarbonici — Ungentum Cerussae.

588. ***Unguentum Plumbi tannici*** — *Gerbsäure, Bleisalbe.*

Unguentum Autenriethii contra oder ad decubitum, Autenrieth'sche Decubitussalbe. (Diese Gerbsäure-Bleisalbe darf nicht verwechselt werden mit einfach sogenanntem Unguentum Autenriethii = Unguentum Tartari stibiati.) Unguentum plumbotannicum, Bleitannatsalbe, Tanninbleisalbe (III. Ausgabe des Arzneibuchs für das Deutsche Reich). Durchliegesalbe.

Arzneitaxe: Keine Preisangabe, wird frisch zur Abgabe bereitet, und nach dem Rezept berechnet.

Handverkauf —. Drogisten verboten.

Etwas gelbliche Salbe.

Es werden zu einem gleichmäßigen Brei verrieben 1 Teil Gerbsäure + 2 Teile Bleiessig. Dann werden zugemischt 17 Teile Schweineschmalz (muß tadellos sein). — Soll zur Abgabe frisch bereitet werden. (Aufzubewahren also nicht.)

Äußerlich. Austrocknende, zusammenziehende, heilende Salbe. Gegen Decubitus, auf geschwollene Körperteile, wunde Hautstellen.

692. ℞ Unguenti Plumbi tannici ope Adipis suilli recentis optimi 100,0.
D. ad ollam. S. Auf Leinen mäßig dick gestrichen aufzulegen und dann Verband. — Gegen Decubitus.

Alle Bleipräparate nur kurze Zeit; Saturnismus chronicus.

Größte Einzelgabe —. Größte Tagesgabe —.

Unguentum plumbicum — Unguentum Plumbi.

Unguentum plumbo-tannicum — Unguentum Plumbi tannici.

Unguentum pomadinum oder pomatum = Pomade. Nicht offizinell. Konsistenter zu machen durch Cetaceum, Cera. Handverkauf: Album 15,0 = 10 Pf.; 100,0 = 50 Pf.; fuscum 10,0 = 10 Pf.; 100,0 = 75 Pf.

Unguentum Populi = Pappelpomade. Nicht offizinell. Reizmildernd.
Arzneitaxe: 10,0 = 20 Pf. Handverkauf: 10,0 = 10 Pf.; 100,0 = 80 Pf.
Drogisten erlaubt.

Unguentum Praecipitati albi — Unguentum Hydrargyri album.

Unguentum refrigerans — Unguentum leniens.
Unguentum Rorismarini compositum — Unguentum Rosmarini compositum.

589. ***Unguentum Rosmarini compositum*** — *Rosmarinsalbe.*

Unguentum Rorismarini compositum. Rosmarinbutter. Gliedersalbe. Unguentum nervinum, Nervensalbe. Windsalbe.

Arzneitaxe: 10,0 = 20 Pf.
Handverkauf: 10,0 = 10 Pf.; 100,0 = 80 Pf. — Drogisten verboten.
Gelbliche Salbe.
Bereitung aus 16 Teilen Schweineschmalz + 8 Teilen Hammeltalg + 2 Teilen gelbem Wachs + 2 Teilen Muskatnußöl. Dann wird zugemischt 1 Teil Rosmarinöl + 1 Teil Wacholderöl.

Aufzubewahren in wohlverschlossenen Porzellanbüchsen oder gut glasierten Steingutbüchsen.

Äußerlich. Zu reizerregenden Verbänden und Einreibungen. Als Hautreizmittel bei chronischem Rheumatismus, Gicht.

Zu Einreibungen des Unterleibes bei kleinen Kindern behufs Abgang von Blähungen.

693. ℞ Für 80 Pf. Rosmarinsalbe im Handverkauf (= 100,0).
Vorschrift: Zum Einreiben bei Rheumatismus.

Größte Einzelgabe —. Größte Tagesgabe —.

Unguentum Sabinae, nicht offizinell. Arzneitaxe —. Handverkaufstaxe —. Nach Fritsch fast spezifisch gegen spitze Kondylome bei Frauen.
Unguentum saturninum — Unguentum Plumbi.
Unguentum simplex — Unguentum cereum.
Unguentum stibiatum oder Unguentum Stibio-Kali tartarici — Unguentum Tartari stibiati.

590. ***Unguentum Tartari stibiati*** — *Brechweinsteinsalbe.*

Unguentum stibiatum. Unguentum Stibio-Kali tartarici. Blatternsalbe, Pockensalbe, Pustelsalbe. Unguentum Autenriethii; nicht zu verwechseln mit Unguentum Autenriethii contra decubitum = Unguentum Plumbi tannici.

Arzneitaxe: 10,0 = 20 Pf.
Handverkauf —. Drogisten verboten.
Weiße Salbe.
Bereitung aus 2 Teilen Brechweinstein, fein gepulvert, + 8 Teilen Paraffinsalbe.

Aufzubewahren in wohlverschlossenen Porzellanbüchsen oder gut glasierten Steingutbüchsen.

Die Salbe macht zunächst heftiges Jucken, dann Pusteln. Sehr schmerzhaft, deshalb nicht gebräuchlich. Es können tiefe Geschwüre entstehen. Deshalb Vorsicht!

Äußerlich. Als starkes Derivans, zum Hervorrufen von Dermatitis pustulosa! Ein Stückchen erbsengroß bis bohnengroß, täglich 2 mal einreiben. Früher berüchtigt in der — Psychiatrie!

Größte Einzelgabe —. Größte Tagesgabe —.

591. ***Unguentum Terebinthinae*** — *Terpentinsalbe.*

Balsamum therebinthinatum. Unguentum digestivum.

Arzneitaxe: 10,0 = 10 Pf.; 100,0 = 85 Pf.
Handverkauf: 15,0 = 10 Pf.; 100,0 = 50 Pf. (compositum 15,0 = 10 Pf.; 100,0 = 50 Pf.).
Drogisten erlaubt zum Gebrauch für Tiere zu verkaufen.
Gelbe weiche Salbe.
Bereitung aus 1 Teil Terpentin + 1 Teil gelbem Wachs + Teil Terpentinöl.

Aufzubewahren in wohlverschlossenen Porzellanbüchsen oder gut glasierten Steingutbüchsen.

Äußerlich. Reizende Salbe. Zu reizenden Verbänden. Zu Einreibungen bei Frostbeulen, Lähmungen, Neuralgien, chronischem Rheumatismus.

694. ℞ Für 50 Pf. Terpentinsalbe im Handverkauf (= 100,0).

Vorschrift: Zum Verband bei Frostschäden.

Größte Einzelgabe —. Größte Tagesgabe —.

Unguentum Terebinthinae resinosum, auch Unguentum tetrapharmacum — Unguentum basilicum.

Unguentum tripharmacum — Unguentum Plumbi.

Unguentum Vaselini plumbicum Kaposi siehe unter Nr. 155, Emplastrum Lithargyri, 319. ℞.

Unguentum Wilkinsonii contra scabiem siehe 586. ℞ unter Nr. 515, Sulfur sublimatum. Arzneitaxe —. Handverkaufstaxe —.

Unguentum Wilsonii siehe unter Nr. 592 Unguentum Zinci, 696. ℞. Arzneitaxe —. Handverkaufstaxe —.

592. *Unguentum Zinci — Zinksalbe.*

Unguentum Zinci oxydati. Unguentum de Nihilo, Augen-Nichtssalbe. Weißer Augenbalsam oder weiße Augensalbe.

Arzneitaxe: 10,0 = 10 Pf.; 100,0 = 70 Pf.

Handverkauf: 15,0 = 10 Pf.; 100,0 = 50 Pf.; 500,0 = 2 Mk.

Drogisten erlaubt zum Gebrauch für Tiere zu verkaufen.

Weiße Salbe.

Bereitung aus 1 Teil rohem Zinkoxyd (Zincum oxydatum crudum, Nr. 605) + 9 Teilen Schweineschmalz. (Das Zinkoxyd sei bleifrei, sonst wird die Salbe leicht gelb.)

Aufzubewahren in wohlverschlossenen Porzellanbüchsen oder gut glasierten Steingutbüchsen.

Äußerlich. Austrocknende, kühlende, reizmildernde, mild heilende Salbe. Für Balanitis, Decubitus, Intertrigo, Pernionen, nässendem Ekzem.

Auch als Zinkpflastermull.

695. ℞ Für 10 Pf. Zinksalbe im Handverkauf (= 15,0).

Vorschrift: Zum Verband bei Wundsein.

Unguentum Wilsonii = Wilson'sche Salbe:

696. ℞ Zinci oxydati 1

Adipis benzoati 9. — Indifferente Heilsalbe.

Größte Einzelgabe —. Größte Tagesgabe —.

Universalpflaster — Emplastrum fuscum camphoratum.

Unreife Mohnköpfe — Fructus Papaveris immaturi.

Unreife Pomeranzen — Fructus Aurantii immaturi.

Unschlitt — Sebum ovile.

Urotropinum, nicht offizinell. Hexamethylen-tetramin $N_4(CH_2)_6$. Arzneitaxe: 1,0 = 15 Pf.; 10,0 = 1 Mk. 30 Pf. Handverkauf —. Diureticum, harnsäurelösend, antibakteriell. 1,0—2,0 pro die in $\frac{1}{2}$% Lösung, also in 200,0 bis 400,0 Wasser.

Urtica gossypiata = Nesselfaser, Ramé, Tschuma, Chinagras als Ersatz für Baumwolle.

Uterina = Mittel, welche auf den Uterus wirken.

Emmenagoga.	Uterinostyptika.
Abortiva oder Ekbolika.	Antiabortiva.
Odynegoga.	Mittel gegen Endometritis.
Parturefacientia.	

Einläufe von heißem Wasser (über 40°) erregen Contractionen des Uterus; namentlich bei Blutungen post partum. — Tamponade mit Jodoformgaze bei Blutungen infolge von Abort, am besten in Knie-Ellenbogenlage. Streifen 5 cm breit, 2 m lang. In Vagina Baumwollentampons. Liegen bleiben mehrere Stunden. — Vaginalausspülungen, 1—2 Liter, im Liegen, hernach noch 10 Minuten liegen bleiben. Sterile physiologische Kochsalzlösung; bei viel Schleim Sodalösung; bei infektiösem Katarrh Lösung von Kresol, Kalium permanganicum; bei chronischen Katarrhen Lösungen von Alaun, Borax, Eichenrindendecoct, Tannin.

Extractum Secalis cornuti, Nr. 179.
Extractum Secalis cornuti fluidum, Nr. 180.
Hydrastininum hydrochloricum, Nr. 264.
Rhizoma Hydrastis, Nr. 435.
Secale cornutum, Nr. 453.

Uterino-styptika = Mittel zur Hervorrufung von Wehen nach der Geburt, um Blutung zu stillen oder zu verhüten. Weiteres siehe unter Uterina.

Uvae Ursi siehe Folia Uvae Ursi.

Vaginalia = Mittel zur Behandlung der Vagina.

Ausspülungen im Liegen; Irrigator nur so hoch, daß die Flüssigkeit fließt; nachher noch 10 Minuten liegen bleiben. — Tamponade am besten in Knie-Ellenbogenlage oder Seitenlage. — Globuli vaginales, Suppositoria vaginalia. — Pulverbeutel, Pulverbläser, Zerstäuber.

Acidum tannicum, Nr. 30.
Alumen, Nr. 45.
Glycerinum, Nr. 236.
Kalium carbonicum, Nr. 271.
Kalium permanganicum, Nr. 277.
Liquor Cresoli saponatus, Nr. 294.
Natrium carbonicum siccum, Nr. 335.
Natrium chloratum, Nr. 336.
Pastilli Hydrargyri bichlorati, Nr. 383.

Vaginalkugeln siehe unter Suppositoria.

Valeriana. Radix Valerianae, Nr. 429.
Tinctura Valerianae, Nr. 562.
Tinctura Valerianae aetherea, Nr. 563.

Vanilla siehe Fructus Vanillae.

Vanillinum, nicht offizinell. Arzneitaxe: 0,1 = 5 Pf.; 1,0 = 20 Pf. Handverkaufstaxe —. Farblose Kristalle, Geruch nach Vanille. Reaktion sauer. Leicht löslich in heißem Wasser, Alkohol, Äther. Schmelzpunkt 80—81°. Als Ersatz der Vanille.

Vaselinum oder Geolin oder Saxolin, nicht mehr offizinell, weil Zusammensetzung inkonstant. Arzneitaxe: Vaselinum americanum 10,0 = 5 Pf.; 100,0 = 40 Pf.; 200,0 = 60 Pf.; 500,0 = 1 Mk. 20 Pf.; album 10,0 = 10 Pf.; 100,0 = 70 Pf.; 200,0 = 1 Mk. 10 Pf.; 500,0 = 2 Mk. 15 Pf. Handverkauf: Vaselinum 20,0 = 10 Pf.; 100, = 30 Pf.; 500,0 = 1 Mk. 20 Pf. Salbengrundlage.

Vaso dilatatoria = Mittel zur Erweiterung der Gefäße. Weiteres siehe unter Herz- und Gefäß-Mittel.

Vasogenum, nicht offizinell. Dicke, gelbbraune Flüssigkeit. Salbengrundlage. Arzneitaxe: 10,0 = 20 Pf.; Ichthyoli 10,0 = 40 Pf.; jodatum 10,0 = 40 Pf.; Jodoformii 10,0 = 40 Pf. Handverkauf —.

Vehikel, vehiculum = Transportmittel (von vehere = fahren), bedeutet allgemeiner ein Mittel zur Einverleibung für besondere Arzneimittel, oder Substanzen zur Formgebung für andere Mittel. Dasselbe Excipientia.

Wässerige.

Trinkwasser, warmes Wasser, Eiswasser, kohlensaures Wasser, Tee.
Aqua destillata, Nr. 65.
Aqua sterilisata = sterilisiertes Wasser.

Alkoholische.

Bier, Kwass.
Spiritus. Nr. 489.
Spiritus e Vino, Nr. 496.
Vinum album.
Vinum rubrum.

Schleimige.

Agar Agar, nicht offizinell, siehe dieses.
Amylum Tritici, Nr. 57.
Carrageen, Nr. 100.
Flores Malvae, Nr. 199.
Flores Verbasci, Nr. 203.
Folia Althaeae, Nr. 204.
Folia Malvae, Nr. 210.
Gummi arabicum, Nr. 238.
Radix Althaeae, Nr. 415.
Semen Foenugraeci, Nr. 457.
Semen Lini, Nr. 458.
Tragacantha, Nr. 566.
Tubera Salep, Nr. 569.

Fettige, ölige und verwandte.

Adeps anserinus = Gänseschmalz, nicht offizinell.

Adeps Lanae anhydricus, Nr. 34.
Adeps Lanae cum Aqua, Nr. 35.
Adeps suillus, Nr. 36.
Butyrum vaccinum = Kuhbutter, nicht offizinell.
Cera alba, Nr. 104.
Cera flava, Nr. 105.
Cetaceum, Nr. 107.
Glycerinum, Nr. 236.
Oleum Amygdalarum, Nr. 344.
Oleum Cacao, Nr. 346.
Oleum Lini, Nr. 363.
Oleum Olivarum, Nr. 367.
Oleum Papaveris, Nr. 369.
Oleum Rapae = Rüböl, nicht offizinell.
Oleum Ricini, Nr. 370.
Paraffinum liquidum, Nr. 380.
Paraffinum solidum, Nr. 381.
Sebum ovile, Nr. 451.

Übrige.

Bolus alba, Nr. 87.
Cautschuc, Nr. 103.
Colophonium, Nr. 125.

Veilchenkraut — Herba Violae tricoloris.
Veilchenwurzel — Rhizoma Iridis.
Veilchenwurzel, Florentiner — Rhizoma Iridis.
Veratrin — Veratrinum.

593. *Veratrinum* — *Veratrin.*

Cevadin.

Arzneitaxe: 0,1 = 5 Pf.; (sulfuricum 0,1 = 5 Pf.

Handverkauf —. Drogisten verboten.

Weißes lockeres Pulver, oder weiße amorphe Massen, deren Staub heftig reizt zum Niesen. (Geschmack scharf und bitter.)

Alkaloïde der Sabadillasamen, Schoenocaulon officinale. Nach dem Verbrennen soll kein Rückstand bleiben.

Wenig löslich in siedendem Wasser. Die filtrierte Lösung schmeckt scharf, nicht bitter. Sie bläut rotes Lackmuspapier nur langsam. — Löslich in 4 Teilen Weingeist, in 2 Teilen Chloroform. Weniger leicht löslich in Äther, jedoch vollständig. Die Lösungen in Weingeist, Äther, Chloroform reagieren stark alkalisch. — Löslich in Salzsäure, in verdünnter Schwefelsäure. Die Lösungen schmecken scharf und bitter.

Sehr vorsichtig aufzubewahren.

$C_{32}H_{49}NO_9$. — 100 Teile enthalten 100 $C_{32}H_{49}NO_9$.

Zu Salben wird das Veratrin gelöst in möglichst wenig Spiritus.

Äußerlich. Als Antineuralgicum. Lähmt die Enden der sensiblen Nerven.

In Salben 0,1—0,5 zu 10,0. Anders: mit 50 Teilen Fett.

Zu Einreibungen in Lösung von Spiritus 0,1—0,5 zu 10,0, oder Chloroform bei Neuralgie, Rheumatismus, Lähmungen. — In Lösung von Chloroform und Lanolin. Bisweilen Kribbeln in der Haut. Vorsicht in der Nähe von Schleimhaut.

Innerlich. Als Abführmittel, Antipyreticum, Antalgicum, bei Lungenentzündung, Neuralgie 0,0005—0,001—0,005, täglich 3 mal, in Pillen. Selten gebraucht. Anders: 0,0005—0,003, täglich 2—3 mal. Pillen, Pastillen, spirituöse Lösung.

Unguentum Veratrini:

697. ℞ (Berliner F. M.)
Veratrini 0,25
Olei Olivarum 0,5
Adipis suilli ad 25,0.
M. f. Unguentum. D. S. Äußerlich. — 1 Dosis = 78 Pf.; ½ Dosis = 60 Pf.

Vergiftungssymptome. Brennen im Munde, Rachen, Magen. Salivation. Erbrechen, Durchfälle, Kolik, Tenesmus. Anästhesie und Prickeln der Haut. Gesichtsstörung, Schwindel, Kopfschmerz. Dyspnoe. Schwäche, Delirien. Konvulsionen. Kollaps.

Antidota. Magenspülung, Acidum tannicum, Brechmittel. Diuretica, Coffeïn, warme schleimige Getränke, warmer Tee. Kampfer. Wein. Atropinum sulfuricum subkutan bis 0,001. Opium bis 0,1, täglich mehrmals. Gegen Krämpfe Inhalation von Chloroform.

Größte Einzelgabe 0,005. Größte Tagesgabe 0,015.

Veratrum. Rhizoma Veratri — von Veratrum album, Nr. 437.
Tinctura Veratri — von Veratrum album, Nr. 564.
Veratrinum — von Schoenocaulon officinale, Nr. 593.

Verbandstoffe. Drogisten erlaubt. Siehe Gossypium depuratum, Nr. 237; Tela depurata, Nr. 521; wasserdichte Stoffe; Catgut; Karbolnähseide; Drainageschlauch.

Verdauung. Aufenthalt im Magen zirka 6 Stunden, im Dünndarm 3 Stunden, im Dickdarm 15 Stunden.

Verdünnte Essigsäure — Acidum aceticum dilutum.

Verdünnte Salzsäure — Acidum hydrochloricum dilutum.

Verdünnte Schwefelsäure — Acidum sulfuricum dilutum.

Verdünnter Weingeist — Spiritus dilutus.

Verflüssigte Karbolsäure — Acidum carbolicum liquefactum.

Vergiftungssymptome (nach Kobert). Die einzelnen angegebenen Symptome lassen schließen auf Vergiftung durch die jedesmal dazugestellten giftigen Stoffe und Schädlichkeiten.

Abort.

Cornutinum.
Juniperus Sabina, Sadebaum.
Mentha Pulegium, Poley.
Phosphorus.
Ruta graveolens, Raute.

Aknepusteln.

Antimon.
Arsenik.
Brom.
Emetin (Alkaloid der Cephaëlis Ipecacuanha).

Anurie.

Kleesalz.
Cantharidin.
Oxalsäure.
Oxamid (Amid der Oxalsäure).
Oxaminsäure (Amid der Oxalsäure).
Quecksilberpräparate.

Aphonie und bellender Husten.

Allantotoxin (Wurstgift).
Atropin.
Hyoscyamin.
Scopolamin.

Atemgeruch, spezifisch bei

Aether.
Aether bromatus.
Ätherische Öle.
Alkohol.
Ammoniak.
Amylenum hydratum.
Amylium nitrosum.
Blausäure.
Bromoformium.
Bromum.
Chloroformium.
Jodoformium.
Jodum.
Kreosotum.
Nitrobenzol.
Opium.
Paraldehydum.
Pental (Amylen).
Phosphorus.
Tellursalze.

Bellender Husten siehe Aphonie.

Blasen. Wasserhelle Blasen auf der Haut, im Munde.

Canthariden-Präparate.
Ranunculus acris, scharfer Hahnenfuß.
Ranunculus sceleratus, Gifthahnenfuß, und andere Ranunculusarten.

Brechdurchfall.

Antimon.
Arsenik.
Ätzgifte.
Colchicin.
Digitalis.
Emetin (Ipecacuanha).
Koloquinthen.
Krotonöl.
Muscarin.
Nicotin.
Pilocarpin.

Collaps siehe Kollaps.

Coma siehe Koma.

Conjunctiva-Verfärbung.

Ikterische oder Pseudoikterische, gelbbraune Verfärbung der Conjunctiva (oder auch der Haut).
Amylium nitrosum.
Arsenwasserstoff.
Helvellasäure (von der Pilzgattung Lorchel, Helvella).

Kalium chloricum.
Natrium nitrosum.
Phallin (von einer Agaricus-Pilzart Amanita phalloïdes, Knollenblätterschwamm).
Phosphor.
Pyrogallolum.
Saponinsubstanzen.
Solanin (von Solanum nigrum, Nachtschatten; Solanum tuberosum, Kartoffel u. a.)

Cyanose.

Acetanilidum.
Anilin.
Exalgin (Ortho-methyl-acetanilid)
Nitrobenzol.

Delirien siehe Tobsucht.

Depression. Depressive Geistesstörung.

Alkoholismus.
Äthersucht.
Bleivergiftung.
Cocaïnismus.
Jodoform.
Maisgift.
Morphinismus.
Mutterkorn (Ergotismus).
Quecksilber.
Schwefelkohlenstoff.

Durchfall ohne Erbrechen

(mit Erbrechen siehe Brechdurchfall).
Podophyllotoxin (von Podophyllin).
Tubera Jalapae und deren Präparate.

Ekzeme. Ekzematöse Hautausschläge.

Chinarindenstaub.
Karbolsäure.
Kardol (öligharzige Flüssigkeit aus den Früchten von Anacardium occidentale, den sog. Elefantenläusen).
Krotonöl.
Kurkasöl oder Curcasöl (von Jatropha Curcas, Brechnuß- oder Purgirnußbaum).
Teer.
Vanille, schlechte Sorten.

Erbrechen ohne Durchfall

(mit Durchfall siehe Brechdurchfall).
Apomorphin.
Cytisin (von Cytisus Laburnum, Goldregen).
Lobelin (von Herba Lobeliae).
Narcissengifte.

Excitation siehe Tobsucht.

Fieberhaftes Ansteigen der Temperatur.

Cocaïn.	Krampfgifte.
Enzyme.	Phosphor.

Glottisödem.

Alle Ätzgifte.

Harn.

1) Blutfarbstoff enthaltend.

Cyclamin (von Cyclamen europaeum, Alpenveilchen).
Helvellasäure (von der Pilzgattung Helvella, Lorchel).
Phallin (von Amantia phalloïdes, Knollenblätterpilz).
Saponinsubstanzen.
Solanin (von Solanum tuberosum, Kartoffel u. a.).

2) ikterisch.

Phallin (von Amanita phalloïdes, Knollenblätterpilz).
Phosphor.

3) Kristalle, farblose, enthaltend bei saurer Reaktion.

Oxalsäure und ihre Salze.

4) Methämoglobin enthaltend (mit Hämatin oder ohne Hämatin).

Amylium nitrosum.
Arsenwasserstoff.
Ätzgifte.
Chrysarobin.
Kalium chloricum.
Natrium nitrosum.
Pyrogallol.

5) reduziert Fehling'sche Lösung.

Ameisensäure.
Benzaldehyd (Bittermandelöl).
Chloralum hydratum.
Chloroformium.
Kohlenoxyd.
Oxalsäure und ihre Salze.
Pyrogallol.
Uransalze.

6) riecht.

Ammoniak.
Ätherische Öle.
Methyl-merkaptan (Gas, Zerfallsprodukt des Eiweißmoleküls), Geruch nach Schwefel).
Spargel.
Tellur.
Terpentinöl (Geruch nach Veilchen).

7) rotgelb (Haut gelb).

Pikrinsäure und ihre Salze.

8) rotweinrot (durch Haematoporphyrin).

Methylsulfonal.
Sulfonal.

9) scharlachrot (an der Luft gefärbt).

Santonin.

10) schwarzgrün.

Karbolsäure.

Haut.

1) blau siehe Cyanose.

2) blauschwarz an peripheren Stellen.

Ergotismus gangraenosus.

3) dunkel schmutzig, nicht cyanotisch.

Argyrie.
Arsenicismus (Arsenmelanose).
Cuprismus.
Hydrargyrose.
Saturnismus (Bleivergiftung).

4) feucht.

Aconitin.
Antimon.
Lobelin.
Morphin.
Muscarin.
Nicotin.
Opium.
Physostigmin.
Pilocarpin.

5) gelb (Harn rotgelb).

Pikrinsäure und ihre Salze.

6) gelbbraun, ikterisch oder pseudo-ikterisch (desgleichen Conjunktiva).

Amylium nitrosum.
Arsenwasserstoff.
Helvellasäure (von der Pilzgattung Lorchel, Helvella).
Kalium chloricum.
Natrium nitrosum.
Phallin (von einer Agaricus-Pilzart Amanita Phalloïdes, Knollenblätterschwamm).
Phosphor.
Pyrogallolum.
Saponinsubstanzen.
Solanin (von Solanum nigrum, Nachtschatten; Solanum tuberosum, Kartoffel u. a.).

7) trocken (ebenso Mund und Rachen).

Allantotoxin (Wurstgift).
Atropa Belladonna, Tollkirsche; Atropin.
Datura Stramonium, Stechapfel.
Fischgift.
Hyoscyamus niger, Bilsenkraut. Hyoscyamin. Hyoscin.
Scopolamin.

Kollaps.

Antimon.
Arsensik.
Ätzalkalien.
Ätzende Säuren.
Colchicin.
Nicotin.

Koma.

Alkohol.
Anilinöl.
Chloralum hydratum und seine Ersatzmittel.
Chloroform und seine Ersatzmittel.
Kohlenoxyd.
Morphium. Opium.
Oxybuttersäure.
Sulfonal.

Krämpfe, Tetanus.

Aconitin.
Ammoniaksalze.
Cicutoxin (vom Wasserschierling, Cicuta).
Cocaïn.
Condurangin.
Cornutin.
Corydalin (von der Knolle Corydalis cava, gemeiner Hohlwurz).
Cytisin (vom Goldregen, Cytisus Laburnum).
Digitaliresin (kann sich bilden durch Zersetzung von Digitalin und Digitaleïn).
Filixsäure.
Gelsemin (von der Wurzel des gelben Jasmin, Gelsemium sempervirens).
Guanidin (durch Oxydation von Guanin, Harnsubstanz).
Pikrotoxin.
Santonin.
Strychnin.
Tetanusbazillen-Gift.

Lähmungen, meist aufsteigende.

Colchicin.
Coniin.
Curare.
Ergotinsäure.
Guachamaka-Gift (aus der Rinde von Guachamaca baccifera, ähnlich Curarin).

Leuchten des Atems, des Erbrochenen, des Harns.

Phosphor.

Lungenödem.

Ammoniak.
Morphin.
Muscarin.
Pilocarpin.

Miosis.

Codeïn.
Morphium.
Muscarin.
Nicotin.
Opium.
Physostigmin.
Picarpin.

Mundschleimhaut-Verfärbung siehe Zungenverfärbung.

Mydriasis.

Aconitin.
Atropin.
Cocaïn (später Miosis).
Coniin.
Ephedrin (von Ephedra vulgaris, Meerträubel u. a.).
Gelsemin (von Gelsemium sempervirens, gelber Jasmin).
Homatropin.
Hyoscyamin.
Scopolamin (Hyoscin).

Priapismus.

Cantharidin.
Gift des Gyrinus natator, Taumelkäfer, eine Art der Wasserkäfer.

Puls.

1) beschleunigt.

Atropin.
Hyoscyamin.
Scopolamin.

2) hart.

Baryt.
Blei.
Digitalis.

3) langsam.

Baryt.
Blei.
Digitalis (später beschleunigt).
Morphium.
Muscarin.
Narcotica.
Nicotin (später beschleunigt und unregelmäßig).
Opium.
Physostigmin.
Pilocarpin (später beschleunigt und unregelmäßig).

Salivation.

Ammoniak.	Muscarin
Antimon.	Nicotin.
Arsenik.	Physostigmin.
Cantharidin.	Pilocarpin.
Cornutin.	Quecksilber.
Cytisin.	Saponinsubstanzen.

Scharlachartige Erytherme siehe Urticaria.

Tetanus siehe Krämpfe.

Tobsucht. Furibunde Delirien. Psychische Exzitation.

Alcoholismus chronica.
Atropin.
Cannabinon (ein Harz von Cannabis indica, indischer Hanf.
Kampfer.
Physostigmin.
Veratrin.

Tod, plötzlicher innerhalb weniger Sekunden oder Minuten.

Blausäure.
Cyankalium.
Karbolsäure.
Kohlensäure.

Urticaria. Scharlachartige Erytheme.

Atropin.
Balsamum Copaïvae.
Chinin.
Chloralum hydratum.
Hyoscyamin.
Kubeben.
Jod.
Morphin.
Pyrazolonum phenyldimethylicum.

Vergiftungssymptome erst nach 12 bis 24 **Stunden** nach dem Essen.

Arsenik in ungelöster Form.
Phallinhaltige Pilze.

Zahnfleischsaum dunkel gefärbt.

Blei	Silber.
Kupfer	Wismut.
Quecksilber.	

Zungenverfärbung. Mundschleimhautverfärbung.

1) braun.

Brom.
Jod.

2) gelb.

Pikrinsäure.
Salpetersäure.

3) grünblau.

Kupfersalze.
Schweinfurter Grün (Verbindung von essigsaurem Kupferoxyd und arsenigsaurem Kupferoxyd.

4) rotgelb.

Chromsaure Salze und doppeltchromsaure Salze.

5) weißlich.

Ätzende Alkalien.
Ätzende Metallsalze.
Ätzende Säuren.

Vermifuga = Wurmabtreibende Mittel. Dasselbe Anthelminthika. Siehe diese.
Versüßter Salpetergeist — Spiritus Aetheris nitrosi.
Vesicantia (von vesica = Blase) sind blasenziehende Mittel, welche den zweiten Grad der Hautreizung hervorrufen, Dermatitis bullosa. (Der erste Grad ist Dermatitis erythematosa siehe Rubefacientia.)
Vesikatorpflaster — Emplastrum Cantharidum ordinarium.
Vierräuberessig — Acetum aromaticum.

594. *Vinum* — *Wein.*

Getränk, durch Gärung gewonnen aus dem Saft der Weintrauben. Deutsche und ausländische Weine. Soll nicht verfälscht sein und von guter Beschaffenheit.

Die Untersuchung und Beurteilung des Weines richtet sich nach den jeweils geltenden, allgemeinen, gesetzlichen Bestimmungen, und nach den ergangenen Ausführungsverordnungen, unbeschadet der nachstehenden Forderungen.

Der Gehalt an Schwefelsäure darf nicht mehr betragen in 100 ccm, als 0,2 g Kaliumsulfat entspricht (als sich in 0,2 g Kaliumsulfat vorfindet).

Südweine, z. B. Xeres, Madeira, Marsala, Goldmalaga, gelber Portwein, Trockenweine Ungarns, Syriens, Griechenlands, des Kaplandes und anderer Weinbaugebiete sollen enthalten in 100 ccm nicht weniger als 11 g Alkohol, und nicht mehr als 16 g Alkohol, ferner nicht mehr Extrakt einschließlich Zucker als 8 g.

Statt Xereswein darf verwendet werden einer der genannten Weine, wenn er in Farbe und Geschmack ähnlich ist.

Weine sollen klar abgegeben werden, ausgenommen Kampferwein.

Vinum album = Weißwein.
Vinum rubrum = Rotwein.
Vinum generosum album oder rubrum = guter Weißwein oder Rotwein.
Vinum capense = Kapwein.
{ Vinum lusitanicum / „ portense } = Portwein.
Vinum madeirense = Madeirawein.
Vinum malacense = Malagawein.
Vinum marsalense = Marsalawein.
Vinum tokayense = Tokayerwein.

Vinum xerense = Xereswein oder Jereswein, gesprochen Chëreswein = Sherry, gesprochen Scherri (der Engländer) ist spanischer Wein benannt nach der Stadt Jeres de la Frontera. 1,0 = 21 Tropfen. 1 Tropfen = 0,049 (Eschbaum).

Vina medicata = Arzneiweine, sind Tinkturen.

Arzneitaxe: Vinum album 100,0 = 50 Pf.; 200,0 = 75 Pf.; 500,0 = 1 Mk. 50 Pf. — Vinum hungaricum tokayense 10,0 = 10 Pf.; 100,0 = 75 Pf.; 200,0 = 1 Mk. 15 Pf.; 500,0 = 2 Mk. 25 Pf. — Vinum rubrum 100,0 = 60 Pf.; 200,0 = 90 Pf.; 500,0 = 1 Mk. 80 Pf. — Vinum Xerense 100,0 = 75 Pf.; 200,0 = 1 Mk. 15 Pf.; 500,0 = 2 Mk. 25 Pf.

Handverkauf: Vinum Hungaricum Tokayense 1 Flasche = $^7/_{10}$ Liter = 3 Mk.; $^1/_2$ Flasche = $^3/_8$ Liter = 1 Mk. 75 Pf.; $^1/_3$ Flasche = $^1/_4$ Liter = 1 Mk. 25 Pf.; 1 Fläschchen = $^1/_{10}$ Liter = 60 Pf.

Aufbewahrung. Rotwein, Südwein, Süßwein in Kellern bei gleichmäßiger Temperatur, nicht zu kühl, ca. 12—15°.

Weißwein desgleichen kühl, ca. 10°.

Äußerlich. Zu Umschlägen, Einreibungen, Waschungen, Bädern, Dampfbädern.

Zu Klistieren.

Zu Gargarismen. Rotwein bei Skorbut.

Zur Injektion. Rotwein bei Gonorrhoe.

Innerlich. Als Excitans. Bei Schwäche, schwacher Herztätigkeit, Diphtherie, Fieber, Puerperalfieber, Pneumonie, Phthise, Typhus.

Bei Rachitis und kachektischen Zuständen bei Kindern. Tokayer teelöffelweise.

Zu Macerationen, Digestionen.

Zu Mixturen, Tropfen.

1024. ℞ 1 Flasche schweren Rheingauerwein im Handverkauf.
Vorschrift: Nach Bedarf bei puerperaler Wundinfektion.

1065. ℞ Rotwein, Zimt, Gewürznelken, Malabar-Cardamomen. — Glühwein bei Durchfall.

Vinum.

Vinum camphoratum, Nr. 595.	Vinum Ipecacuanhae, Nr. 599.
Vinum Chinae, Nr. 596.	Vinum Pepsini, Nr. 600.
Vinum Colchici, Nr. 597.	Vinum stibiatum, Nr. 601.
Vinum Condurango, Nr. 598.	

Vinum amarum oder Aurantiorum compositum — Elixir Aurantii compositum.

Vinum antimoniale oder benedictum oder emeticum — Vinum stibiatum.

Vinum aromaticum, nicht offizinell. Arzneitaxe —. Handverkauf: 100,0 = 75 Pf.; 500,0 = 3 Mk.

595. *Vinum camphoratum* — *Kampferwein.*

Arzneitaxe: 10,0 = 10 Pf.; 100,0 = 75 Pf.

Handverkauf: 15,0 = 10 Pf.; 100,0 = 50 Pf.; 500,0 = 2 Mk.

Drogisten verboten.

Weißliche trübe Flüssigkeit.

1 Teil Kampfer wird gelöst in 1 Teil Weingeist. Unter Umrühren werden nach und nach hinzugefügt 3 Teile Gummischleim und 45 Teile Weißwein.

Soll vor der Abgabe umgeschüttelt werden.

Ist nicht lange haltbar, daher lieber ex tempore zu bereiten. Vorrätig halten kann man dazu 50 % spirituöse Kampferlösung.

Äußerlich. Zu Waschungen, um Decubitus zu verhüten.

Zu Umschlägen, Verbänden, bei torpiden Geschwüren, Dammriss.

Zu Einreibungen.

Innerlich. Bei Cholera, Lyssa, Typhus 1—2 Teelöffel einstündlich bis zweistündlich. Selten gebraucht.

698. ℞ Für 50 Pf. (unverdorbenen) Kampferwein im Handverkauf (= 100,0).
Vorschrift: 20 Tropfen bis 1 Teelöffel zweistündlich. — Bei Kollaps.

Größte Einzelgabe 10,0. Größte Tagesgabe 100,0.

596. *Vinum Chinae* — *Chinawein.*

Arzneitaxe: 10,0 = 15 Pf.; 100,0 = 1 Mk. 25 Pf.; 200,0 = 1 Mk. 90 Pf.; 500,0 = 3 Mk. 75 Pf.

Handverkauf: 100,0 = 75 Pf.; 500,0 = 3 Mk.; 1 Flasche = $^4/_{10}$ Liter = 2 Mk. 50 Pf.; ferratum 100,0 = 75 Pf.; 500,0 = 3 Mk.; 1 Flasche = $^4/_{10}$ Liter = 2 Mk. 50 Pf.

Drogisten verboten.

Klare, rotbraune Flüssigkeit. Geschmack angenehm bitter.

1 Teil weißer Leim (Gelatina alba, Nr. 235) wird in der Wärme gelöst in 10 Teilen Wasser. Die warme Lösung wird vermischt mit 1000 Teilen Xereswein. Dann werden hinzugesetzt 40 Teile Chinarinde, grob gepulvert. Stehen lassen 8 Tage bei 15—20°. Darauf ausgepreßt. Der abgepreßten Flüssigkeit werden hinzugetan 100 Teile Zucker, gepulvert, + 2 Teile Pomeranzentinktur. Stehen lassen an einem kühlen Orte 14 Tage. Dann filtriert.

Aufzubewahren in gleichmäßiger Temperatur, vor Licht geschützt.

Innerlich. Als Stomachicum tonicum, Roborans. 1—3 Eßlöffel pro die.

Selbstbereitung von Chinawein (von Ziemssen-Rieder): 30,0 Chinarinde, grobgepulvert, + 10,0 getrocknete Orangenschalen werden übergossen mit $^1/_2$ Liter Weißwein oder Madeira oder Malaga. Stehen lassen einige Tage in gut verschlossenem Gefäß bei Zimmertemperatur. Aber öfter umrühren. Durchgepreßt durch ein Tuch. Filtriert. — Anders (Liebreich): 30,0—50,0

Chinarinde werden übergossen mit $^2/_3$ Flasche Malaga + $^1/_3$ Flasche Bordeaux. Mehrtägiges Digerieren.

Vinum Chinae = Chinawein als Roborans in der Kinderpraxis: Extractum Chinae aquosum mit Vinum Xerense.

699. ℞ Für 75 Pf. Chinawein im Handverkauf (= 100,0).
Vorschrift: 1 Eßlöffel, täglich dreimal.

Größte Einzelgabe 15,0. Größte Tagesgabe 50,0.

597. *Vinum Colchici* — *Zeitlosenwein.*

Arzneitaxe: 10,0 = 15 Pf.

Handverkauf —. Drogisten verboten.

1,0 = 21 Tropfen. 1 Tropfen = 0,049 (Eschbaum).

Klare, gelbbraune Flüssigkeit. Geschmack bitter.

1 Teil Zeitlosensamen, grob gepulvert, wird ausgezogen mit 10 Teilen Xereswein, 8 Tage bei 15—20°, unter wiederholtem Umschütteln. Dann ausgepreßt. Absetzen lassen. Filtrieren.

Vorsichtig aufzubewahren. (Geschützt vor Licht.)

Nur frisch wirksam.

Innerlich. Wie Tinctura Colchici als Narcoticum, Antirheumaticum. Bei Arthritis, chronischem Rheumatismus. 10—20 Tropfen, täglich 4—5 mal. Anders: 15—30 Tropfen, täglich 3—4 mal. Anders: 0,5—2,0, täglich bis 3 mal, oder 10—40 Tropfen.

Vorsicht! Leicht Durchfall, Erbrechen.

700. ℞ Vini Colchici 6,0
Aquae destillatae ad 60,0.
M. D. S. 1 Teelöffel, täglich 3 mal. — Bei Gicht, chronischem Gelenkrheumatismus. — 1 Teelöffel = 0,5 Vin. Colchic.

Vergiftungssymptome. Brennen im Munde, Durst. Große Schmerzen im Leibe, Erbrechen, Durchfälle mit Schleimhautfetzen und auch Blut. Puls unregelmäßig und klein. Delirien. Kollaps. Konvulsionen. Respirationslähmung.

Antidota. Magenspülung, Brechmittel. Tannin. Warme Umschläge, Senfteig auf Magen. Schleim mit etwas Opium, Haferschleim, warme Milch. Excitantien. Eventuell künstliche Respiration. Diuretica. Extractum Belladonnae.

Größte Einzelgabe 2,0. Größte Tagesgabe 6,0.

598. *Vinum Condurango* — *Condurangowein.*

Arzneitaxe: 10,0 = 15 Pf.; 100,0 = 1 Mk. 25 Pf; 200,0 = 1 Mk. 90 Pf.; 500,0 = 3 Mk. 80 Pf.

Handverkauf: 100,0 = 75 Pf.; 500,0 = 3 Mk. — Drogisten verboten.

1,0 = 21 Tropfen. 1 Tropfen = 0,049 (Eschbaum).

Klare, gelbrote Flüssigkeit. Geruch stark nach Condurangorinde, besonders beim Erwärmen.

1 Teil Condurangorinde, fein zerschnitten, wird ausgezogen mit 10 Teilen Xereswein, 8 Tage bei 15—20°, unter wiederholtem Umschütteln. Dann ausgepreßt. Filtriert.

Aufzubewahren in gleichmäßiger Temperatur.

Innerlich. Als Stomachicum. Besonders bei Carcinoma ventriculi und anderen Karzinomen. 1 Teelöffel, täglich mehrmals. Anders: $^1/_2$—1 Eßlöffel zu den Mahlzeiten. — Für Kinder 1 Kinderlöffel, täglich 3 mal vor dem Essen, als Stomachicum.

701. ℞ Für 75 Pf. Condurangowein im Handverkauf (= 100,0).
Vorschrift: Tropfenweise bis 1 Teelöffel bis 1 Eßlöffel zur Zeit. — Als Stomachicum, besonders bei schweren Magenleiden mit Brechneigung.

Condurangowein vergleiche auch Cortex Condurango, Nr. 131, 170. ℞ und 171. ℞.

Größte Einzelgabe 15,0. Größte Tagesgabe 50,0.

Vinum diureticum Trousseau siehe unter Fructus Juniperi, Nr. 227.

599. *Vinum Ipecacuanhae* — *Brechwurzelwein.*

Früher: Ipecacuanha-Wein.
Arzneitaxe: 10,0 = 25 Pf.
Handverkauf —. Drogisten verboten.
1,0 = 21 Tropfen. 1 Tropfen = 0,049 (Eschbaum).
Klare, gelbbräunliche Flüssigkeit.
1 Teil Brechwurzel (Radix Ipecacuanhae, Nr. 419), fein zerschnitten, wird ausgezogen mit 10 Teilen Xereswein 8 Tage bei 15—20°, unter wiederholtem Umschütteln. Dann ausgepreßt. Absetzen lassen. Filtrieren.
Vorsichtig aufzubewahren. (In gleichmäßiger Temperatur.)

Äußerlich. Zu Inhalationen. Pro die 2,0—5,0 mit 100,0 Wasser.
Innerlich. Als Expectorans. Für Kinder 10—20 Tropfen, täglich mehrmals; also circa 0,5—1,0, täglich mehrmals. Anders: 5—15 Tropfen pro dosi auf Zucker oder in Milch. Bei Bronchialkatarrh.
Als Zusatz zu expectorierenden Mixturen 3,0 auf 150,0.
Als Emeticum. Für kleine Kinder 5—15 Tropfen auf Zucker oder in Milch. Für größere Kinder 1 Teelöffel alle 10—15 Minuten bis zur Wirkung. Für Erwachsene 1 Eßlöffel alle 10—15 Minuten bis zur Wirkung. Anders: 10,0—20,0.
Als Antidiarrhoïcum gegen Cholera 0,5—1,0 täglich mehrmals.

702. ℞ Vini Ipecacuanhae 10,0.
D. S. 5—15 Tropfen auf Zucker zur Zeit nach Bericht. — Als Emeticum für kleine Kinder.

703. ℞ Vini Ipecacuanhae 50,0.
D. S. 1 Teelöffel (bis 1 Eßlöffel) alle 10 (bis 15) Minuten bis zur Wirkung. — Als Emeticum.

Vergiftungssymptome. Starkes Erbrechen. Kollaps.
Antidota. Kohlensaures Getränk. Eis. Opium.
Größte Einzelgabe 15,0. Größte Tagesgabe —.

Vinum Opii compositum oder paregoricum — Tinctura Opii crocata.

600. *Vinum Pepsini* — *Pepsinwein.*

Arzneitaxe: 10,0 = 15 Pf.; 100,0 = 1 Mk. 30 Pf.; 200,0 = 1 Mk. 95 Pf.; 500,0 = 4 Mk.
Handverkauf: 100,0 = 75 Pf.; 500,0 = 3 Mk.; 1 Flasche 150,0 = 1 Mk. 50 Pf.
Drogisten zu verkaufen erlaubt.
1,0 = 24 Tropfen. 1 Tropfen = 0,042 (Eschbaum).
Klare, gelbliche Flüssigkeit.
Es werden gut gemischt 24 Teile Pepsin mit 20 Teilen Glyzerin + 3 Teilen Salzsäure + 20 Teilen Wasser. Stehen lassen 24 Stunden, unter wiederholtem Umschütteln. Dann werden hinzugetan 92 Teile weißer Sirup + 2 Teile Pomeranzentinktur + 839 Teile Xereswein. Absetzen lassen. Filtrieren. Nötigenfalls wäscht man das Filter mit so viel Xereswein nach, daß das Gesamtgewicht beträgt 1000 Teile.

Aufzubewahren in vollgefüllten Flaschen, vor Licht geschützt.
Innerlich. Zur Unterstützung der Verdauung. 1 Teelöffel bis 1 bis 2 Eßlöffel nach jeder Mahlzeit. (Anders: Vor der Mahlzeit.) (Cloetta-Filehne: Die gleichzeitige Anwendung von Pepsin und Alkohol ist unrationell). — Für Kinder tropfenweise bis teelöffelweise.
Bei Lamentatio felium.

704. ℞ Vini Pepsini 20,0
Aquae destillatae 80,0.
M. D. S. 1 Teelöffel zur Mahlzeit, täglich 3 mal. — Bei Verdauungsschwäche von Kindern. — 1 Teelöffel = 1,0 Vini Pepsini.

854. ℞ Für 75 Pf. Pepsinwein im Handverkauf (= 100,0).
Vorschrift: 1 Teelöffel zur Mahlzeit oder nach der Mahlzeit. — Bei Dyspepsie für Kinder.

Größte Einzelgabe 30,0. Größte Tagesgabe 100,0.

Vinum pepticum — Vinum Pepsini.
Vinum Rheï — Tinctura Rheï vinosa.
Vinum Seminis Colchici — Vinum Colchici.

601. ***Vinum stibiatum*** — *Brechwein.*

Vinum emeticum oder benedictum.
Arzneitaxe: 10,0 = 15 Pf.
Handverkauf —. Drogisten verboten.
1,0 = 21 Tropfen. 1 Tropfen = 0,049 (Eschbaum).
Klare, braungelbe Flüssigkeit.
1 Teil Brechweinstein (Tartarus stibiatus, Nr. 520) wird aufgelöst in 249 Teilen Xereswein. Dann filtriert.
Vorsichtig aufzubewahren.

Innerlich. Als Emeticum. Für Kinder 1 Teelöffel, alle 5—15 Minuten, bis zur Wirkung. Für Erwachsene 1 Eßlöffel, alle 5—15 Minuten, bis zur Wirkung. Anders: 15,0—40,0 oder einen kleinen Eßlöffel alle 5 Minuten.
Als Expectorans. 0,5—1,5 oder 10—30 Tropfen, täglich mehrmals. Anders: 5—10 Tropfen zur Zeit.
Als Diaphoreticum 0,5—1,5 oder 10—30 Tropfen, täglich mehrmals.

705. ℞ Vini stibiati 20,0.
D. S. 1 Teelöffel alle 5 bis 15 Minuten bis zur Wirkung. — Als Emeticum für Kinder bei Laryngitis crouposa.

892. ℞ Vini stibiati 1,0—3,0.
Aquae destillatae ad 100,0.
M. D. S. 1 Teelöffel zweistündlich. — Bei Pseudokrupp. — 20 × 1 Teelöffel = 0,05—0,15 Vin. stib.

Vergiftungssymptome. Sehr starkes Erbrechen. Brennender Schmerz im Leibe, im Magen und in Därmen, wässerige Durchfälle. Kalter Schweiß. Heftiger Durst, Schwindel, Kollaps, klonische und tonische Krämpfe.
Antidota. Eisstückchen, viel Wasser. Milch, schleimige Getränke, Eiweißwasser, Seifenwasser. Tannin, gerbsäurehaltige Abkochungen. Opium. Äther. Digitalis. Strophanthus. Kampfer. Kaffee, Wein. Eventuell vorsichtig Magenpumpe.
Größte Einzelgabe 15,0. Größte Tagesgabe 50,0.

Vinum Stibio-Kali tartarici — Vinum stibiatum.
Violenwurzel — Rhizoma Iridis.
Visceralelixir — Elixir Aurantii compositum.
Vitellum Ovi unius = Ein Eidotter, enthält Eiweiß (Albumin, Vitellin) = 3,0; Fett = 4,0, Eisen, Kalk, Lecithin. — Das Weiße des Eies enthält nur Eiweißstoffe = 4,0. — Eidotter verrührt mit Wasser mit oder ohne Tokayer bei Cholera infantum. Eidotter verrührt mit Zucker bei Angina.
Vitriol, blauer oder cyprischer — Cuprum sulfuricum crudum.
Vitriol, grüner — Ferrum sulfuricum crudum.
Vitriol, weißer, reiner — Zincum sulfuricum crudum.
Vitriolöl — Acidum sulfuricum crudum.
Vitriolum — Zincum sulfuricum.
Vitriolum caeruleum — Cuprum sulfuricum crudum.
Vitriolum caeruleum camphoratum — Cuprum aluminatum.
Vitriolum Cupri — Cuprum sulfuricum crudum.
Vitriolum viride — Ferrum sulfuricum crudum.
Vitriolum Zinci purum — Zincum sulfuricum.
Vitrum = Glas.
Gläser für äußerlichen Gebrauch — sechskantig, wobei 3 Seiten gerippt sind, mit roter Etikette.
Gläser für innerlichen Gebrauch, zum „Einnehmen" — rund mit weißer Etikette.
Arzneitaxe. Runde oder sechseckige Gläser mit enger oder weiter Öffnung, weiße oder farbige kosten das Stück bis zum Inhalt von
200,0 = 10 Pf.
300,0 = 15 Pf.
500,0 = 25 Pf.

Von mehr als 500,0 werden berechnet für je 500,0 des Inhalts 15 Pf. mehr.

Gläser mit eingeriebenen Glasstöpseln mit enger oder weiter Öffnung und ebenso Tropfgläser kosten das Stück bis zum Inhalt von

15,0 = 25 Pf.
100,0 = 30 Pf.
200,0 = 50 Pf.
500,0 = 80 Pf.

Feste Deckel jeder Art zu Pulvergläsern (und zu Salbenkruken) kosten bei Gefäßen bis zum Inhalt von 100,0 = 15 Pf.
200,0 = 20 Pf. Bei größeren Gefäßen = 25 Pf.

Gläser mit eingeriebenen Glasstöpseln, Tropfgläser und Holzkorkstöpsel dürfen aber nur berechnet werden, wenn sie ausdrücklich verlangt oder verordnet sind, oder wenn sie durch die Natur des Arzneimittels notwendig sind.

Handverkauf. Farbige oder halbweiße Gläser rund oder eckig bis

100,0 = 5 Pf.
200,0 = 10 Pf.
300,0 = 15 Pf.
500,0 = 25 Pf.
1000,0 = 40 Pf. } also = Arzneitaxe.

Gläser mit eingeriebenem Glasstöpsel bis

15,0 = 25 Pf.
100,0 = 30 Pf.
200,0 = 50 Pf.
500,0 = 80 Pf. } also = Arzneitaxe.

Holzkorkstöpsel zu Pillen- und Pulvergläsern 1 Stück = 15 Pf.

Ad vitrum = im Glase.
ad vitrum fuscum = in gelbbraunem Glase.
ad vitrum flavum = in gelbem Glase.
ad vitrum coeruleum = in dunkelblauem Glase.
{ad vitrum nigrum = in einem Hyalithglase aus schwarzer Glasmasse.
ad vitrum denigratum = in geschwärztem Glase, bei welchem ein schwarzes Pulver verteilt ist in der Glasmasse. — Die schwarzen Gläser schützen besser als die blauen.
ad vitrum album = in rein weißem Glase.
ad vitrum viride = in halbweißem, grünlichem Glase; dies ist das gewöhnliche.
ad vitrum velatum = in einem Glase mit Papier umwickelt — in der Armenpraxis statt farbiger Gläser früher gebräuchlich.
ad vitrum epistomate ligneo clausum = in einem Glase mit Holzverschluß.
ad vitrum epistomate (oder epistomio) vitreo bene clausum = in einem Glase mit eingeriebenem Glasstöpsel.
ad vitrum epistomate gummeo clausum = in einem Glase mit Kautschukstöpsel.
ad vitrum collo amplo = in einem Glase mit weiter Öffnung.
ab vitrum operculatum = in einem Glase mit weiter Öffnung und Korkstöpsel, oder mit hohlem Glasstöpsel.
Vitrum siphonatum = Siphonflasche für Flüssigkeiten mit Kohlensäure.

Vomitiva = Brechmittel. Dasselbe Emetika. Siehe diese.
Voss'sche Katarrhpillen im Handverkauf 1 Dose = 1 Mk.
Wacholderbeeren — Fructus Juniperi.
Wacholderbeerenöl — Oleum Juniperi.
Wacholderbeerensaft — Succus Juniperi inspissatus.
Wacholdermus — Succus Juniperi inspissatus.
Wacholderöl — Oleum Juniperi.
Wacholderspiritus — Spiritus Juniperi.
Wachs, gelbes — Cera flava.
Wachs, weißes — Cera alba.
Wachssalbe — Unguentum cereum.

Wägungen. Berechnung nach der Arzneitaxe.

1—2 Wägungen = 5 Pf.
3—4 „ = 10 Pf.
5 u. mehr „ = 15 Pf.

Wie eine Wägung werden berechnet jede
Zählung von Tropfen
Zählung von Pillen, die nicht für die einzelne Abgabe besonders bereitet sind
Zählung von anderen Arzneiformen.

Bei der Dispensation von einfachen Arzneimitteln fällt der Preis für das Abwägen fort, wenn kein Gefäß zur Verwendung kommt.

Waizenstärke — Amylum Tritici.
Waldnachtschattenblätter — Folia Belladonnae.
Waldwolle, eigentlich aus Fichtennadeln, aber meist nur gefärbte Holzwolle, imprägniert mit Terpentin.
Walnußblätter — Folia Juglandis.
Walrat — Cetaceum.
Walratsalbe — Unguentum leniens.
Wasser — Aquae:
Bittermandelwasser — Aqua Amygdalarum amararum.
Bleiwasser — Aqua Plumbi.
Chlorwasser — Aqua chlorata.
Destillierte Wässer — Aquae destillatae.
Destilliertes Wasser — Aqua destillata.
Fenchelwasser — Aquae Foeniculi.
Kalkwasser — Aqua Calcariae.
Karbolwasser — Aqua carbolisata.
Kresolwasser — Aqua cresolica.
Pfefferminzwasser — Aqua Menthae piperitae.
Rosenwasser — Aqua Rosae.
Teerwasser — Aqua Picis.
Zimtwasser — Aqua Cinnamomi.
Wasser, destilliertes — Aqua destillata.
Wässer, destillierte — Aquae destillatae.
Wasserdichte Stoffe im Handverkauf.
Billroth-Battist 80 cm breit 1 Meter = 2 Mk. 50 Pf.; 2000 qcm = 75 Pf.; 500 qcm = 30 Pf.
Glyzerinpergamentpapier 1 Meter = 25 Pf.
Guttaperchapapier 45 cm breit 1 Meter = 1 Mk. 30 Pf.; 5 Meter = 6 Mk.
Pergamentpapier 1 Meter = 25 Pf.
Silk protective 1 Meter = 4 Mk. 50 Pf.; 600 qcm = 65 Pf.; 1200 qcm = 1 Mk. 25 Pf.; 2500 qcm = 2 Mk. 20 Pf.
Wässerige Rhabarbertinktur — Tinctura Rheï aquosa.
Wässeriges Chinaextrakt — Extractum Chinae aquosum.
Wasserklee — Folia Trifolii fibrini.
Wasserklee-Ertrakt — Extractum Trifolii fibrini.
Wasserkrautwurzel, kanadische — Rhizoma Hydrastis.
Wasserkrautwurzel-Extrakt — Extractum Hydrastis fluidum.
Wasserschierling. Vergiftung durch Cicutoxin.

Vergiftungssymptome. Übelkeit, Erbrechen. Kolikschmerzen. Herzklopfen. Schwindel, Taumeln, Bewußtlosigkeit. Dann epilepsieartige Krämpfe. Mydriasis. Puls hart und langsam. Dyspnoe. Respirationslähmung.

Antidota. Magenreinigung. Acidum tannicum. Abführmittel. Gegen Krämpfe Chloroformieren. Chloralum hydratum. Excitantien. Künstliche Respiration.

Watte siehe unter Gossypium depuratum, Nr. 237.
Wein — Vinum.
Weine — Vina:
Brechwein — Vinum stibiatum.
Brechwurzelwein — Vinum Ipecacuanhae.
Chinawein — Vinum Chinae.
Condurangowein — Vinum Condurango.
Kampferwein — Vinum camphoratum.
Pepsinwein — Vinum Pepsini.
Zeitlosenwein — Vinum Colchici.

Weinbranntwein — Spiritus e Vino.
Weingeist — Spiritus.
Weingeist, verdünnter — Spiritus dilutus.
Weingeistiges Chinaextrakt — Extractum Chinae spirituosum.
Weinglas, 1 Weinglas voll = 120,0 (100,0—150,0) = 1 Tassenkopf voll.
Weinige Rhabarbertinktur — Tinctura Rheï vinosa.
Weinsäure — Acidum tartaricum.
Weinstein — Tartarus depuratus.
Weinstein, Borax- — Tartarus boraxatus.
Weinstein, Brech- — Tartarus stibiatus.
Weinstein, tartarisierter — Kalium tartaricum.
Weinsteinkristalle, gepulverte — Tartarus depuratus.
Weinsteinrahm — Tartarus depuratus.
Weinsteinrahm, löslicher — Tartarus boraxatus.
Weinsteinsalz — Kalium carbonicum.
Weinsteinsalz, wesentliches — Acidum tartaricum.
Weinsteinsäure — Acidum tartaricum.
Weiße Nieswurzel — Rhizoma Veratri.
Weiße Quecksilbersalbe — Unguentum Hydrargyri album.
Weißer Leim — Gelatina alba.
Weißer Quecksilberpräzipitat — Hydrargyrum praecipitatum album.
Weißer Senfsamen — Semen Erucae.
Weißer Sirup — Sirupus simplex.
Weißer Ton — Bolus alba.
Weißes Wachs — Cera alba.
Weizenstärke — Amylum Tritici.
Werg = Abfall beim Schwingen, Ribben und Hecheln des Flachses und Hanfes.
Wermut — Herba Absinthii.
Wermut, bitterer — Herba Absinthii.
Wermutextrakt — Extractum Absinthii.
Wermuttinktur — Tinctura Absinthii.
Wiegen siehe Wägungen.
Wiener Trank — Infusum Sennae compositum.
Wiesenkümmel — Fructus Carvi.
William's poröses Pflaster: Caoutschuc-Pflaster 10,0 + Arnika-Extrakt 0,05 + Zaubernuß-Extrakt 0,1 + Spanischer Pfeffer-Extrakt 0,01. — Hamamelis = Zaubernuß. — Handverkauf 1 Stück = 1 Mk.
Wismutgallat, basisches — Bismutum subgallicum.
Wismutnitrat, basisches — Bismutum subnitricum.
Wismutnitrat, präzipitiertes — Bismutum subnitricum.
Wismutoxyd, basisch salizylsaures oder salizylsaures — Bismutum subsalicylicum.
Wismutoxyd, basisch salpetersaures oder salpetersaures — Bismutum subnitricum.
Wismutsalicylat — Bismutum subsalicylicum.
Wismutsalze, Vergiftung durch dieselben.

Vergiftungssymptome. Stomatitis, Glossitis, Zahnfleisch schwarz. Dickdarmentzündung mit Ulceration. Nephritis, Albuminurie. Nach Einführung in die Bauchhöhle Peritonitis, in die Pleura Pleuritis.

Antidota. Acidum tannicum. Abführmittel. Diuretica aquosa. Ferrum oxydatum saccharatum gegen Schwefelwasserstoff im Darm.

Wismutsubnitrat, auch Wismutweiß — Bismutum subnitricum.
Wohlverleihblüten — Flores Arnicae.
Wohlverleihblütentinktur — Tinctura Arnicae.
Wolfsmilchgummi — Euphorbium.
Wollblumen — Flores Verbasci.
Wollfett — Adeps Lanae anhydricus.
Wollfett, wasserhaltiges — Adeps Lanae cum Aqua.
Wollfettsalbe — Unguentum Adipis Lanae.

Wundersalz, Glauber's — Natrium sulfuricum.
Wundschwamm — Fungus Chirurgorum.
Wundstäbchen siehe Cereoli.
Wundstein — Cuprum aluminatum.
Würfelsalpeter — Natrium nitricum.
Wurmfarnextrakt — Extractum Filicis.
Wurmfarnwurzel — Rhizoma Filicis.
Wurmsamen — Flores Cinae.
Wurstvergiftung. Würste mit Milch, Rosinen, Semmeln, Blasenwürste, Magenwürste, Corned Beef.

Vergiftungssymptome. Oft erst nach 12—24 Stunden Übelkeit, Erbrechen, Kolik, Durchfall, Prostration. Rötung des Gesichts, trockene heiße Haut, Scharlachexanthem, Herzschlag abgeschwächt. Sehstörungen, Mydriasis, Ptosis, Lähmung der Kerne des Abducens, Oculomotorius, Trochlearis. Heiserkeit, bellender Husten. Mangel an Speichel, Schluckbeschwerden, Schlundlähmung, Glottisparese. Kopfschmerz, Schwindel, Angst, Delirien, Tobsucht. Konvulsionen. Allgemeine Paralyse.

Antidota. Magenreinigung, Brechmittel, Abführmittel, Hydrargyrum chloratum. Bettwärme, Schwitzen, Pilocarpin. Sinapismen. Excitantien, Kaffee, Alcoholica. Künstliche Ernährung. Augen spezialistische Kur.

Wurzel, Florentiner — Rhizoma Iridis.
Wurzeln und Rhizome — Radices et Rhizomata:

Angelikawurzel — Radix Angelicae.
Baldrian — Radix Valerianae.
Bibernellwurzel — Radix Pimpinellae.
Brechwurzel — Radix Ipecacuanhae.
Colombowurzel — Radix Colombo.
Eibischwurzel — Radix Althaeae.
Enzianwurzel — Radix Gentianae.
Farnwurzel — Rhizoma Filicis.
Galgant — Rhizoma Galangae.
Hauhechelwurzel — Radix Ononidis.
Hydrastisrhizom — Rhizoma Hydrastis.
Ingwer — Rhizoma Zingiberis.
Jalapenwurzel — Tubera Jalapae.
Kalmus — Rhizoma Calami.
Liebstöckelwurzel — Radix Levistici.
Löwenzahn — Radix Taraxaci cum herba.
Nießwurzeln, weiße — Rhizoma Veratri.
Ratanhiawurzel — Radix Ratanhiae.
Rhabarber — Radix Rheï.
Sarsaparille — Radix Sarsaparillae.
Senegawurzel — Radix Senegae.
Süßholz — Radix Liquiritiae.
Veilchenwurzel — Rhizoma Iridis.
Zitwerwurzel — Rhizoma Zedoariae.

Wutgift. Vergiftung durch Lyssagift.

Vergiftungssymptome. Nach ungefähr 6 Wochen und später Unruhe, Schlaflosigkeit, Kopfschmerzen. Infolge tonischer Krämpfe Schlingbeschwerden, Dyspnoe, Durst, Salivation. Delirien, Konvulsionen, Lähmungen, Koma. Tod 2—3 Tage nach Beginn der Krämpfe, Herzparalyse.

Antidota. Äußerlich: Ätzung der Bißwunde mit Glüheisen, Zincum chloratum, Chloroformnarkose. Innerlich: Acidum tannicum, Chloralum hydratum, Infusion von Kochsalz, Morphium. Als Ersatz des Getränkes, wenn dadurch keine Krämpfe entstehen: Scheiben von Apfelsinen, Eisstückchen, nasse Brotkrumen, Klystiere. Impfung (nach Pasteur) im königlichen Institut für Infektionskrankheiten in Berlin N., Nordufer, Ecke der Föhrerstraße. Dauer der Kur 20—30 Tage. Überweisung durch Vermittelung der Ortspolizeibehörden, in Berlin durch die Polizeireviere. — Institute auch in Paris, in Wien.

Yaborandi — Folia Jaborandi.
Zahnhalsbänder im Handverkauf 1 Stück = Mk.
Zahnpflaster — Emplastrum Cantharidum perpetuum.
Zedoaria siehe Rhizoma Zedoariae.
Zeitlosensamen — Semen Colchici.
Zeitlosentinktur — Tinctura Colchici.
Zeitlosenwein — Vinum Colchici.
Zeltchen siehe Pastilli. Zeltchen sind Drogisten zu verkaufen verboten.
Zimt, auch Zimtkassie — Cortex Cinnamomi.
Zimt, chinesischer — Cortex Cinnamomi.

Zimtkassienöl — Oleum Cinnamomi.
Zimtöl — Oleum Cinnamomi.
Zimtsirup — Sirupus Cinnamomi.
Zimttinktur — Tinctura Cinnamomi.
Zimtwasser — Aqua Cinnamomi.
Zimtwasser, weingeistiges — Aqua Cinnamomi.
Zincum.

Zincum aceticum, Nr. 602.
Zincum chloratum, Nr. 603.
Zincum oxydatum, Nr. 604.
Zincum oxydatum crudum, Nr. 605.
Zincum sulfuricum, Nr. 606.

Vergiftung durch Zink siehe Nr. 602, Zincum aceticum.

Chronische Vergiftung. Symptome: Magendarmkatarrh. — Gelbgießerfieber: Frost, Rückenschmerzen, Schwäche. Kopfschmerzen in der Stirn. Schweiß. Erholung.

602. *Zincum aceticum* — *Zinkacetat.*

Essigsaures Zinkoxyd.
Arzneitaxe: 10,0 = 5 Pf.
Handverkauf —. Drogisten verboten.
Weiße glänzende Blättchen.

Löslich in 3 Teilen kalten Wassers, in 2 Teilen heißen Wassers. Die wässerige Lösung ist schwach sauer. — Löslich in 36 Teilen Weingeist.

Vorsichtig aufzubewahren. (In gut verschlossenem Gefäße, sonst Verdunsten von Essigsäure und Bildung von basischem Salz.)

$Zn.(C_2H_3O_2)_2 + 3H_2O$. — 100 Teile enthalten 34,3 ZnO; 50,6 $C_2H_4O_2$.
Wirkung wie Zincum sulfuricum, Nr. 606.

Äußerlich. Zu adstringierenden Augenwässern 0,01 auf 10,0. Anders: 0,01—0,03 auf 10,0.

Zur Injektion in die Urethra 0,25—0,5 auf 100,0. Anders: 0,2—1,0 auf 100,0. Bei Gonorrhoe.

Zu Verbandwässern 1—2 %.
Als Gargarisma 5 ‰. Bei Halsentzündung.
Als Ohrtropfen 4 %.

Innerlich. Als Emeticum. 0,025—0,25, täglich 2—3 mal. In Pillen. Anders: 0,5—1,2.

Früher gegen Chorea, Delirium tremens 0,03—0,2, täglich mehrmals. Pillen, Lösung.

706. ℞ Zinci acetici 2,0
Aquae Rosae ad 100,0.
M. D. S. Äußerlich. — Als Waschwasser gegen Sommersprossen.

Vergiftungssymptome. Schleimhaut des Mundes weiß oder blutig, runzelig, Salivation, Metallgeschmack. Erbrechen weiß, später blutig. Leibschmerzen, Durchfall kaffeebraun, blutig. Kalter Schweiß, Schwindel, Schwäche, Kollaps. Wadenkrämpfe.

Antidota. Magenspülung. Eiweiß, Milch, schleimige Getränke. Keine feste Speise! Magnesia usta. Acidum tannicum. Tinctura Gallarum. Natrium bicarbonicum als Pulver oder in kohlensaurem Wasser. Kalium carbonicum in Lösung. Opium.

Größte Einzelgabe 0,25. Größte Tagesgabe 1,25.

603. *Zincum chloratum* — *Zinkchlorid.*

Chlorzink, Zincum chloratum purum.
Arzneitaxe: 10,0 = 5 Pf.; 100,0 = 35 Pf.
Handverkauf: 100,0 = 40 Pf.; 500,0 = 1 Mk. 50 Pf. — Drogisten verboten.

Weißes Pulver, das leicht zerfließt an der Luft (zu einem Sirup), oder kleine weiße Stangen.

Zinkchlorid schmilzt beim Erhitzen und zersetzt sich dabei unter Ausstoßung weißer Dämpfe. Es hinterbleibt ein Rückstand, welcher in der Hitze gelb ist.

Leicht löslich in Wasser. Die wässerige Lösung reagiert sauer. Eine wässerige Lösung von 1 = 2 soll klar sein, oder höchstens schwach getrübt. — Leicht löslich in Weingeist.

Vorsichtig aufzubewahren. (In kleineren Flaschen mit Glasstopfen oder Korkstopfen, welche unterlegt sind mit Pergamentpapier oder mit paraffiniertem Papier, gegen Feuchtigkeit.)

Vorrätig gehalten wird 50 % Lösung, welche heiß bereitet ist mit ausgekochtem destilliertem Wasser.

$ZnCl_2$. — 100 Teile enthalten 48 Zn; 52 Cl.

Äußerlich. Als Ätzmittel, je nach Konzentration intensiv. Die Ätzung greift tief und schmerzt sehr. Als Causticum bei Neubildungen, Carcinom, Lupus, Ulcus durum und molle, Erosionen der Portio vaginalis uteri. Ein wenig Zinkchlorid gerührt mit Wasser. Chlorzinkstifte, zusammengeschmolzen aus Chlorzink 1 und Kalium nitricum 1—5. Durch dies Zusammenschmelzen mit Kalium nitricum (oder Chlorkalium) in wechselnden Mengen werden die Ätzstifte in verschiedener Stärke hergestellt.

Zur Ätzung bei Endometritis 50 %.

Zu desinfizierenden, adstringierenden Verbandwässern 0,5—1 %; 1 zu 100 bis 500; ½—1 Eßlöffel auf 1 Liter Wasser. Anders: 2 ‰ bis 1 %.

Bei jauchigen Geschwüren, Carcinoma uteri 2—4 %.

Zur Verödung von Aneurysmen, da es sicher Gefäßgerinnungen verursacht.

Zur Injektion in die Urethra 0,05—0,1 zu 100,0. Bei Gonorrhoe.

Zu Ausspülungen bei Vaginitis, Gonorrhoe 1—2 %.

Zu Augenwässern 0,025 auf 100,0.

Zu Kehlkopfseinpinselungen 1—5 %.

Zur Desinfektion 1 auf 2 Wasser zu verdünnen mit 30 mal soviel Wasser. Für Wäsche u. a. Anders: 1 mit 30 Wasser. Die heile Epidermis wird nicht angegriffen, nur wunde Stellen.

Innerlich. Als Antispasmodicum, Adstringens 0,0015—0,015. Anders: 0,003—0,01, täglich mehrmals in wässeriger oder ätherischer Lösung.

Nicht anwenden! Deshalb auch keine offiziellen Maximaldosen.

707. ℞ Für 40 Pf. Zinkchlorid (= 100,0).
Vorschrift: 5 Gramm auf ½ Liter warmes Wasser (500,0). Zur Ausspülung der Vagina, täglich mehrmals. — Bei Vaginitis, besonders Vaginitis gonorrhoica.

Verbesserte Canquoin'sche Ätzpaste.

708. ℞ Zinci chlorati 4,0
Amyli Tritici 4,0
Zinci oxydati 1,0
Aquae destillatae guttas qu. s.

Behandlung frischer Gonorrhoe bei Frauen nach Fritsch:

709. ℞ Zinci chlorati 100,0
Aquae destillatae 100.0.

Davon wird der zehnte Teil (20,0) verdünnt mit 1 Liter Wasser, und so eine ca. 1 % Lösung von Zinkchlorat hergestellt. Mit solcher Lösung ausspülen täglich 2 mal. Nach der Ausspülung noch liegen bleiben ½ Stunde. Aufhören der akuten Erscheinungen nach 1 Woche. Trotzdem Fortsetzen der Ausspülungen wenigstens 1 Monat.

710. ℞ Zinci chlorati 10,0
Aquae Rosae 20,0.
M. D. S. Äußerlich. 1 Teelöffel auf 1 Liter warmes Wasser. — Bei Leukorrhoe.

888. ℞ Zinci chlorati 10,0
Aquae destillatae 10,0.
D. cum penicillio. S. Äußerlich zu Händen des Arztes. — Zur Ätzung von spitzen Kondylomen.

Vergiftung durch Zinkchlorid siehe Zincum aceticum, Nr. 602.

Größte Einzelgabe —. Größte Tagesgabe —.

Zincum muriaticum — Zincum chloratum.

Zincum oxydatum. Zincum oxydatum, Nr. 604.
Zincum oxydatum crudum, Nr. 605.

604. *Zincum oxydatum* — *Zinkoxyd.*

Zincum oxydatum purum oder album. Zinkweiß.

Arzneitaxe: 10,0 = 10 Pf.

Handverkauf: 15,0 = 10 Pf.; 100,0 = 40 Pf.

Zartes weißes amorphes Pulver, mit einem Stich ins Gelbliche. In der Hitze wird es gelb.

Unlöslich in Wasser. Löslich in verdünnter Essigsäure. In 10 Teilen verdünnter Essigsäure soll es sich lösen ohne Aufbrausen.

Aufzubewahren in wohlverschlossenen Glasgefäßen, Stöpsel eingerieben mit gelbem Vaselin, gegen Luft und Feuchtigkeit.

ZnO. — 100 Teile enthalten 80,3 Zn; 19,7 O.

Äußerlich. Als austrocknendes Streupulver auf Geschwürsflächen, Ekzeme, Intertrigo, Fissura ani, wunde Brustwarzen. Mit Magnesium carbonicum āā. Mit Amylum oder Talcum. 1 zu 2—5 Amylum oder Talcum. Anders: zu Pudern 5—10 %.

Zu Pasten, Salben 1 zu 2—5. Anders: 1—5 zu 10.

Zu Zinkleimen 1 zu 3—5. Vgl. Gelatina alba, Nr. 235.

Zu Linimenten.

Zu Augensalben 0,5—2,0 auf 10,0.

Zu Hautseifen 10 %, bei stark sezernierenden Hautkrankheiten.

Innerlich. Als Antispasmodicum. Für Kinder 0,05—0,1 pro dosi in Pulvern. Anders: Für Kinder 0,005—0,02—0,05. — Für Erwachsene 0,1—0,5 pro dosi, täglich mehrmals. Pulver, Pillen, Boli, Schüttelmixtur. Bei Konvulsionen von Kindern, Epilepsie, Chorea, Pertussis, Gastralgie, zur Verminderung der Reflexreizbarkeit der Nervenzentren. Unsicher.

Bei tuberkulösen Durchfällen Erwachsener. 0,1 pro dosi, täglich mehrmals. Bei Sommerdiarrhoe der Kinder 0,05 pro dosi, täglich mehrmals. In Dünndarmkapseln.

Besser verträglich ist Haemolum zincatum = Zinkhämol, nicht offizinell, bei chronischer Diarrhoe und kleinen Blutungen im Darmkanal. Dunkelbraunes Pulver, unlöslich im Magen. 0,1—0,5, täglich 3 mal in Pulvern oder Pastillen. Kann wochenlang gegeben werden.

Lassar'sche Paste.

711. ℞ Zinci oxydati 10,0
Amyli Tritici 10,0
Vaselini 20,0 (oder Unguenti Paraffini 20,0).
M. f. Unguentum. D. S. Äußerlich. Messerrückendick auf Leinen zu streichen. — Bei Impetigo.

LASSAR'sche Salizylpaste siehe unter Nr. 26, Acidum salicylicum, 268. ℞.

Salizyl-Schwefel-Zinkpaste siehe unter Nr. 117, Chrysarobinum, 321. ℞.

Pulvis exsiccans siehe unter Nr. 605, Zincum oxydatum crudum, 712. ℞ (Berliner F. M.)

1065. ℞ Zinci oxydati 10,0
Amyli Tritici 90,0.
M. f. Pulvis. D. S. Äußerlich. Streupulver. — Bei Intertrigo.

Vergiftung durch Zink siehe Zincum aceticum, Nr. 602.

Größte Einzelgabe 0,2. Größte Tagesgabe 1,0.

605. *Zincum oxydatum crudum* — *Rohes Zinkoxyd.*

Zincum oxydatum crudum venale, käufliches Zinkoxyd. Cadmia. Flores Zinci. Lana philosophica. Nihilum album. Nix alba. Die Handelssorte „Schneeweiß, Grünsiegel" ist bleifrei.

Arzneitaxe: pro usu externo 10,0 = 5 Pf.; 100,0 = 20 Pf.

Handverkauf: 40,0 = 10 Pf.; 100,0 = 15 Pf.; 500,0 = 60 Pf. — Nihilum album praeparatum 30,0 = 10 Pf.; 100,0 = 25 Pf.; 500,0 = 80 Pf.

Zartes, amorphes weißes Pulver. Es wird in der Hitze gelb.

Unlöslich in Wasser. Löslich in verdünnter Essigsäure ohne Aufbrausen.

Nicht zu innerlichem Gebrauche zu verwenden.

Aufzubewahren trocken in gutschließenden Gefäßen oder Blechkästen.

Äußerlich. Als mildes Adstringens und Antisepticum in Salben.

Als Streupulver.

Zinkpflastermull. Zinkleim (UNNA).

Als Leimbinde, Colligamen (DIETERICH).

33. ℞ Pasta salicylica (Berliner F. M.) siehe unter Nr. 26. Acidum salicylicum.

Pulvis exsiccans:

712. ℞ (Berliner F. M.)
Zinci oxydati pro usu externo 25,0
Amyli 25,0.
M. f. Pulvis. D. S. Äußerlich. Streupulver. — 1 Dosis = 43 Pf.; ½ Dosis = 37 Pf. — Gegen Prurigo.

Pasta Zinci:

713. ℞ (Berliner F. M.)
Zinci oxydati pro usu externo 12,5
Amyli Tritici 12,5
Vaselini americani ad 50,0.
M. D. S. Äußerlich. — 1 Dosis = 70 Pf.; ½ Dosis = 62 Pf.

Unguentum Wilsonii:

714. ℞ (Berliner F. M.)
Zinci oxydati pro usu externo 5,0
Adipis benzoati ad 50,0.
M. f. Unguentum. D. S. Äußerlich. — 1 Dosis = 90 Pf.; ½ Dosis = 68 Pf.

Oleum Zinci:

715. ℞ (Berliner F. M.)
Zinci oxydati pro usu externo 25,0
Olei Olivarum 25,0.
M. D. S. Äußerlich. — 1 Dosis = 56 Pf.; ½ Dosis = 44 Pf.

Pasta aseptica:

716. ℞ (Berliner F. M.)
Acidi salicylici 0,5
Acidi borici pulverati 5,0
Zinci oxydati pro usu externo 10,0
Vaselini americani ad 50,0
M. D. S. Äußerlich. — 1 Dosis = 78 Pf.; ½ Dosis = 69 Pf.

Lassar'sche Zinkpaste:

739. ℞ Zinci oxydati crudi 25,0
Amyli Tritici 25,0
Acidi salicyli 2,0
Unguenti Paraffini 48,0.
M. f. Pasta. D. ad ollam.
S. Äußerlich. — Bei Acne rosacea. In der Pasta bildet sich Zincum salicylicum.

740. ℞ Zinci oxydati crudi 50,0
Olei Olivarum 50,0
M. f. Pasta. D. ad ollam.
S. Äußerlich. Täglich 3mal auflegen. — Bei Ekzem, Intertrigo. Auch für Kinder. Vgl. oben 715. ℞ Oleum Zinci.

Zu Unguentum Zinci, Nr. 592.

Vergiftung durch Zink siehe Zincum aceticum, Nr. 602.

Größte Einzelgabe —. Größte Tagesgabe —.

Zincum oxydatum venale — Zincum oxydatum crudum.

Zincum oxydatum via humida paratum — Zincum oxydatum.

Zincum sulfocarbolicum. Nicht offizinell. Arzneitaxe: 10,0 = 10 Pf. Handverkaufstaxe: 10,0 = 10 Pf.

Injectio mitis.

723. ℞ (Berliner F. M.)
Solutionem Zinci sulfocarbolici 0,5 ad 200,0.
D. S. Äußerlich. — 1 Dosis = 45 Pf.; ½ Dosis = 40 Pf.

606. *Zincum sulfuricum* — *Zinksulfat.*

Zincum sulfuricum purum. Schwefelsaures Zinkoxyd. Reiner weißer Vitriol.

Arzneitaxe: 10,0 = 5 Pf.; 100,0 = 20 Pf.; pulveratum 10,0 = 5 Pf.; 100,0 = 45 Pf. (crudum grosso modo pulveratum 100,0 = 20 Pf.; 200,0 = 30 Pf.).

Handverkauf: 30,0 = 10 Pf.; 100,0 = 20 Pf.; 500,0 = 60 Pf. (crudum 100,0 = 10 Pf.; 500,0 = 40 Pf.). Zum äußerlichen Gebrauche in den Apotheken im Handverkauf abzugeben.

Drogisten verboten.

Farblose Kristalle. Verwittern langsam in trockener Luft.

Löslich in 0,6 Teilen Wasser. Die Lösung (1 = 10) reagiert sauer, und schmeckt scharf. — Unlöslich in Weingeist. — Schüttelt man 2 Gramm Zinksulfat mit 10 ccm Weingeist, und filtriert nach 10 Minuten, und verdünnt mit 10 ccm Wasser, so soll die Flüssigkeit blaues Lackmuspapier nicht verändern.

Vorsichtig aufzubewahren. (In luftdicht verschlossenen Gefäßen, gegen Verwitterung.)

$ZnSO_4 + 7 H_2O$. — 100 Teile enthalten 56,16 $ZnSO_4$.
Nicht mit Gerbsäurelösungen. Nicht mit Plumbum aceticum und anderen Bleisalzen, Baryumsalzen, Calciumsalzen.

Wirkt örtlich { in schwachen Dosen als Adstringens.
in stärkeren Dosen als Irritans.
in Substanz leicht ätzend.

Äußerlich. Zu Ätzungen als Stift.
Als Adstringens. Zu Augenwassern 0,5 auf 200,0. Anders: 0,2 auf 100,0.
Zu Augentropfen 0,1—0,2 auf 20,0. Anders: 0,1—0,2 auf 10,0. Bei Conjunctivitis.
Zu Augensalben 1 zu 10—20. Anders: Als Salbe 1 zu 10 Fett.
Zu Pinselungen bei Stomatitis 1,0 ad 20,0 Aqua destillata, täglich 2—3 mal.
Als Schnupfpulver gegen Nasenbluten rein.
Zu Waschungen gegen Jucken 3 %.
Zu Injektionen in die Urethra 0,2—0,5 %. Bei Gonorrhoe, Fluor albus, Vaginalkatarrh, Vulvovaginitis. Anders: 1 % Lösung. Anders: in Urethra 1 ‰—1 % Lösung, in Vagina 5 ‰—2 % Lösung.
Zu Gargarismen 0,1 auf 100,0.
Zur Inhalation 1 ‰—1 % Lösung.

Innerlich. Wirkt im Magen Erbrechen auch in schwachen Dosen, 0,1 bis 0,2 auf 100,0 Wasser. Anders: 0,006—0,06. Anders: 0,3—1,0 geteilt in Pulvern, Pillen, Lösung. — Ist weniger giftig als Cuprum sulfuricum; aber als Emeticum nicht mehr gebräuchlich.

458. ℞ (Berliner F. M.) Unguentum contra Decubitum siehe unter Nr. 398, Plumbum aceticum.

717. ℞ Zinci sulfurici 1,0.
Aqua destillatae ad 100,0.
M. D. S. Äußerlich nach Bericht. — Bei Katarrh der Vagina, Gonorrhoe. Vgl. unten 722. ℞.

Injectio simplex:

718. ℞ (Berliner F. M.)
Solutionem Zinci sulfurici 0,5 ad 200,0.
D. S. Äußerlich. — 1 Dosis = 45 Pf.; 1/2 Dosis = 40 Pf.

Injectio composita:

719. ℞ (Berliner F. M.)
Zinci sulfurici 1,0
Plumbi acetici 1,0
Aquae destillatae ad 200,0.
D. S. Äußerlich. — 1 Dosis = 55 Pf.; 1/2 Dosis = 50.

Bell'sche oder Ricord'sche Einspritzung gegen Urethritis chronica, Nachtripper (vgl. 719. ℞):

720. ℞ Zinci sulfurici 1,0
Plumbi acetici 1,0. (Vgl. größte Tagesgabe 0,3).
Aquae destillatae ad 150,0.
M. D. S. Schüttelmixtur. Äußerlich nach Bericht. — Bei Mischen entsteht unlösliches schwefelsaures Blei, in Lösung bleibt essigsaures Zink. Vgl. folgendes 1066. ℞.

Collyrium adstringens luteum = HORST'sches Augenwasser (früher offizinell):

721. ℞ Ammonii chlorati 0,5
Zinci sulfurici 1,25
Solve in Aquae destillatae 200,0
Adde Camphorae 0,4
solutae in Spiritus diluti 20,0
Croci 01.
Digere per 24 horas, saepius agitando; filtra.
S. Äußerlich. Morgens und Mittags einzuträufeln. — Bei späteren Stadien von Conjunctivitis, chronischem Bindehautkatarrh.

722. ℞ Zinci sulfurici 1,0.
Aquae destillatae ad 200,0.
M. D. S. Äußerlich nach Bericht. — Bei Gonorrhoe, zur Einspritzung täglich 3 mal. — Vgl. oben 717. ℞.

1066. ℞ Zinci sulfurici 1,0
Plumbi acetici 1,0
Aquae destillatae ad 150,0
Tincturae Catechu 3,0—5,0.
Es entsteht noch ein Niederschlag von katechugerbsaurem Zink.

1067. ℞ Zinci sulfurici 0,1—0,2.
Aquae destillatae 10,0.
Adstringierendes Augenmittel bei chronischem Bindehautkatarrh. Morgens und Mittags einzuträufeln.

Vergiftungssymptome. Schleimhaut des Mundes weiß oder blutig, runzelig, Salivation, Metallgeschmack, Erbrechen weiß, später blutig. Leibschmerzen, Durchfall kaffeebraun, blutig. Kalter Schweiß, Schwindel, Schwäche, Kollaps. Wadenkrämpfe.

Antidota. Magenspülung. Eiweiß, Milch, schleimige Getränke. Keine feste Speise. Magnesia usta. Acidum tannicum. Tinctura Gallarum. Natrium bicarbonicum als Pulver oder in kohlensaurem Wasser. Kalium carbonicum in Lösung. Opium.

Größte Einzelgabe 0,06. Größte Tagesgabe 0,3.

Größte Einzelgabe 1,0 (ad u um emeticum). (Keine größte Tagesgabe.)

Zingiber. Rhizoma Zingiberis, Nr. 439. Tinctura Zingiberis, Nr. 565. | (Sirupus Zingiberis fehlt).

Zinkacetat — Zincum aceticum.
Zinkblumen — Zincum oxydatum crudum.
Zinkbutter — Zincum chloratum.
Zinkchlorid — Zincum chloratum.
Zinkleim siehe unter Gelatina alba, Nr. 235.
Zinkoxyd — Zincum oxydatum.
Zinkoxyd, essigsaures — Zincum aceticum.
Zinkoxyd, käufliches — Zincum oxydatum crudum.
Zinkoxyd, reines — Zincum oxydatum.
Zinkoxyd, rohes — Zincum oxydatum crudum.
Zinkoxyd, schwefelsaures — Zincum sulfuricum.
Zinksalbe — Unguentum Zinci.
Zinksulfat — Zincum sulfuricum.
Zinkvitriol, reiner — Zincum sulfuricum.
Zinkweiß — Zincum oxydatum crudum.
Zinnober = Quecksilbersulfid.
Zitwer ist ein Name für zwei verschiedene Dinge, nämlich von
Artemisia Cina und
Curcuma Zedoaria:
{**Zitwerblüten** — Flores Cinae.
{**Zitwersamen** — Flores Cinae.
{**Zitwerwurzel** — Rhizoma Zedoariae.
Zottenblumenblätter — Folia Trifolii fibrini.
Zucker — Saccharum. (Rohrzucker, Runkelrübenzucker, ($C_{12}H_{22}O_{11}$).
Zucker, Trauben-, siehe Traubenzucker ($C_6H_{12}O_6$).
Zucker, weißer — Saccharum.
Zucker, Milch- — Saccharum Lactis.
Zucker, Öl- — Elaeosacchara.
Zuckerhaltiges Ferrocarbonat — Ferrum carbonicum saccharatum.
Zuckerkalk = Calcaria usta + Saccharum. Gegen Vergiftung mit Oxalsäure, saurem oxalsaurem Kalium = Kleesalz, Karbolsäure. Vgl. Nr. 93, Calcaria usta und 870. ℞ ebendaselbst.
Zuckerplätzchen — Rotulae Sacchari.
Zuckerpräparate wirken alle abführend und expectorierend.
Zuckersirup, auch einfacher Sirup — Sirupus simplex.
Zugpflaster — Emplastrum Cantharidum perpetuum.
Zugpflaster, gelbes, auch zusammengesetztes — Emplastrum Lithargyri compositum.
Zusammengesetzte Aloëtinktur — Tinctura Aloës composita.
Zusammengesetzte Chinatinktur — Tinctura Chinae composita.
Zusammengesetzter Angelikaspiritus — Spiritus Angelicae compositus.
Zusammengesetztes Gummipulver — Pulvis gummosus.
Zusammengesetztes Rhabarberextrakt — Extractum Rheï compositum.

Die Maximaldosen.

I

Größte Einzelgaben.

Memorier-Verse.

0,001

1 Milligramm.

1) ***Atropinum sulfuricum*** — *erweitert die Pupillen.*
2) ***Homatropinum hydrobromicum*** — *erweitert die Pupillen.*
3) ***Scopolaminum hydrobromicum,*** *früher* ***Hyoscinum hydrobromicum,*** *ein Ersatz für Atropin.*
4) ***Physostigminum salicylicum*** — *verengert die Pupillen.*
   (*Physostigminum sulfuricum ist nur für die Tierheilkunde.*)
5) ***Phosphorus.***

Ein Milligramm für Atropin
Und ebenso Homatropin
Sowohl, als auch Scopolamin,
Doch ebenfalls Physostigmin.
Ein Milligramm für Phosphor auch —
Ein Milligramm ist im Gebrauch.

0,005

5 Milligramm.

1) ***Veratrinum.***
2) ***Acidum arsenicosum.***

Fünf Milligramm fand Veratrin
In Salben Platz bei Neuralgien,
Jetzt wird's verdrängt durch Cocaïn.

Fünf Milligramm Arsen bei Anämie'n,
Bei Dyspepsie'n, bei Kachexie'n
Ist fast moderne Wundermedizin.

0,01

10 Milligramm = 1 Zentigramm.

Strychninum nitricum.

Wo Chloroform, Chloralhydrat
Statt nützlich sein, vergiften tat,
Stimmt solchen jähen Zufall um
Zehn Milligramm Strychninum nitricum.

0,02

20 Milligramm = 2 Zentigramm.

1) ***Hydrargyrum bichloratum.***
2) „ ***bijodatum.***
3) „ ***cyanatum.***
4) „ ***oxydatum.***
5) „ „ ***via humida paratum.***
6) ***Hydrargyrum salicylicum.***
7) ***Apomorphinum hydrochloricum.***
8) ***Pilocarpinum hydrochloricum.***
9) ***Jodum.***

Das Hydrargyrum heilt ja zwar dich,
Je zwanzig Milligramm, doch wahr' dich!
Hydrargyrum bichloratum,
Hydrargyrum bijodatum,
Hydrargyrum cyanatum,
Hydrargyrum oxydatum,
Hydrargyrum oxydatum
via humida paratum.
Endlich für das Arbeitspublicum
Hydrargyrum salicylicum.

Zu allen diesen Antiluetica
Kommen noch als hydrochlorica
Ein Emeticum
Und ein Diaphoreticum:
Apomorphin zwingt zum Vomiren,
Pilocarpin zum Transpiriren,
Und hiervon sind auch zum Kurieren
Je zwanzig Milligramm Gebot.
Und ganz dasselbe auch von Jod.

0,03

30 Milligramm = 3 Zentigramm.

1) ***Argentum nitricum.***
2) ***Morphinum hydrochloricum.***
3) ***Hydrastininum hydrochloricum.***

Argentum nitricum verarzte dreist,
Obwohl es Höllenstein auch heißt.
Je dreissig Milligramm erweisen sich
Als nützlich äußerlich und innerlich,
Äußerlich bei Gonorrhoe,
Innerlich bei Diarrhoe.

Viel Schmerzen bringet meuchlings um
Morphinum hydrochloricum,
Und das Morphin benutzt man fleißig,
Und gibt der Milligramme dreißig.

An dreißig denk beim Haemostaticum
Hydrastininum hydrochloricum.
Es tut beim Uterus der Blutung Zwang,
Die nicht mit Partus in Zusammenhang.

0,05

50 Milligramm = 5 Zentigramm.

1) ***Cantharides.***
2) ***Cocaïnum hydrochloricum.***
3) ***Oleum Crotonis.***
4) ***Extractum Colocynthidis.***
5) ***Extractum Belladonnae.***
6) ***Extractum Strychni.***

50 = lateinisch L. Deshalb lauter Reime auf l, und zwar auf al.

Die Canthariden sind fatal,
Doch ziehen tun sie allemal.
Auch Cocaïn wirkt allemal,
Jedoch nur kurz und nur lokal.

Das Crotonöl wirkt drastisch radikal,
Doch ätzt auch Haut und Darmkanal,
Und ihm ist rücksichtlich der Mittelwahl
Extractum Colocynthidis aequal.

Extractum Belladonnae blickt nicht fahl,
Doch braun und lindert Krampf und Qual.
Extractum Strychni schmeckt nicht schal,
Es schmeckt sehr bitter allzumal.

0,1

100 Milligramm = 1 Dezigramm.

1) ***Codeïnum phosphoricum,*** *Ersatzmittel für Morphin, namentlich gegen Husten.*
2) ***Agaricinum.***
3) ***Santoninum.***
4) ***Semen Strychni.***
5) ***Tubera Aconiti.***
6) ***Plumbum aceticum.***
7) ***Acidum carbolicum.***
8) ***Extractum Hyoscyami.***
9) ***Herba Lobeliae.***
10) ***Podophyllinum.***

100 = lateinisch centum. Darnach sind lauter Reime gewählt auf „um", und zwar stehen Mittel und Reim in Einer Zeile.

Kodeïn kommt nächst Morphinum,
Nachtschweiß nimmt Agaricinum,
Ascariden Santoninum,
Semen Strychni schwankt zu sehr herum,
Und so auch der Gehalt der Aconiti tuberum,
Als Adstringens paßt lokal Plumbum aceticum,
Und als Desinficiens Acidum carbolicum.
Extractum Hyoscyami bringt Neuralgie und Husten um.
Lobelienkraut ist ein Antiasthmaticum,
Podophyllinum ein Laxans und Drasticum.

0,15

150 Milligramm = 15 Zentigramm = $1^1/_2$ Dezigramm.

1) ***Opium.***
2) ***Extractum Opii.***

Opium und sein Extrakt
Operieren sehr exakt
Hundertfunfzig Milligramm
Opium hilft auf den Damm.

0,2

200 Milligramm = 2 Dezigramm.

1) ***Tartarus stibiatus, Brechweinstein.***
2) ***Folia Digitalis.***
3) ***Folia Belladonnae.***
4) ***Folia Stramonii.***
5) ***Herba Conii, Schierling.***
6) ***Tinctura Jodi.***
7) ***Jodoformium.***

Zur Kennzeichnung der zweihundert sind gewählt w und Reim auf „nd", und zwar „and" oder anderer gleichklingender Endlaut.

Brechweinstein, das liegt auf der Hand,
Wird als Emeticum verwandt.

Benutzt man Digitalisblätter mit Verstand,
Wird oft das Herz wie umgewandt.

Schon mancher Asthma-Anfall, wie bekannt,
Nach Belladonna- und Stramonium-Blättern schwand.

Das Schierlingskraut ist wohlbekannt,
Doch Vorsicht weist es von der Hand.

Tinctura Jodi wird als Hautreiz angewandt;
Das Jodoform man riecht durch jegliches Gewand.

0,3

300 Milligramm = 3 Dezigramm.

1) ***Fructus Colocynthidis.***
2) ***Gutti.***

Die Koloquinthenfrucht wird noch geführt,
Die schon aus alter Zeit als **Drasticum** herrührt,
Dreihundert Milligramm als Dosis ihr gebührt;
Mit Gutti wird auch selten abgeführt.

0,4

400 Milligramm = 4 Dezigramm.

Herba Hyoscyami, Bilsenkrautblätter.

Das Bilsenkraut verharrt gefährtenlos allein
Mit den vierhundert Milligrammen sein.

0,5

500 Milligramm = 5 Dezigramm = $^1/_2$ Gramm.

1) ***Tinctura Aconiti.***
2) ***Tinctura Cantharidum.***
3) ***Tintura Strophanthi.***
4) ***Liquor Kalii arsenicosi, Solutio Fowleri.***
5) ***Kreosotum.***
6) ***Acetanilidum, Antifebrin.***
7) ***Bromoformium.***
8) ***Chloroformium.***
9) ***Coffeïnum.***

500 = lateinisch D. Deshalb lauter Reime auf „d", und zwar „iden" oder „ieden".

Wie so manches Medium gerne wird gemieden.
So ist Akonittinktur dieses Los beschieden.
Ebenso steht's mit Tinktur von den Cantharіden.
Von Strophanthus-Samen wirkt die Tinktur verschieden.
Liquor Fowleri ist oft förderlich entschieden,
Ebenso das Kreosot bei Phthise, der perfiden.

Acetanilidum stellt Fieber oft zufrieden,
Und Pertussis Bromoform etwas unentschieden.
Reines Chloroform verschafft vor viel Marter Frieden.
Coffeïnum hilft vielleicht Herzensinvaliden.

1,0
1 Gramm.

1) ***Cuprum sulfuricum.***
2) ***Zincum sulfuricum.***
3) ***Phenacetinum.***
4) ***Tinctura Lobeliae.***
5) ***Tinctura Colocynthidis.***
6) ***Tinctura Strychni.***
7) ***Theobrominum natrio-salicylicum.***
8) ***Coffeïno-Natrium salicylicum.***

Theobromin ist **Dimethyl**-Xanthin.
Coffeïn ist **Trimethyl**-Xanthin.

Bei allen Maximaldosen von einem vollen Gramm und darüber sind bekannte Melodien zu Grunde gelegt. Also keine Verwechselung mit Bruchteilen eines Grammes.

Melodie: Heil dir im Siegerkranz.

Cuprum sulfuricum,
Zincum sulfuricum,
Phenacetin;
Ferner Tinktur ist da:
Die von Lobelia.
Von Koloquinthen auch,
Und mit Strychnin;

Ferner Theobromin
Und dazu Coffeïn,
Von gleichem Stamm,
Beiderlei Präparat
Als ein Salicylat,
Beide mit Natrium —
Haben **Ein Gramm.**

1,5
$1^1/_2$ Gramm.

1) ***Tinctura Opii crocata.***
2) ***Tinctura Opii simplex.***
3) ***Pulvis Ipecacuanhae opiatus, Dover'sches Pulver.***
4) ***Tinctura Digitalis.***

Melodie: O wonnevolle Jugendzeit.

Die Safrandame sprach wie nie
Erregt zu Fräulein Simpel:
Ich liebe Pulvis Doveri,
Du aber bist ein Gimpel!

Doch Fräulein Simpel sprach: Weshalb?
Du hast ja auch nur **anderthalb!**
Doch dir ist nichts aequalis,
Tinctura Digitalis!

2,0
2 Gramm.

1) ***Aqua Amygdalarum amararum.***
2) ***Vinum Colchici.***
3) ***Tinctura Colchici.***
4) ***Sulfonalum.***
5) ***Methylsulfonalum.***

Melodie: Preisend mit viel schönen Reden.

Preisend ihre edlen Nasser,
Ihre Heilkraft und Natur,
Saßen Bittermandelwasser,
Colchicum-Wein und -Tinktur.

Doch die Sulfonale lachen:
Ist das nicht Windbeutelei?
Wir vermögen Schlaf zu machen,
Und wir gelten auch für **zwei!**

3,0

3 Gramm.

Chloralum hydratum.

Mel.: Ich weiß nicht, was soll es bedeuten.

Wo unerträgliche Schmerzen,
Wo Krämpfe sind rabiat,
Dort hilft in schleimiger Lösung
Drei Gramm Chloralhydrat.

4,0

4 Gramm.

1) ***Amylenum hydratum.***
2) ***Chloralum formamidatum.***

Melodie: Schlaf, Herzenssöhnchen.

Vier Gramm verschreib' Amylenumhydrat,
Vier Gramm Chloralumformamidat,
Erstes zu nehmen in Bier oder Wein,
Letztes in salzsaures Wasser hinein.

5,0

5 Gramm.

Paraldehydum.

Melodie: Schlaf, Kindchen, schlaf.

Paraldehyd!
Fünf Gramme teile mit!
Fürs Herz soll es nicht schädlich sein.
Für länger tritt Gewohnheit ein.
Paraldehyd!

II

Größte Tagesgaben.

Die größte Tagesdosis beträgt immer das Dreifache der größten Einzeldosis, mit wenigen Ausnahmen. Man braucht also nur diese Ausnahmen zu merken, und im übrigen hat man nur nötig, die einfache Maximaldosis mit 3 zu multiplizieren, um die Maximaldosis pro die zu bekommen. Die wenigen Ausnahmen aber sind folgende.

1) solche, bei denen die Multiplikation nach oben abgerundet wird,
2) solche, bei denen eine andere Multiplikation als mit 3 eintritt.
3) solche, bei denen es überhaupt keine größte Dosis pro die gibt.

1

Ausnahmen, bei denen die Multiplikation nach oben abgerundet wird.

Dies Abrunden ist der Fall bei folgenden Arzneimitteln, welche zuerst aufgeführt werden, um dann am Schluß zu sagen, wie einfach sie zu merken sind.

	pro dosi pro die
Argentum nitricum	0,03—0,1.
Extractum Opii	0,15—0,5.
Fructus Colocynthidis	0,3 —1,0.
Gutti	0,3 —1,0.
Hydrastininum hydrochloricum . .	0,03—0,1.
Morphinum hydrochloricum	0,03—0,1.
Opium	0,15—0,5.
Pulvis Ipecacuanhae opiatus . . .	1,5 —5,0.
Tinctura Digitalis	1,5 —5,0.
Tinctura Opii crocata	1,5 —5,0.
Tinctura Opii simplex	1,5 —5,0.

Also alle Medikamente, bei denen die Multiplikation mit 3 eine 9 ergeben würde, haben statt dessen 10 bekommen, und wo die Multiplikation 45 ergeben würde, ist statt dessen 50 gesetzt.

2

Ausnahmen, bei denen eine andere Multiplikation als mit 3 eintritt, nämlich 2 oder 5 oder 6.

Multiplikation mit 2:

Amylenum hydratum.
Chloralum formamidatum.
Chloralum hydratum.
Methylsulfonalum.
Paraldehydum.
Sulfonalum.

Pilocarpinum hydrochloricum.

Also alle Schlafmittel 2 mal. Man schläft gewöhnlich nur nachts, ungewöhnlich auch am Tage, also 2 mal höchstens. Und so ähnlich kann man's sich merken betreffs des Schwitzens bei Pilocarpin.

Multiplikation mit 2 haben ferner alle Strychninpräparate:

Extractum Strychni.
Semen Strychni.
Strychninum nitricum.
Tinctura Strychni.

Einzelne Ausnahmen für sich sind:

Multiplikation mit 5:

Folia Digitalis.

Multiplikation mit 6:

Theobrominum natrio-salicylicum.

3

Ausnahmen, bei denen es überhaupt **keine** größte Dosis pro die gibt:

Agaricinum — nimmt phthisischen **Nachtschweiß**, also bloß 1 mal täglich.

Cuprum sulfuricum, Zincum sulfuricum } zum Ätzen und Brechen, deshalb bloß 1 mal täglich.

Hydrargyrum salicylicum — zur Syphiliskur 1 mal täglich, ähnlich wie bei der Schmierkur nur 1 mal täglich geschmiert wird.

Krankheitsregister mit Rezeptverzeichnis

zugleich Index über die Formulae magistrales Berolinenses (Berliner F. M.) und andere bekannte und häufiger vorkommende Rezepte.

Dyspepsia acida.
Alkalische Säuerlinge siehe Stomachika.

Dyspepsie, chronische, siehe Catarrhus ventriculi chronicus.

Dyspepsie mit Durchfällen.
Erdige Mineralquellen.

Eclampsia.
443. ℞. Pilocarpinum hydrochloricum.

Eclampsia infantum.
903. ℞. Chloralum hydratum.

Eclampsia infantum reflectoria.
905. ℞. Hydrargyrum chloratum.

Eclampsia parturientium.
902. ℞. Morphinum hydrochloricum.

Ecthyma siehe Impetigo.

Eczem siehe Ekzema.

Einreibungen, hautreizende.
559. ℞. Spiritus Formicarum.

Einreibungen, nervenstärkende.
553. ℞. Spiritus Angelicae compositus.

Eklampsie siehe Eclampsie.

Ekthyma siehe Impetigo.

Ekzema.
31. ℞, 32. ℞, 33. ℞, 268. ℞, 760. ℞. Acidum salicylicum.
63. ℞. Ammonium sulfo-ichthyolicum.
77. ℞. Aqua Calcariae.
319. ℞. Emplastrum Lithargyri.
346. ℞. Lycopodium.
355. ℞. Mentholum.
410. ℞. Oleum Rusci
433. ℞. Phenylum salicylicum.
741. ℞. Plumbum aceticum.
581. ℞. Sulfur praecipitatum.
590. ℞. Talcum
683. ℞. Unguentum Hydrargyri album.
740. ℞. Zincum oxydatum crudum.

Ekzema artificiale.
510. ℞. Resorcinum.

Ekzema chronicum.
267. ℞. Emplastrum saponatum.
339. ℞. Liquor Kalii arsenicosi.
453. ℞ u. 454. ℞. Pix liquida.
678. ℞. Unguentum diachylon.

Ekzema an der Kopfhaut.
724. ℞. Hydrargyrum sulfuratum rubrum.

Ekzema marginatum.
151. ℞, 152. ℞, 153. ℞. Chrysarobinum.

Ekzema squamosum.
453. ℞. Pix liquida.

Emetika.
72. ℞. Apomorphinum hydrochloricum.
599. ℞. Tartarus stibiatus.
702. ℞ u. 703. ℞. Vinum Ipecacuanhae.
705. ℞. Vinum stibiatum.

Emmenagoga.
987. ℞. Extractum Aloës. Vgl. Menstruation.

Emphysema pulmonum.
906. ℞. Kalium jodatum.

Emulsio Amygdalarum (Berliner F.M.).
64. ℞. Amygdalae dulces.

Emulsio communis seu Papaveris (Berliner F. M.).
1056. ℞. Semen Papaveris.

Emulsio ricinosa (Berliner F. M.).
407. ℞. Oleum Ricini.

Endocarditis acuta.
907. ℞ u. 908. ℞. Folia Digitalis.

Endocarditis chronica siehe Herzfehler.

Endocarditis verucosa siehe Endocarditis acuta.

Endometritis acuta.
909. ℞. Morphinum hydrochloricum.

Endometritis chronica.
217. ℞. Extractum Hydrastis fluidum.

Englische Krankheit siehe Rachitis.

Enterischer Typhus siehe Typhus abdominalis.

Enteritis.
369. ℞. Mucilago Gummi arabici.

Enteritis catarrhalis siehe Catarrhus intestini.

Enteritis follicularis.
763. ℞. Acidum tannicum.
781. ℞. Alumen.
808. ℞. Extractum Belladonnae.

Enterocatarrh siehe Catarrhus intestini.

Enthaarungsmittel.
164. ℞. Collodium elasticum.

Enuresis nocturna.
810. ℞. Extractum Belladonnae.
782. ℞. Pyrazolonum phenyldimethylicum.

Ephelides siehe Sommersprossen.

Epididymitis.
295. ℞. Jodum.

Mixtura nervina (Berliner F. M.).
299. ℞. Kalium bromatum.

Mixtura nitrica (Berliner F. M.).
307. ℞. Kalium nitricum.

Mixtura Pepsini (Berliner F. M.).
428. ℞. Pepsinum.

Mixtura solvens (Berliner F. M.).
61. ℞. Ammonium chloratum.

Mixtura solvens stibiata (Berliner F. M.).
600. ℞. Tartarus stibiatus.

Mixtura vinosa (Berliner F. M.).
628. ℞. Tinctura Chinae composita.

Mollinum siehe dieses, 1038. ℞ u. 1039 ℞.

Morbilli.
942. ℞. Flores Sambuci.
943. ℞. Flores Filiae.

Morbus Basedowii.
423. ℞ u. 425. ℞. Als Schlafmittel Paraldehydum.
577. ℞. Sulfonalum.

Morbus Brightii = Nierenentzündung siehe Nephritis.

Morbus Brightii der Kinder.
827. ℞ u. 828. ℞. Liquor Kalii acetici.

Morphinismus siehe Vergiftung durch Morphin.

Morpiones = Pediculi pubis, siehe Filzläuse.

Moskitostiche.
332. ℞. Liquor Ammonii caustici.

Mückenstiche.
332 ℞. Liquor Ammonii caustici.

Mumps = Parotitis epidemica.
944. ℞. Gossypium depuratum.

Mundfäule = Stomakace = Stomatitis ulcerosa, siehe diese.

Mundschleimhaut, katarrhalische Entzündung, siehe Stomatitis catarrhalis.

Mundwasser.
556. ℞. Spiritus Cochleariae.
610. ℞. Thymolum.
647. ℞. Tinctura Myrrhae.
744. ℞. Acetum. — Siehe auch Mundwässer im Arzneibuch.

Muskelrheumatismus.
897. ℞. Linimentum ammoniato-camphoratum.
898. ℞. Linimentum ammoniatum.
899. ℞. Linimentum saponato-camphoratum.
395. ℞ u. 396. ℞. Oleum Chloroformii.
435. ℞. Phenylum salicylicum.
555. ℞. Spiritus camphoratus.
560. ℞. Spiritus Formicarum.

Muskelschmerzen.
1054. ℞. Salophenum. Vgl. Muskelrheumatismus.

Mutterblutungen siehe Gebärmutterblutungen.

Myalgia siehe Muskelrheumatismus.

Mycosis intestinalis siehe Anthrax.

Mydriatika.
91. ℞. Atropinum sulfuricum.
270. ℞. Homatropinum hydrobromicum.
527. ℞. Scopolaminum hydrobromicum.

Myocarditis vgl. Endocarditis.

Myome, submucöse.
286. ℞. Hydrastininum hydrochloricum.

Myringitis = Entzündung des Trommelfells vgl. Otitis.

Myxoedem.
950. ℞ u. 951. ℞. Thyreoïdeapräparate.

Nabelentzündung = Omphalitis.
695. ℞. Unguentum Zinci.

Nachgeburtsperiode.
528. ℞. Secale cornutum.

Nachtripper.
720. ℞. Zincum sulfuricum.

Nachtschweiße der Phthisiker siehe Schweiße.

Nase, rote.
585. ℞. Sulfur sublimatum.

Nasenbluten.
910. ℞. Acidum tannicum.

Nasenekzem.
284. ℞. Hydrargyrum praecipitatum album.

Nasen-Rachen-Katarrh siehe Catarrhus pharyngis.

Nässende Flächen.
268. ℞. Acidum salicylicum.

Nephritis.
35. ℞. Acidum tannicum.
827. ℞ u. 828. ℞. Liquor Kalii acetici.
596. ℞. Tartarus depuratus.

Nephrolithiasis.
339. ℞. Liquor Kalii carbonici.
829. ℞. Lithium carbonicum. — Vgl. Nierensteinkolik.

FSC
www.fsc.org
MIX
Papier | Fördert
gute Waldnutzung
FSC® C083411

Kolibri 360 GmbH
Ferdinand-Jühlke-Straße 7
99095 Erfurt, Deutschland
produktsicherheit@kolibri360.de